北京大學《儒藏》編纂與研究中心 編

《儒藏》精華編選刊

日知錄集釋（中）

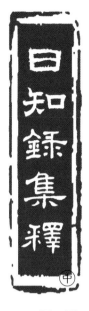

〔清〕顧炎武 撰
〔清〕黄汝成 集釋
欒保羣 校點

北京大學出版社
PEKING UNIVERSITY PRESS

日知録集釋卷十二

崑山顧炎武著　嘉定後學黃汝成集釋

財用

古人制幣，以權百貨之輕重。錢者，幣之一也，將以導利而布之上下，非以爲人主之私藏也。《食貨志》言：「民有餘則輕之，故人君斂之以輕；民不足則重之，故人君散之以重。凡輕重斂散之以時，則準平。使萬室之邑必有萬鍾之臧，臧繦千萬；千室之邑必有千鍾之臧，臧繦百萬。」〔原注〕孟康曰：「繦，錢貫也。」齊武帝永明五年九月丙午詔：「以粟帛輕賤，工商失業，良由圜法久廢，上幣稍寡。可令京師及四方出錢億萬，糴米穀、絲綿之屬，其和價以優黔首。」〔原注〕南齊豫章王嶷鎮荆州，以穀過賤，聽民以米當口錢，優評斛一百。優評者，增價而取之。唐憲宗時，白居易策言：「今天下之錢日以減耗，或積於内府，或滯於私家。若復日月徵收，歲時輸納，臣恐穀帛之價轉賤，農桑之業益傷，十年以後，其弊必更甚於今日。」而元和八年四月敕：「以錢重貨輕，出内庫錢五十萬貫，令兩市收買布帛，每端匹視舊估加十之一。」十二年正月又敕：「出内庫錢五十萬貫，令京兆府揀擇要便處開場，依市價交易。」今日之銀，猶夫前代之錢也。乃歲歲徵數百萬，貯之京庫，而不知所以流通之術，於是銀之在下者至於竭涸，而無以繼上之求，然後民窮而盜起矣。單穆公有言：「絶民用以實王府，猶塞川原而爲潢汙也。」自古以來，有民窮財盡，而人主獨擁多藏於上者乎？此無他，不知錢幣之本爲上下通共之財，而以爲一家之物也。《詩》曰：「不弔昊天，不宜空我師。」有子曰：「百姓不足，君孰與足？」古人其知之矣。〔胡氏曰〕周之泉府，漢之平準，宋之均輸市易，截然三法也，計臣附會而一之，遂爲天下害。泉府者，物之不售，以官斂之，然後民無滯貨，非以賤故買之也。物不時得，有以資之，然後民無乏用，非以貴故賣之也。斂之使無滯，資之使無匱，皆非牟利也，皆以爲民也。平準者，以京師官分主郡國物，郡國亦各有官輸其物京師。郡國之官伺其賤，京師之官伺其貴，使富商大賈無所牟大利，而物賈不至騰踊。雖與商賈争利，是其隱衷，而禁物騰踊，尚美其名。均輸者，上供物也；市易者，民間用物也。皆以内府錢貨籠于諸路，籠于京師，使民間一絲一粒、一瓦一椽非官莫售，非官莫鬻。又以抵當法貸之，而責以息。民所不堪，督以重法，不避朘下之名，不厭争利之壑矣。此三法同異之辨，不可不知也。〔姚刑部曰〕世言司馬子長因己被罪于漢，不能自贖，發憤而傳貨殖。余謂不然。蓋子長見其時天子不能以寧静淡薄先海内，無校于物之盈絀，而以制度防禮俗之末流，乃令其民仿效淫侈，去廉恥而逐利資，賢士困于窮約，素封僭于君長。又念里巷之徒，逐取什一，行至猥賤，而鹽鐵、酒酤、均輸，以帝王之富，親細民之役，爲足羞也。故其言曰：「善者因之，其次利道之，又次教誨之，整齊之。」夫以無欲爲心，以禮教爲術，人胡弗安？國奚不富？若乃懷貪欲以競黔首，恨恨焉思所勝之，用刻剥聚斂，無益習俗之靡，使人徒自患其財，懷促促不終日之慮，户亡積貯，物力凋敝，大亂之故，由此始也。故譏其賤以繩其貴，察其俗以見其政，觀其靡以知其敝，此蓋子長之志也。且夫人主之求利者，固曷極哉！方秦始皇統一區夏，鞭箠夷蠻，雄略震乎當世，及其伺睨牧長、寡婦之資，奉匹夫匹婦而如恐失其意。促訾啜汁之行，士且羞之，矧天子之貴乎！嗚呼，敝于物者，必逆于行，其可嘅矣夫。

財聚於上，是謂國之不祥。不幸而有此，與其聚於人主，無寧聚於大臣。昔殷之中年，「有亂政同位，具乃貝玉」，「總於貨寶」，貪濁之風，亦已甚矣。有一盤庚出焉，遂變而成中興之治。及紂之身，「用乂讎斂」，鹿臺之錢，鉅橋之粟，聚於人主，〔原注〕《史記・殷本紀》：「厚賦稅以實鹿臺之錢。」而前徒倒戈，自燔之禍至矣。故堯之禪舜，猶曰：「四海困窮，天祿永終。」而周公之繫《易》曰：「渙，王居无咎。」《管子》曰：「與天下同利者，天下持之。擅天下之利者，天下謀之。」嗚呼，崇禎末年之事，可爲永鑒也已！後之有天下者其念之哉！〔楊氏曰〕崇禎之末，有云見銀尚有數十庫者，有云其說不者。

〔柴御史曰〕理財者，使所入足供所出而已。承平日久，供億浩繁，損上益下之念無日不廑于宸衷，而量入爲出之規尚似未籌乎至計。《禮》曰：「財用足，故百志成。」若少有窘乏，則蠲徵平賦、恤災厚下之大政俱不得施，遲之又久，則一切苟且之法隨之以起，此非天下之小故也。《大學》之言理財，曰生，曰食，曰爲，曰用。夫生與爲，事屬乎下者也。今天下之人皆知致力，上不過董其綱紀而已。食與用，權操乎上者也。非通各直省爲計，合三十年之通，俾寬然有餘不可。頃見臺臣請定會計疏，內稱每年所入三千六百萬，出亦三千六百萬，食不可謂寡矣。又直隸修水利，部臣至請捐道府大員，用不可謂舒矣。臣觀往古承平之餘，每以乏財爲患，其時之議不過曰汰冗兵，省冗員，行節儉。今行伍無虛籍，廩給無枝官，宮府無妄費，是節之無不至也，過此則刻覈吝嗇矣。唐、宋之稅糧有上供，有送使，有留州，催科有破分。即明萬曆以前，征追亦止以八九分爲準。至張居正當國，乃以十分考成。今直省錢糧俸餉之外，存留至少，而且地丁有耗羨，關稅有盈餘，鹽課有溢額，是取之亦無不至也，過此則爲横征暴斂矣。然就今日計之，則所入僅供所出；就異日計之，則所入殆不足供所出。以皇上之仁明，國家之休暇，而不籌一開源節流之法，爲萬世無弊之方，是爲失時。以臣等身荷厚恩，備官臺省，而不能少竭涓埃，協贊遠謨，是爲負國。雖其事至重，斷非弇昧之見所能周悉，然事無有要于此者，固不能默而息也。以臣之計，一曰開邊外之屯田，以養閒散；一曰給數年之俸餉，散遣漢軍；一曰改捐監之款項，以充公費。三者行，而後良法美意可得而舉也。何也？臣聞宋太祖之有天下也，舉中國之兵只十六萬。至英宗治平年間，至百二十萬，國力爲之耗竭。神宗思革其弊，于是王安石行保馬之法以汰兵，行市易、免役之法以生財，而國事已去。明之宗枝，不仕不農，仰給宗禄。至中葉以後，乃共篷而居，分餅而食，男四十不得娶，女三十不得嫁。何也？力不足以給之也。今滿洲、蒙古、漢軍各有八旗，其丁口之蕃昌，視順治之時，蓋一衍爲十；而生計之艱難，視康熙之時，已十不及五。而且仰給于官而不已，局于五百里之内而不使出，則將來上之弊必如北宋之養兵，下之弊亦必如有明之宗室，此不可不籌通變者也。臣竊以滿洲閒散及漢軍八旗，皆宜設法安頓。查沿邊一帶至奉天等處，多水泉肥美之地，近日廷臣如顧琮等，俱曾請開墾。請遣有幹略之大臣前往，分道經理，果有可屯之處，特發帑金，爲之建堡墩，起屋廬，置耕牛農具，令各旗滿洲，除正身披甲在京當差外，其家之次丁、餘丁，力能耕種者，令前往居住。其所耕之田，即付爲永業，分年扣完工本，此外更不升科。惟令其農隙操演，則數年之後，皆成勁卒，復可資滿洲之生計。其逐年發往軍臺之人，養贍蒙古，徒資靡費。莫若令其分地捐資效力；此後有願往者，令其陸續前往。此安頓滿洲閒散之法也。至漢軍八旗，已奉有聽其出旗之旨。以定例太拘，有力願出者，爲例所格，例許出者，多無力之人，恐出旗後無以爲生，以故散遣寥寥。今請不論其家之出仕與否，概許出旗。其家見任居官者，各給以三年之俸銀；其無居官者，統給以六年之餉銀，其家産許之隨帶，任其自便。蓋彼在旗百年，勢難徒手而去，若許帶家産，又有并給三年、六年之俸餉，將此一項經營，亦可敵每年所給之餉，則貧富各不失所，而五年以後，國帑之節省無窮。即一時不能盡給，分作數年，以次散遣，帑藏亦不至大絀。其都統以下、章京以上等官，各按品級，陸續改補緑旗提鎮將弁。此安頓漢軍之法也。臣又按，耗羨歸公者，天下之大利，其在今日，亦天下之大弊也。往者康熙年間，法制寬略，州縣于地丁之外，私徵火耗，其陋規匿税亦未盡剔釐。上司于此分肥，京官于此勒索，遊客于此染指。分肥則與爲蒙蔽，勒索則與爲游揚，染指則與交通關説，致貪風未泯，帑庾多虧。自耗羨歸公之後，一切弊竇悉滌而清之，是爲大利。然向者本出私徵，非同經費，其端介有司不肯妄取，上司亦不敢强。其賢且能者，則能以地方之財辦地方之事。故康熙年間之循吏，多實績可紀，而財用亦得流通。自歸公之後，民間之輸納比于正供，而絲毫之出納悉操内部。地丁之公費，除官吏養廉之外，既無餘剩；官吏之養廉，除分給幕客、家丁之脩脯工資，事上接下之應酬，輿馬蔬薪之繁費，此外無餘剩。每地方有應行之事，應興之役，捐己資既苦貧寠，請公帑實非容易。于是督撫止題調屬員，便爲整頓地方矣，不問其興利除弊也。州縣止料理案牘，便爲才具兼優矣，不問農桑教養也。臣不敢泛引，請以近事之確鑿有據者言之。足民莫大于墾荒，而廣東一省，荒田至二萬頃，無有過而問也。足民莫大于水利，而西北各省水道，從無疏濬，陝西鄭、白二渠，昔人云溉田六萬頃，今湮塞不及溉百餘頃。湖廣出米接濟東南，而湖岸之堤工派官派民，究無長策也。足民莫大于平糶，而貴糶則時價不得平，賤糴則採買無所出，紛紜議論，究無定局也，而他可知矣。此皆由于一絲一忽悉取公帑，有司每辦一事，上畏户、工二部之駁詰，下畏身家之賠累，但取其事之美觀而無實濟者，日奔走之以爲勤。故曰此天下之大弊也。夫生民之利有窮，故聖人之法必改。今耗羨歸公之法勢無可改，惟有爲地方别立一公項，俾任事者無財用窘乏之患，而後可課以治效之成。臣請將常平倉儲仍照舊例辦理，其捐監一項，留充各省之公用，除官俸兵餉之類照常動用正項，其餘若災傷之有拯恤，孤貧之當養贍，河渠水利之當興修，貧民開墾之當借給工本，壇廟、祠宇、橋梁、公廨之當修治，採買倉穀之價值不敷，皆于此項動給，以本地之財供本地之用。如有大役大費，則督撫合全省之項而通融之。又有不足，則移鄰省之項而協濟之。其稽察之權，屬之司道，其核減之權，操之督撫。内部不必重加切核，則經費充裕，節目疏闊，而地方之實政皆可舉行。或疑復採買則穀貴。不知常平之行，二千年矣，最爲良法。前者採買與收捐並行，又值各省俱有荒歉，賑貸告糴，雜然並舉，故穀貴，非一常平之買補可致穀貴也。且捐監一項，或銀粟兼收，或豐收本色，歉收折色，皆可以調劑常平之不逮也。或疑此項不歸正供，有司必多侵蝕浮冒。不知巧黷之夫，雖正供亦能耗蠹，廉謹之士，雖暗昧不敢自欺。設官分職，付以人民，只可立法以懲貪，不可因噎而廢食。唐人減劉晏之船料，而漕運不繼，明人以周忱之耗米歸爲正項，致逋負百出，路多餓殍。大國不可以小道治，善理財者固不如此也。此捐監之宜充公費也。三法既行，則度支有定。他如關税、鹽課之溢額，皆可量加裁減，以裕民力。經費有資，則如好善樂施之類，皆可永行停止，以清仕路。民力裕則教化行，仕路清則風俗正。教化行而風俗正，皇上以敬勤之身，總其綱紀，鞏固靈長之業，猶泰山而四維之也。臣日夜思維，以爲當今之要務，無急于此者。

唐自行兩税法以後，天下百姓輸賦於州府，一曰上供，二曰送使，三曰留州。〔原注〕《舊唐書·裴垍傳》。《新唐書·食貨志》同。元稹狀言：「臣伏準前後制敕及每歲旨條，兩税留州、留使錢外，加率一錢一物，州府長吏竝同枉法計贓，仍令出使御史訪察聞奏。」及宋太祖乾德三年，詔諸州支度經費外，凡金帛悉送闕下，無得占留。〔原注〕《宋史·食貨志》。自此一錢以上，皆歸之朝廷，而簿領纖悉特甚於唐時矣。然宋之所以愈弱而不可振者，實在此。〔原注〕《宋史》言：「宋聚兵京師，外州無留財。天下支用悉出三司，故其費寖多。」昔人謂古者藏富於民，自漢以後，財已不在民矣，而猶在郡國，不至盡輦京師。是亦漢人之良法也。後之人君，知此意者鮮矣。

自唐開成初，歸融爲户部侍郎兼御史中丞，奏言：「天下一家，何非君土？中外之財，皆陛下府庫。」而宋元祐中，蘇轍爲户部侍郎，則言：「善爲國者，藏之於民，其次藏之州郡。州郡有餘，則轉運司常足。〔原注〕猶今之布政司。轉運司既足，則户部不困。自熙寧以來，言利之臣不知本末，欲求富國，而先困轉運司。轉運司既困，則上供不繼；上供不繼，而户部亦憊矣。兩司既困，〔楊氏曰〕兩司者，轉運、户部。雖内帑别藏積如丘山，而委爲朽壤，無益於算也。」是以仁宗時富弼知青州，朝廷欲輦青州之財入京師，弼上疏諫。金世宗欲運郡縣之錢入京師，徒單克寧以爲如此則民間之錢益少，亦諫而止之。以余所見有明之事，❶盡外庫之銀以解户部，蓋起於末造，❷而非祖宗之制也。王士性《廣志繹》言：「天下府庫莫盛於川中。余以戊子典試於川，詢之藩司，庫儲八百萬。〔原注〕銀兩之數。即成都、重慶等府，俱不下二十萬，順慶亦十萬。蓋川中無起運之糧，而專備西南用兵故也。兩浙賦甲天下。余丁亥北上，滕師少松爲余言：『癸酉督學浙中，藩司儲八十萬。後爲方伯，止四十萬。今爲中丞，藩司言不及二十萬矣。』十年之間，積貯一空如此。及余己丑參政廣西，顧臬

❶「有明」，據《校記》，鈔本作「本朝」。
❷「末造」，據《校記》，鈔本作「近日」。

使問自浙糧儲來，詢之，則云浙藩今已不及十萬也。廣西老庫儲銀十五萬不敢，每歲以入爲出耳。余甲午參政山東，藩司亦不及二十萬之儲。庚辰入滇，滇藩亦不滿十萬，與浙同，每歲取鑛課五六萬用之。今太倉所蓄亦止老庫四百餘萬。有事則取諸太僕寺。余乙未貳卿太僕，時亦止老庫四百萬，每歲馬價不足用，則取之草料。蓋十年間東倭西哱，所用於二將者踰二百萬故也。」其所記萬曆時事如此。至天啟中，用操江范濟世之奏，一切外儲盡令解京，而搜括之令自此始矣。今録上諭全文於此，俾後之考世變者得以覽焉。天啟六年四月七日，上諭工部、都察院：「朕思殿工肇興，所費宏鉅，今雖不日告成，但所欠各項價銀已幾至二十萬。況遼東未復，兵餉浩繁。若不盡力鉤稽，多方清察，則大工必至乏誤，而邊疆何日敉寧！殊非朕仰補三朝闕典之懷，亦非臣下子來奉上之誼也。朕覽南京操江憲臣范濟世兩疏，所陳鑿鑿可據。其所管應天、揚州府等處庫貯銀兩，前已有旨盡行起解，到京之日，照數察收。似此急公狥上之誠，足爲大小臣工模範。使天下有司皆同此心，朕何憂乎鼎建之殷繁，軍餉之難措哉！范濟世所奏，奉旨已久，其銀兩何尚未解到？爾工部、都察院即行文速催，以濟急用。且天之生財，止有此數，既上不在官，又下不在民，豈可目擊時艱，忍置之無用之地！朕聞得鹽運司每年募兵銀六千兩，實收在庫約有二十餘萬兩。又鹽院康丕揚在任，一文未取，每年加派銀一萬，約有二十餘萬兩。又故監魯保遺下每年餘銀四萬兩，約有四十餘萬兩。連前院除支銷費過餘銀，約有八十餘萬兩，刷卷察盤可據。又南太僕寺解過馬價餘銀二十六萬兩，見寄在應天等府貯庫。又户科貯庫餘銀約有七萬兩，寄收應天府。又操江寄十四府餘銀約有十萬兩，又操江寄貯揚州、鎮江、安慶三府備倭餘銀約有三十餘萬兩，北道刷卷御史可據。已上七宗，俱當遵照范濟世所奏事例，徹底清察，就著南京守備内臣劉敬、楊國瑞，亟委廉幹官胡良輔、劉文耀，會同該部、院、撫、按官，著落經管衙門察核的確，速行起解。有敢推避嫌怨，隱匿稽遲，懷私抗阻者，必罪有所歸。如起解不完，則撫、按等官都不許考滿遷轉。劉敬等亦不許扶同蒙蔽，骫法徇私，必須殫力急公，盡心搜括，庶大工、邊務均有攸賴，國家有用之物不至爲貪吏侵漁，昭朕裕國恤民德意。」又聞南京内庫祖宗時所藏金銀珍寶，皆爲魏忠賢矯旨取進。先帝諭中所云「將我祖宗庫貯，傳國奇珍異寶，盜竊幾至一空」者，不知其歸之何所。自此搜括不已，至於加派，加派不已，至於捐助，以訖於亡。繇此言之，則搜括之令開於范濟世，成於魏忠賢，而外庫之虚，民力之匱，所繇來矣。〔原注〕崇禎元年六月，奉旨：「范濟世阿逢逆璫，妄報操銀，貽害地方，著冠帶閒住。」以英明之主繼之，而猶不免乎與亂同事，然則知上下之爲一身，中外之爲一體者，非聖王莫之能也。傳曰：「長國家而務財用者，必自小人矣。」豈不信夫！〔胡氏曰〕唐以諸州之賦折而三之，其一上供，其一送使，其一留州。送使、留州皆給有司之費，天子不問者也。漢制，山川園池、市肆租税之入，自天子至封君湯沐邑，皆各有私奉養，不領于天子之經費，即其法也。唐之山川諸賦頗入天子矣，故以免庸之錢當古者湯沐之費，以畀有司，不如此不足窒貪墨而養其廉。亡何，德宗之時，李泌請留州之外，悉輸京師，元友直勾檢諸道税外物，悉入户部。其後裴洎又以送使之財悉爲上供，上供頗益而不加賦，當時以爲善政。其實彼此易名，皆使上供益豐，州支益微，徒知財利之權宜筦于上，不復分别傭力之錢義當于下也。且又有不加賦而民已病者。有司百務蕭索，不得不抑配民間。細而斗斛折變，微利亦歸于官；大而飛莒驛篚，囊金櫝帛，以輸權門、行暮夜者，盡取諸民。展轉相須，不爲限制，則展轉相蒙，不復檢察。一紙之令，使天下之官皆喪其節，天下之民日傾其貲。政之不善，孰過于此！此熙寧以後之覆轍也。立國之道所以貴重貨財者，謂其好用之，則庭實旅百，取足其中；以武用之，則堅甲利民足以備不虞。金湯非粟不守也。人君躬自貶損，與天下共守節制而不敢渝焉，所以使經費有餘，民間不困征斂也。斂之既盡，有司所負必多，譴責不已，罷斥亦多。奸胥知守長數易，而侵盜亦多。有司倦于檢察，抑配平民益多。奸民恐抑配見及，故遲留正賦以伺苟免者，亦又多矣。未知何術以處此也，必也上供之外，仍以庸錢與州，然後杜監司脅取之間，塞長吏抑配之竇，俾賢者足以養廉，貪者必于得罪，而後王道可行也。

開科取士，則天下之人日愚一日；立限徵糧，則天下之財日窘一日。吾未見無人與財而能國者也。然則如之何？必有作人之法，而後科目可得而設也；必有生財之方，而後賦税可得而收也。

先生《讀隋書篇》曰：古今稱國計之富者，莫如隋。然考之史傳，則未見其有以爲富國之術也。當周之時，酒有榷，鹽池鹽井有禁，入市有税。至開皇三年而竝罷之。夫酒榷、鹽鐵、市征，乃後人以爲關于邦財之大者，而隋一無所取，則所仰賦税而已。然開皇三年，調絹一匹者，減爲二丈，役丁十二番者，減爲三十日，則行蘇威之言也。繼而開皇九年，以江表初平，給復十日，自餘諸州竝免當年租税。十年，以宇内無事，益寬徭賦，百姓年五十者輸庸停放。十二年，詔河北、河東今年田租三分減一，兵減半，功調全免。則其于賦税復闊略如此！然文帝受禪之初，即營新都徙居之，繼而平陳，又繼而討江南、嶺表之反側者，則此十餘年之閒，營繕征伐，未嘗廢也。史稱帝于賞賜有功，竝無所愛。平陳凱旋，因行慶賞，自門外夾道列布帛之積，達于南郭，以次頒給，所費三百餘萬段，則又未嘗嗇于用財也。夫既非苛賦斂以取財，且時有征役以糜財，而賞賜復不吝財，則宜用度之空匱也，而何以殷富如此！考之于史，則言帝躬履儉約，六宮服澣濯之衣，乘輿供御有故敝者，隨令補用，非燕享不過一肉。有司嘗以布袋貯乾薑，以氈袋進香，皆以爲費用，大加譴責。嗚呼，夫然後知《大易》所謂「節以制度，不傷財，不害民」，《孟子》所謂「賢君必恭儉禮下，取于民有制」，信利國之良規，而非迂闊之談也！漢、隋二文帝，皆以躬履樸儉富其國。漢文師黄老，隋文任法律，而所行暗合聖賢如此。後之談孔、孟而行管、商者，乃曰「苟善理財，雖以天下自奉可也」，而其黨遂倡爲「豐亨豫大」「惟王不會」之説，飾六藝，文姦言，以誤人國家，至其富國强兵之效，不逮隋遠甚，豈不繆哉！〔錢氏曰〕本馬貴與之説，載在《文獻通考》，寧人手鈔之，意欲采入《日知録》。潘次耕誤仞爲顧作，乃以「讀隋書」爲題，收入集中。

言利之臣

《孟子》曰：「無政事則財用不足。」古之人君，未嘗諱言財也，所惡於興利者，爲其必至於害民也。昔我太祖嘗黜言利之御史，而謂侍臣曰：「君子得位，欲行其道。小人得位，欲濟其私。欲行道者，心存於天下國家。欲濟私者，心存於傷人害物。」〔原注〕洪武十三年五月。御史周姓，《實録》不載其名。此則唐太宗責權萬紀之遺意也。又廣平府吏王允道言：「磁州臨水鎮産鐵，請置爐冶。」上曰：「朕聞治世天下無遺賢，不聞天下無遺利。且利不在官則在民，民得其利則財源通，而有益於官；官專其利則利源塞，而必損於民。今各冶數多，軍需不乏，而民生業已定，若復設此，必重擾之矣。」杖之，流海外。〔原注〕十五年五月。聖祖「不肩好貨」之意，可謂至深切矣。自萬曆中鑛税以來，求利之方紛紛且數十年，而民生愈貧，國計亦愈窘。然則治亂盈虚之數，從可知矣。爲人上者，可徒求利而不以斯民爲意與？

《新唐書・宇文韋楊王列傳贊》曰：「開元中，宇文融始以言利得幸。於時天子見海内完治，偃然有攘卻四裔之心。❶融度帝方調兵食，故議取隱户剩田，以中主欲。利説一開，天子恨得之晚，不十年而取宰相。雖後得罪，而追恨融才猶所未盡也。天寶以來，外奉軍興，内蠱豔妃，所費愈不貲計。於是韋堅、楊慎矜、王鉷、楊國忠，各以裒刻進，剥下益上，歲進羨緡百億萬，爲天子私藏，以濟横賜，而天下經費自如。帝以爲能，故重官累使，尊顯烜赫。然天下流亡日多於前，有司備員不復事。而堅等所欲既充，還用權媢，以相屠滅，四族皆覆，爲天下笑。」《孟子》所謂「上下交征利而國危」者，可不信哉！嗚呼，芮良夫之刺厲王也曰：「所怒甚多，而不備大難！」三季之君，莫不皆然。前車覆而後不知誡，人臣以喪其軀，人主以亡其國，悲夫！

❶「裔」，據《校記》，鈔本作「夷」。

讀孔、孟之書，而進管、商之術，此四十年前士大夫所不肯爲，而今則滔滔皆是也。有一人焉，可以言而不言，則羣推之以爲有恥之士矣。上行之則下效之，於是錢穀之任，榷課之司，昔人所避而不居，今且攘臂而争之。禮義淪亡，盜竊競作，苟爲後義而先利，不奪不饜。後之興王所宜重爲懲創，以變天下之貪邪者，莫先乎此。

先生《讀宋史陳遘篇》曰：吾讀《宋史·忠義傳》，至于陳遘，史臣以其嬰城死節，而經制錢一事爲之減損其辭，但云「天下至今有經、總制錢名」，而不言其害民之罪，又分其咎于翁彦國。愚以爲不然。《鶴林玉露》曰：「宣和中，大盜方臘擾浙東，王師討之，命陳亨伯〔原注〕宋人諱高宗嫌名，稱其字曰亨伯。以發運使經制東南七路財賦。因建議如賣酒、鬻糟、商税、牙税與頭子錢、樓店錢，皆少增其數，别曆收繫，謂之經制錢。其後盧宗原頗附益之。至翁彦國爲總制使，倣其法，又收贏焉，謂之總制錢。靖康初詔罷之。軍興，議者請再施行，色目寖廣，視宣和有加焉，以迄于今，爲州縣大患。初，亨伯之作俑也，其兄聞之，哭于家廟，謂剥民斂怨，禍必及子孫。其後葉正則作《外稿》，謂必盡去經、總錢，而天下乃可爲，治平乃可望也。」然則宋之所以亡，自經、總制錢。而此錢之興，始于亨伯。雖其固守中山，一家十七人爲叛將所害，而不足以蓋其剥民之罪也。其初特一時權宜，而遺禍及于無窮，是上得罪于藝祖、太宗，下得罪于生民。而斷脰決腹，一瞑于中山，不過匹夫匹婦之爲諒而已，焉得齒于忠義哉！

俸禄

今日貪取之風，所以膠固於人心而不可去者，以俸給之薄而無以贍其家也。昔者武王克殷，庶士倍禄。《王制》：「諸侯之下士視上農夫，中士倍下士，上士倍中士，下大夫倍上士。」漢宣帝神爵三年詔曰：「吏不廉平則治道衰。今小吏皆勤事而俸禄薄，欲其毋侵漁百姓，難矣。其益吏百石已下俸十五。」〔原注〕如淳曰：「律，百石俸月六百。」韋昭曰：「若食一斛，則益五斗。」光武建武二十六年，「詔有司增百官俸，其千石已上，減於西京舊制，六百石已下，增於舊秩」。晉武帝泰始三年詔曰：「古者以德詔爵，以庸制禄，雖下士猶食上農，外足以奉公忘私，内足以養親施惠。〔原注〕謂分禄以贍宗族、昏姻、故人。今在位者，禄不代耕，非所以崇化本也。其議增吏俸。」唐時俸錢，上州刺史八萬，中、下州七萬；赤縣令四萬五千，畿縣、上縣令四萬；赤縣丞三萬五千，上縣丞三萬；赤縣簿、尉三萬，畿縣、上縣簿、尉二萬。玄宗天寶十四載制曰：「衣食既足，廉恥乃知。至如資用靡充，或貪求不已，敗名冒法，實此之繇。輦轂之下尤難取給。其在西京文武九品已上正員官，〔原注〕唐時官多，有員外置者，故分别言之。今後每月給俸食、雜用、防閤、庶僕等，宜十分率加二分；其同正員官加一分。仍爲常式。」而白居易《爲盩厔尉》詩云：「吏禄三百石，歲晏有餘糧。」其《江州司馬廳記》曰：

「唐典，❶上州司馬秩五品，歲廩數百石，月俸六七萬，官足以庇身，食足以給家。」今之制禄不過唐人之什二三，彼無以自贍，焉得而不取諸民乎？昔楊綰爲相，承元載汰侈之後，欲變之以節儉，而先益百官之俸。皇甫鎛以宰相判度支，請減内外官俸禄，給事中崔植封還詔書，可謂達化理之原者矣。

《漢書》言：「王莽時，天下吏以不得俸禄，各因官職爲姦，受取賕賂，以自共給。」《五代史》言：「北漢國小民貧，宰相月俸止百緡，節度使止三十緡，自餘薄有資給而已，故其國中少廉吏。」穆王之書曰：「爵重禄輕，羣臣比而戾民，畢程氏以亡。」此之謂矣。

前代官吏皆有職田，〔原注〕晋、魏、隋、唐《書》皆有官品第一至第九職田多少之數。故其禄重。禄重則吏多勉而爲廉。如陶潛之種秫，〔原注〕《晋書》本傳。阮長之之芒種前一日去官，〔原注〕《宋書》本傳。皆公田之證也。《元史》：「世祖至元元年八月乙巳，詔定官吏員數，分品、從官職，〔原注〕品如正一品、正二品，從如從一品、從二品。給俸禄，頒公田。」《太祖實録》：「洪武十年十月辛酉制：賜百官公田，以其租入充俸禄之數。」是國初此制未廢，不知何年收職田以歸之上，而但折俸鈔，〔原注〕《實録》《會典》皆不載。其數復視前代爲輕，始無以責吏之廉矣。〔潘氏曰〕先師有言：「忠信重禄，所以勸士。」無養廉之具，而責人之廉，萬萬不能。漢制，官最卑者食禄百石，名爲百石，而月俸十六石，實歲百八十餘石也。

---

❶「典」，原作「興」，今據影印文淵閣《四庫全書》本《白氏長慶集》卷四三改。

唐、宋自俸田外，又有職田，春冬衣仗、身人役等，以優其力，而縣令圭租有至九百斛者。夫既厚禄之，而猶貪污不法，置之重典，夫復何辭！當今制禄，視前代已薄。兵興以來，又加裁省，官於京師者，輿從衣裘常苦不給。臣頃奉朝廷特恩，四品以下官，秋冬二季準給全俸，仰見體羣臣之厚意。更願沛發德音，斟酌古今，增其禄餼。臣下見優卹如此其厚，無不人人感奮，豈非興廉教忠之一道哉。〔汝成案〕國朝常俸外，倍給養廉銀，顧名思義，臣下宜何如感奮。

《宣宗實録》：「宣德八年三月庚辰，兼掌行在户部事禮部尚書胡濙，奏請：『文武官七年分俸鈔，每石減舊數折鈔一十五貫。以十分爲率，七分折與官絹，每匹準鈔四百貫。三分折與官綿布，每匹準鈔二百貫。』從之。濙初建議，與少師蹇義等謀。義等力言不可，曰：『仁宗皇帝在春宫久，深知官員折俸之薄，故即位特增數倍，此仁政也，豈可違之。』〔原注〕永樂二十二年十月庚申，月增給在京文武官及錦衣衛將軍、總小旗米各五斗，雜職及吏并各衛總小旗、軍力士、校尉人等有家屬者米各四斗，無家屬者各斗五升，竝準俸糧之支鈔者。濙初欲每石減作十貫，聞義等言，乃作十五貫。〔原注〕按洪熙元年閏七月，尹松言：「官員俸禄以鈔折米，四方米價貴賤不同，每石四五十貫者有之，六七十貫者有之。」則是時折鈔猶準米價。白而行之，而小官不足者多矣。」〔原注〕已上《實録》文。

《大明會典》「官員俸給」條云：「每俸一石該鈔二十貫，每鈔二百貫折布一匹。後又定布一匹折銀三錢。」是十石之米折銀僅三錢也。〔原注〕正統六年十一月丙辰，增給在外文武官吏軍士俸糧，原定糧一石給鈔十五貫，今增十貫爲二十五貫。十二年四月丙辰，乃減爲十五貫。景泰七年二月甲辰，令折俸鈔每七百貫與白金一兩。天順元年正月壬辰，詔京官景泰七年折俸鈔，俱準給銀，從户部奏請，以官庫鈔少故也。成化二年三月辛亥，減在京文武官員折俸鈔。先是米一石折鈔二十五貫，後因户部裁省，定爲十五貫。至是尚書馬昂又奏，每石再省五貫。從之。時鈔法久不行，新鈔一貫，時估不過十錢，舊鈔僅一二錢，甚至積之市肆，過者不顧。以十貫鈔折俸一石，則是斗米一錢也。小吏俸薄，無以養廉，莫甚於此。成化七年十月丁丑，户部請以布一匹，準折文武官員俸糧二十石。舊例，兩京文武官折色俸糧，上半年給鈔，下半年給蘇木、胡椒。至是，户部尚書楊鼎奏：「京庫椒、木不足，甲字庫多積綿布。以時估計之，闊白布一匹可準鈔二百貫。請以布折米，仍視折鈔例，每十貫一石。」先是折俸鈔米一石鈔二十五貫，漸減至十貫，是時鈔法不行，鈔一貫直二三錢，是米一石僅直錢二三十文。至是又折以布，布一匹時估不過二三百錢，而折米二十石，則是米一石僅直十四五錢也。自古百官俸禄之薄，未有如此者，後遂爲常例。蓋國初民間所納官糧皆米麥也，或折以鈔、布。百官所受俸亦米也，或折以鈔。其後鈔不行，而代以銀，於是糧之重者愈重，〔原注〕崇禎中，糧一石至折銀二兩。而俸之輕者愈輕。其弊在於以鈔折米，以布折鈔，以銀折布，而世莫究其源流也。

正統六年二月戊辰，巡按山東監察御史曹泰奏：「臣聞之，《書》曰：『凡厥正人，既富方穀。』今在外諸司文臣，去家遠任，妻子隨行。禄厚者月給米不過三石，薄者一石、二石，又多折鈔。九載之間，仰事俯育之資，道路往來之費，親故問遺之需，滿罷閒居之用，其禄不贍，則不免失其所守，而陷於罪者多矣。乞敕廷臣會議，量爲增益，俾足養廉。如是而仍有貪污，懲之無赦。」事下行在户部，格以定制，不行。

《北夢瑣言》：「唐畢相諴家本寒微。其舅爲太湖縣伍伯，〔原注〕伍伯，即今號雜職行杖者。相國恥之，俾罷此役，爲除一官。累遣致意，竟不承命。特除選人楊載宰此邑，參辭日，於私第延坐，與語，期爲落籍，津送入京。楊令到任，具達台旨。伍伯曰：『某下賤，豈有外甥爲宰相邪！』楊令堅勉之。乃曰：『某每歲公稅享六十緡事例錢，〔原注〕蓋如今之工食。苟無敗闕，終身優渥。不審相公欲爲致何官職？』楊令具以聞，相國歎賞，亦然其説，竟不奪其志也。」夫以伍伯之役而歲六十緡，宜乎臺皁之微皆知自重。乃信《漢書》言，「趙廣漢奏請令長安游徼、獄吏秩百石，其後百石吏皆差自重，不敢枉法妄繫留人」，誠清吏之本務。謂貪澆之積習不可反而廉静者，真不知治體之言矣。

助餉

人主之道，在乎不利羣臣百姓之有。夫能不利羣臣百姓之有，然後羣臣百姓亦不利君之有，而府庫之財可長保矣。《舊唐書·柳渾傳》：「渾爲宰相，奏『故尚書左丞田季羔公忠正直，先朝名臣，其祖父皆以孝行旌表門閭，京城隋朝舊第，季羔一家而已。今被堂姪伯强進狀，請貨宅，召市人馬，以討吐蕃。一開此門，恐滋不逞。討賊自有國計，豈資僥倖之徒，且毁棄義門，虧損風教。望少責罰，亦可懲勸。』上可其奏。」夫以德宗好貨之主，而猶能聽宰相之言，不受伯强之獻，後之人君可以思矣。王明清記高宗建炎二年，有湖州民王永從獻錢五十萬緡，上以國用稍集，卻之，仍詔今後富民不許陳獻。嗟夫，此宋之所以復存於南渡也與？

漢武尊卜式以風天下，猶是勸之以爵。今乃怵之以威！戚畹之家常惴惴不自保，而署其門曰「此房實賣」，都城之中，十室而五，其不祥孰甚焉！《南唐書》言後主之世，以鐵錢六權銅錢四，而行至其末年，銅錢一直鐵錢十。比國亡，諸郡所積銅錢六十七萬緡。嗚呼，此所謂「府庫財非其財者」矣。

賊犯京師，史公可法爲南京兵部尚書，軍餉告絀，乃傳檄募富人出財助國。其略曰：「親郊乃雍容之事，唐宗尚有崇韜；出塞本徼幸之圖，漢武尚逢卜式。」桐城諸生姚士晋之辭也。然百姓終莫肯輸財佐縣官，而神京淪喪。殆於《孟子》所謂「委而去之」者，雖多財奚益哉！

洪武十五年七月，堂邑民有掘得黄金者，有司以進於朝。上曰：「民得金而朕有之，甚無謂也。」命歸之民。〔原注〕《實録》。天啟初，遼事告急，有議及捐助者，朝論以爲「教猱升木」。而六年十二月，兵部主事詹以晋疏請靈鷲廢寺所存田畝變價助工。奉旨：「詹以晋垂涎賤價，規奪寺業，可削籍爲民，仍令自行修理寺宇。田有變佃爲民業者，責令贖還本寺，以爲言利錙銖之戒。」以權奄之世而下有此論，上有此旨，亦三代直道之猶存矣。❶

---

❶ 「猶存矣」下，據《校記》，鈔本有「行刼不得而有誆騙，加派不得而有勸輸」凡十六字。

館舍

讀孫樵《書褒城驛壁》，乃知其有沼、有魚、有舟，讀杜子美《秦州雜詩》，又知其驛之有池、有林、有竹。今之驛舍，殆於隸人之垣矣。予見天下州之爲唐舊治者，其城郭必皆寬廣，街道必皆正直，廨舍之爲唐舊剏者，其基址必皆弘敞。宋以下所置，時彌近者制彌陋。此又樵《記》中所謂「州縣皆驛」，而人情之苟且，十百於前代矣。

今日所以百事皆廢者，正緣國家取州縣之財，纖毫盡歸之於上，而吏與民交困，遂無以爲修舉之資。延陵季子游於晉，曰：「吾入其都，新室惡而故室美，新牆卑而故牆高，吾是以知其民力之屈也。」〔原注〕《説苑》。又不獨人情之苟且也。

漢制：「官寺鄉亭漏敗，牆垣阤壞不治者，不勝任，先自劾。」古人所以百廢具舉者以此。

街道

古之王者，於國中之道路，則有條狼氏滌除道上之狼扈而使之潔清。於郊外之道路，則有野廬氏達之四畿，合方氏達之天下，使之津梁相湊，不得陷絶。而又有遂師以「巡其道修」，候人以「掌其方之道治」。至於司險「掌九州之圖，以周知其山林川澤之阻，而達其道路」。則舟車所至，人力所通，無不蕩蕩平平者矣。晉文之霸也，亦曰「司空以時平易道路」。而道路若塞，川無舟梁，單子以卜陳靈之亡。自天街不正，王路傾危，塗潦徧於郊關，污穢鍾於輦轂。《詩》曰：「周道如砥，其直如矢。君子所履，小人所視。睠言顧之，潸焉出涕。」其斯之謂與？❶

《説苑》：「楚莊王伐陳，舍於有蕭氏，謂路室之人曰：『巷其不善乎，何溝之不浚也？』」以莊王之霸，而留意於一巷之溝，此以知其勤民也。

後唐明宗長興元年正月，宗正少卿李延祚奏請「止絶車牛，不許於天津橋來往」。明制兩京有街道官，❷車牛不許入城。

官樹

《周禮·野廬氏》：「比國郊及野之道路、宿息、井、樹。」《國語》：「單襄公述周制以告王曰：『列樹以表道，立鄙食以守路。』」《釋名》曰：「古者列樹以表道，道有夾溝，以通水潦。」古人於官道之旁必皆種樹，以記里至，以蔭行旅。是以南土之棠，召伯所茇；道周之杜，君子來游，固已宣美風謠，流恩後嗣。子路治蒲，樹木甚茂；子産相鄭，桃李垂街。下至隋、唐之代，而官槐官柳亦多見之詩篇，猶是人存政舉之效。近代政廢法弛，任人斫伐，周道如砥，若彼濯濯，而官無勿翦之思，民鮮侯

---

❶「斯」，據《校記》，鈔本作「今日」。

❷「明制」，據《校記》，鈔本作「本朝」。

甸之芘矣。《續漢·百官志》：「將作大匠掌修作宗廟、路寢、宮室、陵園土木之功，并樹桐梓之類，列於道側。」是昔人固有專職。〔原注〕《三輔黄圖》：「長安御溝謂之楊溝，謂植高楊於其上也。」《後周書·韋孝寬傳》：「爲雍州刺史。先是，路側一里置一土堠，經雨頽毁，每須修之。自孝寬臨州，乃勒部内當堠處植槐樹代之，既免修復，行旅又得芘蔭。周文帝後問知之，曰：『豈得一州獨爾，當令天下同之。』於是令諸州夾道一里種一樹，十里種三樹，百里種五樹焉。」〔原注〕唐王維詩云：「槐陰陰，到潼關。」《册府元龜》：「唐玄宗開元二十八年正月，於兩京路及城中苑内種果樹。〔原注〕鄭審有《奉使巡簡兩京路種果樹事畢入奏》詩。代宗永泰二年正月，種城内六街樹。」〔原注〕《中朝故事》曰：「天街兩畔槐木，俗號爲槐衙。曲江池畔多柳，亦號爲柳衙，以其成行排立也。」韋應物詩云：「垂楊十二衢，隱映金張室。」《舊唐書·吴湊傳》：「官街樹缺，所司植榆以補之。湊曰：『榆非九衢之玩。』命易之以槐。及槐陰成而湊卒，人指樹而懷之。」《周禮·朝士》注曰：「槐之言懷也，懷來人於此。」〔原注〕《淮南子》注同。然則今日之官，其無可懷之政也久矣。

橋梁

《唐六典》：「凡天下造舟之梁四，〔原注〕河則蒲津、太陽、河陽，雒則孝義。石柱之梁四，〔原注〕雒則天津、永濟、中橋，灞則灞橋。木柱之梁三，〔原注〕皆渭水，便橋、中渭橋、東渭橋。巨梁十有一，皆國工修之。〔原注〕此舉京都之衝要。其餘皆所管州縣隨時營葺。其大津無梁，皆給船人，量其大小難易以利。潞河渡子，勒索客錢，至煩章劾。司空不修，長吏不問，亦已久矣。〔原注〕成化八年九月丙申，順天府府尹李裕言：「本府津渡之處，每歲水漲，及天氣寒沍，官司修造渡船，以便往來。近爲無賴之徒，冒貴戚名色，私造渡船，勒取往來人財物，深爲民害。乞敕巡按御史嚴爲禁止。」從之。況於邊陲之遠，能望如趙充國「治湟陿以西道橋七十所，令可至鮮水，從枕席上過師」哉！《五代史》：「王周爲義武節度使，定州橋壞，覆民租車。周曰：『橋梁不修，刺史過也。』乃償民粟，爲治其橋。」此又當今有司之所媿也。

人聚

太史公言：「漢文帝時，人民樂業。因其欲然，能不擾亂，故百姓遂安。自六七十翁亦未嘗至市井。」〔原注〕《史記·律書》。「劉寵爲會稽太守，狗不夜吠，民不見吏，龐眉皓髮之老未嘗識郡朝。」〔原注〕《後漢書·循吏傳》。史之所稱，其遺風猶可想見。唐自開元全盛之日，姚、宋作相，海内升平。元稹詩云：「戍烟生不見，村豎老猶純。」此唐之所以盛也。至大曆以後，四方多事，賦役繁興，而小民奔走官府，日不暇給。元結作《時化》之篇，謂「人民爲征賦所傷，州里化爲禍邸」。此唐之所以衰也。〔原注〕宋熙寧中行新法，蘇軾在杭州作詩曰：「贏得兒童語音好，一年强半在城中。」衰敝之政，自古一轍。予少時見山野之氓，有白首不見官長，安於畎畝，不至城中者。洎於末造，役繁訟多，終歲之功，半在官府，而小民有「家有二頃田，頭枕衙門眠」之諺。〔原注〕見《曹縣志》。已而山有負嵎，林多伏莽，遂舍其田園，徙於城郭。又一變而求名之士，訴枉之人，悉至京師，輦轂之間，易於郊坰之路矣。錐刀之末，將盡争之。五十年來，風俗遂至於此！今將静百姓之心而改其行，必在制民之産，使之甘其食，美其服，而後教化可行，風俗可善乎！

人聚於鄉而治，聚於城而亂。聚於鄉則土地闢，田野治，欲民之無恒心，不可得也。聚於城則徭役繁，獄訟多，欲民之有恒心，不可得也。

昔在神宗之世，一人無爲，四海少事。郡縣之人，其至京師者，大抵通籍之官，其僕從亦不過三四，下此即一二舉貢與白糧解户而已。蓋幾於古之所謂「道路罕行，市朝生草」。〔原注〕《鹽鐵論》。彼其時，豈無山人游客干請公卿，而各挾一藝，未至多人，衣食所須，其求易給。自東事既興，廣行召募，雜流之士，哆口談兵，九門之中，填馗溢巷。至於封章自薦，投匭告密，甚者内結貂璫，上窺嚬笑，而人主之威福且有不行者矣。《詩》曰：「我生之初，尚無爲。我生之後，逢此百罹。」興言及此，每輒爲之流涕。

欲清輦轂之道，在使民各聚於其鄉始。

訪惡

「尹翁歸爲右扶風，縣縣收取黠吏豪民，案致其罪，高至於死。收取人必於秋冬課吏大會中，及出行縣，不以無事時。其有所取也，以一警百，吏民皆服，恐懼，改行自新。」所謂「收取人」，即今巡按御史之訪察惡人也。武斷之豪，舞文之吏，主訟之師，皆得而訪察之。及乎濁亂之時，遂借此爲罔民之事。矯其敝者，乃并訪察而停之，無異因噎而廢食矣。

《傳》曰：「子産問政於然明。對曰：『視民如子，見不仁者誅之，如鷹鸇之逐鳥雀也。』」是故誅不仁，所以子其民也。

《説苑》：「董安于治晉陽，問政于蹇老。蹇老曰：『曰忠，曰信，曰敢。』董安于曰：『安忠乎？』曰：『忠於主。』曰：『安信乎？』曰：『信於令。』曰：『安敢乎？』曰：『敢於不善人。』董安于曰：『此三者足矣。』」

《鹽鐵論》曰：「水有猵狚池魚勞，國有强禦齊民消。」

盜賊課

《史記·酷吏傳》：「武帝作沈命法，曰：『羣盜起不發覺，發覺而捕弗滿品者，二千石以下至小吏，主者皆死。』其小吏畏誅，雖有盜不敢發，恐不能得，坐課累府，府亦使其不言，故盜賊寖多，上下相爲匿，以文辭避法焉。」此漢世所名爲「盜賊課」，而爲法之敝，已盡此數言中矣。《漢書》言：「張敞爲山陽太守，勃海、膠東盜賊竝起，上書自請治之。言：『山陽郡户九萬三千，口五十萬以上，訖計盜賊未得者七十七人，〔原注〕《漢紀》作「十七人」。他課諸事亦略如此。久處閒郡，願徙治劇。』」夫未得之盜猶有七十七人，而以爲郡内清治，〔原注〕《紀》云：「敞爲太守，郡内清治。」豈非宣帝之用法寬於武帝時乎？然武帝之末，至大盜羣起，遣繡衣之使持斧斷斬于郡國，乃能勝之。而宣帝之世，帶牛佩犢之徒皆驅之歸於南畝，卒之吏稱其職，民安其業。是則治天下之道，有不恃法而行者，未可與刀筆筐篋之士議也。

《後漢書·光武紀》：「建武十六年，郡國羣盜處處竝起，攻刼在所，害殺長吏。郡縣追討，到則解散，去復屯結。青、徐、幽、冀四州尤甚。上乃遣使者下郡國，聽羣盜自相糾擿，五人共斬一人者，除其罪。吏雖逗留、迴避、故縱者，皆勿問，聽以禽討爲效。其牧守、令長坐界内盜賊而不收捕者，及以畏愞捐城委守者，皆不以爲負，但取獲賊多爲殿最，〔原注〕注：殿，後也，謂課居後也。最，凡要之首也，謂課居先也。唯蔽匿者乃罪之。於是更相追捕，賊竝解散。徙其魁帥於他郡，賦田受稟，使安生業。自是牛馬放牧，邑門不閉。」光武精於吏事，故其治盜之方如此。天下之事得之於疏，而失之於密，大抵皆然，又豈獨盜賊課哉！

禁兵器

王莽始建國二年，「禁民不得挾弩鎧，徙西海」。隋煬帝大業五年，「制民間鐵叉、搭鉤、穳刃之類，皆禁絶之」。尋而海内兵興，隕身失國。元世組至元二十三年二月己亥，「敕中外，凡漢民持鐵尺、手檛及杖之有刃者，悉輸於官」，六月戊申，「括諸路馬，凡色目人有馬者三取其二，漢民悉入官」。二十六年十二月辛巳，「括天下馬，一品、二品官許乘五匹，三品三匹，四品、五品二匹，六品以下皆一匹」。〔原注〕《陳天祥傳》：「興國軍以籍兵器致亂，行省命天祥權知本軍事。天祥命以十家爲甲，十甲爲長，弛兵器，以從民便，境内遂平。其後代者務更舊政，治隱匿兵者甚急，天祥去未久而興國復變，鄰郡及大江南北諸城邑，多乘勢殺其守將以應之。」順帝至元三年四月癸酉，「禁漢人、南人、高麗人不得執持軍器，凡有馬者拘入官」。已而羣盜充斥，攻陷城邑。至正十七年正月辛卯，「命山東分省團結義兵，每州添設判官一員，每縣添設主簿一員，專率義兵以事守禦」。故劉文成有詩曰：「他時重禁藏矛戟，今日呼令習鼓鞞。」嗚呼，「予視天下愚夫愚婦一能勝予」，古之聖王則既已言之矣。

漢武帝時，公孫弘奏言：「禁民毋得挾弓弩。」吾丘壽王難之，以爲「聖王務教化而省禁防。今陛下昭明德，建太平，宇内日化，方外鄉風。然而盜賊猶有者，郡國二千石之罪，非挾弓弩之過也」。誠能明教化之原，而帥之以爲善保家之道，則「家有鶴膝，户有犀渠」，適足以誇國俗之强，〔原注〕《舊唐書・鄭惟忠傳》引《吴都賦》。而不至導民以不祥之器矣。

水利

歐陽永叔作《唐書・地理志》，凡一渠之開，一堰之立，無不記之其縣之下，實兼《河渠》一志，亦可謂詳而有體矣。蓋唐時爲令者，猶得以用一方之財，興期月之役，而志之所書，大抵在天寶以前者居什之七。豈非太平之世，吏治修而民隱達，故常以百里之官而創千年之利；至於河朔用兵之後，則以催科爲急，而農功水道有不暇講求者歟？然自大曆以至咸通，猶皆書之不絶於册。而今之爲吏，則數十年無聞也已。水日乾而土日積，山澤之氣不通，又焉得而無水旱乎？崇禎時，有輔臣徐光啟作書，特詳於水利之學。而給事中魏呈潤亦言：「《傳》曰：『雨者，水氣所化。』水利修亦致雨之術也。」夫子之稱禹也曰「盡力乎溝洫」，而禹自言亦曰「濬畎澮，距川」。古聖人有天下之大事，而不遺乎其小如此。自乾時著於齊人，枯濟徵於王莽，古之通津巨瀆，今日多爲細流，而中原之田夏旱秋潦，年年告病矣。〔陳同知曰〕三代溝洫之利，其小者民自爲也，其大者官所爲也。溝洫所起之土即以爲道路，所通之水即以備旱潦，故溝洫者，萬世之利也。後世慮其棄地之多，而實無多也。一井之步約百有八十丈，其爲溝畛者八尺而已。一成之步約萬有八千丈，其爲洫與涂者九積十有四丈四尺而已。通計所棄之地二百分之一而弱也。今更新爲之，必有慮其事之難成者，則更非甚難之事也。斌觀甽田之法，一尺之甽，二尺之遂，即耕而即成者也。今蘇、湖之田，九月種麥，必爲田輪，兩輪中間，深廣二尺。其平闊之鄉，萬輪鱗接，整齊均一，彌月悉成。古之遂逕，豈有異乎？設計其五年而爲溝澮，則合八家之力而先治一横溝，田首之步之爲百八十丈者，家出三人，就地築土，二日而畢矣。明年以八十家之力治洫，廣深三溝，其長十之，料工計日，三日而半，七日而畢矣。又明年以八百家之力爲澮，廣深三洫，其長百溝，料工計日，一旬而半，三旬而畢矣。即以三旬之功，分責三歲，其就必矣。及功之俱成，民甽田以爲利。一歲之中，家修其遂，衆治其溝洫，官督民而浚其澮，有小水旱可以無飢，十分之飢可救其五，故曰萬世之利也。百姓一夫失業則飢，十日失穀則殍。此宜其家自爲生，人自爲力矣。乃終歲墾田，而仍飢以殍者，一則以歲之不時，一則以溝洫之不治也。歲之不時，人所莫能爲也，溝洫之不治，農民莫能爲，官可齊其力而爲之也。其不爲者，蓋時無大水旱，則坐視爲不必爲，及水旱至而拯卹不遑，又萬萬無可爲者。加以民食之盈絀，必數年而後見，國家之利病，必數年而後見，事無近功，官無嚴課，故吾民之死生飢飽，一聽命于不可知之歲，而曾無十一之防、百一之救也。斌謂救荒無善策，爲溝洫于未荒之時，此豫救之策也。即爲溝洫于救荒之時，使飢民即功而就食，此一救而兩救之策也。然而土異形，人異習，按方尺之圖，動十萬之衆，如漢武帝之輕用方士；坐廣厦之内，度溪谷之外，如王安石之欲田梁山泊者，則固不可爲也。即春議經界，秋議遣使，如宋天禧之提點刑獄並領勸農之職，而仍無纖毫之益于民者，亦名美而不足恃也。故爲溝洫，必訪求于鄉耆里長，而總其事于郡守，責其成于縣令，分其任于縣丞、主簿，則親而不擾，久而必成。今集四境之耆長，體訪以人情地勢，有灼見其可興溝洫者，準里計日，具圖以作其功。有廢地可以溝通者，則募其旁近失田之夫爲之，官助其不足，田成而授其人，五年而起科，畝十而當一。有溝洫其業田爲永利者，則以任本業之人民實其田。官均其力，春、夏作五日，秋作十日，冬作二旬，丞、簿親董之，令一作一視，先成者籍而存于官，其未成者簿志之，至來歲續而畢焉。民田一頃，聽溝地半畝，令不當溝塗之道者，轉償其鄰田。田不及頃，則任力而不聽。田二十畝以下者，貰其力。蓄洩之利，兩邑共之，則郡守責其兩令。令或代去，則交其簿于受代之人。凡縣令置農田課，郡守察之，其阻成功及借名生擾者，黜。蘇湖之民，善爲水田，春收豆麥，秋收禾稻，中年之入，槩得三石。而北方之種地者不能半之，則以無爲水田者也。凡穀之種，禾稻倍入；種稻之田，水田又倍。西北土性高燥，宜麥宜粱，所在低平之田，即爲下産，以其非粱麥之性，而雨澤一過，水無所注故也。誠能勤行相度，分年規地，仿溝洫之意，備蓄洩以爲水田，種禾稻以佐晚熟，則高地之水四注而爲害者，必轉以爲利矣。且爲溝洫，非古之鑿空求利者比也。以民田興民利，不遣使，不起徒，不招流户，視其大小功力，隨作隨成。有小水旱，此豐而彼歉，則隣近必有請其法而自爲之者，勿憂其事之難于慮始也。〔宫氏曰〕南北異方，高下異勢，燥溼異性。故旱田之不可爲水，猶水田之不可爲旱也。今必欲以荆、揚之物産，遍植之雍、冀，是第知言水利，而不知因地之利以爲利也。且果行遂人溝洫之法，則西北旱田亦利，其何減于東南。何則？西北諸州，其地之廣輪既數倍于東南，且穀之種類繁多，有宜五種者，有宜四種者，有宜三種者。周原膴膴，土脉厚而水源深，其肥沃比東南之塗泥，又奚翅倍焉，所患者惟水與旱耳。溝洫修而水旱有備，則西北諸州歲之所入，非徒不減于東南，且什伯而無算矣。或疑井田既廢，欲復遂人之法，勢有所不行。是又不然。夫善復古者，亦師其意而已矣。觀《周禮・遂人》之法，原與稻人之法不同。稻田不可一日無水，故以瀦畜之，以防止之，以遂均之矣，必以列舍之而後以澮寫之焉。旱田則潦之爲患者十之六七，旱之爲患者十之二三。故遂人五溝之大小不同，其實皆溝也。揆先王爲溝洫之本意，第欲使水多之年，水行溝中而不泛；水少之年，又可畜溝中之水以滋田耳。今但相其地之下者以爲行水之區，又相其地之最下者以爲畜水之所，疏其節，闊其目，不用盡復古溝洫之制，而已獲溝洫之利矣。

龍門縣，今之河津也。北三十里有瓜谷山堰，貞觀十年築。東南二十三里有十石壚渠，二十三年縣令長孫恕鑿，溉田良沃，畝收十石。西二十一里有馬鞍塢渠，亦恕所鑿。有龍門倉，開元二年置，所以貯渠田之入，轉般至京，以省關東之漕者也。此即漢時河東太守番係之策，《史記・河渠書》所謂「河移徙，渠不利，田者不能償種」，而唐人行之，竟以獲利。是以知天下無難舉之功，存乎其人而已。謂後人之事必不能過前人者，不亦誣乎！

唐姜師度爲同州刺史。開元八年十月詔曰：「昔史起溉漳之策，鄭白鑿涇之利，自兹厥後，聲塵缺然。同州刺史姜師度，識洞於微，智形未兆，匪躬之節，所懷必罄，奉公之道，知無不爲。頃職大農，首開溝洫，歲功猶昧，物議紛如。緣其忠欵可嘉，委任仍舊。暫停九列之重，假以六條之察。白藏過半，績用斯多。食乃人天，農爲政本。朕故兹巡省，不憚祁寒，將申勸卹之懷，特冒風霜之弊。今原田彌望，畎澮連屬，繇來榛棘之所，徧爲秔稻之川，倉庾有京坻之饒，關輔致畝金之潤。本營此地，欲利平人，緣百姓未開，恐三農虚棄，所以官爲開發，冀令遞相教誘。功既成矣，思與共之。其屯田内先有百姓注籍之地，比來召人作主，亦量準頃畝割還。其官屯熟田，如同州有貧下欠地之户，自辦功力能營種者，準數給付，餘地且依前官取。師度以功加金紫光禄大夫，賜帛三百匹。」〔原注〕《册府元龜》。本傳：「師度既好溝洫，所在必發衆穿鑿。雖時有不利，而成功亦多。」讀此詔書，然後知「無欲速，無見小利」二言爲建功立事之本。孫叔敖決期思之水，而灌雩婁之野，莊知其可以爲令尹也。〔原注〕《淮南子》。魏襄王與羣臣飲酒，王爲羣臣祝曰：「令吾臣皆如西門豹之爲人臣也。」〔原注〕文侯時西門豹爲鄴令。史起進曰：「魏氏之行田也以百畝，鄴獨二百畝，是田惡也。漳水在其旁，西門豹不知用，是不智也。知而不興，是不仁也。仁智豹未之盡，何足法也。」於是以史起爲鄴令，引漳水溉鄴，以富魏之河内。〔原注〕《史記》。按《後漢書·安帝紀》：「元初二年正月，修理西門豹所分漳水爲支渠，以溉民田。」則指此爲西門豹所開。爲人君者，有率作興事之勤，有授方任能之略，不患無叔敖、史起之臣矣。

《漢書》：「召信臣爲南陽太守，爲民作水約束，❶刻石立於田畔，以防紛争。」〔原注〕《晋書》：「杜

---

❶ 「作」下，《漢書·召信臣傳》有「均」字。

預都督荆州諸軍事，修召信臣遺迹，分疆刻石，使有定分，公私同利。」此今日分水之制所自始也。

洪武末，遣國子生人才分詣天下郡縣，集吏民，乘農隙修治水利。二十八年，奏開天下郡縣塘堰凡四萬九百八十七處，河四千一百六十二處，陂渠堤岸五千四十八處。此聖祖勤民之效。

雨澤

洪武中，令天下州縣長吏月奏雨澤。蓋古者「龍見而雩」，《春秋》三書「不雨」之意也。承平日久，率視爲不急之務。永樂二十二年十月，〔原注〕仁宗即位。通政司請以四方雨澤奏章類送給事中收貯，上曰：「祖宗所以令天下奏雨澤者，欲前知水旱，以施恤民之政，此良法美意。今州縣雨澤章奏乃積於通政司，上之人何繇知？又欲送給事中收貯，是欲上之人終不知也。如此徒勞州縣何爲？自今四方所奏雨澤，至即封進，朕親閲焉。」〔原注〕今《大明會典》具載雨澤奏本式。嗚呼，太祖起自側微，升爲天子，其視四海之廣猶吾莊田，兆民之衆猶吾佃客也，故其留心民事如此。當時長吏得以言民疾苦，而里老亦得詣闕自陳。後世雨澤之奏，遂以寢廢，天災格而不聞，民隱壅而莫達，然後知聖主之意，有不但於祈年望歲者。民親而國治，有以也夫。

河渠

黄河載之《禹貢》，「東過洛汭，至于大伾；北過洚水，至于大陸；又北，播爲九河，同爲逆河，入于海」者，其故道也。漢元光中，河決瓠子，東南注鉅野，通于淮泗。武帝自臨，發卒數萬人塞之，築宫其上，名曰宣防。「導河北行，復禹舊跡，而梁、楚之地復寧，無水災。」自漢至唐，河不爲害幾及千年。〔閻氏曰〕按此説大非。復禹舊跡，無水災，此《史記・河渠書》之文，若《溝洫志》則續之曰：「自塞宣房後，河復北決于館陶，分爲屯氏河。」《地理志》「魏郡館陶」下注云「河水別出爲屯氏河，東北至章武入海」是也。雖不知的在何年，要武帝元封二年壬申後，宣帝地節元年壬子以前事。余嘗謂禹之時，河自碣石入海，至周定王五年河徙，從鄴縣東北入海，此一變也。漢武元封後，宣帝地節前，河又從勃海郡章武縣入海，此又一變也。古今大事，而亭林亦未考及耶？〔錢氏曰〕田蚡言：「江河之決，皆天事，未易以人力彊塞，彊塞之未必應天。」此老成謀國之言。當時惡蚡者謂蚡奉邑在河北，故沮塞河之役，其實非公論也。《五代史》：「晋開運元年五月丙辰，滑州河決，浸汴、曹、濮、單、鄆五州之境，❶環梁山，合于汶水，與南旺蜀山湖連，瀰漫數百里，河乃自北而東。」《宋史》：「熙寧八年七月乙丑，❷河大決于澶州曹村，北流斷絶，河道南徙，東滙于梁山張澤濼。分爲二派，一合南清河，入于淮；一合北清河，入于海。河又自東而南矣，元豐以後，又決而北。議者欲復禹迹，而大臣力主回東之議。」〔原注〕《宋史・河渠志序》曰：「自滑臺、大伾嘗兩經汎溢，復禹蹟矣。一時姦臣建議，必欲回之，俾復故流，竭天下之力以塞之，屢塞屢決，至南渡而後，貽其禍於金源氏。」

❶「五月」至「之境」，《舊五代史・晋本紀》作「六月丙辰，滑州河決，漂注曹、單、濮、鄆等州之境」。

❷「八」，《宋史・河渠志》作「十」。「乙」，《宋史・河渠志》作「己」。

降及金、元，其勢日趨於南而不可挽，故今之河非古之河矣。自中牟以下奪汴，徐州以下奪泗，清口以下奪淮，凡三奪而後注于海。今歲久，河身日高，淮、泗又不能容矣。廟堂之議既視其奪者以爲常，司水之臣又乘其決者以爲利，不獨以害民生，妨國計，而於天地之氣運，未必不有所關也。❶

丘仲深《大學衍義補》言：「《禮》曰：『四瀆視諸侯。』謂之瀆者，獨也，以其獨入於海，故江、河、淮、濟，謂之四瀆。今以一淮而受黄河之全，蓋合二瀆而爲一也。自宋以前，河自入海，尚能爲竝河州郡之害，況今河、淮合一，而清口又合汴、〔原注〕元本作「沁」，誤。泗、沂三水以同歸於淮也哉！〔原注〕《實録》載天順七年金景輝言：「黄河不循故道，并流入淮，是爲妄行。」曩時河水猶有所瀦，如鉅野、梁山等處，猶有所分，如屯氏、赤河之類，雖以元人排河入淮，而東北之道猶微有存焉者。今則以一淮而受衆水之歸，而無涓滴之滲漏矣。」邵國賢作《治河論》，以爲：「禹之治水至於地平天成，六府三事，允治其功，可謂盛矣。以今觀之，其所空之地甚廣，所處之勢甚易，所求之效甚小。今之治水者，其去禹也遠矣，而所空之地乃狹於禹，所處之勢乃難於禹，所求之功乃大於禹。禹之導河，自大伾以下，分播合同，隨其所之而疏之，不與争利，故水得其性，而無衝決之患。今夫一杯之水舉而注之地，必得方尺乃能容之，其勢然也。河自大伾以上，水之在杯者也，大伾以下，水之在地者也。以在

❶「所關也」下，據《校記》，鈔本有「自宋之亡，以至於今，首顧居下，足反居上。嗚呼，雖人事使然，豈得不繇於地脉哉」凡三十一字。

地之水而欲拘束周旋如在杯之時，大禹不能，而況他人乎？今河南、山東郡縣，棊布星列，官亭民舍，相比而居，凡禹之所空以與水者，今皆爲吾有，蓋吾無容水之地，而非水據吾之地也，固宜其有衝決之患也。故曰所空之地狹於禹。禹之治水，隨地施功，無所拘礙。今北有臨清，中有濟寧，南有徐州，皆轉漕要路，而大梁在西南，又宗藩所在。左顧右盼，動則掣肘，使水有知，尚不能使之必隨吾意，況水無情物也，其能委蛇曲折以濟吾之事哉！故曰所處之勢難於禹。況禹之治水，去其墊溺之害而已，此外無求焉。今則賴之以漕。不及汴矣，又恐壞臨清也；不及臨清矣，又恐壞濟寧也；不及濟寧矣，又恐壞徐州也。使皆無壞也，又恐漕渠不足於運也。了是數者，而後謂之治。故曰所求之功大於禹。」〔沈氏曰〕《方輿紀要》一段云：「若謂何不使黄、淮分背，而乃使淮助河勢、河扼淮勢也，則合流之後，海口即大闢，蓋河不旁決，正流自深，得淮羽翼而愈深，是用淮于河矣。」與丘、邵諸公之論絶異。繇二文莊之言觀之，則河水南趨之勢已極，而一代之臣不過補苴罅漏，以塞目前之責而已，安望其爲斯民計百世之長利哉！至於今日，而決溢之菑，無歲不告。嗚呼，其信非人力之所能治矣！〔汝成案〕二文莊之言，自是前明治河得失。

《禹貢》之言治水也，曰播，曰瀦。水之性合則衝，驟則溢。故別而疏之，所以殺其衝也，「又北播爲九河」是也。旁而蓄之，所以節其溢也，「大野既瀦」是也。必使之有所容而不爲暴，然後鍾美可以豐物，流惡可以阜民，而百姓之利，繇是而興矣。〔錢氏曰〕禹之治水也，使由地中行，無所謂防也。言防而勞費無已，遂爲國家之大患矣。河爲北條之川，由洚水、大陸，播九河，同爲逆河以入海者，禹之故迹，今運道臨清至天津者是也。東漢以後，河由千乘入海，即今之大清河也。自唐至宋、金，皆由此道。金、元之間，河漸南決，始合汴、泗、淮以入于海，與禹河入海之口相去幾二千里。而北條之水既爲南條矣，其兩岸之隄歲增月益，高于民田廬舍，且與城平矣。水之性就下，不使由地中行而使出地上，欲其無決溢之害，不亦難乎！今之言河防者，以潘季馴爲師。季馴治河之法，不過曰「清水可蓄不可洩，黄河宜合不宜分」而已。夫清水之當蓄，固不待言，黄河之宜合，則季馴一人之言，非古有是言也。禹之治河，釃爲二渠，疏爲九道，順其性而導之注海，何嘗不可分乎？塞其支流，束之使歸于一，欲藉河水之力以刷海口之沙，其計固已左矣。古人云：「川壅而潰，傷人必多。」謂河不宜分，而增堤以禦之，一朝潰溢隄不能禦，又糜國帑以塞之，僥倖成功，而官吏轉受重賞，此國之巨蠹也。季馴之法，守之百五十年，而其效如此，謂之習知河務，吾不信也。〔周濟曰〕禹「廝二渠，以引其河，北載之高地，播爲九河，同爲逆河入于海」。水性就下而「載之高地」，何也？曰：水性者，所以爲治也，善以其性爲治者，當謹節而慎用之。若高而驟下，後將無可復下，驟下爲妄用其力於無用之地，無可復下埶必浸淫涣散，歸墟不暢，下壅上潰矣。河至大邳，南岸山埶盡，地平衍，土疏易流，所以數敗也。廝渠「載之高地」，西迫大山，山根土堅實無敗。而其要尤在節就下之性，不使徑盡，蓄全力以歸墟。「疏爲九河」，所以澄之也，「同爲逆河」，所以激之也。此禹功之所以永久也。近世言治河者，皆主以水攻沙，是但知逆河之説者也。夫水之性固必就下，而下有辨。載水者地也，而行地者水也，是故非徒辨地與地之高下也，又必辨水與水之高下。海之處地下於河，不問可知也，而海之水則往往與河之水相平。海水清而渟，河水濁而駛。清則輕而揚，濁則重而墜。河入海輒伏行，伏行則四面皆爲海水所距，迅下之力什不存三，是以入海數十里後，無不中起尖淤、兩旁分洩者，其埶固然也。若能使河水常高于海水，則鋪行海面，而其去埶當益遠矣。即不能，當使其漸下而不驟。即不能，當使其落前埶長，落後路短。埶長則水力全，路短則人力省。此「載之高地，同爲逆河」之指也。近海地既平，河不窄，則入海無力，所以必爲逆河。而逆河之上，與其益深，毋甯益廣。度全河之水，計其所容，廣必淺，狹必深，深則損地之高以就海，而海之處下分數益減；淺則其高全入海，猶建瓴也。狹則深，深則怒，怒則挾沙多，是毆中國之土入海爲尖淤也。廣則淺，淺則澄，澄則挾沙少，是留入海之尖淤以毆培中國之下地也。此「疏爲九河」之指也。善乎賈讓通其詞曰「毋與水争地」，又恐人不明于水容之説，而引齊、魏各去河二十五里之隄以證之。夫去河二十五里之隄，視今日所謂遥隄相去遠矣。然則金隄盡而九河接，其游波寬衍，固可知矣。大陸以上，河水不能不濁，與使入海，孰若留培兖州？于是因埶疏之，其數適九。占地既廣，淤益澄，流益清，歷年益久，下地益高，逆河入海將益暢。九河堙爲平陸，後人歎禹蹟不可復覩，而不知此固禹所禱祀而求、計日而待者也。今也不然，堤之、障之、偪之、束之，使之無以容其流，而不得不發其怒，則其不由地中而横出於原隰之間，固無怪其然也。丘仲深謂「以一淮受黄河之全」，然考之先朝，徐有貞治河，猶疏分水之渠於濮、汜之間，不使之并趨一道。自弘治六年，築黄陵岡以絶其北來之道，而河流總於曹、單之間，乃猶於蘭陽、儀封各開一口而洩之於南。今復塞之，故河之在今日欲北不得，欲南不得，唯以一道入淮。淮狹而不能容，又高而不利下，則頻歲決於邳、宿以下，以病民而妨運。而邳、宿以下，左右皆有湖陂，河必從而入之。吾見劉貢父所云「别穿一梁山濼」者，將在今淮、泗之間，而生民魚鱉之憂殆未已也。

河政之壞也，起於竝水之民貪水退之利，而占佃河旁汙澤之地，不才之吏因而籍之於官，然後水無所容而横決爲害。賈讓言：「古者立國居民，疆理土地，必遺川澤之分，度水勢所不及。大川無防，小水得入，陂障卑下，以爲汙澤，使秋水多，得有所休息，左右游波，寬緩而不迫。故曰：『善爲川者，決之使道。』」又曰：「内黄界中有澤，方數十里，環之有隄。往十餘歲，太守以賦民，民今起廬舍其中，此臣親見者也。」《元史・河渠志》謂：「黄河退涸之時，舊水泊汙池多爲勢家所據，忽遇泛溢，水無所歸，遂致爲害。」繇此觀之，非河犯人，人自犯之。予行山東鉅野、壽張諸邑，古時瀦水之地，無尺寸不耕，而忘其昔日之爲川浸矣。近有一壽張令修志，乃云：「梁山濼僅可十里，其虚言八百里，乃小説之惑人耳。」此并五代、宋、金《史》而未之見也。〔原注〕《五代史》：「晋開運元年五月丙辰，滑州河決，浸汴、曹、濮、單、鄆五州之境，❶環梁山，合於汶水，與南旺蜀山湖連，瀰漫數百里。」《宋史・宦者傳》：「梁山濼，古鉅野澤，綿亘數百里，濟、鄆數州賴其蒲魚之利。」《金史・食貨志》：「黄河已移故道，梁山濼水退，地甚廣，遣使安置屯田。」沙灣未築以前，徐有貞疏亦言「外有八百里梁山濼可以爲泄」。書生之論，豈不可笑也哉！

陸文裕《續停驂録》曰：「河患有二，曰決，曰溢。決之害間見，而溢之害頻歲有之。使賈魯之三法遂而有成，亦小補耳。且當歲歲爲之，其勞其費，可勝言哉。今欲治之，非大棄數百里之地不可。先作湖陂以瀦漫波，其次則濱河之處，倣江南圩田之法，多爲溝渠，足以容水，然後浚其淤沙，由之地中，而潤下之性、必東之勢得矣。」

❶「浸汴」至「之境」，《舊五代史・晋本紀》作「漂注曹、單、濮、鄆等州之境」。

按文裕之意，即賈讓之上、中二策，而不敢明言。賈讓言：「今行上策，徙冀州之民當水衝者，決黎陽遮害亭，放河使北入海。河西薄大山，東薄金隄，埶不能遠泛濫，期月自定。難者將曰：『若如此，敗壞城郭、田廬、冢墓以萬數，百姓怨恨。』今瀕河十郡，治隄歲費且萬萬，及其大決，所殘無數。如出數年治河之費，以業所徙之民，遵古聖之法，定山川之位，且大漢方制萬里，豈其與水爭咫尺之地哉。此功一立，河定民安，千載無患，故謂之上策。若乃多穿漕渠於冀州地，使民得以溉田，分殺水怒，雖非聖人法，然亦救敗術也。」嗟夫，非有武帝之雄才大略，其孰能排衆多之口，而創非常之原者哉！

平當使領河隄，奏：「按經義治水，有決河深川，而無隄防壅塞之文。」宋開寶之詔亦曰：「朕每閱前書，詳究經瀆。至若夏后所載，但言導河至海，隨山濬川，未聞力制湍流，廣營高岸。」今之言治水者，計無出於隄、塞二事。箕子答武王之訪，首言「鯀陻洪水，汩陳其五行，帝乃震怒」。後世治河之臣皆鯀也，❶非其人之願爲鯀，乃國家教之使爲鯀也，是以水不治而彝倫斁也。〔原注〕崔瑗《河隄謁者箴》：「導非其導，堙非其堙，八野填淤，水高民居。」

因河以爲漕者，禹也。壅河以爲漕者，明人也。❷故古曰河渠，今曰河防。

---

❶「後世」，據張京華《日知録校釋》，雍正鈔本、北大鈔本作「今日」。

❷「明人」，據《校記》，鈔本作「本朝」。

聞之先達言：天啟以前，無人不利於河决者。侵尅金錢，則自總河以至於閘官，無所不利。支領工食，則自執事以至於游閒無食之人，無所不利。其不利者，獨業主耳。而今年决口，明年退灘，填淤之中，常得倍蓰，而溺死者特百之一二而已。於是頻年修治，頻年衝决，以馴致今日之害，非一朝一夕之故矣。國家之法使然，彼斗筲之人焉足責哉。

不獨此也，彼都人士，爲人説一事，置一物，未有不索其酬者。百官有司受朝廷一職事，一差遣，未有不計其獲者。自府史胥徒上而至於公卿大夫，真可謂之同心同德者矣。苟非返普天率土之人心，使之先義而後利，終不可以致太平。故愚以爲，今日之務正人心，急於抑洪水也。〔陳鴻博曰〕元、明二代，河勢益趨于南，遂會淮于安東入海。淮爲黄所奪，流不能駛，因瀦于洪澤湖，爲害益甚。明潘季馴始用束淮刷沙法，導洪澤所注淮水，引七分入清口刷黄，分三分由運河以達之江，外修築高家堰，使束淮有力，内設船疏濬運河深通。自是數十年無水患，亦所謂因勢利導，故奏功獨多。蓋自宋以來，治河之善，無有過之者。自國初防海寇軼入雲梯關，因于關口分列梅花樁，而海口漸淤；自設葦蕩營于淤地，而海口日塞；自引洪澤湖水入高寶湖，而淮弱黄緩，清口亦日壅。迄今又數十年，下流之塞者益多，則上流之决者日甚，勢有必然，無足怪者。邇年河水漲溢，即直注洪澤，于是以一湖而全注黄、淮二瀆之水，湖身既不能容，又黄水挾沙淤墊，洪澤益加淺狹，非東溢高寶，即西注微山，淮、揚、徐、海郡縣歲被其害。〔又曰〕禹之治河也，播九河，釃二渠，以河流湍悍，故分河以殺其勢，導河北行，其所入之水猶少。自是以後，漢有屯氏及東郡渠。唐元和中，開古黄河于黎陽，以决舊河水勢，而滑州遂無水患。由宋及明中葉，河水東南行，而宋分二派，元有三汊，明于濮、汜之間，蘭陽、儀封之境，尚各有支渠，不使并行一道。今河流既歸于一，又自中牟以下合汴，徐州以下合泗，清口以下合淮口諸大水，以助其勢，奔騰迅激，自數倍于禹時。乃專恃一海口以爲尾閭之洩，而海口又僅存昔日之二三，如是而欲河不爲患，是必今之治水者愈于禹而後可也。故欲除河患，必先探其原，悉其委。其發也有自來，則上流當多開引河，以殺其湍。其歸也有所瀦，則下流當廣闢海口，以暢其流。夫河自大伾東走平地二千餘里，始達于海，合則勢强而衝突，分則力弱而安流，其勢然也。爲今之計，當先于河南、山東二省河水經行之地，相度形勢，因其高下，分導其流。引湍悍者陂爲支河，捐卑下者瀦爲大澤，疏其淤而洩其漲，則上流有所分，而衝決之患自減。至安東海口，雖多淤塞，然今漕標六營，如東海之鶯游門，佃湖之灌湖口，廟灣之窈港，小關之野潮洋，鹽城之新洋、斗牛二港，凡諸海口並去河不遠，引而分注，爲力甚易。又葦蕩營及黑風口及射陽湖濱，皆昔時河流入海之地，今已淤塞數十里，開之難以施功，聽之貽害無已。當盡舉此數十里之地委而捐之，撤屯聚之兵民，任河流之泛濫，則海口既復，而下流壅塞之患亦除。然此猶其小者。夫河性無常，南流已六百餘年，今南河日淤，高于北岸矣。水性就下，當順其勢而利導之。河南封邱北岸，與直隸、山東犬牙相錯。當先以水平測量，定其高下。其封邱險口，金龍爲最，昔時北流舊蹟，尚有存者。若決金龍口，由大名引而注之漳河，合滹沱諸水，借以刷沙，達之天津，以復北流故道，南北分流，河患自減矣。〔裘文達曰〕河非可治也，亦順其自然，導之而已。今之河更無事治也，亦導之使由其應歸之道而已。何者？河合淮，非其所欲也，縱下流多開支河以殺其勢，而不使别于淮，終爲淮之害，而亦非河之利也。故今日之河，欲其不害淮而永無患，惟在順其自然以導之。而順其自然，惟在使之别淮，尋其應歸之道以東之。其策惟何？亦曰「改其流，廣其身，深其臂，不與水争地」而已。所謂「改其流」者，非别開河也。蓋宿遷西境九龍廟東，現有小河，分黄水入中河濟運，北直駱馬湖，支流爲十字河。自九龍廟至中河之劉老澗，固黄河别淮，由石薎湖東歸之正道也。今將宿遷縣治南河身堵築數丈，建石閘以爲運河，使入九龍廟之河，以達中河，則運道之由黄河者不多於清口。河之身則自九龍廟至中河劉老澗，闢之使與大河等，以達駱馬湖、茆家河，下流之六塘河。又將六塘河下流舊石薎湖，分爲南股、北股二河者，開挑爲一，以還湖之舊。其南股河口直五丈河，北股河口近義支河與六里河。即于五丈、義支、六里三河間，開數支河以達海。其最北者，經蘆伊山北，由黄家觜歸海，最南者，即歸頭圖口，改挑直下入海，毋使復入湖河，如此則河永别于淮矣。或曰：「自劉家澗、茆家河至桃源之史家集，又經河頭集、大口門至沭陽低村，是爲歷年議走之港河。又由低村經唐溝、馬廠、湯家澗、穆家橋，以達大漣河歸海，計二百六十餘里，不較近於石薎湖乎？」然港河久堙，僅有故跡，而唐溝以下地形高於石薎湖，又河身不寬，闢之則兩旁居民應遷者無數，路雖近而費過之，固不如石薎湖之爲勝也。至所謂「廣其身，深其臀」者，則無論河流改與未改，均不容已也。廣其身，當視南方大江而稍差之。大江身面窄者或七八里，寬者或三四十里。今河身自清河以西，寬不及十里，窄或僅一二里，如徐州城北，且不及一里，固宜其水之泛溢不可制也。今欲闢兩涯而侈之，即應始於河委之石薎湖。夫石薎湖三萬四千五百餘頃，固甚廣也，自爲南、北股二河，其中因有民田，又兩畔間有民舍。夫禹導河必棄地，柰何於湖底爲田與舍也？今應將田仍復爲湖，而西自沭陽張將軍廟，東至海州北魏莊等地民舍，并北股河北之龍溝廟，俱應遷之。北股河北、北皁溝之北，隨加挑濬。近北股者，輸其土於北皁溝北，以爲北隄。近南股者，輸其土于南股河南之高家溝、沈家集等處，以爲南隄。如是而湖身廣，即河身廣矣。其下流五丈、義支、六里三河間所開數支河，即《禹貢》之「九河」「逆河」也。合計之，應共得五六十里，以達海口，庶河之委受全河，而無迫隘之患。其自石薎湖以西，由宿遷、邳州、銅山至河南鞏縣等處，凡河身窄者，皆闢之，俾如十里八九里之數。如是而河身不太遠于江，三汛不至横溢。所謂

「廣其身，凡以游之」云爾。深之法本於大禹濬川之遺制。禹之法不可復知矣，今但用搜沙及土方挑土之法，而已可奏功。近日有爲百龍搜沙之論者，法用龍舟百艘，各于舵後置五尺之版一，竟版以鐵爲逆鱗，版面四隅置鐶，以繫鐵索，舵尾二人守之，令高下提放，以搜積沙。其舟近前兩旁安水輪各一，令二人以足轉之。舟行不論上下，帆風推輪，使逆鱗觸沙，隨流入海，又于海口搜之，使無阻滯。此其法甚良矣，今更因而潤澤之。其法每艘用狎水兵丁八人，百艘八百人，五艘則一武弁督之。今請於春、夏、秋三時，督令爲雁行者十，每日行舟搜沙。於秋末、三冬及春初水未發之時，即督令照土方法挑淤，又沿河每家歲派三工協挑，悉以其土加厚舊隄。如是歲行之以爲常，水行地中，不復增隄，河身可無淺淤之患。此又「深其瞖以容之」之策也。三策相濟爲用，實萬世無疆之休也。難者或曰：「棄南、北股二河之田，如虧國課何？」不知以湖爲田，雖無異漲，亦遭淹没，安從得國課也？且黄、淮有故，則災及千餘里，議蠲議賑，不下數百萬。今永除此有名無實之額，以一年賑費給所徙之民有餘，而河患既息，將千餘里禾稼無傷，增穀粟數百萬斛，即可省數百萬之蠲賑，是乃大益國課也。難者又曰：「闢河夫役及百龍搜沙之人與舟，費帑得毋太甚？」夫每年治河夫役，其數繁矣。今但將一二年合用之役，於水涸時并力興工，其役宜敷於用。且既闢之後，不必復闢，所謂一勞永逸者也。至搜沙兵丁工食，不宜從輕。然計每艘給銀三百二十兩，百艘不過三萬二千，并造舟修舟及河員俸食銀兩，不及十萬。行之既效，則每年搶修諸費可省，而沿河冗員可裁。今查江南河庫供搶修名曰部撥、協濟者，約銀四十七萬六千餘兩，供俸薪兵餉名曰外解河銀柴價者，約銀二十二萬六千六百餘兩，二共七十萬二千六百餘兩，皆江南每年常額，河東河庫及興舉大工之費俱在外。今搜沙之費不及十萬，其省帑又何如也！自海口至鞏縣界，河道遼遠，若百舟不足，即倍其數，亦不及二十萬。每年計省常額七八十萬，功費之相懸如此。爲國計民生慮者，其以芻蕘之言爲可采乎？〔又曰〕「河由六塘河趨南、北二股河以歸海，信得其道矣。而六塘河受駱馬湖下流，沂水發時，沭陽、安東、海州常被其害。今復合大河，恐爲害彌甚，奈何？」曰：如南、北二股河還石濩湖之舊，又兼闢河之身而深濬之，則雖沂、沭共歸大河，亦無患矣。必欲與大河別，則由茆家河經河頭集北引入港河，稍遷河旁居民，加挑寬深，一勞永逸，萬世之利也。曰：「此皆主大河由南歸海而言也，必不得已而北，古河故道，必擇其一，將從何道可以暢流，并無礙于運乎？」曰：必不得已而思北歸次策，要不可引歸天津，以漳、衛、汶三水合不容復益以河也。由張秋而東阿、禹城，以至濱州、陽信、蒲臺、利津、海口，此古大清河，即漢千乘故道也。明帝永平年間，德、棣之間，河播爲八，王景因之以成功。歷漢、唐至後周，八百餘年無河患。今尋其故道而疏之，河流通暢，可慶安瀾矣。但八河多堙，重加疏濬，厥功匪易，較之由六塘河歸海，費帑爲多耳。至欲無礙於運，此尤未易言。運河由南而北，河從西南過張秋而東北，張秋南北建石閘，南旺湖、汶水不能如濟水之穿河而北也。然則自張秋至臨清二百餘里，皆當引黄水濟運，每年不無疏濬淺淤之工。臨清南建石閘，不可更令黄水入北以淤北河，如此庶可無礙於運。而南旺迤南多分汶水濟運，亦可永無淺涸之虞。蓋南旺至張秋僅百三十餘里，不必汶水之六故也。此策欲其有利無害，尤須河委多分支河，不然張秋南北舉受大河之害，運道多梗矣。故曰此次策也。曰：「河身闢至十里東西千餘里，費帑不貲，雖捐項恐不足以濟，柰何？」曰：闢河身，非必通身皆闢也，於南北二岸所開挑之處，各輸其土于四五里外，以爲厚隄，即以兩隄内爲河身。隄内平地較見今河底爲低，可以爲河，則無俟皆闢，而河身已十里八九里不等矣。嗣後每於水落時，近河家賦三工，同水丁八百人協力開挑，輸其土於隄外，徧植官柳雜木數年隄高厚如山阜，草木雜根縱横蟠結，雖有異漲，不能爲患矣。夫戰國時齊與趙、魏作隄，皆去河二十五里，兩隄内計五十里。今僅十里，何可復狹？此法無論南歸北歸，皆爲至要。不與水争地，變鞏縣迤東之河爲底柱迤西、龍門迤北之河，策莫良於此。難者曰：「兩隄内河身十里，近河田園廬舍將若之何？」曰：欲成大功，雖聖人不能姑息以悦人干譽也，法在處之得其宜耳。且近河必非良田，河身既廣，近隄水亦不深，徧植蘆葦，亦不至棄民利也。又富民必無近河居者，貧民所居尋丈之地，原非己有，令其徙于隄外，不爲過也。曰：「隄工穩固，雖不廣河身，亦豈有潰決之患？」曰：雖有堅厚石隄能保河之不決，不能保河之不溢也，故徒隄不足恃也。曰：「近河居民歲賦三工開挑，得毋怨役之偏重乎？」曰：河漲近河先受其害，果能永無河害，何愛三工也。至沿河沿隄有居民，亦計地以役之，蓋其地屬官，不令出租，雖役之不怨也。〔又曰〕江北之水爲患者，河爲大，淮次之。故既治河，即不可不治淮。雖然，河不治則淮無由治矣，河既治則淮無事治矣，是故治河即宜治淮，而治淮仍不外於治河。何以言之？治淮之要，亦曰「無使河合淮」而已矣。蓋河合淮，不特沿河之地被其害，即沿淮之民亦無不被合之之害。别淮不特沿河之地享其利，即沿淮之民亦無不享别之之利。竊嘗論黄淮合清口，築大墩，其害不可勝言也，而其大者有五焉。自清口至雲梯關，淮身爲河踞者十去其七，洪澤之南築高堰以防淮之決，其東築大墩直抵中流，以激淮之怒，遏河之南而使之東。夫黄、淮水勢無常也，三汛漲溢叵測也，設兩水並强，高堰不守，天長、六合等縣居民將化爲魚鼈。其害一。鳳陽雖土瘠，前古未聞屢災。自清口爲黄流所阻，西起潁、壽，東至泗州、盱眙，田園廬舍，頻遭水淹，蠲賑無虚歲，流亡轉徙不可數計。其害二。大墩之築，藉清刷黄河，漲則疏之歸海，淮漲則不肯令之竟去，故雖遇尋常之漲，沿淮禾稼亦多損傷。其害三。陽城之潁，天息之汝，浚儀之睢，扶溝之渦，皆以淮爲尾閭。淮流既壅，則衆水不行。歸德、汝寧、陳、許諸郡邑，常爲澤國。前年常開挑大洪等河矣，然下無所泄，雖加濬治，末如之何。水失其常，禍及鄰省。其害四。泗州東逼洪澤，每春月後，城陷水中，官署寄治盱眙。秋冬水落，州民輸納，莫肯至州，守于荒城中設櫃督催，且數十年。其害五。總此五害，遷延歲月，費帑病民，無有底止，得不思變計以爲之所哉！且夫淮水本非有害也，而害且五，則大墩之故也。淮非有需於大墩也，而卒使大墩爲害，則河合淮之故也。河合淮，因束淮敵河，斯大墩不得不築，高堰不得不高，而五害遂不可去。故欲去五害，莫如使淮暢流，欲使淮暢流，莫如使河流從宿遷北而别於淮。故曰治河即宜治淮，治淮仍不外於治河也。夫治病必先於受病之源，禦寇必於所經之地。今清口，河、淮所經，固病源也。河、淮不分，吾不知五害之何由去也。〔汝成案〕陳氏以潘季馴束淮刷沙法爲善，錢氏痛詆之，以爲不習河務。然揆厥理勢，似無以易季馴之策，則文達所説爲曲中機宜矣。至百龍搜沙之法，創于江陰祝氏錦中，亦疏達海口之一説也。

日知録集釋卷十三

崑山顧炎武著　嘉定後學黄汝成集釋

周末風俗

《春秋》終於敬王三十九年庚申之歲，西狩獲麟。又十四年，爲貞定王元年癸酉之歲，魯哀公出奔，二年卒於有山氏，《左傳》以是終焉。又六十五年，威烈王二十三年戊寅之歲，初命晋大夫魏斯、趙籍、韓虔爲諸侯。又一十七年，安王十六年乙未之歲，初命齊大夫田和爲諸侯。又五十二年，顯王三十五年丁亥之歲，六國以次稱王，蘇秦爲從長。自此之後，事乃可得而紀。自《左傳》之終以至此，凡一百三十三年，史文闕軼，攷古者爲之茫昧。如春秋時猶尊禮重信，而七國則絶不言禮與信矣。春秋時猶宗周王，而七國則絶不言王矣。〔原注〕《史記·秦本紀》：「孝公使公子少官率師會諸侯于逢澤以朝王。」蓋顯王時。春秋時猶嚴祭祀，重聘享，而七國則無其事矣。春秋時猶論宗姓氏族，而七國則無一言及之矣。春秋時猶宴會賦詩，而七國則不聞矣。春秋時猶有赴告策書，而七國則無有矣。邦無定交，士無定主，此皆變於一百三十三年之間。史之闕文，而後人可以意推者也，不待始皇之并天下，而文、武之道盡矣。〔原注〕李康《運命論》云：「文薄之敝漸於靈、景，辨詐之僞成於七國。」馴至西漢，此風未改。故劉向謂其「承千歲之衰周，繼暴秦之餘弊」，「貪饕險詖，不閑義理」。觀夫史之所録，無非功名勢利之人，筆札喉舌之輩，而如董生之言「正誼明道」者，不一二見也。蓋自春秋之後，至東京而其風俗稍復乎古，吾是以知光武、明、章果有變齊至魯之功，而惜其未純乎道也。自斯以降，則宋慶曆、元祐之閒爲優矣。嗟乎，論世而不攷其風俗，無以明人主之功。余之所以斥周末而進東京，亦《春秋》之意也。

秦紀會稽山刻石

秦始皇刻石凡六，皆鋪張其滅六王、并天下之事。其言黔首風俗，在泰山則云「男女禮順，慎遵職事。昭隔内外，靡不清淨」，在碣石門則云「男樂其疇，女脩其業」，如此而已。惟會稽一刻，其辭曰：「飾省宣義，有子而嫁，倍死不貞。防隔内外，禁止淫泆，男女絜誠。夫爲寄豭，〔原注〕《正義》曰：「豭，牡豬也。」左氏定公十四年《傳》：「既定爾婁豬，盍歸我艾豭。」寄豭者，謂淫於他室。殺之無罪，男秉義程。妻爲逃嫁，子不得母，〔原注〕邵氏曰：「母云者，母之也。」咸化廉清。」何其繁而不殺也！攷之《國語》，自越王句踐棲於會稽之後，惟恐國人之不蕃，故令「壯者無取老婦，老者無取壯妻。女子十七不嫁，其父母有罪。丈夫二十不取，其父母有罪。生丈夫，二壺酒，一犬。生女子，二壺酒，一豚。生三人，公與之母。生二人，公與之餼」。《内傳》子胥之言亦曰「越十年生聚」，《吴越春秋》至謂句踐「以寡婦淫泆過犯，皆輸山上，士有憂思者，令游山上，以喜其意」。當其時，蓋欲民之多，而不復禁其淫泆。傳至六國之末，而其風猶在，故始皇爲之厲禁，而特著於刻石之文。以此與滅六王、并天下之事並提而論，且不著之於燕、齊而獨著之於越，然則秦之任刑雖過，而其坊民正俗之意固未始異於三王也。漢興以來，承用秦法，以至今日者多矣。世之儒者言及於秦，即以爲亡國之法，亦未之深攷乎？〔汝成案〕先生頗取秦法，其言政事，急于綜核名實，稍雜申、韓之學。

兩漢風俗

漢自孝武表章六經之後，師儒雖盛，而大義未明，故新莽居攝，頌德獻符者徧於天下。〔楊氏曰〕時有翟義諸人，則歲寒之松柏也。光武有鑒於此，故尊崇節義，敦厲名實，所舉用者，莫非經明行脩之人，而風俗爲之一變。至其末造，朝政昏濁，國事日非，而黨錮之流，獨行之輩，依仁蹈義，舍命不渝，「風雨如晦，雞鳴不已」。三代以下風俗之美，無尚於東京者。故范曄之論，以爲「桓、靈之閒，君道粃僻，朝綱日陵，國隙屢啟，自中智以下，靡不審其崩離。而權强之臣息其闚盜之謀，豪俊之夫屈於鄙生之議」。〔原注〕《儒林傳論》。「所以傾而未顛，決而未潰，皆仁人君子心力之爲。」〔原注〕《左雄傳論》。可謂知言者矣。使後代之主循而弗革，即流風至今，亦何不可！而孟德既有冀州，崇獎跅弛之士，觀其下令再三，至於求「負汙辱之名、見笑之行、不仁不孝而有治國用兵之術者」，〔原注〕建安二十二年八月令，十五年春令，十九年十二月令，意皆同。於是權詐迭進，姦逆萌生。故董昭太和之疏，已謂「當今年少，不復以學問爲本，專更以交游爲業；國士不以孝悌清脩爲首，乃以趨勢求利爲先」。至正始之際，而一二浮誕之徒，騁其智識，蔑周、孔之書，習老、莊之教，風俗又爲之一變。夫以經術之治，節義之防，光武、明、章數世爲之而未足。毁方敗常之俗，孟德一人變之而有餘。後之人君，將樹之風聲，納之軌物，以善俗而作人，不可不察乎此矣。〔閻氏曰〕按晋世祖泰始元年乙酉，以傅玄爲諫官，上疏曰：「近者魏武好法術，而天下貴刑名。魏文慕通達，而天下賤守節。其後綱維不攝，放誕盈朝，遂使天下無復清議。」是致毁方敗常之俗，魏文，非魏武也。清談之風，一盛於王、何，再盛於嵇、阮，三盛於王、樂，而晋亡矣。然其端則自文帝始，此亦論世者之不可不考也。

光武躬行儉約，以化臣下。講論經義，常至夜分。一時功臣如鄧禹，「有子十三人，各使守一藝，閨門脩整，可爲世法」；貴戚如樊重，「三世共財，子孫朝夕禮敬，常若公家」。以故東漢之世，雖人才之倜儻，不及西京，而士風家法，似有過於前代。

東京之末，節義衰而文章盛，自蔡邕始。其仕董卓，無守；卓死驚歎，無識。觀其集中濫作碑頌，則平日之爲人可知矣。〔原注〕宋袁淑《弔古文》：「伯喈銜文而求入。」以其文采富而交游多，故後人爲立佳傳。嗟乎，士君子處衰季之朝，常以負一世之名而轉移天下之風氣者，視伯喈之爲人，其戒之哉！

正始

魏明帝殂，少帝〔原注〕史稱齊王。即位，改元正始，凡九年，其十年則太傅司馬懿殺大將軍曹爽，而魏之大權移矣。三國鼎立至此垂三十年，一時名士風流，盛於雒下，乃其棄經典而尚老莊，蔑禮法而崇放達，視其主之顛危若路人然，即此諸賢爲之倡也。自此以後，競相祖述，如《晉書》言王敦見衛玠，謂長史謝鯤曰：「不意永嘉之末，復聞正始之音。」沙門支遁以清談著名於時，莫不崇敬，以爲「造微之功，足參諸正始」。《宋書》言羊玄保二子，太祖賜名曰咸，曰粲，謂玄保曰：「欲令卿二子有林下正始餘風。」王微《與何偃書》曰：「卿少陶玄風，淹雅修暢，自是正始中人。」《南齊書》言袁粲言於帝曰：「臣觀張緒有正始遺風。」《南史》言何尚之謂王球「正始之風尚在」。其爲後人企慕如此。然而《晉書·儒林傳序》云：「擯闕里之典經，習正始之餘論，指禮法爲流俗，目縱誕以清高。」此則虛名雖被於時流，篤論未忘乎學者。是以講明六藝，鄭、〔原注〕玄。王〔原注〕肅。爲集漢之終；演説老莊，王、〔原注〕弼。何〔原注〕晏。爲開晉之始。〔原注〕干寶《晉紀總論》曰：「風俗淫僻，恥尚失所。學者以莊老爲宗而黜六經，談者以虛薄爲辨而賤名檢，行身者以放濁爲通而狹節信，進仕者以苟得爲貴而鄙居正，當官者以望空爲高而笑勤恪。」以至國亡於上，教淪於下，羌戎互僭，❶君臣屢易，非林下諸賢之咎而誰咎哉！

有亡國，有亡天下。亡國與亡天下奚辨？曰：易姓改號，謂之亡國；仁義充塞而至於率獸食人，人將相食，謂之亡天下。魏、晉人之清談，何以亡天下？是《孟子》所謂楊、墨之言，至於使天下

❶「戎」，據《校記》，鈔本作「胡」。

無父無君而入於禽獸者也。〔錢氏曰〕王安石之新經義亦清談也，神州陸沈，其禍與晉等。昔者嵇紹之父康，被殺於晉文王。至武帝革命之時，而山濤薦之入仕。紹時屏居私門，欲辭不就。濤謂之曰：「爲君思之久矣。天地四時，猶有消息，而況於人乎？」一時傳誦，以爲名言，而不知其敗義傷教，至於率天下而無父者也。夫紹之於晉，非其君也，忘其父而事其非君，當其未死三十餘年之閒，爲無父之人亦已久矣。而蕩陰之死，何足以贖其罪乎！且其入仕之初，豈知必有乘輿敗績之事，而可樹其忠名以蓋於晚也？自正始以來，而大義之不明徧於天下，如山濤者，既爲邪説之魁，遂使嵇紹之賢且犯天下之不韙，而不顧。夫邪正之説，不容兩立，使謂紹爲忠，則必謂王裒爲不忠而後可也。何怪其相率臣於劉聰、石勒，觀其故主青衣行酒而不以動其心者乎？是故知保天下，然後知保其國。保國者，其君其臣肉食者謀之；保天下者，匹夫之賤與有責焉耳矣。〔楊編修曰〕六朝風氣，論者以爲浮薄，敗名檢，傷風化，固亦有之。然予核其實，復有不可及者數事，曰：尊嚴家諱也，矜尚門地也，慎重婚姻也，區別流品也，主持清議也。蓋當時士大夫雖祖尚玄虛，師心放達，而以名節相高，風義自矢者，咸得徑行其志。至于冗末之品，凡瑣之材，雖有陶、猗之貲，不敢妄參乎時彦；雖有董、鄧之寵，不敢肆志于清流。而朝議之所不及，鄉評巷議猶足倚以爲輕重，故雖居偏安之區，當陸沈之後，而人心國勢，猶有與立，未必非此數者補救之功、維持之效也。自此意寖失，而綱目愈密，名義之防愈疏；禮法日峻，廉耻之途日絀。祖諱不復嚴，而後生輕薄，蔑視前人，于是鬻販宗曾，冒亂族姓。對子罵父，無元方之責言；數典忘祖，多籍談之流失。爲可歎也。門地不復尚，而名德後人，降爲皁隸。菜傭市儈之子，一朝得志，可以陵轢士流。而清門舊族，式微不振，至不獲庇及嗣息，良可痛也。婚姻不復慎，而伉儷失倫，涇渭莫辨，較量貲財之重輕，則譚、邢之族，或不如抱布貿絲之氓；趙附一時之炎勢，則子南之左右超乘，必不如子皙之出入布幣。尤可恥也。流品不復辨而士氣不伸，直節多迕，遂有寡廉鮮恥之輩，望塵下拜于閹豎之門，屈節奔走于權倖之室，乾兒義孫，覥顔不顧氣節之喪，自此始矣。清議不復重，而小人無忌憚，君子無所執持。鄉里之所不齒而忝司民社，名教之所不容而出入化權。背父母桑梓之義，而以爲砥節奉公；甘嘻笑怒罵之來，而惟知固寵干進，心術之壞，于斯極矣。使六朝諸賢遺風未泯，猶足以振末流之委靡，迴狂瀾于既倒，亦人心風俗之一救也。世有化民成俗之賢，移風易俗之志者，其亦稍留意于此矣。

宋世風俗

《宋史》言：「士大夫忠義之氣，至於五季，變化殆盡。宋之初興，范質、王溥猶有餘憾。藝祖首褒韓通，次表衛融，以示意嚮。真、仁之世，田錫、王禹偁、范仲淹、歐陽修、唐介諸賢，以直言讜論倡於朝，於是中外薦紳，知以名節爲高，廉恥相尚，盡去五季之陋。故靖康之變，志士投袂起而勤王，臨難不屈，所在有之。及宋之亡，忠節相望。」〔楊氏曰〕金人云：「宋之亡唯李侍郎一人。」蓋据二帝蒙塵之初而言。嗚呼，觀哀、平之可以變而爲東京，五代之可以變而爲宋，則知天下無不可變之風俗也。《剥》上九之言「碩果」也，陽窮於上，則復生於下矣。

人君御物之方，莫大乎抑浮止競。宋自仁宗在位四十餘年，雖所用或非其人，而風俗醇厚，好尚端方，論世之士謂之君子道長。及神宗朝，荆公秉政，驟奬趨媚之徒，深鉏異己之輩，鄧綰、李定、舒亶、蹇序辰、王子韶諸奸一時擢用，而士大夫有「十鑽」之目。〔原注〕鑽者，取必入之義。班固《荅賓戲》：「商鞅挾三術以鑽孝公。」《鄧綰傳》：以頌王安石得官，謂其鄉人曰：「笑駡從汝，好官須我爲之。」干進之流，乘機抵隙，馴至紹聖、崇寧，而黨禍大起，國事日非，膏肓之疾遂不可治。後之人但言其農田、水利、青苗、保甲諸法爲百姓害，而不知其移人心、變士習爲朝廷之害。其害於百姓者，可以一旦而更，而其害於朝廷者，歷數十百年，滔滔之勢，一往而不可反矣。李愿中謂：❶「自王安石用事，陷溺人心，至今不自知覺。人趨利而不知義，則主勢日孤。」此可謂知言者也。《詩》曰：「毋教猱升木，如塗塗附。」夫使慶曆之士風一變而爲崇寧者，豈非荆公教猱之效哉！

《蘇軾傳》：熙寧初，安石創行新法。軾上書言：「國家之所以存亡者，在道德之淺深，不在乎强與弱；曆數之所以長短者，在風俗之厚薄，不在乎富與貧。臣願陛下務崇道德而厚風俗，不願陛下急於有功而貪富强。仁祖持法至寬，用人有序，專務掩覆過失，未嘗輕改舊章。攷其成功，則曰未至。以言乎用兵，則十出而九敗；以言乎府庫，則僅足而無餘。徒以德澤在人，風俗知義，故升遐之日，天下歸仁。議者見其末年吏多因循，事不振舉，乃欲矯之以苛察，齊之以智能，招徠新進勇鋭之人，以圖一切速成之效。未享其利，澆風已成。多開驟進之門，使有意外之得。公卿侍從，跬步可圖，俾常調之人舉生非望。欲望風俗之厚，豈可得哉！近歲樸拙之人愈少，巧進之士益多，惟

❶「愿」，原作「應」，今據《宋史·李侗傳》改。

陛下哀之救之。」當時論新法者多矣，未有若此之深切者。根本之言，人主所宜獨觀而三復也。

《東軒筆録》：「王荆公秉政，更新天下之務，而宿望舊人議論不協，荆公遂選用新進，待以不次。故一時政事，不日皆舉，而兩禁臺閣，内外要權，莫非新進之士也。〔原注〕《石林燕語》：「故事，在京職事官絶少用選人者。熙寧初，稍欲革去資格之弊，始詔選舉到可試用人，並令崇文院較書，以備詢訪差使，候二年取旨，或除館職，或升資任，或只與合入差遣。時邢尚書恕以河南府永安縣主簿，首爲崇文院較書，胡右丞愈知諫院，猶以爲太遽，因請雖選人而未歷外官，與雖歷任而不滿者，皆不得選舉。乃特詔邢恕與堂除近地試銜知縣。近歲不復用此例，自始登第直爲禁從矣。」及出知江寧府，吕惠卿驟得政柄，有射羿之意。而一時之士見其得君，謂可以傾奪荆公，遂更朋附之，以興大獄。尋荆公再召，鄧綰反攻惠卿，惠卿自知不安，乃條列荆公兄弟之失數事面奏。上封惠卿所言，以示荆公。故荆公表有云：『忠不足以取信，故事事欲其自明；義不足以勝姦，故人人與之立敵。』蓋謂是也。既而惠卿出亳州，荆公復相，承黨人之後，平日肘腋盡去，而在者已不可信，可信者又才不足以任事，當日唯與其子雱機謀，而雱又死。知道之難行也，於是慨然復求罷去，遂以使相再鎮金陵，未朞納節。久之，得會靈觀使。」其發明荆公情事，至爲切當。子曰：「君子易事而難説也。」而《大戴禮》言：「有人焉，容色辭氣，其入人甚愉；進退周旋，其與人甚巧；其就人甚速，其叛人甚易。」迹荆公昔日之所信用者，不惟變士習，蠹民生，而已亦不饗其利。〔原注〕蘇轍疏吕惠卿，比之吕布、劉牢之。《書》曰：「其後嗣王罔克有終，相亦罔終。」爲大臣者，可不以人心風俗爲重哉！

《東軒筆録》又曰：「王荆公在中書，作新經義以授學者，故太學諸生幾及三千人。又令判監、直講程第諸生之業，處以上、中、下三舍，而人間傳以爲試中、上舍者，朝廷將以不次升擢。於是輕薄書生，矯飾言行，坐作虚譽，奔走公卿之門者若市矣。」

蘇子瞻《易傳·兑卦解》曰：「『六三』『上六』，皆《兑》之小人，以説爲事者均也。『六三』，履非其位，而處於二陽之間，以求説爲兑者，故曰『來兑』，言『初』與『二』不招而自來也。其心易知，其爲害淺，故二陽皆吉，而『六三』凶。『上六』超然於外，不累於物，此小人之託於无求以爲兑者也，故曰『引兑』，言『九五』引之而後至也，其心難知，其爲害深。故『九五』『孚于剥』，雖然，其心蓋不知而賢之，非説其小人之實也，使知其實則去之矣，故有厲而不凶。然則『上六』之所以不光，何也？曰：難進者，君子之事也。使『上六』引而不兑，則其道光矣。」此論蓋爲神宗用王安石而發。《孟子》曰：「好名之人，能讓千乘之國。苟非其人，簞食豆羹見於色。」荆公當日處卑官，力辭其所不必辭；既顯，宜辭而不復辭。矯情干譽之私，固有識之者矣。夫子之論觀人也，曰「察其所安」，又曰「色取仁而行違，居之不疑。在邦必聞，在家必聞」。是則欺世盗名之徒，古今一也，人君可不察哉！

陸游《歲暮感懷》詩：「在昔祖宗時，風俗極粹美。人材兼南北，議論忘彼此。誰令各植黨，更仆而迭起。中更金源禍，❶此風猶未已。倘築太平基，請自厚俗始。」〔柴氏曰〕奢儉之弊，自古歎之，至

❶「金源」，據《校記》，鈔本作「夷狄」。

近今爲尤甚。習俗移人，唯在上者力挽之。吾嘗覽《北齊書》有「禁浮華」一詔，曰：「頃者風俗流蕩，浮競日滋，家有吉凶，務求勝異。婚姻喪葬之費，車服之華，動竭歲資，以營日富。又奴僕帶金玉，婢妾衣羅綺。始以創出爲奇，復以過前爲麗。上下貴賤，無復等差。今運屬維新，思蠲往弊，反樸還醇，納民軌物，可量事立條式，使儉而獲中。」此詔倘施之于今，殊覺曲盡曉切，若讀書有用爲救時之賢，當期中流一柱。〔陸清獻曰〕風俗承明季之衰，其澆侈之習，已非一日。愚以爲欲反今日之俗，而登之隆古，無他，亦惟以三代所以導民者導之而已。非敢謂三代之法可一一施之今也，然其大體固有不可得而易者。其一則經制宜定也。民之所以不敢厭縱其耳目者，有上之法制爲之防耳。苟法制所不及，則何憚而不爲。今民間冠昏喪祭之禮，宫室衣服飲食之節，初未嘗有定制也，惟其力之能爲，則無所不可。富者炫燿，貧者效尤，物力既絀，則繼之以貪詐，故靡麗日益，廉恥日消。誠宜畫爲定制，使尊卑上下各有差等，不得踰越，庶幾儉朴可興，貪詐可弭。其一則學校宜廣也。民之所以不入于淫蕩、安其朴素者，以其知禮義之可重耳。苟禮義不足動其心，則朴素必不如奢靡之可樂，忠厚必不如淫蕩之可慕。學校者，所以教民禮義也。今惟州縣有學，又止及于生徒，而董其任者亦止掌其册籍，核其進退，未嘗有所謂禮義之教。人不知以行誼自重，則惟以服美爲榮，何怪風俗之日澆日侈乎。宜選方正有道之士，爲州縣之師長，重其禄秩，而又倣古里塾黨庠之制，以農隙教導其民，使知禮義之可重，而無慕乎澆侈。其一則賞罰宜審也。民之所以從上令者，以其賞罰行焉耳。賞罰不行而欲其從令，不可得也。今朝廷之賞罰亦綦嚴矣，而獨于奢儉淳澆之際，未有賞罰行焉。胥吏被文繡，富賈爲雕牆，而有司不問。子弟凌父兄，悍僕侵家長，而有司不問。而其忠厚樸素、不隨時好者，則徒爲笑于鄉里，不聞有所獎勵。如此安望其不爲澆侈乎？宜勑有司，以時訪于境内，舉其尤者賞罰之，而即以風俗之淳疵爲考成之殿最，庶有司不敢忽，良民知勸而莠民知懲。凡此者，皆所以導民之具，而風俗之本原也。誠一一舉行之，而皇上以恭儉之德，端化原于上，公卿大臣樹惇守素，宣德意于下，寰海内外有不去奢從儉、返樸還淳、共登三代之盛者，未之前聞。倘曰：「簿書、期會、錢穀、兵師，今日之急務，何暇爲此迂闊？」愚恐風俗日澆日侈，所謂今日之急務者，亦將理之不勝理也。

清議

古之哲王所以正百辟者，既已制官刑儆于有位矣，而又爲之立閭師，設鄉校，存清議於州里，以佐刑罰之窮。「移之郊遂」，載在《禮經》；「殊厥井疆」，稱於《畢命》。兩漢以來，猶循此制，鄉舉里選，必先考其生平，一玷清議，終身不齒。君子有懷刑之懼，小人存恥格之風。教成於下而上不嚴，論定於鄉而民不犯。降及魏、晋，而九品中正之設，雖多失實，遺意未亡。凡被糾彈付清議者，即廢棄終身，同之禁錮。〔原注〕《晋書・卞壼傳》。至宋武帝篡位，乃詔：「有犯鄉論清議，贓汙淫盜，一皆蕩滌洗除，與之更始。」自後凡遇非常之恩，赦文並有此語。〔原注〕齊、梁、陳詔並云「洗除先注」，當日鄉論清議必有記注之目。《小雅》廢而中國微，風俗衰而叛亂作矣。然鄉論之汙，至煩詔書爲之洗刷，豈非三代之直道尚在於斯民，而畏人之多言猶見於變風之日乎？「予聞在下」，有鰥所以登庸；「以比三凶」，不才所以投畀。雖二帝之舉錯，亦未嘗不詢于芻蕘，然則崇月旦以佐秋官，進鄉評以扶國是，儻亦四聰之所先，而王治之不可闕也。

陳壽「居父喪，有疾，使婢丸藥，客往見之，鄉黨以爲貶議，坐是沈滯者累年」。阮簡「父喪，行遇大雪，寒凍，遂詣浚儀令，令爲他賓設黍臛，簡食之，以致清議，廢頓幾三十年」。温嶠「爲劉司空使勸進，母崔氏固留之，嶠絶裾而去，迄於崇貴，鄉品猶不過也，每爵皆發詔」。謝惠連「先愛會稽郡吏杜德靈，及居父憂，贈以五言詩十餘首，文行於時，坐廢，不豫榮伍」。張率「以父憂去職，其父侍伎數十人，善謳者有色貌，邑子儀曹郎顧玩之求聘焉，謳者不願，遂出家爲尼。嘗因齋會率宅，玩之爲飛書，言與率姦。南司以事奏聞，高祖惜其才，寢其奏，然猶致世論，服闋後久之不仕」。官職之升沈，本於鄉評之與奪，其猶近古之風乎？

天下風俗最壞之地，清議尚存，猶足以維持一二。至於清議亡而干戈至矣。

洪武十五年八月乙酉，禮部議：「凡十惡、姦盜詐僞、干名犯義、有傷風俗及犯贓至徒者，書其名於申明亭，以示懲戒。有私毁亭舍、塗抹姓名者，監察御史、按察司官以時按視，罪如律。」制可。十八年四月辛丑，命刑部録内外諸司官之犯法罪狀明著者，書之申明亭。此前代鄉議之遺意也。後之人視爲文具，風紀之官但以刑名爲事，而於弼教新民之意，若不相關，無惑乎江河之日下已。

名教

司馬遷作《史記·貨殖傳》，謂「自廊廟朝廷巖穴之士，無不歸於富厚」，等而下之，至於「吏士舞文弄法，刻章僞書，不避刀鋸之誅者，没於賂遺」。而仲長敖《覈性賦》謂：「倮蟲三百，人最爲劣。爪牙皮毛，不足自衛，唯賴詐僞，迭相嚼齧。等而下之，至於臺隸僮豎，唯盜唯竊。」乃以今觀之，則無官不賂遺，而人人皆吏士之爲矣；無守不盜竊，而人人皆僮豎之爲矣。自其束髮讀書之時，所以勸之者，不過所謂「千鍾粟」「黄金屋」，而一旦服官，即求其所大欲。君臣上下懷利以相接，遂成風流，不可復制。後之爲治者宜何術之操？曰：唯名可以勝之。名之所在，上之所庸，而忠信廉潔者顯榮於世；名之所去，上之所擯，而怙侈貪得者廢錮於家。即不無一二矯僞之徒，猶愈於肆然而爲利者。《南史》有云：「漢世士務脩身，故忠孝成俗，至於乘軒服冕，非此莫由。晉、宋以來，風衰義缺。」故昔人之言，曰名教，曰名節，曰功名，不能使天下之人以義爲利，而猶使之以名爲利，雖非純王之風，亦可以救積洿之俗矣。〔楊氏曰〕「三代以下，唯恐其不好名。」爲此也。

《舊唐書》：薛謙光爲左補闕，上疏言：「臣竊窺古之取士，實異於今。先觀名行之源，攷其鄉邑之譽，崇禮讓以厲己，顯節義以標信，以敦樸爲先最，以雕蟲爲後科。故人崇勸讓之風，士去輕浮之行，希仕者必脩貞確不拔之操，行難進易退之規，衆議已定其高下，郡將難誣其曲直，故計貢之賢愚，即州將之榮辱；假有穢行之彰露，❶亦鄉人之厚顔。是以李陵降而隴西慙，干木隱而西河美。故名勝於利，則小人之道消；利勝於名，則貪暴之風扇。自七國之季，雖雜縱横，而漢代求才，猶徵百行。是以禮節之士，敏德自脩，閭里推高，然後爲府寺所辟。今之舉人，有乖事實，鄉議決小人之筆，行脩無長者之論，策第喧競於州府，祈恩不勝於拜伏。或明制〔原注〕避武后嫌名，詔改爲制。纔

❶「假有」，《舊唐書・薛登傳》無此二字。

出，試遣搜敭，驅馳府寺之門，出入王公之第。上啓陳詩，唯希欬唾之澤；摩頂至足，冀荷提攜之恩。故俗號舉人，皆稱『覓舉』。覓者，自求之稱也。夫徇己之心切，則至公之理乖；貪仕之性彰，則廉潔之風薄。是知府命雖高，異叔度勤勤之讓；黃門已貴，無秦嘉耿耿之辭。縱不能挹己推賢，亦不肯待於三命。故選司補置，喧然於禮闈；州貢賓王，爭訟於階闥。謗議紛合，漸以成風。夫競榮者必有爭利之心，謙遜者亦無貪賄之累。自非上智，焉能不移？在於中人，理由習俗。若重謹厚之士，則懷祿者必崇德以脩名；若開趨競之門，則徼倖者皆戚施而附會。附會則百姓罹其弊，脩名則兆庶蒙其福。風化之漸，靡不由茲。」嗟乎，此言可謂切中今時之弊矣！

漢人以名爲治，故人材盛。今人以法爲治，故人材衰。〔程編修曰〕三代以降，士氣之盛，無過于東京。論者謂明、章尚道崇儒所積而致，愚則謂儒林一派，開自西京，其所由來者漸矣。蓋自武帝立五經學，登用儒士，由秦以來，風氣爲之一變。特不能擇取真儒，舍仲舒之醇雅，用平津之矯僞耳。光武、明、章，遠承末緒，又從而重之，所謂設誠而致行之者，儒術盛而士氣奮矣。由武帝以迄桓、靈，三百餘年，積之如此其厚，而上無精明濬哲之君，柄臣椓人，迆邐用事，清議在下，黨禍遂興，舉端人正士一舉而空之，良可惜也。夫國家須才至急，方其求之之始，下之應也，且或真少而僞多。苟無術以擇之，必且舍麥菽而取糠稗。及其積之既久，真行著而風俗成，雖復抑之屈之，務使革而從我而有所不得，賢者果無益于人國也哉！余論古每以東京士習之醇，爲西漢之所釀而成，明士氣之盛，爲兩宋程、朱之學所蘊而發。

宋范文正《上晏元獻書》曰：「夫名教不崇，則爲人君者謂堯、舜不足法，桀、紂不足畏，爲人臣者謂八元不足尚，四凶不足恥，天下豈復有善人乎？人不愛名，則聖人之權去矣。」

今日所以變化人心、蕩滌污俗者，莫急於勸學、獎廉二事。天下之士，有能篤信好學，至老不倦，卓然可當方正有道之舉者，官之以翰林、國子之秩，而聽其出處，則人皆知向學，而不競於科目矣。庶司之官，有能潔己愛民，以禮告老，而家無儋石之儲者，賜之以五頃十頃之地，以爲子孫世業，而除其租賦，復其丁徭，則人皆知自守，而不貪於貨賂矣。豈待菑川再遣，方收牧豕之儒；〔原注〕公孫弘。優孟陳言，始録負薪之胤。〔原注〕公孫敖。而扶風之子，特賜黄金；〔原注〕尹翁歸。涿郡之賢，常頒羊酒。〔原注〕韓福。遂使名高處士，德表具僚，當時懷稽古之榮，没世仰遺清之澤，不愈於科名爵禄勸人，使之干進而饕利者哉！以名爲治，必自此塗始矣。〔楊氏曰〕亦不得已而塞其流也。

漢平帝元始中，詔曰：「漢興以來，股肱在位，身行儉約，輕財重義，未有若公孫弘者也。位在宰相封侯，而爲布被脱粟之飯，奉禄以給故人賓客，無有所餘，可謂減於制度〔原注〕應劭曰：「禮貴有常尊，衣服有品。」而率下篤俗者也，與内富厚而外爲詭服以釣虚譽者殊科。其賜弘後子孫之次見爲適者，爵關内侯，食邑三百户。」

《魏志》：「嘉平六年，朝廷追思清節之士，詔賜故司空徐邈、征東將軍胡質、衛尉田豫家穀二千斛，帛三十束，布告天下。」後魏宣武帝延昌四年詔曰：「故處士李謐，屢辭徵辟，志守沖素，儒隱之操，深可嘉美，可遠傍惠、康，近準玄晏。謚曰貞静處士，並表其門閭，以旌高節。」《唐六典》：「若藴德丘園，聲實明著，雖無官爵，亦賜謚曰先生。」〔原注〕存者賜之以先生之號，歿者則加之以謚，如楊播隱居不仕，至德中賜號玄靖先生是也。《宋史》同。以余所見，崇禎中嘗用巡按御史祁彪佳言，贈舉人歸子慕、朱陛宣爲翰林院待詔。

《唐書》：「牛僧孺，隋僕射奇章公弘之裔。幼孤，下杜樊鄉有賜田數頃，依以爲生。」則知隋之賜田，至唐二百年而猶其子孫守之，若金帛之頒，廩禄之惠，則早已化爲塵土矣。國朝正統中，以武進田賜禮部尚書胡濙，其子孫亦至今守之。故竊以爲奬廉之典，莫善於此。

廉恥

《五代史·馮道傳論》曰：「『禮義廉恥，國之四維。四維不張，國乃滅亡。』善乎，管生之能言也。禮義，治人之大法。廉恥，立人之大節。蓋不廉則無所不取，不恥則無所不爲，人而如此，則禍敗亂亡亦無所不至。況爲大臣而無所不取，無所不爲，則天下其有不亂，國家其有不亡者乎！」然而四者之中，恥尤爲要。故夫子之論士曰：「行己有恥。」孟子曰：「人不可以無恥，無恥之恥，無恥矣。」又曰：「恥之於人大矣，爲機變之巧者，無所用恥焉。」所以然者，人之不廉而至於悖禮犯義，其原皆生於無恥也。故士大夫之無恥，是謂國恥。〔閻氏曰〕今人動稱廉恥，其實廉易而恥難。如公孫弘布被脱粟，不可謂不廉，而曲學阿世，何無恥也！馮道刻苦儉約，不可謂不廉，而更事四姓十君，何無恥之甚也！蓋廉乃立身之一節，而恥乃根心之大德，故廉尚可矯，而恥不容僞。吾觀三代以下，世衰道微，棄禮義，捐廉恥，非一朝一夕之故。然而松柏後彫於歲寒，雞鳴不已於風雨，彼昏之日，固未嘗無獨醒之人也。

頃讀《顔氏家訓》有云：「齊朝一士夫嘗謂吾曰：『我有一兒，年已十七，頗曉書疏。教其鮮卑語及彈琵琶，稍欲通解。以此伏事公卿，無不寵愛。』吾時俯而不荅。異哉，此人之教子也！若由此業自致卿相，亦不願汝曹爲之。」嗟乎，之推不得已而仕於亂世，猶爲此言，尚有《小宛》詩人之意，彼閹然媚於世者，能無媿哉！

羅仲素曰：「教化者，朝廷之先務。廉恥者，士人之美節。風俗者，天下之大事。朝廷有教化，則士人有廉恥，士人有廉恥，則天下有風俗。」

古人治軍之道，未有不本於廉恥者。《吴子》曰：「凡制國治軍，必教之以禮，勵之以義，使有恥也。夫人有恥，在大足以戰，在小足以守矣。」《尉繚子》言：「國必有慈孝廉恥之俗，則可以死易生。」而太公對武王：「將有三勝，一曰禮將，二曰力將，三曰止欲將。」故禮者所以班朝治軍，而《兔罝》之武夫皆本於文王后妃之化，豈有淫芻蕘，竊牛馬，而爲暴於百姓者哉！《後漢書》：「張奂爲安定屬國都尉，羌豪帥感奂恩德，上馬二十匹，先零酋長又遺金鐻八枚。奂並受之，而召主簿於諸羌前，以酒酹地曰：『使馬如羊，不以入廄。使金如粟，不以入懷。』悉以金馬還之。羌性貪而貴吏清，前有八都尉率好財貨，爲所患苦，及奂正身潔己，威化大行。」嗚呼，自古以來邊事之敗，有不始於貪求者哉？吾於遼東之事有感。

杜子美詩：「安得廉頗將，三軍同晏眠。」一本作「廉恥將」，詩人之意未必及此。然吾觀《唐書》言：「王佖爲武靈節度使。先是，吐蕃欲成烏蘭橋，每於河壖先貯材木，皆爲節帥遣人潛載之，委於河流，終莫能成。蕃人知佖貪而無謀，先厚遺之，然後并役成橋，仍築月城守之。自是朔方禦寇不暇，至今爲患。」由佖之黷貨也。故貪夫爲帥，而邊城晚開。得此意者，郢書燕説，或可以治國乎？〔原注〕見《韓非子》。

流品

晉、宋以來，尤重流品，故雖蕞爾一方，而猶能立國。《宋書·蔡興宗傳》：「興宗爲征西將軍、開府儀同三司、荊州刺史，常侍如故。被徵還都時，右軍將軍王道隆任參國政，權重一時，躡履到興宗前，不敢就席，良久方去，竟不呼坐。元嘉初，中書舍人狄當詣太子詹事王曇首，❶不敢坐。其後中書舍人王弘爲太祖所愛遇，上謂曰：『卿欲作士人，得就王球坐，乃當判耳。殷、劉〔原注〕殷景仁、劉湛。並雜，無所益也。若往詣球，可稱旨就席。』及至，球舉扇曰：『若不得爾。』弘還，依事啟聞。帝曰：『我便無如此何。』」五十年中，有此三事。《張敷傳》：「遷江夏王義恭撫軍記室參軍。時義恭就文帝求一學義沙門，會敷赴假還江陵，入辭，文帝令以後艑載沙門。敷不奉詔，曰：『臣性不耐雜。』遷正員郎。中書舍人狄當、周赳並管要務，以敷同省名家，欲詣之。赳曰：『彼若不相容，便不如不往。』當曰：『吾等並已員外郎矣，何憂不得其坐。』敷先設二牀，去壁三四尺。二客就席，訓接

❶「狄」，《宋書·張敷傳》作「秋」。下「狄當」之「狄」同。

甚歡。既而呼左右曰：『移吾牀遠客！』赳等失色而去。」《世説》：❶「紀僧真得幸於齊世祖，嘗請曰：『臣出自本縣武吏，遭逢聖時，階榮至此，無所須，惟就陛下乞作士大夫。』上曰：『此由江斅、謝瀹，我不得措意，可自詣之。』僧真承旨詣斅，登榻坐定。斅顧命左右曰：『移吾牀遠客！』僧真喪氣而退，以告世祖曰：❷『士大夫故非天子所命。』」《梁書・羊侃傳》：「有宦者張僧胤候侃，侃竟不前之，曰：『我牀非閹人所坐。』」自萬曆季年，搢紳之士不知以禮飭躬，而聲氣及於宵人，〔原注〕如汪文言一人，爲東林諸公大玷。詩字頌於輿皁，至於公卿上壽，宰執稱兒。而神州陸沈，中原塗炭，❸夫有以致之矣。

重厚

世道下衰，人材不振，王伾之吴語，鄭綮之歇後，薛昭緯之《浣溪沙》，李邦彦之俚語辭曲，莫不登諸巖廊，用爲輔弼。至使在下之人慕其風流，以爲通脱，而棟折榱崩，天下將無所芘矣。及乎板

---

❶「世説」，下述紀僧真事，見於《南史・江斅傳》與《資治通鑑》卷一三六《齊紀二》，而《世説》無載。

❷「世祖」，原重文。《南史・江斅傳》作「武帝」，不重；《資治通鑑》卷一三六《齊紀二》作「上」，亦不重。今據删。

❸「塗炭」，據《校記》，鈔本作「左衽」。

蕩之後而念老成，〔原注〕《大雅·蕩》。播遷之餘而思耆俊，〔原注〕《文侯之命》。庸有及乎？有國者登崇重厚之臣，抑退輕浮之士，此移風易俗之大要也。

侯景數梁武帝十失，謂：「皇太子吐言止於輕薄，賦詠不出《桑中》。」張説論閻朝隱之文：「如麗服靚妝，燕歌趙舞，觀者忘疲，若類之《風》《雅》，則罪人矣。」今之詞人，率同此病，淫辭豔曲，傳布國門，有如北齊陽俊之「所作六言歌辭，名爲『陽五伴侶』，寫而賣之，在市不絶」者，誘惑後生，傷敗風化，宜與非聖之書同類而焚，庶可以正人心術。〔沈氏曰〕唐御史大夫杜淹曰：「齊之將亡，作《伴侶曲》。陳之將亡，作《玉樹後庭花》。其聲哀思，行路聞之，皆悲泣。」〔錢氏曰〕古有儒、釋、道三教，自明以來，又多一教，曰小説。小説、演義之書，士大夫、農、工、商賈無不習聞之，以至兒童婦女不識字者，亦皆聞而如見之，是其教較之儒、釋、道而更廣也。釋、道猶勸人以善，小説專導人以惡，姦邪淫盗之事，儒、釋、道書所不忍斥言者，彼必盡相窮形，津津樂道。以殺人爲好漢，以漁色爲風流，喪心病狂，無所忌憚。子弟之逸居無教者多矣，又有此等書以誘之，曷怪其近于禽獸乎！

何晏之「粉白不去手，行步顧影」，鄧颺之「行步舒縱，坐立傾倚」，謝靈運之「每出入，自扶接者常數人」，後皆誅死。而魏文帝「體貌不重，風尚通脱，是以享國不永，後祚短促」。史皆附之《五行志》，以爲「貌之不恭」。昔子貢於禮容俯仰之閒，而知兩君之疾與亂，夫有所受之矣。子曰：「君子不重則不威，學則不固。」《揚子法言》曰：「言輕則招憂，行輕則招辜，貌輕則招辱，好輕則招淫。」

四明薛岡謂：「士大夫子弟不宜使讀《世説》，未得其雋永，先習其簡傲。」推是言之，可謂善教矣。防其「乃逸乃諺」之萌，而引之「有物」「有恒」之域，此以正養蒙之道也。南齊陳顯達語其諸子曰：「麈尾蠅拂，是王、謝家物，汝不須捉此。」即取於前燒除之。〔楊氏曰〕顯達之燒麈尾别是一意，非教子弟厚重也，不當引入。

耿介

讀屈子《離騷》之篇，乃知堯、舜所以行出乎人者，以其「耿介」。同乎流俗，合乎汙世，則不可與入堯、舜之道矣。

「非禮勿視，非禮勿聽，非禮勿言，非禮勿動」，是則謂之「耿介」，反是謂之「昌披」。夫道若大路，然堯、桀之分，必在乎此。

鄉原

老氏之學所以異乎孔子者，「和其光，同其塵」，此所謂「似是而非」也。《卜君》《漁父》二篇盡之矣，非不知其言之可從也，而義有所不當爲也。子雲而知此義也，《反離騷》其可不作矣。尋其大指，生斯世也，爲斯世也，善斯可矣。此其所以爲莽大夫與？〔梁氏曰〕揚雄作《太玄》準《易》，作《法言》準《論語》，未免妄矣。依倣體例，摹合詞意，與王莽之學《大誥》《金縢》何異？東坡譏其「以艱深文淺陋」，亦不喜之。然有不可解者，蜀秦宓與王商書，謂子雲「行參聖師」，比之孔子。吴陸績《釋玄》謂「《玄經》與聖人同趣，雖周公、孔子不能過」。《抱朴子》以雄方仲尼。司馬温公以爲大儒，「孟、荀殆不足擬」。曾子固以雄「合箕子之《明夷》」。其餘譽之者甚衆，而且力爲湔洗。或謂《法言》安漢公之言，乃怨家所益；或謂《太玄》疾莽而作；或辨其無美新之事，馮元成以《美新》爲劉棻作，汪琬跋《雄傳》引楊莊簡公《子雲祠堂記》言雄不仕莽；而王介甫諸人説上符命、投閣皆谷子雲事，不知何以得此于後人。宋紹興中，陳公輔疏論王安石曰：「王莽之篡，揚雄不能死，又仕之，更爲《劇秦美新》之文。安石乃云：『雄之仕合於孔子無可無不可之義。』」言出王安石，無足論已。孝廉翁承高嘗云：「漢分十三州刺史，莽并朔方入涼州，爲十二。雄作《州箴》十二，獨缺朔方，亦可證其爲莽大夫也。」《卜居》《漁父》，「法語之言」也。《離騷》《九歌》，放言也。

儉約

「國奢示之以儉」，君子之行宰相之事也。漢汝南許劭爲郡功曹。同郡袁紹，公族豪俠，去濮陽令歸，車徒甚盛，入郡界，乃謝曰：「吾輿服豈可使許子將見之！」遂以單車歸家。晋蔡充好學，有雅尚，體貌尊嚴，爲人所憚。高平劉整，車服奢麗，嘗語人曰：「紗縠，吾服其常耳，遇蔡子尼在坐而經日不自安。」北齊李德林父亡，時正嚴冬，單衰徒跣，自駕靈輿反葬。博陵崔諶休假還鄉，將赴弔，從者數十騎，稍稍減留，比至德林門，纔餘五騎，云：「不得令李生怪人熏灼。」李僧伽脩整篤業，不應辟命。尚書袁叔德來候僧伽，先減僕從，然後入門，曰：「見此賢，令吾羞對軒冕。」夫惟君子之能以身率物者如此，是以居官而化一邦，在朝廷而化天下。魏武帝時，毛玠爲東曹掾，典選舉，以儉率人，天下之士莫不以廉節自勵，雖貴寵之臣，輿服不敢過度。唐大曆末，元載伏誅，拜楊綰爲相。綰質性貞廉，車服儉樸，居廟堂未數日，❶人心自化。御史中丞崔寬，劒南西川節度使寧之弟，家富於財，有別墅在皇城之南，池館臺榭，當時第一，寬即日潛遣毁撤。中書令郭子儀在邠州行營，聞綰拜相，坐中音樂減散五分之四。京兆尹黎幹，每出入騶從百餘，亦即日減損，惟留十騎而已。李師古跋扈，憚杜黄裳爲相，命一幹吏寄錢數千緡，氈車子一乘。使者到門，未敢送，伺候累日，有緑輿自宅出，從婢二人，青衣襤褸，言是相公夫人。使者遽歸，告師古。師古折其謀，終身不敢改節。此則禁鄭人之泰侈，奚必於三年；變雒邑之矜誇，無煩乎三紀。脩之身，行之家，示之鄉黨而已。道豈遠乎哉！

大　臣

《記》曰：「大臣法，小臣廉，官職相序，君臣相正，國之肥也。」故欲正君而序百官，必自大臣始。然而王陽黄金之論，時人既怪其奢；公孫布被之名，直士復譏其詐。則所以攷其生平而定其實行者，惟觀之於終，斯得之矣。〔楊氏曰〕説在陸放翁之《温公布被銘》。「季文子卒，大夫入斂，公在位。宰庀家器爲葬備，無衣帛之妾，無食粟之馬，無藏金玉，無重器備。君子是以知季文子之忠於公室也。

❶「日」，《舊唐書·楊綰傳》作「月」。

相三君矣，而無私積，可不謂忠乎？」諸葛亮自表後主曰：「成都有桑八百株，薄田十五頃，子孫衣食悉仰於家，自有餘饒。至於臣在外任，無别調度，隨身衣食，悉仰於官，不别治生，以長尺寸。若臣死之日，不使内有餘帛，外有贏財，以負陛下。」及卒，如其所言。夫廉不過人臣之一節，而《左氏》稱之爲忠，孔明以爲無負者，誠以人臣之欺君誤國，必自其貪於貨賂也。夫居尊席腆，潤屋華身，亦人之常分爾，豈知高后降之弗祥，民人生其怨詛，其究也，乃與國而同敗邪！誠知夫大臣家事之豐約，關於政化之隆污，則可以審擇相之方，而亦得富民之道矣。〔閻氏曰〕史稱吕正獻平生以人物爲己任，凡當世名賢，無不汲引。余所尤異者，濂、洛、關、陝諸賢皆爲所薦。《周茂叔傳》：「熙寧初，知郴州。用趙抃及吕公著薦，爲廣東轉運判官。」《程伯淳傳》：「用吕公著薦，爲太子中允、監察御史裏行。」程正叔之薦，則與司馬光共疏其行義，詔爲西京國子監教授，尋擢崇政殿説書郎。《張子厚傳》：「言其有古學，神宗召見，授崇文院校書。」子厚弟戩亦薦焉。邵堯夫雖未被薦，公著居洛中，雅敬堯夫，恒相從遊，爲市園宅。夫道學諸公之在當世，貴近大臣能不出力排擊詆侮者已難，又從而薦諸朝廷，使皆獲其用。嗚呼，若正獻者，不獨得大臣以人事君之義，其增光吾道何如哉！〔又曰〕徐文貞當國，畢公在言路，舉朝嚴畢公甚于文貞，議且出畢公于外。文貞曰：「諸公畏之耶？」皆踧踖曰：「豈謂畏之，黄門切直，慮其府禍耳。」文貞曰：「不然，吾亦畏之。顧念人孰無私，私必害公，有若人在，不敢自縱，可寡過。」聞者歎服。〔又曰〕韓魏公判大名，上疏極論青苗法。已而文潞公亦以爲言，帝曰：「吾遣二中使親問民間，皆云便甚。」潞公曰：「韓琦三朝宰相不信，而信二宦者乎？」至哉斯言，真可以爲人主之龜鑑矣。余因思當仁宗之時文潞公則能斬史志聰，當英宗之時韓魏公則能竄任守忠，而天子不以爲專，宰相亦不以爲嫌。何一再傳之後，二公之人猶故也，宰相之權猶故也，而其言則不能與宦者爭勝負。此無他，人主之敬大臣與不敬大臣而已矣。敬大臣則誠，誠則明，明則左右不得關其説。不敬大臣則疑，疑則闇，闇則左右得以竊其柄。

杜黄裳，元和之名相，而以富厚蒙譏。盧懷慎，開元之庸臣，而以清貧見獎。是故「貧則觀其所不取」，此卜相之要言。

除貪

漢時贓罪被劾，或死獄中，或道自殺。唐時贓吏多於朝堂決殺，其特宥者，乃長流嶺南。睿宗太極元年四月制：「官典，主司枉法，贓一匹已上，並先決一百。」而改元及南郊赦文每曰：「大辟罪已下，已發覺未發覺，已結正未結正，繫囚見徒，罪無輕重，咸赦除之。官典犯贓，不在此限。」然猶有左降遐方、謫官蠻徼者，而盧懷慎重以爲言，謂「屈法惠姦」，非正本塞源之術。是知亂政同位，商后「作其丕刑」；貪以敗官，《夏書》訓之必殺。三代之王，罔不由此道者矣。

宋初，郡縣吏承五季之習，黷貨厲民，故尤嚴貪墨之罪。開寶三年，董元吉守英州，受贓七十餘萬，「帝以嶺表初平，欲懲掊克之吏，特詔棄市」。而「南郊大赦，十惡、故劫殺及官吏受贓者不原」。史言宋法有可以得循吏者三，而不赦犯贓其一也。天聖以後，士大夫皆知飾簠簋而厲廉隅，蓋上有以勸之矣。〔原注〕《石林燕語》：「熙寧中，蘇子容判審刑院。知金州張仲宣坐枉法贓，論當死。故事：命官以贓論死，皆貸命，杖脊，黥配海島。子容言：『古者刑不上大夫，可殺則殺。仲宣五品官，今杖而黥之，得無辱多士乎？』乃詔免黥杖，止流嶺外。自是遂爲例。」然懲貪之法亦漸以寬矣。于文定〔原注〕慎行。謂：「本朝姑息之政甚於宋世，敗軍之將可以不死，贓吏巨萬僅得罷官，而小小刑名反有凝脂之密，是輕重胥失之矣。」蓋自永樂時贓吏謫令戍邊，宣德中改爲運甎納米贖罪，浸至於寬，而不復究前朝之法也。〔原注〕宣德中，都御史劉觀坐受贓數千金論斬。上曰：「刑不上大夫，觀雖不善，朕終不忍加刑。」命遣戍遼東。正統初，遂多特旨曲宥。嗚呼，法不立，誅不必，而欲爲吏者之毋貪，不可得也。人主既委其太阿之柄，而其所謂大臣者皆刀筆筐篋之徒，毛舉細故，以當天下之務，吏治何由而善哉！

《北夢瑣言》：「後唐明宗尤惡墨吏。鄧州留後陶玘，爲内鄉令成歸仁所論稅外科配，貶嵐州司馬。掌書記王惟吉，奪歷任告敕，長流綏州。亳州刺史李鄴，以贓穢賜自盡。汴州倉吏犯贓，内有史彦珣舊將之子，又是駙馬石敬瑭親戚。王建立奏之，希免死。上曰：『王法無私，豈可徇親！』」「供奉官丁延徽巧事權貴，監倉犯贓，侍衛使張從貴方便救之，上曰：『食我厚禄，盜我倉儲，蘇秦復生，説我不得。』並戮之。」以是在五代中號爲小康之世。

《册府元龜》載：天成四年十二月，蔡州西平縣令李商，爲百姓告陳不公，大理寺斷止贖銅。敕旨：「李商招愆，俱在案欵；大理定罪，備引格條。然亦事有所未圖，理有所未盡。古之立法，意在惜人。況自列聖相承，溥天無事，人皆知禁，刑遂從輕。喪亂以來，廉恥者少。朕一臨寰海，四換星灰，常宣無外之風，每革從前之弊，惟期不濫，皆守無私。李商不務養民，專謀潤己，初聞告不公之事件，決彼狀頭；又爲奪有主之莊田，撻其本户。國家給州縣篆印，衹爲行遣公文，而乃將印曆下鄉，從人户取物。據兹行事，何以當官！宜奪歷任官，杖殺。」讀此敕文，明宗可謂得輕重之權者矣。

《金史》：大定十二年，咸平尹石抹阿没剌以贓死於獄，上謂：「其不尸諸市，已爲厚幸。貧窮而爲盜賊，蓋不得已。三品職官以贓至死，愚亦甚矣。其諸子皆可除名。」夫以贓吏而錮及其子，似非惡惡止其身之義。然貪人敗類，其子必無廉清，則世宗之詔亦未爲過。《漢書》言李固、杜喬朋心合力，致主文、宣，而孝桓即位之詔有曰：「贓吏子孫，不得詳舉。」〔閻氏曰〕按桓即位于閏六月庚寅，先三日丁亥，李固策免。杜喬爲大尉在次年之六月，詔乃即位後四十四日丙戌下，於李、杜皆不相涉。豈非漢人已行之事乎？

《元史》：至元十九年九月壬戌敕：「中外官吏，贓罪輕者決杖，重者處死。」

有庸吏之貪，有才吏之貪。《唐書·牛僧孺傳》：「穆宗初，爲御史中丞。宿州刺史李直臣坐贓當死，中貴人爲之申理。帝曰：『直臣有才，朕欲貸而用之。』僧孺曰：『彼不才者，持禄取容耳。天子制法，所以束縛有才者。安禄山、朱泚以才過人，故亂天下。』帝是其言，乃止。」今之貪縱者，大抵皆才吏也。苟使之惕於法，而以正用其才，未必非治世之能臣也。

《後漢書》稱袁安「爲河南尹，政號嚴明，然未嘗以贓罪鞫人」。此近日爲寬厚之論者所持以爲口實。乃余所見，數十年來姑息之政，至於綱解紐弛，皆此言貽之敝矣。嗟乎，范文正有言：「一家哭何如一路哭邪！」

朱子謂：「近世流俗，惑於陰德之論，多以縱舍有罪爲仁。」此猶人主之以行赦爲仁也。孫叔敖斷兩頭蛇而位至楚相，亦豈非陰德之報邪！

唐柳氏家法：「居官不奏祥瑞，不度僧道，不貸贓吏法。」此今日士大夫居官者之法也。宋包拯戒子孫：「有犯贓者，不得歸本家，死不得葬大塋。」此今日士大夫教子孫者之法也。

貴廉

漢元帝時，貢禹上言：「孝文皇帝時，貴廉潔，賤貪污，賈人贅壻及吏坐贓者，皆禁錮不得爲吏。賞善罰惡，不阿親戚。罪白者伏其誅，疑者以與民，〔原注〕師古曰：「罪疑惟輕也。」亡贖罪之法。〔原注〕亡、無同。故令行禁止，海内大化，天下斷獄四百，與刑錯亡異。武帝始臨天下，尊賢用士，闢地廣境數千里，自見功大威行，遂從耆欲。用度不足，乃行一切之變，使犯法者贖罪，入穀者補吏，是以天下奢侈，官亂民貧，盜賊並起，亡命者衆。郡國恐伏其誅，則擇便巧史書、習於計簿、能欺上府者，以爲右職。〔原注〕師古曰：「上府謂所屬之府。右職，高職也。」姦軌不勝，則取勇猛能操切百姓者，以苛暴威服下者，使居大位。故亡義而有財者顯於世，欺謾而善書者尊於朝，誖逆而勇猛者貴於官。故俗皆曰：『何以孝弟爲，財多而光榮。何以禮義爲，史書而仕宦。何以謹慎爲，勇猛而臨官。』故黥劓而髡鉗者，猶復攘臂爲政於世。行雖犬彘，家富勢足，目指氣使，是爲賢耳。〔原注〕師古曰：「動目以指物，出氣以使人。」故謂居官而置富者爲雄傑，處姦而得利者爲壯士。兄勸其弟，父勉其子，俗之敗壞，乃至於是！察其所以然者，皆以犯法得贖罪，求士不得真賢，相守崇財利，〔原注〕師古曰：「相，諸侯相也。守，郡守也。」誅不行之所致也。今欲興至治，致太平，宜除贖罪之法。相守選舉不以實及有贓者，輒行其誅，亡但免官。則爭盡力爲善，貴孝弟，賤賈人，進真賢，舉實廉，而天下治矣。」嗚呼，今日之變有甚於此！自神宗以來，黷貨之風，日甚一日，國維不張，而人心大壞數十年於此矣。《書》曰：「不肩好貨，敢恭生生。鞠人謀人之保居，敘欽。」必如是而後可以立太平之本。

禹又欲令「近臣自諸曹、侍中以上，家亡得私販賣，與民爭利，犯者輒免官削爵，不得仕宦」。此議今亦可行。自萬曆以後，天下水利、碾磑、塲渡、市集無不屬之豪紳，相沿以爲常事矣。

禁錮姦臣子孫

唐太宗詔禁錮宇文化及、司馬德戡、裴虔通等子孫，不令齒敘。〔原注〕貞觀七年正月戊子詔文，見《舊唐書》。武后令楊素子孫不得任京官及侍衛。〔原注〕《新唐書》。至德中，兩京平，大赦，惟禄山支黨及李林甫、楊國忠、王鉷子孫不原。〔原注〕《新唐書》。宋高宗即位，詔蔡京、童貫、王黼、朱勔、李彥、梁師成、譚稹，皆誤國害民之人，子孫更不收敘，〔原注〕《清波雜志》。而章惇子孫亦不得仕於朝。

〔原注〕《宋史·章惇傳》。明太祖有天下，❶詔宋末蒲壽庚、黄萬石子孫不得仕宦。饕餮之象周鼎，《檮杌》之名楚書，古人蓋有之矣。竊謂宜令按察司各擇其地之姦臣一二人，王法之所未加或加而未盡者，刻其名於獄門之石，以爲世戒，而禁其後人之入仕。九刑不忘，百世難改，亦先王「樹之風聲」之意乎？

《舊唐書·太宗紀》：貞觀二年六月辛卯詔曰：「天地定位，君臣之義以彰；卑高既陳，人倫之道斯著。是用篤厚風俗，化成天下，雖復時經治亂，主或昏明，疾風勁草，芬芳無絶，剖心焚體，赴蹈如歸。夫豈不愛七尺之軀，重百年之命，諒由君臣義重，名教所先，故能明大節於當時，立清風於身後。至如趙高之殞二世，董卓之鴆弘農，人神所疾，異代同憤。況凡庸小豎，有懷凶悖，遐觀典策，罔不誅夷。辰州刺史長蛇縣男裴虔通，昔在隋代，委質晉藩，煬帝以舊邸之情，特相愛幸。遂乃忘蔑君親，潛圖弑逆，密伺間隙，招結羣醜，長戟流矢，一朝竊發。天下之惡，孰云可忍。宜其夷宗焚首，以彰大戮。但年代異時，累逢赦令，可特免極刑，投之四裔，除名削爵，遷配驩州。」〔原注〕虔通歸國，授滁州總管。每自言：「身除隋室，以啟大唐。」有觖望之色。及得罪，怨憤歲餘而死。《唐書·太宗紀》：「貞觀二年七月戊申，萊州刺史牛方裕、絳州刺史薛世良、廣州長史唐奉義、虎牙郎將高元禮，以宇文化及之黨，皆除名，徙於邊。」

❶「明」，據《校記》，鈔本作「我」。

《册府元龜》：「權萬紀爲治書侍御史。貞觀四年正月，奏『宇文智及受隋厚恩，而蔑棄君親，首爲弑逆。人臣之所同疾，萬代之所不原。今其子乃任千牛，侍衛左右，請從屏黜，以爲懲戒』。制可。」〔原注〕《大唐新語》：「楊昉爲左丞時，宇文化及子孫理資蔭，朝廷以事隔兩朝，且其家親族亦衆，下所司理之。昉判曰：『父弑隋主，子訴隋資。生者猶配遠方，死者無宜更敘。』時人深賞之。」

《楊元禧傳》載武后制曰：「隋尚書令楊素，昔在本朝，早荷殊遇。稟凶邪之德，懷諂佞之才，惑亂君上，離間骨肉。摇動冢嫡，寧惟掘蠱之禍；誘扇後主，卒成請蹯之釁。生爲不忠之人，死爲不義之鬼。身雖幸免，子竟族誅。斯則姦逆之謀，是其庭訓；險薄之行，遂成門風。刑戮雖加，枝胤仍在，豈可復肩隨近侍，齒迹朝行！朕接統百王，恭臨四海，上嘉賢佐，下惡賊臣。常欲從容於萬機之餘，褒貶於千載之外，況年代未遠，耳目所存者乎？其楊素及兄弟子孫，並不得令任京官及侍衛。」〔原注〕史言元禧忤張易之，密奏，左貶。然此制自是當時公論。

宋末蒲壽庚叛逆之事，皆出於其兄壽宬之畫。是時壽宬佯著黄冠野服，歸隱山中，自稱處士，以示不臣二姓，而密爲壽庚作降表，令人自水門潛出，送欵於唆都。其後壽庚以功授平章，富貴冠一時，而壽宬亦居甲第。有投詩者云：「劒戟紛紜扶主日，山林寂寞閉門時。水聲禽語皆時事，莫道山翁總不知。」〔原注〕《泉州府志》。嗚呼，今之身爲戎首而外託高名者，亦未嘗無其人也。或欲蓋而彌章，則無逃於三叛之筆矣。

家事

孔子曰：「居家理，故治可移於官。」子木問范武子之德於趙孟，對曰：「夫子之家事治，言於晋國，無隱情。其祝史陳信於鬼神，無媿辭。」子木歸以語王，王曰：「宜其光輔五君，以爲盟主也。」夫以一人家事之理，而致晋國之霸，士大夫之居家豈細行乎？

《史記》之載宣曲任氏曰：「富人争奢侈而任氏折節爲儉，力田畜。田畜，人争取賤賈，任氏獨取貴善。富者數世。然任公家約：非田畜所出，弗衣食；公事不畢，則身不得飲酒食肉。以此爲閭里率，故富而主上重之。」《漢書》載張安世曰：「安世尊爲公侯，食邑萬户，然身衣弋綈，夫人自紡績。家童七百人，皆有手技作事。内治産業，累積纖微，是以能殖其貨，富於大將軍光。」《後漢書》載樊宏父重曰：「世善農稼，好貨殖，性温厚，有法度。三世共財，子孫朝夕禮敬，常若公家。其營理産業，物無所棄，課役童隸，各得其宜。故能上下戮力，財利歲倍。」今之士大夫知此者鮮，故富貴不三四傳而衰替也。〔李文貞曰〕夫世無百年全盛之家，人無數十年平夷之運。興衰激極，存乎其人。吾所閲鄉邦舊家，朝著顯籍多矣，榮華枯隕，曾不須臾。天幸其可徼乎？祖澤其可恃乎？譬之花木，不銜寒犯之則根可護；譬之爐炎，不當風揚之則火可宿。收斂約素，和順謙卑，所以護其根而宿其燄也。

「兩家奴争道，霍氏奴入御史府，欲蹋大夫門」，此霍氏之所以亡也。「奴從賓客漿酒藿肉」，此董賢之所以敗也。然則今日之官評，其先考之《僮約》乎？〔柴氏曰〕覘有家者之興廢，當論其德，如醇謹勤儉者必興，澆薄荒淫者必廢。故高車駟馬，列鼎鳴鍾，良田美宅，歌兒舞女，非興也，興而恒與廢相倚。短布單衣，華門蓬户，糟糠不厭，形容枯槁，非廢也，廢而恒與興相伏。但居室有軌範，教子能成立，不必炎炎之勢，將來堂構，定自可期。〔又曰〕閑家之道，必以正身爲先，身正而家化之。每見士大夫勢處可爲，不自檢括，惟日事聲色貨利，以鳴得志。於是門客借籌，舍人登龍，漁利及于市廛，舞文行乎鄉曲，珍玩充盈，倡樂呼擁，夜飲朝眠，縱恣萬方。致使風節無餘，子孫不肖，故家喬木，一旦埽地，可不哀哉。乃知清白吏所遺，正自無涯。而蕭相國曰：「令後世賢，師吾儉。」甚有味乎言之耳。

以正色立朝之孔父，而豔妻行路，禍及其君。以小心謹慎之霍光，而陰妻邪謀，至於滅族。夫綱之能立者鮮矣。

戎王聽女樂而牛馬半死。楚鐵劒利而倡優拙，秦王畏之。成帝寵黄門名倡丙彊、景武之屬，而漢業以衰。玄宗造《霓裳羽衣》之曲，而唐室遂亂。今日士大夫纔任一官，即以教戲唱曲爲事，官方民隱，置之不講，國安得不亡，身安得無敗！〔章典籍曰〕夫教坊曲里，非先王法制，乃前代相沿，往往士大夫閒情有寄，著于簡編，禁網所弛，不以爲罪。我朝禮教精嚴，嫌疑慎别，三代以還，未有如是之肅者也。自宫禁革除女樂，官司不設教坊，則天下男女之際無有可以假藉者矣。其有流娼邨妓，漁色售姧，並于三尺嚴條，决杖不能援贖。雖吞舟有漏，未必盡罣爰書，而君子懷刑，豈可自拘司敗。

奴僕

《顔氏家訓》：「鄴下有一領軍，貪積已甚，家僮八百，誓滿一千。」唐李義府多取人奴婢，乃敗，各散歸其家。時人爲露布云：「混奴婢而亂放，各識家而競入。」〔原注〕潘岳《西征賦》曰：「混雞犬而亂放，各識家而競入。」太祖數涼國公藍玉之罪，亦曰「家奴至於數百」。今日江南士大夫多有此風，一登仕籍，此輩競來門下，謂之投靠，多者亦至千人。而其用事之人，則主人之起居食息，以至於出處語默，無一不受其節制，有甘於毁名喪節而不顧者。奴者主之，主者奴之。嗟乎，此六逆之所由來矣！

《漢書·霍光傳》：任宣言大將軍時，「百官已下，但事馮子都、王子方等」。〔原注〕皆老奴。又曰：「初，光愛幸監奴馮子都，常與計事。〔原注〕師古曰：「監奴，奴之監知家務者也。」及顯〔原注〕光妻。寡居，與子都亂。」夫以出入殿門進止不失尺寸之人，而溺情女子小人，遂至於此。今時士大夫之僕，多有以色而升、以妻而寵。夫上有漁色之主，則下必有烝弑之臣。清斯濯纓，濁斯濯足，自取之也。是以欲清閨門，必自簡童僕始。〔楊氏曰〕顯，故婢也，光夫人東閭氏殁，立爲妻。

嚴分宜之僕永年，號曰鶴坡。張江陵之僕游守禮，號曰楚濱。〔原注〕古詩：「昔有霍家奴，姓馮名子都。」而晋灼引《漢語》以爲馮殷，則子都亦字也。不但招權納賄，而朝中多贈之詩文，儼然與搢紳爲賓主。名號之輕，文章之辱，至斯而甚！異日媚閹建祠，非此爲之嚆矢乎？

人奴之多，吴中爲甚。〔原注〕史言吕不韋家僮萬人，嫪毐家僮數千人。今吴中仕宦之家有至一二千人者。其專恣暴横，亦惟吴中爲甚。有王者起，當悉免爲良而徙之，以實遠方空虚之地。士大夫之家所用僕役，並令出貲雇募，如江北之例。〔原注〕鄭司農《周禮·司厲》注曰：「今之奴婢，古之罪人也。」《風俗通》言：「古制本無奴婢，奴婢皆是犯事者。」今吴中亦諱其名，謂之家人。則豪橫一清，而四鄉之民得以安枕。其爲士大夫者，亦不受制於人，可以勉而爲善。訟簡風淳，其必自此始矣。〔方侍郎曰〕古無奴婢。事父兄者，子弟也。事舅姑者，子婦也。事長官者，屬吏也。惟盜賊之子女，乃爲罪隸而役于官。「九職」：「臣妾聚斂疏財」，質人，掌民人之質劑。蓋士大夫之家始有之，如後世官賜奴婢，亦以罪役耳。戰國、秦、漢以後，平民始得相買爲奴。然寒素儒生，必父母篤老，子婦多事，然後傭僕賃嫗，以助奉養。金陵之俗，中家以上，婦不主中饋、事舅姑，而飲食必鑿，燕游惟便，縫紝補綴，皆取辦于工，仍坐役僕婦及婢女數人，少者亦一二人。婦安焉，子順焉，蓋以母之道奉其妻而有過矣。余每見農家婦，耕耘樵蘇，佐男子力作，時雨降，脱履就功，形骸若鳥獸。然遭亂離焚剽，則常泰然無虞。蓋其色不足貪也，家無積貨可羡也。雖盜賊姦宄，不能不留農夫野婦耕織以供戰士。而劫辱繫虜、斬刈無遺者，則皆通都大邑搢紳家室之子女也。人事之感召，天道之乘除，蓋有確然而不可易者矣。〔汝成案〕今日此風，不特金陵爲然。蓋力作之教微，惰游之風熾，其積習相沿，已幾于不可改也。

閽　人

《顔氏家訓》：「昔者周公一沐三握髮，一飯三吐哺，以接白屋之士，一日所見七十餘人。門不停賓，古所貴也。失教之家，閽寺無禮，或以主君寢食嗔怒，拒客未通，江南深以爲恥。黄門侍郎裴之禮，號善待士，有如此輩，對賓杖之。其門生僮僕，接於他人，折旋俯仰，辭色應對，莫不肅敬，與主無别也。」《史記》：「鄭當時誡門下，客至，無貴賤，無留門者。」《後漢書》：「皇甫嵩折節下士，門無留客。」而《大戴禮》：「武王之《門銘》曰：『敬遇賓客，貴賤無二。』」則古已言之矣。觀夫後漢趙壹之於皇甫規，高彪之於馬融，一謁不面，終身不見，爲士大夫者可不戒哉。

《後漢書·梁冀傳》：「冀壽共乘輦車，游觀第内，鳴鍾吹管，或連繼日夜。客到門，不得通，皆請謝門者，門者累千金。」今日所謂「門包」，殆昉於此。

田宅

《舊唐書》：「張嘉貞在定州，所親有勸立田業者，嘉貞曰：『吾忝歷官榮，曾任國相，未死之際，豈憂飢餒。若負譴責，雖富田莊何用？比見朝士廣占良田，乃身殁後，皆爲無賴子弟作酒色之資，甚無謂也。』聞者歎服。」此可謂得二疏之遺意者。若夫世變日新，人情彌險，有以富厚之名而反使其後人無立錐之地者，亦不可不慮也。《書》又言：「馬燧貲貨甲天下，既卒，子暢承舊業，屢爲豪幸邀取。貞元末，中尉曹志廉諷暢，令獻田園第宅，順宗復賜暢。中貴人逼取，仍指使施於佛寺，暢不敢悉。晚年財産並盡，身殁之後，諸子無室可居，以至凍餒。今奉誠園亭館，即暢舊第也。」〔原注〕白樂天詩：「不見馬家宅，今作奉誠園。」元微之詩：「蕭相深誠奉至尊，舊居求作奉誠園。秋來古巷無人埽，樹滿空牆閉戟門。」《通鑑》作奉成園，又以爲馬璘之第，並誤。按《馬璘傳》：「天寶中，貴戚勳家已務奢靡，而垣屋猶存制度，然衛公李靖家廟已爲嬖臣楊氏馬廄矣。及安史之亂，法度墮弛，内臣戎帥，競務奢豪，亭館第舍，力窮乃止。

璘之第經始中堂，費錢二十萬貫。德宗踐阼，條舉格令，第舍不得踰制，仍詔毁璘中堂及内官劉忠翼之第。璘之家園，進屬宫司。自後公卿賜宴，多於璘之山池。子弟無行，家用尋盡。」《册府元龜》：「貞元十八年二月朔，賜羣臣會宴於延康里故馬璘池亭。自後每逢令節皆然。」則二馬身後事略同。然謂之「故馬璘池亭」，而不曰奉誠園也。《雍録》：「奉誠園在安邑坊，本馬燧宅，燧子暢獻之。」王鍔家財富於公藏，及薨，有二奴告其子稷改父遺表，匿所獻家財。憲宗欲遣中使詣東都簡括，以裴度諫而止。稷後爲德州刺史，廣齎金寶僕妾以行。節度使李全略利其貨而圖之，教本州軍作亂，殺稷，納其室女，以伎媵處之。吾見今之大家，以酒色費者居其一，以争鬩破者居其一，意外之侮奪又居其一，而「三桓之子孫微矣」。

三　反

今日人情有三反，曰彌謙彌僞，彌親彌汎，彌奢彌吝。

召　殺

巧召殺，忮召殺，吝召殺。

南北風化之失

江南之士，輕薄奢淫，梁、陳諸帝之遺風也。河北之人，鬬很劫殺，安、史諸凶之餘化也。

南北學者之病

「飽食終日，無所用心，難矣哉。」今日北方之學者是也。「羣居終日，言不及義，好行小慧，難矣哉。」今日南方之學者是也。〔汝成案〕疆域既殊，材質斯異，自非魁瓌，多囿土俗。秦、晋僿魯，吴、越剽詭，凡有譔述，視彼情性。南北異學，自古然矣。然止媮惰機警，見黜上聖，尚屬齊民，其于學殖，不爲增損。自義理明而訓詁廢，攷證精而氣節衰，染翰操觚，詞皆掊擊，汗牛充棟，書或破碎，雖云浩博，奚補用舍！至于智慧自矜，剛愎是用，許、鄭、程、朱，不足當其一吷，淵、雲、甫、白，奚能敵彼微言。説既佹僪，義復抓摫。或以土羹木胾託爲淳古，或以楮葉棘猴目爲精確。欲合漢、宋，先失師承；欲正風雅，已蹈僞體。即援引奥賾，佐其雄辨，穿穴淵微，伸其新意，亦何益哉。文章經術，日益舛馳，放效夸詡，且先有識。遂乃掎摭利病，詆娸才碩，虚憍之氣，中于心術，莫斯甚矣。

范文正公

史言范文正公「先天下之憂而憂，後天下之樂而樂」，而文正自作《鄠郊友人王君墓表》云：「今兹方面，賓客滿坐，鍾鼓在庭，白髮憂邊，對酒鮮樂。豈如圭峰月下，倚高松，聽長笛，欣然忘天下之際乎？」馬文淵少有大志，及至晚年，猶思建功邊陲。而浪泊西里，見飛鳶跕跕墮水中，終思少游之言。古今同此一轍，〔原注〕王荆公詩：「豈愛京師傳谷口，但知鄉里勝壺頭。」阮嗣宗《詠懷》詩所云「寧與燕雀翔，不隨黄鵠飛。黄鵠游四海，中路將安歸」者也。若夫知幾之神，處亢之正，聖人當之，亦必有道矣。

辛幼安

辛幼安詞：「小草舊曾呼遠志，故人今有寄當歸。」此非用姜伯約事也。《吴志》：「太史慈，東萊黄人也。後立功於孫策。曹公聞其名，遺慈書，以篋封之。發省，無所道，但貯當歸。」幼安久宦南朝，未得大用，晚年多有淪落之感，亦廉頗思用趙人之意爾。觀其與陳同甫酒後之言，不可知其心事哉。

士大夫晚年之學

南方士大夫，晚年多好學佛；北方士大夫，晚年多好學僊。夫一生仕宦，投老得閒，正宜進德脩業，以補從前之闕，而知不能及，流於異端，其與求田問舍之輩行事雖殊，而孳孳爲利之心則一而已矣。《宋史·吕大臨傳》：「富弼致政於家，爲佛氏之學。〔原注〕《蒙齋筆談》：富鄭公少好道，自言吐納長生之術，信之甚篤，亦時爲燒煉丹竈事。守亳時，迎潁州僧正顒館於書室，親接弟子禮。大臨與之書曰：『古者三公無職事，惟有德者居之，内則論道於朝，外則主教於鄉。古之大人當是任者，必將以斯道覺斯民，成己以成物，豈以位之進退、年之盛衰而爲之變哉！今大道未明，人趨異學，不入於莊，則入於釋，疑聖人爲未盡善，輕禮義爲不足學。人倫不明，萬物顦顇，此老成大人惻隱存心之時，以道自任，振起壞俗。若夫移精變氣，務求長年，此山谷避世之士獨善其身者之所好，豈世之所以望於公者？』弼謝之。」以達尊大老而受後生之箴規，良不易得也。

唐玄宗開元六年，河南參軍鄭銑、虢州朱陽縣丞郭僊舟，投匭獻詩。敕曰：「觀其文理，是崇道法。至於時用，不切事情。可各從所好。」並罷官，度爲道士。

士大夫家容僧尼

《册府元龜》：「唐玄宗開元二年七月戊申制曰：『如聞百官家多以僧尼、道士爲門徒，往還妻子無所避忌。〔原注〕今江南尚有門徒之稱。或詭託禪觀，妄陳禍福，争涉左道，深斁大猷。自今已後，百官不得輒容僧尼、道士等至家。緣吉凶要須設齋，皆於州縣陳牒寺觀，然後依數聽去。』仍令御史、金吾明加捉搦。」

唐制：百官齋日雖在寺中，不得過僧。張籍《寺宿齋》詩云：「晚到金光門外寺，寺中新竹隔簾多。齋宫禁與僧相見，院院開門不得過。」

《金史·海陵紀》：「貞元三年，以右丞相張浩、❶平章政事張暉，每見僧法寳，必坐其下，失大臣

---

❶「右」，《金史·海陵紀》作「左」。

體，各杖二十，僧法寶妄自尊大，杖二百。」

貧者事人

貧者不以貨事人，然未嘗無以自致也。江上之貧女，常先至而埽室布席。陳平侍里中喪，以先往後罷爲助。古人之風，吾黨所宜勉矣。

分居

宋孝建中，中軍府録事參軍周朗啟曰：❶「今士大夫父母在而兄弟異居，計十家而七。庶人父子殊産，八家而五。其甚者乃危亡不相知，飢寒不相恤，忌疾讒害，其間不可稱數。宜明其禁，以易其風。」當日江左之風便已如此。《魏書·裴植傳》云：「植雖自州送禄奉母及贍諸弟，而各別資財，同居異爨，一門數竈。」蓋亦染江南之俗也。隋盧思道聘陳，嘲南人詩曰：「共甑分炊飯，同鐺各煮魚。」而《地理志》言：「蜀人敏慧輕急，尤足意錢之戲，小人薄於情禮，父子率多異居。」《册府元龜》：唐肅宗乾元元年四月詔：「百姓中有事親不孝，别籍異財，玷污風俗，虧敗名教，先決六十，配隸磧西。有官品者，禁身聞奏。」《宋史》：「太祖開寶元年六月癸亥，詔荆蜀民，祖父母、父母在者，

❶「朗」，原作「殷」，今據《宋書·周朗傳》改。

子孫不得别財異居。二年八月丁亥，詔川峽諸州，察民有父母在而别籍異財者，論死。太宗淳化元年九月辛巳，禁川峽民父母在出爲贅壻。真宗大中祥符二年正月戊辰，詔誘人子弟析家産者，令所在擒捕流配。」其於教民厚俗之意，可謂深且篤矣。〔原注〕《遼史》：聖宗統和元年十一月詔：「民有父母在别籍異居者，坐罪。」若劉安世劾章惇「父在，别籍異財，絶滅義禮」，則史傳書之，以爲正論。馬亮爲御史中丞，上言「父祖未葬，不得别財異居」。〔原注〕李元綱《厚德録》。乃今之江南，猶多此俗，人家兒子娶婦，輒求分異，而老成之士有謂二女同居，易生嫌競，式好之道，莫如分爨者，豈君子之言與？〔柴氏曰〕累世同居，自古爲美談。如楊椿、張公藝、江州陳氏、浦江鄭氏之屬，並見旌異。而袁君載獨云：「每見義居之家，交争相疾，甚于路人，則甚美反成不美。故兄弟當分，宜早有所定，倘能相愛，雖異居異財，亦不害爲孝義也。」余謂一家内外大小，果能同心協力，自當以共居爲善，倘其間未免參差，恐難强合而不相得，不如析箸爲愈耳。至于父子别籍，如蔡京、蔡攸之各立門户，挾詐相傾，則惡之大者。《史記》言「商君治秦，令民有二男以上不分異者，倍其賦」，又言「秦人家富子壯則出分，家貧子壯則出贅」，以爲國俗之敝。而陸賈家於好畤，有五男。出所使越得橐中裝，賣千金，分其子，子二百金，令其生産。陸生常安車駟馬，從歌舞琴瑟侍者十人，寶劒直百金，謂其子曰：「與汝約：過汝，汝給吾人馬酒食，極欲十日而更。所死家得寶劒、車騎、侍從者。」後人或謂之爲達。至唐姚崇遺令，以「達官身後子孫失蔭，多至貧寒，斗尺之間，參商是競，欲傚陸生之意，預爲分定，將以絶其後争」。嗚呼，此衰世之意也。

漢桓帝之世，更相濫舉，時人爲之語曰：「舉秀才，不知書。察孝廉，父别居。」〔原注〕見《抱朴子》。當世之俗，猶以分居爲恥。若吴之陳表，世爲將督，兄脩亡後，表母不肯事脩母。表謂其母曰：「兄不幸早世，表統家事，當奉嫡母。母若能爲表屈情承順嫡母者，是至願也。母若不能，直當出别居耳。」由是二母感寤雍穆，可以見東漢之流風矣。

陳氏《禮書》言：「周之盛時，宗族之法行，故得以此繫民而民不散。及秦用商君之法，富民有子則分居，貧民有子則出贅，由是其流及上，雖王公大人亦莫知有敬宗之道。寖淫後世，習以爲俗。而時君所以統馭之者，特服紀之律而已。間有糾合宗族，一再傳而不散者，則人異之，以爲義門，豈非『名生於不足』歟？」

應劭《風俗通》曰：「凡兄弟同居，上也。通有無，次也。讓，其下耳。」豈非中庸之行，而今人以爲難能者哉！

《五雜俎》言：「張公藝九世同居，高宗問之，書『忍』字百餘以進。其意美矣，而未盡善也。居家御衆，當令紀綱法度截然有章，乃可行之永久。若使姑婦勃谿，奴僕放縱，而爲家長者僅含默隱忍而已，此不可一朝居，而況九世乎！善乎，浦江鄭氏對太祖之言曰：『臣同居無他，惟不聽婦人言耳。』此格論也，雖百世可也。」〔汝成案〕《顔氏家訓》：「兄弟之際，異於他人，望深則易怨，地親則易弭。譬猶居室，一穴則塞之，一隙則塗之，則無頽毁之慮。如雀鼠之不恤，風雨之不防，壁陷楹淪，無可救矣。僕妾之爲雀鼠，妻子之爲風雨甚哉！」又曰：「娣姒者，多争之地，使骨肉居之，亦不若各歸四海，感霜露而相思，佇日月之相望也。況以行路之人，處多争之地，能無間者，鮮矣。所以然者，以其當公務而執私情，處重責而懷薄義也。」

又曰：「婦主中饋，惟事酒食衣服之禮爾。國不可使預政，家不可使幹蠱。如有聰明才智、識達古今，正當輔佐君子，助其不足，必無牝雞晨鳴，以致禍也。」此即鄭氏「不聽婦言」意也。然陰忮性成，倘張百出，《女誡》雖陳，滔蠹逾甚，即婦言不聽，何益哉！昔姚刑部以爲「出妻之事，後重于古，私暱之情益多，治家之嚴正益衰，女德有所怙而益放」，是論亦齊家道也。惟俗狃脱輻，事託蒸梨，或虐威姑，或移寵惑，貧富生嫌，贅餘益憾，不特出無所歸爲可矜耳，再適爲難，曲容是尚。善乎王伯厚言曰：「言行可以欺於人，而不可以欺於家。」故《家人》之象曰：「君子以言有物而行有恒。」性質中人，變化斯易，嘻嘻嗃嗃，賢者當反身矣。

唐玄宗天寶元年正月敕：「如聞百姓有户高丁多，苟爲規避，父母見在，乃别籍異居，宜令州縣勘會。其一家之中有十丁已上者，放兩丁征行賦役，五丁已上放一丁。即令同籍共居，以敦風教。其賦丁孝假，與免差科。」〔原注〕謂應賦之丁，遇父母亡，則免差科，謂之「孝假」。按此後周太祖所制，若罹凶禮，則不徵其賦者也。可謂得化民之術者矣。

父子異部

《三國志》言：「冀州俗，父子異部，更相毁譽。」今之江、浙之間多有此風，一入門户，父子兄弟各樹黨援，兩不相下。萬曆以後，三數見之。此其無行誼之尤，所謂「惟弔兹，不于我政人得罪，天惟與我民彝大泯亂」者矣。

生日

生日之禮，古人所無。〔原注〕余昔年流寓薊門，生日有致餽者。荅書云：「《小弁》之逐子，始説『我辰』；《哀郢》之放臣，乃言『初度』。」《顔氏家訓》曰：「江南風俗，兒生一朞，爲制新衣，盥浴裝飾。男則用弓矢紙筆，女則刀尺鍼縷，並加飲食之物及珍寶服玩，置之兒前，觀其發意所取，以驗貪廉智愚，名之爲『試兒』。親表聚集，因成宴會。自兹以後，二親若在，每至此日，常有飲食之事。無教之徒，雖已孤露，〔原注〕魏、晉間人以父亡爲孤露。嵇康《與山巨源絶交書》「少加孤露」，趙彦深見母，自陳「幼小孤露」。亦謂之偏露，唐孟浩然《送莫氏甥》詩：「平生早偏露。」其日皆爲供頓，酣暢聲樂，不知有所感傷。梁孝元年少之時，每八月六日載誕之辰，嘗設齋講，自阮脩容〔原注〕元帝所生母。薨後，此事亦絶。」是此禮起於齊、梁之間，逮唐、宋以後，自天子至於庶人，無不崇飾此日，開筵召客，賦詩稱壽，而於昔人反本樂生之意去之遠矣。〔楊氏曰〕以生口宴百官，始於唐明皇帝之開元十七年。〔錢氏曰〕古有上壽之禮，無慶生日之禮。《漢書》：「盧綰與高帝同日生，里中以羊酒賀兩家。」是賀生子非賀生日也。唐中宗景龍三年十一月十五日，帝誕辰，内殿宴羣臣，聯句。《册府元龜》載：「唐開元十七年八月癸亥，以降誕之日，大置酒張樂，宴百寮于花萼樓下。終宴，尚書左丞相源乾曜、右丞相張説，率文武百官上表，請以八月五日爲千秋節，著之甲令，布于天下，咸令宴樂，休假三日。羣臣以是日獻甘露醇酎，上萬歲壽酒。」此帝王生日上壽之始。《宋史・禮志》：「大中祥符五年十一月，以宰相王旦生日，詔賜羊三十口，酒五十壺，米麪各二十斛。令諸司供帳，京府具衙前樂，許宴其親友，且遂會近列及丞郎、給諫、修史屬官。俄又賜樞密使副參知政事羊三十口，酒三十壺，米麪各二十斛。其後以廢務非便，奏罷會而賜如故。」此大臣生日宴會之始。攷《容齋三筆》載：「馮道在晉天福中爲上相，詔賜生辰器幣。道以幼屬流離，早喪父母，不記生日，懇辭不受。」則宰相生日有賜不始于宋矣。王明清《揮麈録》：「賜生辰器幣起于唐，以寵藩鎮。五代至遣使命。周世宗眷遇魏宣懿，始以賜之。自是執政爲例。」《禮志》載《紹興十三年十二月二十三日賜宰臣秦檜辭免生日賜宴詔》，是南渡復有生日賜宴之例也。東坡《内制集》具載賜生日詔，自宰相執政而外，又有《賜皇叔祖安康郡王宗隱生日禮物口宣》《賜皇叔祖華原郡王宗愈生日禮物口宣》《賜皇叔祖漢東郡王宗瑗生日禮物口宣》《賜皇伯祖高密郡王宗晟生日禮物口宣》《賜皇叔揚王顥生日禮物口宣》《賜皇弟大寧郡王佖生日禮物口宣》《賜皇弟祚國公偲生日禮物口宣》《賜皇弟咸寧郡王俁生日禮物口宣》《賜建安郡王宗綽生日禮物口宣》《賜皇叔荊王頵生日禮物口宣》《賜嗣濮王宗暉生日禮物口宣》《賜皇弟遂寧郡王佶生日禮物口宣》《賜皇弟普寧郡王似生日禮物口宣》《賜濟陽郡王曹佾生日禮物口宣》。是宋時親王等生日，均有賜禮物之例，不特宰相也。

陳思王植

陳思王植，初封臨菑侯，聞魏氏代漢，發服悲哭，文帝恨之。〔原注〕《魏志·蘇則傳》。司馬順，〔原注〕字子忠。宣王第五弟通之子，初封習陽亭侯。〔原注〕《魏志·杜恕傳》注引《晉書》作龍陽。及武帝受禪，歎曰：「事乖唐虞，而假爲禪名。」遂悲泣。由是廢黜，徙武威姑臧縣。雖受罪流放，守意不移而卒。滕王瓚，隋高祖母弟。周宣帝崩，高祖入禁中，將總朝政。瓚聞召，不從，曰：「作隨國公恐不能保，何乃更爲族滅事邪！」廣王全昱，全忠之兄。全忠稱帝，與宗戚飲博於宮中。酒酣，全昱忽以投瓊擊盆中迸散，睨帝曰：「朱三，汝本碭山一民，從黄巢爲盜。天子用汝爲四鎮節度使，富貴極矣，奈何一旦滅唐三百年社稷，自稱帝王！行當族滅，奚以博爲！」帝不懌而罷。夫天人革命，而中心弗願者，乃在於興代之懿親，其賢於裸將之士、勸進之臣遠矣。

降臣

《記》言：「孔子射于矍相之圃，賁軍之將、亡國之大夫不入。」《説苑》言：「楚伐陳，陳西門燔，使其降民脩之。孔子過之，不軾。」《戰國策》安陵君言：「先君手受太府之憲，憲之上篇曰：『國雖大赦，降城亡子不得與焉。』」〔原注〕注：「以城降人及亡人之子。」下及漢、魏，而馬日磾、于禁之流至於嘔血而終，不敢靦於人世，時之風尚，從可知矣。後世不知此義，而文章之士多護李陵，智計之家或稱譙叟。此説一行，則國無守臣，人無植節，反顔事讎，行若狗彘而不之媿也。何怪乎五代之長樂老，序平生以爲榮，滅廉恥而不顧者乎！《春秋》僖十七年「齊人殲于遂」，❶《穀梁傳》曰：「無遂則何以言遂？其猶存遂也。」故王蠋死而田單復齊，弘演亡而桓公救衛，此足以樹人臣之鵠，而降城

---

❶「僖」，下引文在《春秋》莊公十七年，應作「莊」。

亡子不齒於人類者矣。〔原注〕今浙江紹興府有一種人，謂之惰民，世爲賤業，不敢與齊民齒。志云：其先是宋將焦光瓚部曲，以叛宋降金被斥。

楚、漢之際有鄭君，〔原注〕見《史記·鄭當時傳》，失其名。嘗事項籍。籍死，屬漢高祖，悉令諸籍臣名籍，〔原注〕謂不稱項王而斥其名。鄭君獨不奉詔。於是盡拜名籍者爲大夫，而逐鄭君。金哀宗之亡，參政張天綱見執於宋，有司令供狀，書金主爲「虜主」。天綱曰：「殺即殺，焉用狀爲！」有司不能屈，聽其所供。天綱但書「故主」而已。嗚呼，豈不賢於少事僞朝者乎！

唐肅宗至德三年正月大赦，詔：「自開元已來，宰輔之家不爲逆賊所污者，與子孫一人官。」

本朝

古人謂所事之國爲「本朝」。魏文欽降吴，表言：「世受魏恩，不能扶翼本朝，抱媿俛仰，靡所自厝。」又如吴亡之後，而蔡洪與刺史周浚書，言「吴朝舉賢良」是也。❶《顔氏家訓》：「先君、先夫人皆未還建業舊山，旅葬江陵東郭。〔原注〕之推父協，梁湘東王府記室參軍。承聖末，啟求揚都，欲營遷厝。蒙詔賜銀百兩，已於揚州小郊卜地燒塼。值本朝淪没，流離至此。」之推仕歷齊、周及隋，而猶稱梁爲本朝，蓋臣子之辭無可移易，而當時上下亦不以爲嫌者矣。〔楊氏曰〕漢時掾史亦謂郡治爲本朝。

❶「吴」，據張京華《日知録校釋》，雍正鈔本、北大鈔本作「本」。

《舊唐書》，劉昫譔。昫爲石晋宰相，而其《職官志》稱唐曰「皇朝」，曰「皇家」，曰「國家」，《經籍志》稱唐曰「我朝」。〔楊氏曰〕昫于廢帝時監修國史，所謂國史者，《唐書》也。

宋胡三省注《資治通鑑》，書成於元至元時。注中凡稱宋，皆曰「本朝」，曰「我宋」，其釋地理皆用宋州縣名。惟一百九十七卷「蓋牟城」下注曰「大元遼陽府路」；「遼東城」下注曰「今大元遼陽府」；二百六十八卷「順州」下曰「大元順州，領懷柔密雲二縣」；二百八十六卷「錦州」下曰「陳元靚曰：大元於錦州置臨海節度，領永樂、安昌、興城、神水四縣，屬大定府路」；二百八十八卷「建州」下曰「陳元靚曰：大元建州，領建平、永霸二縣，屬大定府路」。以宋無此地，不得已而書之也。

書前代官

陶淵明以宋元嘉四年卒，而顔延之身爲宋臣，乃其作誄，直云「有晋徵士」。真定府《龍藏寺碑》，隋開皇六年立，其末云「齊開府長兼行參軍九門張公禮譔」。齊亡入周，周亡入隋，而猶書齊官。韓偓自書《裴郡君祭文》，書「甲戌歲」，書「前翰林學士承旨銀青光禄大夫行尚書户部侍郎知制誥昌黎縣開國男食邑三百户韓偓」。是歲朱氏簒唐已八年，猶書唐官而不用梁年號。《宋史·劉豫傳》：「豫改元阜昌，朝奉郎趙俊書甲子，不書僭年，豫亦無如之何。」

日知録集釋卷十四

崑山顧炎武著　嘉定後學黄汝成集釋

兄弟不相爲後

商之世，兄終弟及，故十六世而有二十八王。如仲丁、外壬、河亶甲，兄弟三王；陽甲、盤庚、小辛、小乙，兄弟四王。未知其廟制何如。《商書》言七世之廟，賀循謂：「殷世有二祖三宗，若拘七室，則當祭禰而已。」〔原注〕徐邈亦云：「若兄弟昭穆者，設兄弟六人爲君，至其後世，當祀不及祖禰。」〔莊侍郎曰〕親親尊尊，教之大者，罔非天嗣；典祀豐于禰。知自仁率親，而不知自義率祖，以親親害尊尊也。王爲下士之式，先害尊尊之義，則民將安倣哉！禮俗不刑，義德遂替，此不可不正之事也。以此知古，以此察今，明世宗實隕厥元命矣。〔孫兵備曰〕《高宗肜日》：「罔非天胤，典祀無豐于昵。」昵謂禰廟也。天胤，猶言天之子，言陽甲已來，先王有不永年者，既嗣天位，即爲天胤。殷自祖丁之後，陽甲至小乙，皆兄弟相及。盤庚既不爲陽甲立廟，小辛繼世，又值殷衰，未能修復廟祀。高宗繼父小乙，居喪盡禮，其于父廟，祀亦必豐，而世父之廟不序，猶承盤庚之失。故于祭成湯之明日，有雉雊之祥，既感祖己之言，乃修建寢廟。《喪服四制》云：「禮廢而復起。」《尚書大傳》云：「武丁思先王之政，繼絶世。」是殷時至高宗始有興廢之事，如《殷武》詩所言「寢成孔安」也。《唐書·禮樂志》：「自憲宗、穆宗、敬宗、文宗四世祔廟，睿、玄、肅、代以次遷。至武宗崩，德宗以次當遷，而於世次爲高祖，禮官始覺其非，以謂兄弟不相爲後，不得爲昭穆，乃議復祔代宗。而議者言：『已祧之主，不得復入太廟。』禮官〔原注〕舊史亦但言禮儀使，不載其名。曰：『昔晉元、明之世，已遷豫章、潁川，〔原注〕豫章府君，宣帝之曾祖。潁川府君，宣帝之祖。惠帝崩，遷豫章。元帝即位江左，升懷帝，又遷潁川。位雖七室，其實五世，蓋從刁協「以兄弟爲世數」故也。後皆復祔。〔原注〕元帝時，已遷豫章、潁川，尋從温嶠議，復故。明帝崩，又遷潁川，簡文帝立，復故。此故事也。』議者又言：『廟室有定數，而無後之主，當置别廟。』〔原注〕開元初，奉中宗别廟，升睿宗爲第七室。禮官曰：『晉武帝時，景、文同廟，廟雖六代，其實七主，至元帝、明帝，廟皆十室。故賀循曰：廟以容主爲限，而無常數也。』於是復祔代宗，而以敬宗、文宗、武宗同爲一代。」〔沈氏曰〕「廟以容主爲限」，「廟」下當有「室」字。

何休解《公羊傳》文公二年「躋僖公」，謂：「惠公與莊公當同南面西上，隱、桓與閔、僖當同北面西上。」據大祫如此，則廟中昭穆之序亦從之而不易矣。〔楊氏曰〕以左氏「躋僖公」《傳》攷之，則兄弟相爲後。

鄞萬斯大本之立説，謂：「廟制當一準《王制》之言，太祖而下，其爲父死子繼之常也，則一廟一主，三昭三穆而不得少。其爲兄弟相繼之變也，則同廟異室，亦三昭三穆而不得多。觀《考工記・匠人營國》所載，世室明堂皆五室，則知同廟異室，古人或已有通其變者，正不可指爲後人之臆見也。」《記》曰：「協諸義而協。」則禮雖先王未之有，可以義起也。然則賀循之論，可爲後王之式矣。

立叔父

《左傳》昭十九年：「鄭駟偃卒，生絲，弱。其父兄立子瑕。」〔原注〕子游叔父駟乞。子産對晋人，謂「私族於謀而立長親」。是叔父繼其兄子。唐宣宗之爲皇太叔，蓋昉於此矣。〔楊氏曰〕宣宗之立，宦官爲之耳。彼小人，何所考于故事哉。

繼兄子爲君

晋元帝大興三年正月乙卯詔曰：「吾雖上繼世祖，然於懷、愍皇帝皆北面稱臣。今祠太廟，不親執觴酌，而令有司行事，於情理不安。」乃行親獻。可謂得《春秋》之意者矣。

太上皇

《秦始皇本紀》：「追尊莊襄王爲太上皇。」是死而追尊之號，猶周曰「太王」也。漢則以爲生號，而後代並因之矣。

《曲禮》：「已孤暴貴，不爲父作謚。」或舉武王爲難，鄭康成答趙商曰：「周道之基，隆於二王，功德繇之，王迹興焉，不可以一概論也。若夏禹、殷湯，則不然矣。」據此，則漢高帝於太上皇尊而不謚，乃爲得禮。其追尊先媪爲昭靈夫人，當亦號而非謚也。

皇伯考

魏孝莊帝追尊其父彭城武宣王爲文穆皇帝，廟號肅祖，母李妃爲文穆皇后。將遷神主於太廟，以高祖爲「伯考」。臨淮王彧表諫曰：「漢祖創業，香街有太上之廟；光武中興，南頓立舂陵之寢。元帝之於光武，疏爲絶服，猶身奉子道，入繼大宗。高祖之於聖躬，親實猶子，陛下既纂洪緒，豈宜加伯考之名？且漢宣之繼孝昭，斯乃上後叔祖，豈忘宗承考妣，蓋以大義所奪。及金德將興，宣王受寄，自兹而降，世秉盛權，❶景、文二王，實傾曹氏，故晋武繼文祖宣，於景王有伯考之稱。以今類古，恐或非儔。又臣子一例，義彰舊典，祫禘失序，致譏前經。高祖德溢寰中，道超無外，肅祖雖勳格宇宙，猶曾奉贄稱臣。穆皇后稟德坤元，復將配享乾位，此乃君臣並筵，嫂叔同室，歷觀墳籍，未有其事。」又表言：「爰自上古，迄於下葉，崇尚君親，褒明功懿，乃有皇號，終無帝名。若去帝稱皇，求之古義，少有依準。」不納。先朝嘉靖中，追崇之典與此正同。襲典午之稱名，用孝莊之故事，蓋并非張、桂諸臣之初意矣。〔沈氏曰〕《通鑑》：「晋元帝太興二年詔：『琅邪恭王宜稱皇考。』賀循曰：『禮，子不敢以己爵加于父。』乃止。」此前漢師丹引禮以爲言，而哀帝不聽者。

---

❶ 「盛」，《魏書·元彧傳》作「威」。

除去祖宗廟謚

漢惠帝從叔孫通之言，郡國多置原廟。元帝時，貢禹以爲不應古禮。永光四年，下丞相韋玄成等議，以「《春秋》之義，父不祭於支庶之宅，君不祭於臣僕之家，王不祭於下土諸侯，請勿復修」，奏可，因罷昭靈后、武哀王、昭哀后、衛思后、戾太子、戾后園，皆不奉祠。後魏明元貴嬪杜氏，魏郡鄴人，生世祖，及即位，追尊爲穆皇后，配享太廟，又立后廟於鄴。高宗時，相州刺史高閭表修后廟。詔曰：「婦人外成，理無獨祀，陰必配陽以成天地，未聞有莘之國，立太姒之饗。此乃先皇所立，一時之至感，非經世之遠制，使可罷祀。」是古人罷祖宗之廟而不以爲嫌也。王莽尊元帝廟號高宗，成帝號統宗，平帝號元宗，中興皆去之。後漢和帝號穆宗，安帝號恭宗，順帝號敬宗，桓帝號威宗，桓帝尊母梁貴人曰恭懷皇后，安帝尊祖母宋貴人曰敬隱皇后，順帝尊母李氏曰恭愍皇后。獻帝初平元年，左中郎將蔡邕議：「孝和以下，政事多釁，權移臣下，嗣帝殷勤，各欲褒崇至親而已。臣下懦弱，莫能執正。據禮，和、安、順、桓四帝不宜稱宗，又恭懷、敬隱、恭愍三皇后並非正嫡，不合稱后，皆請除尊號。」制曰「可」。唐高宗太子弘，追謚孝敬皇帝，廟號義宗。開元六年，將作大匠韋湊上言：「準禮，不合稱宗。」於是停義宗之號。是古人除祖宗之號而不以爲忌也。後世浮文日盛，有增無損。德宗初立，禮儀使、吏部尚書顏真卿上言：「上元中，政在宮壼，始增祖宗之謚。玄宗末，姦臣竊命，列聖之謚有加至十一字者。按周之文、武，言文不稱武，言武不稱文，豈盛德所不優乎，蓋稱其至者故也。故謚多不爲褒,少不爲貶。今列聖謚號太廣,有踰古制,請自中宗以上,皆從初謚,睿宗曰聖真皇帝,玄宗曰孝明皇帝,肅宗曰孝宣皇帝,以省文尚質,正名敦本。」上命百官集議,儒學之士皆從真卿議。〔楊氏曰〕其本文曰「宜上高祖爲武皇帝,太宗爲文皇帝,高宗爲天皇大帝,中宗爲孝和皇帝,睿宗爲聖真皇帝。其二聖謚名字數太廣,臣愚謹擇其美稱而正之」云云。言二聖者,謂玄、肅也。獨兵部侍郎袁傪,官以兵進,奏言陵廟玉册木主皆已刊勒,不可輕改,事遂寢。不知陵中玉册所刻乃初謚也。自此宗廟之廣,謚號之繁,沿至本朝,遂成故典,而人臣不敢議矣。

稱宗之濫,始於王莽之三宗;稱祖之濫,始於曹魏之三祖。唐王彦威所謂「叔世亂象,不可以訓」者也。

漢人追尊之禮

太上皇,高帝父也,皇而不帝。〔原注〕師古曰:「皇,君也。天子之父,故號曰皇,不預治國,故不言帝也。」又引蔡邕曰:「不言帝,非天子也。」戾太子、悼皇考,孝宣之祖若父也,太子、皇考而不帝。春陵節侯、鬱林太守、鉅鹿都尉、南頓令,光武之高、曾若祖、父也,侯而不帝,太守、都尉而不帝,君而不帝。此皆漢人近古。而作俑者,定陶共皇一議也。

謚法

孝宣即位，思戾、悼之名，不爲隱諱，亦無一人更言泉鳩里事，此見漢人醇厚。後代因之，而恩怨相尋，反復之報，中於國家者多矣。〔楊氏曰〕戾園之事，去孝宣即位已十七八年，又其一時大臣皆已坐死，反復之報，將於何施？此非知情勢之言。

季孫問於榮駕鵝曰：「吾欲爲君謚，使子孫知之。」對曰：「生弗能事，死又惡之，以自信也，將焉用之？」乃止。然謚之曰昭，亦但取其習於威儀爾。《謚法》：「容儀恭美曰昭。」按周之昭王，南征不復，晉昭侯、鄭昭公、宋昭公、蔡昭侯，皆見弒於其臣，是昭非饗國克終之謚也。此外齊、晉、曹、許皆有昭公，亦無可稱，而周之甘昭公以罪見殺，至楚昭王、燕昭王、秦昭襄王、漢孝昭帝，始以爲美謚，而唐之昭宗亦見弒。〔雷氏曰〕《謚法》本《周書》篇名，自周公制謚，作此一篇，垂憲于後。漢、魏以來，悉損益而遵用之。兩晉以前言謚法者十一家，《世本》《竹書》《大戴禮》《今文尚書》《白虎通》《廣謚》《獨斷》劉熙、《乘輿》《春秋》《帝王世紀》是也，實皆本于《周書》。沈約《謚例序》謂：「《大戴禮》及《世本》謚法，約時已亡其篇，唯取《周書》及劉熙《謚法》《廣謚》舊文，以《乘輿》《世紀》之異者爲書。」是隱侯所采者止及五家。《通考》謂：「賀琛《謚法》四卷，取周公舊謚及沈約所廣，曰新謚者，琛所增也。」則賀氏又止取二家。蘇氏承詔編定《謚法》，于晉以前取周公、《春秋》《廣謚》三家，益以沈約、賀琛、扈蒙，爲《六家謚法》，于古法蓋多所損益矣。今案《周公謚法》雖見《周書》，以爲後人所亂，故《困學紀聞》所載與今本之文迥殊。蘇氏亦謂周公之書反取賀琛新法而載之。

《戴記》《春秋》此篇雖佚，《白虎通》引《禮記·謚法》六條，《通鑑·唐紀》注引《禮記·謚法》一條，有堯、舜二謚，馬融書注亦稱之。馬注又云：「俗儒以湯爲謚，以禹爲名，然皆不在《謚法》。」蓋漢時《戴記》列于學官，故經傳可取以爲訓。湯與桀、紂三謚，乃《廣謚》所增，不見于《戴記》，故斥曰俗儒也。後《獨斷》取桀、紂，《釋例》取湯，故《路史》云：「杜預取《周書·謚法》，納之《釋例》，增之以湯，世謂之《春秋謚法》。」即今《史記正義》所載者是已。《史記集解》引禹爲謚，其《乘輿》《世紀》之説歟？

追尊子弟

古人主但有追尊其父兄，無尊其子弟者，唯秦文公太子卒，賜謚爲竫公，唐代宗追謚其弟故齊王倓爲承天皇帝。

内禪

《左傳》：「晉景公有疾，立太子州蒲爲君，會諸侯伐鄭。」《史記》：「趙武靈王傳國於子惠文王，自稱主父。」此内禪之始。

《竹書紀年》：「夏帝不降五十九年，遜位于弟扃。帝扃十年，帝不降陟。」然不可考矣。

御容

唐玄宗於别殿安置太宗、高宗、睿宗御容，每日侵早，具服朝謁。〔原注〕見《册府元龜》城門郎獨孤晏奏。此今日奉先殿之所自立也。宗廟之禮，人臣不敢輕議。然竊以爲兩廟二主，非嚴敬之義。蓋《唐書》所謂王璵「緣生事亡」，〔原注〕《韋彤傳》。而未察乎神人之道者乎？

封國

唐、宋以下，封國但取空名，而不有其地。明代亦然。❶然名不可不慎，趙府有江寧王，代府有溧陽王，遼府有句容王，韓府有高淳王，而楊洪封昌平伯，石亨、李偉封武清伯，張輗封文安伯，曹義封豐潤伯，施聚封懷柔伯，金順、羅秉忠封順義伯，谷大亮封永清伯，蔣輪封玉田伯，此皆赤畿縣名，而以爲諸王臣下之封，何也？《南齊書》：「文惠太子子昭秀封臨海郡王，通直常侍庾曇隆啟曰：『周定雒邑，天子置畿内之民；漢都咸陽，三輔爲社稷之衛。中晉南遷，事移威弛，近郡名邦，多有國食。宋武創業，依擬古典，神州部内，不復別封。而孝武末年，分樹寵子，苟申私愛，有乖訓準。隆昌之元，特開母弟之貴，竊謂非古。聖明御寓，禮舊爲先，畿内限斷，宜遵昔制，賜茅授土，一出外州。』遂改封昭秀爲巴陵王。」當時臨海郡屬揚州，王畿故也。豈有以神皋赤縣之名而加之支庶者乎？

宋時封國大小之名，皆有準式。而陸務觀謂：「曾子開封曲阜縣子，謝任伯封陽夏縣伯。曲

---

❶「明代」，據《校記》，鈔本作「本朝」。

阜，今仙源縣。夏陽，今城父縣。方疏封時已無此二縣，以爲司封之失職。」有明則草略殊甚，❶即郡王封號，而或以府，或以州，或以縣，或以古縣，或但取美名，初無一定之例。名之不正，莫甚於此。❷

乳　母

《舊唐書》：「哀帝天祐二年九月，内出宣旨：『妳婆楊氏，可賜號昭儀；妳婆王氏，可封郡夫人；第二妳婆王氏，先帝已封郡夫人，今準楊氏例改封。』中書門下奏曰：『臣聞周制宫職，夫人只列三人。漢氏後宫之號十有四位，元帝特置昭儀，位視丞相，爵比諸侯王。至於列妾，縱稱夫人，亦無裂土割郡之號。以胡組、郭徵卿保養宣帝之功，子孫但受厚賞，而無封爵。後漢順帝封阿母宋氏爲山陽君，則致漢陽地震。安帝封乳母王聖爲野王君，亦致地震京師。晋室中興，乳母阿蘇有保元帝之功，賜號保聖君，初非爵邑，但擇美名。至高齊陸令萱，以乾阿妳授封郡君，尋亂制度。中宗神龍元年封乳母于氏爲平恩郡夫人，景龍四年封尚食高氏爲蓨國夫人，封爵之失始自於此。後睿宗下詔，封玄宗乳母蔣氏爲吴國夫人，莫氏爲燕國夫人。歷載以來，寖爲訛弊。伏以陛下重興寶運，

❶「有明」，據《校記》，鈔本作「本朝」。
❷「此」，據《校記》，鈔本作「今代」。

再闡丕圖，奉高祖、太宗舊章，行往代賢君故事。今則宣授乳母爲郡夫人，竊意四海九州之内，有功勞安社稷者，得不對室家而慙於所命之爵乎？臣等參詳妳婆楊氏、王氏，雖居濕推燥，並彰保養之勤，而胙土分茅，且異疏封之例。況昭儀内侍燕寢，位列宫嬪，夫人則亞列妃嬙，供奉左右，豈可以嬪御之號，增榮於阿保？揆之典禮，良有乖違。其楊氏望賜號安聖君，王氏望賜號福聖君，第二王氏望賜號康聖君。』從之。」〔原注〕參用《册府元龜》。當國命贅旒、權臣問鼎之日，而執議若此！有明自永樂中封乳母馮氏爲保聖賢順夫人，❶〔原注〕《實録》：「永樂七年三月戊辰，遣官祭乳母保聖賢順夫人馮氏。」列宗因之，遂爲成例。而奉聖夫人客氏，遂與魏忠賢表裏擅權，甚於漢之王聖矣。

聖節

《舊唐書》：「太宗貞觀二十年十二月癸未，上謂司徒長孫無忌等曰：『今日是朕生日，世俗皆爲歡樂，在朕翻成傷感。今君臨天下，富有四海，而承歡膝下，永不可得，此子路所以有負米之恨也。《詩》云：「哀哀父母，生我劬勞。」奈何以劬勞之日，更爲宴樂乎！』因泣數行下，左右皆悲。」其時無所謂聖節也。「玄宗開元十七年八月癸亥，上以降誕日，宴百寮於花萼樓下。百寮表請『以每年八月五日爲千秋節，王公以下獻鏡及承露囊，天下諸州咸令宴樂，休假三日，仍編爲令』。從之。

❶ 「有明」，據《校記》，鈔本作「本朝」。

十八年閏六月辛卯，禮部奏請：千秋節休假三日，及村閭社會，竝就千秋節先賽白帝，報田祖，然後坐飲散之。八月丁亥，上御花萼樓。以千秋節百官獻賀，賜四品已上金鏡、珠囊、縑彩，五品已下束帛有差。上賦八韻詩，又制《秋景》詩。」此節名、酺宴之所起也。〔原注〕杜甫詩「自罷千秋節，頻傷八月來」，謂此。《新唐書·禮樂志》：「千秋節者，玄宗以八月五日生，因以其日名節，而君臣共爲荒樂。當時流俗，多傳其事以爲盛。其後巨盜起，陷兩京，自此天下用兵不息，而離宫苑囿，遂以荒堙。獨其餘聲遺曲傳人間，聞者爲之悲涼感動。蓋其事適足爲戒，而不足考法，故不復著其詳。」肅宗上元二年九月甲申，天成地平節，〔原注〕史不書置節年月。上於三殿置道場，以宫人爲佛、菩薩，力士爲金剛、神王，召大臣膜拜圍繞。自後相沿，以爲故事。命沙門、道士講論於麟德殿。德宗貞元十二年，復命以儒士參之。此齋醮之所起也。〔原注〕《册府元龜》：「開元二十三年八月癸巳，千秋節，命諸學士及僧道講論三教同異。」則玄宗時先行之。代宗永泰二年十月，上降誕日，諸道節度使獻金帛、器用、珍玩、名馬計二十餘萬。自是歲以爲常，後增至百餘萬。此進獻之所起也。穆宗元和十五年七月乙巳勑：「以今月六日是朕載誕之辰，奉迎皇太后於宫中上壽，其日百寮命婦宜於光順門進名參賀。」宰臣以古無降誕受賀之禮，奏罷之。〔原注〕《韋綬傳》：「綬以七月六日是穆宗載誕節，請以是日百官詣光順門賀太后，然後上皇帝壽。」從之。宰臣奏古無生日稱賀之儀，其事遂寢。」元稹《長慶集》有《賀降誕日德音狀》。考《册府元龜》，次年長慶元年七月庚子，仍行此禮，而史遺之也。又云：「敬宗寶曆元年六月，勑停此禮。」文宗太和七年十月壬辰，上降誕日，僧徒、道士講論於麟德殿。翼日，御延英，上謂宰臣曰：「降誕日設齋，相承已久，未可便革。朕雖置齋會，惟對王源中等暫入殿。〔原注〕源中爲翰林學士。至僧道講論，都不臨聽。」宰臣路隨等奏：「誕日齋會，本非中國教法。臣伏見開元十七年張説、源乾曜請以誕日爲千秋節，内外宴樂，以慶昌期，頗爲得禮。」上深然之。宰臣因請以十月十日爲慶成節，從之。開成二年九月甲申詔曰：「慶成節，朕之生辰，天下錫宴，庶同歡泰，不欲屠宰，用表好生。自今會宴蔬食，任陳脯醢，永爲常例。」又敕：「慶成節，宜令京兆尹準上巳、重陽例，於曲江會文武百寮，其延英奉觴權停。」〔原注〕太和九年，浚曲江作紫雲樓，仍許公卿士大夫之家於江頭立亭館。自是武宗爲慶陽節，宣宗爲壽昌節，懿宗爲延慶節，僖宗爲應天節，昭宗爲嘉會節，哀帝爲乾和節。〔原注〕並《册府元龜》。然則此禮剏於玄、文二宗，成於張説、源乾曜、路隨三人之奏，而後遂編於令甲，傳之百代矣。〔楊氏曰〕宋、遼、金無帝不節。

《册府元龜》載：開元十七年，尚書左丞相源乾曜、右丞相張説率文武百官等上表曰：「臣聞聖人出則日月記其初，王澤深則風俗傳其後。故少昊著流虹之感，商湯本玄鳥之命；孟夏有佛生之供，仲春修道祖之籙。追始樂原，其義一也。伏惟開元神武皇帝陛下，二氣合神，九龍浴聖，清明總於玉露，爽朗冠於金天。月惟仲秋，日在端午，常星不見之夜，祥光照室之期。羣臣相賀曰：『誕聖之辰也，焉可不以爲嘉節乎？』比夫曲水禊亭，重陽射圃，五日綵線，七夕粉筵，豈同年而語也！臣等不勝大願，請以八月五日爲千秋節，著之令甲，布於天下，咸令宴樂，休假三日。羣臣以是日獻甘露醇酎，上萬歲壽酒，王公戚里進金鏡綬帶，士庶以絲結承露囊，更相遺問，村社作壽酒宴樂，名爲賽白帝，報田神。上明玄天光啟大聖，下彰皇化垂裕無窮。異域占風，同見美俗。」帝手詔報曰：

「凡是節日，或以天氣推移，或因人事表記。八月五日，當朕生辰，感先聖之慶靈，荷皇天之眷命。卿等請爲令節，上獻嘉名，勝地良游，清秋高興，百穀方熟，萬寶以成。自我作古，舉無越禮；朝野同歡，是爲美事。依卿來請，宣付所司。」〔原注〕路隨奏不録。

《太祖實録》：「洪武五年八月庚辰，罷天下進賀聖節、冬至表箋。上曰：『正旦爲歲之首，天運維新，人君法天出治，臣下進表稱賀，禮亦宜之。生辰、冬至，於文繁矣。昔唐太宗謂生辰是父母劬勞之日，況朕皇考、皇妣早逝，每於是日，不勝悲悼，忍受天下賀乎？宜皆罷之。』自是每聖節之日，齋居素食，不受朝賀。十三年七月，韓國公李善長等累表上請，然後許之。其年九月乙巳，上御奉先殿受朝賀，宴羣臣於謹身殿。歲以爲常。」然而不受獻，不賦詩，不賜酺，不齋醮，則聖諭所云「勉從中制」者也。

君喪

世謂漢文帝之喪，以日易月。考之於史，但行於吏民，而未嘗概之臣子也。詔曰：「令到，吏民三日釋服。」天子之喪當齊衰三月，而今以三日，故謂之以日易月也。又曰：「殿中當臨者，旦夕各十五舉音。已下，服大紅十五日，小紅十四日，纖七日，釋服。」已下者，下棺，謂已葬也。自始崩至於葬，皆衰。及葬已，而大功，而小功，而纖，以示變除之漸。自始崩至於葬，既無定日，〔原注〕劉攽曰：「文帝制此喪服，斷自已葬之後，其未葬之前，則服斬衰。漢諸帝自崩至葬，有百餘日者，未葬則服不除矣。

後世遂以日易月，又不通計葬之日，皆大謬也。」而已葬之後，變爲輕服，則又三十六日。總而計之，則亦百餘日矣。此所以制其臣子者，未嘗以日易月也。至於臣庶之喪，不爲制禮，而聽其自行，或厚或薄。〔原注〕《魏其武安傳》言：「欲以禮爲服制，以興太平。」是知漢初未立服制。然三年之喪，其能行者鮮矣。〔原注〕《孟子·滕文公》：「定爲三年之喪。父兄百官皆不欲，曰：『吾宗國魯先君莫之行，吾先君亦莫之行也。』」是喪紀之廢已久。史書所記公孫弘後母卒，服喪三年。〔原注〕《史記》本傳。哀帝時，河間王良喪太后三年，爲宗室儀表，益封萬户。〔原注〕《漢書·本紀》。原涉父死，行喪冢廬三年，繇是顯名京師。〔原注〕《游俠傳》。銚期父卒，服喪三年。韋彪父母卒，哀毁三年，不出廬寢，服竟，羸瘠骨立。〔原注〕並《後漢書》本傳。鮑昂處喪，毁瘠三年，服闋，遂潛於墓次。〔原注〕《鮑永傳》。薛包爲父及後母行六年服，喪過乎哀。〔原注〕《劉趙淳于傳》。此從其厚者矣。翟方進後母終，既葬三十六日，除服，起視事，以爲身備漢相，不敢踰國家之制。〔原注〕《漢書》本傳。此從其薄者矣。東海王臻及弟蒸鄉侯儉，母卒，皆吐血毁眥，至服練紅，追念初喪父，幼小，哀禮有闕，因復重行喪制。〔原注〕《後漢書》本傳。袁紹生而父死，弱冠，除濮陽長，遭母喪，服竟，又追行父服，凡在冢廬六年。〔原注〕《三國志》注引《英雄記》。《後漢書》同。此失之前而追行於後者矣。薛宣爲丞相，弟修爲臨菑令，後母病死，修去官持服，宣謂修「三年服，少能行之者」，兄弟相駁，不可，修遂竟服。此一門之内而厚薄各從其意者矣。〔原注〕《漢書》本傳。然而哀帝綏和二年，詔博士弟子父母死，予寧三年。〔原注〕師古曰：「寧謂處家持喪服。」《漢書·本紀》。而應劭言：「漢律，不爲親行三年服，不得選舉。」〔原注〕《揚雄傳》注。是其所以訓之臣庶者，未嘗不以三年爲制也。若夫君喪之禮，自戰國以來，固已久廢。文帝乃特著之爲令，以干百姓之譽，而反以蒙後代無窮之譏。〔原注〕平帝時，王莽令吏六百石以上皆服喪三年。至唐玄宗、肅宗之喪，遂改爲初崩之後二十七日。〔原注〕《唐書・崔祐甫傳》載常衮之議云：「禮爲君斬衰三年，漢文帝權制三十六日。我太宗文皇帝崩，遺詔亦三十六日。羣臣不忍既葬而除，略盡四月。高宗崩，如漢故事。武太后崩，亦然。及玄宗、肅宗崩，始變天子喪爲二十七日。」蓋變而逾短，而亦不無追咎夫漢文之作俑矣。

《晉書・羊祜傳》：「文帝崩，祜謂傅玄曰：『三年之喪，雖貴遂服，自天子達。漢文除之。今主上天縱至孝，雖奪服，實行喪禮。若因此革漢、魏之薄，而興先王之法，不亦善乎？』玄曰：『漢文以末世淺薄，不能行國君之喪，故因而除之。除之數百年，一旦復古，難行也。』祜曰：『不能使天下如禮，且使人主遂服，不猶善乎？』玄曰：『此爲有父子而無君臣，三綱之道虧矣。』祜乃止。」傅玄之言，所謂「禦人以口給」者也，不能緣人主之孝思善推其所爲，以立一王之制，而徒以徇流俗之失。未幾而賈后殺姑，劉、石更帝，❶豈非詒謀之不裕哉。

後秦姚興母虵氏卒，興哀毁過禮，不親庶政。羣臣請依漢、魏故事，既葬即吉。尚書郎李嵩上疏言：「既葬之後，應素服臨朝，率先天下仁孝之舉也。」興從之。若傅玄、羊祜〔沈氏曰〕元本作杜預。之見，其不及姚興之臣遠矣。

---

❶「劉石」，據《校記》，鈔本作「五胡」。

宋神宗崩，范祖禹上疏論喪服之制，曰：「先王制禮，君服同於父，斬衰三年，蓋恐爲人臣者不以父事其君。自漢以來，不惟人臣無服，人君遂不爲三年之喪。國朝自祖宗以來，外廷雖用易月之制，宫中實行三年服。君服如古典，而臣下猶依漢制。故十二日而小祥，期而又小祥；二十四日而大祥，再期而又大祥。〔原注〕按此唐制，非漢制，范誤。既以日爲之，又以月爲之，此禮之無據者也。古者，再期而大祥，中月而禫。禫，祭之名，非服之色，今乃爲之慘服三日然後禫，此禮之不經者也。服既除，至葬又服之。祔廟後即吉，纔八月，而遽純吉，無所不佩，此又禮之無漸者也。朔望羣臣朝服以造殯宫，是以吉服臨喪；人主衰服在上，是以先帝之服爲人主之私喪，此二者皆禮之所不安也。」寧宗小祥，詔羣臣服純吉，真德秀争之曰：「自漢文帝率情變古，惟我孝宗衰服三年，朝衣朝冠皆以大布，惜當時不并定臣下執喪之禮，此千載無窮之憾。孝宗崩，從臣羅點等議，令羣臣易月之後未釋衰服，惟朝會治事權用黑帶公服，時序仍臨慰，至大祥始除。侂冑枋政，始以小祥從吉。且帶不以金，鞓不以紅，佩不以魚，鞍韉不以文繡，此於羣臣何損？朝儀何傷？」議遂止。然迄未有能酌三代聖王之遺意，而立爲中制者。

楊用修曰：「《舜典》：『二十有八載，帝乃殂落，百姓如喪考妣。』三年，百姓有爵命者也。爲君斬衰三年，禮也。『四海遏密八音』，禮不下庶人，且有農畝、服賈、力役之事，豈能皆服斬衰，但遏密八音而已。此當時君喪禮制。」

朱子作《君臣服議》曰：「古之所謂『方喪三年』者，蓋曰比方於父母之喪云爾。蓋事親者，親死而致喪三年，情之至，義之盡也。事師者，師死而心喪三年，謂其哀如父母，而無服，情之至，而義有所不得盡者也。事君者，君死而方喪三年，謂其服如父母，而分有親疏，此義之至，而情或有不至於其盡者也。當參度人情，斟酌古今之宜，分别貴賤親疏之等，以爲降殺之節。且以嫁娶一事言之，則宜自一月之外許軍民，三月之外許士吏，復土之後許選人，祔廟之後許承議郎以下，小祥之後許朝請大夫以下，大祥之後許中大夫以下，各借吉三日。其大中大夫以上，則並須禫祭，然後行吉禮焉。官卑而差遣職事，高者從高，遷官者從新，貶官者從舊。如此則亦不悖於古，無害於今，庶乎其可行矣。」

太倉陸道威〔原注〕世儀。嘗擬爲《君喪五服之圖》，其略謂：「嗣君及勳戚大臣斬衰三年，文武臣一品以下斬衰期年，四品以下斬衰九月，七品以下斬衰五月，士庶人斬衰三月，庶君臣之情不至邈焉相絶，而服有降殺，亦不至悍格難行。」蓋本朱子之意，而實出於魏孝文所云「羣臣各以親疏貴賤遠近爲除服之差，庶幾稍近於古，易行於今」之説。然三代之制，亦未嘗不然。所謂爲君斬衰三年者，諸侯爲天子，卿大夫爲其國君，家臣爲其主，若庶人之爲其國君，但齊衰三月。〔原注〕《白虎通》曰：「王者崩，京師之民喪三月何？民賤，故三月而已。」又曰：「王者崩，臣下服之有先後何？恩有深淺遠近，故制有日月。」《服問》曰：「君爲天子三年，夫人如外宗之爲君也，世子不爲天子服。」注曰：「不服，與畿外之民同。」〔楊氏曰〕此亦如九族服制，諸侯爲天子之子，則大夫乃其孫也，餘以此推之。而諸侯之大夫以時接見乎天子，則繐衰裳，牡麻絰，既葬除之。《雜記》曰：「大夫次於公館以終喪，士練而歸。大夫居廬，士居垔室。」〔原注〕此言國君之喪。《正義》以爲位尊恩重、位卑恩輕之等。《檀弓》曰：「公之喪，諸達官之長杖。」是其所以别親疏、明貴賤者，則固有不同矣。今自天子之外，别無所謂國君，而等威之辨則未嘗有異於古。苟稱情而制服，使三代之禮復見於今日，而人知尊君親上之義，亦厚俗之一端也。〔原注〕朱子曰：「『百官如喪考妣』，❶此其本分。『四海遏密八音』，以禮論之，則爲過也。爲天子服三年之喪，則是畿内，諸侯之國則不然。《禮》：『爲君爲父但服斬衰。』君謂天子、諸侯及大夫之有地者。大夫之邑以大夫爲君，大夫以諸侯爲君，諸侯以天子爲君，各爲其君服斬衰。諸侯之大夫却爲天子服齊衰三月，禮無二斬故也。民則畿内者爲天子齊衰三月，畿外無服。『公之喪，諸達官之長杖。』達官謂通於君得奏事者，各以其長。其長杖，其下者不杖可知。」問：「後世不封建諸侯，天下一統，百姓當爲天子何服？」曰：「三月，天下服。地雖有遠近，聞喪有先後，然亦不過三月。」

喪禮主人不得升堂

濟陽張爾岐言：「今人受弔之位，主人伏哭於柩東，賓入門，北面而弔。拜畢，主人下堂，北面拜賓。相習以爲定位，鮮有知其非者。不知方伏哭柩東時，婦女當在何所乎？女賓至，主人避之否乎？主人避而賓又至，又將何所伏而待乎？既失男女内外之位，又妨主賓拜謝之節。考之《士

❶「官」，影印文淵閣《四庫全書》本《朱子全書》卷三三作「姓」。

喪禮》，主人入坐於牀東，衆主人在其後，西面。婦人俠牀，東面。此未斂以前，主人室中之哭位也。其拜賓則升降自西階，即位於西階東，南面拜之，固已不待賓於堂上矣。及其既斂而殯也，居門外，倚廬，唯朝夕哭，乃入門而奠。其入門也，主人堂下直東序，西面，北上。外兄弟在其南，南上。賓繼之，北上。門東，北面西上。門西，北面東上。西方，東面，北上，主人固不復在堂上矣。所以然者，其時即位於堂，南上者唯婦人，故主人不得升堂也。今主人柩東拜伏之位，正古人主婦之位也。若依周公、孔子之故，未斂以前，則以牀東爲位，既斂而殯，則堂下直東序西面是其位也。主人正位於此，則内外之辨賓主之儀，無適而不當矣。」

《南史》：孔秀之遺令曰：❶「世俗以僕妾直靈助哭，當繇喪主不能淳至，欲以多聲相亂。魂而有靈，吾當笑之。」〔張氏曰〕聞京師之俗，有喪者用僕隸代哭，濟南城中人閒有用之者，名曰「號喪」。蓋誤讀《文公家禮》「代哭」之文而致此謬也。《家禮》本用《儀禮·士喪禮》云「乃代哭，不以官」。鄭注云：「代，更也。孝子始有親喪，悲哀憔悴，防其以死傷生，使之更哭不絶聲而已，人君以官尊卑，士賤以親疏爲之。三日之後，哭無時。《周禮·挈壺氏》：『凡喪，縣壺以代哭。』」

---

❶ 「孔」，據《南史·王秀之傳》，應作「王」。

居喪不弔人

《禮》：「父母之喪不弔人。」情有所專，而不及乎他也。孔子曰：「三年之喪，練，不羣立，不旅行。君子禮以飾情，三年之喪而弔哭，不亦虚乎？」穀梁子曰：「周人有喪，魯人有喪，周人弔，魯人不弔。」天子之喪猶可以不弔，而況朋友故人之喪乎？〔原注〕孔氏曰：「若有服者，則往哭。」或疑末世政重事繁，有喪之人不能不出，獨廢此禮，有所難行，是亦必待既葬卒哭之後，或庶乎其可耳。

像設

古之於喪也有重，於祔也有主以依神，於祭也有尸以象神，而無所謂像也。《左傳》言「嘗於太公之廟，麻嬰爲尸」，《孟子》亦曰「弟爲尸」，而春秋以後，不聞有尸之事。宋玉《招魂》始有「像設君室」之文。尸禮廢而像事興，蓋在戰國之時矣。〔原注〕漢文翁成都石室設孔子坐像，其坐斂蹠向後，屈膝當前，七十二弟子侍於兩旁。

朱子白鹿洞書院只作禮殿，依《開元禮》，臨祭設席不立像。

正統三年，巡按湖廣監察御史陳祚奏：「南嶽衡山神廟，歲久頽壞，塑像剥落，請重修立。依祭祀山川制度，内築壇壝，外立廚庫，繚以周垣，附以齋室，而去其廟宇塑像，則禮制合經，神祇不瀆。」事下禮部，尚書胡濙以爲：「國初更定神號，不除像設，必有明見，難以準行。」今按《鳳陽縣志》言：

洪武三年，詔天下城隍止立神主，稱某府、某州、某縣城隍之神，前時爵號一皆革去。未幾，又令城隍神有泥塑像在正中者，以水浸之，泥在正中壁上，卻畫雲山圖；像在兩廊者，泥在兩廊壁上。千載之陋習，爲之一變。後人多未之知。嘉靖九年，詔革先師孔子封爵塑像，有司依違，多於殿内添砌一牆，置像於中，以塞明詔。甚矣，愚俗之難曉也。

宋文恪〔原注〕訥。《國子監碑》言：「夫子而下，像不土繪，祀以神主，數百年陋習乃革。」❶是則太祖已先定此制，❷獨未通行天下爾。〔汪氏曰〕今曲阜孔林猶有大塑像。又孔氏有畫本，傳是子貢所畫，晋顧凱之重摹，其信然耶？若唐吴道子畫先聖立像、行像及七十二弟子像，杭州府學有石刻，南宋太學之遺也。〔梁氏曰〕一廟之中，或像或主，則歧矣。嘗讀元姚牧庵《汴梁學記》云：「泥像非祀聖人法，後世莫覺其非而爲之。郡異縣殊，不一其狀，短長豐瘠，老少善惡，惟其工之巧拙是隨，就使盡善，亦豈其生時盛德之容？甚非神而明之、無聲無臭之道也。曩長安新廟成，繪六十一人與二十四儒于廡，畫工病其爲面之同，縱人觀之，而擇貴臣圖其上。蓋肖今人之貌，而冠以先賢之名，使過而識者抵掌語曰：『是某也，是某也。』未見其起敬于他日，顧先來不恭于一時。是邦如是，安必他邦之不爲是？一歲再祀，第借位于先賢，以俎豆夫今之人也，其可哉！」〔左暄曰〕后稷廟所鑄金人，明堂四門墉所畫堯、舜、桀、紂，周公抱成王以朝諸侯之圖，見于《家語》。越王命工以良金寫范

❶「陋」，據《校記》，鈔本作「夷」。
❷「太」，據《校記》，鈔本作「聖」。

蠡之狀而朝禮之，見于《國語》。土偶人與桃梗相語之説，見于《國策》。是畫像、塑像、金像、木像，漢以前皆有之。若孔聖之有畫像，其來已久。漢孝景時，太守文翁作石室，刻石像。韓勑《修孔廟後碑》立于桓帝永壽三年，而碑中有「改畫聖像」語。《後漢書・蔡邕傳》：「靈帝光和元年，置鴻都門學，畫孔子及七十二弟子像。」此見于史書及金石之文可考者。至塑像，則不知其所始，或疑肇自魏兗州刺史李仲璇。然興和三年仲璇《修孔子廟碑》第云「修建容像」，則固不自仲璇始矣。明張璁令天下學宫盡撤塑像，論者韙之。而國朝邵長蘅又有《復孔子像議》，恐非。

從祀❶

周、程、張、朱五子之從祀，定於理宗淳祐元年。顏、曾、思、孟四子之配享，定於度宗咸淳三年。自此之後，國無異論，士無異習。歷元至明，先王之統亡，❷而先王之道存，理宗之功大矣。〔原注〕《宋史・贊》言：「身當季運，弗獲大效。後世有以理學復古帝王之治者，考論匡直輔翼之功，實自帝始。」

十哲〔汝成案〕度宗咸淳三年，官祭酒是陳宜中，黄氏所云祭酒，當指宜中。第攷《宜中傳》，不紀此事。《孟子》言：「他日子夏、子張、子游以有若似聖人，欲以所事孔子事之。彊曾子。曾子曰：『不

❶「從祀」，據《校記》，鈔本作「配享」。

❷「歷元至明先王之統亡」，據《校記》，鈔本作「歷胡元至于我朝，中國之統亡」。

可，江漢以濯之，秋陽以暴之，皜皜乎不可尚已。』」慈谿黄氏〔原注〕震。曰：「門人以有若言行氣象類孔子，而欲以事孔子之禮事之。有若之所學何如也？曾子以孔子自生民以來未之有，非有若之所可繼而止之，而非貶有若也。有若雖不足以比孔子，而孔門之所推尚，一時無及有若可知。咸淳三年升從祀，以補十哲，衆議必有若也。祭酒爲書，力詆有若不當升而升子張。〔原注〕《宋史·禮志》：「度宗咸淳三年正月戊申，封顓孫師陳國公，升十哲位。」不知《論語》一書，孔子未嘗深許子張。〔原注〕按理宗作《顓孫子贊》，其末語云：「色取行違，作戒後人。」似亦不足之辭。據《孟子》此章，則子張正欲事有若者也。陸象山天資高明，指心頓悟，不欲人從事學問，故嘗斥有子孝弟之説爲支離。奈何習其説者不察，而剏攻之於千載之下邪！」當時之論如此。愚按《論語》首篇即録有子之言者三，而與曾子並稱曰「子」，門人實欲以二子接孔子之傳者。傳、記言孔子之卒，哀公誄之；有若之喪，悼公弔焉。其爲魯人所重，又可知矣。十哲之祀，允宜釐正。〔原注〕孟子不曰「有若似孔子」，而曰「有若似聖人」。《史記》乃云「有若狀似孔子」，謬甚。〔沈氏曰〕張能鱗玉甲視學江南，謂總督、巡撫具題崇祀先賢先儒詳文，謂「先賢如有子子有、宓子子賤、南宮子子容、原子子思，或以孝弟著論，或以君子成德，或以君子尚德，或懷獨行君子之德，皆孔門高弟，不讓于宰我、冉有，當躋之十哲之列」。蓋十哲之名，第因從遊陳、蔡而追思之，不必限定十人之數也。若孟夫子高弟如樂正子、公都子、屋廬子、陳子，七篇内書法悉以子稱，亦如孔門之有顔、曾、閔子諸人也。至萬子、公孫子，議論問荅獨詳，亦有功于後學，皆當補祀諸兩廡者也。宋范文正公手授《中庸》于張横渠，開關閩風氣之先，舉胡安定爲教授，教化大行，當與歐陽子並祀兩廡。若謂無傳注之功，可援江都、昌黎之例也。《香祖筆記》載鄭端簡之言曰：「有若之言，四見于《論語》，大類聖人。公西赤志于禮樂，有爲邦之才，不遠優于宰我、冉求乎？求、我言行不必遠徵諸史傳，《論語》中多有之矣，其視二子優劣何如？宜進祀二子于殿上，改求、我于廡中。」此論亦公平也。

嘉靖更定從祀

古人每事必祭其始之人，耕之祭先農也，桑之祭先蠶也，學之祭先師也，一也。《舊唐書》：「太宗貞觀二十一年二月壬申詔：以左丘明、卜子夏、公羊高、穀梁赤、伏勝、高堂生、戴聖、毛萇、孔安國、劉向、鄭衆、杜子春、馬融、盧植、鄭玄、服虔、賈逵、何休、王肅、王弼、杜預、范甯等二十二人，〔原注〕《太宗紀》無賈逵，止二十一人，今依《禮儀志》增。又按《唐六典・祠部》名有賈逵，然貞觀時未祀七十二弟子，則爲二十二人。開元八年敕七十二子並許從祀，則卜子夏已在其中，而先儒止二十一人。《六典》「國子祭酒司業」條云「七十二弟子及先儒二十二賢」，則亦誤也。代用其書，垂於國胄。自今有事於太學，並令配享宣尼廟堂。」蓋所以報其傳注之功。迄乎宋之仁、英，未有改易，可謂得古人敬學尊師之意者矣。神宗元豐七年，始進荀況、揚雄、韓愈三人。此三人之書，雖有合於聖人，而無傳注之功，不當祀也。祀之者爲王安石配享、王雱從祀地也。〔原注〕《宋史・禮志》：「神宗熙寧七年，從晋州州學教授陸長愈言，以孟子同顔子配享殿上，封荀況蘭陵伯，揚雄成都伯，韓愈昌黎伯，並從祀於左丘明等二十二賢之間。徽宗政和三年，封王安石舒王，同顔子、孟子配享殿上，安石子雱臨州伯，從祀諸賢之末。」此封三人，爲增入從祀之始，而不及董仲舒。至元文宗至順元年，方進仲舒從祀。〔沈氏曰〕明太祖洪武二十九年，上納行人司副楊砥言，黜揚雄，進董仲舒。據楊疏，謂「仲舒先時未與祀典，不知何故」。理宗寶慶三年，進朱熹。〔沈氏曰〕國朝康熙五十一年，特進朱子于十哲之列，配享先聖。淳祐元年，進周頤、〔原注〕避光廟諱去「惇」字。張載、程顥、程頤。景定二年，進張栻、吕祖謙。度宗咸淳三年，進邵雍、司馬光。以今論之，唯程子之《易傳》，朱子之《四書章句集注》《易本義》《詩傳》及蔡氏之《尚書集傳》、胡氏之《春秋傳》、陳氏之《禮記集説》，是所謂「代用其書，垂於國胄」者爾。〔原注〕成化三年五月乙卯，❶太常寺少卿兼翰林院侍讀學士劉定之，請以元儒陳澔以胡安國、蔡沈例從祀。勑下江西，考其行事以聞。南軒之《論語解》、東萊之《讀詩記》抑又次之，而《太極圖》《通書》《西銘》《正蒙》亦羽翼六經之作也。〔沈氏曰〕《元史·祭祀志》：「至正十九年，胡瑜牒請宋楊時、李侗、胡安國、蔡沈、真德秀五先生名爵從祀。二十二年，俱追贈太師，封國公。」未之從祀也。至有明嘉靖九年，欲以制禮之功蓋其豐昵之失，而逞私妄議，輒爲出入，殊乖古人之旨。〔原注〕去戴聖、劉向、馬融、賈逵、何休、王肅、王弼、杜預，又改鄭衆、盧植、鄭玄、服虔、范甯祀於其鄉，二十二人之中惟存九人。成化初，劉定之議，以爲：「左丘明以下經師二十二人，雖其中不無可議，然當世衰道微，火於秦，黄老於漢，佛於魏晋之時，而此二十二人者守其遺經，轉相付授，講説注釋，各竭其才，以待後之學者，則其爲功，殆亦猶文、武、成、康之子孫，雖衰替微弱，無所振作，尚能保守姬姓之宗祀譜牒，以閱歷春秋、戰國，不亡而幸存者也。雖有

---

❶「五月」，據《明憲宗實録》卷四三，應作「六月」。

大過，亦當宥之，況小失乎。」又曰：「愚竊以爲仲尼素王也。七十子助其創業者也，二十二經師助其垂統者也。」〔楊氏曰〕戴聖治九江多不法，子及賓客爲羣盜，馬融爲梁冀草奏害李固，王肅三反，王弼爲清言之倆，杜預賂權要，如何可因其傳注之功，遂列聖人之左右乎？夫以一事之瑕，而廢傳經之祀，則宰我之短喪，冉有之聚斂，亦不當列於十哲乎？棄漢儒保殘守缺之功，而奬末流論性談天之學，於是語録之書日增月益，而五經之義委之榛蕪，自明人之議從祀始也。有王者作，其必遵貞觀之制乎！〔沈氏曰〕萬曆四十六年八月丁卯，山西提學副使吕純如，請以宋資政殿大學士范仲淹，我朝霍州學正曹端從祀。其言云云。請曹端從祀，萬曆四十二年正月已有御史董定策一疏矣。〔又曰〕國朝康熙五十四年，江南學院余正健，題奏先儒范仲淹從祀孔廟，亦舉「延胡瑗入太學」「勉張載讀《中庸》」二件，且謂：「會變通于《大易》，著褒貶于《春秋》。」又請于朝：「俾所在州縣立學校，以祀先聖、先師等事，皆大有功于聖道者也。當援横渠、明復、涑水諸賢之例，以補數百年祀典之闕。」從之。〔胡氏曰〕從祀之賢，七十子無得而議焉，其餘則歷代所損益也。是以進而俎豆，退而黜奪，莫不經衆賢所論，以求衆心所同，而後躋于先聖先師之側。進仲舒，尊王道也。進后蒼，傳《禮》也。進王通、胡瑗，師法後人也。進楊時，闢新經爲衛道也。進胡安國、蔡沈，注《書》《春秋》也。進真德秀，《大學衍義》一書可佐人主治天下也。夫尊王道，傳經義，師法後人，爲書佐人主，黜邪説以衛道，皆有益于天下後世者也。天下後世所欲得而師之也，進而祀之，非有私于其人，蓋其道無日不在人心也。黜荀卿，言性惡也。黜揚雄，仕王莽也。黜王弼，崇老莊也。黜杜預，爲短喪也。黜馬融，附勢家也。黜劉向，進方士書于人主也。黜吴澄，以其事元爲失節也。夫言性惡，崇異端，短通喪，附權姦以殺忠直，進方士書于人主而失名節，皆有害于天下後世者也。天下後世所大戒，雖其人或以他端著稱，而此事不可訓也，是以黜之，非有憾于其人，以其事不當在師法之地也。

其中劉向猶有可原，《鴻寶》之書少時所爲，他日直諫之節，足以爲法矣，舉而棄之，是不許改過也。若歐陽修之從祀，相傳以濮議得之，人臣逢迎主歡，而傅以古義，其心不可問也。如修者，師其直言于朝，不當後鄒浩、劉安世而先及；師其教化于鄉，未聞有藍田吕氏之懿範也。彼不祀而此祀焉，尤非所安也，莫如黜修而進楊萬里。萬里之學，本于誠意，既純正可法，且正氣直詞，見諸論説者，皆足扶綱常，淑人心有功于後世，進而祀之，不爲過也。〔張氏曰〕嘉靖九年，罷公伯寮等十三人。夫寮之當黜，不待言矣。秦冉、顔何二人，則以疑《史記》誤書而罷，愚謂過而廢之，不如過而存之，是當仍議復也。揚雄之事莽，戴聖之贓吏，馬融之附勢，王肅之畫篡逆策，吴澄之忘宋仕元，俱無容平反。他如荀況、劉向、賈逵、何休、王弼、杜預，並以學術有疵罷，非如雄等之大傷名教，即不得復列兩廡，亦當祀于鄉，如林放例可也。〔方東樹曰〕孔庭從祀，自唐以來，代有更正。明徐溥有言：「諸儒從祀，非有功斯道不可。」善矣，然在宋以前，義理未著，人未知訓詁之非學、經與人分之不可。況秦火以後，漢儒實有保殘守缺之功，魏、晋諸儒實有訓詁名物之益，縱有遺行，當從寬假。唐貞觀之祀，以代用其書，垂于國胄，祀之所以報其功，宜也。在宋以後之儒，經程、朱講辨，義理昭著，則必經行合茂而後可，否則寧取其行，不得以箸述偏重。楊廷和等無識，執箸述有無以泥胡安定、薛文清之從祀，非也。顧氏目擊明儒心學縱恣之失，及語録空疏之病，挪爲救敝之論，專重箸述，以爲當從貞觀之制，謂荀況、揚雄、韓愈三人之書，雖有合于聖人，而無傳注之功，不當從祀，則不知顔、閔諸賢曾箸何書，而世競以虚車勦説爲有功聖道矣。從來漢學諸人祖此偏宕之論，遂乃蔽罪程、朱，痛斥義理，專重箸述，奉康成、叔重爲極至，與議從祀之指又一局矣。使亭林在今日見之，必悔其言之失也。〔汝成案〕歐陽文忠以議濮園爲世訾毁，然實非傅會經義，迎合人主。胡氏譏之，欲黜其從祀，過也。劉子政雖進方術，而忠誠端亮，言合儒先。胡氏以爲其失可原，直諫可法，不宜黜退，信矣。戴聖骫法，雖傳禮經，奚逭其過？第其臧罪，惲子居曾博考辨之。林放、秦冉、顔何三賢，我朝久爲升復。嘉靖所黜，亦間有復者。從祀名儒，先止有陸清獻一人，近復進孫夏峯、湯文正，唐陸宣公，明黄忠端、劉忠介、吕省吾，尊儒獎義，既異徒語性天，亦非專矜訓詁，如先生及方氏譏云。

嘉靖之從祀進歐陽修者，爲大禮也，出於在上之私意也。進陸九淵者，爲王守仁也，出於在下之私意也。與宋人之進荀、揚、韓三子，而安石封舒王配享，同一道也。

成化四年，彭時奏謂：「漢、晋之時，道統無傳，所幸有專門之師，講誦聖經，以詔學者，斯文賴以不墜。此馬融、范甯諸人，雖學行未純，亦不得而廢。」

祭禮

陸道威著《思辨録》，欲於祭禮之中而寓立宗之意，謂：「古人最重宗子，然宗子欲統一族衆，無如祭法。《文公家禮》所載祭禮雖詳整有法，顧惟宗子而有官爵及富厚者方得行之，不能通諸貧士。又一歲四合族衆，繁重難舉，無差等隆殺之别。愚意欲倣古族食世降一等之意，定爲宗祭法。歲始則祭始祖，凡五服之外皆與，大宗主之。仲春則祭四代，以高祖爲主，曾祖以下分昭穆居左右，合同高祖之衆，繼高之宗主之。仲夏則祭三代，以曾祖爲主，祖考則分昭穆居左右，合同曾祖之衆，繼曾之宗主之。仲秋則祭二代，以祖爲主，考妣居左昭位，合同祖之衆，繼祖之宗主之。仲冬則祭一代，以考爲主，合同父昆弟，繼禰之宗主之。皆宗子主祭，而其餘子則獻物以助祭。不惟愛敬各盡，而祖、考、高、曾，隆殺有等，一從再從，遠近有别，似於古禮初無所倍。〔陸中丞曰〕廟制復，宗法行，而後可舉始祖之祭。雖祭始祖，士庶人必無祧主合食之禮。惟使人得各祭其高、曾、祖、考，乃爲便于民而宜于俗。是何也？始祖者，支子不祭，祭必告于宗子。廟制既失，宗法不行，族衆離析，譜牒散亡，不知何人當爲大宗，因而妄尸宗子之任，人自爲禮，家自爲尊，必至于人人盡祭其始祖，本以復古，而適以亂俗，朱子所以謂不盡當祭，而《家禮》一書特去冬至祭始祖、立春祭先祖，意深遠矣。我故曰廟制復，宗法行，然後可舉始祖之祭。然始祖雖不盡當祭，而固有祭其始遷之祖與始爲大夫者。報本追遠，誠亦不禁，其主宜百世不改。自此以下，則皆在遷毁之列。古者始死立重，三虞卒哭，徹重埋之。重亦主也。埋瘞之制，自古然矣，不得歸咎魏、晋也。瓊山邱氏謂：「始祖親盡。藏其主于墓所，大宗歲率宗人一祭之。」此則藏主于墓而不在祠堂。又曰：「其第一世以下祖親盡，及小宗之家高祖親盡，則遷其主而埋之，歲率子孫一祭之。」此則埋主而不藏祧室。況乎祫祭，禮之至大者。天子犆礿，祫禘，祫嘗，祫烝。諸侯礿犆禘，一犆一祫，嘗祫，烝祫，而又礿則不禘，禘則不嘗，嘗則不烝，烝則不礿。凡四時之祫，止享羣廟之主于太廟，而不及祧。惟大祫乃合羣廟、毁廟而並祭于太廟。然其制則或以三年，或以五年。《公羊》謂之「大事」，《禮器》謂之「大饗王事」，其禮之重如此。今士庶乃每年一祫，而冬至祭之，不已汰乎！《中庸》「上祀之禮」，朱子謂推太王、王季之意以及無窮，而于「達乎諸侯大夫及士庶人」句，不言推士庶人祖考之意以及無窮，在朱子蓋幾斟酌而出之，而不圖今日之又有别解也。我故曰雖祭始祖，士庶人必無祧主合食之禮。若族兄弟同堂共居，止設高祖一主，而嫡長子孫尸其祭祀，亦猶宗法之意。使其分異之後，爲支子者越在百里數十里之外，甚而播遷轉徙，遠至隔府隔省，其始止奉禰主以行，其既將終不祭其高、曾、祖乎？若設虚位以祭，而不爲立主，則人之得爲四親主者少矣，又何有高、曾以上所祧之主。其得奉始祖祧祖及四親之主者，必大宗之子孫可也。支子奉禰以行，尚不得爲高、曾、祖立主。宗子既奉四親，又得上與始祖羣祧奉祀。然而所謂宗子者，不知其果爲大宗與否。閱一再傳，又迷其統，如是則又必人以伊川自任，曰不得當吾世而以非大宗爲諉。仁孝之念，人人有之，仍歸于家有始祖之祀，而不盡當祭之説不行。夫不問宗之大小，而皆祭始祖，何如不問宗之大小，而皆祭四親，使人得各盡其誠于有服之尊，而不至于越禮犯分乎？我故又推《家禮》之所未詳，而曰人各祭其高、曾、祖、考，爲便于民而宜于俗也。或曰：高、曾、祖、考，祭則俱祭，古人具有成法，不當隨時加損。答之曰：凡禮皆以義起耳。《禮》有云『上殺』『旁殺』『下殺』，《中庸》言『親親之殺』，是古人於禮，凡事皆有等殺，況喪禮服制，父母皆服三年，而高祖則齊衰三月，〔原注〕此今律文。是喪禮已有等殺，何獨於祭禮不可行乎？此雖剏舉，恐不無補於風教也。」〔鳳氏曰〕程子謂自天子至於庶人，高祖皆有服，有服則皆有祭。大夫三廟，太祖廟祭太祖，昭穆二廟具四主。士一廟，亦祭四主。其言原本禮制，確不可易。《儀禮·喪服》經傳、《大傳》《小記》並言大小宗之法，此大夫、士之法也。大宗姑弗論，繼禰者爲小宗，宗其繼高祖者，五世則遷。繼之爲言，主祭也。繼禰者，庶子之適子主祭庶子，而同庶子出之兄弟宗之，是爲繼禰之小宗。推之繼祖之小宗，繼曾祖之小宗，繼高祖之小宗，皆以主祭。此庶子而從兄弟、再從兄弟、三從兄弟宗之也，故曰宗以其所祭者。庶子又五世，則庶子親盡不祭，四從兄弟不復宗之，故曰小宗。小宗尚祭高祖，則大宗可知。而大夫、士祭及高祖，經非無據矣。古者祭必有尸有主，士喪禮一廟者也。其文曰「設盥於祖廟門外」，又曰「遷於祖廟」，注曰「士祖禰共廟」。此一廟二主之見經者也。以例大夫昭穆二廟，則四主可知。愚謂士祭四親，士喪禮祖廟乃該三祖而一廟具四主者也。天子廟制，同堂異室，始於漢明帝。其實周家大夫士廟制已具之，何云先王未有而待義起耶？〔陸中丞曰〕世俗于通衢隙地建立祠廟，以示貴異，不知其悖禮違制，不足學也。古者廟寢相連，神人互依，必在中門之外，正寢之東。一世自爲一廟，各有門，有堂，有寢，後始變爲同堂異室之制，而其世數必視官爵之卑高爲準。仕宦雖至宰相，于古僅爲大夫，得立三廟而已。緣其制度繁重，難以遵行，經程、朱大儒準情酌理，創爲祠堂，得祀高、曾、祖、考四代，而其地必仍在正寢之東。正寢者，今之廳堂也，或一間，或三間，中爲四龕，龕中置櫝，櫝中藏主，龕外垂簾，以一長桌盛之，其位以西爲上，如是而已。此吾先世所未嘗行，亦不能行。因思嘉興住宅，適于廳堂之東復有正屋，今宜于第三層向南屋内立爲祠堂，一如《家禮》之制。自吾高祖以至吾父，共爲四代。古人或以始封之君爲始祖，或以始遷之祖爲始祖。論始封，則吾祖實受大夫之命，子孫可世祀不廢。但既遵《家禮》，則可不奉始祖之祀，此俟後世酌行，不必預定。至于以西爲上，説者謂鬼神尚右也。但今俗生人以東爲上，死則又以西爲上，于人情有所未安。明初用行唐令胡秉中言，許庶人祭三代，以曾祖居中，祖左禰右。邱瓊山謂，士大夫家祭四代者，亦當如之。徐健庵《讀禮通考》載此圖式，中之左爲高祖考妣，中之右爲曾祖考妣，高之左爲祖考妣，曾之右爲考妣。四龕相隔，俱係南向。時制既協，人情亦安。若今世俗祠堂，既不依人，而又祀至數十世之遠，其旁親不問愚智，一皆奉主入祠，其子孫不分貴賤，居然執鬯主祭，徒廣其宫室，不以僭逾爲恥，何足效乎！〔柴氏曰〕近世士大夫家立廟者少，間有一二世族，惟建爲祠堂，其制與古禮、《會典》俱不合。余謂賢而知禮日有力者，自當依禮、典立家廟，惟奉高、曾、祖、考。若從衆建爲祠堂，亦宜衡量古今，不失禮意。其祠宇宜作兩層，外爲廟，内爲祧室。廟則始祖居中，而高、曾、祖、考依昭穆爲次，親盡者當奉主于祧室，歲一合祭焉。間有貴而特起及賢而有學行爲世所共推者，倣古有稱宗在昭穆之外之意，公舉入廟，以班附食，庶幾變而未失其正耶？〔汝成案〕《會典》品官家祭之禮，居室之東立家廟。一品至三品廟五間，中三間爲堂，左右各一間，隔一牆，北爲夾室，南爲房；堂南檐三門，房南檐各一門，階五級。庭東西廡各三間，東藏遺衣物，西藏祭器庭繚；以垣南爲中門，又南爲外門，左右各設側門。四品至七品，廟三間，中爲堂，左右爲夾室，爲房，階三級，東西廡各一間，餘如三品以上。八九品廟三間，中廣，左右狹，階一級，堂及垣皆一門，庭無廡，以篋分藏遺物祭器，陳于東西序，餘如七品以上。皆設四室，奉高、曾、祖、禰四世，昭左穆右，妣以適配，南嚮。高祖以上，親盡則祧，藏主夾室。東序西序爲祔位，伯叔祖父、兄弟、子姓之成人無後者，及伯叔父之長殤、兄弟之長殤、中殤，子姓之長殤、中殤、下殤，及妻先殁者，皆以版按輩行墨書，男東女西，東西向。歲以四時仲月，擇吉致祭。各室設案各一，祔位東西案各一，堂南設香案一，鑪檠具，祝案設香案西，尊爵案設東序，盥盤設東階上。視割牲，一品至三品，羊一、豕一。四品至七品，特、豕。八品以下，豚肩，不特。殺視滌祭器，三品以上，每案俎二、鉶二、敦二、籩六、豆六。七品以上，籩四、豆四。八品以下，籩二、豆二。皆俎一，鉶、敦數同。行三獻禮，行禮皆一跪三叩，日中乃餕。三品以上，時祭徧舉。七品以上，春秋二舉。八品以下，春一舉。世爵公、侯、伯、子視一品，男以下按品爲差等。在籍進士、舉人視七品，恩、拔、歲、副貢生視九品。凡恭遇恩贈制書至，行焚黄告祭禮，牲饌視所贈之爵，饌案視追贈世數。主人以下跪，聽宣制畢，奉主行三跪九叩禮。改題神主訖，讀祝獻酒，如時祭儀。貢、監生員有頂戴者，其家祭于寢之北爲龕，以版別四室，奉高、曾、祖、禰，皆以妣配。服親男女成人無後者，按輩行書紙位祔食，已事焚之。歲以四時節日出主，而薦粢盛二盤，肉食蔬果之屬四器，羹二，飯二。薦畢，餕如八品禮。朔望上香獻茶行禮，因事致告如朔望儀。庶民以正寢北爲龕，奉高、曾、祖、禰，歲時薦果蔬新物，每案不過四器羹飯。其朔望及告事，如貢、監生員儀。

女巫

《周禮》女巫舞雩，但用之旱暵之時。使女巫舞旱祭者，崇陰也。《禮記·檀弓》：「歲旱，穆公召縣子而問曰：『吾欲暴巫而奚若？』曰：『天則不雨，而望之愚婦人，無乃已疏乎？』」此用女巫之證也。漢因秦滅學，祠祀用女巫。後魏郊天之禮，女巫升壇摇鼓，帝拜，后肅拜。杜岐公曰：「道武帝南平姑臧，東下山東，足爲雄武之主。其時用事大臣崔浩、李順、李孝伯等，多是謀猷之士，少有通儒碩學，所以郊祀上帝，六宫及女巫預焉。」

《魏書・高祖紀》：延興二年二月乙巳詔曰：「尼父稟達聖之姿，體生知之量，窮理盡性，道光四海。頃者淮徐未賓，廟隔非所，致令祀典寢頓，禮章殄滅，遂使女巫妖覡，淫進非禮，殺牲歌舞，倡優媟狎，豈所以尊明神、敬聖道者也！自今以後，有祭孔子廟，制用酒脯而已，不聽婦女合雜，以祈非望之福。犯者以違制論。」《大金國志》：世宗大定二十六年二月詔曰：「曩者邊場多事，南方未賓，致令孔廟頹落，禮典陵遲，女巫雜覡，淫祀違禮。自今有祭孔廟，制用酒脯而已。犯者以違制論。」

《唐書・黎幹傳》：「代宗時爲京兆尹。時大旱，幹造土龍，自與巫覡對舞，彌月不應。又禱孔子廟。帝笑曰：『丘之禱久矣。』使毁土龍。」

日知録集釋卷十五

崑山顧炎武著　嘉定後學黄汝成集釋

陵

古王者之葬，稱「墓」而已。《左傳》曰：「殽有二陵，其南陵，夏后皐之墓也。」《書傳》亦言：「桐宫，湯墓。」《周官·冢人》：「掌公墓之地。」並言墓不言陵。及春秋以降，乃有稱「丘」者，楚昭王墓謂之昭丘，趙武靈王墓謂之靈丘，而吴王闔閭之墓亦名虎丘，蓋必其因山而高大者故。二三君之外無聞焉。《史記·趙世家》：「肅侯十五年，起壽陵。」《秦本紀》：❶「惠文王葬公陵，悼武王葬永陵，孝文王葬壽陵。」始有稱陵者。〔原注〕《後漢書·東平憲王蒼傳》言：「園邑之興，始自彊秦。」《通典》：「襄陵，有晉襄公之陵。」至漢，則無帝不稱陵矣。宋施宿《會稽志》曰：「自先秦古書，帝王墓皆不稱陵，而陵之名實自漢始。」非也。

---

❶「秦本紀」，據《史記》，此下引文出自《秦始皇本紀》。

墓祭

《太甲》之書曰:「王徂桐宫,居憂。」此古人廬墓之始。〔雷氏曰〕桐與湯墓無涉。桐,亳東之邑,即《續漢·郡國志》所云桐亭。《左傳》凡宋城諸門,皆以所向之邑名之。北曰桐門,即因虞城南五里有桐邑也。《韓詩外傳》曰:「湯葬於徵。」今扶風徵陌是也。「曾子問:『宗子去在他國,庶子無爵而居者,可以祭乎?』孔子曰:『祭哉。』『請問其祭如之何?』孔子曰:『向墓而爲壇,❶以時祭。若宗子死,告於墓而後祭於家。』」此古人祭墓之始。〔原注〕《史記·周本紀》「武王上祭於畢」,馬融曰:「畢,文王墓地名也。」此緯書之言,不可信。《記》言「古不墓祭」。「宗子去在他國」,事之變也。「將祭而爲壇」,禮之權也。秦興西戎,宗廟之禮無聞,而特起寢殿於墓側。〔原注〕見《漢官儀》。《宋書·禮志》:「漢氏諸陵皆有園寢者,承秦所爲也。説者以爲古前廟後寢,以象人君前有朝後有寢也。廟以藏主,四時祭祀,寢有衣冠象生之具以薦新。」〔沈氏曰〕《宋書·禮志》一節,已見《續漢書·祭祀志》。漢之西京已崇此禮。《叔孫通傳》言:「爲原廟渭北,衣冠月出游之。」〔原注〕師古曰:「從高帝陵寢出衣冠,游於高廟,每月一爲之。」《韋玄成傳》言:「園中各有寢、便殿,日祭於寢,月祭於廟,時祭於便殿。寢,日四上食;廟,歲二十五祠;便殿,歲四祠。」〔原注〕此皆承秦之制,故黷於祭祀如此。後漢明帝「永平元年春正月,帝率公卿已下朝於原

---

❶ 「向」,《禮記·曾子問》作「望」。

陵，如元會儀」，而上陵之禮始興。〔原注〕蔡邕《記》曰：「昔京師在長安時，其禮不可盡得聞也。光武即世，始葬於此。明帝嗣位，踰年，羣臣朝正，感先帝不復聞見此禮，乃帥公卿百寮就園陵而創焉。」「每正月上丁，祀郊廟畢，以次上陵，百官、四姓親家婦女、公主、諸王大夫、外國朝者侍子、郡國計吏會陵。八月飲酎禮亦如之。」「雒陽諸陵皆以晦朔、二十四氣、伏臘及四時祠。廟日上飯，太官送用物，園令、食監典省，其親陵所宮人隨鼓漏理被枕，具盥水，陳妝具。」〔原注〕貢禹奏言：「武帝取好女數千人填後宮，及棄天下，昭帝幼弱，霍光專事，不知禮正，皆以後宮女置於園陵，今杜陵有宮人數百。」《外戚傳》：許后上疏，有杜陵梁美人。又云：「成帝崩，班倢伃充奉園陵，薨，因葬園中。」而張敞書言：「昌邑哀王歌舞者張修等十人無子，又非姬，但良人無官名，王薨，當罷歸。太傅豹等擅留，以爲哀王園中人，不當，罷。」翼奉亦言：「諸侯王園宜出其過制者。」是諸侯王園亦有之矣。是以安帝尊母孝德皇元妃耿氏爲甘陵大貴人，桓帝尊母匽氏爲博園貴人，靈帝尊母董氏爲愼園貴人，皆以陵園爲名。程氏《演繁露》曰：「魏武置宮人銅雀臺，令月朝十五輒向帳作伎。陸機爲文譏之，不知其來有自矣。」而「十七年正月，明帝當謁原陵，夜夢先帝、太后，如平生歡。既寤，悲不能寐。即案曆，明旦日吉，遂率百官及故客上陵。其日甘露降於陵樹，帝令百官采取以薦。會畢，帝從席前伏御牀，視太后鏡奩中物，感動悲涕，令易脂澤妝具。左右皆泣，莫能仰視焉。」此特士庶人之孝，而史傳之以爲盛節。故陵之崇，廟之殺也；禮之瀆，敬之衰也。〔原注〕明帝「遺詔無起寢廟，藏主於光烈皇后更衣别室」，而七廟之制遂廢。蔡邕以爲「天子事亡如存之意，禮有煩而不可省者」，殆曲爲之説也。「魏武帝葬高陵，有司依漢立陵上祭殿。至文帝黄初三年，乃詔曰：『先帝躬履節儉，遺詔省約。子以述父爲孝，臣以繼事爲忠。古不墓祭，皆設於廟。高陵上殿，屋皆毁壞，車馬還廄，衣服藏府，以從先帝儉德之志。』及文帝自作終制，又曰：『壽陵無立寢殿造園邑。』晉宣王遺令子弟羣臣，並不得謁陵。」猶爲近古。〔原注〕《宋書·禮志》：「晉宣帝遺詔：『子弟羣官皆不得謁陵。』於是景、文遵旨，至武帝猶再謁崇陽陵，一謁峻平陵，然遂不敢謁高原陵。至惠帝復止也。逮江左初，元帝崩後，諸公始有謁陵、辭陵之事，蓋由眷同友執，率情而舉，非雒京之舊也。成帝時，中宫亦年年拜陵。議者以爲非禮，於是遂止，以爲永制。」《晉書·王導傳》：「自漢、魏以來，羣臣不拜山陵，導以元帝睠同布衣，匪惟君臣而已，每一崇進，皆就拜，不勝哀戚。由是詔百官拜陵，自導始也。」〔楊氏曰〕王導始謁元帝陵，所謂「眷同友執」者，謂茂弘也。梁武帝、後周明帝始皆謁陵。唐太宗、玄宗亦並行之。〔原注〕《唐書·彭景直傳》：「景龍末，爲太常博士。時獻、昭、乾三陵皆日祭，景直請罷，不從。」開元二十年，敕寒食上墓宜編入五禮，永爲恒式。〔原注〕胡三省曰：「唐開元敕：『寒食上墓，禮經無文，近代相傳，寖以成俗。宜許上墓，同拜埽禮。』蓋但許士庶之家行之，而人君無此禮也。」《五代會要》言：「後唐莊宗每年寒食出祭，謂之破散。其後襲而行之。」歐陽公《五代史》所謂「寒食野祭而焚紙錢」，即謂此也。而陵寢亦有衣冠嬪御之制。〔原注〕杜子美《橋陵》詩：「宫女晚知曙，祠官朝見星。」韓退之《豐陵行》曰：「臣聞神道尚清静，三代舊制存諸書。墓藏廟祭不可亂，欲言非職知何如。」蓋深非之也。若明代之制，❶無車馬，無宫人，不起居，不進奉，亦庶幾得禮之中者與？

---

❶「明代」，據《校記》，鈔本作「本朝」。

古人於墓之禮，但有奔喪、去國二事。《記》曰：「奔喪者不及殯，先之墓，北面坐哭盡哀。主人之待之也，即位于墓左，婦人墓右，成踊盡哀。」又曰：「若除喪而後歸，則之墓，哭，成踊，東括髮，❶袒，絰，拜賓，成踊，送賓，反位，又哭盡哀，遂除，於家不哭。」又曰：「奔兄弟之喪，先之墓而後之家，爲位而哭。所知之喪，則哭於宮而後之墓。」又曰：「去國，則哭於墓而後行，反其國，不哭，展墓而入。」魯昭公之孫于齊也，「與臧孫如墓謀，遂行」，吳延州來季子之於王僚也，復命哭墓。是則古人之至於墓，皆有哭泣哀傷之事。而祭者，吉禮也，無舍廟而之墓者也。

《孟子》言：「孔子没，子貢築室於場，獨居三年，然後歸。」曲沃衛蒿曰：「古人爲廟以依神，無廬墓之事。門人既不得奉其廟祀，而但廬於冢上，以盡其情，此亡於禮者之禮也。漢以來，乃有父母終而廬墓者，不知其置神主何地，其奉之墓次歟？是野祭之也；其空置之祠堂歟？是視其體魄反過其神也。而慤者以此悖先王之禮，僞者以此博孝子之名，至於今而此風猶未已也。且孝如曾子，未嘗廬墓。孔子封防既反，而弟子後至。古人豈有廬墓之事哉！」

《史記·孔子世家》：「魯世世相傳，以歲時奉祀孔子冢。〔原注〕史言上冢者，自孔子、留侯二《世家》始。而諸儒亦講禮、鄉飲、大射於孔子冢。孔子冢大一頃，故所居堂弟子内，後世因廟藏孔子衣冠、琴、車、書。」夫禮教出於聖人之門，豈有就冢而祭？至鄉飲、大射，尤不可於冢上行之。蓋孔子教

---

❶「東」，原作「東」，今據《禮記·奔喪》改。

於洙泗之閒，所葬之冢在講堂之後，孔子既殁，弟子即講堂而祀之，且行飲射之禮。太史公不達，以爲祭於冢也。〔楊氏曰〕《史記》此處疑有闕文誤字。

漢人以宗廟之禮移於陵墓，有人臣而告事於陵者，蘇武自匈奴還，「詔奉一大牢謁武帝園廟」是也。有上冢而會宗族故人及郡邑之官者，樓護爲諫大夫，使郡國，「過齊，上書求上先人冢，因會宗族故人」，「班伯上書，願過故郡上父祖冢，有詔，太守、都尉以下會」是也。有上冢而太官爲之供具者，董賢爲侍中、駙馬都尉，「上冢有會，輒大官爲供」是也。有贈謚而賜之於墓者，陰興夫人卒，「肅宗使五官中郎將持節即墓賜策，追謚興曰翼侯」是也。有人主而臨人臣之墓者，「光武至湖陽，幸樊重墓」，霍峻葬成都，「先主率羣寮臨會弔祭，因留宿墓上」是也。有庶民而祭古賢人之墓者，曹昭《東征賦》「蘧氏在城之東南兮，民亦饗其丘墳」〔原注〕《文選》作「尚」，《水經注》引此作「饗」。是也。人情所趨，遂成習俗，其流之弊，有如楊倫行喪於恭陵者矣，有如趙宣葬親而不閉埏隧，因居其中，行服二十餘年者矣。〔原注〕《陳蕃傳》。至乃市賈小民相聚爲宣陵孝子者數十人，皆除太子舍人，而禮教於斯大壞矣。

招魂之葬，於古未聞。《三輔黃圖》言「漢太上皇陵在櫟陽北原，在東者太上皇，在西者昭靈后」，〔原注〕高帝母起兵時死於小黃。則疑其始於此矣。晉東海王越柩爲石勒所焚，妃裴氏渡江，欲招魂葬越。元帝詔有司詳議，博士傅純曰：「聖人制禮，以事緣情。設冢槨以藏形，而事之以凶；立廟祧以安神，而奉之以吉。送形而往，迎精而還，此墓廟之大分，形神之異制也。至於宗廟、寢廟、祊祭非一處，所以廣求神之道而獨不祭於墓，明非神之所處也。今亂形神之別，錯廟墓之宜，違禮失義，莫大於此。」於是下詔不許。〔楊氏曰〕招魂而葬，是謂埋神。

唐高宗顯慶三年十一月，伊麗道行軍副總管蕭嗣業，擒阿史那賀魯，至京師。甲午，獻於昭陵。總章元年十月，司空李勣破高麗，俘高藏、❶男建、男産等至京師，獻於昭陵。許敬宗言：「古者軍凱旋則飲至於廟，未聞獻馘於陵者。然陛下奉園寢與宗廟等，可行不疑。」此亦所謂自我作古者矣。

唐時陵寢嘗有鷹犬之奉。玄宗開元二年四月辛未詔曰：「園陵之地，衣冠所游，凡厥有司，罔不祗事。頃者別致鷹狗，供奉山陵，至於料度，極多費損。昔戒禽荒，既非尋常所用；遠惟龍馭，每以仁愛爲心。彼耕象與耘鳥，且增哀慕；豈飛蒼而走黃，更備畋獵？有乖儀式，無益崇嚴。諸陵所有供奉鷹狗等，並宜即停。」

天寶二年八月制曰：「禋祀者，所以展誠敬之心；薦新者，所以申霜露之思。自流火屆期，商風改律，載深追遠，感物增懷。且《詩》著授衣，令存休澣。在於臣子，猶及恩私，恭事園陵，未標典式。自今以後，每至九月一日，薦衣於陵寢，貽範千載，庶展孝思。且仲夏端午，事無典實，傳之淺俗，遂乃移風。況乎以孝道人，因親設教，感游衣於漢紀，成獻報於禮文。宣示庶寮，令知朕意。」今關中之俗有所謂送寒衣者，其遺教也。〔原注〕今俗乃用十月一日。〔徐司寇曰〕武王將東觀兵，上祭於畢。

❶「俘」，據《校記》，鈔本作「虜」。

則墓祭，周有行之者。今必廢千餘年通行之事，以求合古經，豈仁人孝子不忍死其親之心。所可異者，末俗流失，或假上墓之便，召客宴會，歌舞歡暢，非墟墓生哀之情耳。

厚葬

《晉書·索綝傳》：「建興中，盜發漢霸、杜二陵，〔原注〕文帝霸陵，宣帝杜陵。多獲珍寶。帝問綝曰：『漢陵中物，何乃多邪！』綝對曰：『漢天子即位一年而爲陵，天下貢賦三分之一供宗廟，一供賓客，一充山陵。武帝享年久長，比崩，而茂陵不復容物，其樹皆已可拱。赤眉取陵中物，不能減半，於今猶有朽帛委積，珠玉未盡。此二陵〔原注〕謂霸、杜。是儉者耳，亦百世之誡。』」〔原注〕《漢書·王莽傳》：「赤眉發掘園陵，惟霸陵、杜陵完。」按《史記·孝文紀》言：「治霸陵皆以瓦器，不得以金銀銅錫爲飾。」而劉向《諫昌陵疏》亦以孝文薄葬，足爲後王之則。然攷之《張湯傳》，則武帝之世已有盜發孝文園瘞錢者矣。〔梁氏曰〕霸陵凡三被發，《張湯傳》一也；《風俗通》所云「霸陵薄葬，亦被發掘」，二也；《晉書》所云，三也。蓋金玉珍寶必景帝爲之，不依遺詔瓦器之制，事祕莫知，史不得録耳。蓋自春秋、列國以來，厚葬之俗，雖以孝文之明達儉約，且猶不能盡除，而史策所書，未必皆爲實録也。〔楊氏曰〕非孝文之不能盡除，或景帝之陷親于不義耳。

《左傳》成公二年：「八月，宋文公卒，始厚葬，用蜃炭，益車馬，始用殉。重器備，椁有四阿，棺有翰檜。君子謂：『華元、樂舉，於是乎不臣。臣，治煩去惑者也，是以伏死而争。今二子者，君生則縱其惑，死又益其侈，是棄君於惡也，何臣之爲！』」

《呂氏春秋・節喪篇》曰：「審知生，聖人之要也；審知死，聖人之極也。知生也者，不以害生，養生之謂也；知死也者，不以害死，安死之謂也。此二者，聖人之所獨決也。凡生於天地之閒，其必有死，所不免也。孝子之重其親也，慈親之愛其子也，痛於肌骨，性也。所重所愛，死而棄之溝壑，人之情不忍爲也，故有葬死之義。葬也者，藏也，慈親孝子之所慎也。慎之者，以生人之心慮。以生人之心爲死者慮也，莫如無動，莫如無發。無發無動，莫如無有可利，則此之謂重閉。古之人有藏於廣野深山而安者矣，非珠玉國寶之謂也。葬不可不藏也，葬淺則狐貍抇之，〔原注〕抇，讀曰「掘」。深則及於水泉，故凡葬必於高陵之上，以避狐貍之患、水泉之溼。此則善矣，而忘姦邪盜賊寇亂之難，豈不惑哉！譬之若瞽師之避柱也，避柱而疾觸杙也。狐貍、水泉、姦邪、盜賊、寇亂之患，此杙之大者也，慈親孝子避之者，得葬之情矣。善棺椁，所以避螻蟻蛇蟲也。今世俗大亂，之主愈侈其葬，則心非爲乎死者慮也，生者以相矜尚也。侈靡者以爲榮，儉節者以爲陋，不以便死爲故，而徒以生者之誹譽爲務，此非慈親孝子之心也。民之於利也，犯流矢，蹈白刃，涉血盩肝以求之。〔原注〕盩，古「抽」字。野人之無聞者，忍親戚、兄弟、知交以求利。今無此之危，無此之醜，其爲利甚厚，乘車食肉，澤及子孫，雖聖人猶不能禁，而況於國彌大，家彌富，葬彌厚，含珠鱗施，〔原注〕含珠，口實也。鱗施，施玉於死者之體若魚鱗也。玩好貨寶、鍾鼎壺濫、〔原注〕以冰置水漿於其中爲濫，取其冷也。轝馬衣被戈劍不可勝數，諸養生之具無不從者。題湊之室，〔原注〕室，椁也。題湊，復累。棺椁數襲，積石積炭，以環其外。姦人聞之，傳以相告，上雖以嚴威重罪禁之，猶不可止，且死者彌久，生者彌疏；生者彌疏，則守者彌怠；守者彌怠，而葬器如故，其勢固不安矣。」《安死篇》曰：「世之爲丘壟也，其高大若山，其樹之若林，其設闕庭、爲宮室、造賓阼也若都邑。以此觀世示富則可矣，以此爲死則不可也。夫死，其視萬歲猶一瞚也。〔原注〕瞚，古「瞬」字。人之壽，久之不過百，中壽不過六十，以百與六十爲無窮者之慮，其情必不相當矣，以無窮爲死者之慮則得之矣。今有人於此，爲石銘，置之壟上曰：『此其中之物，具珠玉玩好、財物寶器甚多，不可不抇，抇之必大富，世世乘車食肉。』人必相與笑之，以爲大惑。世之厚葬也，有似於此。自古及今，未有不亡之國也。無不亡之國，是無不抇之墓也。以耳目所聞見，齊、荆、燕嘗亡矣，〔原注〕齊湣王、楚平王、燕王噲。宋、中山已亡矣，趙、魏、韓皆亡矣，〔原注〕作書之時，秦初并三晋。其皆故國矣。自此以上者，亡國不可勝數。〔原注〕上猶前也。是故大墓無不抇也，而世皆争爲之，豈不悲哉！君之不令民，父之不孝子，兄之不悌弟，皆鄉里之所釜甗者而逐之。〔原注〕「甗」「鬲」同。《史記·蔡澤傳》：「入韓魏，遇奪釜鬲於塗。」憚耕稼采薪之勞，不肯官人事，而祈美衣侈食之樂，智巧窮屈，無以爲之，於是乎聚羣多之徒，以深山廣澤林藪，扑擊遏奪，又視名丘大墓葬之厚者，求舍便居，以微抇之，日夜不休，必得所利，相與分之。夫有所愛所重，而令姦邪盜賊寇亂之人卒必辱之，此孝子、忠臣、親父、交友之大事。堯葬於穀林，通樹之。舜葬於紀市，不變其肆。禹葬於會稽，不變人徒。〔原注〕變，動也，言無所興造不擾民也。是故先王以儉節葬死也，非愛其費也，非惡其勞也，以爲死者慮也。先王之所惡，惟死者之辱也。發則必辱，儉則不發，故先王之葬必儉，必合，必同。何謂合？何謂同？葬於山林則合乎山林，葬於陵隰則同乎陵隰，此之謂愛人。夫愛人者衆，知愛人者寡，故宋未亡而東冢扣，〔原注〕東冢，文公冢也。文公厚葬，故冢被發也。冢在城東，因謂之東冢。齊未亡而莊公冢扣。〔原注〕莊公名購，僖公之父，在位六十四年。國安寧而猶若此，又況百世之後而國已亡乎？故孝子、忠臣、親父、交友不可不察於此也。夫愛之而反危之，其此之謂乎？魯季孫有喪，孔子往弔之，入門而左，從客也。主人以璠璵收，〔原注〕此季平子意如之喪也。主人，桓子斯也。收，斂也。孔子徑庭而趨，歷級而上，曰：『以寶玉收，譬之猶暴骸中原也。』〔原注〕言必發扣。徑庭歷級，非禮也；雖然，以救過也。」

前代陵墓

漢高帝十二年十二月詔曰：「秦皇帝、楚隱王、〔原注〕師古曰：「陳勝也。」魏安釐王、齊愍王、趙悼襄王，皆絶亡後，其與秦皇帝守冢二十家，楚、魏、齊各十家，趙及魏公子無忌〔原注〕師古曰：「即信陵君也。」各五家，令視其冢，復，亡以與他事。」魏明帝景初二年五月戊子詔曰：「昔漢高創業，光武中興，謀除殘暴，功昭四海。而墳陵崩頹，童兒牧豎踐蹋其上，非大魏尊崇所承代之意也。其表高祖、光武陵四面各百步，不得使民耕牧樵采。」宋武帝永初元年閏月壬午朔詔曰：「晋世帝后及藩王諸陵守衛，宜便置格。其名賢先哲見優前代，或立德著節，或寧亂庇民，墳墓未遠，並宜灑埽。主者具條以聞。」南齊明帝建武二年十二月丁酉詔曰：「舊國都邑，望之悵然，況乃身經南面，負扆宸居，或功濟當時，德覃一世，❶而塋壟欑穢，封樹不修，豈直嗟深牧豎、悲甚信陵而已哉。昔中京淪覆，鼎玉東遷，晉元締構之始，簡文遺詠在民，而松門夷替，埏路榛蕪，雖年代殊往，撫事興懷。晉帝諸陵，悉加修理，并增守衛。」梁武帝天監六年詔曰：❷「命世興王，嗣賢傳業，聲稱不朽，人代徂遷。二賓以位，三恪義在，時事寖遠，宿草榛蕪，望古興懷，言念愴然。晉、宋、齊三代諸陵，有司勤加守護，勿令細民侵毀。作兵有少，補使充足，前無守視，並可量給。」〔原注〕《文選》載任昉《爲卞彬謝修卞忠貞墓啓》。魏高祖太和二十年五月丙戌詔：「漢、魏、晉諸帝陵，各禁方百步，不得樵蘇踐藉。」孝明熙平元年七月詔曰：「先賢列聖，道冠生民，仁風盛德，煥乎圖史。暨曆數永終，迹隨物變，陵隧杳靄，鞠爲茂草，古帝諸陵，多見踐藉。可明勑所在諸有帝王墳陵，四面各五十步，勿聽樵牧。」隋煬帝大業二年十二月庚寅詔曰：「前代帝王，因時創業，君民建國，禮尊南面。而曆運推移，年世永久，丘壟殘毀，樵牧相趨，塋兆堙蕪，封樹莫辨。興言淪滅，有愴於懷。自古以來帝王陵墓，可給隨近十户，蠲其雜役，以供守視。」〔原注〕唐太宗詔見下。唐玄宗天寶三載十二月詔：「自古聖帝明王，陵墓有頽毀者，宜令管内量事修葺，仍明立標記，禁其樵采。」古人於異代山陵，必爲之修護若此。〔原注〕《陳書・淳于量傳》：「坐就江陰王蕭季卿買梁陵中樹，季卿坐免，量免侍中。」

---

❶「覃」，原作「章」，今據《南齊書・明帝紀》改。

❷「天監」，《梁書・武帝紀》作「大同」。

宋熙寧中，「興利之臣建議，前代帝王陵寢，許民請射耕墾。而唐之諸陵悉見芟削，昭陵喬木，翦伐無遺」。〔原注〕《宋史·鄧潤甫傳》。小民何識，自上導之，靡存愛樹之思，但逐樵蘇之利。吁，非一朝之故矣。〔楊氏曰〕宋太祖亦有修祭前代陵墓之詔。〔又曰〕宋人言利之害，至於賣祠廟，則耕陵寢其輕事也。

金太宗天會二年二月詔：「有盜發遼諸陵者罪死。」七年二月甲戌詔：「禁醫巫閭山遼代山陵樵采。」〔原注〕《金史·斡魯古孛堇傳》：「乾州後爲閭陽縣，遼諸陵多在此，禁無所犯。」獨元之世祖縱楊璉真伽發宋會稽攢宫不問，此自古所無之大變也。〔原注〕《元史》：「楊璉真伽爲江南釋教總統，發掘故宋趙氏諸陵之在錢塘、紹興者，及其大臣冢墓，凡一百一所。」

《實録》：❶洪武九年八月己酉，遣國子生周渭等三十一人，分視歷代帝王陵寢，命「百步内禁人樵牧，設陵户二人守之。有經兵燹而崩摧者，有司督近陵之民以時封培。每三年一遣使致祭」。其後每登極詔書，並有此文，而有司之能留意者鮮矣。

魏高祖太和十九年九月丁亥詔曰：「諸有舊墓銘記見存，昭然爲時人所知者，三公及位從公者，去墓三十步，尚書令、僕、九列十五步。黄門、五校十步，各不聽墾殖。」陳文帝天嘉六年八月丁丑詔曰：「梁室多故，禍亂相尋，兵甲紛紜，十年不解。不逞之徒虐流生氣，無賴之屬暴及徂魂。江

❶「實録」，據《校記》，鈔本作「本朝」。

左肇基，王者攸宅。金行水位之主，木運火德之君。時更四代，歲逾二百。若其經綸王業，搢紳民望，忠臣孝子，何世無之？而零落山丘，變移陵谷，咸皆翦伐，莫不侵殘。玉杯得於民閒，漆簡傳於世載。無復五株之樹，罕見千年之表。自天祚光啓，恭惟揖讓，爰曁朕躬，聿修祖武。雖復旂旗服色，猶行杞、宋之封；每車駕巡游，眇瞻河雒之路。故橋山之祀，蘋藻弗虧，驪山之墳，松柏恒守。惟戚藩舊壟，士子故塋，掩殣未周，樵牧猶衆。或親屬流隸，負土無期，子孫冥滅，手植何寄。漢高留連於無忌，宋祖惆悵於子房。丘墓生哀，性靈共惻者也。朕所以興言永日，思慰幽泉。惟前代侯王，自古忠烈，墳冢被發，絕無後者，可簡行修治，墓中樹木，勿得樵采。庶幽顯咸暢，❶稱朕意焉。」

唐太宗貞觀四年九月壬午詔曰：「欽若稽古，緬想往册，英聲茂實，志深褒尚。始兹巡省，眺矚中塗，漢氏諸陵，北阜斯託，寂寥千載，邈而無祀。歷選列辟，遺迹可觀，良宰名卿，清徽不滅。宜令所司，普加研訪，爰自上古，洎於隋室，諸有明王聖帝，盛德寵功，定亂弭災，安民濟物，及賢臣烈士，立言顯行，緯武經文，致君利俗，丘壟可識，塋兆見在者，各隨所在，條録申奏。每加巡簡，禁絕芻牧，春秋二時，爲之致祭。若有毁壞，即宜修補。務令周盡，以稱朕意。」是則不獨前代山陵，即士大夫之丘墓並爲封禁，亦興王之一事，可爲後法者矣。

---

❶「咸」，原作「式」，今據《陳書·文帝紀》改。

停喪

停喪之事，自古所無，自建安離析，永嘉播竄，於是有不得已而停者。常煒言：「魏、晉之制，祖父未葬者不聽服官。」〔原注〕《晉書・慕容儁載記》。而御史中丞劉隗奏：「諸軍敗亡，失父母，未知吉凶者，不得仕進宴樂，皆使心喪。有犯，君子廢，小人戮。」〔原注〕《通典》。生者猶然，況於既殁？是以兗州刺史滕恬爲丁零翟所殺，尸喪不反，恬子羨仕宦不廢，論者嫌之。〔原注〕《南史・鄭鮮之傳》。❶ 鮮之議引「楊臻七年不除喪，三十餘年不關人事」。齊高帝時，烏程令顧昌玄坐父法秀宋泰始中北征尸骸不反，而昌玄宴樂嬉游，與常人無異，有司請加以清議。〔原注〕《南齊書・本紀》。振武將軍丘冠先爲休留茂所殺，喪尸絶域，不可復尋。世祖特敕其子雄方敢入仕。〔原注〕《河南氏羌傳》。當江左偏安之日，而猶申此禁，豈有死非戰場，棺非異域，而停久不葬，自同平人，如今人之所爲者哉！《晉書・賀循傳》：「爲武康令，俗多厚葬，及有拘忌回避歲月，停喪不葬者，循皆禁焉。」〔汝成案〕今世吴俗停喪不葬，回避拘忌，至於數十年，雖世家富族，往往如此，安得賀循申嚴明禁哉。《舊唐書・顔真卿傳》：「時有鄭延祚者，〔原注〕《新書》：朔方令。母卒二十九年，殯僧舍垣地。真卿劾奏之。兄弟終身不齒，天下聳動。」《册府元龜》：後周太祖廣順二年十一月丙午敕曰：「古者立封樹之制，定喪葬之期，著

---

❶ 「南史鄭鮮之傳」，按《鄭鮮之傳》在《宋書》，《南史》無傳。

在經典，是爲名教。洎乎世俗衰薄，風化陵遲，親殁而多闕送終，身後而便爲無主。或羈束於仕宦，或拘忌於陰陽，旅櫬不歸，遺骸何託？但以先王垂訓，孝子因心，非以厚葬爲賢，只以稱家爲禮。埽地而祭，尚可以告虔；負土成墳，所貴乎盡力。宜頒條令，用警因循，庶使九原絶抱恨之魂，千古無不歸之骨。搢紳人士，當體兹懷。應内外文武臣僚、幕職、州縣官、選人等，今後有父母、祖父母亡殁，未經遷葬者，其主家之長不得輒求仕進，所由司亦不得申舉解送。」而《宋史》王子韶以不葬父母貶官，劉昺兄弟以不葬父母奪職。〔原注〕並本傳。後之王者，以禮治人，則周祖之詔，魯公之劾，不可不著之甲令。但使未葬其親之子若孫，搢紳不許入官，士人不許赴舉，則天下無不葬之喪矣。

張稷若爾岐，采皇甫謐之名，作《篤終論》。其下篇曰：「葬之習於侈也，於是有久而不克葬者，是徒知備物豐儀之爲厚其親，而不知久而不葬之大悖於禮也。先王之制喪禮，始死而襲，襲而斂，三日而殯，殯而治葬具。其葬也，貴賤有時，天子七月，諸侯五月，大夫三月，士踰月。先時而葬者，謂之『得葬』。〔楊氏曰〕據《公羊傳》，當是渴葬。「得」字之訛也。後時而葬者，謂之『怠喪』。其自襲而斂，自斂而殯，自殯而葬，中間皆不治他事，各視其力，日夕拮据，至葬而已。以爲所以計安親體者，必至乎葬而始畢也。襲也，斂也，殯也，皆以期成乎葬者也。殯則不可不葬，猶之襲則不可不斂，斂則不可不殯，相待而爲始終者也，故不可以他事閒也。今有人親死踰日而不襲，踰旬而不斂，踰月而不殯，苟非狂易喪心之人，必有痛乎其中者矣。至於累年而不葬，則相與安之，何也？殯者必於客位，所以賓之也。父母而賓之，人子之所不忍也。而爲之者，以將葬，故賓之也，所以漸即乎遠也。殯而不葬，是使其親退而不得反於寢，進而不得即於墓，不猶之客而未得歸，歸而未得至者與？非人事之至難安，而人子之大不忍者與？〔原注〕《晏子春秋》：「生者不得安，命之曰蓄憂。死者不得葬，命之曰蓄哀。」《喪服小記》曰：『久而不葬者，惟主喪者不除，其餘以麻終月數者，除喪則已。』孔氏曰：『久而不葬，謂有事礙，不得依月葬者，則三年冠服，身皆不得祥除。』主喪者，謂子爲父，妻爲夫，臣爲君，孫爲祖，〔原注〕父殁持重。皆爲喪主，不得除也。其餘謂期以下至緦也。〔原注〕劉世明曰：「衆子雖非喪主，亦不得除。」張憑謂已嫁之女猶不得除，天性難可盡奪，疑則從重。《孔叢子》：『司徒文子問於子思曰：「喪服既除，然後乃葬，則其服何服？」子思曰：「三年之喪未葬，服不變，除何有焉？」』〔原注〕司馬温公《葬論》亦云。乃知古之人有不幸有故不得葬其親者，雖踰三年，不除服。其心所痛，在於未葬，以爲與未及三月者同實也。與未及三月者同實，斯不得計時而即吉矣。何也？喪之即吉，始於虞而成於禫。虞之爲禮，起於既葬，送形而往，迎精而反，故爲虞以安之。未葬則無所爲而虞，不虞則卒哭而祔，皆無所爲而舉。卒哭與祔不得舉，又何爲而可以練？何爲而可以祥且禫？故雖踰三年，與未及三月者同實也。未及三月而欲舉祥、禫之禮，行道之人弗忍矣。〔原注〕《喪服小記》：「三年而後葬者，必再祭。」注云：「謂練祥也。葬月虞，明月練，又明月祥。」劉世明曰：「禮：虞而杜楣翦屏，練而毁廬居堊室，祥而席，禫而牀。今此虞及練、祥雖爲局促，猶追償其事。若在異月，以其本異歲也，練、祥之服變除之宜，宜如其節也。」斯其所以可以除而弗除與？斯其所以寧斂形還葬，縣棺而封，而必不敢爲溢望奢求，以至於久而不葬也與？」由是言之，則人子之未葬其親者，未可以虞，未可以卒哭也。未可以虞，未可以卒哭，而可以服官乎？反末代之澆風，舉百王之墜制，必有聖人起而行之者。

陳可大曰：「以麻終月數者，期以下至緦之親，以主人未葬，不得變葛，故服麻，以至月數足而除，不待主人喪後之除也。然其服猶必收藏，以俟送葬也。」夫未葬之喪，期已下至緦之親且不得變葛，而爲之子者乃循葬畢之制，而練而祥而禫，是則今之人其無父母也久矣。

魏劉仲武娶毌丘氏，生子正舒、正則。及毌丘儉敗，仲武出其妻，〔原注〕司馬師夷儉三族，故仲武出妻。更娶王氏，生陶。仲武爲毌丘氏立别舍，而不告絶。及毌丘氏卒，正舒求祔葬，陶不許。正舒「不釋服，訟於上下，泣血露骨，衰裳綴絡，數十年弗得，以至死亡」。宋海虞令何子平母喪去官，哀毁踰禮。屬大明〔原注〕孝武帝年號。末，東土饑荒，繼以師旅，八年不得營葬，晝夜號哭，常如袒括之日，冬不衣絮，夏不就清涼，一日以米數合爲粥，不進鹽菜。所居屋敗，不蔽風日，兄子伯興欲爲葺理，子平不肯，曰：「我情事未申，天地一罪人耳，屋何宜覆？」蔡興宗爲會稽太守，甚加矜重，爲營冢壙。〔原注〕朱子采入《小學·善行篇》。「梁殷不佞爲武康令，會江陵陷而母卒，道路隔絶，不得奔赴，四載之中，晝夜號泣。及陳高祖受禪，起爲戎昭將軍，除婁令。至是四兄不齊始迎喪柩歸葬。不佞居處禮節，如始聞喪，若此者又三年。」唐歐陽通爲中書舍人，「丁母憂，以歲凶未葬，四年居廬，不釋服。冬月，家人密以氊絮置所眠席下，通覺，大怒，遽令撤之」。元孫瑾父喪，「停柩四載，衣不解帶」。此數事可爲不得已而停喪者之法。

近年亦有一二知禮之士，未克葬而不變服者。而或且譏之曰：「夫飲酒、食肉、處内，與夫人間之交際往來，一一如平人，而獨不變衣冠，則文存而實亡也。文存而實亡，近於爲名。」然則必并其文而去之，而後爲不近名邪？子貢欲去告朔之餼羊，子曰：「賜也，爾愛其羊，我愛其禮。」嗚呼，夫習之難移久矣。自非大賢，中人之情，鮮不動於外者。聖人爲之弁冕衣裳，佩玉以教恭，衰麻以教孝，介冑以教武，故君子恥服其服而無其容。使其未葬而不釋衰麻，則其悲哀之心、痛疾之意，必有觸於目而常存者。此子游所謂「以故興物」，而爲孝子仁人之一助也，奚爲其必去之也？〔原注〕今吴人喪，除服，則取冠衰履杖焚之。服終而未葬，則藏之柩旁，待葬而服。既葬，服以謝弔客，而後除且焚。此亦餼羊之猶存者矣。《詩》曰：「庶見素韠兮，我心藴結兮，聊與子如一兮。」哀公問曰：「紳委章甫，有益於仁乎？」孔子作色而對曰：「君胡然焉！衰麻苴杖者，志不存乎樂。非耳弗聞，服使然也。」〔原注〕《家語》。後之議禮者，必有能擇於斯者矣。

又攷《實録》：❶永樂七年七月甲戌，仁孝皇后喪，再期。皇太子以母喪未葬，禫後仍素服視事。至几筵，仍衰服。八年七月乙巳，仁孝皇后忌日，以未葬，禮同大祥。〔原注〕十一年二月葬長陵。夫天子之子尚且行之，而謂不可通於士庶人乎？

侈於殯埋之飾，而民遂至於不葬其親；豐於資送之儀，而民遂至於不舉其女。於是有反本尚

---

❶「實録」上，據《校記》，鈔本有「本朝」二字。

質之思。而老氏之書，謂禮爲忠信之薄而亂之首，則亦過矣。豈知《召南》之女，「迨其謂之」，〔原注〕《周禮・媒氏》：「凡嫁子娶妻，入幣純帛無過五兩。」而夫子之告子路曰：「斂首足形，還葬而無椁，稱其財，斯之謂禮。」何至如《鹽鐵論》之云「送死殫家，遣女滿車」，齊武帝詔書之云「斑白不婚，露棺累葉」者乎？馬融有言：「嫁娶之禮儉，則婚者以時矣；喪祭之禮約，則終者掩藏矣。」林放問禮之本，孔子曰：「禮，與其奢也，寧儉。」其正俗之先務乎？〔原注〕《宋史・孫覺傳》：「知福州。閩俗厚於昏喪，其費無藝。覺裁爲中法，使資裝無得過百千。令下，嫁娶以百數，葬埋之費亦率減什五。」《元史・干文傳傳》：「爲婺源知州。婺源之俗，男女昏聘後，富則渝其約，有育其女至老死不嫁者。親喪，貧則不舉，有停其柩累數世不葬者。文傳下車，即召其耆老，使以禮訓告之，閱三月而婚喪俱畢。」

假葬

晉武帝太康中，前太子洗馬郄詵寄止衛國文學講堂十餘年，母亡，不致喪歸，便於堂北壁外下棺，謂之「假葬」。〔原注〕《魏志・曹休傳》：「年十餘歲，喪父，時天下亂，宗族各散去鄉里，獨與一客擔喪假葬，攜將老母渡江。」「假葬」字始見於此。三年即吉，詔用爲征東參軍。論者以爲不合禮。《鄭志》曰：趙商問：「主喪者不除。今人違離邦族，假葬異國，禮不大備，要亦有反土之意。三年闋矣，可得除否？」荅曰：「葬者，送親之終。假葬法後代巧僞，反可以難禮乎？」

改殯

古人改殯之禮，必反於宫寢，不拘「即遠」之制。齊莊公以襄公二十五年爲崔杼所弑，葬諸士孫之里。二十八年，崔、慶既死。十二月乙亥朔，齊人遷莊公殯於大寢，以其棺尸崔杼于市。二十九年二月癸卯，齊人葬莊公于北郭。夫自郭外之葬，歷三年之久。出而遷之路寢，爲之改殯，不以宫廷爲忌，不以兵死爲嫌，古人送往慎終之禮如此。〔原注〕景公，莊公之弟。〔張生洲曰〕世有違其鄉死，柩歸不入門。夫喪事「有進無退」，示民「即遠」，今行者豈即遠之謂乎？《雜記》：「諸侯行而死於道，喪車至於廟門，不毁牆，入適所殯。大夫、士死於道，載以輤車，入自門，舉自阼階，升適所殯。」此禮經之明文也。《左》文十五年：「齊人歸公孫敖之喪，惠叔毁以爲請，立於朝以待命，許之，取而殯之。」注：「殯於孟氏之寢。」哀二十六年：「宋景公游於空澤，卒於連中。大尹奉喪殯於大宫。」《公羊》定元年：「公之喪至自乾侯，正棺於兩楹之閒，然後即位。」此二傳之明文也。且又不止此。《左》襄二十八年：「齊慶氏亡，齊人遷莊公殯於大寢。」是又改葬而反殯者也。《喪服記》「改葬緦」注：「其奠如大斂，從廟之廟，從墓之墓，禮宜同。」則改葬亦「從墓之墓」耳。而莊公以弑報葬，特爲反殯，以盡其禮，此亦情之所至，而禮可義起者與？夫改葬且可反殯，而今俗乃如此，亦可見禮之不講已久。而人之拘於避忌，大惑不解，雖有孝子慈孫，亦多囿於俗而不得自致者，爲可哀矣。或曰：然則《曾子問》謂「柩不可反」，何也？曰：此「有進無退」也。謂出不可反，非歸不可入也。然則又謂「入自闕」，何也？曰：闕者，兩觀也。而鄭氏則以爲「毁宗而入，異於生」。洵如其説，則尸未大斂，載尸入門，如下所云者，何獨不異於生邪？且即異於生，固入於家矣，曷嘗有避凶之説邪？今人不避載尸入門，而獨忌於柩，抑何愚邪？古者大夫出聘而死，既斂於柩，造於朝，介將命。夫柩可入鄰國之朝，而不可入己之寢，抑何謬之甚邪？至於禁止入城之令，則雖欲歸殯於家而不得，其傷孝子之心抑又甚矣。禁令限之，既無如之何，其無所限者，顧又自從而禁之，以爲避凶，則古人所無，以爲「即遠」，則非此之謂。蒙故曰：事有義託於古，而實大悖乎古也。雖然，古人死而殯於廟於寢，今則尸骨未寒，置之荒煙蔓草閒者多矣，又何怪乎柩歸不入門哉！漢和帝以梁貴人酷歿，斂葬禮闕，乃改殯於承光宮，追服喪制。蓋附身、附棺之物，人子所宜自盡。若宋之高宗於梓宮入境，即承之以椁，上以欺其先人，下以欺其百官兆姓，誠千古之罪人矣。〔楊氏曰〕高宗此事情有可矜，不得拘泥，以爲欺誑。

《册府元龜》載：後唐莊宗同光二年八月，遣宗正少卿李瓊往曹州，簡行哀帝陵寢。三年正月丙申敕曰：「朕顧惟寡德，獲嗣丕圖，奉先之道常勤，送往之誠靡怠。爰自重興廟社，載展郊禋，旋蕩滌於瑕疵，復涵濡於慶澤。蓋憂勞靜國，曠墜承祧，御朽若驚，涉川爲懼。由是推移歲月，鬱滯情懷。恭念昭宗晏駕之辰，少帝登遐之日，咸罹虺毒，遽殞龍顔，委冠劒於仇讎，託山陵於梟獍。靜惟規制，豈叶度程。存愴結以彌深，固寢興而增惕。虔思改卜，式慰允懷。宜令所司，別選園陵，備禮遷葬，貴雪幽明之恨，以申追慕之心。凡百臣寮，體朕哀感。」雖有是命，以年饑財不足而止。

火葬

火葬之俗盛行於江南，自宋時已有之。《宋史》：紹興二十七年，監登聞鼓院范同言：「今民俗有所謂火化者。生則奉養之具惟恐不至，死則燔爇而捐棄之。國朝著令：貧無葬地者，許以官地安葬。河東地狹人衆，雖至親之喪悉皆焚棄。韓琦鎮并州，以官錢市田數頃，給民安葬，至今爲美談。然則承流宣化，使民不畔於禮法，正守臣之職也。事關風化，理宜禁止，仍飭守臣措置荒閒之地，使貧民得以收葬。」從之。景定二年，黄震爲吴縣尉，《乞免再起化人亭狀》曰：「照對本司久例，有行香寺曰通濟，在城外西南一里。本寺久爲焚人空亭約十間以罔利，合城愚民悉爲所誘，親死即舉而付之烈燄，餘骸不化，則又舉而投之深淵。哀哉，斯人何辜，而遭此身後之大戮邪！震久切痛心，以人微位下，欲言未發。乃五月六日夜，風雷驟至，獨盡撤其所謂焚人之亭而去之。意者穢氣彰聞，冤魂其訴，皇天震怒，爲絶此根。越明日，據寺僧發覺陳狀，爲之備申使府，蓋亦幸此亭之壞耳。案吏何人，敢受寺僧之囑，行下本司，勒令監造！震竊謂此亭爲焚人之親設也，人之焚其親，不孝之大者也，此亭其可再也哉！謹案，古者小斂、大斂以至殯葬，皆擗踊，爲遷其親之尸而動之也，况可得而火之邪？舉其尸而畀之火，慘虐之極，無復人道，雖蚩尤作五虐之法，商紂爲炮烙之刑，皆施之於生前，未至戮之於死後也。展禽謂夏父弗忌必有殃，既葬，焚煙徹於上，或者天實災之，然謂之殃，則凶可知也。楚子期欲焚麇之師，子西戒不可。雖敵人之尸，猶有所不忍也。衛侯掘褚師定子之墓，焚之於平莊之上，殆自古以來所無之事。田單守即墨之孤邑，積五年，思出萬死一生之計，以激其民，故襲用其毒，誤燕人掘齊墓，燒死人，齊人望之涕泣，怒十倍，而齊破燕矣。然則焚其先人之尸，爲子孫者所痛憤而不自愛其身，故田單思之五年，出此詭計以誤敵也。

尉佗在粤，聞漢掘燒其先人冢，陸賈明其不然，與之要約，亦曰『反則掘燒王先人冢耳』，舉至不可聞之事以相恐，非忍爲之也。尹齊爲淮揚都尉，所誅甚多，及死，仇家欲燒其尸，尸亡去歸葬。説者謂其尸飛去。夫欲燒其尸，仇之深也，欲燒之而尸亡，是死而有靈，猶知燒之可畏也。漢廣川王去，淫虐無道，其姬昭信共殺幸姬王昭平、王地餘及從婢三人，後昭信病，夢昭平等，乃掘其尸，皆燒爲灰，去與昭信旋亦誅死。王莽作焚如之刑，燒陳良等，亦遂誅滅。〔原注〕魏文帝《終制》略曰：「喪亂已來，漢氏諸陵，無不發掘，至乃燒取玉柙金鏤，骸骨并盡。是焚如之刑也，豈不重痛哉！」東海王越亂晉，石勒剖其棺，焚其尸，曰：『亂天下者此人也，吾爲天下報之！』夫越之惡固宜至此，亦石勒之酷而忍爲此也。❶王敦叛逆，有司出其尸於瘞，焚其衣冠斬之，所焚猶衣冠耳。惟蘇峻以反誅，焚其骨。楊玄感反，隋亦掘其父素冢，焚其骸骨。慘虐之門既開，因以施之極惡之人，〔原注〕《周禮·秋官·掌戮》：「凡殺其親者焚之。」然非治世法也。隋爲仁壽宫，役夫死道上，楊素焚之，上聞之不悦。夫淫刑如隋文，且不忍焚人，則痛莫甚於焚人者矣。蔣元暉瀆亂宫闈，朱全忠殺而焚之，一死不足以盡其罪也。〔楊氏曰〕元暉之事非實也，乃全忠誣何太后耳。然殺之者常刑，焚之者非法，非法之虐且不可施之誅死之罪人，況可施之父母骨肉乎？世之施此於父母骨肉者，又往往拾其遺燼而棄之水，則宋誅太子劭逆黨王鸚鵡、嚴道育，既焚而揚灰於河之故智也，慘益甚矣。而或者乃以焚人

---

❶「石勒」，據《校記》，鈔本作「夷狄」。

爲佛法，然聞佛之説，戒火自焚也。今之焚者戒火邪？人火邪？自焚邪？其子孫邪？佛者外國之法，❶今吾所處中國邪？外國邪？有識者爲之痛惋久矣。今通濟寺僧焚人之親以罔利，傷風敗俗，莫此爲甚。天幸廢之，何可興之？欲望台慈矜生民之無知，念死者之何罪，備榜通濟寺風雷已壞之焚人亭，不許再行起置，其於哀死慎終，實非小補。」然自宋以來，此風日盛，國家雖有漏澤園之設，而地窄人多，不能徧葬，相率焚燒，名曰火葬，習以成俗。謂宜每里給空地若干爲義冢，以待貧民之葬，除其租税，而更爲之嚴禁，焚其親者，以不孝罪之，庶乎禮教可興，民俗可厚也。嗚呼，古人於服器之微猶不敢投之於火，故於重也埋之，於杖也斷而棄之，況敢焚及於尸柩乎！荼毗之教，始於沙門，塞外之風，被於華夏，❷辛有之適伊川，其亦預見之矣。爲國以禮，後王其念之哉！

〔原注〕《列子》言：「秦之西有義渠之國者，其親戚死，聚柴積而焚之，熏則煙上，謂之登遐，然後成爲孝子。」《荀子》言：「氐羌之民，其虜也，不憂其係纍，而憂其死不焚也。」蓋西羌之俗有之。〔汝成案〕火葬之事，杭城至今猶沿其俗，至爲慘傷。而長官不爲禁止，士大夫不知動色誡諭，習爲故常。而今杭城火災日月相告，往往一家火發，連及數家或數十家，甚至有通巷被焚者。當火起時，官民奔救，莫之能止，安知非此火化之魂積怨而致此厲也。〔又案〕近世江西廣信一路，又有所謂洗骨葬者。既葬二三年後，輒啓棺洗骨使淨，别貯瓦瓶内埋之。是以

---

❶「外國」，據《校記》，鈔本作「夷狄」。

❷「塞外之風被於華夏」，據《校記》，鈔本作「被髪之風終於戎翟」。

争吉壤者往往多盜骨之弊，發而成訟，輒貯官庫。夫古人親死，三寸之棺，五寸之椁，附身附棺之具，必誠必信，勿之有悔，而窀穸之事尤爲嚴重，蓋以葬埋爲兢兢。乃今至于火葬、洗骨葬，火葬則焚棄其親，洗骨葬則與受傷身死當官檢驗者何異？安有仁人孝子乃恬不知怪，相率而爲之，不知禁絶哉！

宋以禮教立國，而不能革火葬之俗。於其亡也，乃有楊璉真伽之事。

漏澤園之設，起於蔡京，不可以其人而廢其法。〔趙氏曰〕按《月令》已有「掩骼埋胔」。《後漢・桓帝紀》：「京師死者相枕，若無親屬者，可于官壖地葬之，表識姓名，爲設祠祭。」則後漢已有此制。而宋初又已著令：「貧無葬地者，許以官地安葬。」見于范同奏疏。天禧中，于京城外四禪院買地瘞無主骸骨，每具官給六百文，幼者半之。見韓魏公《君臣相遇傳》。又仁宗嘉祐七年，詔開封府市地于四郊，給錢瘞貧民之不能葬者。神宗亦詔給地葬畿内寄菆之喪。是漏澤之設，不自蔡京始也，特其名或起于京耳。

期功喪去官

古人於期功之喪，皆棄官持服。《通典》：「安帝初，長吏多避事棄官。乃令：自非父母服，不得去職。」攷之於書，如韋義以兄順喪去官，楊仁以兄喪去官，譙玄以弟服去官，戴封以伯父喪去官，馬融遭兄子喪自劾歸，陳寔以期喪去官，賈逵以祖父喪去官。又《風俗通》云：「范滂父字叔矩，博士徵，以兄憂不行。」《劉衡碑》云：「爲勃海王郎中令，以兄琅邪相憂，即日輕舉。」《圉令趙君碑》云：「司徒楊公辟，以兄憂，不至。」則兄喪亦謂之憂也。《曹全碑》云：「遷右扶風槐里令，遭同産弟憂，棄官。」則弟喪亦謂之憂也。《度尚碑》云：「除上虞長，以從父憂，去官。」《楊著碑》云：「遷高陽令，遭從兄沛相憂，篤義忘寵，飄然輕舉。」則從父、從兄喪亦謂之憂也。《陳重傳》云：「舉尤異，當遷爲會稽太守，遭姊憂，去官。」則姊喪亦謂之憂也。〔原注〕古人凡喪皆謂之憂，其父母喪則謂之丁大憂。見《北史·李彪傳》。《王純碑》云：「拜郎，失妹寧歸，遂釋印紱。」晉陶淵明作《歸去來辭》，自序曰：「尋程氏妹喪於武林，情在駿奔，自免去職。」則已嫁之妹猶去官以奔其喪也。《晉·嵇紹傳》：「拜徐州刺史，以長子喪去職。」則子之喪亦可以去官也。後漢末時，人多不行妻服。荀爽引據大義，正之經典，雖不悉變，亦頗有改者。晉泰始中，楊旌有伯母服未除而應孝廉，舉博士，韓光議以宜貶。又言：天水太守王孔碩，舉楊少仲爲孝廉，有期之喪而行，甚致清議。而潘岳《悼亡》詩曰：「亹亹期月周，戚戚彌相愍。」又曰：「投心遵朝命，揮涕强就車。」是則期喪既周，然後就官之證。今代之人，躁於得官，輕於持服，令晉人見之，猶當恥與爲伍，況三代聖賢之列乎！

《晉書·傅咸傳》：「惠帝時，司隸荀愷從兄喪，自表赴哀。詔聽之而未下，愷乃造太傅楊駿。咸奏曰：『死喪之威，兄弟孔懷，同堂亡隕，方在信宿。聖恩矜憫，聽使臨喪，詔旨未下，輒行造謁。急諂媚之敬，無友于之情，宜加顯貶，以隆風教。』」《張輔傳》：「梁州刺史楊欣，有姊喪，未經旬，車騎長史韓預彊聘其女爲妻。輔爲中正，貶預，以清風俗。」《劉隗傳》：「世子文學王籍之居叔母喪而婚，東閣祭酒顏含在叔父喪嫁女，隗並奏之。廬江太守梁龕明日當除婦服，今日請客奏伎，丞相長史周顗等三十餘人同會。隗奏曰：『夫嫡妻長子，皆杖居廬，故周景王有三年之喪，既除而宴，《春秋》猶譏，況亀匹夫，暮宴朝祥，慢服之愆，宜肅喪紀之禮，請免亀官，削侯爵。顗等知亀有喪，吉會非禮，宜各奪俸一月。』從之。」《謝安傳》：「期喪不廢樂，王坦之以書喻之，不從。衣冠效之，遂以成俗，世頗以此譏焉。」當日期功之喪，朝廷猶以爲重，是以上挂彈文，下干鄉議。〔原注〕《史記・魏其武安傳》：丞相語灌夫曰：「吾欲與仲孺過魏其侯，會仲孺有服。」《索隱》曰：「服，謂期功之服。」是則漢時有服不預宴會之證。《舊唐書・王方慶傳》：奏言：「令：杖期、大功喪未葬，不預朝賀；未終喪，不預宴會。比來朝官不遵禮法，身有哀容，陪預朝會，手舞足蹈，公違憲章，名教既虧，實玷皇化。伏望申明令式禁斷。」唐時格令，未墜前經。今則有説齊衰而入大夫之門，停殯宮而召親朋之會者，至乃髽踊方聞，衿鞶已飾，敗禮傷教，日異歲深，宜乎板蕩之哀，甚於永嘉之世。嗚呼，有人心者，則宜於此焉變矣。〔楊氏曰〕世代之降，大抵禮日益替，法日益弛，所以持世者，俗説異端而已。

裴庭裕〔楊氏曰〕庭裕或作延裕，見《通鑑攷異》。《東觀奏記》：「大中朝，有前鄉貢進士楊仁贍，女弟出嫁前進士于瓌，納函之日，有期喪，仁贍不易其日。憲司糾論，貶康州參軍，馳驛發遣。」《册府元龜》：「後唐明宗天成二年九月，敕原州司馬聶嶼，擢從班列，委佐親賢，不守條章，彊買店宅。細詢行止，頗駭聽聞。喪妻未及於半年，别成姻媾；棄母動逾於千里，不奉晨昏。令本處賜死。」唐季、五代之時其法猶重。

《册府元龜》：唐薛膺爲左補闕，弟齊，臨陳爲飛矢所中，卒。膺聞難，不及請告，馳馬以赴，與弟褒、庠處喪如禮。膺去左補闕，庠去河南縣尉、直弘文館，與褒皆屏居外野，布巾終喪。蹈名教者推之。

《宋史》：「王巖叟爲涇州推官，聞弟喪，棄官歸養。」「吕祖儉監明州倉，將上，會兄祖謙卒。部法：半年不上者爲違年。祖儉必欲終期喪，朝廷從之，詔違年者以一年爲限，自祖儉始。」然史之所書，亦寥寥矣。

漢人有以師喪去官者，如延篤、孔昱、〔原注〕《後漢書》。劉焉，〔原注〕《蜀志》。並見於史。而荀淑之卒，李膺時爲尚書，自表師喪，則朝廷固已許之矣。其亦子貢「築室於場」，二三子「羣居則絰」之遺意也與？

緦喪不得赴舉

宋天禧三年正月乙亥，「諸路貢舉人郭稹等四千三百人，見於崇政殿。時稹冒緦喪赴舉，爲同輩所訟，上命典謁詰之，引服。付御史臺劾問，殿三舉，同保人並贖金，殿一舉」。今制：非三年之喪皆得赴舉，故士彌躁進，而風俗之厚不如昔人遠矣。

喪　娶

《春秋》文公二年「冬，公子遂如齊納幣」，《公羊傳》：「納幣不書，此何以書？譏。何譏爾？

喪娶也。❶ 娶在三年之外，則何譏乎喪娶？ 三年之内不圖婚。」何休注曰：「僖公以十二月薨，至此未滿二十五月。又禮先納采、問名、納吉，乃納幣，此四者皆在三年之内，故云爾。」然則納幣猶譏，而況於昏嫁乎！ 唐高宗永徽中，衡山公主將出降長孫氏，議者以時既公除，合行吉禮。于志寧上疏言：「《禮記》曰：『女子十五而笄，二十而嫁。有故，二十三而嫁。』鄭玄云：『有故，謂遭喪也。』《春秋》書魯莊公『如齊納幣』，杜預云：『母喪未再期而圖婚，二《傳》不譏，失禮明故也。』此則史策具載，是非歷然，斷在聖情，不待問於臣下。其有議者云：準制，公除之後，須並從吉。〔原注〕漢文帝詔曰：「天下吏民毋禁取婦、嫁女、祠祀、飲酒、食肉。」此漢文創制其儀，爲天下百姓。至於公主服是斬衰，縱使服隨例除，無宜情隨例改。心喪之内，方復成婚，非惟違於《禮經》，亦是人情不可。伏惟陛下嗣膺寶位，臨統萬方，理宜繼美義、軒，齊芳湯、禹。弘獎仁孝之日，敦崇名教之秋，伏願遵高宗之令軌，略孝文之權制，國家於法無虧，公主情禮得畢。」於是詔公主待三年服闋，然後成禮。豈非有國之典，本於天經地義，故守禮之臣，猶得引經而争者哉。

《晉書・載記》言：「石勒下書，禁國人不聽在喪嫁娶。」〔原注〕時勒號所部爲國人。《金史・章宗紀》：「承安五年三月戊辰，定妻亡服内昏娶聽離法。七月癸亥，定居祖父母喪昏娶聽離法。」僭國

❶ 「喪娶」上，《公羊傳》文公二年有「譏」字。

閏朝猶然，❶今人反不講此。❷〔楊氏曰〕今人有乘新喪而娶者，謂之拔親，或云白親。世俗澆漓，喪婚敗禮，莫斯極矣。

《實録》：正統十三年四月，楚王季堄奏：「弟大冶王季塓，擇武昌護衛指揮同知翟政妹爲妃。昏期在邇，不意叔崇陽王孟熌薨逝，季塓應持服，未敢成昏。」上命禮部議，言：「王於崇陽王當服期年，緣崇陽王未薨之先，君命已下，節册到日，合令妃翟氏拜受，候服滿成昏。」從之。〔原注〕正月乙未，遣永康侯徐安等持節册封王妃。

天順三年十月庚戌，瀋王佶焞奏：「父康王存日，擇潞州民李剛女爲弟永年王妃，李磐爲妹長平郡主儀賓，已受封册，未及成昏而父王薨。今父喪已越大祥，《陰陽書》謂明年爲弟妹婚不利，乞允於今年擇日嫁娶。」禮部侍郎鄒幹言：「三年之喪，禮之大者。服内成親，律有明禁。今瀋王與郡王、郡主俱父喪未終，乃惑於陰陽之説，而欲廢此喪制。乞行長史司啓王，俾待服闋成禮。」上曰：「是長史不能輔導之罪也，其命巡按御史執問如律。」

十月癸丑，廣靈王遜烒薨。癸酉，敕靈丘王遜烇曰：「所奏第四子、第五子俱鎮國將軍，并女臨城縣主，俱已奏報，欲於本年九月後成婚。且爾兄初喪，正哀戚不暇之時，乃欲爲男女成婚，以廢大

❶「僭國閏朝」，據《校記》，鈔本作「夷狄之代」。
❷「今人」，據《校記》，鈔本作「今之華人」。

禮，是豈所忍爲哉！」不允所奏。

憲廟大婚在天順八年之七月，雖託之遺詔，而士大夫多以爲非。故南京禮部右侍郎章綸有「請待來春」之奏。

衫帽入見

《唐書·李訓傳》：「文宗召見，訓以衰麤難入禁中，令戎服，號王山人。」《宋史·蔡挺傳》：「仁宗欲知契丹事，召對便殿。挺時有父喪，聽以衫帽入。」則唐、宋有喪者，不敢假公服也。今人干謁官長輒易青黑，與常人無異，是又李訓之不如乎！

奔喪守制

《記》曰：「奔喪者，自齊衰以下。」是古人於期功之喪無有不奔者。《太祖實録》：「洪武二十三年閏四月甲戌，除期年奔喪之制。先是，百官聞祖父母、伯叔父母、兄弟喪，俱得奔赴。至是吏部言：『祖父母、伯叔父母、兄弟皆期年服，若俱令奔喪守制，或一人連遭數喪，或道路數千里，則居官日少，更易繁數，曠官廢事。〔汝成案〕以尊降之禮例之，妻、適子喪宜去官，伯叔父、兄弟可不去官。今後除父母及祖父母承重者丁憂外，其餘期服不許奔喪。』詔從之。」此出於一時權宜之政，沿習以來，至三百年，遂以不奔喪守制爲禮法之當然，而倍死忘哀多見於搢紳之士矣。〔楊氏曰〕其敝總由于遠官，若近在三五百里，即少曠廢之患矣。

《實録》又言：「二十七年四月，署北平按察司事、監察御史陳德文奏言：『嫁母劉氏卒，乞奔喪。』許之。德文四歲喪父，家貧，隨母嫁陳氏，後年長歸宗。至是其母卒，時已除奔喪之制，德文懇請甚至，上特憐而許之。」是聖祖雖依吏部之奏，而仍通於人子之情，固未嘗執一也。

三代聖王教化之事，其僅存於今日者，惟服制而已。喪亂以來，浸已廢墜。竊謂父母之喪，自非金革，不得起復，著之國典。〔沈氏曰〕沈世泊云：「案起復者，喪制未終，勉其任用，所謂奪情起復者也。如歐陽公《晏殊神道碑》『明年遷著作佐郎，丁父憂去官。已而真宗思之，即其家起復爲淮南發運使』，及史嵩之喪父，『經營起復』是也。今人不攷，例以服闋爲起復，誤矣。宋制，銜上亦帶書，如『起復左僕射中書門下平章事臣趙普』是也。」人人所知。其祖父母、伯叔父母、兄弟之喪，並依洪武初年之制，許令解官奔赴，〔原注〕姊妹、妻、子雖期喪不必解官。服滿補職。其他雖持重服而不去官者，〔原注〕唐制：爲嫡子斬衰三年，而不去官。及大功以下喪者，京官許以素服朝叅，不預慶賀。〔原注〕《唐書・王方慶傳》，見上。玄宗開元二十五年十一月丁亥，御史大夫李適之奏：「每當正旦及緣大禮，應朝官并六品清官並衣朱衣，六品已下並許通著袴褶。朔望日，文武朝集，使並服袴褶。如有慘故，準式不合著朱衣袴褶者，其日聽不入朝。」《暢當傳》：「入公門變服，今期喪已下慘制是也。」在外諸司素服治事，〔原注〕公服之内仍用麻葛。祭祀宴會，俾佐貳攝之。未任之官，無得謁選。生員但歲考，不赴科舉。庶人之家，不許嫁娶。十五月禫後，復故。其有期功喪宴會作樂者，官員罷職，士子黜退。仍書之申明亭，以示清議，庶幾民德歸厚。若夤緣干請之風，亦不待禁而衰止矣。

洪武十一年二月，❶廣西布政使臧哲以母喪去官。上思之，特遣人賜米六十石，鈔二十五錠。自後凡官以父母喪去職而家居者，皆有賜焉。十七年正月，命吏部：「凡官員丁憂，已在職五年，廉勤無贓私過犯者，照名秩給半禄終制。在職三年者，給三月全禄。」

丁憂交代

昔時見有司丁父母憂，聞訃奔喪，不出半月。近議必令交代，方許離任，至有欠庫未補，服闋猶不得歸者。是則錢糧爲重，倫紀爲輕，既乖宰物之方，復失使臣之禮。其弊之由，始於刻削太過。蓋昔者錢糧掌於縣丞，案牘掌於主簿，税課掌於大使，〔原注〕余家有嘉靖年買地文契，皆用税課司印，萬曆後用縣印。爲令者稽其要而無所與焉。又皆俸足以贍其用，而不取之庫藏，故聞訃遄行，無所留滯，而亦不見有那移侵欠之事。今則州縣之中，錐刀之末，上盡取之，而大吏之誅求尤苦不給，庫藏罄乏，報以虚文，至於近年，天下無完庫矣。即勒令交代，亦不過應之以虚文，徒滋不孝之官，而無益於國計盈虚之數也。嗚呼！君人者亦知養廉爲致孝之源乎？

陶侃謂王貢曰：「杜弢爲益州刺史，盜用庫錢，父死不奔喪。卿本佳人，何爲隨之也？天下安

---

❶「二」，「中研院」史語所整理本《明太祖實録》卷一二一作「十二」。

有白頭賊乎？」貢遂來降，而弢敗走。今日居官之輩，大半皆如杜弢，然如此之人作賊亦不能成也。

史言：梁高祖丁文皇帝〔原注〕高祖父丹陽尹順之。憂時，爲齊隨王鎮西諮議參軍，「在荆鎮，髣髴奉問，❶便投劒星馳，❷不復寢食，倍道前行，憤風驚浪，不暫停止。及居帝位，立七廟，月中再過。每至展拜，常涕泗滂沱，哀動左右」。然則明王孝治天下，而不遺小國之臣，必有使之各盡其情者矣。

洪武八年八月戊辰，詔：「百官聞父母喪者，不待報，許即去官。」時北平按察司僉事吕本言：「近制士大夫出仕在外，聞父母之喪，必待移文原籍審覈，俟其還報，然後奔喪。臣竊以爲中外官吏去鄉，或一二千里，或且萬里。及其文移往復，近者彌月，遠者半年。使爲人子者銜哀待報，比還家，則殯葬已畢，豈惟莫覩父母容體，雖棺柩亦有不及見者。揆之子情，深可憐憫。臣請自今官吏，若遇親喪，許令其家屬陳於官，移文任所，令其奔赴，然後覈實。庶人子得盡送終之禮，而朝廷孝理之道彰矣。」上然之，故有是命。

---

❶「問」，《梁書·武帝紀》作「聞」。

❷「劒」，《梁書·武帝紀》作「劾」。

武官丁憂

《晋書》言：「姚興下書：將帥遭大喪，非在疆埸險要之所，皆聽奔赴。及期，乃從王役。」宋岳飛乞終母喪，以張憲攝軍事，步歸廬山。《元史》言：「成宗詔軍官，除邊遠出征，其餘遇祖父母、父母喪，依民官例，立限奔赴。」然則今制武官不丁憂，非一道同倫之義也。國史言：「洪武二十八年，❶蘭州衛指揮僉事徐遵等，以父及祖母病卒，奏乞扶柩歸葬鄉里。廷議勿許，上特可之。」豈非「求忠臣必於孝子之門」者邪！

居喪飲酒

唐憲宗元和九年四月癸未，京兆府奏：「故法曹陸賡男慎餘，與兄博文居喪，衣華服過坊市，飲酒食肉。」詔各决四十，慎餘流循州，博文遞歸本貫。〔原注〕《册府元龜》。十二年四月辛丑，駙馬都尉于季友，坐居嫡母喪，與進士劉師服宴飲，季友削官爵，笞四十，忠州安置，師服笞四十，配流連州。于頔以不能訓子，削階。〔原注〕《舊唐書·本紀》。以禮坊民，而法行於貴戚，此唐室之所以復振也。

姚興時，有給事黄門侍郎古成詵，每以天下是非爲己任。京兆韋高慕阮籍之爲人，居母喪，彈

❶「八」，《明太祖實録》卷二四六作「九」。

琴飲酒。詵聞而泣曰：「吾當私刃斬之，以崇風教。」遂持劒求高，高懼而逃匿，終身不敢見。僭亂之國，❶猶有此人！

匿喪

後唐明宗天成三年閏八月，滑州掌書記孟昇匿母憂，大理寺斷流。奉敕：「朕以允從人望，嗣守帝圖，政必究於化源，道每先於德本，貴持國法，以正人倫。孟昇身被儒冠，職居賓幕，比資籌畫，以贊盤維。而乃都昧操修，但貪榮禄，匿母喪而不舉，爲人子以何堪，瀆污時風，敗傷名教。五刑是重，十惡難寬。將復投荒，❷無如去世，可賜自盡。」其觀察使、判官、録事參軍失於糾察，各有殿罰。

國恤宴飲

《春秋傳》言：「吴公子札自衛如晉，將宿于戚。〔原注〕衛大夫孫文子邑。聞鍾聲焉，曰：『異哉，夫子獲罪於君以在此。〔原注〕文子以戚叛。懼猶不足，而又何樂？夫子之在此，猶燕之巢於幕上，君又在殯。〔原注〕獻公卒未葬。而可以樂乎？』遂去之。文子聞之，終身不聽琴瑟。」漢、魏以下有山

---

❶「僭亂之國」，據《校記》，鈔本作「氐羌之朝」。

❷「復」，《册府元龜》卷一五四作「遣」。

陵未成而宴飲者。《漢書·元后傳》「司隸校尉解光奏，曲陽侯王根，骨肉至親，社稷大臣，先帝山陵未成，公聘取故掖庭女樂五官殷嚴、王飛君等，置酒歌舞，無人臣禮，大不敬不道。以根嘗建社稷之策，遣就國。其兄子成都侯況免爲庶人，歸故郡」，《魏書·甄楷傳》「除祕書郎。世宗崩，未葬，楷與河南尹丞張普惠等飲戲，免官」是也。有國喪未期而宴飲者。《晋書·鍾雅傳》「拜尚書左丞，奏言：肅祖明皇帝棄背萬國，尚未期月，聖主縞素，百寮慘愴，尚書梅陶無大臣忠慕之節，家庭侈靡，聲伎紛葩，絲竹之音，流聞衢路，宜加放黜，以整王憲」是也。〔原注〕時穆后臨朝，特原不問，然百僚憚之。有國忌而宴飲者。《舊唐書·德宗紀》「貞元十二年五月丁巳，駙馬都尉郭曖、王士平及曖弟煦、暄坐代宗忌日宴飲，貶官歸第」是也。此皆故事之宜舉行者。禮者，君之大柄，可聽其頽弛而不問乎！

宋朝家法

宋世典常不立，政事叢脞，一代之制，殊不足言。然其過於前人者數事，如人君宫中自行三年之喪，一也；外言不入于梱，二也；未及末命即立族子爲皇嗣，三也；不殺大臣及言事官，四也。此皆漢、唐之所不及，故得繼世享國至三百餘年。若其職官、軍旅、食貨之制，冗雜無紀，後之爲國者並當取以爲戒。〔楊氏曰〕不殺大臣是美事，然如蔡京、秦檜、丁大全諸人，則失刑也。

日知録集釋卷十六

崑山顧炎武著　嘉定後學黄汝成集釋

明經

今人但以貢生爲明經，非也。唐制有六科，一曰秀才，二曰明經，三曰進士，四曰明法，五曰書，六曰算。〔原注〕《大唐新語》：「隋煬帝置明經、進士二科，國家因隋制，增置秀才、明法、明字、明算，并前爲六科。」當時以詩賦取者謂之進士，〔原注〕《金史・移剌履傳》：「進士之科，隋大業中始試以策，唐初因之，高宗時雜以箴、銘、賦、詩，至文宗始專用賦。」以經義取者謂之明經。〔原注〕葉石林《避暑録話》：「唐制取士，用進士、明經二科。本朝初，唯用進士，其罷明經不知自何時。仁宗患進士詩賦浮淺，不本經術，嘉祐三年始復明經科。」今罷詩賦而用經義，則今之進士，乃唐之明經也。〔閻氏曰〕金有經義進士、詞賦進士。進士中亦分二目。

唐時入仕之數，明經最多。考試之法，令其全寫注疏，謂之帖括。議者病其不能通經。權文公謂：「注疏猶可以質驗，不者，儻有司率情，上下其手，既失其末，又不得其本，則蕩然矣。」今之學者并注疏而不觀，殆於本末俱喪。然則今之進士又不如唐之明經也乎？

秀才

《舊唐書·杜正倫傳》：「正倫，隋仁壽中與兄正玄、正藏俱以秀才擢第。隋代舉秀才止十餘人，❶正倫一家有三秀才，甚爲當時稱美。」《唐登科記》：「武德至永徽，每年進士或至二十餘人，而秀才止一人二人。」〔原注〕《舊唐書·職官志》則云：「秀才，有唐已來無其人。」〔王氏曰〕唐時秀才則爲尤異之科，不常舉。大約終唐之世，爲常選之最盛者不過明經、進士兩科而已。杜氏《通典》云：「初，秀才科第最高，❷試方略策五條，有上上、上中、上下、中上，凡四等。貞觀中，有舉而不第者，坐其州長。由是廢絶。〔原注〕《新唐書》：「高宗永徽二年始停秀才科。」士人所趨嚮，惟明經、進士二科而已。」顯慶初，黄門侍郎劉祥道奏言：「國家富有四海，于今已四十年，百姓官寮未有秀才之舉，未必今人之不如昔，將薦賢之道未至？豈使方稱多士，遂缺斯人？請六品以下，爰及山谷，特降綸言，更審搜訪。」唐人之於秀才，其重如此。〔原注〕秀才字出《史記·賈生傳》：「年十八，以能誦詩屬書，聞於郡中。吴廷尉爲河南守，聞其秀才。」而《儒林傳》公孫弘等之議則曰「有秀才異等，輒以名聞」。此秀才之名所起。玄宗御譔《六典》，言：「凡貢舉人有博識高才、强學待問、無失俊選者，爲秀才。通二經已上者，爲明經。明閑時

---

❶「隋」，原作「唐」，今據《舊唐書》改。

❷「第」，浙江古籍出版社影印《十通》本《通典》卷一五作「等」。

務，精熟一經者，爲進士。」《張昌齡傳》：「本州欲以秀才舉之，昌齡以時廢此科已久，固辭，乃充進士貢舉及第。」是則秀才之名，乃舉進士者之所不敢當也。〔原注〕《册府元龜》：「開元二十四年已後，復有秀才舉。其時以進士漸難，而秀才本科無貼經及雜文之限，反易於進士。主司以其科廢久，不欲收奬。應者多落之，三十年來無登第者。至天寶初，禮部侍郎韋陟始奏請，有堪此舉者，乃令長官特考。其常年舉送者，竝停。」《册府元龜》又言：「代宗朝，楊綰爲禮部侍郎，請制五經秀才科，事寢不行。」而《舊唐書·儒學傳》：「馮伉，大曆初登五經秀才科。」則是嘗行之而旋廢耳。又《文苑英華·判目》有云：「鄉舉進士，至省求試秀才，考功不聽，求訴不已。趙岊判曰：『文藝小善，進士之能。訪對不休，秀才之目。』」〔原注〕《文選》任昉《爲蕭揚州作薦士表》：「訪對不休，質疑斯在。」是又進士求試秀才而不可得也。今以生員而冒呼此名，何也？〔原注〕《容齋三筆》謂：「秀才之名，自宋、魏以後，實爲貢舉科目之最，而今世俗以爲相輕之稱。」

明初嘗舉秀才。❶〔原注〕洪武十五年徵至秀才數千人。如《太祖實録》「洪武四年四月辛丑，以秀才丁士梅爲蘇州府知府，童權爲揚州府知府，俱賜冠帶」。「十年二月丙辰，以秀才徐尊生爲翰林應奉。十五年八月丁酉，以秀才曾泰爲户部尚書」是也。亦嘗舉孝廉。〔原注〕洪武十八年十二月丙午。「洪武二十年二月己丑，以孝廉李德爲應天府尹」是也。此辟舉之名，非所施於科目之士。今俗謂生員爲秀才，舉人爲孝廉，非也。

---

❶「明」，據《校記》，鈔本作「國」。

舉人

舉人者，舉到之人。《北齊書·鮮于世榮傳》「以本官判尚書省右僕射事，與吏部尚書袁聿修在尚書省，簡試舉人」，《舊唐書·高宗紀》「顯慶四年二月乙亥，上親策試舉人凡九百人」，「調露元年十二月甲寅，臨軒試應岳牧舉人」是也。登科則除官，不復謂之舉人。而不第則須再舉，〔原注〕《太祖實録》：「許瑗，饒之樂平人。至正中，兩以《易經》舉于鄉，皆第一，會試不第。」《贛州府志》曰：「鄉舉在宋爲漕試，謂之發解，第階之解送南宫會試耳，試不第者，須再試，未階以入仕也。及累舉不第，然後有推恩焉，謂之特奏名，不復繫諸鄉舉矣。元時亦然。至國朝，始定爲入仕之途，則一代之新制也。」按宋時亦有不須再試而送南宫者，謂之免解進士。《澠水燕談》：「仁宗籍田時，許開封國學舉人陪位，因得免解。」不若今人以舉人爲一定之名也。進士乃諸科目中之一科，而傳中有言舉進士者，有言舉進士不第者。〔原注〕孟浩然應進士不第，杜甫天寶初應進士不第，唐衢應進士久而不第，温庭筠大中初應進士累年不第，吴筠舉進士不第，皇甫鎮舉進士二十三上不中第。《五代史》亦然：敬翔乾符中舉進士不中，鄭遨唐昭宗時舉進士不中，李振常舉進士，咸通、乾符中連不中，鄭珏舉進士數不中，司空頲唐僖宗時舉進士不中，馮玉少舉進士不中，李鏻少舉進士累不中，賈緯少舉進士不中。但云舉進士，則第不第未可知之辭，不若今人已登科而後謂之進士也。〔原注〕宋徽宗宣和六年，禮部試進士至萬五千人，是年賜第八百五人。自本人言之，謂之舉進士，自朝廷言之，謂之舉人。〔原注〕唐文宗開成三年五月丁巳朔，勑禮部貢院：「進士舉人，歲限放三十人及第。」進士舉人者，謂舉進士之人也。進士即是舉人，不若今人以鄉試榜謂之舉人，會試榜謂之進士也。〔趙氏曰〕今會試中式者，禮部放榜，但云「會試中式舉人」，必俟殿試後賜進士及第出身、同出身，始謂之進士。或有事故不及赴殿試者，尚是中式舉人，不得稱進士，蓋猶沿唐、宋遺制。

永樂六年六月，翰林院庶吉士沈升上言：「近年各布政司、按察司，不體朝廷求賢之盛心，苟圖虛譽，有稍能行文、大義未通者，皆領鄉薦，冒名貢士。及至會試下第，其中文字稍優者，得除教官，其下者亦得升之國監。以致天下士子競懷僥倖，不務實學。」洪熙元年十一月，四川雙流縣知縣孔友諒上言：「乞將前此下第舉人通計其數，設法清理。」是明初纔開舉人之塗，❶而其弊即已如此。❷然下第舉人猶令入監讀書三年，許以省親，未有使之游蕩於人間者。正統十四年，存省京儲始放回原籍，「其放肆無恥者游説干謁，靡所不爲」，已見於成化十四年禮部之奏。至於末年，則挾制官府，武斷鄉曲。於是崇禎中命巡按御史考察所屬舉人間有黜革而風俗之壞已不可復返矣。〔沈氏曰〕《田間文集》：崇禎間，《擬上興學取士書》有云：「國初特重國子監，設爲六堂積分之法，詔勳戚公卿大臣子弟讀書其中，舉人下第者入監，郡邑生員每歲選其俊彦者，貢入國子監充太學生。」則是歲貢者每歲一貢，蓋選士也。故國初由監生起家者，多致大官，蓋舉人與歲貢皆稱監生也。自朝廷不重太學，積分法廢，舉人、貢生罕入其中，

---

❶「明」，據《校記》，鈔本作「國」。

❷「如此」下，據《校記》，鈔本有「至於倚勢病民，則又不肖者之爲，而不待論矣」凡十八字。

而所爲歲貢，又皆郡邑諸生之久于學宫需次待年而貢者，非俊秀之選也。于是歲貢資格益下，又皆暮齒頽齡，其足爲國家用者少矣。

進士

進士即舉人中之一科，其試於禮部者，人人皆可謂之進士。〔原注〕唐人未第稱進士，已及第則稱前進士。《雍録》引唐人詩云：「曾題名處添前字。」《通鑑》：「建州進士葉京，嘗預宣武軍宴，識監軍之面。既而及第，在長安與同年出游，遇之於塗，馬上相揖，因之謗議諠然，遂沈廢終身。」是未及第而稱進士也。試畢放榜，其合格者曰「賜進士及第」，後又廣之曰「賜進士出身」「賜同進士出身」，然後謂之「登科」。所以異於同試之人者，在乎賜及第、賜出身，而不在乎進士也。宋政和三年五月乙酉，臣僚言：「陛下罷進士，立三舍之法，今賜承議郎徐禋進士出身，於名實未正，乞改賜同上舍出身。」從之。

科目

唐制：取士之科有秀才，有明經，有進士，有俊士，有明法，有明字，有明算，有一史，有三史，有開元禮，有道舉，有童子。而明經之别有五，經有三經，有二經，有學究，一經有三《禮》，有三《傳》，有史科。此歲舉之常選也。其天子自詔曰制舉。〔原注〕《唐書·選舉志》。如姚崇「下筆成章」，張九齡「道侔伊吕」之類，見於史者凡五十餘科，〔原注〕《困學紀聞》：「唐制舉之名多，有八十有六。」故謂之科目。〔原注〕宋王安石始罷諸科。今代止進士一科，則有科而無目矣，猶沿其名謂之科目，非也。〔黄氏曰〕今特設一科以待士，是有科而無目。愚謂宜倣其意而行之，略取今之試士者稍變其法，而分爲數科。其一曰精通經術科，法在取十三經之義疏，比附其異同，而質以所疑，如古條議之法。其二曰博綜典故科，法在取史書所載，或專舉一事，或兼數事，使之論列其得失，是即古者史學之科也。其三曰洞達時務科，此即今對策之法，必使之昌言無諱，直陳所見，庶有以見其抱負。其四曰富有才華科，試以詩賦，而兼之以表可也。其五曰明習法律科，法在取古人已事與部案之疑難者，設爲甲乙之語，使之剖決，毋拘聲律對偶。若是各條爲五事，而試以一場，務精其選，而不必廣其額。其所取之士，量才授職，而勿使遽列於清要。若國家必欲求特達之彦，則宜設拔萃一科，隨時定制，使凡中已上諸條，無間於已仕未仕者，皆得就試焉。取之以至嚴，而待之以不次，則尤足以鼓舞其才矣。至於童子之試，則不妨仍以八股從事。蓋初學之士，惟以明理爲急也。

王維楨欲於科舉之外倣漢、唐舊制，更設數科，以收天下之奇士。不知進士偏重之弊，積二三百年，非大破成格，雖有他材，亦無繇進用矣。〔趙氏曰〕有明一代，最重進士。凡京朝官清要之職，舉人皆不得與。即同一外選也，繁要之缺必待甲科，而乙科僅得遥遠簡小之缺。其升調之法亦各不同，甲科爲縣令者，撫按之卓薦，部院之行取，必首及焉，不數年即得御史、部曹等職。而乙科沈淪外僚，但就常調而已。積習相沿，牢不可破。嘉靖中給事陸粲雖疏請變通，隆慶中閣臣高拱亦請科貢與進士并重，然終莫能挽。甚至萬曆三年，特詔撫按官有司賢否一體薦劾，不得偏重甲科，而積重難返如故也。《明史》邱橓疏云：「今薦則先進士，而舉、監非有憑藉者不與焉。劾則先舉、監，而進士縱有訾議者罕及焉。於是同一官也，不敢接席而坐，比肩而立。」賈三近疏言：「撫按諸臣，遇州縣長吏，率重甲科而輕鄉舉。同一寬也，在進士則爲撫字，在舉人則爲姑息。同一嚴也，在進士則爲精明，在舉人則爲苛戾。是以爲舉人者，非頭童齒豁不就選。」此可以見當時風尚矣。

制科

唐制：天子自詔曰制舉，所以待非常之才。《唐志》曰：「所謂制舉者，其來遠矣。自漢以來，天子常稱制詔，道其所欲問而親策之。唐興，世崇儒學。雖其時君賢愚好惡不同，而樂善求賢之意未始少怠。故自京師外至州縣有司，常選之士，以時而舉。而天子又自詔四方德行、才能、文學之士，或高蹈幽隱與其不能自達者，下至軍謀將略，翹關拔山，絶藝奇伎，莫不兼取。其爲名目，隨其人主臨時所欲，而列爲定科者，如『賢良方正、直言極諫』，『博通墳典、達於教化』，『軍謀宏遠、堪任將率』，『詳明政術、可以理人』之類，其名最著。〔楊氏曰〕又有「臨難不顧、徇節寧邦」科，薛少保稷所應也。「長才廣度、沈迷下僚」科，張倚所應也。「文詞雅麗」科，彭殷賢所應也。「道侔伊呂」科，張曲江所應也。「詞標文苑」科，張道濟所應也。「洞曉玄經」科，獨孤常州所應也。「哲人奇士、隱淪屠釣」科，李元成所應也。而天子巡狩行幸，封禪太山、梁父，往往會見行在，其所以待之之禮甚優，而宏材偉論非常之人，亦時出於其間，不爲無得也。」〔王氏曰〕唐有得進士第後又中制科者，如劉蕡擢進士第，又舉賢良方正、能直言極諫科。馬懷素擢進士第，又中文學優贍科。閻朝隱連中進士、孝悌廉讓科。賀知章擢進士、超羣拔類科。有得明經第，後又中制科者。如歸崇敬擢明經，舉博通墳典科。有得官後又中制科者。如張鷟登進士第，授岐王府參軍，以制舉皆甲科，再調長安尉，殷踐猷爲杭州參軍，舉文儒異等科之類是也。

宋初，承周顯德之制，設三科，不限前資、見任職官、黄衣草澤，竝許應詔。景德增爲六科，熙寧以後屢罷屢復。宋人謂之大科。〔原注〕《葉祖洽傳》：「太宗歲設大科。」《邵氏聞見録》：「富鄭公初游場屋，穆伯長謂之曰：『進士不足以盡子之才，當以大科名世。』」今以殿試進士亦謬謂之制科。

宋徐度《卻埽編》曰：「國朝制科，初因唐制，有賢良方正、能直言極諫，經學優深、可爲師法，詳明吏理、達於教化，凡三科。應内外職官、前資見任、黄衣草澤人，竝許諸州及本司解送，上吏部，對御試策一道，限三千字以上。咸平中，又詔文臣於内外幕職、州縣官及草澤中，舉賢良方正各一人。景德中，又詔置『賢良方正能直言極諫』『博通墳典達於教化』『才識兼茂明於體用』『武足安邊洞明韜略運籌決勝』『軍謀宏遠材任邊寄』『詳明吏理達於從政』等六科。〔楊氏曰〕「武足安邊」四字羨。天聖七年復詔，應内外京朝官，不帶臺省館閣職事，不曾犯贓罪及私罪情理輕者，竝許少卿、監以上奏舉，或自進狀乞應前六科。仍先進所業策論十卷，卷五道。候到下兩省看詳。如詞理優長，堪應制科，具名聞奏。差官考試論六首，合格即御試策一道。又置『高蹈丘園』『沈淪草澤』『茂才異等』三科。應草澤及貢舉人非工商雜類者，并許本處轉運司逐州長吏奏舉，或於本貫投狀乞應。州縣體量有行止別無玷犯者，即納所業策論十卷，卷五道，看詳，詞理稍優，即上轉運司，審察鄉里名譽，於部内選有文學官再看詳實。有文行可稱者，即以文卷送禮部，委主判官看詳，選詞理優長者具名聞奏。餘如賢良方正等六科，熙寧中悉罷之。而令進士廷試，罷三題而試策一道。建炎間，詔復賢良方正一科，然未有應詔者。」

高宗立「博學宏辭」科，凡十二題，制、誥、詔、表、露布、檄、箴、銘、記、贊、頌、序，内雜出六題，分爲三場，每場體制，一古一今。南渡以後，得人爲盛，多至卿相翰苑者。今之第二場詔、誥、表三題，内科一道，亦是略倣此意。而苟簡濫劣，至於全無典故、不知平仄者，亦皆中式，則專重初場之過也。❶〔孫氏曰〕沈作喆《寓簡》云：「予中進士科後，從石林於卞山。予時欲求試博學宏詞，石林曰：『宏詞不足爲也，宜留心制科工夫。』」據此，則宋世所謂博學宏詞，非制科也。近人稱博學宏詞爲制科者，蓋制舉無常科，以待天下之才傑，以天子親策之，故謂之制科。宋高宗創舉此名，三歲一試，與制舉無常科者異。然亦必召試定等而後授官，則亦可謂之制科也。

甲科

杜氏《通典》：「按令文，科第秀才與明經同爲四等，進士與明法同爲二等。然秀才之科久廢，而明經雖有甲乙丙丁四科，進士有甲乙二科，〔閻氏曰〕按《唐書》，諸進士試時務策五條，帖所讀一大經，經、策全得爲甲第，策得四、帖過四以上，爲乙第。自武德以來，明經惟有丙丁第，進士惟乙科而已。」《舊唐書・玄宗紀》：「開元九年四月甲戌，上親策試應制舉人於含元殿，勑曰：『近無甲科，朕將存其上第。』」《楊綰傳》：「天寶十三載，玄宗御勤政樓，試舉人登甲科者三人，綰爲之首，超授右拾遺。」

❶「則專重初場之過也」，據《校記》，鈔本作「上無能文之主故也」。

「其登乙科者三十餘人。」〔原注〕《册府元龜》。杜甫《哀蘇源明》詩曰：「制可題未乾，乙科已大闡。」然則今之進士而概稱甲科，非也。〔趙氏曰〕今世謂進士爲甲榜，以其曾經殿試，列名於一二三甲也。舉人謂之一榜，後以進士有甲榜之稱，遂以一爲乙，而以舉人爲乙榜，非也。〔又曰〕宋時進士三甲之外，又有四甲、五甲。朱子乃紹興十八年王佐榜下五甲九十名。〔汪氏曰〕朱子有《同年録》，在杭州孤山朱子祠内。録云：「字元晦，小名沈郎，小字季延。年十九歲。外祝氏，偏侍下。第五一，兄弟無一舉。娶劉氏。曾祖絢。祖森，承事郎。父松，承議郎。本貫建州建陽縣羣玉鄉三桂里。父爲户。」

《隋書·李德林傳》：「楊遵彦銓衡深慎，選舉秀才，擢第罕有甲科。德林射策五條，考皆爲上。」是則北齊之世，即已多無甲科者矣。

甲、乙、丙科始見《漢書·儒林傳》：「平帝時，歲課博士弟子甲科四十人，爲郎中。乙科二十人，爲太子舍人。丙科四十人，補文學掌故。」《蕭望之傳》：「以射策甲科爲郎。」《匡衡傳》：「數射策不中，至九，乃中丙科。」〔原注〕褚先生《補史記》。

十八房

今制：會試用考試官二員總裁，同考試官十八員分閲五經，謂之「十八房」。〔原注〕《宋史》：「各房分經，始於理宗紹定二年。」嘉靖末年，《詩》五房，《易》《書》各四房，《春秋》《禮記》各二房，止十七房。萬曆庚辰、癸未二科，以《易》卷多，添一房，減《書》一房，仍止十七房。至丙戌，《書》《易》卷并多，仍復《書》爲四房，始爲十八房。至丙辰，又添《易》《詩》各一房，爲二十房。〔沈氏曰〕《神宗實録》：「萬曆四十四年會試，同考凡二十員，詞臣十二人，科部各四人。視癸未以前十七房時，各衙門俱增一人云。」天啟乙丑，《易》《詩》仍各五房，《書》三房，《春秋》《禮記》各一房，爲十五房。崇禎戊辰，復爲二十房。辛未，《易》《詩》仍各五房，爲十八房。癸未，復爲二十房。今人概稱爲「十八房」云。

《戒庵漫筆》曰：〔原注〕江陰李詡著。「余少時學舉子業，并無刻本窗稿。有書賈在利考朋友家往來，抄得燈窗下課數十篇，每篇謄寫二三十紙。到余家塾，揀其幾篇，每篇酬錢或二文，或三文。憶荆川〔原注〕唐順之。中會元，其稿亦是無錫門人蔡瀛與一姻家同刻。方山〔原注〕薛應旂。中會魁，其三試卷，余爲從臾其常熟門人錢夢玉，以東湖書院活板印行，未聞有坊間板。今滿目皆坊刻矣，亦世風華實之一驗也。」〔原注〕愚按，弘治六年會試同考官靳文僖批，已有「自板刻時文行，學者往往記誦，鮮以講究爲事」之語，則彼時已有刻文，但不多耳。楊子常〔原注〕彝。曰：「十八房之刻，自萬曆壬辰《鈎玄録》始。旁有批點，自王房仲〔原注〕士驌。選程墨始。至乙卯以後，而坊刻有四種：曰程墨，則三場主司及士子之文；曰房稿，則十八房進士之作；曰行卷，則舉人之作；曰社稿，則諸生會課之作。至一科房稿之刻有數百部，皆出於蘇、杭，而中原北方之賈人市買以去。天下之人惟知此物可以取科名，享富貴，此之謂學問，此之謂士人，而他書一切不觀。昔丘文莊當天順、成化之盛，去宋、元未遠，已謂士子有登名前列，不知史册名目、朝代先後、字書偏旁者。舉天下而惟十八房之讀，讀之三年五年，而一幸登第，則無知之童子儼然與公卿相揖讓，而文武之道棄如弁髦。」〔原注〕《宋史》：「理宗朝，姦弊愈滋。有司命題苟簡，或執偏見臆説，或發策用事訛舛，所取之士既不精，數年之後，復俾之主文，是非顛倒逾甚。時謂之謬種流傳。」嗟乎！八股盛而六經微，十八房興而廿一史廢。〔閻氏曰〕按歸太僕《送童子鳴序》：「嘗見元人題其所刻之書，云自科舉廢而古書稍出，余蓋深歎其言。夫今世進士之業滋盛，士不復知有書矣。以不讀書而爲學，此子路之佞，而孔子之所惡。」其議論與顧氏正同。昔閔子馬以原伯魯之不説學，而卜周之衰。余少時見有一二好學者，欲通旁經而涉古書，則父師交相譙呵，以爲必不得顓業於帖括，而將爲坎軻不利之人。豈非所謂「大人患失而惑」者與？〔原注〕陸氏曰：「大人懼違衆而失位，心志惑亂，故徇流俗之説，而亦曰可以無學。」若乃國之盛衰，時之治亂，則亦可知也已。

經義論策

今之經義、論、策，其名雖正，而最便於空疏不學之人。唐、宋用詩、賦，雖曰雕蟲小技，而非通知古今之人不能作。今之經義，始於宋熙寧中王安石所立之法，命吕惠卿、王雱等爲之。〔原注〕《宋史》：「神宗熙寧四年二月丁巳朔，罷詩、賦及明經諸科，以經義、論、策試進士。」「命中書譔大義式頒行。」

元祐八年三月庚子，中書省言：「進士御試答策，多係在外準備之文，工拙不甚相遠，難於考較。祖宗舊制：御試進士賦、詩、論三題，施行已遠，前後得人不少。況今朝廷見行文字，多係聲律對偶，非學問該洽不能成章。請行祖宗三題舊法，詔來年御試，將詩賦舉人復試三題，經義舉人且令試策，此後全試三題。」是當時即以經義爲在外準備之文矣。〔原注〕《宋史·徐禧傳》：神宗見其所上策，曰：「禧言朝廷用經術變士，十已八九，然竊襲人之語，不求心通者相半。此言是也。」陳後山《談叢》言：「荆公經義行，舉子專誦王氏章句而不解義。荆公悔之曰：『本欲變學究爲秀才，不謂變秀才爲學究也。』」豈知數百年之後，并學究而非其本質乎？此法不變，則人才日至於消耗，學術日至於荒陋，❶而五帝三王以來之天下，將不知其所終矣。〔魏鴻博曰〕四書、五經，命題以正其本，變八股，制論、策，使人得盡其材，適於實用，以救其敗。請言其法。凡童子試小學，論一道，科經書白文三：四書一，《易》《書》《詩》《禮》所占經一，《春秋傳》一，令自某處起，默書至某處止，兼唐人考字、宋人帖括之意。弟子員試四書一道，所占經一道，策一道。鄉試策一道，《春秋》一道，判一道，四書一道，所占經二道。會試策二道。判六道。凡小學，四書、經爲論，無定體，無短長格及稱引秦漢以下得失、當代時務諸禁。凡命題，毋割裂章句以巧文，毋褻而不經。凡判，必依律，去對偶，如讞獄之語，或設事造題，使議其罪。凡試策，試州縣者策以其州縣之利害，鄉試策以其鄉，會試策以天下之利害。會試之策概論國勢治道，或古人當國事業者一，分吏、户、禮、兵、刑、工六職命題者一。自爲弟子員，各使占其所能，專才者對一科，通才者對數問。中進士廷試，則使雜陳其所見而考難之，以定其官。

趙鼎言「安石設虚無之學，敗壞人才」，陳公輔亦謂「安石使學者不治《春秋》，不讀《史》《漢》」，而習其所爲《三經新義》，皆穿鑿破碎無用之空言也。若今之所謂時文，既非經傳，復非子史，展轉

---

❶「學術日至於荒陋」，據《校記》，鈔本作「中國日至於衰弱」。

相承，皆杜譔無根之語。〔原注〕前輩時文無字不有出處。今但令士子作文，自注出處，無根之語不得入文，自當擺指而退矣。《金史》：「明昌元年，令舉人程文，所用故事可自注出處。」以是科名所得，十人之中，其八九皆爲白徒。而一舉於鄉，即以營求關説爲治生之計。於是在州里則無人非勢豪，適四方則無地非游客，而欲求天下之安寧，斯民之淳厚，豈非卻行而求及前人者哉！

《太祖實録》：「洪武三年八月，京師及各行省開鄉試。初場四書疑問，本經義及四書義各一道，〔原注〕元制有四書疑、本經疑。洪武三年開科，❶以《大學》「古人欲明明德於天下者」一節，《孟子》「道在邇而求諸遠」一節，合爲一題，問二書所言平天下大指同異，此即宋時之法。第二場論一道，第三場策一道。中式者，後十日，復以五事試之，曰騎、射、書、算、律。騎觀其馳驅便捷，射觀其中之多寡，書通於六義，算通於九法，律觀其決斷。詔文有曰：『朕特設科舉，以起懷才抱德之士，務在經明行修，博通古今，文質得中，名實相稱。其中選者，朕將親策于廷，觀其學識，第其高下，而任之以官。』」伏讀此制，真所謂求實用之士者矣。至十七年，「命禮部頒行科舉成式，第一場四書義三道，經義四道，未能者許各減一道。第二場論一道，詔、誥、表内科一道，判語五條。第三場經、史策五道」。〔沈氏曰〕四書義限二百字以上，經義、論、策俱三百字以上。亦見《太祖實録》。文辭增而實事廢，蓋與初詔求賢之法稍有不同，而行之二百餘年，非所以善述祖宗之意也。〔原注〕二十五年二月甲子，儒學生員兼習射與書、

❶「洪武」上，據《校記》，鈔本有「本朝」二字，且此條小注爲正文。

算，俟其科貢兼考之，後廢不行。宣德四年九月乙卯，北京國子監助教王仙言：「近年生員止記誦文字，以備科貢，其於字學、算法略不曉習。改入國監，歷事諸司，字畫麤拙，算數不通，何以居官涖政？乞令天下儒學生員兼習書、算。」上從之。〔沈氏曰〕《元史·選舉志·科目篇》：「仁宗皇慶二年，定科場事宜，蒙古、色目人第一場經問五條，《大學》《論語》《孟子》《中庸》內設問，用朱氏《章句集注》，其義理精明、文辭典雅者，爲中選。第二場策一道，以時務出題，限五百字以上。漢人、南人第一場明經、經疑二問，《大學》《論語》《孟子》《中庸》內出題，并用朱氏《章句集注》，復以己意結之，限三百字以上。經義一道，各治一經，《詩》以朱氏爲主，《尚書》以蔡氏爲主，《周易》以程氏、朱氏爲主。已上三經，兼用古注疏。《春秋》許用三《傳》及胡氏傳。《禮記》用古注疏。限五百字以上，不拘格律。第二場古賦、詔誥、章表內科一道，古賦、詔誥用古體，章表四六，參用古體。第三場策一道，經、史、時務內出題，不矜浮藻，惟務直述，限一千字以上成。鄉、會試同例。」「鄉試用八月二十日、二十三日、二十六日。會試用次年二月初一日、初三日、初五日。每三歲一次開試，不用子、午、卯、酉年。御試三月初七日。漢人、南人試策一道，限一千字以上成。蒙古、色目人時務策一道，限五百字以上成。」「元統中，復稍變程式，減蒙古、色目人明經二條，增本經、義。易漢人、南人第一場四書疑一道爲本經疑，增第二場古賦外詔誥、章表一道。」〔趙氏曰〕宋時秋試在八月，春試在二月。元、明因之。萬曆戊戌，御史喬璧星以舉子重裘而進，便于懷挾，請改期于三月，用單裌衣則弊可清。李九我駁之。張幼于亦有《會試移期議》一篇。然終明之世，未嘗改也。本朝始改三月，遠方士子既免匆遽，而天暖無呵凍之苦，衣單無懷挾之弊，最爲善政。至殿試之期，元時在三月初七日，明初在三月一日。謝恩在初六日。成化八年改在十五日，後遂爲例。然二月會試，而三月朔即殿試，則禮闈中閱文爲日無幾，豈不太促。本朝殿試在四月二十五日，傳臚在五月朔。乾隆二十六年辛巳科改四月二十一日殿試，二十五日傳臚。

「四書疑」，猶唐人之判語，設爲疑事問之，以觀其學識也。「四書義」，猶今人之判語，不過得之記誦而已。苟學識之可取，則劉蕡之對，止於一篇已足。蓋一代之人才，徒以記誦之多、書寫之速而取其長，則七篇不足爲難，而有併作五經二十三篇，如崇禎七年之顔茂猷者，〔原注〕奉旨特賜中式及殿試第二甲第二名賜進士出身。亦何裨於經術，何施於國用哉！

《實録》言：「洪武十四年六月丙辰，詔於國子諸生中，選才學優等聰明俊偉之士，得三十七人。命之博極羣書，講明道德經濟之學，以期大用，稱之曰老秀才。累賜羅綺、襲衣、巾韡，禮遇甚厚。」〔原注〕後來庶吉士之制實本於此。是則聖祖所望於諸生者，固不僅以帖括之文。而惜乎大臣無通經之士，使一代籲俊之典但止於斯，可歎也。

永樂二十二年十月丁卯，仁廟諭大學士楊士奇等曰：「朝廷所重安百姓，而百姓不得蒙福者，繇牧守匪人；牧守匪人，繇學校失教。故歲貢中愚不肖十率七八。古事不通，道理不明，此豈可任安民之寄！」當日貢舉之行，不過四十年，而其弊已如此，乃護局之臣猶託之祖制而相持不變乎？

〔沈氏曰〕萬曆二十二年七月己卯，禮部覆御史薛繼茂《敷陳科場事宜八條》，而以正文體爲第一義，謂「純正典雅之詞不出傾邪側媚之口，怪誕險詖之説必非坦夷平易之衷。近日士習敝壞，皆由主司不務崇雅斥浮，而奇詭獲售，宜其從風而靡也。今後會試主考，宜申飭分房，務取純雅合式，不得雜收奇僻，爲海内標。其兩京各有試録硃墨卷，解到禮部，逐一看詳。如仍踵弊風者，士子除名，試官有參處」。上是其議。四十三年十二月戊辰，禮部題中飭會場事宜，其申文禁云：「文必爾雅純粹，平正通達，一一合先民典型者，收。如否，則雖才情奇豔者，不録，怪僻者貼出示戒，甚則仍議罰科。其限字以五百爲率。揭曉後，本部會同禮科細閲。」

三　塲

明初三塲之制，❶雖有先後，而無重輕。乃士子之精力多專於一經，略於考古，主司閲卷，復護初塲所中之卷，而不深求其二三塲。夫昔之所謂三塲，非下帷十年，讀書千卷，不能有此三塲也。今則務於捷得，不過於四書一經之中擬題一二百道，竊取他人之文記之，入塲之日，抄謄一過，便可僥倖中式，而本經之全文有不讀者矣。率天下而爲欲速成之童子，學問由此而衰，心術由此而壞。

宋嘉祐中，知諫院歐陽修上言：「今之舉人以二千人爲率，請寛其日限，而先試以策而考之。擇其文辭鄙惡者，文意顛倒重雜者，不識題者，不知故實、略而不對所問者，誤引事跡者，雖能成文而理識乖誕者，雜犯舊格不考式者，凡此七等之人先去之，計二千人可去五六百。以其留者次試以論。又如前法而考之，又可去其二三百，其留而試詩賦者不過千人矣。於千人而選五百，少而易考，不至勞昏。考而精當，則盡善矣；縱使考之不精，亦當不至大濫。蓋其節抄剽盜之人，皆以先策論去之矣。比及詩賦，皆是已經策論，粗有學問，理識不至乖誕之人，縱使詩賦不工，亦可以中選矣。

❶「明」，據《校記》，鈔本作「國」。

〔錢氏曰〕鄉、會試雖分三塲，實止一塲。士子所誦習，主司所鑑别，不過四書文而已。四書文行之四百餘年，塲屋可出之題，士子早已預擬。每一榜出，鈔録舊作，幸而得售者，蓋不少矣。今欲革其弊，易以詩賦、論策，則識者必譁然阻之，以爲聖賢之言，不可不尊，士子所習，難以驟改，其説必不行，其弊終難革也。竊謂宜以五經文爲第一塲，四書文爲第二塲。五經卷帙既富，題目難以預擬，均爲八股之文，不得諉爲未習。如此則研經者漸多，而勦襲雷同之弊，庶幾稍息乎？如此可使童年新學、全不曉事之人無由而進。」今之有天下者，不能復兩漢舉士之法，不得已而以言取人，則文忠之論亦似可取。蓋救今日之弊，莫急乎去節抄剽盜之人，而七等在所先去，則闒劣之徒無所僥倖，而至者漸少，科塲亦自此而清也。

擬題

今日科塲之病，莫甚乎擬題。且以經文言之，初塲試所習本經義四道，而本經之中，塲屋可出之題不過數十。富家巨族，延請名士，館於家塾，將此數十題各譔一篇，計篇酬價，令其子弟及僮奴之俊慧者記誦熟習。入塲命題，十符八九，即以所記之文抄謄上卷，較之風簷結搆，難易迥殊。四書亦然。發榜之後，此曹便爲貴人，年少貌美者多得館選。天下之士，靡然從風，而本經亦可以不讀矣。予聞昔年五經之中，惟《春秋》止記題目，然亦須兼讀四傳。又聞嘉靖以前，學臣命《禮記》題，有出《喪服》以試士子之能記否者。百年以來，《喪服》等篇皆删去不讀，今則并《檀弓》不讀矣。《書》則删去《五子之歌》《湯誓》《盤庚》《西伯戡黎》《微子》《金縢》《顧命》《康王之誥》《文侯之命》等篇不讀，《詩》則删去淫風變雅不讀，《易》則删去《訟》《否》《剥》《遯》《明夷》《睽》《蹇》《困》《旅》等卦不讀，止記其可以出題之篇及此數十題之文而已。「讀《論》惟取一篇，披《莊》不過盈尺。」〔原注〕《隋書·崔賾傳》。因陋就寡，赴速邀時。〔原注〕《舊唐書·薛謙光傳》。昔人所須十年而成者，以一年畢之。昔人所待一年而習者，以一月畢之。成於勦襲，得於假倩，卒而問其所未讀之經，有茫然不知爲何書者。故愚以爲八股之害，等於焚書，而敗壞人材，有甚於咸陽之郊所坑者但四百六十餘人也。請更其法：凡四書五經之文，皆問疑義，使之以一經而通之於五經。又一經之中，亦各有疑義，如《易》之鄭、王，《詩》之毛、鄭，《春秋》之三《傳》，以及唐、宋諸儒不同之説。四書五經，皆依此發問，〔原注〕漢人所謂「發策決科」者，正是如此。其對者必如朱子所云：「通貫經文，條舉衆説，而斷以己意。」〔原注〕《宋史·劉恕傳》：「舉進士，詔能講經義者别奏名，應召者才數十人。恕以《春秋》《禮記》對，先列注疏，方引先儒異説，末乃斷以己意。凡二十問，所對皆然。」其所出之題不限盛衰治亂，〔原注〕《宋文鑑》載張庭堅《自靖人自獻于先王》經義一篇。使人不得意擬，而其文必出於場中之所作，則士之通經與否可得而知，其能文與否亦可得而驗矣。又不然，則姑用唐、宋賦韻之法，猶可以杜節抄剽盗之弊。蓋題可擬而韻不可必，文之工拙猶其所自作，必不至以他人之文抄謄一過而中式者矣。其表題專出唐、宋策題，兼問古今，〔原注〕如《王梅溪集》中所載。人自不得不讀《通鑑》矣。夫舉業之文，昔人所鄙斥，而以爲無益於經學者也。今猶不出於本人之手焉，何其愈下也哉！

讀書不通五經者，必不能通一經，不當分經試士。且如唐、宋之世，尚有以《老》《莊》諸書命題，如《卮言日出賦》，至相率扣殿檻乞示者。今不過五經益以三《禮》、三《傳》，亦不過九經而已。此而不習，何名爲士？《宋史》：馮元，授江陰尉。時詔流内銓以明經者補學官，元自薦通五經。謝泌笑曰：「古人治一經而至皓首，子尚少，能盡通邪？」對曰：「達者一以貫之。」更問疑義，辨析無滯。

〔朱檢討曰〕試士之法，宜仿洪武四年會試之例，發題先五經而後四書，學使府、州、縣、衛宜經、書并試，亦先經後書。蓋書所同而經所獨，專精其所獨，而同焉者不肯後於人，則經義、書義庶幾並治矣。

《石林燕語》：「熙寧以前，以詩賦取士，學者無不先徧讀五經。余見前輩雖無科名人，亦多能雜舉五經，蓋自幼學時習之，故終老不忘。自改經術，人之教子者往往便以一經授之，他經縱讀，亦不能精，其教之者亦未必皆通五經，故雖經書正文亦多遺誤。」若今人問答之間，稱其人所習爲「貴經」，自稱爲「敝經」，尤可笑也。

科場之法，欲其難不欲其易，使更其法而予之以難，則覬倖之人少。少一覬倖之人，則少一營求患得之人，而士類可漸以清。抑士子之知其難也，而攻苦之日多。多一攻苦之人，則少一羣居終日、言不及義之人，而士習可漸以正矣。

《墨子》言：「今若有一諸侯於此，爲政其國家也，曰：『凡我國能射御之士，我將賞貴之。不能射御之士，我將罪賤之。』問於若國之士孰喜孰懼？我以爲必能射御之士喜，不能射御之士懼。曰：『凡我國之忠信之士，我將賞貴之。不忠信之士，我將罪賤之。』問於若國之士孰喜孰懼？我以爲必忠信之士喜，不忠信之士懼。」今若責士子以兼通九經，記《通鑑》、歷代之史，而曰：「若此者中，不若此者黜。」我以爲必好學能文之士喜，而不學無文之士懼也。然則爲不可之説以撓吾法者，皆不學無文之人也，人主可以無聽也。

今日欲革科舉之弊，必先示以讀書學問之法，暫停考試數年而後行之，然後可以得人。晋元帝從孔坦之議，聽孝廉申至七年乃試，〔原注〕胡三省注：「緩爲之期曰申。」古之人有行之者。〔汝成案〕科舉得人，視所尊尚。進士、明經，充選則一。昔人論停年、長名，尚壅銓政，豈有科目可使沈滯？此非揣本言也。

題切時事

考試題目多有規切時事，亦虞帝「予違汝弼」之遺意也。《宋史·張洞傳》：「試開封進士，賦題曰『孝慈則忠』。時方議濮安懿王稱『皇』事，英宗曰：『張洞意諷朕。』宰相韓琦進曰：『言之者無罪，聞之者足以戒。』上意解。」古之人君，近則盡官師之規，遠則通鄉校之論，此義立而争諫之塗廣矣。

天啟四年，應天鄉試題「今夫奕之爲數」一節，以魏忠賢始用事也。浙江鄉試題「君之視臣如手足則臣視君如腹心」，以杖殺工部郎萬燝也。七年江西鄉試題「皓皓乎不可尚已」，其年監生陸萬齡請以忠賢建祠國學也。〔原注〕萬齡疏以忠賢芟除姧黨爲誅少正卯，定《三朝要典》爲作《春秋》，請上特製碑文，并祠其父於後室，以比於啟聖。崇禎三年應天鄉試題「舉直錯諸枉能使枉者直」，以媚奄諸臣初定逆案也。此皆可以開帝聰而持國是者。時當季葉，而《沔水》《鶴鳴》之義猶存於士大夫，可以想見先朝之遺化。若崇禎九年應天鄉試《春秋》題「宋公入曹以曹伯陽歸」，以公孫彊比陳啟新，是以曹伯陽比皇上，非所宜言，大不敬。天啟七年順天鄉試《書經》題「我二人共貞」，以周公比魏忠賢，則又「無將」之漸，亦見之彈文者也。〔沈氏曰〕趙維寰《雪廬焚餘稿》云：「甲子科各鄉試録，語多觸忌，魏璫一切繩之，如陳子壯、方逢年、顧錫疇、章允儒輩幾二十人，前後俱削奪。自是丁卯諸典試者，其出題屬辭，皆極意獻媚，其不爲觸忌亦不爲獻媚者，獨江西、福建二三録耳。」

景泰初，也先奉上皇至邊，❶邊臣不納，雖有「社稷爲重」之説，然當時朝論即有以奉迎之緩爲譏者。順天鄉試題「所謂平天下在治其國者」一節，蓋有諷意。

試文格式

經義之文，流俗謂之「八股」，蓋始於成化以後。股者，對偶之名也。天順以前，經義之文不過敷演傳注，或對或散，初無定式，其單句題亦甚少。成化二十三年，會試「樂天者保天下」文，起講先提三句，即講「樂天」，四股；中間過接四句，復講「保天下」，四股；復收四句，再作大結。弘治九年，會試「責難於君謂之恭」文，起講先提三句，即講「責難於君」，四股；中間過接二句，復講「謂之

❶「也先」，據《校記》，鈔本作「虜」。

恭」，四股；復收二句，再作大結。每四股之中，一反一正，一虛一實，一淺一深。〔原注〕亦有聯屬二句、四句爲對，排比十數對成篇，而不止於八股者。其兩扇立格，〔原注〕謂題本兩對，文亦兩大對。則每扇之中各有四股，其次第之法亦復如之。故今人相傳，謂之八股。若長題則不拘此。嘉靖以後，文體日變，而問之儒生，皆不知八股之何謂矣。《孟子》曰：「大匠誨人，必以規矩。」今之爲時文者，豈必裂規偭矩矣乎？

發端二句，或三四句，謂之「破題」。大抵對句爲多，此宋人相傳之格。〔原注〕本之唐人賦格。〔錢氏曰〕宋季有魏天應《論學繩尺》一書，皆當時應舉文字，有破題、接題、小講、大講、入題、原題諸式，是論亦有破題。下申其意，作四五句，謂之「承題」。然後提出夫子〔原注〕曾子、子思、孟子皆然。爲何而發此言，謂之「原起」。至萬曆中，破止二句，承止三句，不用原起。篇末敷演聖人言畢，自攄所見，或數十字，或百餘字，謂之「大結」。明初之制，❶可及本朝時事。以後功令益密，恐有藉以自衒者，但許言前代，不及本朝。至萬曆中，大結止三四句。於是國家之事，罔始罔終，在位之臣，畏首畏尾，其象已見於應舉之文矣。

試録文字之體，首行曰「第一塲」，頂格寫。次行曰「四書」，下一格。次行題目，又下一格。五經及二三塲皆然。至試文則不能再下，仍提起頂格。此題目所以下二格也。若歲考之卷，則首行

❶「明」，據《校記》，鈔本作「國」。

曰「四書」，頂格寫。次行題目，止下一格。經論亦然。〔原注〕須知自古以來，書籍文字首行無不頂格寫者。後來學政苟且成風，士子試卷省卻四書五經字，竟從題目寫起，依大塲之式，概下二格，聖經反下，自作反高，於理爲不通。然日用而不知，亦已久矣。又其異者，沿此之例，不論古今詩文，概以下二格爲題。萬曆以後，坊刻盛行，每題之文，必注其人之名於下，而刻古書者亦化而同之。如題曰「周鄭交質」，下二格，其行末書「左丘明」，題曰「伯夷列傳」，下二格，其行末書「司馬遷」。變歷代相傳之古書，以肖時文之面貌，使古人見之，當爲絶倒。

程文

自宋以來，以取中士子所作之文，謂之「程文」。《金史》：「承安五年，詔考試詞賦官各作程文一道，示爲舉人之式，試後赴省藏之。」至本朝，先亦用士子程文刻録，後多主司所作，遂又分士子所作之文別謂之「墨卷」。〔沈氏曰〕《神宗實録》：「萬曆十四年正月，禮部議：『試録程文宜照鄉試例刪原卷，❶不宜盡掩初意。』從之。」「十五年八月，命禮部會同翰林院，取定開國至嘉靖初年中式文字一百十餘篇，刊布學宮，以爲準則。」時禮部尚書爲沈鯉，兼官翰林學士。

文章無定格，立一格而後爲文，其文不足言矣。唐之取士以賦，而賦之末流最爲冗濫。宋之取

❶「刪」下，「中研院」史語所整理本《明神宗實録》卷一七〇有「潤」字。

士以論策，而論策之弊亦復如之。明之取士以經義，❶而經義之不成文，又有甚於前代者，皆以程文格式爲之，故日趨而下。鼂、董、公孫之對，所以獨出千古者，以其無程文格式也。欲振今日之文，在毋拘之以格式，而俊異之才出矣。

判

舉子第二場作判五條，猶用唐時銓試之遺意。至於近年，士不讀律，止鈔録舊本。入場時每人止記一律，或吏或户，記得五條，場中即可互換。中式之卷大半雷同，最爲可笑。《通典》「選人條例」：「其倩人暗判，人間謂之判羅，此最無恥，請牓示以懲之。」後唐明宗天成三年，中書奏：「吏部南曹關今年及第進士内三《禮》劉瑩等五人，所試判語皆同，勘狀稱，晚逼試期，偶拾得判草寫淨，實不知判語不合一般者。」敕：「貢院擢科，考詳所業，南曹試判，激勸爲官。劉瑩等既不攻文，只合直書其事，豈得相傳稾草，侮瀆公場。宜令所司落下放罪。」〔原注〕《宋史·太祖紀》：「開寶六年八月丁酉，泗州推官侯濟坐試判假手，杖，除名。」夫以五代偏安喪亂之餘，尚令科罪，今以堂堂一統作人之盛，而士子公然互換，至一二百年，目爲通弊，不行覺察。傳之後代，其不爲笑談乎！

試判起於唐高宗時。「初，吏部選才，將親其人，覆其吏事。始取州縣案牘疑議，試其斷割，而

❶「明」，據《校記》，鈔本作「本朝」。

觀其能否。後日月寖久，選人猥多，案牘淺近，不足爲難。乃采經籍古義，假設甲乙，令其判斷。既而來者益衆，而通經正籍又不足以爲問，乃徵僻書曲學隱伏之義問之，〔楊氏曰〕如《文苑英華》所載《黄閏判》之類。❶惟懼人之能知也。佳者登於科第，謂之『入等』，其甚拙者謂之『藍縷』，各有升降。選人有格限未至而能試文三篇，謂之『宏詞』。試判三條，謂之『拔萃』，亦曰『超絶』。詞美者得不拘限而授職。」今國朝之制，以吏部選人之法而施之貢舉，欲使一經之士皆通吏事，其意甚美，又不用假設甲乙，止據律文，尤爲正大得體。但以五尺之童能强記者，旬日之力，便可盡答而無難，亦何以定人才之高下哉！蓋此法止可施於選人引試俄頃之間，而不可行之通場廣衆、竟日之久。宜乎各記一曹，互相倒换。朝廷之制，有名行而實廢者，此類是矣。必不得已而用此制，其如《通典》所云，「問以時事、疑獄，令約律文斷決，不乖經義」者乎？

經文字體

生員冒濫之弊，至今日而極。求其省記四書、本經全文，百中無一。更求通曉六書、字合正體者，千中無一也。簡汰之法，是亦非難，但分爲二場，第一場令暗寫四書一千字，經一千字，脱誤本文及字不遵式者，貼出除名。第二場乃考其文義，則矍相之射，僅有存者矣。或曰：「此末節也，豈

---

❶「黄閏判」，中華書局影印本《文苑英華》作「黄潤判」。

足爲才士累？」夫《周官》教國子以六藝，射、御之後，繼以六書。而漢世試書九千字以上，乃得爲史。以《周官》童子之課而責之成人，漢世掾史之長而求之秀士，猶且不能，則退之隴畝，其何辭之有！北齊策孝、秀於朝堂，「對字有脱誤者，呼起立席後；書迹濫劣者，飲墨水一升；文理孟浪者，奪席脱容刀」。❶僭霸之君，尚立此制，以全盛之朝，求才之主，而不思除弊之方，課實之效，與天下因循於溷濁之中，以是爲順人情而已。權文公有言：「常情爲習所勝，避患安時，俾躬處休，以至老死，自爲得計。豈復有揣摩古今風俗，整齊教化根本，原始要終，長轡遠馭者邪！」古今一揆，可勝慨息。

史學

唐穆宗長慶三年二月，諫議大夫殷侑言：「司馬遷、班固、范曄三史爲書，勸善懲惡，亞於六經。比來史學廢絶，至有身處班列，而朝廷舊章莫能知者。」於是立三史科及三《傳》科。《通典》「舉人條例」：「其史書，《史記》爲一史，《漢書》爲一史，《後漢書》并劉昭所注志爲一史，《三國志》爲一史，《晋書》爲一史，李延壽《南史》爲一史，《北史》爲一史。習《南史》者兼通宋、齊志，習《北史》者通後魏、隋書志。自宋以後，史書煩碎冗長，請但問政理成敗所因，及其人物損益關於當代者，其餘一切

❶「奪席脱容刀」，《隋書·禮儀志》作「奪容刀及席」。

不問。國朝自高祖以下及睿宗《實録》并《貞觀政要》共爲一史。」〔原注〕朱子亦嘗議分年試士，以《左傳》《國語》《史記》、兩《漢》爲一科，《三國》《晉書》、南、北《史》爲一科，新、舊《唐書》《五代史》爲一科，時務、律曆、地理爲一科。今史學廢絶，又甚唐時，若能依此法舉之，十年之間，可得通達政體之士，未必無益於國家也。

宋孝宗淳熙十一年十月，太常博士倪思言：「舉人輕視史學。今之論史者獨取漢、唐混一之事，三國、六朝、五代以爲非盛世而恥談之。然其進取之得失，守禦之當否，籌策之疏密，區處兵民之方，形勢成敗之迹，俾加討究，有補國家。請諭春宫，凡課試命題，雜出諸史，無所拘忌。考覈之際，稍以論策爲重，毋止以初場定去留。」從之。

史言「薛昂爲大司成，寡學術，士子有用《史記》《西漢》語，輒黜之。在哲宗時，嘗請罷史學，哲宗斥爲俗佞」。吁，何近世俗佞之多乎！〔汝成案〕昂，元豐進士。始主王氏學，後又依附蔡京，至舉家爲京諱。昂嘗誤及，即自批其頰。諂鄙至是，奚止俗佞，其請罷史學宜矣。

日知録集釋卷十七

崑山顧炎武著　嘉定後學黄汝成集釋

生員額數

生員猶曰官員，有定額，謂之「員」。《唐書・儒學傳》：「國學始置生七十二員，取三品以上子弟若孫爲之。太學百四十員，取五品以上。四門學百三十員，取七品以上。郡縣三等，上郡學置生六十員，中、下以十爲差。上縣學置生四十員，中、下亦以十爲差。」此「生員」之名所始，而明制亦略倣之。❶

明初，❷諸生無不廩食於學。《會典》言：「洪武初，令在京府學六十人，在外府學四十人，州學三十人，縣學二十人，日給廩膳，聽於民間選補，仍免其差徭二丁。」〔原注〕正統六年閏十一月乙未，以直隸保安州臨邊民少，減儒學訓導一員，生員併爲兩齋，歲貢依縣學例。其後以多才之地，許令增廣，亦不

---

❶ 「明」，據《校記》，鈔本作「本朝」。

❷ 「明」，據《校記》，鈔本作「國」。

過三人五人而已。踵而漸多，於是宣德元年定爲之額，如廩生之數。其後又有軍民子弟俊秀「待補增廣」之名。〔原注〕《大明會典》：「正統十二年，奏準常額之外，軍民子弟願入學者，提調教官攷選俊秀待補增廣員缺，一體攷送應試。」按《實録》，此從鳳陽府知府楊瓚之言。先是，廩增額外之生，止謂之入學寄名，此則準其待缺補充增廣生矣。久之，乃號曰「附學」，無常額，而學校自此濫矣。異時每學生員不過數十人，故攷試易精，程課易密。〔沈氏曰〕《元史・選舉志・學校篇》：仁宗延祐二年，集賢學士趙孟頫、禮部尚書元明善等議國子學貢試之法，有私試規矩一條：「漢人孟月試經疑一道，仲月試經義一道，季月試策問、表章、詔誥科一道。蒙古、色目人孟仲月各試明經一道，季月試策問一道。辭理俱優者爲上等，理優辭平者爲中等，每歲終通計，其多積者升充高等生員，以四十人爲額。」是時蓋增置生員百人，陪堂生二十人也。而洪武二十四年七月庚子詔：「歲貢生員不中，其廩食五年者罰爲吏，不及五年者遣還讀書。次年復不中者，雖未及五年，亦罰爲吏。」二十七年十月庚辰詔：「生員食廩十年，學無成效者，罰爲吏。」成化初，禮部奏準，革去附學生員。〔原注〕四年五月庚申旨下。已而不果行。〔原注〕成化元年，大藤峽用兵，始令兩廣攷試不中生員廩膳納米五十石，增廣納米三十石，免其充吏，放回寧家。其年保定等府水災，復依此例，廩膳納米六十石，增廣四十石。以後餉軍賑饑，率依此例。至五年二月，提調直隸學校監察御史陳煒奏請「免其充吏，竟發爲民」。奉旨準行，仍追其所食廩米。而教官、提調官亦各有罰。取之如彼其少，課之如此其嚴，豈有如後日之濫且惰者乎？今人於取進士用三場，動言遵祖制，而於此獨不肯申明祖制，舉一世而爲姑息之政、僥倖之人，是可歎也。

宣德三年三月戊戌，行在禮部尚書胡濙奉旨：「令各處巡按御史同布政司、按察司并提調官、教官，將生員公同考試。食廩膳七年以上、學無成效者，發充吏。六年以下，追還所給廩米，黜爲民。」〔原注〕至宣德七年，奏天下生員三萬有奇。其時即已病生員之濫，而尚未有提學官之設，是以煩特旨而會多官也。

正統元年五月壬辰，始設提調學校官，每處添按察司官一員，南北御史各一員。〔原注〕十年四月，廣東左參議楊信民奏：「自設提調學校官以來，監臨上司，嫌於侵職，巡歷所至，置之不問。如廣東諸處，阻江隔海，提學官不過歲一至而已，雖曰職掌，徒爲文具。乞罷之便。」事下禮部，尚書胡濙言：「布、按二司所至處，自應提督考較。府、州、縣提調正官，每月朔望宜照例詣學，考其勤惰。今因設提學官，乃彼此推諉，是非設官之過，乃曠職之咎也。」得旨申飭，仍令巡按御史糾舉提學官之不職者。十三年七月丙戌，山西絳縣儒學署訓導事舉人張幹，請罷提督學校御史、僉事等官。部議從之，上不允。景泰元年四月壬午，翰林院編修周洪謨，請裁革各處提學官。天順五年十一月庚申，復設提督學校官。其條例曰：「生員食廩六年以上、不諳文理者，悉發充吏。增廣生入學六年以上、不諳文理者，罷黜爲民當差。」又曰：「生員有闕，即於本處官員軍民之家，選考端重俊秀子弟補充。」〔原注〕當時生員有闕方補。今充吏之法不行，而新進附生乃有六年未滿免黜之例，蓋繇此而推之也。

李吉甫在中唐之世，疾吏員太廣，謂：「繇漢至隋，未有多於今者。天下常以勞苦之人三，奉坐待衣食之人七。」而今則遐陬下邑，亦有生員百人，即未至擾官害民，而已爲游手之徒，足稱「五蠹」

之一矣。有國者苟知俊士之效賒，而游手之患切，其有不亟爲之所乎！〔楊氏曰〕入仕之途易，則徼倖之人多，而讀書又美名，此天下所以多生員也。

其中之劣惡者，一爲諸生，即思把持上官，侵噬百姓，聚黨成羣，投牒呼譟。〔原注〕正統十四年六月丙辰，詔生員事犯黜退者，輕罪充吏，免追廩米。若犯受贓、姦盜、冒籍科舉、挾妓飲酒、居喪娶妻妾等罪者，南北直隸發充兩京國子監膳夫，各布政司發充鄰近儒學齋夫、膳夫，滿日原籍爲民示警，廩膳仍追廩米。至崇禎之末，開門迎賊者生員，縛官投僞者生員，幾於魏博之牙軍、成都之突將矣。故十六年殿試策問，有曰「秀、孝間汙潢池」。〔原注〕時舉人亦有從賊者，故云。嗚呼，養士而不精，其效乃至於此！

景泰四年四月己酉，右少監武艮、禮部右侍郎兼左春坊左庶子鄒幹等奏：「臨清縣學生員伍銘等，願納米八百石，乞入監讀書。今山東等處正缺糧儲，宜允其請。」從之，并詔：「各布政司及直隸府、州、縣學，生員能出米八百石於臨清、東昌、徐州三處賑濟，願入監讀書者，聽。」此一時之秕政，遂循之二百年。〔趙氏曰〕《湧幢小品》云：「近日民生納粟一途，人頗輕之。然羅圭峯以七試不録，入貲北雍，中解元、會元。」蓋既有此途可以就試，則人才亦即出其中，固未可一概論也。

五月庚申，令生員納米入監者，比前例減三百石。

河南開封府儒學教授黄鑾奏：「納粟拜官，皆衰世之政乃有之，未聞以納粟爲貢士者。臣恐書之史册，將取後世作俑之譏。」部議：「倉廩稍實，即爲停罷。」

八月癸巳，禮部奏：「邇因濟寧、徐州饑，權宜拯濟，令生員輸米五百石，入監讀書。雖云權宜，實壞士習，請弛其令，庶生徒以學行相勵。」從之。

正統以後，京官多爲其子陳情乞恩送監讀書者，此太學之始壞。

天順五年十月，令生員納馬廿匹，❶補監生。

《唐書》載尚書左丞賈至議曰：「夫先王之道消，則小人之道長；小人之道長，則亂臣賊子生焉。臣弑其君，子弑其父，非一朝一夕之故，其所由來者漸矣。漸者何？謂忠信之陵頽，恥尚之失所，末學之馳騁，儒道之不舉，四者皆取士之失也。近代趨仕，靡然向風，致使禄山一呼而四海震蕩，思明再亂而十年不復。向使禮讓之教弘，仁義之道著，則忠臣孝子比屋可封，逆節不得而萌，人心不得而摇矣。觀三代之選士任賢，皆攷實行，故能風化淳一，運祚長遠。秦坑儒士，二代而亡。漢興，雜三代之政，弘四科之舉，西京始振經術之學，東都終持名節之行。至有近戚竊位，强臣擅權，弱主外立，母后專政，而社稷不隕，終彼四百，豈非興學行道，扇化於鄉里哉！厥後文章道弊，尚於浮侈，取士異術，苟濟一時。自魏至隋，四百餘載，三光分景，九州阻域，竊號僭位，德義不修。是以子孫速顛，享國咸促。國家革魏、晋、梁、隋之弊，承夏、殷、周、漢之業，四隩既宅，九州攸同，覆燾亭育，合德天地，安有捨皇王舉士之道，縱亂代取人之術？此公卿大夫之辱也。」是則科舉之弊，必至於躁競；而躁競之歸，馴至於亂賊。自唐迄今，同斯一轍。有天下者，誠思風俗爲人才之本，

❶「廿」，《明英宗實録》卷三三三作「七」。

而以教化爲先，庶乎德行修而賢才出矣。

明初，❶有以儒士而入科場者，謂之儒士科舉。景泰間，陳循奏：「臣原籍吉安府，自生員之外，儒士報科舉者往往一縣至有二三百人。」

先生《生員論》略曰：國家之所以設生員者何哉？蓋以收天下之才俊子弟，養之于庠序之中，使之成德達材，明先王之道，通當世之務，出爲公卿大夫，與天子分猷共治者也。必選夫五經兼通者而後充之，又課之以二十一史與當世之務，而後升之，仍分爲秀才、明經二科。而養之于學者，不得過二十人之數，無則闕之。爲之師者，州、縣以禮聘焉，勿令部選。如此而國有實用之人，邑有通經之士，其人材必盛于今日也。

又曰：國家之所以取生員而考之以經義、論策、表判者，欲其明六經之旨，通當世之務也。今以書坊所刻之義謂之時文，舍聖人之經典、先儒之注疏與前代之史不讀，而讀其所謂時文。時文之出，每科一變，五尺童子，能誦數十篇，而小變其文，即可以取功名，而鈍者至白首而不得遇。老成之士既以有用之歲月銷磨于場屋之中，而少年捷得之者又易視天下國家之事，以爲人生之所以爲功名者，惟此而已。故敗壞天下之人才，而至于士不成士，官不成官，兵不成兵，將不成將，夫然後寇賊奸宄得而乘之，敵國外侮得而勝之。苟以時文之功，用之于經史及當世之務，則

---

❶ 「明」，據《校記》，鈔本作「國」。

必有聰明俊傑、通達治體之士起于其間矣。故曰：廢天下之生員，而用世之材出也。問曰：廢天下之生員，則何以取士？曰：吾所謂廢生員者，非廢生員也，廢今日之生員也。請用辟舉之法，而并存生員之制。天下之人，無問其生員與否，皆得舉而薦之于朝廷，則我之所收者既已博矣。而其廩之學者爲之限額，略仿唐人郡縣之等，小郡十人，等而上之，大郡四十人而止；小縣三人，等而上之，大縣二十人而止。約其户口之多寡，人材之高下而差次之，有闕則補，而罷歲貢舉人之二法。其爲諸生者，選其通儁，皆得就試于禮部。而成進士者，不過授以簿、尉親民之職，而無使之驟進，以平其貪躁之情。其設之教官，必聘其鄉之賢者以爲師，而無隸于仕籍。罷提學之官，而領其事于郡守。此諸生中，有薦舉而入仕者，有考試而成進士者，亦或有不率而至于斥退者，有不幸而死及衰病不能肄業，願給衣巾以老者，闕至二三人，然後合其屬之童生，取其通經能文者以補之。然則天下之生員少矣，少則人重之，而其人亦知自重。爲之師者，不煩于教，而向所謂聚徒合黨以横行于國中者，將不禁而自止。若夫温故知新，中年考校，以蘄至于成材，則當參酌乎古今之法，而兹不具論也。或曰：天下之才日生而無窮也，使之皆壅于童生，則柰何？吾固曰：天下之人無問其生員與否，皆得舉而薦之于朝廷，則取士之方不特諸生一途而已。夫取士以佐人主理國家，而僅出于一塗，未有不弊者也。

中式額數

今人論科舉，多以廣額爲盛，不知前代乃以減數爲美談，著之於史。《舊唐書·王丘傳》：「開元初，遷考功員外郎。〔原注〕貢舉，舊以考功員外郎主之。開元二十四年始改用禮部侍郎。杜甫詩：「忤下考功第。」〔趙氏曰〕開元間，移貢舉于禮部，以侍郎主之。後世禮部知貢舉，自此始。然其時知貢舉者即主司，後世則知貢舉者，但理場務，而主試則別命大臣。按唐制，知貢舉亦有不專用禮部侍郎，而別命他官者。德宗時，蕭昕以禮部尚書知貢舉，則不必侍郎也。又以國子祭酒包佶知貢舉。憲宗時，以中書舍人李逢吉知貢舉。穆宗時，以中書舍人李宗閔知貢舉。武宗時，以太常卿王起知貢舉。宣宗時，以中書舍人杜審權知貢舉。五代時，亦或以他部尚書、侍郎爲之，此又近代別命大臣主試之始也。又唐時知貢舉大臣有不必進士出身者。《舊唐書·李麟傳》：麟以蔭入仕，不由科第出身。後爲兵部侍郎，知禮部貢舉。又李德裕與宗閔有隙，杜悰欲爲釋憾，曰：「德裕有文才，而不由科第，若使之知貢舉，必喜矣。」是唐制非科第出身者，亦得主試也。先是，考功舉人請託大行，取士頗濫，每年至數百人。〔原注〕此通計諸科之數。丘一切覈其實材，登科者僅滿百人。議者以爲自則天已後，凡數十年，無如丘者。」《嚴挺之傳》：「開元中，爲考功員外郎，典舉二年，人稱平允。登科者頓減二分之一。」《陸贄傳》：「知貢舉，一歲選士纔十四五。〔原注〕此進士登第之數。數年之內，居臺省清近者十餘人。」此皆因減而精，昔人之所稱善。今人爲此，不但獲刻薄之名，而又坐失門生百數十人，雖至愚者不爲矣。

《高鍇傳》:「爲禮部侍郎,凡掌貢部三年,每歲登第者四十人。開成三年敕曰:『進士每歲四十人,其數過多則乖精選,官途填委,要窒其源,宜改每歲限放三十人。如不登其數,亦聽。』」文宗之識,豈不優於宋太宗乎?〔原注〕《賈餗傳》:「太和中,三典禮闈,所選士共止七十五人。」

齊王融爲武帝作《策秀才文》曰:「今農戰不修,文儒是競。」宋自太宗太平興國二年賜進士諸科五百人,遽令釋褐,而二年進士至萬二百六十人,❶淳化二年至萬七千三百人。〔原注〕見《曾鞏文集》。於是一代風流,無不趨於科第。葉適作《制科論》,謂「士人猥多,無甚於今世」。此雖足以弘文教之盛,而士習之偷,亦自此始矣。〔原注〕《吕氏家塾記》言:「今士人所聚多處,風俗便不好。」魯哀公用莊子之言,號於國中曰:「無其道而爲其服者,其罪死。」五日而魯國無敢儒服者,獨有一丈夫儒服而立乎公門。公召而問以國事,千轉萬變而不窮。莊子曰:「以魯國而儒者一人耳,可謂多乎?」《記》曰:「垂緌五寸,惰遊之士也。」今將求儒者之人,而適得惰遊之士,此其説在乎楚葉公之好畫龍,而不好真龍也。

永樂十年二月,會試天下舉人。上諭考官楊士奇、金幼孜曰:「數科取士頗多,不免玉石雜進,今取毋過百人。」

正統五年十二月,始增會試中式額爲百五十人,應天府鄉試百人,他處皆量增之。

---

❶「二年」,影印文淵閣《四庫全書》本《元豐類稿》卷四九《貢舉》作「八年」。

天順七年，有監察御史朱賢上言，欲多收進士，以備任使。上惡其干譽，下錦衣衛獄，降四川忠州花林水驛驛丞。

通場下第

《册府元龜》：唐天寶十載九月辛卯，上御勤政樓，試懷才抱器舉人。丙申敕曰：「朕祗膺寶曆，殷鑒遠圖。慮草澤之遺賢，降弓旌於屢辟。是以三紀於兹，羣材輻湊。或一言可紀，必適輪轅；一善可經，每加獎進。庶六合之内，靡然同風；四科之門，咸能一貫。何兹意之緬邈，而增修之寂寥。今者舉人深乖宿望，朕之所問，必正經史；卿等所答，咸皆少通。朕以獨鑒未周，必資僉議，爰命朝賢三事，精加詳擇。咸以爲闕於聚學，莫可登科。其懷材抱器舉人，并放更習學。其有不對策羅嘉茂，既是白丁，宜於劒南效力。全不答所問崔慎感、劉灣等，勒爲本郡充學生之數，勿許東西。其所舉官，各量貶殿，以示懲誡。」是通場皆下第也。〔錢氏曰〕其時李林甫當國，非善政也。然玄宗不因是而廢此科，且黜落之舉人猶稱爲「卿等」，既無峻切之文，亦不爲姑息之政，斯得之矣。

御試黜落

《宋史·仁宗紀》：「嘉祐二年三月，賜禮部奏名進士諸科及第出身八百七十七人。親試舉人免黜落始此。」〔原注〕此仁宗末年姑息之政。《詒謀録》曰：「舊制，殿試皆有黜落，臨時取旨，或三人取一，或二人取一，或三人取二，故有累經省試取中而擯棄於殿試者。自張元以積忿降元昊，爲中國患，朝廷始囚其家屬，未幾復縱之。於是羣臣建議，歸咎於殿試。❶嘉祐二年，詔進士與殿試者皆不黜落。是一畔逆之士子，爲天下後世士子無窮之利也。」阮漢聞言：「以張元而罷殿試之黜落，則懲黄巢之亂，將天下士子無一不登第而後可。」

殿舉

宋初，約周顯德之制，定貢舉條法及殿罰之式：「進士文理紕繆，殿五舉。〔原注〕今謂之罰科。諸科初場十否，〔原注〕不通者謂之「否」。殿五舉。第二、第三場十否，殿三舉。第一場至第三場九否，并殿一舉。殿舉之數，朱書於試卷，送中書門下。」今之科場有去取而無勸懲，故不才之人得以旅進；而言此者，世必以爲刻薄矣。

《英宗實録》：「宣德十年九月，令天下歲貢生員從行在翰林院考試。中式者送南北國子監讀書。不中者，發原籍住廩肄業，以待復試；再不中者，發充吏。提調、教官如例責狀。」今歲貢、廷試亦無黜落，設科取士，大抵爲恩澤之塗矣。

---

❶「殿試」下，臺北新興書局《筆記小説大觀》影印本《燕翼詒謀録》卷五有「黜落」二字。

進士得人

《唐書·選舉志》：「衆科之目，進士尤爲貴，其得人亦最爲盛焉。」「文宗好學嗜古，鄭覃以經術位宰相，深嫉進士浮薄，屢請罷之。」〔原注〕《公主傳》：「德宗女魏國公主下嫁王士平。得罪，貶賀州司户參軍。門下客蔡南史、獨孤申叔爲主作《團雪散雪辭》。帝聞，怒，捕南史等逐之，幾廢進士科。」《唐語林》：「進士、舉人各樹名甲。開成、會昌中語曰：『鄭、楊、段、薛，炙手可熱。』」「武宗即位，宰相李德裕尤惡進士，謂：『朝廷選官，須公卿子弟爲之。何者？少習其業，自熟朝廷事，臺閣之儀，不教而自成。寒士縱有出人之才，固不能閑習也。』德裕之論偏異蓋如此。然進士科當唐之晚節，尤爲浮薄，世所共患也。」《金史》言：「取士之法，其來不一，至於唐、宋，進士盛焉。當時士君子之進，不繇是塗，則自以爲慊。〔原注〕苦簟反。此繇時君之好尚，故人心之趨向然也。」

宋馬永卿言：「本朝取士之路多矣，得人之盛，無如進士，至有一榜得宰相數人者，其間名臣，不可勝數，此進士得人之明效也。或曰不然，以本朝崇尚進士，故天下英才皆入此科，若云非此科不得人，則失之矣。唐開元以前，未嘗尚進士科，故天下名士雜出他塗。開元以後，始尊崇之，故當時名士中此科者十常七八。以此卜之，可以見矣。」

餘姚黄宗羲作《明夷待訪録》，其《取士》篇曰：「古之取士也寬，其用士也嚴。今之取士也嚴，其用士也寬。古者鄉舉里選，士之有賢能者不患於不知。降而唐、宋，其科目不一，士不得與於此，尚可轉而從事於彼，是其取之之寬也。《王制》：『命鄉，論秀士，升之司徒，曰選士。司徒論選士之秀者，升之學，曰俊士。』大樂正論造士之秀者升之司馬，曰進士。司馬論進士之賢者，以告於王，而定其論，論定然後官之，任官然後爵之，位定然後禄之。』唐之士及第者未便解褐入仕，吏部又復試之。〔原注〕詳下條。宋雖登第入仕，然亦止簿、尉、令、録，榜首纔得丞、判，是其用之之嚴也。寬於取則無遺才，嚴於用則無倖進。今也不然，其取士止有科舉一塗，雖使豪傑之士若屈原、董仲舒、司馬相如、揚雄之徒，舍是亦無繇而進，取之不謂嚴乎哉？一日苟得，上之列於侍從，下亦置之郡縣，即其黜落而爲鄉貢者，終身不復取解，授之以官，用之又何其寬也。嚴於取，則豪傑之老死丘壑者多矣；寬於用，此在位者多不得其人也。流俗之人徒見二百年以來之功名氣節一二出於其中，遂以爲科法已善，不必他求；不知科第之内既聚此十百萬人，不應功名氣節之士獨不得入，則是功名氣節之士之得科第，非科第之能得功名氣節之士也。假使探籌較其長短而取之，行之數百年，則功名氣節之士亦自有出於探籌之中者，寧可謂探籌爲取士之善法邪？究竟功名氣節人物不及漢、唐遠甚，徒使庸妄之輩充塞天下，豈天之不生才哉，則取之之法非也。我故寬取士之塗，有科舉，有薦舉，有太學，有任子，有郡縣佐，〔原注〕其法以諸生掌六曹。有辟召，有絶學，有上書，而用之之嚴附見焉。」

明初薦辟之法既廢，❶而科舉之中尤重進士。神宗以來，遂有定例。州、縣印官，以上、中爲進

---

❶「明」，據《校記》，鈔本作「國」。

士缺，中、下爲舉人缺，最下乃爲貢生缺。舉、貢歷官雖至方面，非廣西、雲貴不以處之。以此爲銓曹一定之格，間有一二舉、貢受知於上，拔爲卿貳大僚，則必盡力攻之，使至於得罪譴逐且殺之而後已。於是不繇進士出身之人，遂不得不投門户以自庇。資格與朋黨，二者牢不可破，而國事大壞矣。至於翰林之官，又以清華自處而鄙夷外曹。崇禎中，天子忽用推、❶知考授編、檢，而衆口交譁，有「適從何來，遽集於此」之誚。〔原注〕唐武儒衡語。嗚呼，科第不與資格期，而資格之局成；資格不與朋黨期，而朋黨之形立。防微慮始，有國者其爲變通之計乎！〔汝成案〕科第莫重於明，黨伐亦莫過於明。永樂初年，内閣七人，非翰林者居其半，翰林、纂修亦諸色參用。自天順二年，李賢奏定修纂專選進士，由是非進士不入翰林，非翰林不入内閣，南北禮部尚書、侍郎及吏部右侍郎，非翰林不任，而庶吉士始進之時，已羣目爲「儲相」。然吾邑徐尚書學謨，卻以外曹累遷，似不盡由翰林。第畸重日久，懷宗雖欲更變，難矣。

大臣子弟

人主設取士之科，以待寒畯，誠不宜使大臣子弟得與其間，以示寵遇之私，而大臣亦不當使其弟子與寒士競進。魏孝文時，于烈爲光禄勳卿，其子登引例求進，烈上表請黜落，孝文以爲「有識之言」。雖武夫猶知此義也。唐之中葉，朝政漸非，然一有此事，尚招物議。長慶元年，禮部侍郎錢徽

❶「天子」，據《校記》，鈔本作「先帝」。

知貢舉，中書舍人李宗閔子壻蘇巢、右補闕楊汝士弟殷士，皆及第，爲段文昌所奏，指擿牓内鄭朗等十四人，謂之子弟。穆宗乃内出題目重試，落朗等十人，貶徽江州刺史，宗閔劍州刺史，汝士開江令。〔原注〕《舊唐書》。會昌四年，權知貢舉左僕射王起奏：「所放進士有江陵節度使崔元式甥鄭朴，東都留守牛僧儒女壻源重，故相竇易直子緘，監察御史楊收弟嚴，試文合格，物議以子弟非之。」敕遣户部侍郎翰林學士白敏中覆試，落下三人，唯放楊嚴一人。〔原注〕《册府元龜》。《唐書·楊嚴傳》又有楊知至，共五人。大中元年，禮部侍郎魏扶奏：「臣今年所放進士三十三人，其封彦卿、崔琢、鄭延休等三人實有詞藝，爲時所稱，皆以父兄見居重任，不敢選取。」詔令翰林學士承旨、户部侍郎韋琮考覆，敕放及第。〔原注〕《舊唐書》。大中末，令狐綯罷相，其子滈應進士舉在父未罷相前，拔文解及第。諫議大夫崔瑄論滈干撓主司，侮弄文法，請下御史臺推勘。疏留中不出。〔原注〕《舊唐書·令狐綯子滈傳》：「大中十三年，綯罷相，爲河中節度使。爲其子滈乞應進士舉，許之。登第三十人，有鄭羲者，故户部尚書澣之孫；裴弘餘，故相休之子；魏簹，故相扶之子，及滈，皆大臣子弟。諫議大夫崔瑄論滈『權在一門，勢傾天下。及綯罷相作鎮之日，便令滈納卷貢闈，豈可以父在樞衡，獨撓文柄，請下御史臺按問』。奏疏不下。」《册府元龜》載起居郎張雲疏，言：「綯方出鎮，滈便策名，放榜宣麻，相去二十三日。」後梁開平三年五月敕：「禮部所放進士薛鈞，是左司侍郎薛廷珪男。方持省轄，固合避嫌，宜令所司落下。」宋開寶元年，權知貢舉王祐擢進士合格者十人，陶穀子邴名在第六。翼日，穀入謝。上謂侍臣曰：「聞穀不能訓子，邴安得登第？」乃命中書覆試，邴復登第。因下詔：「自今舉人，凡關食禄之家，禮部具聞覆試。」〔原

注〕《山堂攷索》。至太宗以後，科額日廣，登用亦驟，而上下斤斤猶守此格。有人主示公而不取者，「雍熙二年，宰相李昉之子宗諤，參政吕蒙正之弟蒙亨，鹽鐵使王明之子扶，度支使許仲宣之子待問，舉進士，試皆入等。上曰：『此并世家，與孤寒競進，縱以藝升，人亦謂朕有私。』遂罷之」是也。〔原注〕《山堂攷索》。有人臣守法而自罷者，「唐義問用舉者召試秘閣，父介引嫌罷之」是也。〔原注〕《宋史》。有子弟恬退而不就者，「韓維嘗以進士薦禮部，父億任執政，不就廷試」，「仁宗患搢紳奔競，諭近臣曰：『恬静守道者旌擢，則躁求者自當知愧。』於是宰相文彦博等言：『維好古嗜學，安於静退，乞加甄録。』召試學士院，辭不赴，除國子監主簿」是也。〔原注〕《山堂攷索》。《舊唐書》言王蕘苦學，善屬文，以季父鐸作相，避嫌不就科試。而趙屼爲御史，上疏言：「治平以前，大臣不敢援置親黨於要塗，子弟多處筦庫，甚者不使應科舉。自安石柄國，持『内舉不避親』之説，始以子雱列侍從，繇是循習爲常。今宜杜絶其源。」〔原注〕《宋史》。以此爲防，猶有若秦檜子熺、孫塤試進士，皆爲第一者。〔原注〕《清波雜志》：「紹聖丁丑，章持魁南省，時有詩云：『何處難忘酒，南宫放榜時。有才如杜牧，無勢似章持。不取通經士，先收執政兒。此時無一盞，何以展愁眉。』」至於有明，❶此法不講。又入仕之塗雖不限出身，然非進士一科不能躋於貴顯，於是宦遊子弟攘臂而就功名。三百年來，惟聞一山陰王文端〔原注〕名

---

❶ 「有明」，據《校記》，鈔本作「國朝」。

家屏，萬曆中輔臣。子中解元，❶不令赴會試者，唐、宋之風，蕩然無存。然則寬入仕之塗，而厲科名之禁，不可不加之意也。

天寶二年，是時海内晏平，選人萬計，命吏部侍郎宋遥、苗晋卿考之。遥與晋卿苟媚朝廷，又無廉潔之操，取舍偷濫，甚爲當時所醜。有張奭者，御史中丞倚之子，不辨菽麥，假手爲判，特升甲科。會下第者嘗爲薊令，以其事白於范陽節度使安禄山。禄山恩寵崇盛，謁請無時，因具奏之。帝乃大集登科人，御花萼樓親試，升第者十無一二焉。奭手持試紙，竟日不下一字，時謂之「曳白」。帝大怒，遂貶遥爲武當太守，晋卿爲安康太守，復貶倚爲淮陽太守。詔曰：「庭闈之間，不能訓子；選調之際，乃以託人。」士子皆以爲戲笑，或託於詩賦諷刺。考判官禮部郎中裴朏、起居舍人張烜、監察御史宋昱、左拾遺孟朝，皆貶官嶺外。

《石林燕語》曰：「國初，貢舉法未備，公卿子弟多艱於進取，蓋恐其請托也。范杲，魯公之兄子，見知陶穀、竇儀，皆待以甲科。會有言世禄之家不當與寒畯争科名者，遂不敢就試。李内翰宗諤已過省，以文正爲相，因唱名辭疾不敢入，亦被黜。文正罷相，方再登科。天禧後立法，有官人試不中者皆科私罪，仍限以兩舉。慶曆以來，條令日備，有官人仍别立額，於是進取者始自如矣。」

謝在杭《五雜俎》曰：「宋初進士科，法制稍密，執政子弟多以嫌不令舉進士，有過省而不敢就

---

❶ 「子」下，據《刊誤》卷下，原寫本有「湛初」二字。

殿試者。慶曆中，王伯庸爲編排官，其内弟劉原父廷試第一，以嫌自列，降爲第二。今制：惟知貢舉典試者宗族不得入，其它諸親不禁也。執政子弟擢上第者相望不絶，顧其公私何如耳。楊用修作狀頭，天下不以爲私，與江陵諸子異矣。萬曆癸未，蘇工部濬入闈，取李相公廷機爲首卷，二公少同筆硯，至相善也，然蘇取之不以爲嫌，李魁天下而人無間言，公也。庚戌之役，湯庶子賓尹素知韓太史敬，拔之高等，而其後議論蠭起，座主門生皆坐褫職。夫韓之才誠高，而湯之取未爲失人，但心跡難明，卒至兩敗，亦可惜也。然科場之法自是日益多端矣。」〔原注〕景泰七年，大學士王文、陳循以其子鄉試不中，至具奏訟寃，爲皆準令會試。

北卷

今制，科場分南卷、北卷、中卷，〔原注〕《實録》：「洪熙元年八月乙卯，行在禮部奏定科舉取士之額，南士取十之六，北士取十之四。」「後又令南北各退五卷，爲中卷。」「景泰二年會試，禮部奏準取士不分南北。户科給事中李侃等謂：『北人拙於文辭，向日定爲南北之分，不可改。』禮部言：『鄉舉里選之法不可行矣，取士若不以文，考官將何所據？且北方中土，人才所生，以古言之，大聖如周公、孔子，大賢如顔、曾、思、孟，皆非南人。以今言之，如靖遠伯王驥、左都御史王翺、王文，皆永樂間不分南北所取進士。今豈可預謂北無其人？侃等所言不允。』」「四年會試，命仍分南、北、中卷。」〔汪氏曰〕宣德、正統間，會試分南、北、中卷。南則應天及蘇、松諸府，浙江、江西、福建、湖廣、廣東，北則順天、山東、山西、河南、陝西，中則四川、廣西、雲南、貴州，及鳳陽、廬州二府，滁、徐、和三州。是即一南直隸而有南與中之異。至武闈，亦倣文闈南北卷例，分邊方腹裏，邊六腹四。此俱行之於會試耳。今會試已分省，而南、北、中卷乃行之順天鄉試。南與中皆指外省言，北則直隸之貢監合北五省，皆增其額於順天本省正額之外者也。〔又曰〕向時文武有互考之例，亦多有中試者。蓋在唐時，文吏或求武選，武夫或求文選，惟選官有互用耳。宋則武舉人多求試换文資，而太學諸生久不第者，多去從武舉，是互考宋已開其端矣。此調停之術，而非造就之方。夫北人，自宋時即云「京東西、河北、河東、陝西五路舉人，拙於文辭聲律」，〔原注〕王氏《揮麈録》曰：「國初，每歲放榜，取士極少。安德裕作魁日，九人而已，蓋天下未混一也。至太宗朝浸多，所得率江南之秀。其後又别立分數，考較五路舉人，以北人拙於辭令，故優取。熙寧二年，廷試罷三題，專以策取士，非雜犯不復黜。然五路舉人尤爲疏略。黄道夫榜傳臚至第四甲党鎛卷子，神宗大笑曰：『此人何繇過省？』知舉舒信道對以『五路人用分數取末名過省』，上命降作第五甲末。」況又更金、元之亂，文學一事不及南人久矣。〔楊氏曰〕金以儒亡，其文學最盛，不得云「金之亂，文學不及南人」。今南人教小學，先令屬對，猶是唐、宋以來相傳舊法。北人全不爲此，故求其習比偶、調平仄者，千室之邑幾無一二人，而八股之外一無所通者，比比也。愚幼時四書、本經俱讀全注，後見庸師窳生欲速其成，多爲删抹，而北方則有全不讀者。〔原注〕王槐野《與鄭少潭提學書》言：「關中士不讀朱注，不看《大全》《性理》《通鑑》諸書。」當嘉靖之時已如此。欲令如前代之人，參伍諸家之注疏，而通其得失，固數百年不得一人，且不知《十三經注疏》爲何物也。間有一二五經刻本，亦多脱文誤字，而人亦不能辨，此古書善本絶不至於北方，而蔡虚齋、林次崖諸經學訓詁之儒皆出於南方也。故今日北方有二患，一曰地荒，二曰人荒。非大有爲之君作而新之，不免於「無田甫田，維莠驕驕」之歎也。

漢成帝元延元年七月詔：「内郡國舉方正能直言極諫者各一人，北邊二十二郡舉勇猛知兵法者各一人。」此古人因地取才，而不限以一科之法也。宋敏求嘗建言：「河北、陝西、河東士子，性朴茂而辭藻不工，故登第者少，請令轉運使擇薦有行藝材武者特官之。使人材參用，而士有可進之路。」其亦漢人之意也與？

糊名

國家設科之意，本以求才，今之立法則專以防姦爲主，如彌封、謄録一切之制是也。攷之唐初，吏部試選，人皆糊名，令學士考判。武后以爲非委任之方，罷之。〔原注〕此則糊名已用之選人，而未嘗用之貢舉。貞元中，陸贄知貢舉，訪士之有才行者於翰林學士梁肅。肅曰：「崔羣雖少年，他日必至公輔。」果如其言。〔原注〕《册府元龜》。《唐書》本傳：「贄知貢舉，時崔元翰、梁肅文藝冠時，贄輸心於肅，肅與元翰推薦藝實之士，一歲選士纔十四五，數年之内居臺省清近者十餘人。」太和初，禮部侍郎崔郾試進士東都，吴武陵出杜牧所賦《阿房宫辭》，請以第一人處之。〔原注〕《武陵傳》。此知其賢而進之也。張昌齡舉進士，與王公治齊名，皆爲考功員外郎王師旦所絀。太宗問其故，對曰：「昌齡等華而少實，其文浮靡，非令器也，取之則後生勸慕，亂陛下風雅。」帝然之。温庭筠苦心硯席，尤長於詩賦，初舉進士，至京師，人士翕然推重。然士行塵雜，不修邊幅，能逐絃吹之音，爲側豔之詞。公卿家無賴子弟裴誠、令狐滈之徒，相與蒱飲，酣醉終日。繇是累年不第。〔原注〕本傳。羅隱有詩名，尤長於詠史，然多譏諷，以故不中第。〔原注〕《册府元龜》。此知其不可而退之也。《宋史・陳彭年傳》言：「景德中，彭年與晁迥同知貢舉，請令有司詳定考試條式。真宗命彭年與戚綸參定，多革舊制，專務防閑。其所取者不復選擇文行，止較一日之藝，雖杜絶請託，然置甲等者或非人望。」〔原注〕《文獻通考》畧同。《宋白傳》言：「初，陳彭年舉進士，輕俊，喜謗主司。白知貢舉，惡其爲人，黜落之。彭年憾焉。後居近侍，爲貢舉條制，多所關防，蓋爲白設也。」〔原注〕《山堂攷索》同。蓋昔之取士，雖程其一日之文，亦參之以平生之行，而鄉評士論，一皆達於朝廷。〔原注〕《李諮傳》：「舉進士，真宗聞其至孝，擢第三人。」當時尚未糊名。陸游《老學菴筆記》：「本朝進士，初亦如唐制，兼採時望。真廟時，周安惠公起建糊名法，一切以程文爲去留。」故《王旦傳》言：「翰林學士陳彭年呈政府科場條目，旦投之地曰：『内翰得官幾日，乃欲隔截天下進士！』彭年皇恐而退。」〔原注〕《畫墁録》言：「彭年子彦博守汀州，以贓敗，杖脊流海島。其孫逵兄弟發彭年冢，取金帶分貨，抵罪。」而范仲淹、蘇頌之議，并欲罷彌封、謄録之法，使有司光考其素行，以漸復兩漢選舉之舊。〔原注〕本傳。夫以彭年一人之私，而遵之爲數百年之成法，無怪乎繁文日密，而人材日衰。後之人主，非有重門洞開之心胷，不能起而更張之矣。〔汪氏曰〕唐惟詔舉糊名。《宋・選舉志》云：「淳化三年，蘇易簡知貢舉，受詔即赴貢院，仍糊名考校，遂爲例。」景德四年，定《親試進士條例》：❶

❶「例」，《宋史・選舉志》作「制」。

「試卷付編排官，去其卷首鄉貫狀，别以字號第之，付封彌官謄寫校勘，用御書印，付考官定第畢，❶復封彌送覆考官再定等，編排官閱其同異，未同者再考之。」「八年，始置謄録院，官封試卷付之，集書吏録本。」宋之謄寫即封彌官，其後置院，乃分二事。封彌凡再者，因送覆考，而封其考官所定之第也。《志》又言：「舉人之弊凡五，曰傳義，曰换卷，曰易號，曰卷子出外，曰謄録滅裂。寶慶二年，左諫議大夫朱端常奏防戢之策。端平元年，侍御史李鳴復等請嚴懷挾之禁，懇懸賞募人告捉。皆允行。」《元・選舉志》：「舉人各自備三場之卷，并草卷各一十二幅，於卷首書三代、籍貫、年甲。前期半月，於印卷所投納，用印鈐縫，各還舉人。」又云：「舉人就試，無故不冠及擅移坐次者，有偶與親姻鄰坐而不自陳者，懷挾代筆傳義者，并扶出。」又云：「日未出入場，黄昏納卷。受卷，送彌封所用印訖，寫三不成字爲號，每名累場同用一號。送謄録所，并用朱書謄録。送對讀所，以元卷與朱卷對讀無差，呈解貢院考校。用墨筆批點畢，取元卷對號開拆，分爲二榜，揭于省門之左右。進士二榜用敕黄紙書，揭于内前紅門之左右。」凡此制度，蓋自宋、元已詳，并非始自前明。惟「彌封」舊稱「封彌」，元之「朱卷」明改「硃卷」，或因避國姓故耳。若所云「草卷」，與今殿試同。所云「二榜」，亦稱左右榜，一是蒙古及色目人，一是漢人與南人。《明・選舉志》：「鄉試、會試，供給、收掌試卷、彌封、謄録、對讀、受卷及巡綽、監門、搜檢懷挾，俱有定員，各執其事。」又云：「試日入場，講問、代冒者有禁。晚未納卷，給燭三枝。彌封編號，作三合字。考試者用墨，謂之墨卷。録用硃，謂之硃卷。在外提調、監試等謂之外簾官，在内主考、同考謂之内簾官。」簾内、簾外亦自元有此名，而明謂之外簾内簾耳。其賄買鑽營，懷挾倩代，割卷傳遞，頂名冒籍，弊端百出，而關節爲甚。至于科場之

❶「第」，《宋史・選舉志》作「等」。

例，有不合式而貼出者。考金完顔匡，章宗時試詩賦，漏寫詩題下注字不取。《元・選舉志》：「犯御名、廟諱及文理紕繆、塗注乙五十字以上者，不考。」

《册府元龜》：「唐憲宗元和二年十二月，敕自今以後，州府所送進士，如迹涉疏狂，兼虧禮教，或曾爲官司科罰，或曾任州府小吏，一事不合入清流者，雖薄有詞藝，并不得申送。如舉送以後事發，長吏停見任及已停替者殿二年，本試官及司功官并貶降。」是進一不肖之人，考試之官皆有責焉。今則藉口於糊名，而曰「吾衡其文，無繇知其人也」，是教之崇敗行之人，而代爲之逭其罪也。

《容齋四筆》曰：「唐世科舉之柄，顓付之主司，仍不糊名。又有交朋之厚者爲之薦達，謂之通牓。故其取人也，畏於譏議，多公而審。亦或脅於權勢，或撓於親故，或累於子弟，皆常情所不能免者。若賢者臨之則不然。未引試之前，其去取高下固已定於胷中矣。韓文公《與祠部陸員外書》曰：『執事之與司貢士者相知誠深矣，彼之所望於執事、執事之所以待乎彼者，可謂至而無間矣。彼之職在乎得人，執事之志在乎進賢。如得其人而授之，所謂兩得。愈之知者有侯喜、侯雲長、劉述古、韋羣玉，〔原注〕《摭言》作「紓」。此四者皆可以當首薦而極論者，期於有成而後止可也。沈杞、張弦、〔原注〕《登科記》作弘。尉遲汾、李紳、張後餘、李翊皆出羣之才，與之足以收人望而得才實。主司廣求焉，則以告之可也。往者陸相公司貢士，愈時幸在得中，〔原注〕貞元八年，陸贄知舉，賈棱等二十二人登第，公與焉。所與及第者皆赫然有聲。原其所以，亦繇梁補闕肅、王郎中礎佐之。梁舉八人，無有失者，其餘則王皆與謀焉。陸相待王與梁如此不疑也，至今以爲美談。』此書在集中不注歲月。

按《摭言》云：『貞元十八年，權德輿主文，陸傪員外通牓。韓文公薦十人於傪。權公凡三牓，共放六人，餘不出五年内皆捷。』以《登科記》攷之，貞元十八年，德輿以中書舍人知舉，放進士二十三人，尉遲汾、侯雲長、韋紓、沈杞、李翊登第。十九年，以禮部侍郎放二十人，侯喜登第。永貞元年，放二十九人，劉述古登第。通三牓共七十二人，而韓所薦者預其七。元和元年，崔邠下放李紳。三年，又放張後餘、張弘。皆與《摭言》合。」

搜索

《舊唐書·李揆傳》：「乾元初，兼禮部侍郎。言：『主司取士，多不攷實，徒峻其隄防，索其書策。殊不知藝不至者，居文史之囿，亦不能摛辭。深昧求賢之意也。』及試進士，請於庭中設五經、諸史及《切韻》本於牀，引貢生謂之曰：『大國選士，但務得才，經籍在此，請恣尋檢。』」

《舒元輿傳》：「舉進士，見有司鉤校苛切，因上書言：『自古貢士，未有輕於此者。且宰相公卿繇此出，而有司以隸人待之。羅棘遮截，疑其爲奸，非所以求忠直也。』」〔原注〕《李戡傳》：「年二十，明六經。就禮部試，吏唱名乃入。戡恥之，明日徑返江東，隱陽羨里。」又言國朝校試，❶窮微探隱，無所不至，士至露頂跣足以赴科場，此先輩所以有投槧而出者。然狡僞之風，所在而有，試者愈嚴而犯者愈

❶「又言」，此下「國朝」云云一段文字，已非《舒元輿傳》文，「又言」二字疑衍。

衆，桁楊之辱不足以盡辜。如主司真具别鑒，雖懷藏滿篋，亦復何益？故搜索之法，祇足以濟主司之所短，不足以顯才士之所長也。

今日考試之弊，在乎求才之道不足，而防姦之法有餘。〔原注〕洪武五年正月癸丑，上諭禮部臣曰："近代以來，舉人不中程式爲有司所黜者，多不省己自修，以圖再進，往往摭拾主司細故謗毁，以逞私忿，禮讓廉恥之風不立。今後有此者罪之。"萬曆末，謝肇淛言："上之防士如防姦偷，❶而旁觀之伺主司如伺寇盜。"宋元祐初，御史中丞劉摯上言："治天下者，遇人以君子長者之道，則下必有君子長者之行應於上。若以小人遇之，彼將以小人自爲矣。況以此行於學校之間乎？"誠能反今日之弊，而以教化爲先，賢才得而治具張，不難致也。

《金史》：泰和元年，省臣奏："搜簡之法雖嚴，至於解髮袒衣，索及耳鼻，殊失待士之禮。〔原注〕《移剌履傳》："初舉進士，惡搜簡煩瑣，去之。"蓋世宗初年。故大定二十九年已嘗依前故事，使就沐浴，官置衣爲之更之，既可防濫，且不虧禮。"從之。

朱子論學校科舉之弊，謂："上以盜賊待士，士亦以盜賊自處。鼓譟迫脅，非盜賊而何？"嗟夫，三代之制不可見矣，漢、唐之事豈難倣而行之者乎？

---

❶ "姦偷"，據《校記》，鈔本作"夷虜"。

座主門生

貢舉之士，以有司爲座主，而自稱門生。自中唐以後，遂有朋黨之禍。〔原注〕「座主」字見《令狐峘傳》。張籍《寄蘇州白使君》詩：「登第早年同座主。」《楊嗣復傳》：「領貢舉，時父於陵自雒入朝，乃率門生出迎，置酒第中。於陵坐堂上，嗣復與諸生坐兩序。始於陵在考功，擢浙東觀察使，李師稷及第時亦在焉，人謂楊氏上下門生。」會昌三年十二月二十二日，中書覆奏：「奉宣旨，不欲令及第進士呼有司爲座主，兼題名局席等條疏進來者。伏以國家設文學之科，求真正之士，所宜行崇風俗，義本君親，然後升於朝庭，必爲國器。豈可懷賞拔之私惠，忘教化之根源，自謂門生，遂爲朋比？所以時風浸壞，臣節何施？樹黨背公，靡不由此。〔原注〕按韓文公《送牛堪序》：「吾未嘗聞有登第於有司，而進謝其門者。」則元和、長慶之間士風猶不至此。臣等議：今日以後進士及第，任一度參見有司，向後不得聚集參謁，于有司宅置宴。其曲江大會朝官及題名局席，竝望勒停。」〔原注〕《新唐書》：「初，舉人既及第，綴行通名，詣主司第謝。其制：序立西堦下，北上，東向。主人席東堦下，西向。諸生拜，主司答拜，乃敘齒謝恩。遂升階，與公卿觀者皆坐。酒數行，乃赴期集。又有曲江會、題名席。」李肇《國史補》：「既捷，列名于慈恩寺塔，謂之題名。大燕于曲江亭子，謂之曲江會。」奉敕：「宜依。」後唐長興元年六月，中書門下奏：「時論以貢舉官爲恩門，及以登第爲門生。門生者，門弟子也。顏、閔、游、夏等竝受仲尼之訓，即是師門。大朝所命春官，不曾教誨舉子，❶舉子是國家貢士，非宗伯門徒。今後及第人不得呼春官爲恩門、師門，及自稱門生。」宋太祖建隆三年九月丙辰詔：「及第舉人不得拜知舉官子弟及目爲恩門、師門，并自稱門生。」〔趙氏曰〕《唐書》：「權德輿門生七十人，推沈傳師爲顔子。」又《權璩傳》云：「宰相李宗閔，乃父門生也。」《蕭遘傳》：「遘爲王鐸所取士，及與鐸同爲相，常奏帝曰：『臣乃鐸門生。』」此座主、門生之見于史册者也。門生謁座師、房師，將出，師送至二門外，不出大門。及門生爲主考、同考官，例親率所取士謁己座師、房師，亦有故事。《五代史》：「裴皞以文學在朝久，宰相馬嗣孫、桑維翰皆皞禮部所放進士。後馬知貢舉，引新進士謁皞。皞喜作詩曰：『門生門下見門生。』世傳以爲榮。維翰爲相，嘗過皞，不迎不送。或問之，皞曰：『我見桑公于中書，庶僚也。公見我于私第，門生，何迎送之有？』」此門生見座主故事。本朝初年，因御史楊雍建言，故令中式士見主司，但用姓名書帖，不稱門生。此近時科場故事也。劉克莊《跋陸放翁帖》云：「余大父著作爲京教，考浙漕試。明年考省試。吕成公卷子皆出本房，家藏大父與成公往還真蹟，大父則云『上覆伯恭兄』，成公則云『拜覆著作丈』，時猶未呼座主作『先生』也。」尋其言，蓋宋末已有「先生」之稱。而至於有明，則遂公然謂之座師，謂之門生，乃其朋黨之禍亦不減於唐時矣。〔原注〕王元美《觚不觚録》謂：「嘉靖以前，門生稱座主，不過曰先生而已。❷至分宜當國，始稱老翁，其厚者稱夫子，此後門生俱曰老師。」《五雜俎》

---

❶「舉子」二字，原脱，今據《册府元龜》卷六四二補。

❷「先生」上，廣陵書社影印《説庫》本《觚不觚録》有「老」字。

言：「國朝惟霍文敏韜不拜主司，亦不受人作門生。」〔汝成案〕《明史》：「霍韜舉進士，出毛澄門下，素執弟子禮。及議大禮不合，遂不以澄爲座主。及韜總裁己丑會試，亦不以唐順之等爲門生。」此蓋由私激而然，非以崇厲風俗。

唐時風俗之敝，楊復恭至謂昭宗爲「門生天子」。

唐崔祐甫議，以爲：「自漢徐孺子於故舉主之喪，徒步千里而行一祭，厚則厚矣，其於傳繼非可也。歷代莫之非也，〔原注〕《後漢書·樊儵傳》言：「郡國舉孝廉，率取年少能報恩者。」當時即有此説。近日張荊州九齡又刻石而美之。於是後來之受舉爲參佐者，報恩之分，往往過當。或撓我王憲，捨其親戚之罪負，舉其不令子孫以竊名位，背公死黨，兹或近之。時論從而與之，通人又不救，遂往而不返。」〔原注〕宋陳瑩中言：「使王氏之門有負恩之士，則漢之宗社不至於亡。」其言可感。夫參佐之於舉主，猶蒙顧盼之恩，被話言之獎，陶鎔成就，或資其力，昔人且有黨比之譏。若科場取士，祇憑所試之文，未識其名，何有師生之分？至於市權撓法，取賄酬恩，枝蔓糾連，根柢磐互，官方爲之濁亂，士習爲之頽靡，其與漢人篤交念故之誼抑何遠哉！〔閻氏曰〕明之士夫積習，師弟重於父子，得罪于父母者有之，得罪於座主者未之有也。門户重于師弟，以師之門户爲門户者固多，不以師之門户爲門户者亦不少也。富貴又重于門户，有始附正人，既而與之爲敵者，有始主邪説，既窺其黨將敗，遂反攻之者，皆惑于富貴也。

《風俗通》記弘農太守吴匡，爲司空黄瓊所舉，「班詔勸耕，道於澠池，聞瓊薨，即發喪制服，上病，載輦車還府」，論之曰：「剖符守境，勸民耕桑，肆省冤疑，和解仇怨，國之大事，所當勤恤。而猥顧私恩，傲狠自遂。若宮車晏駕，何以過兹！論者不察，而歸之厚。司空袁周陽舉荀慈明有道，太尉鄧伯條舉訾孟直方正。二公薨，皆制齊衰。〔原注〕《漢書·荀爽傳》：❶「司空袁逢舉有道，不應。及逢卒，爽制服三年，當世往往化以爲俗。」邵寶議之曰：「師喪以心，而舉主服三年，可乎？」若此類者非一。然荀、訾通儒，於義足責。〔原注〕魏景元元年，傅玄舉將僕射陳公薨，以諮時賢。光禄鄭小同云：「宜準禮，而以情義斷之，服弔服加麻可也。三月除之。」宋庾蔚之以此論爲允。或舉者名位斥落，子孫無繼，多不親至。」然則隆情緜乎顯閥，薄報在乎衰門。此又私恩之一變，古今同慨者矣。

《後漢書》：「周景爲河内太守，好賢愛士。每至歲時，延請舉吏入上後堂，❷與共宴會。如此數四，乃遣之。贈送什物，無不克備。既而選其父兄子弟，事相優異。〔原注〕《魏志·衛臻傳》：「夏侯惇爲陳留太守，舉臻計吏，命婦出宴。臻以爲末世之俗，非禮之正。」先是，司徒韓演在河南，志在無私，舉吏當行，一辭而已，恩亦不及其家。曰：『我舉若可矣，豈可令偏積一門？』」是二公者，在人情雖有厚薄之殊，而意趣則有公私之别矣。

《記》言：「趙文子所舉於晉國管庫之士七十有餘家，生不交利，死不屬其子焉。」嗚呼，吾見今之舉士者，交利而已，屬子而已。

---

❶「漢書」，應作「後漢書」，《荀爽傳》見《後漢書》。

❷「上」，原作「止」，今據《後漢書·周榮傳》改。

舉主制服

《雜記》曰：「孔子曰：『管仲遇盜，取二人焉，上以爲公臣，曰：「其所與游，辟也，可人也。」管仲死，桓公使爲之服。宦於大夫者之爲之服也，自管仲始也，有君命焉爾也。』」此雖前仕管氏，亦以舉主而服之。然孔子以爲「有君命則可」，蓋亦有所不盡然之辭。

同年

今人以同舉爲同年。唐憲宗問李絳曰：「人於同年固有情乎？」對曰：「同年乃九州四海之人，偶同科第，或登科，然後相識，情於何有？」然穆宗欲誅皇甫鎛，而宰相令狐楚、蕭俛以同年進士保護之矣。按漢人已有之。《後漢書·李固傳》云「有同歲生得罪於冀」，《風俗通》云「南陽五世公爲廣漢太守，與司徒長史段遼叔同歲」，又云「與東萊太守蔡伯起同歲」，又云「蕭令吴斌，與司徒韓演同歲」。《三國志·魏武帝紀》云：「公與韓遂父同歲孝廉。」〔原注〕《魏武故事》載公令曰：「顧視同歲中，年有五十未名爲老。」《漢敦煌長史武班碑》云：「金鄉長河間高陽史恢等，追惟昔日同歲郎署。」《孝廉柳敏碑》云：「縣長同歲犍爲屬國趙臺公。」《晋書·陶侃傳》：「侃與陳敏同郡，又同歲舉吏。」其云「同歲」，蓋即今之同年也。〔原注〕惟《吴志·周瑜傳》言「堅子策與瑜同年」，《步隲傳》言「與廣陵衛旌同年」，此當是年齒之年。私恩結而公義衰，非一世之故矣。〔趙氏曰〕近世又有序先後同年者。《文昌雜録》：「太子太師張昪，大中祥符八年乙卯登科，至熙寧九年丙辰薨，先一年爲乙卯，及見登科新進士。」此先後同年之所由昉也。

先　輩

先輩乃同試而先得第者之稱。程氏《演繁露》曰：「《通典》：『魏文帝黄初五年，立太學於雒陽。時慕學者始詣太學，爲門人，滿一歲，❶試通一經者稱弟子，不通一經罷遣。弟子滿二歲，試通二經者，補文學掌故，不通者聽隨後輩試，試通二經，亦得補掌故。滿三歲，❷試通三經者擢高第，爲太子舍人，不第者隨後輩復試，試通亦爲太子舍人。舍人滿二歲，試通四經者，擢高第，爲郎中，不通者隨後輩復試，試通亦爲郎中。郎中滿二歲，能通五經者擢高第，隨才敘用，不通者隨後輩復試，試通亦敘用。』故唐世舉人呼已第者爲先輩，繇此也。」〔原注〕《韋莊集》有題云「癸丑年下第獻新先輩」。《北夢瑣言》：「王凝知貢舉，謂人曰：『某叨忝文柄，今年榜帖全爲司空先輩一人而已。』」今攷《吴志·闞澤傳》言：「州里先輩丹陽唐固，修身積學。」《薛綜傳》言：「零陵賴恭，先輩仁謹，不曉時事。」《晋書·羅憲傳》言：「侍宴華林園，詔問蜀大臣子弟，復問先輩宜時敘用者，憲薦蜀人常忌、杜軫等。」

---

❶「一」，大象出版社《全宋筆記》第四編《演繁露》卷一《先輩前進士》作「二」。

❷「滿」上，《演繁露》有「掌故」二字。「三」，《演繁露》作「二」。

是先輩之稱，果起於三國之時。而唐李肇《國史補》謂「互相推敬謂之先輩」，此又後人之濫矣。〔原注〕《演繁露》又謂：「唐人已第者，其自目曰前進士，亦倣此也，猶曰早第進士，而其輩行在先也。」《澠水燕談録》：「蘇德祥，漢相禹珪之子。建隆四年，進士第一人登第。初還鄉里，太守置宴作樂，伶人致語曰：『昔年隨侍，嘗爲宰相郎君。今日登科，又是狀元先輩。』」

鄭氏《詩·采薇》箋曰：「今薇生矣，先輩可以行也。」是亦漢末人語。

出身授官

史言：「開元以後，四海晏清，士無賢不肖，恥不以文章達。其應詔而舉者，多則二千人，少猶不減千人，所收百纔有一。」《文獻通攷》：「唐時所放進士，每歲不過二三十人。」〔原注〕《册府元龜》：「貞元十八年五月敕：『自今已後，每年考試所收人，明經不得過一百人，進士不得過二十人。如無其人不必要滿此數。』太和元年、二年、三年，每年恩賜及第四十人。二年正月，禮部奏請每年進士以三十人爲限，從之。士之及第者，未便解褐入仕，尚有試吏部一關。韓文公三試於吏部無成，則十年猶布衣，且有出身二十年不獲禄者。〔原注〕東萊吕氏曰：「唐時進士登第者尚未釋褐，或是爲人所論薦，或再應皆中，或藩方辟舉，然後始得釋褐。」《册府元龜》：「唐文宗語宰臣曰：『凡進士及第，有方鎮奏請判官者，第一任未經作州縣官，莫依。但第一任曾作州縣官，即第二任，依奏。』」

自宋太宗太平興國二年，上初即位，思振淹滯，賜進士諸科出身者五百餘人，〔原注〕《石林燕語》：「是年進士特取一百九人，自是連放五牓，通取八百一人。」皆先賜緑袍鞾笏，賜宴開寶寺。第一、第二等進士及九經，授將作監丞、大理評事、通判諸州，其餘皆優等注擬。寵章殊異，歷代未有也。薛居正等言取人太多，用人太驟，不聽。〔原注〕陸游《南唐書》言：「馮延魯子僎，韓熙載知貢舉，放及第，覆試被黜。後與其弟侃、儀、价、伉入宋，繼取名第。」蓋南唐及第止於三人五人，而宋及第至百餘人也。此太宗初一天下，欲以得士之盛跨越前代，榮觀史册，〔原注〕《宋史》：王禹偁上疏言：「太祖之世，每歲進士不過三十人，經學五十人，重以諸侯不得奏辟，士大夫罕有資廕，故有終身不獲一第，没齒不獲一官。太宗毓德王藩，覩其如此，臨御之後，不求備於取人，舍短用長，拔十得五。在位將逾二紀，登第殆近萬人，雖有俊傑之才，亦多容易而得。」而不知僥倖之心，欲速之習，中於士人者且數百年而不可返矣。又攷《通典》「舉人條例」：「四經出身，授緊縣尉。判入第三等，授望縣尉。五經出身，授望縣尉。判入第三等，授畿縣尉。進士與四經同資。」是唐時明經進士，初除不過縣尉。〔原注〕《宋史》：「進士、明經入望州判、司，次畿簿、尉。」《文獻通攷》：「開寶八年，王嗣宗爲狀元，止授秦州司理參軍。太平興國以後，始授將作監丞、大理評事、通判諸州，當時以爲異數。」至今代則一入詞林，更不外補，〔原注〕謝肇淛曰：「國朝進士，一入史館，即與六卿抗禮。二十年間，便可躋卿相。清華之選，百職莫敢望焉。唐、宋之代，出爲郡守，入爲兩制，未嘗有此格也。」二甲之除，猶爲部屬。崇浮長惰，職此之繇。所以一第之後，盡棄其學，而以營升納賄爲事者，以其得之淺而貴之驟也。其於唐人舉士之初制，失之遠矣。

《儒林公議》言：「太宗臨軒放牓，三五名以前皆出貳郡符，遷擢榮速。陳堯叟、王曾初中第，即登朝領太史之職，賜以朱紱。爾後狀元登第者，不十餘年皆望柄用，人亦以是爲當得之也。每殿廷臚傳第一，則公卿以下無不聳觀，雖至尊亦注視焉。自崇政殿出東華門，傳呼甚寵，觀者擁塞通衢。」今代狀元及第之榮，一甲翰林之授，權輿於是矣。〔原注〕又言：「雒陽人尹洙，豪士也，嘗曰：『狀元及第，雖使將兵數十萬，恢復幽薊，逐出彊寇，❶凱歌勞還，獻捷太廟，其榮無以加焉。』」宋之務虚文而忘實事，即太宗有以開之矣。

宋初用人之弊有二：進士釋褐，不試吏部，一也；獻文得旨，召試除官，二也。今銜文之塗已革，而入官之選尚輕，二者之弊，其一尚存，似宜仍用唐制。

用八股之人才，而使之理煩治衆，此夫子所謂「賊夫人之子」也。〔楊氏曰〕八股之才，無一可用，只儒學一選，是其本色，然而溺職者比比也。師生不相識而徵索贄禮，比于田糧，吾不知何取于此。

恩科

宋時有所謂「特奏名」者，開寶三年三月庚戌詔禮部閲進士，及十五舉嘗終場者，得司馬浦等一百六人，賜本科出身。特奏名恩例自此始，謂之「恩科」。咸平三年，遂至九百餘人。士人恃此，因循不學。故天聖之詔曰：「狃于寛恩，遂隳素業，苟簡成風，甚可恥也。」而元祐初，知貢舉蘇軾、孔

---

❶「寇」，據《校記》，鈔本作「胡」。

文仲言：「今特奏者已及四百五十人，又許例外遞減，一舉則當復增數百人。此曹垂老，别無所望，布在州縣，惟務黷貨以爲歸計。前後恩科，命官幾千人矣，何有一人能自奮厲有聞於時？而殘民敗官者，不可勝數，以此知其無益有損。議者不過謂宜廣恩澤，不知吏部以有限之官待無窮之吏，户部以有限之財禄無用之人，而所至州縣，舉罹其害。乃即位之初，有此過舉，謂之恩澤，非臣所識也。」當日之論如此。〔原注〕《金史》：「章宗大定二十九年，敕今後凡五次御簾進士，可一試而不黜落，止以文之高下定其次，謂之恩榜。」〔楊氏曰〕大定是世宗，章宗以是年即位。《語》不云乎：「及其老也，戒之在得。」故有杖鄉之制，以尊高年致仕之節，以養廉恥。若以賓王謁帝之榮，爲閔老酬勞之具，恐所益於儒林者小，而所傷於風俗者多。養陋識於泥塗，快羶情於升斗。豈有趙孟之禮絳人，穆公之思黄髮，足以裨君德而持國是者乎！況五十不從力政，六十不與服戎，豈可使斷斷於闕里之旁，攘攘於橋門之下？宜著爲令：凡中式舉人，年至六十者，賜第罷歸，居家授徒；不中式者，不許再上。不但減百千黷貨之人，亦可以勸二三有恥之士。〔原注〕孝宗淳熙七年五月庚辰，詔：「特奏名年六十人毋注縣尉。」《元史》：「至正三年三月，監察御史成遵等請用終場下第舉人充學正、山長。」〔趙氏曰〕宋時特奏名例，年老者或得賜同進士出身，其後有不必年老而亦賜者。《神宗紀》「賜布衣陳知彦進士出身」是也。又有他途出身，已爲達官，而特賜進士出身者，《神宗紀》「賜知縣王輔同進士出身」，《理宗紀》「以史宅之爲太府少監，史宇之爲將作少監，并賜同進士出身」，「趙葵同知樞密院事，賜同進士出身」，「李曾伯爲四川宣撫使，兼京湖制置大使，賜同進士出身」，「德祐中，謝堂知樞密院事，賜同進士出身」是也。金制：已爲顯官特賜進士者，又必定爲某科進士。

如移刺履，明昌初禮部尚書，兼翰林直學士，特賜大定三年孟宗獻榜下進士及第；韓錫，天德中爲尚書工部員外郎，特賜胡礪榜下進士及第；胥持國，拜參知政事，特賜孫用康榜下進士及第是也。又有武職賜文進士者。《宋史·曹勛傳》：「勛以恩補承信郎，特命赴進士廷試，賜甲科，爲武吏如故。」此尤累朝所無也。

漢獻帝初平四年，詔曰：「今耆儒年踰六十，去離本土，營求糧資，不得專業。結童入學，〔楊氏曰〕「結」同「髻」。皓首空歸，長委農野，永絶榮望，朕甚愍焉。其依科罷者，聽爲太子舍人。」「唐昭宗天復元年赦文，令中書門下選擇新及第進士中，有久在名場，才沾科級，年齒已高者，不拘常例，各授一官。於是禮部侍郎杜德祥奏，揀到新及第進士陳光問年六十九，曹松年五十四，王希羽年七十三，劉象年七十，柯崇年六十四，鄭希顔年五十九。詔光問、松、希羽可秘書省正字，象、崇、希顔可太子校書。」此皆前代季朝之政，當喪亂之後，以此慰寒畯而收物情，非平世之典也。

《實録》：「宣德二年六月己卯，行在禮部尚書胡濙奏：『北京國子監生及見撥各衙門歷事者，請令六部尚書、都察院都御史、通政使司、大理寺、翰林院各堂上官、六科給事中，公同監官揀選，凡年五十五以上及殘疾貌陋不堪者，皆罷爲民。』上從之。凡斥去一千九十五人，其南京國子監生亦準此例。」〔原注〕次年即奉旨澄汰天下生員。別見後「廣額」條下。❶「三年四月丙辰，行在吏部尚書蹇義奏：『揀擇吏員年五十以上，及人物鄙猥，不諳文移者，皆罷爲民。』」「四年九月甲寅，放南北兩京國

❶ 「後」，當作「前」，「廣額」條即本卷第一篇「生員額數」條，潘耒重編後漏改。

子監生年五十五以上及殘疾者二百五十三人還鄉爲民。」「九年九月戊寅，行在禮部奏：『取天下生員年四十五以上者攷試，其中者入國子監讀書，不中者罷歸爲民。』」宣廟精勤吏治，一時澄清之效如此。後人不知，即知之亦不肯言矣。

年齒

《記》曰：「四十曰彊，而仕；七十曰老，而傳。」是人生服官之日不過三十年。漢順帝陽嘉元年，用左雄之言，令「孝廉年不滿四十不得察舉，皆先詣公府，諸生試家法，〔原注〕儒有一家之學，故稱家法。文吏課牋奏」。宋文帝元嘉中，限年三十而仕。梁武帝天監四年，「令九流常選，❶年未三十，不通一經，不得解褐」。今則突而弁兮，已厠銀黄之列；死期將至，尚留金紫之班。何補官常，徒隳士習。宜定爲中制，二十方許應試，三十方許服官，年至六十，見任官聽其自請致仕，〔原注〕《實録》：「洪武十三年二月戊辰，命文武官年六十以上者，皆聽致仕，給以誥敕。」無官之人一切勒停。是雖蚤於古《記》之十年，要亦不過三十年而已。三十年之中，復有三年大憂及期喪不得選補之日，則其人在仕路之日少，而居林下之日多，可以消名利之心，而息營競之俗。〔劉明經曰〕終身出處之事而旦夕圖之，賢者不能寬以歲月，以深其稽古之功；愚者無所勞其心思，而皆有驟獲之意。〔又曰〕古之人以其身爲仁義道

---

❶「令」，《梁書·武帝紀》作「今」。

德之身，年彌高則識彌進，而令聞日隆，故天下皆以齒爲貴。後之人以其身爲聲色貨利之身，年愈衰則力愈耗，而不能有爲，故天下遂以齒爲賤。

洪熙元年四月庚戌，鄭府審理正俞廷輔言：「近年賓興之士，率記誦虚文，求其實才，十無二三。或有年纔二十者，未嘗學問，一旦挂名科目，而使之臨政治民，職事廢隳，民受其弊。自今各處鄉試，宜令有司先行審訪，務得博古通今，行止端重，年過二十五者，許令入試。」上雖嘉納，而未果行。今則積習相沿二三百載，青雲之路跬步可階，五尺之童便思奔競。欲以成人材而厚風俗，難矣。〔原注〕宋李伯玉請罷童子科，意亦同此。〔汪氏曰〕後漢之法，年幼才俊者拜童子郎。若黄琬、臧洪、司馬朗，皆拜爲郎，而任延、張堪俱號「聖童」，杜安號「奇童」，黄香號「黄童」，其尤異也。唐設童子科，劉晏最著。張童子自九年升于禮部，又二年拜衛兵曹，十一歲耳。宋亦設童子科，楊億、晏殊、姜蓋、蔡伯俙，俱嘗以神童召試。神宗元豐四年置在京小學，有就傅、初筮兩齋。政和之制，限年自八歲至十二歲，惟曹芬以文優賜同上舍出身。高宗一朝，童子求試者三十六人。孝宗一朝，童子求試者七十四人。其最奇者，孝宗淳熙元年，女童林幼玉求試中書，後省挑試所誦經書四十三件，并通，詔特封孺人。至度宗時，李伯玉謂非所以成人材、厚風俗，奏罷。〔又曰〕金大定二十九年，章宗即位，初設經童科。經童之制，凡士、庶子年十三以下，所貴在幼而誦多者，若年同則以誦大經多者爲最。《文藝傳》：「麻九疇，七歲能草書，作大字數尺者。章宗召見。明昌以來，稱神童者五人，後皆無稱，獨九疇能自樹立，賜進士第，遷應奉翰林文字。」又《佞倖傳》：「胥持國，經童出身，官尚書右丞，四方有『經童入相』之語。」其人可知矣。元自成宗大德三年至文宗至順二年，所舉凡十五人，惟張秦山尤精篆籀，陳元麟能通性理耳。《明·選舉志》：「士子未入學者，通謂之童生。當大比之年，間收一二異敏，三場并通者，俾與諸生一體入場，謂之充場儒士。中式即爲舉人，不中式，仍候提學官歲試，合格，乃準入學。」此例後亦不行。

教官

漢成帝陽朔二年詔曰：「古之立太學，將以傳先王之業，流化於天下也。儒林之官，四海淵源，宜皆明於古今，温古知新，通達國體，故謂之博士。否則學者無述焉，爲下所輕，非所以尊道德也。丞相、御史其與中二千石、二千石，雜舉可充博士位者，使卓然可觀。」

元仁宗時，方以科舉取士。虞集上議曰：「師道立則善人多。〔原注〕周子《通書》。今天下學官，猥以資格授，彊加之諸生之上，而名之曰師，有司弗信也，生徒弗信也。如此而望師道之立，能乎？今莫若使守令求經明行修爲成德之君子者，身師尊之，以教於其郡邑。其次則求夫操履近正而不爲詭異駭俗者，確守先儒經義師説而不敢妄爲奇論者，衆所敬服而非鄉愿之徒者。其次則取鄉貢至京師罷歸者。」當今之世，欲求成德之人如上一言者，或不可遽得，若其次之三言，則十室之邑，必有忠信，亦未至乏才也。而徒用其又次之一言，則亦不過以資格授之，而耄鄙之夫遂以學官爲餬口之地，教訓之員名存而實廢矣。

明初教職，❶多由儒士薦舉。景泰二年，始準會試不中式舉人考授。

天順三年十二月庚申，建安縣老人賀煬言：「朝廷建學立師，將以陶鎔士類。奈何郡邑學校師儒之官，真材實學者百無二三，虛糜廩禄，猥瑣貪饕，需求百計，而受業解惑，莫措一辭。師範如此，雖有英才美質，何由而成？至於生徒之中，亦往往玩愒歲年，佻達城闕，待次循資，濫升監學，侵尋老耄，授以一官。但知爲身家之謀，豈復有功名之念。是則朝廷始也聚羣鴞而飲啖，終也縱羣狼以牧人，苟不嚴行考選，則人材日陋，士習日下矣。」上是其言，命巡、按御史同布、按二司分巡官，照提調學校例考之。

太倉陸世儀言：「今世天子以師傅之官爲虛銜，而不知執經問道；郡縣以簿書期會爲能事，而不知尊賢敬老。學校之師以庸鄙充數，而不知教養之法；黨塾之師以時文章句爲教，而不知聖賢之道。儇捷者謂之才能，方正者謂之迂樸。蓋師道至於今而賤極矣。即欲束修自厲，人誰與之？如此而欲望人才之多，天下之治，不可得矣。」又言：「凡官皆當有品級，惟教官不當有品級，亦不得謂之官。蓋教官者，師也。師在天下則尊於天下，在一國則尊於一國，在一鄉則尊於一鄉，無常職，亦無定品，惟德是視。若使之有品級，則僕僕亟拜，非尊師之禮矣。至其冠服，亦不可同於職官，當別製爲古冠服，如深衣幅巾及忠靖巾之類，仍以鄉、國、天下爲等。庶師道日尊，儒風日振，而聖人

❶「明」，據《校記》，鈔本作「國」。

之徒出矣。」按《宋史》黄祖舜言：「抱道懷德之士，多不應科目，老於韋布。乞訪其學行修明、孝友純篤者，縣薦之州，州延之庠序，以表率多士。其卓行尤異者，州以名聞，是亦鄉舉里選之意。」〔原注〕《松江府志》言：「洪武初，楊孟載爲松江府學教授，與丘克莊、全希賢同官。當時分教有司，得自延聘，皆極州里之選，後并至大官。」而朱子亦云：「須是罷堂除及注授，教官請本州鄉先生爲之。年未四十，不得任教官。」昔人之論即已及此。

《盂縣志》曰：〔原注〕縣人張淑譽譔。「高皇帝定天下，詔府、衛、州、縣各立學，置師一人或二人，必擇經明行修者署之。有能舉其職而最書於朝者，或擢爲國子祭酒及翰林侍從之職。英宗以後，始著爲令，府五人，州四人，縣三人，例録天下歲貢之士爲之，間有繇舉人、進士除授者。而其至也，州縣長官及監司之臨者，率以簿書升斗之吏視之，而不復崇以體貌，是以其望易狎，而其氣易衰。即有一二能誦法孔子，以師道聞而得薦擢者，亦不過授以州縣之吏而止。其取之也太濫，其待之也太卑，而其禄之也太輕，無怪乎教術之不興，而人才之難就矣。」〔汪氏曰〕史稱晏殊知應天府，延范仲淹以教生徒。自五代以來，天下學校廢，興學自殊始。

士風之薄，始於納卷就試；師道之亡，始於赴部候選。梁武帝所謂「驅迫廉撝，奬成澆競」者也。有天下者能反此二事，斯可以養士而興賢矣。〔王給事曰〕欲端士習，當嚴教官之考核。考核嚴，則教官之督率必勤，而士風自正。

武學

《山堂攷索》言：「武學置於慶曆三年，阮逸爲武學諭。未幾省去。熙寧復置，選知兵書者判武學，置直講如國子監。」靖康之變，不聞武學有禦侮者。〔汪氏曰〕《宋史·忠義傳》：「有武學生華岳，字子西，嘗上書劾韓侂冑，下大理，配建寧。侂冑誅，放還，入學登第，爲殿前司官屬。又謀去史彌遠，事覺，下臨安獄，杖死東市。」武學有人，亦何忝于陳東也哉！《實録》正統六年五月，❶從成國公朱勇等奏，以兩京多勳衛子弟，乃立武學，設教授、訓導，如京府儒學之制。〔原注〕景泰五年五月丙寅，南京守備、寧遠侯任禮請革武學，不允。景泰間廢武學。天順八年十一月丙辰，復設京衛武學。已而武生漸多，常至欺公撓法。正德中，錢寧已嗾武學生朱大周上疏劾楊一清矣。崇禎四年，南京武學生吴國麟等毆御史郭維，經掌都察院張延登奏黜。是則不惟不收其用，而反貽之害矣。

《太祖實録》：「洪武二十年七月，禮部請如前代故事，立武學，用武舉，仍祀太公，建昭烈武成王廟。上曰：『太公，周之臣，若以王祀之，則與周天子并矣，加之非號，必不享也。至於建武學，用武舉，是分文、武爲二塗，輕天下無全才矣。古之學者，文武兼備，故措之於用，無所不宜，豈謂文武異科，各求專習者乎？太公但從祀帝王廟，去武成王號，罷其舊廟。』於是勳戚子孫襲爵者，習禮肄

❶ 「實録」，據《校記》，鈔本作「國朝」。

業於國子監；被選尚主者，用儀制主事一人教習。」〔原注〕《實録》：「洪武三十一年二月庚辰，命吏部設學於虎踞關，選儒士十人，教故武臣子弟之養於錦衣衛者。」成化中，太監汪直遂請武舉設科，鄉試、會試、殿試悉如進士恩例。不果行。文事武備統歸於一，嗚呼純矣。

宋劉敞《與吴九書》曰：「昔三代之王，建辟雍、成均以敦教化者，危冠縫掖之人，居則有序，其術《詩》《書》《禮》《樂》，其志文行忠信，是以無鄙倍之色、鬬争之聲。猶懼其未也，故賤詐謀，爵人以德，襃人以義，軌度其信，壹以待人。故曰『勇則害上，不登於明堂』。民知所底，而無貳心，是以其教不肅而成，其政不嚴而治。未聞夫武學之科也。夫縵胡之纓，短後之衣，瞋目而語難，按劍而疾睨者，此所謂勇力之人也。將教之以術而動之以利，其可得不爲其容乎？爲其容可得無變其俗乎？而況建博士之職，廣弟子之員，吾恐雖有智者未能善其後矣。夫戰國之時，天下競於馳騖，於是乎有縱横之師、技擊之學以相殘也。雖私議巷説，有司不及，然風俗猶以是薄，禍亂猶以是長，學者之所甚疾，仁人之所憂而辯也，若之何其效之！且足下預其議而不能救與？吾所甚惑也。」〔楊氏曰〕今之州縣最患苦者，莫如武生。物窮則變，當思所以善其後矣。

因勳衛子弟，不得已而立武學，仍宜以孔子爲先師。如前代國學祀周公，唐開元改爲孔子。周公尚不祀于學，而況太公乎？成化五年，掌武學國子監監丞閻禹錫言：「古者廟必有學，受成獻馘於中，欲其先禮義而後勇力也。今本學見有空堂數楹，乞敕所司，改爲文廟。」可謂得禮之意。

雜流

唐時凡九流百家之士，竝附諸國學，而授之以經。《六典》：「國子祭酒、司業之職，掌邦國儒學訓導之政令。有六學焉，一曰國子，二曰太學，三曰四門，四曰律學，五曰書學，六曰算學。」〔原注〕天寶九載置廣文館，凡七學。歐陽詹貞元十四年《記》曰：「我國家春享先師，後更日命太學博士清河張公講《禮記》。❶束修既行，筵肆乃設，公就几，北坐南面。直講抗牘，南坐北面。大司成端委居于東，小司成率屬列于西。國子師長序公侯子孫自其館，太學長序卿大夫子孫自其館，四門師長序八方俊造自其館，廣文師長序天下秀彦自其館，其餘法家、墨家、書家、算家，術業以明，亦自其館。没階雲來，即席鱗差，攢弁如星，連襟成帷。」觀此可見當日養士之制寬，而教士之權一，是以人才盛而藝術修，經學廣而師儒重。今則一切擯諸橋門之外，而其人亦自棄，不復名其業。於是道器兩亡而行能兼廢，世教之日衰，有繇然也。

通經爲史

漢武帝從公孫弘之議，下至郡太守卒史，皆用通一藝以上者。唐高宗總章初，詔諸司令史，攷

❶「日」，《文苑英華》卷八一六《太學張博士講〈禮記〉記》作「月」。

滿者限試一經。昔王粲作《儒吏論》，以爲「先王博陳其教，輔和民性，使刀筆之吏皆服雅訓，竹帛之儒亦通文法」。故漢文翁爲蜀郡守，「選郡縣小吏開敏有材者張叔等十餘人，親自飭厲，遣詣京師，受業博士」。後漢欒巴爲桂陽太守，「雖幹吏卑末，皆課令習讀，程試殿最，隨能升授」。吴顧邵爲豫章太守，「小吏資質佳者，輒令就學，擇其先進，擢置右職」。而梁任昉有《厲吏人講學》詩。然則昔之爲吏者，皆曾執經問業之徒，心術正而名節修，其舞文以害政者寡矣。〔原注〕宋文恪訥言：「天下未有舍儒而可以爲吏者。」

東京之盛，「自期門羽林之士，悉令通《孝經章句》」。貞觀之時，「自屯營飛騎，亦給博士，使授以經。有能通經者，聽得貢舉」。「小人學道則易使也」，豈不然乎！

《周官·太宰》「乃施典于邦國，而陳其殷，置其輔」。後鄭氏曰：「殷，衆也，謂衆士也。輔，府史，庶人在官者。」夫庶人在官而名之曰「輔」，先王不敢以厮役遇其人也。重其人，則人知自重矣。

歐陽公《集古録·晋南鄉太守碑陰》，官屬何其多邪，蓋通從史而盡列之。當時猶於其間取士人，故吏亦清修，其勢然爾。

《元史·順帝紀》：「至正六年四月，命左右二司、六部吏屬，於午後講習經史。」其時朝綱已弛，人心將變，雖有此令，而實無其益。是以《太祖實録》言：「科舉初設，上重其事，凡民間俊秀子弟，皆得預選。惟吏胥心術已壞，不許應試。」〔原注〕洪武四年七月丁卯。又詔：「凡選舉，毋録吏卒之徒。」〔原注〕二十三年八月壬申。《唐書·選舉志》言：「嘗爲州縣小吏，雖藝文可采，勿舉。」《劉晏傳》：「嘗言士有爵禄，則名重於利。吏無榮進，則利重於名。」《英宗實録》：「大理寺少卿張固嘗建論：『吏員鮮有不急於利者，不宜用爲郡守。』朝廷是其言，著爲令。」然而嘗與羣臣言：「元初有憲官，疾，吏往候之。憲官起，扶杖而行，因以杖授吏，吏拱手卻立不受。憲官悟其意，他日見吏，謝之。吏曰：『某爲屬吏，非公家僮，不敢避勞，慮傷理體。』」❶〔原注〕五年二月壬午。是則此輩中未嘗無正直之人，顧上所以陶鎔成就之者何如爾。〔錢氏云〕元時由吏出身者，可致宰執、臺諫，故士人皆樂爲吏，而吏亦知自重。自明中葉以後，士大夫之於胥吏，以奴隸使之，盜賊待之，吏員遂無可用者矣。

陸子静嘗言：「古者無流品之分，而賢不肖之辨嚴。後世有流品之分，而賢不肖之辨略。」能於分别之中而寓作成之意，庶乎其得之矣。〔儲大令曰〕用人之途，莫有如吏胥與科目。吏胥明習吏事，科目學於聖賢。故漢收用吏之效，而自唐以來，一出於科目。今縱不專任科目，但當參之以吏胥。

《大明會典》：「洪武二十六年，定凡舉人出身，第一甲第一名從六品，第二名、第三名正七品，賜進士及第。第二甲從七品，賜進士出身。第三甲正八品，賜同進士出身。」而一品衙門提控，正七品出身；二品衙門都吏，從七品出身；一品二品衙門掾史、典吏，二品衙門令史，正八品出身，其與進士不甚相遠也。後乃立格以限其所至，而吏員之與科第高下天淵矣。故國初之制，謂之三塗竝用。薦舉一塗也，〔原注〕天順二年十二月庚辰，詔罷舉保經明行修及賢良方正，以言者謂其奔競冗濫，無裨實

❶「理」，《明太祖實録》卷七二作「禮」。

用也。進士、監生一塗也，吏員一塗也。或以科與貢爲二塗，非也。〔原注〕從考試而得者，總謂之一塗。

永樂七年，車駕在北京，命兵部尚書署吏部事方賓，簡南京御史之才者召來。賓奏御史張循理等二十八人可用。上問其出身。賓言循理等二十四人繇進士、監生，洪秉等四人由吏。上曰：「用人雖不專一塗，然御史，國之司直，必有學識，達治體，廉正不阿，乃可任之。若刀筆吏，知利不知義，知刻薄不知大體，用之任風紀，使人輕視朝廷。」遂黜秉等爲序班。諭自今御史勿復用吏，流品自此分矣。

宣德三年三月丙戌，敕諭吏部：「往時選用嚴慎，吏員授官者少。比年吏典考滿，歲以千計，不分賢否，一概録用。廉能幾何，貪鄙塞路，其可不精擇乎！」

蘇州況鍾、松江黄子威二郡守，并有賢名，而徐晞、萬祺皆累官至尚書。〔楊氏曰〕江陰又有劉本道，以吏員至侍郎。〔汝成案〕明初馮堅由典史擢僉都御史，諸葛伯衡由肇州吏目擢陝西參議，皆吏員也。

日知録集釋卷十八

崑山顧炎武著　嘉定後學黄汝成集釋

祕書國史

漢時天子所藏之書，皆令人臣得觀之。故劉歆謂「外則有太常、太史、博士之藏，内則有延閣、廣内、祕室之府」。而司馬遷爲太史令，「紬石室金匱之書」。劉向、揚雄校書天禄閣。〔原注〕揚雄《答劉歆書》，自言「爲郎之歲，詔賜筆墨錢六萬，得觀書於石渠」。班斿進讀羣書，上器其能，賜以祕書之副。東京則班固、傅毅爲蘭臺令史，竝典校書。曹褒於東觀撰次禮事。而安帝永初中，詔謁者劉珍及博士、議郎、四府掾史五十餘人，詣東觀校定五經、諸子、傳記。竇章之被薦，黄香之受詔，亦得至焉。〔原注〕《竇章傳》：「是時學者稱東觀爲老氏藏室、道家蓬萊山。太僕鄧康遂薦章入東觀，爲校書郎。」《黄香傳》：「初除郎中，肅宗詔香詣東觀，讀所未嘗見書。」晋、宋以下，此典不廢。左思、王儉、張纘之流，咸讀祕書，載之史傳。〔原注〕晋左思爲《三都賦》，自以所見不博，求爲祕書郎中。南齊王儉，遷祕書丞，依《七略》撰《七志》四十卷。永明三年，於儉宅開學士館，悉以四部書充儉家。梁張纘爲祕書郎。秘書郎有四員，宋齊以來，爲甲族起家之選，待次入補。其居職，例數十百日便遷。纘固求不徙，欲徧觀閣内圖籍。而柳世隆至借給二千卷。〔原注〕南齊柳世隆，性愛涉獵，啓太祖借秘閣書，上給二千卷。唐則魏徵、虞世南、岑文本、褚遂良、顔師古皆爲秘書監，選五品以上子孫工書者手書繕寫，藏於内庫。而玄宗命弘文館學士元行沖通譔古今書目，名爲《羣書四録》。以陽城之好學，至求爲集賢院吏，乃得讀之。〔原注〕陽城好學，貧不能得書，求爲吏，隸集賢院，竊院中書讀之。六年無所不通。竇威爲秘書郎，秩滿當遷，固守不調。十餘歲，其學業益廣。段成式爲秘書省校書郎，秘閣書籍披閲皆徧。宋有史館、昭文館、集賢院，謂之三館。太宗别建崇文院，中爲秘閣，藏三館真本書籍萬餘卷，置直閣校理。仁宗復命繕寫校勘，以參知政事一人領之，書成，藏於太清樓，而范仲淹等嘗爲提舉。且求書之詔，無代不下，故民閒之書，得上之天子，而天子之書，亦往往傳之士大夫。自洪武平元，所收多南宋以來舊本，藏之秘府，垂三百年，無人得見。而昔時取士，一史、三史之科又皆停廢，天下之士於是乎不知古。司馬遷之《史記》、班固之《漢書》、干寶之《晋書》、柳芳之《唐曆》、吴兢之《唐春秋》、李燾之《宋長編》，竝以當時流布。至於會要、日曆之類，南渡以來，士大夫家亦多有之，未嘗禁止。今則《實録》之進，焚草於太液池，藏真於皇史宬，在朝之臣，非預纂修，皆不得見，而野史、家傳遂得以孤行於世，天下之士於是乎不知今。〔沈氏曰〕《神宗實録》載：「禮部尚書掌詹事府事陳于陛，請敕纂輯本朝正史。」疏在萬曆二十一年九月。「二十二年三月，敕諭大學士王錫爵等纂修正史，後即報罷。」是雖以夫子之聖起於今世，學夏、殷禮而無從，學周禮而又無從也，況其下焉者乎！豈非密於禁史而疏於作人，工於藏書而拙於敷教者邪！遂使帷囊同毁，空聞《七略》之名；冢壁皆殘，不覩六經之字。嗚呼悕矣！

十三經注疏

自漢以來，儒者相傳，但言「五經」。而唐時立之學官則云「九經」者，三《禮》、三《傳》分而習之，故爲九也。其刻石國子學，則云九經，并《孝經》《論語》《爾雅》。宋時程、朱諸大儒出，始取《禮記》中之《大學》、《中庸》及進《孟子》以配《論語》，謂之「四書」。本朝因之，而「十三經」之名始立。其先儒釋經之書，或曰傳，或曰箋，或曰解，或曰學，今通謂之注。《書》則孔安國傳，《詩》則毛萇傳、鄭玄箋，《周禮》《儀禮》《禮記》則鄭玄注，《公羊》則何休學，《孟子》則趙岐注，皆漢人。《易》則王弼注，魏人。《繫辭》韓康伯注，晋人。《論語》則何晏集解，魏人。《左氏》則杜預注，《爾雅》則郭璞注，《穀梁》則范甯集解，皆晋人。《孝經》則唐明皇御注。其後儒辨釋之書，名曰正義，今通謂之疏。

《舊唐書·儒學傳》：「太宗以經籍去聖久遠，文字多訛謬，詔前中書侍郎顔師古攷定五經，頒於天下。又以儒學多門，章句繁雜，詔國子祭酒孔穎達，與諸儒譔定五經義疏，凡一百七十卷，名曰《五經正義》，令天下傳習。」《高宗紀》：「永徽四年三月壬子朔，頒孔穎達《五經正義》於天下。每年明經令依此考試。」時但有《易》《書》《詩》《禮記》《左氏春秋》五經。永徽中，賈公彦始譔《周禮》《儀禮義疏》。《宋史·李至傳》：「判國子監，上言：『五經書既已板行，❶惟二《傳》、二《禮》《孝經》《論

❶「既」，《宋史·李至傳》作「疏」。

語》《爾雅》七經疏未修，望令直講崔頤正、孫奭、崔偓佺等，重加讎校，以備刊刻。』從之。」〔原注〕今所行者，《穀梁》唐楊士勛疏，《孝經》《論語》《爾雅》宋邢昺疏，《孟子》孫奭疏，惟《公羊》疏不著人名，或云唐徐彦譔。〔沈氏曰〕《廣川藏書志》云：「徐彦，不知何代，意在貞元、長慶後。」今人但知《五經正義》爲孔穎達作，不知非一人之書也。《新唐書》穎達本傳云：「初，穎達與顔師古、司馬才章、王恭、王琰受詔，譔五經義訓百餘篇，其中不能無謬冗。博士馬嘉運駁正其失，詔更令裁定，未就。永徽二年，詔中書門下與國子三館博士、弘文館學士攷正之，於是尚書左僕射于志寧、右僕射張行成、侍中高季輔，就加增損，書始布下。」〔錢氏曰〕唐人譔九經疏，本與注别行，故其分卷亦不與經注同。自宋以後，刊本合注、疏爲一，而疏之卷第遂不可考。予嘗見宋本《儀禮疏》，每葉卅行，每行廿七字，凡五十卷，惟卷卅二至卅七闕，末卷有大宋景德元年校對、同校、都校諸臣姓名，及宰相參政銜名。又見北宋刻《爾雅疏》，亦不載注文。蓋邢叔明奉詔譔疏，猶遵舊式。諒《論語》《孝經疏》亦當如此，惜未見也。日本人山井鼎云：「足利學所藏宋板《禮記注疏》，有三山黄唐跋云：本司舊刊《易》《書》《周禮》，正經、注、疏萃見一書，便于披繹，它經獨闕。紹興辛亥，遂取《毛詩》《禮記》疏義，如前三經編彙，精加讎正。乃若《春秋》一經，顧力未暇，姑以貽同志。」可證北宋時正義未嘗合于經、注，即南渡初，尚有單行本矣。

監本二十一史

宋時止有十七史，今則并宋、遼、金、元四《史》爲二十一史，但遼、金二《史》向無刻本，南、北、齊、梁、陳、周《書》，人間傳者亦罕，故前人引書，多用南、北《史》及《通鑑》，而不及諸書，亦不復采《遼》《金》者，以行世之本少也。嘉靖初，南京國子監祭酒張邦奇等，請校刻史書，欲差官購索民間古本。部議恐滋煩擾。上命將監中十七史舊板攷對修補，仍取廣東《宋史》板付監，遼、金二《史》無板者，購求善本翻刻。十一年七月成，〔錢氏曰〕《南雍志》：「嘉靖七年，錦衣衛閒住千户沈麟奏準校勘史書，禮部議以祭酒張邦奇、司業江汝璧，博學有文，才猷亦裕，行文使逐一校對修補，以備傳布。」〔又曰〕北監板《十三經注疏》刱始于萬曆十四年，至廿一年畢工。《二十一史》開彫于萬曆二十四年，至三十四年竣事，板式與《十三經》同。祭酒林文俊等表進。至萬曆中，北監又刻《十三經》《二十一史》。其板視南稍工，而士大夫遂家有其書，歷代之事迹粲然於人閒矣。然校勘不精，訛舛彌甚，且有不知而妄改者。偶舉一二，如《魏書·崔孝芬傳》：「李彪謂崔挺曰：『比見賢子謁帝，旨諭殊優，今當爲羣拜紀。』」此《三國志·陳羣傳》中事，〔原注〕陳羣，字長文，紀之子。時魯國孔融高才倨傲，年在紀、羣之閒，先與紀友，後與羣交，更爲紀拜。古人用此事者非一。《北史·陸卬傳》：「邢邵向與卬父子彰交，及見卬機悟博學，乃謂子彰曰：『以卿老蜯，遂出明珠。』意欲爲羣拜紀。」非爲隱僻。今所刻《北史》改云「今當爲絶羣耳」，不知紀、羣之爲名，而改紀爲絶，又倒其文，此已可笑。〔原注〕南、北板同。又如《晉書·華譚傳》末云：「始淮南袁甫字公冑，亦好學，與譚齊名。」今本誤於「始」字絶句，左方跳行，添列一「袁甫」名題，而再以「淮」字起行。〔原注〕南、北板同。《齊王冏傳》末云：「鄭方者，字子回。」此姓鄭名方，即上文所云「南陽處士鄭方，露版極諫」，而別敘其人與書及冏答書於後耳，今乃跳行，添列一「鄭方者」三字名題。〔原注〕

北板無者。《唐書・李敬玄傳》末附敬玄弟元素，今以敬玄屬上文，而弟元素跳行。此不適足以彰太學之無人，而貽後來之姍笑乎！〔原注〕惟馮夢禎爲南祭酒，手較《三國志》，猶不免誤，終勝他本。《十三經》中《儀禮》脱誤尤多，《士昏禮》脱「壻授綏姆辭曰未教不足與爲禮也」一節十四字，〔原注〕賴有長安石經據以補此一節，而其注疏遂亡。《鄉射禮》脱「士鹿中翿旌以獲」七字，《士虞禮》脱「哭止告事畢賓出」七字，《特牲饋食禮》脱「舉觶者祭卒觶拜長者答拜」十一字，《少牢饋食禮》脱「以授尸坐取簞興」七字。此則秦火之所未亡，而亡於監刻矣。至於歷官任滿，必刻一書以充餽遺，此亦甚雅，而鹵莽就工，殊不堪讀。陸文裕〔原注〕深。《金臺紀聞》曰：「元時州縣，皆有學田，所入謂之學租，以供師生廩餼，餘則刻書。工大者合數處爲之，故讎校刻畫，頗有精者。洪武初，悉收上國學，今南監《十七史》諸書，地里、歲月、勘校、工役，竝存可識也。今學既無田，不復刻書，而有司間或刻之，然秖以供餽贐之用，其不工反出坊本下，工者不數見也。」〔原注〕昔時入覲之官，其餽遺一書一帕而已，謂之書帕。自萬曆以後，改用白金。聞之宋、元刻書，皆在書院，山長主之，通儒訂之，〔原注〕主書院者謂之山長。《宋史・理宗紀》：「何基，婺州教授，兼麗澤書院山長。徐幾，建寧府教授，兼建安書院山長。」學者則互相易而傳布之。故書院之刻，有三善焉：山長無事而勤於校讎，一也；不惜費而工精，二也；板不貯官而易印行，三也。有右文之主出焉，其復此非難也。而書之已爲劣生刊改者，不可得而正矣。是故信而好古，則舊本不可無存；多聞闕疑，則羣書亦當竝訂。此非後之君子之責而誰任哉！

《舊唐書》病其事之遺闕，《新唐書》病其文之晦澀，當兼二書刻之，爲「二十二史」，如宋、魏諸國，既各有《書》，而復有《南史》《北史》，是其例也。

張參五經文字

唐人以《説文》《字林》試士。其時去古未遠，開元以前未改經文之日，〔原注〕《唐書·經籍志》：「天寶三載，詔集賢學士衛包，改古文《尚書》從今文。」篆籀之學，童而習之。今西安府所存唐睿宗書景龍觀鍾，猶帶篆分遺法。至於宋人，其去古益遠，而爲説日以鑿矣。大曆中，張參作《五經文字》，據《説文》《字林》刊正謬失，甚有功於學者。開成中，唐玄度增補，復作《九經字樣》，石刻在關中。〔原注〕今西安府學。向無板本，間有殘缺，無別本可證。近代有好事者，刻《九經補字》，并屬諸生補此書之闕，以意爲之。乃不知此書特五經之文，非經所有者不載，而妄添經外之字，并及字書中泛博之訓。予至關中，洗刷元石，其有一二可識者，顯與所補不同，乃知近日學者之不肯闕疑而妄作如此。

别字

《後漢書·儒林傳》：「讖書非聖人所作，其中多近鄙别字。」「近鄙」者，猶今俗用之字；「别字」者，本當爲此字，而誤爲彼字也，今人謂之「白字」，乃「别」音之轉。〔沈氏曰〕崇禎十一年，用閣臣言，以「查」字係古「槎」字，悉改爲「察」。而今人乃復用「查」。「查」字本無「察」義，而誤爲「察」義，蓋亦「近鄙别字」之類也。

山東人刻《金石録》，於李易安《後序》「紹興二年玄黓歲壯月朔」，不知「壯月」之出於《爾雅》，〔原注〕八月爲壯。而改爲「牡丹」。凡萬曆以來所刻之書，多「牡丹」之類也。〔汝成案〕此條諸本竝誤隸「張參五經文字」後，今從原寫本。

三朝要典

《宋史·蹇序辰傳》：「紹聖中，爲起居郎、中書舍人，同修國史。疏言：『朝廷前日正司馬光等姧惡，明其罪罰，以告中外。惟變亂典刑，改廢法度，訕讟宗廟，睥睨兩宫，觀事攷言，實狀彰著。然蹤迹深秘，包藏禍心，相去八年之閒，蓋已不可究質。其章疏案牘，散在有司，若不彙輯而存之，歲久必致淪失。願悉討姧臣所言所行，選官編類，人爲一帙，置之二府，以示天下後世大戒。』遂命序辰及徐鐸編類，由是搢紳之禍無一得免者。」天啓中纂輯《三朝要典》，正用序辰之法。

門户之人，其立言之指，各有所借，章奏之文，互有是非。作史者兩收而竝存之，則後之君子如執鏡以炤物，無所逃其形矣。褊心之輩，謬加筆削，於此之黨，則存其是者去其非者，於彼之黨，則存其非者去其是者。於是言者之情隱，而單辭得以勝之。且如《要典》一書，其言未必盡非，而其意别有所爲，繼此之爲書者猶是也。此國論之所以未平，而百世之下難乎其信史也。崇禎帝批講官李明睿之疏曰：❶「纂修《實録》之法，惟在據事直書，則是非互見。」大哉王言，其萬世作史之準繩乎！〔楊氏曰〕《要典》者，一論梃擊，萬曆四十三年五月事也；一爲紅丸，泰昌元年即四十八年九月朔事；一爲移宫，是年是月初五事。〔沈氏曰〕亭林嘗書小紙粘《史闕文》簡端云：「章奏大半皆門户之言，而辛酉初當貞勝之會，言人人殊，又有不明白言之，而含糊枝葉其詞者，今并存之，異日芟削，存其本意而刊其借詞可也。」《史闕文》即割補《兩朝從信録》也。

密疏

唐武宗會昌元年十二月，中書門下奏：「宰臣及公卿論事，行與不行須有明據，或奏請允愜，必見褒稱；或所論乖僻，因有懲責。在藩鎮上表，必有批答；居要官啓事，自有記注。并須昭然在人耳目，或取舍存於堂案，或與奪形於詔敕。前代史書所載奏議，罔不由此。近見《實録》多載密疏，言不彰於朝聽，事不顯於當時，得自其家，未足爲信。今後《實録》所載章奏，并須朝廷共知者，方得紀述，密疏并請不載。如此則理必可法，人皆向公，愛憎之志不行，褒貶之言必信。」從之。此雖出於李德裕之私心，然其言不爲無理。自萬曆末年，章疏一切留中，抄傳但憑閣揭。天啓以來，讒慝弘多，嘖言彌甚。予嘗親見大臣之子追改其父之疏草，而刻之以欺其人者，欲使蓋棺之後，重爲奮

❶「崇禎」，據《校記》，鈔本作「先」。

筆之文，宜遺議於後人，侈先見於前事，其爲誣罔，甚於唐時。故志之於書，俾作史之君子詳察而嚴斥之也。

貼黄

章奏之冗濫，至萬曆、天啓之間而極，至一疏而薦數十人，累二三千言不止，皆枝蔓之辭。崇禎帝英年御宇，❶厲精圖治，省覽之勤，批答之速，近朝未有。乃數月之後，頗亦厭之，命内閣爲貼黄之式。〔原注〕崇禎元年三月。即令本官自撮疏中大要，不過百字，黏附牘尾，以便省覽。此貼黄之所由起也。〔沈氏曰〕《熹宗實録》：「天啓元年三月癸亥，禮科給事中王志道言：『今日時事多故，中外實封，日不下數萬言。嘗考宋時封事，有貼黄之例，敷陳不妨廣肆，而約略止有數言，省覽甚易，納約殊便。皇上宜責成政府舉而行之，至于臣等所以愛陛下之精神，作陛下之耳目，更願與同官諸臣約，一疏單題一事，一事直陳本末，艱深要渺之句，隱語猜謎之習，悉行禁絶。先臣韓文之論曰：「諫草毋太文，文，上弗省也；毋太多，多，上弗竟也。」可爲立言之法矣。』報聞。」〔趙氏曰〕今刑部本及督撫題刑名本，例有貼黄，以篇幅繁多，節其略别爲一幅，貼于本後，所以便觀覽也。王敬哉《冬夜箋記》謂：「明崇禎中輔臣李國𣚴奏仿古人撮黄之法，以定此式，遂沿至今。」按唐本有貼黄之制，乃詔敕所用。宋奏劄意有未盡，别以黄紙貼于後，亦謂之貼黄。是宋之貼黄，已與唐異。然宋

---

❶「崇禎」，據《校記》，鈔本作「先」。

制貼黃乃奏劄所不能盡者，別開條件，書以黃紙，附于正文之後。如司馬温公、蘇東坡諸集，皆有之，或一疏後至十數條。今貼黃則但摘取奏中緊要語貼于後，是宋貼黃主于詳，今貼黃主于簡，今之貼黃，又與宋異。且今奏疏用白紙，貼黃亦用白紙。按江鄰幾《雜志》云：「審刑奏案，貼黃上更加撮白。」王阮亭謂不知撮白爲何語，抑知今之貼黃，正宋之撮白耳。

宋葉夢得《石林燕語》曰：「唐制，降敕有所更改，以紙貼之，謂之『貼黃』。蓋敕書用黃紙，則貼者亦黃紙也。今奏狀劄子皆白紙，有意所未盡，揭其要處，以黃紙別書於後，乃謂之貼黃，蓋失之矣。其表章略舉事目與日月道里見於前及封皮者，又謂之『引黃』。」

記注

古之人君，左史記事，右史記言，所以防過失而示後王。記注之職，其來尚矣。唐太宗通曉古典，尤重其事。蘇冕言：「貞觀中，每日朝退後，太宗與宰臣參議政事，即令起居郎一人執簡記録。由是貞觀注記政事，稱爲畢備。及高宗朝會，端拱無言，有司惟奏辭見二事。其後許敬宗、李義甫用權，多妄論奏，恐史官直書其短，遂奏令隨仗便出，不得備聞機務，因爲故事。」〔沈氏曰〕《神宗實録》：「萬曆三年二月丙申，大學士張居正《申明史職議》云：『國初設起居注官，日侍左右，紀録言動，實古者左史記事右史記言之制。迨後定官制，乃設翰林院修撰、編修、檢討等官，蓋以記載事重，故設官加詳，原非有所罷廢。但自職名更定之後，遂失朝夕記注之規，以致累朝以來，史文闕略。即如邇者纂修世宗及皇考《實録》，臣等祇事總裁，凡所編輯，不過總集諸司章奏，稍加删潤，隱括成編。至于仗前柱下之語，章疏所不及者，即有見聞，無憑增入。與夫稗官野史之書，海内所流傳者，欲事采録，又恐失真。是以兩朝之大經大法，雖罔敢或遺，而二聖之嘉謨嘉猷，實多所未備，凡皆由史臣之職廢而不講之所致也。』云云。」一分管責成，一史臣侍直，一記注言動，一纂輯章奏，一紀録體例，一開設館局，一收藏處所，一謄録掌管，一補修記注，凡九條。

《舊唐書·姚璹傳》：「長壽二年，遷文昌左丞同鳳閣鸞臺平章事，自永徽以後，左右史惟得對仗承旨，仗下後，謀議皆不預聞。璹以爲：帝王謨訓，不可遂無紀述，若不宣自宰相，史官無從得書。乃表請仗下所言軍國政要，宰相一人專知撰録，號爲《時政記》，每月封送史館。宰相之撰《時政記》，自璹始也。」〔沈氏曰〕王梅溪論左右史四事，一曰進史不當，二曰立非其地，三曰前殿不立，四曰奏不直前，皆當時史職廢壞之尤甚者。進《起居注》，自梁周翰、李宗諤始。〔楊氏曰〕《時政記》之法亦未爲善。宰相可以容私，史官近於失職。惟太宗之法，其古者柱下史之意乎！〔沈氏又曰〕萬曆二十六年八月丙辰，大學士趙志皐等恭進累朝《寶訓》及《實録》。《太祖高皇帝寶訓》十五卷，《實録》二百五十七卷；《成祖文皇帝寶訓》十五卷，《實録》百三十卷；《仁宗昭皇帝寶訓》六卷，《實録》十卷；《宣宗章皇帝寶訓》十二卷，《實録》百二十一卷；《英宗睿皇帝寶訓》十二卷，《實録》三百六十一卷；《憲宗純皇帝寶訓》十卷，《實録》二百九十三卷；《孝宗敬皇帝寶訓》十卷，《實録》二百二十四卷；《武宗毅皇帝寶訓》十卷，《實録》百九十七卷；《世宗肅皇帝寶訓》二十四卷，《實録》五百六十六卷；《穆宗莊皇帝寶訓》八卷，《實録》七十卷。通共二千二百四十五卷，裝爲百套。上嘉悦，命奉安御前，恭備詳覽。《神宗顯皇帝實録》五百九十六卷，《光宗貞皇帝寶訓》四卷，《實録》八卷；《熹宗悊皇帝實録》八十七卷。

四書五經大全

自朱子作《大學中庸章句》《或問》、《論語孟子集注》之後，黄氏〔原注〕榦，字直卿，號勉齋先生。有《論語通釋》，而采《語録》附於朱子《章句》之下，則始自真氏，〔原注〕德秀，字希元，號西山先生。名曰《集義》，止《大學》一書，祝氏〔原注〕洙，字宗道。乃仿而足之，爲《四書附録》。後有蔡氏〔原注〕模，字仲覺，號覺軒先生。《四書集疏》，趙氏〔原注〕順孫，號格庵先生。《四書纂疏》，吴氏〔原注〕真子，號克齋先生。《四書集成》。昔之論者病其泛濫，於是陳氏〔原注〕櫟，字壽翁，號定宇先生。作《四書發明》，胡氏〔原注〕炳文，字仲虎，號雲峰先生。作《四書通》，而定宇之門人倪氏〔原注〕士毅，字仲弘，號道川先生。合二書爲一，頗有删正，名曰《四書輯釋》。〔原注〕有汪克寛序，至正丙戌。自永樂中命儒臣纂修《四書大全》，頒之學官，而諸書皆廢。

倪氏《輯釋》，今見於劉用章〔原注〕剡。所刻《四書通義》中。永樂中所纂《四書大全》特小有增删，其詳其簡，或多不如倪氏。《大學中庸或問》則全不異，而閒有舛誤。〔原注〕《大學·格致章或問》：「是亦不待七十子喪，而大義已乖矣。」《輯釋》引《漢書》劉歆《移太常書》有曰「及夫子没而微言絶，七十子終而大義乖」；又《孔子家語·後序》中亦有此二句。《大全》則去其所引劉歆書，但云出《家語·後序》，則失其本矣。《中庸·九經章或問》引賈捐之對元帝語，《輯釋》引《漢書》本傳文曰「夫後宫盛色則賢者隱微，佞臣用事則諍臣杜口，而文帝不行」，此捐之之言，謂文帝不聽後宫幸臣之請爾。《大全》則改云「元帝不行」，既不知古書，又不辨語氣。至《春秋大全》則全襲元人汪克寬《胡傳纂疏》，〔原注〕字德輔，隱居不仕，以十年之功爲此書。但改其中「愚按」二字爲「汪氏曰」，及添廬陵李氏等一二條而已。《詩經大全》則全襲元人劉瑾《詩傳通釋》〔原注〕此書與《胡傳纂疏》予今并有之。而改其中「愚按」二字爲「安成劉氏曰」。其三經後人皆不見舊書，亦未必不因前人也。當日儒臣奉旨修《四書五經大全》，頒餐錢，給筆札，書成之日，賜金遷秩，所費於國家者不知凡幾。將謂此書既成，可以章一代教學之功，啓百世儒林之緒，而僅取已成之書，抄謄一過，上欺朝廷，下誑士子，唐、宋之時有是事乎！豈非骨鯁之臣已空於建文之代，而制義初行，一時人士盡棄宋、元以來所傳之實學，上下相蒙，以饕禄利，而莫之問也？嗚呼，經學之廢，實自此始，後之君子，欲掃而更之，亦難乎其爲力矣！

書傳會選

洪武二十七年四月丙戌，詔徵儒臣定正宋儒蔡氏《書傳》。上以蔡氏《書傳》日月五星運行與朱子《詩傳》不同，及其他注説與番陽鄒季友所論間亦有未安者，遂詔徵天下儒臣定正之，命翰林院學士劉三吾等總其事。凡蔡氏傳得者存之，失者正之，又采諸家之説足其未備。九月癸丑，書成，賜名《書傳會選》，命禮部頒行天下。今按此書若《堯典》謂「天左旋，日月五星違天而右轉」，〔原注〕陳氏祥道。《高宗肜日》謂「祖庚繹于高宗之廟」，〔原注〕金氏履祥。《西伯戡黎》謂是武王，〔原注〕金氏。《洛誥》「惟周公誕保文武受命惟七年」，謂周公輔成王之七年，〔原注〕張氏。陳氏櫟。皆不易之論。

〔原注〕又如《禹貢》「厥賦貞」，主蘇氏軾謂賦與田正相當；「涇屬渭汭」，主孔傳「水北曰汭」。《太甲》「自周有終」，主金氏謂「周」當作「君」。《多方》「不克開于民之麗」，主葉氏。陳氏櫟謂「古者治獄，以附罪爲麗」，皆可從。然所采既博，亦或失當，如《金縢》「周公居東」謂孔氏以爲東征非是，至《洛誥》又取東征之説，自相牴牾。每傳之下繫以經文及傳、音釋，於字音、字體、字義辯之甚詳。其傳中用古人姓字、古書名目，必具出處，兼亦攷證典故。〔沈氏曰〕此等乃全襲取鄒季友《音釋》，非三吾輩所爲，蓋已爲永樂中《大全》作俑矣。亭林乃亦爲所欺乎？蓋宋、元以來諸儒之規模猶在，而其爲此書者皆自幼爲務本之學，非由八股發身之人，故所著之書雖不及先儒，而尚有功於後學。至永樂中修《尚書大全》，不惟删去異説，并音釋亦不存矣。愚嘗謂自宋之末造以至有明之初年，經術人材於斯爲盛。自八股行而古學棄，《大全》出而經説亡，十族誅而臣節變。洪武、永樂之閒，亦世道升降之一會矣。

内典

古之聖人所以教人之説，其行在孝、弟、忠、信，其職在灑埽、應對、進退，其文在《詩》《書》《禮》《易》《春秋》，其用之身在出處、去就、交際，其施之天下在政令、教化、刑罰。雖其「和順積中而英華發外」，〔原注〕《樂記》。亦有體用之分，然并無用心於内之説。自老、莊之學行於戰國之時，而外義者，告子也；外天下、外物、外生者，莊子也。於是高明之士厭薄《詩》《書》，以爲此先王所以治天下之糟粕。而佛氏晚入中國，其所言清浄慈悲之説，適有以動乎世人之慕嚮者。六朝諸君子從而衍之，由清浄自在之説而極之，以至于不生不死，入于涅槃，則楊氏之「爲我」也；由慈悲利物之説而極之，以至于普度衆生，超拔苦海，則墨氏之「兼愛」也。天下之言，不歸楊則歸墨，而佛氏乃兼之矣。〔汝成案〕自「由清浄」起至此，從沈氏校本增。其傳寖盛，❶後之學者遂謂其書爲「内典」。〔原注〕内典字見《册府元龜》引《唐會要》：「開成二年二月，王彦進準宣索《内典目録》十二卷。」推其立言之旨，不將内釋而外吾儒乎？夫内釋而外吾儒，此自緇流主語，豈得士人亦云爾乎？❷〔錢氏曰〕《晉書·何充傳》：「性好釋典，崇修佛寺，供給沙門以百數，糜費巨億而不吝也。親友至于貧乏，無所施遺。以此獲譏于世。于時郗愔及弟曇奉天師道，而充與弟準崇奉釋氏，謝萬譏之云：『二郗諂于道，二何佞于佛。』」王坦之與沙門竺法師甚厚，每共論幽明報應，便要先死者當報其事。後經年，師忽來云：「貧道已死，罪福皆不虚，惟當勤修道德以升濟神明耳。」言訖不見，坦之尋亦卒。殷仲堪少奉天師道，又精心事神，不吝財賄，而怠行仁義，嗇于周急。及桓玄來攻，猶勤請禱。王氏世事張氏五斗米道，凝之彌篤。孫恩之攻會稽，寮佐請爲之備，不從。方入靖室請禱，出語諸將曰：「吾已請大道鬼兵相助，賊自破矣。」既不設備，遂爲孫恩所害。郗愔事天師道，子超奉佛。杜子恭世傳五斗米道。當時士大夫好尚怪迂如此，此晉之所以日衰也。王導江左夷吾，而《世説》載其拜揚州刺史，過胡人前，彈指云「蘭闍蘭闍」。導之孫珣、珉，以法護、僧彌爲小字，珣又捨宅爲寺，則王氏亦好佛矣。

---

❶「其傳寖盛」，據《校記》，鈔本無此四字。

❷「此自」至「爾乎」，據《校記》，鈔本作「此左道惑衆之徒，先王之所必誅而不以聽者矣」。

《黄氏日鈔》云：「《論語》『曾子三省』章《集注》載尹氏曰：『曾子守約，故動必求諸身。』語意已足矣。又載謝氏曰：『諸子之學皆出於聖人，其後愈遠而愈失其真，獨曾子之學專用心於内，故傳之無弊。』夫心，所以具衆理而應萬事，正其心者，正欲施之治國平天下。孔門未有專用心於内之説也，用心於内，近世禪學之説耳。象山陸氏因謂『曾子之學是裏面出來，其學不傳。諸子是外面入去，今傳於世者，皆外入之學，非孔子之真』，遂於《論語》之外，自謂得不傳之學。凡皆源於謝氏之説也。」後有朱子，當於《集注》中去此一條。

褚少孫補《滑稽傳》，以傳記、雜説爲外家，是以六經爲内也。東漢儒者則以七緯爲内學，六經爲外學。〔原注〕《後漢書·方術傳》：「自是習爲内學。」注：「内學謂圖讖之書也。其事秘密，故稱内。」《逸民傳》：「博通内外圖典。」《魏志·管寧傳》：「張窋學兼内外。」舉圖讖之文，一歸之「性與天道不可得聞」。〔原注〕《後漢書·桓譚傳》：「天道性命，聖人所難言也。自子貢以下，不可得聞。」指謂讖記。而今百世之下，曉然皆悟其非。今之所謂内學，則又不在圖讖之書，而移之釋氏矣。

心學

《黄氏日鈔》解《尚書》「人心惟危，道心惟微，惟精惟一，允執厥中」一章曰：「此章本堯命舜之辭，舜申之以命禹，而加詳焉耳。堯之命舜曰：『允執厥中。』今舜加『危』『微』『精』『一』之語於『允執厥中』之上，所以使之審擇而能執中者也。此訓之之辭也，皆主於堯之『執中』一語而發也。堯之命舜曰：『四海困窮，天禄永終。』今舜加『無稽之言勿聽』以至『敬修其可願』於『天禄永終』之上，又所以警切之，使勿至於困窮而永終者也。此戒之之辭也，皆主於堯之『永終』二語而發也。『執中』之訓，正説也；『永終』之戒，反説也。蓋舜以昔所得於堯之訓戒，并其平日所嘗用力而自得之者，盡以命禹，使知所以執中而不至於永終耳，豈爲言心設哉。近世喜言心學，舍全章本旨而獨論人心、道心，甚者單摭『道心』二字，而直謂『即心是道』，蓋陷於禪學而不自知，其去堯、舜、禹授受天下之本旨遠矣。蔡九峰之作《書傳》，述朱子之言曰：『古之聖人將以天下與人，未嘗不以治之之法而并傳之。』可謂深得此章之本旨。九峰雖亦以是明帝王之心，而心者，治國平天下之本，其説固理之正也。其後進此《書傳》於朝者，乃因以『三聖傳心』爲説。世之學者遂指此書十六字爲傳心之要，而禪學者借以爲據依矣。〔方東樹曰〕案黄氏截講「執中」一語，固似得理，而慮後人以言心墮禪，謂蔡氏不當以傳心爲説，則失其本矣。即如二《典》所載曆象、命官、平地、明刑、典禮、立教、奏庶、艱食諸大政，傳之萬世，孰非聖人之心之所寄哉？聖人之心，「都俞吁咈」該于「微危精一」，「微危精一」要于「執中」。使非先精其心，亦安知中之所在而執之？孔子者，「時中」者也。《中庸》者，子思之書也。孔子之「時中」，子思之作《中庸》，即傳堯、舜、禹「執中」之旨也。《孟子》曰：「權然後知輕重，度然後知長短。物皆然，心爲甚。」古今神聖一切智愚動作云爲，皆心之用。今爲學欲明聖人之道，而拔本塞源，力禁言心，不知果有當于堯、舜、禹之意否耶。以爲《荀子》引「人心之危，道心之微」出《道經》，顯與佛氏明心之説相近，黄氏所闢，其論甚當。夫所惡于禪學「即心是道」者，謂其專事明心，斷知見，絶義理，用心如牆壁，以徼倖于一旦之灑然證悟。若夫聖人之教，兢業以持心，又精擇明善，以要于執中，尚有何病？蓋單提「危微」二語，雖有警惕提撕意，猶引而不發。至合下「精一執中」，則所以區處下手，功夫至密。或又謂心一而已，安有人心、道心？試詰所謂心一而已者，果何等之一心也？若以爲皆道心與，則斷不可謂古今天下皆聖賢；若以爲皆人心與，亦斷不可謂天下古今皆邪慝。若以爲不屬道，亦不屬人，粗則如告子之知覺運動與禽獸同焉者是，精則正墮向禪學「即心是道」及陽明「本心良知」之説也。或又謂：「《孟子》曰：『仁，人心也。』是人心不可指爲欲心。」此語更誤。夫孟子此言，探其本始言之，即性善之旨，所謂道心也。然固不可謂一切人之心皆全于仁而無欲也，故又嘗曰「失其本心」，「陷溺其心」。夫陷溺而失之者，即欲心、人心也。使人心皆仁而無欲，古今聖人爲學與教，又何憂乎有不仁也。惟夫人心本仁，而易墮于人欲之危，是以聖人既自精擇而守之，以執其中，又推以爲教于天下萬世，千言萬語，欲使同歸于仁而已。然固不能人人皆自覺悟以返于仁，則賴有此四言之教。歷代帝王兢兢守之，不敢失墜，此所謂傳心者也。嘗試論之，以爲禪家「即心是道」與陽明「本心良知」，大略亦皆是道心一邊，但不能如聖人文理密察，備四德，有品節，所以差失作病痛，政爲少精以執中耳。精以執中，則所爲盡精微，巽以行權而時中也，然則聖人之道所以異于禪學者，其岐違偏全之事政在此處。程、朱所喫緊爲人講切發明，分别疑似者，亦政在此處。初心之士，欲審善惡邪正，全在察人心道心、危微二端之幾。懋修之儒，欲救誤認道心墮禪之失，全在精一執中之學。《日知録》引《黄氏日鈔》、唐仁卿諸説，以爲闢陸、王心學則可，以爲六經、孔、孟不言心學，則不可。愚按，心不待傳也，流行天地間，貫徹古今而無不同者，理也。理具於吾心而驗於事物。心者，所以統宗此理而别白其是非，人之賢否，事之得失，天下之治亂，皆於此乎判。此聖人所以致察於『危微精一』之閒，而相傳以執中之道，使無一事之不合於理，而無有過不及之偏者也。❶禪學以理爲障，而獨指其心曰：『不立文字，單傳心印。』❷聖賢之學，自一心而達之天下國家之用，無非至理之流行，明白洞達，人人所同，歷千載而無間者，何傳之云！俗説浸淫，雖賢者或不能不襲用其語，故僭書其所見如此。」

《中庸章句》引程子之言曰：「此篇乃孔門傳授心法。」亦是借用釋氏之言，不無可酌。

《論語》一書言「心」者三，曰「七十而從心所欲，不踰矩」，曰「回也其心三月不違仁」，曰「飽食終日，無所用心」。乃「操則存，舍則亡」之訓，門人未之記，而獨見於《孟子》。夫未學聖人之「操心」，而驟語夫「從心」，此即所謂「飽食終日，無所用心」，而旦晝之所爲，有梏亡之者矣。

唐仁卿〔原注〕名伯元，澄海人。萬曆甲戌進士，官至吏部文選司郎中。《答人書》曰：「自新學興而名家著，其冒焉以居之者不少，然其言學也，則心而已矣。元聞古有學道，不聞學心；古有好學，不聞好心。『心學』二字，六經、孔、孟所不道。今之言學者，蓋謂心即道也，而元不解也。何也？『危微』之旨在也，雖上聖而不敢言也。今人多怪元言學而遺心，孰若執事責以不學之易了，而元亦可以無辭於執事。子曰：『有能一日用其力於仁矣乎？』又曰：『一日克己復禮。』又曰：『終日乾乾，

❶「偏者也」下，據《校記》，鈔本有「禪學原於《莊》《列》滑稽戲劇、肆無忌憚之語，懼理之形彼醜謬，而凡聖賢經傳之言理者皆害己之具也。故」凡四十字。

❷「單傳心印」下，據《校記》，鈔本有「此蓋不欲言理，爲此遁辭，付之不可究詰云爾」凡十八字。

行事也。』元未能也。孔門諸子，日月至焉，夫子猶未許其好學，而況乎日至未能也，謂之不學可也。但未知執事所謂學者果仁邪？禮邪？事邪？抑心之謂邪？外仁、外禮、外事以言心，雖執事亦知其不可。執事之意，必謂仁與禮與事即心也：用力於仁，用力於心也；復禮，復心也；行事，行心也。則元之不解猶昨也，謂之不學可也。又曰：孳孳爲善者，心，孳孳爲利者，亦未必非心。危哉，心乎！判吉凶，別人禽，雖大聖猶必防乎其防，而敢言心學乎？心學者，以心爲學也。以心爲學，是以心爲性也。心能具性，而不能使心即性也。是故『求放心』則是，求心則非；求心則非，求於心則是。我所病乎心學者，爲其求心也。心果待求，必非與我同類。心果可學，則『以禮制心，以仁存心』之言，毋乃爲心障與！」〔原注〕衛蒿曰：「從心不踰矩，孔子至七十時方敢以此自信。而今之學者，未可與立，而欲語從心，率天下之人而禍仁義，必斯言也。」

《論語》：「仁者安仁。」《集注》謝氏曰：「仁者心無内外、遠近、精粗之閒，非有所存而自不亡，非有所理而自不亂。」此皆《莊》《列》之言，非吾儒之學。《太甲》曰：「顧諟天之明命。」子曰：「回之爲人也，擇乎中庸，得一善，則拳拳服膺而弗失之矣。」故曰「操則存，舍則亡」，不待存而自不亡者，何人哉？〔楊氏曰〕上蔡之説，緣「不習無不利」「無思無不通」而遇之。

舉業

林文恪〔原注〕材。《福州府志》曰：「余好問長老前輩時事。或爲余言林尚默，〔原注〕名誌，閩縣人。永樂壬辰進士，鄉試、會試皆第一，殿試一甲第二名。方游鄉序，爲弟子員，即自負其才當冠海内士云。然攷其時，試諸生者則楊文貞、金文靖二公也。夫尚默當時所習特舉子業耳，而楊、金二學士皆文章宿老，蔚爲儒宗，尚默乃能必之二公，若合符節，何哉？當是時也，學出於一，上以是取之，下以是習之，譬作車者不出門而知適四方之合轍也。正德末，異説者起，以利誘後生，使從其學，毁儒先，詆傳注，殆不啻弁髦矣。由是學者倀倀然莫知所從，欲從其舊説則恐或主新説，從其新説則又不忍遽棄傳注也。已不能自必，況於人乎？嗚呼，士之懷瑾握瑜，範馳驅而不遇者，可勝道哉！是故射無定鵠，則羿不能巧；學無定論，則游、夏不能工。欲道德一，風俗同，其必自『大人不倡游言』始。」又曰：「近日講學之輩，彌近理而大亂真，士附其門者皆取榮名。於是一唱百和，如伐木者呼邪許，然徐而叩之，不過徼捷徑於終南，而其中實莫之能省也。」

東鄉艾南英《皇明今文待序》曰：「嗚呼！制舉業中始爲禪之説者，誰與？原其始，蓋由一二聰明才辯之徒，厭先儒敬義誠明、窮理格物之説，樂簡便而畏繩束，其端肇於宋南渡之季，而慈湖楊氏之書爲最著。國初，功令嚴密，匪程、朱之言弗遵也，蓋至摘取『良知』之説，而士稍異學矣。然予觀其書，不過師友講論、立教明宗而已，未嘗以入制舉業也。其徒龍谿、〔原注〕王畿。緒山〔原注〕錢德洪。闡明其師之説，而又過焉，亦未嘗以入制舉業也。龍谿之舉業不傳陽明、緒山，班班可攷矣。衡較其文，持詳矜重，若未始肆然欲自異於朱氏之學者。然則今之爲此者，誰爲之始與？吾姑爲隱其姓名，而又詳乙注其文，使學者知以宗門之糟粕，爲舉業之俑者，自斯人始。〔原注〕萬曆丁丑科楊起元。嗚呼，降而爲《傳燈》，於彼教初説其淺深相去已遠矣。又況附會以援儒入墨之輩，其鄙陋可勝道哉！今其大旨不過曰『耳自天聰，目自天明』，猶告子曰『生之謂性』而已。及其厭窮理格物之迂而去之，猶告子曰『不得於言，勿求於心』而已。任其所之而冥行焉，未有不流於小人之無忌憚者，此《中庸》所以言性不言心，《孟子》所以言心而必原之性，《大學》所以言心而必曰『正其心』。吾將有所論著，而姑言其概如此，學者可以廢然返矣。」

又曰：「嘉靖中，姚江之書雖盛行於世，而士子舉業尚謹守程、朱，無敢以禪竄聖者。自興化、華亭兩執政尊王氏學，於是隆慶戊辰《論語程義》首開宗門，〔原注〕破題見下。是年主考李春芳，興化縣人。此後浸淫，無所底止。科試文字大半剽竊王氏門人之言，陰詆程、朱。」

坊刻中有僞作羅倫《致知在格物》一篇，其破題曰：「良知者，廓於學者也。」按羅文毅中成化二年進士，當時士無異學，使果有此文，則良知之説始於彝正，不始於伯安矣。況前人作破亦無此體，〔原注〕舊日文字，破題，或二句，或三句，必盡題意。嘉靖八年，主司變體，邾爲輕佻之格。「孔子，聖之時者也。」程文破云：「聖人者，立大中者也。」試録一出，士論譁然。以其爲先朝名臣而借之耳。

破題用莊子

五經無「真」字，始見於老、莊之書。《老子》曰：「其中有精，其精甚真。」《莊子·漁父》篇：「孔子愀然曰：『敢問何謂真？』客曰：『真者，精誠之至也。』」〔原注〕《荀子》「真積力久」亦是此意。《黄庭經》曰：「積精累氣以爲真。」《大宗師》篇曰：「而已反其真，而我猶爲人猗。」《列子》曰：「精神離形，各歸其真，故謂之鬼。鬼，歸也，歸其真宅。」《漢書・楊王孫傳》曰：「死者，終生之化，而物之歸者也。歸者得至，化者得變，是物各反其真也。」《説文》曰：「真，僊人變形登天也。」徐氏《繫傳》曰：「真者，仙也，化也。从匕，匕即化也。反人爲亡，从目从乚，八，其所乘也。」〔原注〕人老則近於死，故「老」字从匕。既死則反其真，故「真」字亦从匕。以生爲寄，以死爲歸，於是有「真人」「真君」「真宰」之名。秦始皇曰：「吾慕真人。」自謂真人，不稱朕。魏太武改元太平真君；而唐玄宗詔以四子之書謂之「真經」，皆本乎此也。後世相傳，乃遂與「假」爲對。李斯《上秦王書》：「夫擊甕叩缻，彈箏搏髀，而歌呼嗚嗚快耳目者，真秦之聲也。」韓信請爲假王，高帝曰：「大丈夫定諸侯，即爲真王耳，何以假爲！」又更東垣曰真定。竇融上光武書曰：「豈可背真舊之主，事姦僞之人。」而與老、莊之言「真」亦微異其指矣。〔原注〕今謂真，古曰實。今謂假，古曰僞。《左傳》襄十八年：「使乘車者左實右僞，以旆先輿，曳柴而從之。」假王猶假君、假相國，唐人謂之借職是也。今人之所謂假亦非。宋諱「玄」，以「真」代之，故廟號曰「真宗」，玄武七宿改爲「真武」，玄冥改爲「真冥」，玄枵改爲「真枵」。《崇文總目》謂《太玄經》爲《太真》，則猶未離其本也。隆慶二年會試，爲主考者厭五經而喜《老》《莊》，黜舊聞而崇新學，首題《論語》「子曰由誨汝知之乎」一節，其程文破云：「聖人教賢者以真知，在不昧其心而已。」〔原注〕《莊子・大宗師》篇：「且有真人而後有真知。」《列子・仲尼》篇：「無樂無知，是真樂真知。」始明以《莊子》之言入之文字。自此五十年間，舉業所用，無非釋老之書。彗星埽北斗、文昌，而御河之水變爲赤血矣。

崇禎時，始申舊日之禁，而士大夫皆幼讀時文，習染已久，不經之字，摇筆輒來，正如康崑崙所受鄰舍女巫之邪聲，非十年不近樂器未可得而絶也。雖然，以周元公道學之宗，而其爲書猶有所謂「無極之真」者，吾又何責乎今之人哉！〔原注〕羅氏《困知記》謂：「『無極之真，二五之精，妙合而凝。』太極與陰陽、五行，非二物也，不當言『合』。」又言：「《通書》未嘗一語及『無極』。」

《孟子》言：「所不慮而知者，其良知也。」下文明指是愛親敬長。若夫因嚴以教敬，因親以教愛，則必待學而知之者矣。今之學者明用《孟子》之「良知」，暗用《莊子》之「真知」。

科場禁約

萬曆三十年三月，禮部尚書馮琦上言：「頃者皇上納都給事中張問達之言，正李贄惑世誣民之罪，盡焚其所著書，其崇正闢邪，甚盛舉也。臣竊惟國家以經術取士，自五經、四書、二十一史、《通鑑》《性理》諸書而外，不列於學官，而經書傳注又以宋儒所訂者爲準。此即古人罷黜百家、獨尊孔氏之旨。自人文向盛，士習寖漓，始而厭薄平常，稍趨纖靡；纖靡不已，漸騖新奇；新奇不已，漸趨詭僻。始猶附諸子以立幟，今且尊二氏以操戈。背棄孔、孟，非毁程、朱，惟南華、西竺之語是宗是競。以實爲空，以空爲實；以名教爲桎梏，以紀綱爲贅疣；以放言高論爲神奇，以蕩軼規矩、掃滅是非廉恥爲廣大。取佛書言心言性略相近者竄入聖言，取聖經有『空』字『無』字者强同於禪教。語道既爲踳駮，論文又不成章，世道潰於狂瀾，經學幾爲榛莽。臣請坊間一切新説曲議，令地方官雜燒之。生員有引用佛書一句者，廩生停廩一月，增附不許幫補，三句以上降黜。中式墨卷引用佛書一句者，勒停一科，不許會試，多者黜革。〔原注〕二十八年，禮科摘湖廣舉人董以修《四書義》有「無去無住，出世住世」語，罰停五科。伏乞天語申飭，斷在必行。自古有仙佛之世，聖學必不明，世運必不盛。即能實詣其極，亦與國家無益，何況襲咳唾之餘，以自蓋其名利之跡者乎！夫道、術之分久矣。自西晋以來，於吾道之外別爲二氏。自南宋以來，於吾道之中自分兩岐。又其後，則取釋氏之精蘊，而陰附於吾道之內。〔原注〕如陳白沙、王陽明。〔汝成案〕從沈校補。又其後則尊釋氏之名法，而顯出於吾道之外。〔原注〕如李贄之徒。〔汝成案〕從沈校補。非聖主執中建極，羣工一德同風，世運之流，未知所屆。」上曰：「祖宗維世立教，尊尚孔子，明經取士，表章宋儒。近日學者不但非毁宋儒，漸至詆譏孔子，掃滅是非，蕩棄行檢，復安得節義忠孝之士爲朝廷用！覽卿等奏，深於世教有裨，可開列條款奏來。仙佛原是異術，宜在山林獨修，有好尚者，任其解官自便。」〔沈氏曰〕《神宗實録》于萬曆三十年三月己丑下書云「納禮部尚書馮琦之言，詔云云」，而馮疏一語不載，何也？自此稍爲釐正。然而舊染既深，不能盡滌。又在位之人多以護惜士子科名爲陰德，亦不甚摘發也。至於末年，詭僻彌甚。〔沈氏曰〕《神宗實録》：萬曆三十四年十二月，詔諭禮臣曰：「文體敝壞，至今日而極，非獨士習之陋，亦由閱卷官自由此軌而進，相師相尚，莫知其非，以此取士，士安得不靡然從之？今後房考官見有離經畔注，穿鑿揣摩，及摭拾佛書、俗書、隱諱怪誕者，必棄不取，甚者參罰。仍刊布諭旨，豫使聞知。」

新學之興，人皆土苴六經，因而不讀傳注。崇禎三年，浙江鄉試題「乂用明，俊民用章」上文「歲月日時無易」，《傳》曰：「不失其時也。」第三名龔廣生文，誤以爲曆家一日十二時之時，而取冠本經，刻爲程文。九年，應天鄉試題「王請大之」至「文王一怒而安天下之民」，内有「以遏徂莒」，注曰：「莒，《詩》作『旅』，衆也。」謂密人侵阮、徂、共之衆也。」第二十三名周天一文，誤以爲春秋莒人之莒，亦得中式，部科不聞磨勘。詔令之不行至此。〔楊氏曰〕試官既是眯目，禮科亦復失睛，天下之人未可盡誣，喪之上而得之下，吾恐有竊笑者。

朱子晚年定論

《宋史·陸九淵傳》：「初，九淵嘗與朱熹會鵝湖，論辯所學，多不合。及熹守南康，九淵訪之。熹與至白鹿洞，九淵爲講『君子小人喻義利』一章，聽者至有泣下，熹以爲切中學者隱微深痼之病。至於無極而大極之辯，則貽書往來，論難不置焉。」

王文成〔原注〕守仁。所輯《朱子晚年定論》，今之學者多信之，不知當時羅文莊〔原注〕欽順。已嘗與之書而辯之矣。其書曰：「詳《朱子定論》之編，蓋以其中歲以前所見未真，及晚年始克有悟，乃於其論學書牘三數十卷之内，摘此三十餘條，其意皆主於向裏者，以爲得於既悟之餘，而斷其爲定論。斯其所擇宜亦精矣，第不知所謂晚年者，斷以何年爲定？偶攷得何叔京氏卒於淳熙乙未，時朱子年方四十有六。後二年丁酉，而《論孟集注》《或問》始成。今有取於答何書者四通，以爲晚年定論。至於《集注》《或問》，則以爲中年未定之説，竊恐攷之欠詳，而立論之太果也。又所取《答黄直卿》一書，監本止云此是向來差誤，别無『定本』二字，今所編增此二字，而序中又變『定』字爲『舊』字，却未詳『本』字所指。朱子有《答吕東萊》一書，嘗及定本之説，然非指《集注》《或問》也。凡此愚皆不能無疑，顧猶未足深論。竊以執事天資絶世，而日新不已。向來恍若有悟之後，自以爲證諸五經四子，沛然若決江河而放諸海。又以爲精明的確，洞然無復可疑，某固信其非虚語也。然又以爲獨於朱子之説有相牴牾，揆之於理，容有是邪？他説固未敢請，嘗讀《朱子文集》，其第三十二卷皆與張南軒答問書，内第四書亦自以爲其於實體似益精明，因復取凡聖賢之書以及近世諸老先生之遺語，讀而驗之，則又無一不合。蓋平日所疑而未白者，今皆不待安排，往往自見灑落處，與執事之所自序者無一語不相似也。書中發其所見，不爲不明。而卷末一書，提綱振領，尤爲詳盡。竊以爲千聖相傳之心學，殆無以出此矣。不知何故，獨不爲執事所取，無亦偶然也邪？若以此二書爲然，則《論孟集注》《學庸章句》《或問》不容别有一般道理。如其以爲未合，則是執事精明之見，決與朱子異矣。凡此三十餘條者，不過姑取之以證成高論，而所謂先得我心之所同然者，安知不有豪釐之不同者爲祟於其間，以成牴牾之大隙哉！又執事於朱子之後，特推草廬吴氏，以爲見之尤真，而取其一説，以附三十餘條之後。竊以草廬晚年所見端的與否，良未易知。蓋吾儒昭昭之云，釋氏亦每言之，豪釐之差，正在於此。即草廬所見果有合於吾之所謂昭昭者，安知非其四十年閒鑽研文義之效，殆所謂真積力久而豁然貫通者也？蓋雖以明道先生之高明純粹，又蚤獲親炙於濂溪，以發其吟風弄月之趣，亦必反求諸六經而後得之。但其所稟，鄰於生知，聞一以知十，與他人極力於鑽研者不同耳。又安得以前日之鑽研文義爲非，而以墮此科臼爲悔？夫得魚忘筌，得兔忘蹄〔原注〕出《莊子》。蹄，古「罤」字通，兔罝也。可也。矜魚兔之獲，而反追咎筌蹄，以爲多事，其可乎哉！」東莞陳建作《學蔀通辯》，取《朱子年譜》《行狀》《文集》《語類》及與陸氏兄弟往來書札，逐年編輯，而爲之辯曰：「朱、陸早同晚異之實，二家譜集具載甚明。〔原注〕《黄氏日鈔》曰：「朱子《答陸子壽書》反復論喪祭之禮，《答陸子美書》辯詰《太極》《西銘》，至再而止，《答陸子静書》辯詰尤切，條其理有未明而不能盡人言者凡七，終又隨條注釋，斥其空疎杜譔。且云『如曰未然，各尊所聞，各行所知可矣』。書亦於此而止。」近世東山趙汸《對江右六君子策》乃云：『朱子《答項平父書》有「去短集長」之言，〔原注〕此特朱子謙己誨人之辭，未嘗教人爲陸氏之學也。豈鵝湖之論至是而有合邪？使其合并於晚歲，則其微言精義必有契焉，而子静則既往矣。』此朱、陸早異晚同之説所萌芽也。程篁墩〔原注〕敏政。因之，乃著《道一編》，分朱、陸異同爲三節，始焉如冰炭之相反，中焉則疑信之相半，終焉若輔車之相依。朱、陸早異晚同之説，於是乎成矣。王陽明因之，遂有《朱子晚年定論》之録，專取朱子議論與象山合者，與《道一編》輔車之説正相唱和矣。凡此皆顛倒早晚，以彌縫陸學，而不顧矯誣朱子、誑誤後學之深。故今編年以辯，而二家早晚之實，近儒顛倒之弊，舉昭然矣。」又曰：「朱子有朱子之定論，象山有象山之定論，不可强同。專務虚静，完養精神，此象山之定論也。主敬涵養以立其本，讀書窮理以致其知，身體力行以踐其實，三者交修并盡，此朱子之定論也。乃或專言涵養，或專言窮理，或止言力行，則朱子因人之教、因病之藥也。今乃指專言涵養者爲定論，以附合於象山，其誣朱子甚矣。」又曰：「趙東山所云，蓋求朱、陸生前無可同之實，而没後乃臆料其後會之必同，本欲安排早異晚同，乃至説成生異死同，可笑可笑！〔原注〕按子静卒後，朱子《與詹元善書》謂「其説頗行於江湖間，損賢者之志，而益愚者之過，不知此禍何時而已」。蓋已逆知後人宗陸氏者之弊。而東山輩不攷此書，强欲附會之以爲同，何邪？如此豈不適所以彰朱、陸平生之未嘗同，適自彰其牽合欺人之弊？奈何近世咸信之而莫能察也。〔姚氏曰〕元虞文靖有《送李彦方閩憲》詩，其序云：「先正魯國許文正，文實表章程、朱之學，以佐至元之治，天下人心風俗之所繫，不可誣也。近日晚學小子，不肯細心窮理，妄引陸子静之説以自欺自棄，至欲移易《論語章句》，直斥程、朱之説爲非，此亦非有見于陸氏者也，特以文其猖狂不學，以欺人而已。此在王制之所必不容者也。閩中自中立歸，已有道南之歎。仲素、愿中至于元晦，端緒明白，皆在閩中，不能不于彦方之行發之。去一贓吏，治一弊政，不如此一事有以正人心，儒者之能事也。」按文靖從游吴文正之門，文正之學以象山爲宗，而虞公立論如此，則師弟所學亦有不必同者耶？又是時文學修明，談道講藝，各有師承，洛、閩之教方昌，而好異之士已復别鶩旁驅，則源遠而末益分，無惑乎後此岐途之百出也。昔裴延齡掩有爲無，指無爲有，以欺人主。陸宣公謂其愚弄朝廷，甚於趙高指鹿爲馬。今篁墩輩分明掩有爲無，指無爲有，以欺弄後學，豈非吾道中之延齡哉！」又曰：「昔韓絳、吕惠卿代王安石執政，時號絳爲傳法沙門，惠卿爲護法善神。愚謂近日繼陸學而興者，王陽明是傳法沙門，程篁墩則護法善神也。」〔原注〕此書於朱、陸二家同異，攷之極爲精詳，而世人不知，但知其有《皇明通紀》，又不知《通紀》乃梁文康儲之弟億所作，而託名於清瀾也。宛平孫承澤謂：「陽明所編，其意欲借朱子以攻朱子。且吾夫子以天縱之聖，不以生知自居，而曰『好古敏求』，曰『多聞多見』，曰『博文約禮』，至老删述不休，猶欲假年學《易》。朱子一生效法孔子，進學必在致知，涵養必在主敬，德性在是，問學在是。如謬以朱子爲支離，爲晚悔，則是吾夫子所謂好古敏求，多聞多見，博文約禮，皆早年之支離，必如無言、無知、無能爲晚年自悔之定論也。」以此觀之，則《晚年定論》之刻，真爲陽明舞文之書矣。蓋自弘治、正德之際，天下之士厭常喜新，風氣之變，已有所自來。而文成以絶世之資，倡其新説，鼓動海内。〔原注〕文成與胡端敏世寧鄉試同年。一日謂端敏公曰：「公，人傑也，第少講學。」端敏答曰：「某何敢望公，但恨公多講學耳。」嘉靖以後，從王氏而詆朱子者，始接踵於人閒，而王尚書〔原注〕世貞。發策謂：「今之學者偶有所窺，則欲盡發先儒之説而出其上；〔楊氏曰〕「盡發先儒」之「發」，當是「廢」字。不學，則借一貫之言以文其陋；無行，則逃之性命之鄉以使人不可詰。」此三言者，盡當日之情事矣。故王門高弟爲泰州、〔原注〕王艮。龍溪〔原注〕王畿。二人。泰州之學一傳而爲顔山農，〔原注〕均。再傳而爲羅近溪、〔原注〕汝芳。趙大洲。〔原注〕貞吉。龍溪之學一傳而爲何心隱，〔原注〕本名梁汝元。再傳而爲李卓吾、〔原注〕贄。陶石簣。〔原注〕望齡。昔范武子論王弼、何晏二人之罪深於桀、紂，以爲一世之患輕，歷代之害重；自喪之惡小，迷衆之罪大。而蘇子瞻謂李斯亂天下，至於焚書坑儒，皆出於其師荀卿高談異論而不顧者也。《困知》之記，《學蔀》之編，固今日中流之砥柱矣。

《姑蘇志》言姚榮國〔原注〕廣孝。著書一卷，名曰《道餘録》，專詆程、朱。〔原注〕《實録》、本傳言廣孝著《道餘録》，詆訕先儒，爲君子所鄙。少師亡後，其友張洪謂人曰：「少師於我厚，今死矣，無以報之，但每見《道餘録》輒爲焚棄。」少師之才不下於文成，而不能行其説者，少師當道德一、風俗同之日，而文成在世衰道微、邪説又作之時也。

嘉靖二年會試，發策〔原注〕考試官蔣文定冕、石文介珤。謂：「朱、陸之論終以不合，而今之學者顧欲强而同之，豈樂彼之徑便，而欲陰詆吾朱子之學與？究其用心，其與何澹、陳賈輩亦豈大相遠與？至筆之簡册，公肆詆訾，以求售其私見。禮官舉祖宗朝故事，燔其書而禁斥之，得無不可乎！」〔原注〕《成祖實録》：「永樂二年，鄱陽人朱季友詣闕，獻所著書，詆毁宋儒。上怒，遣行人押赴饒州，會司府縣官杖之，盡焚其所著書。」當日在朝之臣有能持此論者，涓涓不塞，終爲江河，有世道之責者，可無履霜堅冰之慮。

以一人而易天下，其流風至於百有餘年之久者，古有之矣。王夷甫之清談，王介甫之新説。〔原注〕《宋史》：林之奇言：「昔人以王、何清談之罪甚於桀、紂，本朝靖康禍亂，考其端倪，王氏實負王、何之責。」其在於今，則王伯安之良知是也。《孟子》曰：「天下之生久矣，一治一亂。」撥亂世反之正，豈不在於後賢乎！❶

---

❶「於後賢乎」下，據《校記》，鈔本有一小節：「《學蔀通辯》又曰：『佛教入中國，常有夷狄之禍。今日士大夫尚禪尚陸，使禪佛之魂駸駸復返，可爲世道之憂。』嗚呼，辛有之適伊川，其豫見於百年之後者矣。後之論者，當與陶弘景之詩同録。《隋書·五行志》：『梁天監中茅山隱士陶弘景爲五言詩曰：「夷甫任散誕，平叔坐談空。不意昭陽殿，忽作單于宫。」及大同之季，公卿唯以談玄爲務。侯景作亂，遂居昭陽殿。』」凡正文七十二字，小注六十三字。

李贄

《神宗實録》：「萬曆三十年閏二月乙卯，禮科給事中張問達疏劾李贄：『壯歲爲官，晚年削髮，近又刻《藏書》《焚書》《卓吾大德》等書，流行海内，惑亂人心。以吕不韋、李園爲智謀，以李斯爲才力，以馮道爲吏隱，以卓文君爲善擇佳耦，以秦始皇爲千古一帝，以孔子之是非爲不足據，狂誕悖戾，不可不燬。尤可恨者，寄居麻城，肆行不簡，與無良輩游庵院，挾妓女，白晝同浴，勾引士人妻女入庵講法，至有攜衾枕而宿者，一境如狂。又作《觀音問》一書，所謂觀音者，皆士人妻女也。後生小子喜其猖狂放肆，相率煽惑，至於明劫人財，强摟人婦，同於禽獸而不之恤。邇來縉紳士大夫亦有誦咒念佛，奉僧膜拜，手持數珠，以爲律戒，室懸妙像，以爲皈依，不知遵孔子家法，而溺意於禪教沙門者，往往出矣。近聞贄且移至通州，通州距都下四十里，倘一入都門，招致蠱惑，又爲麻城之續。望勑禮部，檄行通州地方官，將李贄解發原籍治罪。仍檄行兩畿及各布政司，將贄刊行諸書，并搜簡其家未刻者，盡行燒燬，無令貽禍後生，世道幸甚。』得旨：『李贄敢倡亂道，惑世誣民，便令廠衛、五城嚴拏治罪。其書籍已刻未刻，令所在官司盡搜燒燬，不許存留。如有徒黨曲庇私藏，該科道及各有司訪奏治罪。』已而贄逮至，懼罪不食死。」愚按，自古以來，小人之無忌憚而敢於叛聖人者，莫甚于李贄。然雖奉嚴旨，而其書之行於人間自若也。❶〔原注〕謝在杭《五雜俎》言：「李贄先仕官至太守，而後削髮爲僧，又不居山寺，而遨遊四方，以干權貴，人多畏其口而善待之。擁傳出入，髡首坐肩輿，張黄蓋，前後呵殿，郡縣有司莫敢與均茵伏。無何，入京師，以罪下獄死。此亦近于人妖者矣。」閩人持論之公如此。❷

天啓五年九月，四川道御史王雅量疏：「奉旨，李贄諸書怪誕不經，命巡視衙門焚毁，不許坊間發賣，仍通行禁止。」而士大夫多喜其書，往往收藏，至今未滅。

鍾　惺

鍾惺，字伯敬，景陵人。萬曆庚戌進士。天啓初，任福建提學副使，大通關節。丁父憂去職，尚挾姬妾游武夷山，而後即路。巡撫南居益疏劾有云：「百度踰閑，五經掃地。化子衿爲錢樹，桃李堪羞；登駔儈於臯比，門牆成市。公然棄名教而不顧，甚至承親諱而冶游。疑爲病狂喪心，詎止文

❶「人間自若也」下，據《校記》，鈔本多九十二字，今録於下：「昔晉虞預論阮籍，比之伊川被髮，所以胡虜遍於中國，以爲過衰周之時。試觀今日之事，髡頭也，手持數珠也，男婦賓旅同土牀而宿也，有一非贄之所爲者乎？蓋天將使斯人有裂冠左袵之禍，而豫見其形者乎？殆亦《五行志》所謂『人痾』者矣。」

❷「持論之公如此」下，據《校記》，鈔本有「然推其作俑之繇，所以敢於詆毁聖賢而自標宗旨者，皆出於陽明、龍溪禪悟之學。後之君子悲神州之陸沉，憤五胡之竊據，而不能不追求於王、何也」凡五十八字。

人無行！」〔原注〕辛酉福建提學僉事，癸亥丁尤，甲子京察。坐是沈廢于家。乃選歷代之詩，名曰《詩歸》，其書盛行於世。已而評《左傳》，評《史記》，評《毛詩》，好行小慧，自立新説，天下之士靡然從之，而論者遂忘其不孝貪污之罪，且列之爲文人矣。〔原注〕錢氏謂：❶「古人之于經傳，敬之如神明，尊之如師保，誰敢僭而加之評騭？評騭之多，自近代始，而莫甚于越之孫氏，楚之鍾氏。孫之評《書》也，于《大禹謨》則譏其文之排偶；其評《詩》也，于《車攻》則譏其『選徒嚻嚻』非有聞無聲之義。尼父之删述，彼將操金椎以控之，又何怪乎孟堅之《史》、昭明之《選》，詆訶如蒙童，而揮斥如徒隸乎！鍾之評《左傳》也，它不具論，以『克段』一傳言之，『公入而賦』，『姜出而賦』，句也；『大隧之中』凡四句，其所賦之詩也。鍾悮以『大隧之中』爲句斷，而以『融融』『洩洩』爲序事之語，遂抹之曰『俗筆』。句讀之不析，文理之不通，儼然丹黄甲乙，衡加于經傳，是之謂非聖者無法，是之謂侮聖人之言。而世方奉爲金科玉條，遞相師述，學術日頗而人心日壞，其禍有不可勝言者。」孫氏名鑛，今世所傳孫月峯者是也。余聞閩人言：學臣之鬻諸生，自伯敬始。」當時之學臣，其于伯敬固當如荼肆之陸鴻漸，奉爲利市之神，又何怪讀其所選之詩，以爲《風》《騷》再作者耶！其罪雖不及李贄，然亦敗壞天下之一人。

舉業至于抄佛書，講學至于會男女，考試至于鬻生員，此皆一代之大變，不在王莽、安禄山、劉豫之下，故書其事于五經諸書之後。嗚呼！「四維不張，國乃滅亡」，《管子》已先言之矣。

❶「錢氏」，據《校記》，鈔本作「錢尚書謙益文集」。

竊書

漢人好以自作之書而托爲古人，張霸《百二尚書》、衛宏《詩序》之類是也。晉以下人則有以他人之書而竊爲己作，郭象《莊子注》、何法盛《晉中興書》之類是也。若有明一代之人，其所著書無非竊盜而已。

《世説》曰：「初注《莊子》者數十家，莫能究其旨要。向秀於舊注外爲解義，妙析奇致，大暢玄風。唯《秋水》《至樂》二篇未竟而秀卒。秀子幼，義遂零落，然猶有别本。郭象者，爲人薄行，有儁才，見秀義不傳於世，遂竊以爲己注。乃自注《秋水》《至樂》二篇，又易《馬蹄》一篇，其餘衆篇或定點文句而已。後秀義别本出，故今有向、郭二《莊》。」今代之人但有薄行而無儁才，不能通作者之意，其盜竊所成之書，必不如元本，名爲「鈍賊」，何辭！

《舊唐書》：姚珽嘗以其曾祖察所譔《漢書訓纂》多爲後之注《漢書》者隱没名字，❶將爲己説，珽乃譔《漢書紹訓》四十卷，以發明舊義，行於代。吾讀有明弘治以後經解之書，皆隱没古人名字，將爲己説者也。

先生《鈔書篇》曰：先祖曰：「著書不如鈔書。凡今人之學必不及古人也，今人所見之書之

❶ 「珽」，原作「班」，今據《舊唐書·姚珽傳》改。下一「珽」字同。

博必不及古人也。小子勉之，惟讀書而已！」又曰：「凡作書者，莫病乎其以前人之書改竄而爲自作也。班孟堅改《史記》必不如《史記》也，宋景文之改《舊唐書》必不如《舊唐書》也，朱子之改《通鑑》必不如《通鑑》也。至于今代，而著書之人幾滿天下，則有盜前人之書而爲自作者矣。故得明人書百卷，不若得宋人書一卷也。」

勘書

凡勘書，必用能讀書之人。偶見《焦氏易林》舊刻，有曰「環緒倚鉏」，乃「環堵」之誤，注云：「緒，疑當作『珮』。」「井堙水刊」，乃「木刊」之誤，注云：「刊，疑當作『利』。」失之遠矣。幸其出於前人，雖不讀書，而猶遵守本文，不敢輒改。苟如近世之人，據臆改之，則文益晦，義益舛，而傳之後日，雖有善讀者，亦茫然無可尋求矣。然則今之坊刻，不擇其人而委之讎勘，豈不爲大害乎！

梁簡文帝《長安道》詩：「金椎抵長樂，複道向宜春。」是用《漢書·賈山傳》「隱以金椎，樹以青松，爲馳道之麗至於此」；《三輔決録》「長安十二門，三塗洞開，隱以金椎，周以林木，左出右入，爲往來之徑」。〔原注〕《水經注》同。今誤作「金槌」，而又改爲「椎輪」。唐閻朝隱《送金城公主適西蕃》詩：「還將貴公主，嫁與傉檀王。」是用《晋書·載記》「河西王禿髮傉檀」，今誤作「褥檀」，而又改爲「褥氈」，比於「金根車」之改金銀而又甚焉者矣。

《莊子》：「嬰兒生無石師而能言。」一本作「所師」。蓋魏、晋以後，寫書多有作草者，故以「所」

而訛「石」也。〔楊氏曰〕石，古「石」「碩」通用，不宜作「所」。其作「所」者，妄改也。〔錢氏曰〕經史當得善本，今通行南北監及汲古閣本，《儀禮》正文多脱簡，《穀梁》經傳文亦有溷錯，《毛詩》往往以《釋文》溷入鄭箋，《周禮》《儀禮》亦有《釋文》溷入注者，《禮記》則《禮器》《坊記》《中庸》《大學》疏殘缺不可讀，《孟子》每章有趙氏《章指》，諸本皆缺。《宋史·孝宗紀》缺一葉，《金史·禮志》《太宗諸子傳》各缺一葉，皆有宋、元槧本可以校補。若日讀誤書，妄生駁難，其不見笑于大方者鮮矣。〔又曰〕今人重宋槧本書，謂必無錯誤，卻不盡然。陸放翁《跋歷代陵名》云：「近世士大夫所至，喜刻書版，而略不校讎，錯本書散滿天下，更悮學者，不如不刻之愈也。」是南宋初刻本已不能無誤矣。張淳《儀禮識誤》、岳珂《九經三傳沿革例》所舉各本異同甚多，善讀者當擇而取之。若偶據一本，信以爲必不可易，此書估之議論也。

改書

《東坡志林》曰：「近世人輕以意改書，鄙淺之人好惡多同，故從而和之者衆，遂使古書日就訛舛，深可忿疾。孔子曰：『吾猶及史之闕文也。』自予少時，見前輩皆不敢輕改書，故蜀本大字書皆善本。」

《漢書·藝文志》曰：「古者書必同文，❶不知則闕，問諸故老，至於衰世，是非無正，人用其私。

❶「者」，《漢書·藝文志》作「制」。

故孔子曰：『吾猶及史之闕文也，今亡矣夫。』蓋傷其寖不正。」是知穿鑿之弊，自漢已然，故有行賂改蘭臺漆書以合其私者矣。

萬曆間，人多好改竄古書，人心之邪，風氣之變，自此而始。且如駱賓王《爲徐敬業討武氏檄》，本出《舊唐書》，其曰「僞臨朝武氏者」，敬業起兵在光宅元年九月，武氏但臨朝而未革命也。近刻古文改作「僞周武氏」，不察檄中所云「包藏禍心，睥睨神器」，乃是未篡之時，故有是言。〔原注〕越六年，天授元年九月，始改國號曰周。其時廢中宗爲廬陵王，而立相王爲皇帝，故曰「君之愛子，幽之於別宮」也。不知其人，不論其世，而輒改其文，繆種流傳，至今未已。又近日盛行《詩歸》一書，尤爲妄誕。魏文帝《短歌行》：「長吟永歎，思我聖考。」聖考謂其父武帝也，改爲「聖老」，評之曰：「聖老字奇。」《舊唐書》李泌對肅宗言：「天后有四子，長曰太子弘，監國而仁明孝悌。天后方圖稱制，乃鴆殺之，以雍王賢爲太子。賢自知不免，與二弟日侍於父母之側，不敢明言，乃作《黃臺瓜辭》，令樂工歌之，冀天后悟而哀愍。其辭曰：『種瓜黃臺下，瓜熟子離離。一摘使瓜好，再摘使瓜稀，三摘猶尚可，四摘抱蔓歸。』而太子賢終爲天后所逐，死於黔中。」其言「四摘」者，以況四子也。以爲非四之所能盡，而改爲「摘絶」，此皆不考古而肆臆之説，豈非小人而無忌憚者哉！

易　林

《易林》疑是東漢以後人譔，而託之焦延壽者。延壽在昭、宣之世，〔原注〕《漢書・京房傳》曰：「延壽以好學得幸梁王，王共其資用，令極意學。學既成，爲郡史察舉，補小黄令。」按此梁敬王定國也，以昭帝始元二年嗣，四十年薨，當元帝之初元三年。〔沈氏曰〕《後漢·崔駰傳》載：「其祖父篆著《周易林》六十四篇，用決吉凶，多占驗。」晉李石《續博物志》曰：「篆著《易林》，或曰《卦林》，或曰《象林》。」王荆公《許氏世譜》曰：「後漢汝南許峻者，爲《易林》，傳于世。」〔梁氏曰〕許周生言：「《東觀漢記》：『永平五年，京師小雨，上御雲臺。召沛獻王輔以《周易卦林》占之，其繇曰，蟻封穴户，大雨將集。』今二語載《易林》中。」是今所傳《易林》乃《周易卦林》，獻王在永平時已用爲占，則亦非東漢人所爲，或後來有所羼入耳。其時《左氏》未立學官，今《易林》引《左氏》語甚多，又往往用《漢書》中事，如曰「彭離濟東，遷之上庸」，事在武帝元鼎元年；曰「長城既立，四夷賓服，交和結好，昭君是福」，事在元帝竟寧元年；曰「火入井口，陽芒生角，犯歷天門，窺見太微，登上玉牀」，似用《李尋傳》語；曰「新作初陵，踰陷難登」，似用成帝起昌陵事。又曰「劉季發怒，命滅子嬰」，又曰「大蛇當路，使季畏懼」，則又非漢人所宜言也。〔左暄曰〕按《許曼傳》，曼祖父峻亦著《易林》。崔篆《易林》不可考，峻所著《易林》，范氏以爲至今行于世，則後世所傳《易林》當即峻書，而人誤以爲焦延壽也。〔又曰〕《易林》中如「劉季發怒」等語，論者謂非漢人所宜言，似漢以後人所著，則不然。《史記·高祖本紀》言「劉季」者非一，則固漢人所常言也。

日知録集釋卷十九

崑山顧炎武著　嘉定後學黄汝成集釋

文須有益於天下

文之不可絶於天地間者，曰明道也，紀政事也，察民隱也，樂道人之善也。若此者有益於天下，有益於將來，多一篇多一篇之益矣。若夫「怪力亂神」之事，無稽之言，勦襲之説，諛佞之文，若此者有損於己，無益於人，多一篇多一篇之損矣。〔錢氏曰〕處患難者勿爲怨天尤人之言，處貴顯者勿爲矜己傲物之言，論學術勿爲非聖悖道之言，評人物勿爲黨同醜正之言。

先生《與友人書》曰：孔子之删述六經，即伊尹、太公救民於水火之心，而今之注虫魚、命草木者，皆不足以語此也。故曰：「載之空言，不如見之行事。」夫《春秋》之作，言焉而已，而謂之「行事」者，天下後世用以治人之書，將欲謂之「空言」而不可也。愚不揣有見於此，故凡文之不關於六經之指、當世之務者，一切不爲。而既以明道救人，則於當今之所通患而未嘗專指其人者，亦遂不敢以避也。

文不貴多

二漢文人所著絶少，史於其傳末每云「所著凡若干篇」。惟董仲舒至百三十篇，而其餘不過五六十篇，或十數篇，或三四篇。史之録其數，蓋稱之，非少之也。乃今人著作則以多爲富，夫多則必不能工，即工亦必不皆有用於世，其不傳宜矣。〔楊氏曰〕今之文集與今之時藝，若不拉雜摧燒，將伊于何底。

西京尚辭賦，故《漢書·藝文志》所載止詩、賦二家。其諸有名文人，陸賈賦止三篇，賈誼賦止七篇，枚乘賦止九篇，司馬相如賦止二十九篇，兒寬賦止二篇，司馬遷賦止八篇，王褒賦止十六篇，揚雄賦止十二篇。而最多者則淮南王賦八十二篇，枚皐賦百二十篇。而于《枚皐傳》云：「皐爲文疾，受詔輒成，故所賦者多。司馬相如善爲文而遲，故所作少而善于皐。皐賦辭中自言爲賦不如相如。其文骫骳，曲隨其事，皆得其意，頗詼笑，不甚閑靡，凡可讀者不二十篇，其尤嫚戲不可讀者尚數十篇。」是辭賦多而不必善也。東漢多碑誄、書序、論難之文，又其時崇重經術，復多訓詁。凡傳中録其篇數者〔沈氏曰〕《救文格論》于此下有「北海王睦、臨邑侯子騶駼、馮衍、曹褒、鄭玄、賈逵、班彪、班固、朱穆、胡廣、應奉、應劭、崔駰、崔瑗、崔實、崔烈、楊修、劉陶、張衡、馬融、蔡邕、荀爽、荀悦、李固、延篤、盧植、皇甫規、張奐、孔融、杜篤、王隆、夏恭、夏牙、傅毅、黄香、劉毅、李尤、李勝、蘇順、曹衆、曹朔、劉珍、葛龔、王逸、崔琦、邊韶、張升、趙壹、侯瑾、張超、班昭」共凡一百十字。四十九人，其中多者如曹褒、應劭、劉陶、蔡邕、荀爽、王逸各百餘篇，少者盧植六篇，黄香五篇，劉騊駼、崔烈、曹衆、曹朔各四篇，桓彬三篇，而于鄭玄傳云：「玄依《論語》作《鄭志》八篇，所注諸經百餘萬言，通人頗譏其繁。」是解經多而不必善也。

秦延君説《堯典》篇目兩字之説十餘萬言，但説「曰若稽古」三萬言。〔原注〕桓譚《新論》。此顔之推《家訓》所謂「鄴下諺云『博士買驢，書券三紙，未有驢字』」者也。〔原注〕陸游詩：「文辭博士書驢券，職事參軍判馬曹。」

文以少而盛，以多而衰。以二漢言之，東都之文多于西京，而文衰矣。以三代言之，春秋以降之文多于六經，而文衰矣。〔原注〕如惠施五車，其書竟無一篇傳者。《記》曰：「天下無道則言有枝葉。」❶〔楊氏曰〕「惠施多方，其書五車」，非必皆其自作。

《隋志》載古人文集，西京惟劉向六卷，揚雄、劉歆各五卷，爲至多矣，他不過一卷二卷。而江左梁簡文帝至八十五卷，元帝至五十二卷，沈約至一百一卷，所謂「雖多，亦奚以爲」。〔趙氏曰〕梁武帝作《通史》六百卷，《金海》三十卷，《制旨孝經》《周易》《毛詩》《尚書》《春秋》《中庸》《孔子正言》等講疏二百餘卷，吉、凶、軍、賓、嘉五禮一千餘卷，贊、序、詔、誥等文一百二十卷，佛經義記數百卷，《金策》三十卷。簡文帝譔《昭明太子傳》五卷，《諸王傳》三十卷，《禮大義》二十卷，《老子義》二十卷，《莊子義》二十卷，《長春義記》一百卷，《法寶連璧》三百卷。元帝著《孝德忠臣傳》各三十卷，《丹陽尹傳》十卷，注《漢書》一百十五卷，《周易講》十卷，《内典

---

❶「言」，《禮記·表記》作「辭」。

博要》百卷，《連山》三十卷，《詞林》三十卷，《玉韜》《金樓子》《補闕子》各十卷，《老子疏》四卷，《懷舊傳》二卷，《古今同姓名録》一卷，《式贊》三卷，《文集》五十卷。此帝王著述之最富者也。晉葛稚川著書六百餘卷。宋樂史著《貢舉事》二十卷，《登科記》三十卷，《題解》二十卷，《唐登科文選》五十卷，《孝弟録》二十卷，《廣孝傳》五十卷，《總仙記》一百四十卷，《太平寰宇記》二百卷，《總記傳坐知天下記》四十卷，《商頌雜録》二十卷，《廣卓異記》二十卷，《諸仙傳》二十五卷，《宋齊邱文傳》十三卷，《杏園集》十卷，《李白別集》十卷，《神仙宫殿窟宅記》十卷，《掌上華夷圖》一卷，又編己作爲《仙洞集》百卷。周必大著書八十一種，又有《平園集》二百卷。李心傳有《高宗繫年録》二百卷，《學易篇》五卷，《誦詩訓》五卷，《春秋考》十三卷，《禮》二十三卷，《讀史考》十二卷，《舊聞証誤》十五卷，《朝野雜記》四十卷，《道命録》五卷，《西陲泰定録》九十卷，《辨南遷録》一卷，詩文一百卷。李燾作《長編》九百七十八卷，《總目》五卷，《易學》五卷，《春秋學》十卷，《五經傳授》《尚書百篇圖》《大傳雜説》各一卷，《七十二子名籍》各一卷，文集五十卷，奏議三十卷，《四朝史稿》五十卷，《通論》十卷，《南北通守録》三十卷，《七十二候圖》《陶潛新傳》并《詩譜》各三卷，《歷代宰相年表》《唐宰相譜》《江左方鎮年表》《晉司馬氏本支》《宋齊梁本支》《王謝世表》《五代將相年表》合爲四十一卷。王應麟有《深寧集》一百卷，《玉堂類稿》二十三卷，《掖垣類稿》二十二卷，《詩考》五卷，《地理考》五卷，《漢藝文志考證》十卷，《通鑑地理考》一百卷，《通鑑地理通釋》十六卷，《通鑑答問》四卷，《困學紀聞》二十卷，《蒙訓》七十卷，集解《踐阼篇》、補注《急就篇》六卷，補注《王會篇》《小學紺珠》十卷，《玉海》二百卷，《詞學指南》四卷，《詞學題苑》四十卷，《筆海》四十卷，《姓氏急就篇》六卷，《漢制考》四卷，《六經天文》六卷，《小學諷詠》四卷。此文人著述之最富者也。

著書之難

子書自孟、荀之外，如老、莊、管、商、申、韓，皆自成一家言。至《吕氏春秋》《淮南子》，則不能自成，故取諸子之言彙而爲書，此子書之一變也。今人書集，一一盡出其手，必不能多，大抵如《吕覽》《淮南》之類耳。其必古人之所未及就，後世之所不可無，而後爲之，庶乎其傳也與？

宋人書如司馬温公《資治通鑑》、馬貴與《文獻通考》，皆以一生精力成之，遂爲後世不可無之書，而其中小有舛漏，尚亦不免。若後人之書，愈多而愈舛漏，愈速而愈不傳，所以然者，其視成書太易，而急於求名故也。〔方東樹曰〕按如温公書，孫之翰作《唐史要論》，其用力精勤，篤志如彼，可以砭箸書欲速之膏肓也。

伊川先生晚年作《易傳》成，門人請授，先生曰：「更俟學有所進。」子不云乎：「忘身之老也，不知年數之不足也，俛焉日有孳孳，斃而後已。」

直言

張子有云：「民吾同胞。」今日之民，吾與達而在上位者之所共也。救民以事，此達而在上位者之責也。救民以言，此亦窮而在下位者之責也。

「天下有道，則庶人不議。」然則政教、風俗苟非盡善，即許庶人之議矣。故《盤庚》之誥曰：「無或敢伏小人之攸箴。」而國有大疑，卜諸庶民之從逆。子産不毀鄉校，漢文止輦受言，皆以此也。唐之中世，此意猶存。魯山令元德秀遣樂工數人連袂歌《于蔿》，❶玄宗爲之感動。白居易爲盩厔尉，作《樂府》及詩百餘篇，規諷時事，流聞禁中，憲宗召入翰林。亦近於陳列國之風，聽輿人之誦者矣。

《詩》之爲教，雖主於温柔敦厚，然亦有直斥其人而不諱者。如曰「赫赫師尹，不平謂何」，如曰「赫赫宗周，褒姒烕之」，如曰「皇父卿士，番維司徒，家伯維宰，仲允膳夫。棸子内史，蹶維趣馬，楀維師氏，豔妻煽方處」，如曰「伊誰云從，維暴之云」，則皆直斥其官族名字，古人不以爲嫌也。《楚辭·離騷》：「余以蘭爲可恃兮，羌無實而容長。」王逸《章句》謂「懷王少弟司馬子蘭」；「椒專佞以慢慆兮」，《章句》謂「楚大夫子椒」，洪興祖《補注》：「《古今人表》有令尹子椒。」如杜甫《麗人行》「賜名大國虢與秦，慎莫近前丞相嗔」，近於《十月之交》詩人之義矣。

孔稚珪《北山移文》明斥周顒，劉孝標《廣絶交論》陰譏到溉，袁楚客規魏元忠有《十失》之書，韓退之諷陽城作《争臣》之論，此皆古人風俗之厚。

立言不爲一時

天下之事，有言在一時，而其效見於數十百年之後者。《魏志》：司馬朗有復井田之議，謂：

---

❶「數人」，《新唐書·元德秀傳》作「數十人」；「于蔿」，作「于蔿于」。

「往者以民各有累世之業，難中奪之。今承大亂之後，民人分散，土業無主，皆爲公田，宜及此時復之。」當世未之行也。及拓跋氏之有中原，令户絶者墟宅桑榆盡爲公田，以給授而口分，世業之制，自此而起，迄於隋、唐守之。《魏書》：武定之初，私鑄濫惡。齊文襄王議：「稱錢一文重五銖者，聽入市用。天下州鎮郡縣之市各置二稱，懸於市門，若重不五銖，或雖重五銖而雜鉛鑞，並不聽用。」當世未之行也。及隋文帝之有天下，更鑄新錢，文曰「五銖」，重如其文，置樣於關，不如樣者没官銷毁之。而開通元寶之式自此而準，至宋時猶倣之。

《唐書》：「李叔明爲劍南節度使，上疏言道佛之弊：『請本道定寺爲三等，觀爲二等，上寺留僧二十一，上觀道士十四，每等降殺以七，皆擇有行者，餘還爲民。』德宗善之，以爲可行之天下。詔下尚書省議，已而罷之。」至武宗會昌五年，併省天下寺觀，敕上都、東都兩街各留二寺，每寺留僧三十人。天下節度、觀察使治所及同、華、商、汝州各留一寺，分爲三等，上等留僧二十人，中等留十人，下等五人。凡毁寺四千六百餘區，歸俗僧尼二十六萬五百人，大秦穆護祆僧二千餘人。而有明洪武中，❶亦稍行其法。《元史》：「京師恃東南運糧，竭民力以航不測。泰定中，虞集建言：『京東數千里，北極遼海，南濱青、齊，萑葦之場，海潮日至，淤爲沃壤。用浙人之法，築堤捍水爲田，聽富民欲得官者，合其衆而授以地。能以萬夫耕者，授以萬夫之田，爲萬夫長；千夫、百夫亦如之。三年

❶ 「有明」，據《校記》，鈔本作「本朝」。

視其成，以地之高下定爲徵額。五年有積畜，命以官，就所儲給以禄。十年佩之符印，得以傳子孫，如軍官之法。如此可以寬東南之運以紓民力，而游手之徒皆有所歸。』事不果行。」及順帝至正中，海運不至，從丞相脱脱言，乃立分司、農司於江南，召募能種水田及修築圍堰之人各一千名爲農師，歲乃大稔，至今水田遺利猶有存者，而戚將軍繼光復修之薊鎮。是皆立議之人所不及見，而窮則變，變則通，通則久，天下之理固不出乎此也。孔子言「行夏之時」，固不以望之魯之定、哀，周之景、敬也，而獨以告顔淵。及漢武帝太初之元，幾三百年矣，而遂行之。孔子之告顔淵，告漢武也。孟子之欲用齊也，曰：「以齊王，猶反手也。」若滕，則不可用也，而告文公之言，亦未嘗貶於齊、梁，曰：「有王者起，必來取法。是爲王者師也。」嗚呼，天下之事，有其識者不必遭其時，而當其時者或無其識。然則開物之功，立言之用，其可少哉！

朱子作《詩傳》，至於秦《黄鳥》之篇，謂：「其初特出於戎翟之俗，而無明王賢伯以討其罪，於是習以爲常，則雖以穆公之賢而不免，論其事者亦徒閔三良之不幸，而歎秦之衰。至於王政不綱，諸侯擅命，殺人不忌，至於如此，則莫知其爲非也。」歷代相沿，至先朝英廟始革千古之弊。❶伏讀正統四年六月乙酉書與祥符王有爔曰：「周王薨逝，深切痛悼。其存日嘗奏：『葬擇近地，從儉約，以省民力。自妃夫人以下不必從死，年少有父母者，各遣歸其家。』」〔原注〕周憲王諱有燉。所著有《誠齋

❶「先」，據《校記》，鈔本作「我」。

集》。憲王雖有此命，及薨，妃鞏氏竟自經以殉，謚貞烈，以一品禮葬之。蓋上御極之初，即有感於憲王之奏，而亦朱子《詩傳》有以發其天聰也。嗚呼仁哉！

先生《與人書》曰：引古籌今，亦吾儒經世之用。然此等故事，不欲令在位之人知之。今日之事，興一利便是添一害，如欲行沁水之轉般，則河南必擾；開膠、萊之運道，則山東必亂矣。又曰：目擊世趨，方知治亂之關，必在人心風俗。而所以轉移人心，整頓風俗，則教化綱紀爲不可闕哉。

文人之多

唐、宋以下，何文人之多也！固有不識經術，不通古今，而自命爲文人者矣。韓文公《符讀書城南》詩曰：「文章豈不貴，經訓乃菑畬。潢潦無根源，朝滿夕已除。人不通古今，馬牛而襟裾。行身陷不義，況望多名譽。」而宋劉摯之訓子孫，每曰：「士當以器識爲先，一號爲文人，無足觀矣。」然則以文人名於世，焉足重哉。此揚子雲所謂「摭我華而不食我實」者也。

黄魯直言：「數十年來，先生君子但用文章提奬後生，故華而不實。」本朝嘉靖以來亦有此風，而陸文裕〔原注〕深。所記劉文靖〔原注〕健。告吉士之言，空同〔原注〕李夢陽。大以爲不平矣。〔原注〕見《停驂録》。

《宋史》言：「歐陽永叔與學者言，未嘗及文章，惟談吏事。謂文章止於潤身，政事可以及物。」

〔楊氏曰〕永叔長文章，故不言文章而言政事。君謨長政事，故不言政事而言文章。一以掩其所長，一以厲其所短，古人之意非淺薄後生所識也。

先生《與友人書》曰：《宋史》言劉忠肅每戒子弟曰：「士當以器識爲先，一命爲文人，無足觀矣。」僕自讀此一言，便絶應酬文字，所以養其器識而不墮於文人也。中孚爲其先妣求傳再三，終已辭之，蓋止爲一人一家之事，而無關於經術政理之大，則不作也。韓文公起八代之衰，若但作《原道》《原毁》《争臣論》《平淮西碑》《張中丞傳後序》諸篇，而一切銘狀概爲謝絶，則誠近代之泰山北斗矣。

巧言

《詩》云：「巧言如簧，顔之厚矣。」而孔子亦曰：「巧言令色，鮮矣仁。」又曰：「巧言亂德。」夫巧言不但言語，凡今人所作詩賦、碑狀足以悦人之文，皆巧言之類也。不能不足以爲通人，夫惟能之而不爲，乃天下之大勇也。故夫子以「剛、毅、木、訥」爲「近仁」。學者所用力之途，在此不在彼矣。

天下不仁之人有二：一爲「好犯上」「好作亂」之人，一爲「巧言令色」之人。自幼而不孫弟，以至於弑父與君，皆好犯上、好作亂之推也。自脅肩諂笑，未同而言，以至於苟患失之，無所不至，皆巧言令色之推也。然而二者之人常相因以立於世。有王莽之篡弑，則必有揚雄之《美新》；有曹操之禪代，則必有潘勗之《九錫》。〔原注〕《世説》言：潘元茂作《魏公册命》，人謂與訓、誥同風。是故亂之所由生也，犯上者爲之魁，巧言者爲之輔。故大禹謂之「巧言令色孔壬」，而與驩兜、有苗同爲一類。甚哉，其可畏也。〔原注〕穆王作《冏命》，曰：「無以巧言令色，便辟側媚。」然則學者宜如之何？必先之以孝弟，以消其悖逆陵暴之心；繼之以忠信，以去其便辟側媚之習。使一言一動皆出於其本心，而不使不仁者加乎其身，夫然後可以修身而治國矣。〔原注〕記者於《論語》之首而列有子、曾子之言，所以補夫子平日所未及，其間次序亦不爲無意。

世言魏忠賢初不知書，而口含天憲，則有一二文人代爲之。《後漢書》言：「梁冀裁能書計，其誣奏太尉李固時，扶風馬融爲冀章草。」《唐書》言：「李林甫自無學術，僅能秉筆，而郭慎微、苑咸，文士之闒茸者，代爲題尺。」又言：「高駢上書，肆爲醜悖，脅邀天子，而吴人顧雲以文辭緣澤其姦。」《宋史》言：「章惇用事，嘗曰：『元祐初，司馬光作相，用蘇軾掌制，所以能鼓動四方。』乃使林希典書命，逞毒於元祐諸臣。」嗚呼，何代無文人，有國者不可不深惟華實之辨也。〔楊氏曰〕希草貶子瞻制畢，擲筆而起曰：「今日壞卻名節矣！」

文辭欺人

古來以文辭欺人者，莫若謝靈運，次則王維。靈運身爲元勳之後，襲封國公，宋氏革命，不能與徐廣、陶潛爲林泉之侶，〔楊氏曰〕廣嘗事桓靈寶，不可與淵明比。既爲宋臣，又與廬陵王義真欵密。至元嘉之際，累遷侍中，自以名流，應參時政，文帝惟以文義接之，以致觖望。又上書勸伐河北，至屢嬰罪劾，興兵拒捕，乃作詩曰：「韓亡子房奮，秦帝魯連恥。本自江海人，忠義動君子。」及其臨刑，又作詩曰：「龔勝無餘生，李業有終盡。」若謂欲效忠於晋者，何先後之矛盾乎！史臣書之以逆，不爲苛矣。王維爲給事中，安禄山陷兩都，拘于普施寺，迫以僞署。禄山宴其徒於凝碧池，維作詩曰：「萬户傷心生野煙，百官何日再朝天。秋槐葉落空宫裏，凝碧池頭奏管絃。」賊平下獄，或以詩聞於行在，其弟刑部侍郎縉請削官以贖兄罪，肅宗乃特宥之，責授太子中允。襄王僭號，〔楊氏曰〕唐僖宗光啟二年出奔，朱玫立襄王。逼李拯爲翰林學士。拯既汙僞署，心不自安。時朱玫秉政，百揆無敘。拯嘗朝退，駐馬國門，爲詩曰：「紫宸朝罷綴鵷鸞，丹鳳樓前立馬看。惟有終南山色在，晴明依舊滿長安。」吟已涕下。及王行瑜殺朱玫，襄王出奔，拯爲亂兵所殺。二人之詩同也，一死一不死，而文墨交游之士多護王維。如杜甫謂之「高人王右丞」，天下有高人而仕賊者乎？今有顛沛之餘，投身異姓，至擯斥不容，而後發爲忠憤之論，與夫名汙僞籍而自託乃心，比于康樂、右丞之輩，吾見其愈下矣。

末世人情彌巧，文而不慙，固有朝賦《采薇》之篇，而夕有捧檄之喜者。❶苟以其言取之，則車載魯連、斗量王蠋矣。曰是不然，世有知言者出焉，則其人之真僞即以其言辨之，而卒莫能逃也。《黍離》之大夫，始而摇摇，中而如噎，既而如醉，無可奈何，而付之蒼天者，真也。汨羅之宗臣，言之

❶「有捧檄之喜」，據《校記》，鈔本作「赴僞廷之舉」。

重，辭之複，心煩意亂，而其詞不能以次者，真也。栗里之徵士，淡然若忘於世，而感憤之懷有時不能自止而微見其情者，真也。其汲汲於自表暴而爲言者，僞也。《易》曰：「將叛者其辭慚，中心疑者其辭枝，失其守者其辭屈。」《詩》曰：「盜言孔甘，亂是用餤。」夫鏡情僞，屏盜言，君子之道，興王之事，莫先乎此。

修辭

典謨、爻象，此二帝三王之言也。《論語》《孝經》，此夫子之言也。文章在是，性與天道亦不外乎是。故曰：「有德者必有言。」善乎游定夫之言曰：「不能文章而欲聞性與天道，譬猶築數仞之牆，而浮埃聚沫以爲基，無是理矣。」後之君子，於下學之初即談性道，乃以文章爲小技而不必用力。然則夫子不曰「其旨遠，其辭文」乎？不曰「言之無文，行而不遠」乎？曾子曰：「出辭氣，斯遠鄙倍矣。」嘗見今講學先生從語録入門者，多不善於修辭，或乃反子貢之言以譏之曰：「夫子之言性與天道，可得而聞，夫子之文章，不可得而聞也。」〔錢氏曰〕釋子之語録始于唐，儒家之語録始于宋。儒其行而釋其言，非所以垂教也。君子之出辭氣必遠鄙倍，語録行而儒家有鄙倍之詞矣。有德者必有言，語録行則有德而不必有言矣。〔姚刑部曰〕「言之無文，行而不遠。」出辭氣不能遠鄙，曾子戒之。況於説聖經以教學者，遺後世而雜以鄙言乎？當唐之世，僧徒不通于文，乃書其師語以俚俗，謂之語録。宋世儒者弟子蓋過而效之，然以弟子記先師，懼失其真，猶有取爾也。明世自著書者，乃亦效其辭，此何取哉？

楊用修曰：「文，道也；詩，言也。語録出而文與道判矣，詩話出而詩與言離矣。」自嘉靖以後，人知語録之不文，於是王元美之《劄記》、范介儒之《膚語》，上規子雲，下法文中，雖所得有淺深之不同，然可謂知言者矣。

文人摹倣之病

近代文章之病，全在摹倣，即使逼肖古人，已非極詣，況遺其神理而得其皮毛者乎！且古人作文，時有利鈍，梁簡文《與湘東王書》云：「今人有效謝康樂、裴鴻臚文者。學謝則不屈其精華，但得其冗長；師裴則蔑棄其所長，惟得其所短。」宋蘇子瞻云：「今人學杜甫詩，得其粗俗而已。」〔原注〕葉水心言：「慶曆、嘉祐以來，天下以杜甫爲師，始黜唐人之學，謂之江西宗派。」金元裕之詩云：「少陵自有連城璧，爭柰微之識碔砆。」夫文章一道，猶儒者之末事，乃欲如陸士衡所謂「謝朝華於已披，啓夕秀於未振」者，今且未見其人。進此而窺著述之林，益難之矣。

效《楚辭》者必不如《楚辭》，效《七發》者必不如《七發》。蓋其意中先有一人在前，既恐失之，而其筆力復不能自遂，此壽陵餘子學步邯鄲之説也。

洪氏《容齋隨筆》曰：「枚乘作《七發》，創意造端，麗辭腴旨，上薄騷些，故爲可喜。其後繼之者如傅毅《七激》、張衡《七辯》、崔駰《七依》、馬融《七廣》、曹植《七啓》、王粲《七釋》、張協《七命》之類，規倣太切，了無新意。傅玄又集之以爲《七林》，使人讀未終篇，往往棄之几格。柳子厚《晋問》乃用其體，而超然別立機杼，激越清壯，漢、晉諸文士之弊於是一洗矣。東方朔《答客難》，自是文中傑出。揚雄擬之爲《解嘲》，尚有馳騁自得之妙。至於崔駰《達旨》、班固《賓戲》、張衡《應閒》，皆章摹句寫，其病與《七林》同。及韓退之《進學解》出，於是一洗矣。」其言甚當，然此以辭之工拙論爾，若其意，則總不能出於古人範圍之外也。

如揚雄擬《易》而作《太玄》，王莽依《周書》而作《大誥》，皆心勞而日拙者矣。〔原注〕《世説》：王隱論揚雄《太玄》：「雖妙，非益也。古人謂之屋下架屋。」

《曲禮》之訓：「毋勦説，毋雷同。」此古人立言之本。

文章繁簡

韓文公作《樊宗師墓銘》曰：「維古于辭必己出，降而不能乃剽賊。後皆指前公相襲，從漢迄今用一律。」此極中今人之病。若宗師之文，則懲時人之失而又失之者也。〔原注〕如《絳守居園池記》，以「東西」二字平常，而改爲「甲辛」，殆類吳人之呼「庚癸」者矣。作書須注，此自秦、漢以前可耳，若今日作書而非注不可解，則是求簡而得繁，兩失之矣。子曰：「辭達而已矣。」〔原注〕胡纘宗修《安慶府志》，書正德中劉七事，大書曰：「七年閏五月，賊七來寇江境。」而分注於「賊七」之下曰：「姓劉氏。」舉以示人，無不笑之。不知近日之學爲秦漢文者，皆「賊七」之類也。

辭主乎達，不論其繁與簡也。繁簡之論興而文亡矣。《史記》之繁處必勝於《漢書》之簡處。〔原

注〕《容齋隨筆》論《衛青傳》封三校尉語。《史記》勝《漢書》處正不獨此。《新唐書》之簡也，不簡於事而簡於文，其所以病也。〔錢氏曰〕文有繁有簡，繁者不可簡之使少，猶之簡者不可增之使多。《左氏》之繁勝于《公》《穀》之簡，《史記》《漢書》互有繁簡，謂文未有繁而能工者，亦非通論也。

「時子因陳子而以告孟子，陳子以時子之言告孟子」，此不須重見而意已明。「齊人有一妻一妾而處室者，其良人出，則必饜酒肉而後反。其妻問所與飲食者，則盡富貴也。其妻告其妾曰：『良人出，則必饜酒肉而後反。問其與飲食者，盡富貴也，而未嘗有顯者來。吾將瞷良人之所之也。』」「有饋生魚於鄭子產，子產使校人畜之池。校人烹之，反命曰：『始舍之，圉圉焉，少則洋洋焉，悠然而逝。』子產曰：『得其所哉！得其所哉！』校人出曰：『孰謂子產智？予既烹而食之，曰：「得其所哉，得其所哉！」』」此必須重疊而情事乃盡，此孟子文章之妙。使入《新唐書》，於齊人則必曰「其妻疑而瞷之」，於子產則必曰「校人出而笑之」，兩言而已矣。是故辭主乎達，不主乎簡。

劉器之曰：「《新唐書》敘事好簡略其辭，故其事多鬱而不明，此作史之病也。且文章豈有繁簡邪？昔人之論，謂『如風行水上，自然成文』。若不出於自然，而有意於繁簡則失之矣。當日《進〈新唐書〉表》云：『其事則增於前，其文則省於舊。』《新唐書》所以不及古人者，其病正在此兩句也。」〔楊氏曰〕大凡意見最害事。子京立意尚簡，遂有不當簡而簡者。要之，《新唐書》體例自佳。

《黄氏日鈔》言：「蘇子由《古史》，改《史記》多有不當，如《樗里子傳》，《史記》曰：『母，韓女也。樗里子滑稽多智。』《古史》曰：『母，韓女也。滑稽多智。』似以母爲滑稽矣。然則《樗里子》三字其可省乎？《甘茂傳》，《史記》曰：『甘茂者，下蔡人也。事下蔡史舉，學百家之説。』《古史》曰：『下蔡史舉學百家之説。』似史舉自學百家矣，然則『事』之一字其可省乎？」以是知文不可以省字爲工。字而可省，太史公省之久矣。

文人求古之病

《後周書·柳虯傳》：時人論文體有今古之異，虯以爲「時有今古，非文有今古」。此至當之論。夫今之不能爲二漢，猶二漢之不能爲《尚書》《左氏》。乃勦取《史》《漢》中文法以爲古，甚者獵其一二字句用之於文，殊爲不稱。〔原注〕元阿魯圖《進〈宋史〉表》曰：「且辭之繁簡以事，而文之今古以時。」蓋用柳虯之語。〔楊氏曰〕《宋史》又太繁，一帝之紀，乃至九卷，豈復成義例乎？

以今日之地爲不古而借古地名，以今日之官爲不古而借古官名，舍今日恒用之字而借古字之通用者，皆文人所以自蓋其俚淺也。

《唐書》：「鄭餘慶奏議類用古語，如『仰給縣官』『馬萬蹄』，有司不曉何等語。人訾其不適時。」宋陸務觀《跋前漢通用古字韻》曰：❶「古人讀書多，故作文時偶用一二古字，初不以爲工，亦自不知孰爲古、孰爲今也。近時乃或鈔掇《史》《漢》中字入文辭中，自謂工妙，不知有笑之者。偶見此

---

❶「韻」下，影印文淵閣《四庫全書》本《渭南文集》卷二八有「編」字。

書，爲之太息，書以爲後生戒。」

元陶宗儀《輟耕録》曰：「凡書官銜，俱當從實。如廉訪使、總管之類，若改之曰監司、太守，是亂其官制，久遠莫可考矣。」

何孟春《餘冬序録》曰：「今人稱人姓必易以世望，稱官必用前代職名，稱府州縣必用前代郡邑名，欲以爲異。不知文字間著此，何益於工拙？此不惟於理無取，且於事復有礙矣。李姓者稱隴西公，杜曰京兆，王曰琅邪，鄭曰滎陽，以一姓之望而概衆人，可乎？此其失，自唐末、五季間孫光憲輩始。《北夢瑣言》稱馮涓爲『長樂公』，《冷齋夜話》稱陶穀爲『五柳公』，類以昔人之號而概同姓，尤是可鄙。官職郡邑之建置，代有沿革，今必用前代名號而稱之，後將何所考焉？此所謂於理無取而事復有礙者也。」〔沈氏曰〕《神宗實録》：萬曆四十三年十一月，南京都察院右都御史蔡應科《乞正疏體疏》第二條云：「二，戒沿襲。如稱輔臣不曰王家屏、沈鯉，而曰山陰、歸德，不曰高拱、張居正，而曰新鄭、江陵。又或稱官及地方，不曰吏部尚書、禮部侍郎，而曰大冢宰、少宗伯，不曰户部郎中、工部員外，而曰度支郎，將作官屬，不曰北直、南直、浙江、雲貴，而曰燕、吴、豫章、越、滇、黔。諸如此類，沿襲已久，必竟當以爲戒。」

于慎行《筆麈》曰：「《史》《漢》文字之佳，本自有在，非謂其官名、地名之古也。今人慕其文之雅，往往取其官名、地名以施於今，此應爲古人笑也。《史》《漢》之文如欲復古，何不以三代官名施於當日而但記其實邪？文之雅俗，固不在此，徒混淆失實，無以示遠，大家不爲也。予素不工文辭，無所模擬，至於名義之微，則不敢苟。尋常小作，或有遷就金石之文，斷不敢於官名、地名以古易今。前輩名家，亦多如此。」

古人集中無冗複

古人之文，不特一篇之中無冗複也，一集之中亦無冗複。且如稱人之善，見于祭文，則不復見于誌；見于誌，則不復見于他文。後之人讀其全集，可以互見也。又有互見于他人之文者，如歐陽公作《尹師魯誌》，不言近日古文自師魯始，以爲范公祭文已言之，可以互見，不必重出。蓋歐陽公自信己與范公之文並可傳於後世也，亦可以見古人之重愛其言也。

劉夢得作《柳子厚文集序》曰：「凡子厚名氏與仕與年暨行己之大方，有退之之《誌》若《祭文》在。」又可見古人不必其文之出於己也。

書不當兩序

《會試録》《鄉試録》，主考試官序其首，副主考序其後，職也。凡書亦猶是矣。且如國初時，府、州、縣志書成，必推其鄉先生之齒尊而有文者序之，不則官于其府、州、縣者也。請者必當其人，其人亦必自審其無可讓而後爲之。官于是者，其文優，其於是書也有功，則不讓于鄉矣。鄉之先生，其文優，其于是書也有功，則官不敢作矣。義取于獨斷，則有自爲之而不讓于鄉與官矣。凡此者，所謂職也。故其序止一篇，或别有發明，則爲後序。亦有但紀歲月而無序者。今則有兩序矣，有累三四序而不止者矣。兩序，非體也；不當其人，非職也。世之君子不學而好多言也。凡書有所發明，序可也。無所發明，但紀成書之歲月可也。人之患在好爲人序。

唐杜牧《答莊充書》曰：「自古序其文者，皆後世宗師其人而爲之。今吾與足下竝生今世，欲序足下未已之文，固不可也。」讀此言，今之好爲人序者可以止矣。

婁堅《重刻元氏長慶集序》曰：「序者，敘所以作之指也。蓋始於子夏之序《詩》。其後劉向以校書爲職，每一編成，即有序，最爲雅馴矣。左思賦《三都》成，自以名不甚著，求序於皇甫謐。自是綴文之士，多有託於人以傳者，皆汲汲於名，而惟恐人之不吾知也。至於其傳既久，刻本之存者或漫漶不可讀，有繕寫而重刻之，則人復序之，❶是宜敘所以刻之意可也。而今之述者，非追論昔賢，妄爲優劣之辨，即過稱好事，多設游揚之辭，皆我所不取也。」讀此言，今之好爲古人文集序者可以止矣。

古人不爲人立傳

列傳之名始於太史公，蓋史體也。不當作史之職，無爲人立傳者，故有碑、有誌、有狀而無傳。梁任昉《文章緣起》言傳始於東方朔作《非有先生傳》，是以寓言而謂之傳。韓文公集中傳三篇：

---

❶「人」，據《刊誤》卷下，原寫本作「又」。

《太學生何蕃》《圬者王承福》《毛穎》。〔原注〕又有《下邳侯革華傳》，是僞作。柳子厚集中傳六篇：《宋清》《郭橐駝》《童區寄》《梓人》《李赤》《蝜蝂》。何蕃僅採其一事而謂之傳，王承福之輩皆微者而謂之傳，毛穎、李赤、蝜蝂則戲耳而謂之傳，蓋比於稗官之屬耳。若段太尉，則不曰傳，曰「逸事狀」。子厚之不敢傳段太尉，以不當史任也。自宋以後，乃有爲人立傳者，侵史官之職矣。〔楊氏曰〕《段太尉逸事狀》，此欲上之史館，則用行狀之例，豈可云傳乎？〔姚刑部曰〕傳狀類者，雖原於史氏，而義不同。劉先生云：「古之爲達官名人傳者，史官職之。文士作傳，凡爲圬者、種樹之流而已。其人既稍顯，即不當爲之傳，爲之行狀上史氏而已。」余謂先生之言是也。雖然，古之國史立傳不甚拘品位，所紀事猶詳。又實録書人臣卒，必撮序平生賢否。國朝實録不紀臣下事，史館凡仕非賜謚及死事者不得爲傳。乾隆四十年，定一品官乃賜謚，然則史之傳者亦無幾矣。余録古傳狀之文，並紀茲義，使後之文士得擇之。

《太平御覽》書目列古人别傳數十種，謂之「别傳」，所以别於史家。

誌狀不可妄作

誌狀在文章家爲史之流，上之史官，傳之後人，爲史之本。史以記事，亦以載言，故不讀其人一生所著之文，不可以作。其人生而在公卿大臣之位者，不悉一朝之大事，不可以作。其人生而在曹署之位者，不悉一司之掌故，不可以作。其人生而在監司、守令之位者，不悉一方之地形土俗、因革利病，不可以作。今之人未通乎此，而妄爲人作誌。史家又不考而承用之，是以牴牾不合。子曰

「蓋有不知而作之者」，其謂是與？

名臣碩德之子孫，不必皆讀父書；讀父書者，不必能通有司掌故。若夫爲人作誌者，必一時文苑名士，乃不能詳究，而曰「子孫之狀云爾，吾則因之」。夫大臣家可有不識字之子孫，而文章家不可有不通今之宗匠，乃欲使籍談、伯魯之流爲文人任其過，嗟乎，若是則盡天下而文人矣。

作文潤筆

蔡伯喈集中，爲時貴碑誄之作甚多，如胡廣、陳寔各三碑，橋玄、楊賜、胡碩各二碑，至於袁滿來年十五、胡根年七歲，皆爲之作碑，自非利其潤筆，不至爲此。史傳以其名重，隱而不言耳。文人受賕，豈獨韓退之「諛墓金」哉！〔原注〕李商隱《記齊魯二生》曰：「劉乂持韓退之金數斤去，曰：『此諛墓中人所得爾，不若與劉君爲壽。』愈不能止。」今此事載《唐書》。

王楙《野客叢書》曰：「作文受謝，非起於晉、宋。觀陳皇后失寵於漢武帝，别在長門宮，聞司馬相如天下工爲文，奉黄金百斤，爲文君取酒，相如因爲文以悟主上，皇后復得幸。此風西漢已然。」〔原注〕按陳皇后無復幸之事，此文蓋後人擬作，然亦漢人之筆也。

杜甫作《八哀詩》，「李邕」一篇曰：「干謁滿其門，碑版照四裔。豐屋珊瑚鉤，麒麟織成罽。紫騮隨劒几，義取無虚歲。」〔原注〕邕本傳：「長於碑頌，人奉金帛請其文，前後所受鉅萬計。」劉禹錫《祭韓愈文》曰：「公鼎侯碑，志隧表阡，一字之價，輦金如山。」可謂發露真贓者矣。〔原注〕《侯鯖録》：「唐王仲舒爲郎中，與馬逢友善。每責逢云：『貧不可堪，何不尋碑誌相救？』逢笑曰：『適見人家走馬呼醫，立可待也。』」此雖戲言，當時風俗可見矣。昔揚子雲猶不肯受賈人之錢，載之《法言》，而杜乃謂之「義取」，則又不若唐寅之直以爲利也。《戒菴漫筆》言：「唐子畏有一巨册，自録所作文，簿面題曰『利市』。」〔原注〕今市肆帳簿多題此二字。

《新唐書·韋貫之傳》言：「裴均子持萬縑，請譔先銘。答曰：『吾寧餓死，豈能爲是？』」今之賣文爲活者，可以媿矣。

《司空圖傳》言：「隱居中條山，王重榮父子雅重之，數餽遺，弗受。嘗爲作碑，贈絹數千。圖置虞鄉市，人得取之，一日盡。」既不有其贈而受之，何居？不得已也，是又其次也。〔趙氏曰〕隋鄭譯拜爵沛國公，位上柱國。高熲爲制，戲曰：「筆乾。」荅曰：「出典方岳，杖策言歸，不得一文，何以潤筆？」此「潤筆」二字所由昉。宋時并著爲令甲。沈括《筆談》記：「太宗立潤筆錢數，降詔刻石於金人院，每朝謝日，移文督之。」楊大年作《寇萊公拜相麻詞》，有「能斷大事，不拘小節」，萊公以爲「正得我胸中事」，例外贈百金。曰「例外」，則有常例可知。周益公《玉堂雜記》：「湯思退草《劉婉儀進位貴妃制》，高宗賜潤筆錢幾及萬緡，賜硯尤奇。」草制尚有恩賜，則臣下例有餽贈，更不待言。唐時雖未有定制，然韓昌黎譔《平淮西碑》，憲宗以石本賜韓弘，弘寄絹五百匹，昌黎未敢私受，特奏取旨。又作《王用碑》，用男寄鞍馬并白玉帶，亦特奏取旨。杜牧譔《韋丹江西遺愛碑》，江西觀察使許于泉寄綵絹三百匹，亦特奏聞。穆宗詔蕭俛譔《成德王士真碑》，俛辭曰：「王承宗事無可書。又譔進後，例得貺遺，若黽勉受之，則非平生之志。」帝從其請。以區區文字餽遺，而辭與受俱奏請，則已爲朝野通行之例矣。又歐公《歸田録》記館閣譔文，例有潤筆。及其後也，遂有不依時送而遣人督索者，此又乞文吝餽者之陋。

文非其人

《元史》：「姚燧以文就正於許衡。衡戒之曰：『弓矢爲物，以待盗也。使盗得之，亦將待人。文章固發聞士子之利器，然先有能一世之名，將何以應人之見役者哉？非其人而與之，與非其人而拒之，均罪也，非周身斯世之道也。』」吾觀前代馬融，懲於鄧氏，不敢復違忤執家，遂爲梁冀草奏李固，又作《大將軍西第頌》，以此頗爲正直所羞。徐廣爲祠部郎時，會稽王世子元顯録尚書，欲使百僚致敬，臺内使廣立議，由是内外竝執下官禮，廣常爲愧恨。陸游晚年再出，爲韓侂胄譔《南園閲古泉記》，見譏清議。朱文公嘗言：「其能太高，迹太近，恐爲有力者所牽挽，不得全其晚節。」是皆「非其人而與之」者也。夫禍患之來，輕於恥辱，必不得已，與其與也，寧拒。至乃儉德含章，其用有先乎此者，則又貴知微之君子矣。

少年未達，投知求見之文亦不可輕作。《韓昌黎集》有《上京兆尹李實書》，曰：「愈來京師，於今十五年，所見公卿大臣不可勝數，皆能守官奉職，無過失而已，未見有赤心事上，憂國如家如閤下者。今年以來，不雨者百有餘日，種不入土，野無青草，而盗賊不敢起，穀價不敢貴，百坊、百二十司、六軍、二十四縣之人，皆若閤下親臨其家，老姦宿贜，銷縮摧沮，魂亡魄喪，影滅跡絶。非閤下條理鎮服，布宣天子威德，其何能及此！」至其爲《順宗實録》，書「貶京兆尹李實爲通州長史」，則曰：「實諂事李齊運，驟遷至京兆尹，恃寵强愎，不顧文法。是時春夏旱，京畿乏食，實一不以介意，方務聚斂徵求，以給進奉。每奏對，輒曰『今年雖旱而穀甚好』。由是租税皆不免，人窮至壞屋賣瓦木，貸麥苗以應官。陵轢公卿已下，隨喜怒誣奏遷黜，朝廷畏忌之。嘗有詔免畿内逋租，實不行，用詔書徵之如初。勇於殺害，人吏不聊生。至譴，市里懽呼，皆袖瓦礫遮道伺之，實由閒道獲免。」〔楊氏曰〕《順宗實録》非文公原本矣。此處或有已甚，所謂溢惡溢美，自古爲然也。與前所上之書，迥若天淵矣。〔原注〕《雀林玉露》摘此爲疑。豈非少年未達，投知求見之文，而不自覺其失言者邪？後之君子，可以爲戒。

假設之辭

古人爲賦，多假設之辭。序述往事，以爲點綴，不必一一符同也。子虛、亡是公、烏有先生之文，已肇始於相如矣，後之作者，實祖此意。謝莊《月賦》：「陳王初喪應、劉，端憂多暇。」又曰：「抽毫進牘，以命仲宣。」按王粲以建安二十一年從征吴，二十二年春道病卒。徐、陳、應、劉，一時俱逝，亦是歲也。至明帝太和六年，植封陳王。豈可掎摭史傳，以議此賦之不合哉！庾信《枯樹賦》，既言殷仲文出爲東陽太守，乃復有桓大司馬，亦同此例。〔原注〕仲文爲桓玄侍中，桓大司馬則玄之父温也。此乃因殷仲文有「此樹婆娑」之言，桓玄子有「木猶如此」之歎，遂以二事湊合成文。而《長門賦》所云「陳皇后復得幸」者，亦本無其事，俳諧之文，不當與之莊論矣。〔原注〕《長門賦》乃後人託名之作。相如以元狩五年卒，安得言孝武皇帝哉。〔楊氏曰〕《莊子》「孔子見孫叔敖」，又云「莊子見魯哀公」，年代闊絶。古人作文，既多寓言，便不論也。

陳后復幸之云，正如馬融《長笛賦》所謂「屈平適樂國，介推還受禄」也。

古文未正之隱

陸機《辨亡論》，其稱晉軍，上篇謂之「王師」，下篇謂之「彊寇」。

文信國《指南録序》中「北」字皆「鹵」字也。❶後人不知其意，不能改之。謝皋羽《西臺慟哭記》，本當云「文信公」，而謬云「顔魯公」，〔楊氏曰〕本文但云「唐宰相魯公」，不云「顔」。本當云「季宋」，而云「季漢」，凡此皆有待於後人之改正者也。胡身之注《通鑑》至二百八十卷石敬瑭以山後十六州賂契丹之事，而云「自是之後，遼滅晉，金破宋」，其下闕文一行，謂蒙古滅金取宋，一統天下，而諱之不書，此有待於後人之補完者也。漢人言「《春秋》所貶損大人當世君臣、有威權勢力者，其事皆見於書」，〔原注〕《漢書・藝文志》。故定、哀之閒多微辭矣，況於易姓改物，制有華夏者乎？❷《孟子》

❶「鹵」，據《校記》，鈔本作「虜」。
❷「華夏」，據《校記》，鈔本作「中華」。

曰：「不知其人，可乎？是以論其世也。」習其讀而不知，無爲貴君子矣。

鄭所南《心史·書文丞相事》言：「公自序本末，未有稱彼曰『大國』、❶曰『丞相』，又自稱『天祥』，皆非公本語。舊本皆直斥彼酋名。」❷然則今之集本，或皆傳書者所改。

《金史·紇石烈牙吾塔傳》「北中亦遣唐慶等往來議和」，《完顏合達傳》「北中大臣以輿地圖指示之」，《完顏賽不傳》「按春自北中逃回」。「北中」二字不成文，蓋「鹵中」也，❸修史者仍金人之辭未改。

《晉書》「劉元海」「石季龍」，作史者自避唐諱，後之引書者多不知而襲之，惟《通鑑》並改從本名。

❶「彼」，據《校記》，鈔本作「賊」。
❷「酋」，據《校記》，鈔本作「虜」。
❸「鹵」，據《校記》，鈔本作「虜」。

日知録集釋卷二十

崑山顧炎武著　嘉定後學黄汝成集釋

非三公不得稱公

《公羊傳》曰：「天子三公稱公，王者之後稱公。」天子三公稱公，周公、召公、畢公、毛公、蘇公是也。王者之後稱公，宋公是也。杜氏《通典》曰：「周制，非二王之後，列國諸侯其爵無至公者。春秋有虞公、州公，或因殷之舊爵，或嘗爲天子之官，子孫因其號耳，非周之典制也。」東遷而後，列國諸侯皆僭稱公。〔梁氏云〕《衛世家》：「周平王命武公爲公。」東遷以後，諸侯於其國皆稱公，從未有天子命諸侯爲公者。武公蓋入爲王卿士耳。夫子作《春秋》而筆之於書，則或公或否：生不公，葬則公之；列國不公，魯則公之。於是天子之事與人臣之禮並見於書，而天下之大法昭矣。〔左暄曰〕春秋時，諸大國皆僭稱公，其稱侯、伯、子、男者，不過諸小國耳。夫子作《春秋》，凡會盟征伐，必據本爵書之，不以其僭公也而稱之爲公，所謂《春秋》天子之事也。而於葬，則凡侯、伯、子、男皆書公，惟桓十七年書「癸巳葬蔡桓侯」。啖助曰：「其稱侯，蓋蔡季之賢，請謚於王也。」凡諸侯請謚，王之策書則云「謚曰某侯」，諸國史因而記之，故西周諸侯紀傳皆依本爵。春秋之時，葬既不請王命，因而私謚爲公，從而書之，以見非禮也。又有始而稱侯，繼而稱子者，如《春秋》隱七年書「滕侯卒」，桓二年書「滕子來朝」是也。有始而稱侯，繼而稱伯者，如隱十一年書「薛侯來朝」，昭三十一年書「薛伯卒」是也。有始而稱侯，繼而稱伯，稱子，復稱伯，又稱子者，如桓二年書「杞侯來朝」，莊二十七年書「杞伯來朝」，僖二十三年書「杞子卒」，文十二年復書「杞伯來朝」，襄二十九年又書「杞子來盟」是也。杜征南、楊氏士勛、劉氏敞、葉氏夢得以爲或時王所黜，程氏可久、朱子以爲或困于大國之責賦而自貶，皆不可知，而謂夫子以意進退予奪之，則非矣。漢之西都有「七相五公」，〔原注〕《西都賦》李善注：「公，御史大夫、將軍通稱也。」按《後漢書》：獻帝謂御史大夫郗慮曰：「郗公，天下寧有是邪？」是御史大夫得稱公也。而光武則置三公。〔原注〕《續漢・百官志》：太尉，公一人。司徒，公一人。司空，公一人。史家之文如鄧公禹、吴公漢、伏公湛、宋公弘、第五公倫、牟公融、袁公安、李公固、陳公寵、橋公玄、劉公寵、崔公烈、胡公廣、王公龔、楊公彪、荀公爽、皇甫公嵩、董公卓、曹公操，非其在三公之位，則無有書公者。《三國志》若漢之諸葛公亮，魏之司馬公懿，吴之張公昭、顧公雍、陸公遜，《晋書》若衛公瓘、張公華、王公導、庾公亮、陶公侃、謝公安、桓公温、劉公裕之類，非其在三公之位，則無有書公者。史至於唐而書公，不必皆尊官，洎乎今日誌狀之文，人人得稱之矣。吁，何其濫與！何其僞與！〔原注〕若鄭端簡《名臣記》至無人不稱公，❶非史體矣。〔錢氏曰〕王介甫《臨川集》有《兵部員外郎知制誥謝公行狀》《寶文閣待制常公墓表》、户部郎中贈諫議大夫曾公、太常博士曾公、工部郎中傅公、員外郎郭公、郎中周公、郎中葛公、司封郎中孫公、侍

---

❶ 「若」上，據《校記》，鈔本有「本朝」二字。

御史王公《墓志》。

《大雅》「古公亶父」箋曰：「諸侯之臣稱君曰公。」《白虎通》曰：「臣子於其國中皆褒其君爲公。」《詩》曰：「乃命魯公，俾侯于東。」「公」者，魯人之稱。「侯」者，周室之爵。《秦誓》：「公曰：『嗟我士聽無譁。』」夫《秦誓》之書「公」，與《春秋》之書「秦伯」，不已異乎？曰：「《春秋》以道名分，五等之爵，班之天子，不容僭差。若《秦誓》，本國之書，孔子因其舊文而已。」「公之媚子，從公于狩」，亦秦人之詩也。

平王以後，諸侯通稱爲「公」，則有不必專於本國者矣。《碩人》之詩曰：「譚公維私。」《左傳》鄭莊公之言曰：「無寧茲許公復奉其社稷。」

周之盛時，亦有「羣公」之稱，見於《康王之誥》及《詩》之《雲漢》。此猶五等之君，《春秋》書之，通曰「諸侯」也。

《左傳》自王卿而外無書「公」者，惟楚有之，其君已僭爲王，則臣亦僭爲公，宣十一年所謂「諸侯縣公皆慶寡人」者也。〔原注〕《漢書》「沛公」注，孟康曰：「楚舊僭稱王，其縣宰爲公。」《淮南子》「魯陽公」注：「楚之縣公也。楚僭號稱王，其守縣大夫皆稱公。」《傳》中如葉公、析公、申公、鄖公、蔡公、息公、商公、期思公，竝邊中國，白公邊吴，蓋尊其名以重邊邑。〔原注〕《吕氏春秋》楚又有卑梁公，《戰國策》楚人有宛公、新城公。而秦有麃公，〔原注〕《索隱》曰：「蓋麃邑公，史失其姓名。」楚、漢之際有滕公、戚公、柘公、薛公、郯公、蕭公、陳公、魏公、留公、方與公，高祖初稱沛公，太上皇父稱豐公，皆楚之遺名。〔原注〕《左傳》

齊亦有邢公、棠公。〔汝成案〕春秋時齊有棠公。襄二十五年《傳》正義曰：「楚僭號王，故縣尹稱公。齊不僭號，亦邑長稱公者，蓋其家臣僕呼之曰公，《傳》即因而言之。猶伯有之臣云『吾公在壑谷』也。邢公之稱，義亦猶彼。」此縣公之公也。〔原注〕御史監郡者亦稱「監公」，見《曹相國世家》。

有失其名而公之者。《史記·秦始皇紀》侯公，《項羽紀》樅公、侯公，《高祖紀》單父人吕公、新城三老董公，《孝文紀》太倉令淳于公，《天官書》甘公，《封禪書》申公、齊人丁公，《曹相國世家》膠西蓋公，《留侯世家》東園公、夏黄公，〔汝成案〕《索隱》曰：「《陳留志》云：『園公，姓庾，字宣明。居園中，因以爲號。夏黄公，姓崔，名廣，字少通。齊人，隱居夏里修道，故號曰夏黄公。』」是二人自有姓名與字，非失之也。年遠説繁，或出附會，然《史》云四人前對，各言名姓，曰某某，似非失其名而公之者。豈太史公以四人皆樂遯潛聲，因從其自號書之，以著高尚耶？又圈稱《陳留耆舊傳自序》：「圈公，爲秦博士，避地南山，惠太子以爲司徒，至稱十一世。」洪氏《隸釋》有「圈公神坐」「圈公神祚機」，蓋圈即園也。《會稽典録》載虞仲翔云：「鄞大里黄公潔己。暴秦之世，高祖即阼，不能一致。惠帝恭讓，出則濟難。」是二人又姓圈與黄。第漢哀帝元壽二年始改丞相爲大司徒，孝惠時未有是名，圈稱所述，恐不足據。仲翔之言，或亦因其自號誤爲姓云。《穰侯傳》其客宋公，《信陵君傳》毛公、薛公，《賈生傳》河南守吴公，《張敖傳》中大夫泄公，《黥布傳》故楚令尹薛公，《季布傳》母弟丁公，《鼂錯傳》謁者僕射鄧公，《鄭當時傳》下邽翟公，《酷吏傳》河東守勝屠公，《貨殖傳》朱公、任公，《漢書·高帝紀》終公，《藝文志》蔡公、毛公、樂人竇公、黄公、毛公、皇公，《張耳陳餘傳》范陽令徐公、甘公，《劉歆傳》魯國桓公、趙國貫公，《周昌傳》趙人方與公，《武五子傳》瑕丘江公，《王褒傳》九江被公，《于定國傳》其父于公，《翟方進傳》方進父翟公，《儒林傳》免中徐公、博士江公、食子公、淄川任公、皓星公，《游俠傳》故人吕公、茂陵守令尹公，皆失其名而公之，若「鄭君」「盧生」之比。本朝《實録》於孝慈高皇后之父亦不知其名，謂之馬公，是史之闕文，非正書也。〔原注〕《史記・高帝紀》「吕公」注，崔浩云：「史失其名，但舉姓而言公。」《漢書・高帝紀》注，應劭曰：「緃公者，不知其名，故曰公。」注家發其例於此，餘竝不注。

「太史公」者，司馬遷稱其父談，故尊而公之也。〔錢氏曰〕太史公，官名，遷父子相繼爲之，非專爲尊其父也。《史記》惟《自敘》前半及《封禪》篇中有偁其父爲「太史公」者，其餘皆遷自稱。〔又曰〕衛宏《漢官儀》言「位在丞相上」。宏，漢人，其言可信，而後人多疑之。予謂「位在丞相上」者，謂殿中班位在丞相之右，非職任尊于丞相也。

有尊老而公之者，《戰國策》孟嘗君問「馮公有親乎」，《史記》文帝謂馮唐「公柰何衆辱我」是也。《漢書・溝洫志》「趙中大夫白公」，師古曰：「蓋相呼尊老之稱。」《項籍傳》「南公」，服虔曰：「南方之老人也。」《眭弘傳》「東平嬴公」，師古曰：「長老之號。」《元后傳》「元城建公」，服虔曰：「年老者也。」《吴志・程普傳》：「普最年長，時人皆呼程公。」《方言》：「凡尊老，周、晋、秦、隴謂之公。」《晋書・樂志》：「項伯語項莊曰：『公莫。』古人相呼曰公。」

《漢書・何武傳》：「號爲煩碎，不稱賢公。」《後漢書・李固傳》：「京師咸歎曰：是復爲李公矣。」《宦者傳》：「种暠爲司徒，告賓客曰：『今身爲公，乃曹常侍力焉。』」《魏志・王粲傳》：「蔡邕聞粲在門，倒屣迎之，曰：『此王公孫也。』」《晉書・陳騫傳》：「對父矯曰：『主上明聖，大人大臣，今若不合意，不過不作公耳。』」《魏舒傳》：「夜聞人問寢者爲誰，曰：『魏公舒。』舒自知當爲公矣。」《陸曄傳》：「從兄機每稱之曰：『我家世不乏公矣。』」《王猛傳》：「父老曰：『王公何緣拜也？』」《北史・鄭述祖傳》：「少時在鄉，單馬出行，忽有騎者數百，見述祖皆下馬，曰：『公在此。』」陶淵明《孟長史傳》：「從父太常夔嘗問光禄大夫劉耽：『孟君若在，當已作公否？』答云：『此本是三司人。』」是知南北朝以前人語，必三公方得稱公也。〔汝成案〕洪氏《隸釋・漢吴仲山碑》云：「漢故民吴仲山碑文稱『吴公仲山』。」則無官者亦稱公也。《周書・姚僧垣傳》：「宣帝嘗從容謂僧垣曰：『嘗聞先帝呼公爲姚公，有之乎？』對曰：『臣曲荷殊私，實如聖旨。』帝曰：『此是尚齒之辭，非爲貴爵之號。朕當爲公建國開家，爲子孫永業。』乃封長壽縣公，邑一千户。」

孔融告高密縣爲鄭玄特立一鄉，曰「鄭公鄉」，以爲「公者，仁德之正號，不必三事大夫」。此是曲説。據其所引，皆史失其名之公，而「太史公」又父子之辭也。《戰國策》：「陳軫將之魏，其子陳應止其公之行。」《史記・留侯世家》：「吾惟豎子固不足遣，乃公自行耳。」此皆謂父爲公。《宋書・顔延之傳》：❶「何偃路中遥呼延之曰『顔公』。延之答曰：『身非三公之公，❷又非田舍之公，又非

❶「宋書顔延之傳」，按《宋書》無《顔延之傳》，「宋書」應是「南史」之誤。

❷下「公」字，原作「位」，據《南史・顔延之傳》改。

君家阿公，何以見呼爲公？』」《北齊書・徐之才傳》：「鄭道育嘗戲之才爲『師公』。之才曰：『既爲汝師，又爲汝公，在三之義，頓居其兩。』」

陸雲作祖父誄，曰《吴丞相陸公誄》，曰「維赤烏八年二月粵乙卯，吴故使持節郢州牧、左都護、丞相、江陵郡侯陸公薨」；曰《故散騎常侍陸府君誄》，曰「維太康五年夏四月丙申，晋故散騎常侍吴郡陸君卒」。王沈祭其父曰「孝子沈敢昭告烈考東郡君」。張説作其父《贈丹州刺史先府君墓誌》，每稱必曰「君」，然則雖己之先人，亦不一概稱公，古人之謹於分也。〔沈氏曰〕《格論》云：「竊以爲在今日與人書札詩辭，不妨一二徇俗。若爲誌狀，則非己之先人及官三品以上者，不當稱公。其無位則曰先生可也。」此正名之義，作史者所當知也。

《史記・鼂錯傳》：錯父從潁川來，謂錯曰：「上初即位，公爲政用事，侵削諸侯，人口議多怨公者。」是以父而呼子爲公。徐孚遠曰：「御史大夫，三公也。錯父呼錯爲公，蓋以官稱之。」

沙門亦有稱公者，必以其名冠之。深公，法深也；林公，道林也；遠公，惠遠也；生公，道生也；猷公，道猷也；隆公，慧隆也；誌公，寶誌也；澄公，佛圖澄也；安公，道安也；什公，鳩摩羅什也。當時之人嫌於直斥其名，故加一「公」字。〔原注〕古沙門皆稱名。《世説》言「安、汰吐珠玉於前，斌、亮振金聲於後」，皆名也。梁、陳以下，僧乃有字，而人相與字之，字之則不復公之矣。〔張大令曰〕其實不盡然，如支道林名遁，道林其字也，而人以「林公」呼之，是未嘗不以字稱公，豈必梁、陳以下哉！又魏諺曰：「支郎眼中黄。」謂高僧支謙也，是僧又可呼「郎」矣。

《宋史》豐稷駁宋用臣謚議曰：「凡稱公者，須耆宿大臣及鄉黨有德之士。」然則今之宦豎而稱公，亦不可出於士大夫之口。〔原注〕孫升《談圃》：「有朝士在中書稱李憲字，荆公厲聲叱之曰：『是何人！』即出爲監當。」

古人不以甲子名歲

《爾雅疏》曰：「甲至癸爲十日，日爲陽。寅至丑爲十二辰，辰爲陰。」此二十二名，古人用以紀日，不以紀歲。歲則自有閼逢至昭陽十名爲歲陽，攝提格至赤奮若十二名爲歲名。〔原注〕《周禮・硩簇氏》「十日、十有二辰、十有二月、十有二歲之號」注：「日謂從甲至癸，辰謂從子至亥，月謂從陬至荼，歲謂從攝提格至赤奮若。」後人謂甲子歲、癸亥歲，非古也。自漢以前，初不假借。《史記・曆書》：「太初元年，年名焉〔原注〕即「閼」字。逢攝提格，月名畢聚，日得甲子，夜半朔旦冬至。」其辨晰如此。若《吕氏春秋・序意》篇：「維秦八年，歲在涒灘，秋甲子朔。」賈誼《鵩賦》：「單閼之歲兮四月孟夏，庚子日斜兮服集予舍。」許氏《説文後敘》：「粤在永元困頓之年，孟陬之月，朔日甲子。」亦皆用歲陽歲名，不與日同之證。《漢書》：《郊祀歌》「天馬徠，執徐時」，謂武帝太初四年，歲在庚辰，兵誅大宛也。〔原注〕《資治通鑑・周紀一》「起著雍攝提格，盡玄黓困敦」，亦用古法。自經學日衰，人趨簡便，乃以甲子至癸亥代之。子曰「觚不觚」，此之謂矣。

宋劉恕《通鑑外紀目録序》曰：「庖犧前後逮周厲王，疑年茫昧，借日名甲子以紀之。」是則歲之稱甲子也，借也。何始乎？自亡新始也。王莽下書言「始建國五年，歲在壽星，填在明堂，倉龍癸酉，德在中宮」，又言「天鳳七年，歲在大梁，倉龍庚辰。厥明年，歲在實沈，倉龍辛巳」，《隋書·律曆志》王莽銅權銘曰「歲在大梁，龍集戊辰」，又曰「龍在己巳，歲次實沈」是也。〔趙氏曰〕《天文志》「甲乙海外，丙丁江淮海岱，戊己中州河濟，庚辛華山以西，壬癸常山以北」，則又分配于十二分野矣。《律曆志》又有「太歲在子」「太歲在丑」之文，則亦以之紀歲矣。建子、建丑、建寅之異其朔，則亦以之紀月矣。《漢書·五行志》有「日加巳」「日加未」之語，則亦以之紀時矣。此皆在新莽以前，不得謂自莽始也。自此《後漢書·張純傳》言「攝提之歲，蒼龍甲寅」，《朱穆傳》言「明年丁亥之歲」，荀悦《漢紀》言「漢元年，實乙未也」，《曹娥碑》亦云「元嘉元年，青龍在辛卯」，《蜀郡造橋碑》云「維延熹龍在甲辰」，而張角訛言「蒼天已死，黄天當立，歲在甲子，天下大吉」，以白土書京城寺門及州郡官府，皆作「甲子」字矣。

以甲子名歲，雖自東漢以下，然其時制詔、章奏、符檄之文，皆未嘗正用之，其稱歲必曰元年、二年，其稱日乃用甲子、乙丑，如「《己亥格》」「庚戌制」「壬午兵」之類，皆日也。〔原注〕《宋書·武帝紀》有「癸卯梓材」「庚子皮毛」，亦皆下詔之日。惟《晉書》王廙上疏言「臣以壬申歲見用爲鄱陽内史」，按懷帝以永嘉五年辛未爲劉聰所執，愍帝以建興元年癸酉即位，中間一年無主，故言壬申歲也。後代之人無大故而效之，非也。〔原注〕李暠上表，亦云「臣去乙巳歲」，暠當時改元庚子，不用晋年號。《晉書》中以甲子名歲者，僅此兩見。

自三國鼎立，天光分曜，而後文人多舍年號而稱甲子。魏程曉《贈傅休奕》詩：「龍集甲子，四時成歲。」晉張華《感婚賦》：「方今歲在己巳，將次四仲。」陸機《愍懷太子誄》：「龍集庚戌，日月改度。」陶潛《祭從弟敬遠文》：「歲在辛亥，月惟仲秋。」《自祭文》：「歲維丁卯，律中無射。」後周庾信《哀江南賦》：「粤以戊辰之年，建亥之月。」而梁陶隱居《真誥》亦書「己卯歲」。至杜預《左傳集解後序》則追言「魏哀王二十年，太歲在壬戌」矣。〔原注〕《吴後主國山封禪文》：「旃蒙協洽之歲，月次陬訾之舍，日惟重光大淵獻。」日當言辛亥，而冒用歲陽歲名，則又失之。

晉惠帝時，廬江杜嵩作《壬子春秋》。壬子，元康二年，賈后弑楊太后于金墉城之歲。〔汝成案〕《儒林・杜夷傳》「嵩」作「崧」。

唐人有以豫書而不稱年號者。《舊唐書・禮儀志》曰：「請以開元二十七年己卯四月禘，至辛巳年十月祫。至甲申年四月又禘，至丙戌年十月又祫。至己丑年四月又禘，至辛卯年十月又祫。」其「辛巳」以下不言開元某年。又《博古圖》載唐鑑銘曰：「武德五年，歲次壬午，八月十五日甲子，揚州總管府造青銅鏡一面，充癸未年元正朝貢。」其「癸未」亦不言武德六年者，當時屢改年號故也。此一鑑而有正書有豫書之不同，亦變例也。

史家之文必以日繫月，以月繫年。鍾鼎之文則不盡然，多有月而不年、日而不月者。〔原注〕六經中亦有之，如《詩》「吉日庚午」是也。商母乙卣，其文曰：「丙寅，王錫□貝朋用作母乙彝。」丙寅者，日也。《博古圖》乃謂商建國始於庚戌，歷十七年而有丙寅，在仲壬即位之三年，則鑿矣。豈非迷於後世之以甲子名歲，而欲以追加之古人乎？

春秋之世，各國皆自紀其年，發之於言，或參互而不易曉，則有舉其年之大事而爲言者，若曰「會於沙隨之歲」，「叔仲惠伯會郤成子于承匡之歲」，「鑄刑書之歲」，「晉韓宣子爲政，聘于諸侯之歲」是也。〔原注〕「如溴梁之明年」亦是。又有舉歲星而言，若曰「歲五及鶉火」「歲及大梁」「歲在娵訾之口」者。從後人言之，則何不曰甲子也，癸亥也，是知古人不用以紀歲也。

《太祖實録》自吴元年以前皆書干支，不合古法。太祖當時實奉宋小明王之號，故有言當紀「龍鳳」者。考之《史記》，高帝之初不稱楚懷王元年，而稱秦二年、三年。又太祖《御製滁州龍潭碑文》云「元末帝至正十有四年」，竊意其時天下尚是元之天下，書「至正」，正合《史記》書秦之例。〔原注〕今《續綱目》書「至正」。又有兼書者，《漢書·功臣侯表序》「漢興自秦二世元年之秋，楚陳之歲」是也。

史家追紀月日之法

或曰「鑄刑書之歲」，是則然矣，其下云「齊、燕平之月」，又曰「其明月」，則何以不直言正月、二月乎？曰：此正史家文字縝密處。史之文有正紀，有追紀。其上曰「春王正月，暨齊平。二月戊午，盟于濡上」，正紀也；此曰「齊燕平之月，壬寅，公孫段卒」，「其明月，子產立公孫泄及良止以撫之」，追紀也。追紀而再云正月、二月，則嫌於一歲之中而有兩正月、二月也，故變其文而云，古人史法之密也。

《左傳》追紀之文不止此。如襄公六年《傳》：「鄭子國之來聘也。四月，晏弱城東陽，而遂圍萊。甲寅，堙之，環城，傅於堞。及杞桓公卒之月，乙未，王湫帥師及正輿子、棠人軍齊師，齊師大敗之。丁未，入萊。萊共公浮柔奔棠，正輿子、王湫奔莒，莒人殺之。四月，陳無宇獻萊宗器于襄宮。晏弱圍棠，十一月丙辰，而滅之。」七年《傳》：「鄭僖公之爲太子也，於成之十六年，與子罕適晉，不禮焉。又與子豐適楚，亦不禮焉。及其元年，朝于晉，子豐欲愬諸晉而廢之，子罕止之。」十九年《傳》：「於四月丁未，鄭公孫蠆卒，赴於晉大夫。」二十五年《傳》：「會于夷儀之歲，齊人城郟。其五月，秦晉爲成。」二十六年《傳》：「齊人城郟之歲，其夏，齊烏餘以廩丘奔晉。」三十一年《傳》：「公薨之月，子產相鄭伯以如晉。」昭公七年《傳》：「齊師還自燕之月，罕朔殺罕魋。」又「晉韓宣子爲政、聘于諸侯之歲，婤姶生子，名之曰元」。皆是追紀。又如《書·金縢》「既克商二年，王有疾，弗豫」，亦追紀也。

史家月日不必順序

古人作史，取其事之相屬，不論月日，故有追書，有竟書。《左傳》成公十六年鄢陵之戰，先書「甲午晦」，後書「癸巳」。「甲午」爲正書，而「癸巳」則因後事而追書也。昭公十三年平丘之盟，先書「甲戌」，後書「癸酉」。「甲戌」爲正書，而「癸酉」則因後事而追書也。昭公十三年楚靈王之弑，先書「五月癸亥」，後書「乙卯」「丙辰」。「乙卯」「丙辰」爲正書，而「五月癸亥」則因前事而竟書也。蓋史家之文常患爲月日所拘，而事不得以相連屬，故古人立此變例。〔楊氏曰〕有終言之者，其日月本闕絶，并終其事于此，如「既而悔之」之類。

有先書以起事者，《通鑑》唐文宗太和九年十一月，先書「是月戊辰，王守澄葬于滻水」於壬戌、癸亥之前是也。

重書日

《春秋》桓公十二年書「丙戌，公會鄭伯，盟于武父。丙戌，衛侯晋卒」。重書日者，二事皆當繫日。先書「公」者，先内而後外也。〔原注〕邵國賢曰：「二丙戌，一是即書，一是追書。即書者，紀事之職；追書者，承赴之體。」後人作史，凡一日再書，則云「是日」。

古人必以日月繫年

自《春秋》以下，紀載之文必以日繫月，以月繫時，以時繫年，此史家之常法也。《史記·伍子胥傳》：「己卯，楚昭王出奔。庚辰，吴王入郢。」則不月而日。《刺客傳》：「四月丙子，光伏甲士於窟室中。」則不年而月，史家之變例也。蓋二事已見於吴、楚二《世家》，故其文從省。

《楚辭》：「攝提貞于孟陬兮，維庚寅吾以降。」攝提，歲也；孟陬，月也；庚寅，日也。屈子以寅年寅月庚寅日生，王逸《章句》曰「太歲在寅曰攝提格。孟，始也。正月爲陬。言己以太歲在寅正月始春庚寅之日下母之體而生」是也。或謂攝提，星名，《天官書》所謂「直斗杓所指，以建時節」者，非也。豈有自述其世系生辰，乃不言年而止言月日者哉！〔原注〕長洲文待詔徵明，以庚寅歲生，刻一印章曰「維庚寅吾以降」，意謂與屈大夫同年，非也。屈子之云庚寅者，日也。使以歲言，無論古人不以甲子名歲，且使屈子生於庚寅，至楚懷王被執於秦壬戌之歲，年僅三十有三，何以云「老冉冉其將至」乎？

古無一日分爲十二時

古無以一日分爲十二時之説。《洪範》言歲、月、日，不言時。《周禮·馮相氏》「掌十有二歲，十有二月，十有二辰，十日，二十有八星之位」，不言時。屈子自序其生年月日，不及時。吕才《禄命書》亦止言年、月、日，不及時。〔原注〕李虚中以人生年月日所直支干推人禍福生死，百不失一，初不用時也。自宋而後，乃并其時參合之，謂之「八字」。見謝肇淛《五雜俎》。後周蘇綽作《大誥》曰：「王省惟歲，卿士惟月，庶尹惟日，御事惟時。」

古無所謂時。凡言時，若《堯典》之「四時」，《左氏傳》之「三時」，〔原注〕桓公六年：「三時不害。」皆謂春夏秋冬也。故士文伯對晋侯，以歲、時、日、月、星、辰謂之「六物」。《荀子》曰：「積微，月不勝日，時不勝月，歲不勝時。」亦謂春夏秋冬也。自漢以下，曆法漸密，於是以一日分爲十二時。蓋不知始於何人，而至今遵用不廢。

一日之中所以分紀其時者，曰「日中」，曰「晝日」，曰「日昃」，見於《易》。曰「東方未明」，曰「會朝」，曰「日之方中」，曰「昬」，曰「夕」，曰「宵」，見於《詩》。曰「昧爽」，曰「朝」，曰「日中昃」，見於

《書》。曰「朝時」，曰「日中」，曰「夕時」，曰「雞初鳴」，曰「旦」，曰「質明」，曰「大昕」，曰「晏朝」，曰「昏」，曰「日出」，曰「日側」，曰「見日」，曰「逮日」，見於《禮》。〔原注〕《爾雅疏》：「日入後二刻半爲昏。」曰「雞鳴」，曰「日中」，曰「晝」，曰「日下昃」，曰「日旰」，曰「日入」，曰「夜」，曰「夜中」，見於《春秋傳》。曰「鼂」，曰「薄暮」，曰「黄昏」，見於《楚辭》。紀晝則用日，《史記·項羽紀》「項王乃西從蕭晨擊漢軍，而東至彭城，日中大破漢軍」，《吕后紀》「八月庚申旦，平陽侯窋見相國産計事，日餔時，遂擊産」，《彭越傳》「旦日日出，十餘人後，後者至日中」，《淮南王安傳》「旦受詔，日食時上」，《漢書·五行志》「日中時食，從東北，過半晡時復。晡時食從西北，日下晡時復」，《武五子昌邑王傳》「夜漏未盡一刻，以火發書，其日中賀發，晡時至定陶」，《東方朔傳》「微行，以夜漏下十刻乃出，旦明入山下」是也。紀夜則用星，《詩》之言「三星在天」「三星在隅」「三星在户」，《春秋傳》之言「降婁中而旦」是也。〔原注〕《周禮·司寤氏》「以星分夜」。不辨星則分言其夜，曰「夜中」，〔沈氏曰〕《公羊傳》定八年「至乎日若時而出」，《穀梁傳》莊七年「失變而録其時，則夜中矣」。曰「夜半」，曰「夜鄉晨」是也。分言其夜而不詳，於是有五分其夜，而言甲、乙、丙、丁、戊者。《周禮·司寤氏》「掌夜時」注：「夜時，謂夜晚早，若今甲乙、至戊。」〔原注〕《顔氏家訓》：「或問：一夜何故五更？答曰：漢、魏以來，謂爲甲夜、乙夜、丙夜、丁夜、戊夜，亦云一更、二更、三更、四更、五更，皆以五爲節。所以然者，假令正月建寅，斗柄夕則指寅，曉則指午矣。自寅至午，凡歷五辰。冬、夏之月，雖復長短參差，然辰間遼闊，盈不至六，縮不至四，進退常在五者之間。更，歷也，經也，故曰五更爾。」〔沈氏曰〕《通鑑》注：「一更爲甲夜，二更爲乙夜，三更爲丙夜，四更爲丁夜，五更爲戊夜。」

〔左暄曰〕按《漢儀》：「凡中官漏夜盡，鼓鳴則起，鍾鳴則息。衛士甲乙徼相傳，甲夜畢，傳乙夜，相傳盡五更。」而《漢書·百官公卿表》秦官有「太子率更」，師古注：「掌知漏刻，故曰率更。」秦時已以率更名官，則更之名疑不始於漢、魏也。〔又曰〕《唐書·百官志》：「左右街使，掌分察六街徼巡。日暮，鼓八百聲而門閉。乙夜，街使以騎卒循行嚻譁，武官暗探。五更二點，鼓自内發。」是更之有點亦由來久也。《漢書·西域傳》杜欽曰「斥候士五分夜擊刁斗自守」，《天文志》「本始元年四月壬戌甲夜」，「地節元年正月戊午乙夜」，「六月戊戌甲夜」，《三國志·曹爽傳》「自甲夜至五鼓，爽乃投刀于地」，《晋書·趙王倫傳》「期四月三日丙夜一籌，以鼓聲爲應」是也。五分其夜而不詳，於是有言漏上幾刻者。《五行志》：「晨漏未盡三刻，有兩月重見。」又云：「漏上四刻半，乃頗有光。」《禮儀志》：「夜漏未盡七刻，鍾鳴受賀。」《東方朔傳》：「微行以夜，漏上十刻迺出。」《王尊傳》：「漏上十四刻行臨到。」《外戚傳》：「晝漏上十刻而崩。」又云：「夜漏上五刻，持兒與舜會東交掖門。」自南、北《史》以上皆然。故《素問》曰「一日一夜五分之」，《隋志》曰「晝有朝，有禺，有中，有晡，有夕，夜有甲、乙、丙、丁、戊」，而無十二時之目也。唯《曆書》云「雞三號，卒明。撫十二節，卒于丑」，而下文却云「朔旦冬至，正北」，又云正北、正西、正南、正東，不直言子、酉、午、卯。《漢書·五行志》言「日加辰巳」，又言「時加未」。《翼奉傳》言「日加申」，又言「時加卯」。《王莽傳》：「天文郎按栻于前，日時加某，莽旋席隨斗柄而坐。」而《吴越春秋》亦云：「今日甲子，時加于巳。」《周髀經》亦有「加卯」「加酉」之言。若紀事之文，無用此者。〔原注〕《南齊書·天文志》始有子時、丑時、亥時。《北齊書·南陽王綽傳》有景時、午時。景時者，丙時也。

《左氏傳》:「卜楚丘曰:『日之數十,故有十時。』」而杜元凱注則以爲「十二時」,雖不立十二支之目,然其曰「夜半」者即今之所謂子也,「鷄鳴」者丑也,「平旦」者寅也,「日出」者卯也,「食時」者辰也,「隅中」者巳也,「日中」者午也,「日昳」者未也,「晡時」者申也,「日入」者酉也,「黄昏」者戌也,「人定」者亥也。一日分爲十二,〔沈氏曰〕《格論》「十二」下有「時」字。始見於此。考之《史記・天官書》曰:〔沈氏曰〕《格論》「考之史記」以下無。「旦至食」,「食至日昳」,「日昳至餔」,「餔至下餔」,「下餔至日入」;〔沈氏曰〕《通鑑》:晋安帝義熙八年冬十月己未,「鎮惡與城内兵門,且攻其金城。自食時至中晡」,注曰:「日加申爲晡。中晡,正申時也。申末爲下晡。」凡城内牙城,晋、宋時謂之金城。亦注云。《素問・藏氣法時論》有曰「夜半」,曰「平旦」,曰「日出」,曰「日中」,曰「日昳」,曰「下晡」;〔原注〕王冰注,以日昳爲土王,下晡爲金王。又有曰「四季」者,注云:「土王,是今人所謂丑、辰、未、戌四時也。」《吴越春秋》有曰「時加日出」,「時加鷄鳴」,「時加日昳」,「時加禺中」,則此十二名古有之矣。《史記・孝景紀》:「五月丙戌,地動。其蚤食時,復動。」《漢書・武五子廣陵王胥傳》:「奏酒,至鷄鳴時罷。」《王莽傳》:「以鷄鳴爲時。」《後漢書・隗囂傳》:「至昏時遂潰圍。」《齊武王傳》:「至食時,賜陳潰。」《耿弇傳》:「人定時,步果引去。」《來歙傳》:「臣夜人定後,爲何人所賊傷。」《竇武傳》:「自旦至食時,兵降畧盡。」《皇甫嵩傳》:「夜勒兵,鷄鳴,馳赴其陳。戰至晡時,大破之。」《晋書・戴洋傳》:「永昌元年四月庚辰,禺中時,有大風起自東南,折木。」《宋書・符瑞志》:「延康元年九月十日,黄昏時,月蝕,熒惑過。人定時,熒惑出營室,宿羽林。」皆用此十二時。

《淮南子》：「日出于暘谷，浴于咸池，拂于扶桑，是謂晨明。登于扶桑之上，爰始將行，是謂朏明。至于曲阿，是謂朝明。臨于曾泉，是謂早食。次于桑野，是謂宴食。臻于衡陽，是謂禺中。對于昆吾，是謂正中。靡于鳥次，是謂小還。至于悲谷，是謂晡時。迴于女紀，是謂大還。經于泉隅，是謂高春。頓于連石，是謂下春。爰止羲和，爰息六螭，是謂懸車。薄于虞泉，是謂黄昏。淪于蒙谷，是謂定昏。」按此，自晨明至定昏爲十五時，而卜楚丘以爲十時。未知今之所謂十二時者，自何人定之也。〔楊氏曰〕今之十二時，則據十二支定之耳。亦自然之理，豈人之所爲乎？

《素問》中有言「歲甲子」者，有言「寅時」者，皆後人僞譔入之也。〔楊氏曰〕此又抑古書以從己説，未免陋也。

年月朔日子

今人謂日，多曰「日子」。日者，初一、初二之類是也。子者，甲子、乙丑之類是也。《周禮》「職内」注曰：「若言某月某日某甲詔書」，或言甲，或言子，一也。《文選》陳琳《檄吴將校部曲文》「年月朔日子」，李周翰注曰：「子，發檄時也。」漢人未有稱夜半爲子時者，誤矣。古人文字，年月之下必繫以朔，必言朔之第幾日，而又繫之干支，故曰「朔日子」也。如《魯相瑛孔子廟碑》云「元嘉三年三月丙子朔，廿七日壬寅」，又云「永興元年六月甲辰朔十八日辛酉」，《史晨孔子廟碑》云「建寧二年三月癸卯朔七日己酉」，《樊毅復華下民租碑》云「光和二年十二月庚午朔十三日壬午」是也。此「日子」之稱所自起。若史家之文，則有子而無日，《春秋》是也。〔原注〕《後漢書》隗囂檄文曰：「漢復元年七月己酉朔己巳」，不言「廿一日」。然在朔言朔，在晦言晦，而「旁死魄」「哉生明」之文見於《尚書》，則有兼日而書者矣。

《宋書·禮志》：「年月朔日甲子，尚書令某甲下。」此古文移之式也，陳琳檄文但省一「甲」字耳。

《南史》：「劉之遴與張纘等參校古本《漢書》，稱『永平十六年五月二十一日己酉，郎班固』，而今本無上書年月日子。」《隋書》袁充上表稱：「寶曆之元，改元仁壽，歲月日子，還共誕聖之時。」〔汝成案〕表元文「還共誕聖之時並同，明合天地之心，得仁壽之理」，「並」下疑脱字，不爾當以「並同」絶句。時有十二，而但稱「子」，猶之干支有六十，而但稱「甲子」也。

漢人之文，有即朔之日而必重書「一日」者。廣漢太守沈子琚《綿竹江堰碑》云：「熹平五年五月辛酉朔一日辛酉。」《綏民校尉熊君碑》云：「建安廿一年十□月丙寅朔一日丙寅。」此則繁而無用，不若後人之簡矣。〔楊氏曰〕朔是合朔，古人有日食在晦者，則古曆合朔不專在一日，故又云一日。

年號當從實書

正統之論，始於習鑿齒，不過帝漢而僞魏、吴二國耳。自編年之書出，而疑於年號之無所從，而其論乃紛紜矣。夫年號與正朔自不相關，故周平王四十九年，而孔子則書之爲魯隱公之元年，何也？《春秋》，魯史也，據其國之人所稱而書之，故元年也。晉之《乘》存，則必以是年爲鄂侯之二年矣；楚之《檮杌》存，則必以是年爲武王之十九年矣。觀《左傳》文公十七年，鄭子家與晉韓宣子書曰「寡君即位三年」，而其下文曰「十二年」「十四年」「十五年」，則自稱其國之年也。襄公二十二年，少正公孫僑對晉之辭曰「在晉先君悼公九年，我寡君於是即位」，而其下文遂曰「我二年」「我四年」，則兩稱其國之年也。故如《三國志》則漢人傳中自用漢年號，魏人傳中自用魏年號，吴人傳中自用吴年號。推之南北朝、五代、遼、金，竝各自用其年號，此之謂從實。〔原注〕若病其難知，只須別作年表一卷。且王莽篡漢，而班固作傳，其於始建國、天鳳、地皇之號一一用以紀年，蓋不得不以紀年，非帝之也。後人作書乃以編年爲一大事，而論世之學疏矣。〔楊氏曰〕最參錯莫如十六國，嘗欲作一年表，頃與方陵言之。〔錢氏曰〕然則《明太祖紀》當以龍鳳紀年，可無疑也。

《春秋傳》亦有用他國之年者，「齊襄公之二年，鄋瞞伐齊」，注云「魯桓公之十六年」。「僖之四年，子然卒」，「簡之元年，士子孔卒」，注云「鄭僖四年，魯襄六年」，「鄭簡元年，魯襄八年」。

漢時諸侯王得自稱元年，《漢書·諸侯王表》「楚王戊二十一年，孝景三年」，〔原注〕《楚元王傳》亦云。「楚王延壽三十二年，地節元年」之類是也。《淮南·天文訓》「淮南元年冬，太一在丙子」，謂淮南王安始立之年也。注者不達，乃曰「淮南王作書之元年」，又曰「淮南王僭號」，此爲未讀《史記》《漢書》者矣。〔原注〕趙明誠《金石録》有《楚鍾銘》「惟王五十六祀」之論，正同此失。

又考漢時不獨王也，即列侯於其國中亦得自稱元年。《史記·高祖功臣侯年表》「高祖六年，平陽懿侯曹參元年」,「孝惠六年,靖侯窋元年」,「孝文後四年,簡侯奇元年」是也。吕氏《考古圖·周陽侯甗鍑銘》曰:「周陽侯家銅三習甗鍑容五斗,重十八斤六兩。侯治國五年五月國鑄第四。」〔原注〕吕大臨曰:「『侯治國五年』者,自以侯受侯嗣位之年數也。」《文選·魏都賦》劉良注:「文昌殿前有鍾,其銘曰:『惟魏四年,歲次丙申,龍次大火,五月丙寅,作蕤賓鍾。』魏四年者,曹操爲魏公之四年,漢獻帝之建安二十一年也。」

《元史·順帝紀》「至正二十八年」,乃明洪武元年也,❶直書二十八年。自是以下,書曰「後一年」,曰「又一年,四月丙戌,帝殂于應昌」,是時明太祖即位三年,❷而猶書元主曰帝,且不以明朝之年號加之,❸深得史法。疑此出於聖裁,不獨宋、王二公之能守古法也。〔原注〕《宋史·馬廷鸞傳》:「瀛國公即位,召不至,自罷相歸,又十七年而薨。」甚爲得體,然其他傳復有書至元者。

英宗命儒臣修《續通鑑綱目》,亦書「元順帝至正二十七年」,不書「吴元年」。

---

❶「明」,據《校記》,鈔本作「大明」。

❷「明」,據《校記》,鈔本作「我」。

❸「明」,據《校記》,鈔本作「本」。

史書一年兩號

古時人主改元，竝從下詔之日爲始，未嘗追改以前之月日也。《魏志·三少帝紀》上書「嘉平六年十月庚寅」，下書「正元元年十月壬辰」。《吴志·三嗣主傳》上書「太平三年十月己卯」，下書「永安元年十月壬午」。《晋書·武帝紀》上書魏「咸熙三年十一月」，❶下書「泰始元年十二月景寅」。《宋書·武帝紀》上書「晋元熙二年六月甲子」，下書「永初元年六月丁卯」。《文帝紀》上書「景平二年八月丙申」，下書「元嘉元年八月丁酉」。《明帝紀》上書「永光元年十二月庚申朔」，下書「泰始元年十二月丙寅」。《唐書·高宗紀》上書「顯慶六年二月乙未」，下書「龍朔元年三月丙申朔」。《中宗紀》上書「神龍三年九月庚子」，下書「景龍元年九月甲辰」。《睿宗紀》上書「景龍四年七月己巳」，下書「景雲元年七月己巳」。《玄宗紀》上書「先天二年十二月庚寅朔」，下書「開元元年十二月己亥」。韓文公《順宗實録》上書「貞元二十一年八月庚子」，下書「永貞元年八月辛丑」。若此之類，竝是據實而書。至司馬温公作《通鑑》，患其棼錯，乃𨚗新例，必取末後一號冠諸「春正月」之前，當時已有譏之者。

《春秋》定公元年不書「正月」。杜氏曰：「公即位在六月故。」《正義》曰：「公未即位，必不改

❶ 「三」，《晋書·武帝紀》作「二」。

元。而於春、夏即稱元年者，未改之日必承前君之年，於是春、夏當名此年爲昭公三十三年。及六月既改之後，方以元年紀事。及史官定策，須有一統，不可半年從前，半年從後，雖則年初亦統此歲，故入年即稱元年也。漢、魏以來，雖於秋、冬改元，史於春、夏即以元年冠之，是有因於古也。」按温公《通鑑》是用此例，然有不可通者。《春秋》於昭公三十三年之春而即書「定公元年」者，昭公已薨於上年之十二月矣。若漢獻帝延康元年十月始禪于魏，而正月之初漢帝尚存，即加以魏文黄初之號，則非《春秋》之義矣。豈有舊君尚在，當時之人皆禀其正朔，而後之爲史者顧乃追奪之乎！

史家變亂年號，始自《隋書》，「大業十二年十一月景辰，唐公入京師。辛酉，遥尊帝爲太上皇，立代王侑爲帝，改元義寧」，而下即書云：「二年三月，右屯衛將軍宇文化及等作亂，上崩于温室。」按此大業十三年，煬帝在江都，而蒙以代王長安之號，甚爲無理。〔楊氏曰〕史家已云尊帝爲太上皇矣，豈有以太上皇而紀年號者乎？近於言之不順，故必冠以義寧也。作史者唐臣，不得不爾，然於《煬帝紀》書十三年，於《恭帝紀》書二年，兩從其實，似亦未害。

明朝《太宗實録》上書「四年六月己巳」，❶下書「洪武三十五年六月庚午」，正是史臣實書，與前代合，但不明書建文年號，後人因謂之「革除」耳。〔沈氏曰〕《神宗實録》：「萬曆二十三年九月，禮官范謙等因給事中楊天民、御史牛應元請改正革除建文年號，覆奏：『宜命史局于《高廟實録》終，摘洪武三十二年逮三

---

❶「明」，據《校記》，鈔本作「本」。

十五年遺事，復稱建文年號，輯爲《少帝本紀》。』詔以建文事跡附太祖高皇帝之末，而存其年號。」成祖初，嘗有旨稱建文爲少帝，故禮官云然。「萬曆十六年，司業王祖嫡以建文不宜革除，與景泰不宜附録並奏。上從禮臣沈鯉議，改正附録一事。」《聖安紀事》云：「崇禎十七年七月戊子，追復懿文皇太子廟謚曰興宗孝康皇帝，上建文帝謚曰讓皇帝，廟號惠宗。追上景皇帝廟號代宗。蓋從禮臣顧錫疇所擬。」《英宗實録》上書「景泰八年正月辛巳」，下書「天順元年正月壬午旬有六日」，而不没其實。且如萬曆四十八年八月以後爲泰昌元年，若依温公例，取泰昌之號冠於四十八年春正月之前，則詔令文移一一皆當追改，且上誣先皇矣。故紀年之法，從古爲正，不以一年兩號、三號爲嫌。〔沈氏曰〕禮：未踰年，不改元。明代遵之。光宗一月而崩，猶在萬曆四十八年，熹宗既即位，明歲當改爲天啟之元年，登極以後不稱泰昌，則光宗之紀年廢矣。于是用廷臣議，自八月朔至十二月終，俱稱泰昌元年，如唐順宗永貞年號附于德宗貞元後之例。〔楊氏曰〕正當分注，還以初號爲主，如萬曆四十八年下注云「八月以後爲泰昌元年」之類，其光宗之紀則直稱元年八月。〔沈氏又曰〕《神宗實録》：「萬曆廿二年八月癸酉，禮科左給事中孫羽侯條奏纂修正史。議《本紀》則建文、景泰兩朝宜詳稽故實，創立二紀，勿使孫蒙祖號，弟襲兄年。其德、懿、熙、仁四祖之發祥，固當列《高廟紀》首，而獻皇帝廟貌雖崇，神器未履，宜遵前例，冠于《世廟本紀》，以體追王之心。議《列傳》則貴賤並列，美惡皆書，不得序達官而遺卑秩，褒高賢而漏巨奸。至如以方正學爲乞哀，于肅愍爲迎立，是非刺謬，亟當改正之也。」

年號古今相同

《水經注》「穀水」下「千金堨」，前云「太和五年」，曹魏明帝之太和也；後云「朝廷太和中」，元魏孝文帝之太和也。

割并年號

唐朝一帝改年號者十餘，其見於文，必全書，無割取一字用之者。至宋，始有「熙豐」「政宣」「建紹」「乾淳」之語，已是不敬，然猶一帝之號自相連屬，無合兩帝而稱之者；又必用上一字，惟元豐以元字與元祐無别，故用下字。本朝文人有稱「永宣」「成弘」「嘉隆」，合兩帝之號而爲一稱。〔原注〕天啟六年，部疏稱正統、正德爲「二正」。奉旨：「列聖年號昭然，如何説『二正』？」近又有去上字，而稱「慶曆」「啟禎」，更爲不通矣。

地名割用一字，如「登萊」，如「温台」，則可。如「真順」「廣大」，則不通矣。然漢人已有之。《史記·天官書》「勃碣、海岱之間，氣皆黑」。《貨殖傳》：「夫燕亦勃碣之間一都會也。」注云：「勃海、碣石。」《漢書·王莽傳》：「成命於巴宕。」注云：「巴郡宕渠縣。」魏、晋以下，始多此語。常璩《華陽國志》「分巴割蜀，以成犍廣」，是犍爲、廣漢二郡。左思《蜀都賦》「跨躡犍牂」，是犍爲、牂牁二郡。《魏都賦》「恒碣碪碍於青霄」，是恒山、碣石二山。

人名割用一字者，《左傳》以太皞、濟水爲「皞濟」，〔原注〕僖二十一年。《史記》以黄帝、老子爲「黄老」，〔原注〕《曹相國世家》，張釋之、田叔、魏其、鄭當時《列傳》。以王喬、赤松子爲「喬松」，〔原注〕《蔡澤傳》。以伊尹、管仲爲「伊管」，〔原注〕《鄒陽傳》。以絳侯、灌嬰爲「絳灌」。〔原注〕《賈生傳》。

孫氏西齋録

唐人作書無所回避。孫樵所作《西齋録》乃是私史，至於「起王氏已廢之魂，上配天皇」；「條高后擅政之年，下繫中宗」，大義凜然，視孔子之溝昭墓道，不書「定正」，而抑且過之矣。

此説本之沈既濟《駁吴兢史議》，謂當并天后於《孝和紀》，每歲書「某年春正月，皇帝在房陵，太后行某事，改某制」，則紀稱孝和而事述太后，名禮兩得。至於姓氏名諱，入宫之由，歷位之資，及才藝智略、年辰崩葬，别纂入《皇后傳》，列於廢后王庶人之下，題其篇曰「則天順聖武皇后」云。事雖不行，而史氏稱之。〔原注〕其後宋范祖禹作《唐鑑》，竟用此書法。

通鑑書改元

《晋書·載記》，十六國時，嗣位改元者皆在本年，此史家取便序事，連屬書之，其實皆改明年元也。不容十六國之中，數十王皆不踰年而改元者也。〔楊氏曰〕内自有當年改元者，如苻生是也。亦必有踰年而稱元者，直史家不攷耳。

《金石録》據《趙横山李君神碑》石虎「建武六年，歲在庚子」，與《載記》合。若從《帝紀》，則建武六年當是己亥。今此碑與《西門豹祠殿基記》皆是「庚子」，以此知《帝紀》之失，此是差一年之證。然《載記》亦不盡合。昔人作史，但存其年號而已，初不屑屑於歲月也。

《續綱目》景炎三年五月以後爲帝昺祥興「元年」，非也。黄溍《番禺客語》改元在明年正月己酉朔，蓋亦是即位之初改明年元耳。史家省文，即繫於前年月日之下，曰「改元祥興」。以此推十六國事，必當同此。

後元年

漢文帝「後元年」，景帝「中元年」「後元年」，當時只是改爲「元年」，後人追紀之爲「中」、爲「後」耳。若武帝之「後元元年」，則自名之爲「後」。〔錢氏曰〕吴仁傑謂後元乃承征和而言，本云「征和後元年」耳。其説可從。光武之「中元元年」，梁武帝之「中大通元年」「中大同元年」，則自名之爲「中」，不可一例論也。

元順帝至元元年，重用世祖之號，後人追紀之，則曰「後至元元年」。

李茂貞稱秦王用天祐年號

《通鑑》：「後唐莊宗同光二年，封岐王李茂貞爲秦王。」比得薛昌序所譔《鳳翔法門寺碑》，天祐十九年建，而其文已稱「秦王」，則前乎同光之二年矣。蓋必茂貞所自稱。〔錢氏曰〕茂貞於唐昭宗時已封秦王，《通鑑》謂茂貞自稱岐王者誤也。又史言茂貞奉天祐年號，此碑之末亦書天祐十九年，而篇中歷述前事，則並以天復紀年，至天復二十年止，亦與史不合。

《五代史·李彦威傳》：「是時昭宗改元天祐，遷於東都，爲梁所迫。而晋人、蜀人以爲天祐之號非唐所建，不復稱之，但稱天復。」《前蜀世家》則云：「建與唐隔絶而不知，故仍稱天復。」其説不同。按此碑，則岐人亦稱天復，史失之也。

又今陽城縣有後周顯德二年徐綸譔《龍泉禪院記》，内述「天祐十九年」。按此地本屬梁，此記乃追削梁號而改稱天祐者。

通鑑書葬

《通鑑》書外國之葬，如《晋紀》義熙六年九月下云：「甲寅，葬魏主珪於盛樂金陵。」不言「魏葬」，而言「葬魏」，或以爲倣《春秋》之文，愚以爲非也。《春秋》書「葬宋穆公」「葬衛桓公」之類，皆魯遣其臣會葬，故爲此文。〔原注〕徐邈曰：「凡書葬者，據我而言葬。」若南北朝時，本國自葬，則當書「魏葬」，如《宋紀》「景平元年十二月庚子，魏葬明元帝於金陵」，「元嘉二十九年三月辛卯，魏葬太武皇帝於金陵」，則得之矣。

通鑑書閏月

《通鑑》書閏月而不著其爲何月，謂倣《春秋》之法，非也。《春秋》時，閏未有不在歲終者。〔錢氏曰〕春秋時，閏不皆在歲餘。〔汝成案〕其説詳見四卷「閏月」條。自太初曆行，每月皆可置閏，若不著其爲何月，或上月無事，則後之讀者必費於追尋矣。《新唐書》亦然，惟高宗顯慶二年正月無事，乃書曰「閏正月壬寅，如洛陽宫」。

史書人君未即位

史書人君未即位之例。《左傳》晉文公未入國，稱「公子」，已入國，稱「公」。《史記》漢高帝未帝，稱「漢王」，未王，稱「沛公」。

五年，將戰垓下，而曰「皇帝在後，絳侯、柴將軍在皇帝後」；至其下文乃曰「諸侯及將相相與共請，尊漢王爲皇帝」，於言爲不順矣。

沈約作《宋書》，於《本紀》第十卷順帝昇明三年四月壬申，始書「進齊公爵爲齊王」，而前第八卷明帝泰始四年七月庚申，已書「以驍騎將軍齊王爲南兗州刺史」，自此以下，「齊王」之號累見於篇，此言之不順也。〔原注〕蕭子顯《南齊書》亦同此例。

史書一人先後歷官

《漢書·溝洫志》先稱「博士許商」，次稱「將作大匠許商」，後稱「河隄都尉許商」，此書一人而先後歷官不同之法。

《書·君奭》：「我聞在昔，成湯既受命，時則有若伊尹，格于皇天。在太甲，時則有若保衡。」伊尹、保衡，一人也，湯時未爲保衡，至太甲時始爲此官，故變文以稱之也。

史書郡縣同名

漢時，縣有同名者，大抵加東、西、南、北、上、下字以爲別，蓋本於《春秋》之法，燕國有二，則一稱「北燕」；邾國有二，則一稱「小邾」是其例也。若郡縣同名而不同地，則於縣必加一「小」字。沛郡不治沛，治相，故書沛縣爲「小沛」。廣陽國不治廣陽，治薊，故書廣陽縣爲「小廣陽」。〔錢氏曰〕《耿弇傳》《馬武傳》。丹陽郡不治丹陽，治宛陵，故書丹陽縣爲「小丹陽」。〔原注〕今順天府保定縣稱「小保定」，寧國府太平縣稱「小太平」。〔錢氏曰〕《晋書·陶回傳》《吴志·吕範傳》。後人作史，多混書之而無別矣。〔沈氏曰〕《格論》于此下又云：「以今地理言之，如大名、寧國之類法當直書其縣，清河、永豐之類法當并載其府，而《宋史》闕焉，故有一人而兩地並祀者。」〔謝中丞曰〕伏見江西省吉安、廣信二府，所屬皆有永豐縣，其印信篆文同一字樣。共在一省之中，而有相同之印，倘奸徒假借，以此縣所用印信朦混於彼縣，恐一時難辨，易滋弊端。至此外江省州、縣又有同名於各省者，如江省有寧州，而陝西、雲南所屬皆有寧州；江省有長寧縣，而奉天、四川、廣東所屬皆有長寧縣，江省有新城縣，而直隸、山東、浙江所屬皆有新城縣；江省有龍泉縣，而浙江、貴州所屬皆有龍泉縣。再如江省有新昌縣，而浙江亦有新昌縣；江省有德化縣，而福建亦有德化縣；江省有安仁縣，而湖南亦有安仁縣；江省有廣昌縣，而山西亦有廣昌縣；江省有石城縣，而廣東亦有石城縣；江省有興安縣，而廣西亦有興安縣；江省有永寧縣，而貴州亦有永寧縣。其他各省之州與州同名，縣與縣同名者，併有府與府同名者，如奸徒有意作弊，則借此影射隔省，更無從辨察，皆應别改嘉名也。〔汝成案〕今天下各省府、州、縣同名者不止此。如府則有太平府，安徽與廣西同。州則有忠州，四川與廣西南寧府同；通州，直隸順天府與江蘇同；開州，直隸大名府與貴州貴陽府同；永寧州，山西汾州府與廣西桂林府、貴州安順府同；趙州，直隸與雲南大理府同。縣則有會同縣，湖南靖州與廣東瓊州府同；寶豐縣，河南汝州與甘肅寧夏府同；海豐縣，山東武定府與廣東惠州府同；瀘溪縣，江西建昌府與湖南辰州府同；清溪縣，四川雅州府與貴州思州府同；鳳臺縣，安徽鳳陽府與山西澤州府同；桃源縣，江蘇淮安府與湖南常德府同；龍門縣，直隸宣化府與廣東廣州府同；石門縣，浙江嘉興府與湖南澧州同；東安縣，直隸順天府與湖南永州府、廣東羅定州同；新安縣，直隸保定府與河南河南府、廣東廣州府同；樂安縣，江西撫州府與山東青州府同；永安縣，福建延平府與廣東惠州府同；甘泉縣，江蘇揚州府與陝西延安府同；石泉縣，陝西興安府與四川龍安府同；清河縣，直隸廣平府與江蘇淮安府同；太和縣，安徽潁州府與雲南大理府同；山陽縣，江蘇淮安府與陝西商州同；海陽縣，山東登州府與廣東潮州府同；東鄉縣，江西撫州府與四川綏定府同；寧鄉縣，湖南長沙府與山西汾州府同；建昌縣，直隸承德府與江西南康府同；唐縣，直隸保定府與河南南陽府同；太平縣，安徽寧國府與浙江台州府、山西平陽府、四川綏定府同；安平縣，直隸深州與貴州安順府同；樂平縣，江西饒州府與山西平定州同；鎮平縣，河南南陽府與廣東嘉應州同；清平縣，山東東昌府與貴州都匀府同；華亭縣，江蘇松江府與甘肅平涼府同；西寧縣，直隸宣化府與甘肅西寧府、廣東羅定州同；廣寧縣，盛京錦州府與廣東肇慶府同；武寧縣，江西南昌府與湖南常德府同；咸寧縣，湖北武昌府與陝西西安府同；新寧縣，湖南寶慶府與四川綏定府、廣東廣州府同；興寧縣，湖南郴州府與廣東嘉應州同；大寧縣，山西隰州與四川夔州府同；山陰縣，浙江紹興府與山西大同府同；山水縣，陝西邠州與廣東廣州府同；建始縣，湖北施南府與四川夔州府同；寧海縣，盛京奉天府與浙江台州府同；寧遠縣，湖南永州府與甘肅鞏昌府同；懷遠縣，安徽鳳陽府與陝西榆林府、廣西柳州府同；定遠縣，安徽鳳陽府與陝西漢中府、四川重慶府、雲南楚雄府同；安遠縣，江西贛州府與湖北荆門州同；宣化縣，直隸宣化府與廣西南寧府同；昌化縣，浙江杭州府與廣東瓊州府同；安化縣，湖南長沙府與甘肅慶陽府、貴州思南府同；永定縣，福建汀州府與湖南灃州同；安定縣，陝西延安府與甘肅鞏昌府同；安福縣，江西吉安府與湖南灃州同；永福縣，福建福州府與廣西桂林府同；長樂縣，福建福州府與湖北宜昌府、廣東嘉應州同；建德縣，安徽池州府與浙江嚴州府同。而謝疏之與今異者，如寧州，甘肅慶陽府與雲南臨安府同，疏乃無甘肅，而有江西、陝西；廣昌縣，直隸易州與江西建昌府同，疏乃無直隸，而有山西；永寧縣，江西吉安府與河南河南府、四川敘永廳同，疏乃有貴州，而無河南、四川；長寧縣，江西贛州府與四川敘州府、廣東惠州府同，疏乃又有奉天。攷之于今，皆不合。相去百年，沿革攸殊。而今制，于府、州、縣之同名者，印文各加省名某某以别之，是亦無慮姦徒之作弊矣。

郡國改名

《後漢書·光武紀》：「建武六年春正月丙辰，改舂陵鄉爲章陵縣。」「十七年冬十月甲申，幸章陵，修園廟，祠舊宅。」又云：「乃悉爲舂陵宗室起祠堂。」上言「章陵」，見名也；下言「舂陵」，本舂陵侯之宗室，不可因縣名而追改之也。此史家用字之密也。

《史記》：「南越王尉佗者，真定人也。」此未當，當曰「東垣人」。《盧綰傳》：「高帝十一年冬，更東垣爲真定。」《儒林傳》：「漢興，田何以齊田徙杜陵。」師古曰：「初徙時未爲杜陵，蓋史家追言之也。」

《漢書·夏侯勝傳》：「夏侯勝，字長公。初，魯共王分魯西寧鄉以封子節侯，別屬大河，大河後更名東平，故勝爲東平人。」《趙廣漢傳》：「趙廣漢，字子都，涿郡蠡吾人也，故屬河間。」《後漢書·黨錮傳》：「劉祐，中山安國人也，安國後別屬博陵。」夏侯湛《東方朔畫像贊》：「大夫諱朔，字曼倩，平原厭次人也。魏建安中，〔楊氏曰〕每見稱建安爲魏，此恐未然。孝若爲妙才曾孫，猶可也，小顔於音注姓字「文穎」下亦云「魏建安中」，則非。分厭次以爲樂陵郡，故又爲郡人焉。」此郡國改名之例。

史書人同姓名

《史記》，漢高帝時有兩韓信，則別之曰「韓王信」。《漢書》，王莽時有兩劉歆，則別之曰「國師劉歆」。此其法本於《春秋左氏傳》襄公二十五年，齊崔杼弑其君光事，中有兩賈舉，則別之曰「侍人賈舉」。

《金史》有二訛可，曰「草火訛可」，曰「板子訛可」。有三婁室，曰「大婁室」，曰「中婁室」，曰「小婁室」。

述古

凡述古人之言，必當引其立言之人。古人又述古人之言，則兩引之，不可襲以爲己説也。《詩》曰：「自古在昔，先民有作。」

程正叔傳《易·未濟》「三陽皆失位」，而曰：「斯義也，聞之成都隱者。」是則時人之言，而亦不敢没其人，君子之謙也，然後可與進於學。

引古必用原文

凡引前人之言必用原文。《水經注》引盛弘之《荆州記》曰：「江中有九十九洲。楚諺云：『洲不百，故不出王者。』桓玄有問鼎之志，乃增一洲，以充百數。僭號數旬，宗滅身屠。及其傾敗，洲亦消毁。今上在西，忽有一洲自生，沙流迴薄，成不淹時，其後未幾，龍飛江漢矣。」注乃北魏酈道元作，而記中所指「今上」，則南宋文帝以宜都王即帝位之事，古人不以爲嫌。

引書用意

《書·泰誓》：「受有億兆夷人，離心離德。予有亂臣十人，同心同德。」《左傳》引之，則曰：「《太誓》所謂『商兆民離，周十人同』者，衆也。」〔原注〕成二年。《淮南子》：「舜釣於河濱，期年而漁者争處湍瀨，以曲隈深潭相予。」《爾雅注》引之，則曰：「漁者不争隈。」此皆略其文而用其意也。

文章推服古人

韓退之文起八代之衰，於駢偶聲律之文宜不屑爲，而其《滕王閣記》推許王勃所爲序，且曰：「竊喜載名其上，詞列三王之次，有榮耀焉。」李太白《黄鶴樓》詩曰：「眼前有景道不得，崔顥題詩在上頭。」所謂「自古在昔，先民有作」者也。今之好譏訶古人、翻駁舊作者，其人之宅心可知矣。〔錢氏曰〕譏訶古人，始於宋儒。曾子固云：「介甫非前人盡，獨黄帝、老子未見非耳。」

宋洪邁從孫倬丞宣城，自作《題名記》，邁告之曰：「他文尚可隨力工拙下筆，如此記，豈宜犯不韙哉！」蓋以韓文公有《藍田縣丞廳壁記》故也。夫以題目之同於文公而以爲犯不韙，昔人之謹厚何如哉！

史書下兩曰字

注疏家凡引書，下一「曰」字；引書之中又引書，則下一「云」字。云、曰一義，變文以便讀也，此出於《論語》「牢曰子云」是也。若史家記載之辭，可下兩「曰」字，《尚書·多方》「周公曰王若曰」是也。〔原注〕《孟子》書多有兩「曰」字，如「公都子曰告子曰」「公孫丑問曰高子曰」「公孫丑曰伊尹曰」「公孫丑曰詩曰」。

書家凡例

古人著書，凡例即隨事載之書中。《左傳》中言「凡」者，皆凡例也。《易》乾、坤二卦「用九」「用六」者，亦凡例也。

分題

古人作書，於一篇之中有分題，則標篇題於首，而列分題於下。如《爾雅・釋天》一篇下列《四時》《祥災》《歲陽》《歲名》《月陽》《月名》《風雨》《星名》《祭名》《講武》《旌旂》，《吕氏春秋・孟春紀第一》下列《正月紀》《本生》《重己》《貴公》《去私》是也。疏家謂之「題上事」，謂標題上文之事，「若『周公踐阼』及《詩》篇章句，皆篇末題之，故此亦爾」。今按《禮記・文王世子》篇有曰「文王之爲世子也」、有曰「教世子」、有曰「周公踐阼」，《樂記》篇有曰「子貢問樂」，亦同此例，後人誤連於本文也。又如《漢書・禮樂志》，《郊祀歌》「練時日 一」「帝臨二」，凡十九首，皆著其名於本章之末；《安世房中歌》「桂華」「美芳」二題，傳寫之誤，遂以冠後。

《爾雅・釋親》一篇，石經本「宗族」二字在「曷兄也」之後，「母黨」二字在「從母姊妹」之後，「妻黨」二字在「爲姒婦」之後，「昏姻」二字在「吾謂之甥也」之後，今國子監刻本皆改之。

日知録集釋卷二十一

崑山顧炎武著　嘉定後學黄汝成集釋

作詩之旨

舜曰：「詩言志。」此詩之本也。《王制》：「命太師陳詩以觀民風。」此詩之用也。《荀子》論《小雅》曰：「疾今之政，以思往者，其言有文焉，其聲有哀焉。」此詩之情也。故詩者王者之迹也。建安以下，洎乎齊、梁，所謂「辭人之賦麗以淫」，而於作詩之旨失之遠矣。

唐白居易《與元微之書》曰：「年齒漸長，閲事漸多，每與人言多詢時務，每讀書史多求理道，始知文章合爲時而著，歌詩合爲事而作。」又自敘其詩，關於美刺者謂之「諷諭詩」，自比於梁鴻《五噫》之作，而謂：「好其詩者，鄧魴、唐衢俱死，吾與足下又困躓，豈六義四始之風，天將破壞不可支持邪？又不知天意不欲使下人病苦聞於上邪？」嗟乎，可謂知立言之旨者矣！

晉葛洪《抱朴子》曰：「古詩刺過失，故有益而貴。今詩純虚譽，故有損而賤。」

詩不必人人皆作

古人之會君臣朋友，不必人人作詩。人各有能有不能，不作詩何害？若一人先倡而意已盡，則亦無庸更續。是以虞廷之上，臯陶賡歌，而禹、益無聞，古之聖人不肯爲雷同之辭、駢拇之作也。柏梁之宴，金谷之集，必欲人人以詩鳴，而蕪累之言始多於世矣。

堯命曆而無歌，文王演《易》而不作詩，不聞後世之人議其劣於舜與周公也。孔子以斯文自任，上接文王之統，乃其事在六經，而所自爲歌止於「龜山」「彼婦」諸作，何寥寥也！其不能與？「夫我則不暇」與？

宋邵博《聞見後録》曰：「李習之與韓退之、孟東野善。習之於文，退之所敬也。退之與東野唱酬傾一時，習之獨無詩，退之不譏也。〔原注〕《石林詩話》：「人之才力有限，李翺、皇甫湜皆韓退之高弟，而二人獨不傳其詩，不應散亡無一篇存者，計或非其所長，故不作耳。二人以非所長而不作，賢於世之不能而强爲之者也。」尹師魯與歐陽永叔、梅聖俞善。師魯於文，永叔所敬也。永叔與聖俞唱酬傾一時，師魯獨無詩，永叔不譏也。」

《五子之歌》適得五章，以爲人各一章，此又後人之見耳。

《渭陽》，秦世子送舅氏也，而晋公子無一言。尹吉甫作《崧高》之詩以贈申伯，《烝民》之詩以贈仲山甫，《韓奕》之詩以贈韓侯，而三人者不聞其有答，是知古人之詩不以無和答爲嫌。

詩　題

「三百篇」之詩人，大率詩成，取其中一字、二字、三四字以名篇，故「十五國」竝無一題，《雅》《頌》中閒一有之，若《常武》，美宣王也，若《勺》，若《賚》，若《般》，皆廟之樂也。其後人取以名之者一篇，曰《巷伯》，自此而外無有也。〔原注〕《雨無正》篇，《韓詩》篇首有「雨無其極，傷我稼穡」二句。五言之興，始自漢、魏，而《十九首》竝無題。《郊祀歌》《鐃歌曲》各以篇首字爲題。又如王、曹皆有《七哀》而不必同其情，六子皆有《雜詩》而不必同其義，則亦猶之《十九首》也。唐人以詩取士，始有命題分韻之法，而詩學衰矣。

杜子美詩多取篇中字名之，如「不見李生久」，則以「不見」名篇；「近聞犬戎遠遁逃」，則以「近聞」名篇；「往在西京時」，則以「往在」名篇；「歷歷開元事」，則以「歷歷」名篇；「自平宮中呂太一」，則以「自平」名篇；「客從南溟來」，則以「客從」名篇。皆取首二字爲題，全無意義，頗得古人之體。

古人之詩，有詩而後有題。今人之詩，有題而後有詩。有詩而後有題者，其詩本乎情。有題而後有詩者，其詩徇乎物。

古人用韻無過十字

「三百篇」之詩，句多則必轉韻。〔原注〕古人但謂之「音」，不謂之「韻」，今姑從俗名之耳。魏、晉以上亦然。宋、齊以下，韻學漸興，人文趨巧，于是有强用一韻到底者，終不及古人之變化自然也。

古人用韻無過十字者，獨《閟宫》之四章乃用十二字。使就此一韻引而伸之，非不可以成章，而於義必有不達，故末四句轉一韻。是知以韻從我者，古人之詩也；以我從韻者，今人之詩也。自杜拾遺、韓吏部未免此病也。

葉少藴《石林詩話》曰：「長篇最難，魏、晋以前詩無過十韻者，蓋使人以意逆志，初不以序事傾盡爲工。至老杜《述懷》《北征》諸篇，窮極筆力，如太史公紀傳，此固古今絶唱。然《八哀》八篇，本非集中高作，而世多尊稱之不敢議。如『李邕』『蘇源明』詩中極多累句，余嘗痛刊去，僅各取其半，方爲盡善。然此不可爲不知者言也。」〔楊氏曰〕石林此論是言詩不宜過長耳，不論轉韻。古詩惟《焦仲卿妻》一篇最長，後人不敢措手。

詩主性情，不貴奇巧。唐以下人有强用一韻中字幾盡者，有用險韻者，有次人韻者，皆是立意以此見巧，便非詩之正格。

且如孔子作《易·彖》《象傳》，其用韻有多有少，未嘗一律，亦有無韻者。可知古人作文之法，一韻無字則及他韻，他韻不協則竟單行。聖人「無必無固」，于文見之矣。

詩有無韻之句

詩以義爲主，音從之。必盡一韻無可用之字，然後旁通他韻；又不得於他韻，則寧無韻。苟其義之至當，而不可以他字易，則無韻不害。漢以上往往有之。「暮投石壕村，有吏夜捉人」，〔原注〕杜甫《石壕吏》詩。兩韻也，至當不可易。下句云「老翁踰牆走，老婦出門看」，則無韻矣，亦至當不可易。〔錢氏曰〕「真文」至「元寒」通，非無韻也。古辭《紫騮馬歌》中有「舂穀持作飯，採葵持作羹」二句，無韻；李太白《天馬歌》中有「白雲在青天，丘陵遠崔嵬」二句，無韻；《野田黄雀行》首二句「游莫逐炎洲翠，棲莫近吴宫燕」，無韻；《行行且游獵》篇首二句「邊城兒，生年不讀一字書」，無韻。

五經中多有用韻

古人之文，化工也，自然而合於音，則雖無韻之文而往往有韻。苟其不然，則雖有韻之文而時亦不用韻，終不以韻而害意也。「三百篇」之詩，有韻之文也，乃一章之中有二三句不用韻者，如「瞻彼洛矣，維水泱泱」之類是矣。一篇之中有全章不用韻者，如《思齊》之四章、五章，〔沈氏曰〕《救文格論》「瞻彼洛矣」二句作「我徂東山，滔滔不歸」，「思齊」上有「無將大車之首章」七字。《召旻》之四章是矣。又有全篇無韻者，《周頌·清廟》《維天之命》《昊天有成命》《時邁》《武》諸篇是矣。説者以爲當有餘聲，然以餘聲相協而不入正文，此則所謂不以韻而害意者也。孔子贊《易》十篇，其《彖》《象傳》《雜卦》五篇用韻，然其中無韻者亦十之一；《文言》《繫辭》《説卦》《序卦》五篇不用韻，然亦間有一二，如「鼓之以雷霆，潤之以風雨，日月運行，一寒一暑，乾道成男，坤道成女」，「君子知微知彰，知柔知剛，萬夫之望」。此所謂化工之文，自然而合者，固未嘗有心于用韻也。〔錢氏曰〕《文言》《繫詞》亦多有韻之句。《尚書》之體，本不用韻，而《大禹謨》「帝德廣運，乃聖乃神，乃武乃文。皇天眷命，奄有四海，爲天下君」，《伊訓》「聖謨洋洋，嘉言孔彰，惟上帝不常。作善降之百祥，作不善降之百殃。爾惟德罔小，萬邦惟慶。爾惟不德罔大，墜厥宗」，《太誓》「我武惟揚，侵于之疆。取彼凶殘，我伐用張，于湯有光」，《洪範》「無偏無陂，遵王之義。無有作好，遵王之道。無有作惡，遵王之路。無偏無黨，王道蕩蕩。無黨無偏，王道平平。無反無側，王道正直」，皆用韻。又如《曲禮》「行，前朱鳥而後玄武，左青龍而右白虎，招摇在上，急繕其怒」，《禮運》「玄酒在室，醴醆在户，粢醍在堂，澄酒在下。陳其犧牲，備其鼎俎。列其琴瑟，管磬鍾鼓，修其祝嘏。以降上神，與其先祖，以正君臣，以篤父子，以睦兄弟，以齊上下，夫婦有所，是謂承天之祜」，《樂記》「夫古者，天地順而四時當，民有德而五穀昌，疾疢不作而無妖祥，此之謂大當。然後聖人作爲父子君臣，以爲紀綱」，《中庸》「故君子不可以不修身，思修身不可以不事親，思事親不可以不知人，思知人不可以不知天」，《孟子》「師行而糧食，饑者弗食，勞者弗息。睊睊胥讒，民乃作慝。方命虐民，飲食若流。流連荒亡，爲諸侯憂」，凡此之類，在秦、漢以前諸子書竝有之。太史公作贊，亦時一用韻，而漢人樂府詩反有不用韻者。〔沈氏曰〕此下《救文格論》有「至東漢以下，始以有韻無韻爲詩文之別，截然爲二，而文亦日以衰」。

易韻

《易》之有韻，自文王始也。凡卦辭之繁者時用韻。《蒙》之瀆、告，《解》之復、夙，《震》之虩、啞，《艮》之身、人是也。至周公則辭愈繁而愈多用韻。疑古卜辭當用韻，若《春秋傳》所載懿氏之鏘、姜，卿、京，驪姬之渝、羭，蕕、臭，伯姬之衁、貺，償、相，姬、旗、師，丘、孤、弧、姑、逋，家、虛，鄢陵之蹙、目，孫文子之陵、雄，衛侯之羊、亡，竇、踰。又如《國語》所載晋獻公之骨、猾、捽，《史記》所載漢文帝之庚、王、光，《漢書·元后傳》所載晋史之雄、乘、崩、興，皆韻也。故孔子作《彖》《象傳》用韻，蓋本經有韻而傳亦韻，此見聖人述而不作，以古爲師而不苟也。〔原注〕郭璞注《爾雅·釋訓》篇，本經有韻，注亦用韻。〔錢氏曰〕王逸注《楚詞·卜居》《漁父》篇，亦用韻。

《彖》《象傳》猶今之箋注者，析字分句以爲訓也。《繫辭》《文言》以下，猶今之箋注於字句明白之後，取一章一篇全書之義而通論之也，故其體不同。

古詩用韻之法

古詩用韻之法，大約有三。首句、次句連用韻，隔第三句而於第四句用韻者，《關雎》之首章是也，凡漢以下詩及唐人律詩之首句用韻者源於此。一起即隔句用韻者，《卷耳》之首章是也，凡漢以下詩及唐人律詩之首句不用韻者源於此。自首至末，句句用韻者，若《考槃》《清人》《還》《著》《十畝之間》《月出》《素冠》諸篇，又如《卷耳》之二章、三章、四章，《車攻》之一章、二章、三章、七章，《長發》之一章、二章、三章、四章、五章是也，凡漢以下詩若魏文帝《燕歌行》之類源於此。自是而變則轉韻矣。轉韻之始，亦有連用、隔用之别，而錯綜變化，不可以一體拘。於是有上下各自爲韻，若《兔罝》及《采薇》之首章，《魚麗》之前三章，《卷阿》之首章者。有首末自爲一韻，中閒自爲一韻，若《車攻》之五章者。有隔半章自爲韻，若《生民》之卒章者。有首提二韻，而下分二節承之，若《有瞽》之篇者。此皆詩之變格，然亦莫非出于自然，非有意爲之也。

先生《音學五書序》曰：《記》曰：「聲成文，謂之音。」夫有文斯有音，比音而爲詩，詩成然後被之樂，此皆出于天而非人之所能爲也。三代之時，其文皆本于六書，其人皆出于族黨庠序，其性皆馴化于中和，而發之爲音，無不協于正。然而《周禮》大行人之職「九歲屬瞽史，諭書名，聽聲音」，所以一道德而同風俗者，又不敢略也。是以《詩》三百五篇，上自《商頌》，下逮陳靈，以十五國之遠，千數百年之久，而其音未嘗有異。帝舜之歌，皋陶之賡，箕子之陳，文王、周公之繫，無弗同者。故「三百五篇」，古人之音書也。魏、晋以下，去古日遠，詞賦日繁，而後名之曰韻，至宋周顒、梁沈約，而四聲之譜作。然自秦、漢之文，其音已漸戾于古，至東京益甚。而休文作譜，乃不能上據《雅》《南》，旁摭騷、子，以成不刊之典，而僅按班、張以下諸人之賦，曹、劉以下諸人之詩所用之音，撰爲定本。于是今音行而古音亡，爲音學之一變。下及唐代，以詩賦取士，其韻一以陸法言《切韻》爲準，雖有獨用、同用之注，而其分部未嘗改也。至宋景祐之際，微有更易。理宗末年，平水劉淵始併二百六韻爲一百七韻。元黄公紹作《韻會》因之，以迄于今。于是宋韻行而唐韻亡，爲音學之再變。世日遠而傳日訛，此道之亡蓋二千有餘歲矣。〔錢氏曰〕古韻分二百六部，唐、宋相承，雖先後次第及同用、獨用之法小有異同，而部分無改。元初黄公紹《古今韻會》始并爲一百七韻，蓋循用平水韻次第，後人因以并韻之咎歸之劉淵。今淵書已不傳，據黄氏《韻會凡例》稱，「江南監本免解進士毛氏晃《增修禮部韻略》、江北平水劉氏淵《壬子新刊禮部韻略》互有增字。而每韻所增之字，於毛云『毛氏韻』，於劉云『平水韻』」。則淵不過刊是書者，非著書之人矣。予嘗于吴門黄孝廉丕烈家見元槧本《平水韻略》，卷首有河閒許古序，乃知爲平水書籍王文郁所譔，後題「正大六年己丑季夏中旬」，則金人，非宋人也。考己丑在壬子前廿有三年，其時金猶未亡，至淳祐壬子則金亡已久矣。意淵竊見文郁書，刊之江北，而去其序，故公紹以爲劉氏書也。〔又曰〕王氏平水韻并上下平聲各爲十五，上聲廿九，去聲三十，入聲十七，皆與今韻同。文郁在劉淵之前，則謂并韻始于劉淵者，非也。論者又謂平水韻并四聲爲一百七韻，陰時夫又并上聲拯韻入迥韻。今考文郁韻上聲拯等已并於迥韻，則亦不始于時夫矣。炎武潛心有年，既得《廣韻》之書，乃始發悟于中而旁通其説，于是據唐人以正宋人之失，據古經以正沈氏、唐人之失，而三代以上之音部分秩如，至賾而不可亂。乃列古今音之變而究其所以不同，爲《音論》三卷；考正三代以上之音，注「三百五篇」，爲《詩本音》十卷；注《易》，爲《易音》三卷；辨沈氏部分之誤，而一一以古音定之，爲《唐韻正》二十卷；綜古音爲十部，爲《古音表》二卷。自是而六經之文乃可讀，其他諸子之書離合有之，而不甚遠也。天之未喪斯文，必有聖人復起，舉今日之音而還之淳古者。〔錢氏曰〕古今音之别，漢人已言之。劉熙《釋名》云：「古者車聲如居，所以居人也。今曰車，聲近舍。」韋昭辯之云：「古皆音尺奢反，漢以來始有居音。」此古今音殊之證。但劉、韋皆言古音，而説正相反，實則劉是而韋非。蓋宏嗣生漢季，漸染俗音，因《詩》「王姬之車」「君子之車」皆與華韻，遂疑車當讀尺奢切。不知讀華爲呼瓜切，亦非古音也。古讀華如敷，《詩》「有女同車」與華、琚、都爲韻，「攜手同車」與狐、烏爲韻，則車之讀居，斷可識矣。自齊、梁之世，周彦倫、沈休文輩分别四聲，以制韻譜，其後沈重作《毛詩音》，于今韻有不合者謂之協句，如《燕燕》首章「遠送于野」云「協句，宜音時預反」，二章「遠送于南」云「協句，乃林反」。所云協句，即古音也。陸德明《釋文》刱爲古人韻緩，不煩改字之説，于沈所云協句者皆如字讀，自謂通達無礙，而不知「三百篇」之音諧暢明白，未嘗緩也。使沈重音尚存，較之吴才老叶韻，豈不簡易可信乎？協句亦謂之協韻。《邶風》「寧不我顧」，《釋文》：「徐音古，此亦協韻也，後放此。」陸元朗之時已有韻書，故于今韻不收者謂之協韻，協與叶同。顔師古注《漢書》，又謂之合韻，合猶協也，是吴才老叶韻之所自出矣。然言叶韻不如言古音，蓋叶韻以今韻爲宗，强古人以合之，不知古人自有正音也。古人因文字而定聲音，因聲音而得詁訓，其理一貫。漢、魏以降，方俗遞變，而聲音、文字漸不相應，賴有「三百篇」及羣經、傳記、諸子、騷賦具在，學者讀其文可得其最初之音。此顧氏講求古音，其識高出毛奇齡輩萬倍，而大有功于蓺林者也。但古人亦有一字而異讀者，文字偏旁相諧謂之正音，語言清濁相近謂之轉音。音之正有定而轉無方。正音可分别部居，轉音則衹就一字相近假借互用，而不通它字。其以聲轉者，如難與那聲相近，故儺从難而入歌韻。難又與泥相近，故臡從難而入齊韻。非謂歌齊二部之字盡合于寒、桓也。宗與尊相近，故《春秋傳》伯宗或作伯尊。臨與隆相近，故《雲漢》詩以臨與躬韻。鞏與固相近，故《瞻卬》詩以鞏與後韻。非謂魂、侵、侯之字盡合于東、鍾也。其以義轉者，如躬義爲身，即讀躬如身。《詩》「無遏爾躬」與天爲韻，《易・震》「不于其躬，于其鄰」與隣韻。非謂真、先之字盡合東、鍾也。賡義爲續，《説文》以賡爲續之古文，非陽、庚之字盡合屋、沃也。溱本當作潧，《説文》「潧水出鄭國」，引《詩》「潧與洧」。此是正音，而《毛詩》作溱者，讀潧如溱，以諧韻耳。溱即潧轉音，不可據《説文》糾《詩》之失韻，據《詩》疑《説文》之妄作，又不可執潧、溱相轉而謂烝、真之字盡可通也。夫潧與增皆曾聲，毛傳于《魯頌》「烝徒增增」云「衆也」。此《尒疋・釋訓》正文，而于《小雅》「室家溱溱」亦云「衆也」。文異而義不異，不獨假其音，并假其字。古人正音多而轉音少，則謂轉音爲協固可，如以正音爲協，則傎倒甚矣。顧氏謂一字止一音，于古人異讀者輒指爲方音，固失，而于音之正者斟酌允當，其論入聲尤中肯綮，後有作者，莫出其範圍也。〔又曰〕音韻真、諄爲一類，耕、清爲一類，而孔子贊《易》，往往互用。顧氏因謂五方之音，雖聖人不能改，此一孔之見也。夫《七月》末章已有岐音，《清廟》一什半疑無韻，非無韻也，古音久而失傳耳。依形尋聲，雖常人可以推求；轉注假借，非達人不能通變。所疑于《彖》《象傳》者，不過民、平、天、淵諸字，此古人雙聲假借之例，非舉兩部混而一之。民、冥聲相近，故《屯・象》以韻正，讀民如冥也。平、便聲相近，故《觀・象》以韻賓、民讀平如便也。淵音近環，與營聲相近，故《訟・象》以韻成、正讀淵如營也。天、汀聲相近，故《乾・象》以韻形、成，《文言》以韻情、平，讀天如汀也。此例本于《維清》之禋、成、禎，《烈文》之訓、刑，夫子亦猶行古之道而已。古訓膺爲胸，有壅音。《説文》：「膺，胸也。」《釋名》：「膺，壅也。」《蒙彖》以應韻中、功，《比・象》以應韻中、窮，亦讀應爲壅也。《未濟・象》以極與正韻，文公疑作敬。顧氏以非韻置之。予謂極從亟，亟、敬聲相近。《廣雅》：「亟，敬也。」《方言》：「自關而西，凡相敬愛謂之亟。」則朱説非無稽，但不必破字耳。《革・象》以炳、蔚、君爲韻，按《説文》：「莙，讀若威。」《漢律》「婦告威姑。威姑者，君姑也」，君、威同音，則蔚與君諧。而炳、彪聲亦相近，蓋讀炳如彪也。《説文》：「彪，虎文彪也。」與《易》義相應，是《易》固有作彪字者矣。《豫·象》以凶與正韻，中、正本雙聲字，《艮·象》「以中正也」，亦與躬、終韻，則正、凶可韻也。《象傳》不韻之句，獨此三卦，今以雙聲通之，則涣然釋矣。顧氏不知轉音，有扞格不入者，則謂之方音，不然也。如實，神質切，亦讀如滿。久，讀如九，亦讀如几。《易傳》兼用之，此正不拘方音之證。民、平、天、淵，義亦猶是。「三百篇」多以命與申韻，《易傳》則以命與貞、正韻，是有兩音。《説文》命从令聲。令本真、先類也。《詩》「題彼脊令」與鳴、征韻，逸《詩》「講事不令」與挺、扃、定韻，《節南山》以韻騁，《桑扈》以韻屏，《楚詞·大招》以命與盛、定韻，此令可兩讀也。《周頌》以「時周之命」與「我徂維求定」爲韻，《抑》「訏謨」疊韻，「定命」亦疊韻，此命可兩讀也。《乾·象傳》讀命爲眉病切，于《姤·象傳》讀彌吝切，亦兼用二音。以方音議之，非也。顧氏謂古音地如沱，《詩》「載寢之地」與瓦韻，不與裼韻，引《易·繫詞》「俯則觀法于地」與宜韻證之。愚謂此本非韻，即以韻求，烏知不與物、卦協乎？籀文地作墬，《元命包》云：「地，易也。」《釋名》：「地，底也，諦也。」皆不取从也之音。《易·明夷》上六：「不明，晦，初登于天，後入于地。」以地韻晦也。《繫辭》云：「廣大配天地，變通配四時。」又云：「知崇禮卑，崇效天，卑法地。」一與時韻，一與卑韻。《秦本紀》琅邪刻石文以地與帝、❶懈、辟、易韻。《淮南·原道訓》「一之理施四海，一之解際天地」，《太史公自序》「維昔黄帝，法天則地」，《漢書·丙吉傳》「西曹地忍之」，亦讀地爲弟也。顧氏謂司馬相如《子虛賦》始讀爲徒二反者，誤。顧氏論古音以偏旁得聲，亦有自相矛盾者。如旂、沂、圻皆从斤，爲古音，則近亦从斤，乃援《詩》「會言近止」與偕、邇韻，謂古音記，改入志韻。何耶？凡字有正音、轉音，

❶「秦本紀」，據《史記》，下引琅邪刻石文載《秦始皇本紀》。

近既从斤，當以其隱切爲正，其讀如幾者，轉也。如《碩人》「其頎」，亦頎之轉音，《禮記》「頎乎其至」讀爲懇者，乃正音耳。倩从青，而與盼韻。顒从禺，而與公韻。實从貫，而與室韻。怓从奴，而與逑韻。皆非正音。《禮記》「相近于坎壇」，鄭康成讀相近爲禳祈。祈未必不可讀爲近也。「三百篇」用韻之字不及千名，烏能盡天下之音，顧氏但以所見者爲正，宜其齟齬矣。仇从九聲，古讀九有糾、鬼二音，故《關雎》以仇韻鳩，《兔罝》以仇韻逵。顧氏不知九有二音，乃謂仇當有二音，如「母戎興難」之類，然「三百篇」中亦不過四五字而已。予謂轉音之字甚多，《七月》之陰，《雲漢》之臨，《蕩》之諶，《小戎》之驂，《車攻》之調、同，《桑柔》之瞻，《文王》之躬，《生民》之稷，《北門》之敦，《召旻》之頻，《正月》之局，皆轉音也。毛公《詁訓傳》每寓聲于義，雖不破字，而未嘗不轉音。《小旻》之「是用不集」，訓集爲就，即轉从就音。《鴛鴦》之「秣之摧之」，訓摧爲莝，即轉从莝音。《瞻卬》之「無不克鞏」，訓鞏爲固，即轉从固音。《載芟》之「匪且有且」，訓且爲此，即轉从此音。聲隨義轉，無不可讀之詩矣。識字當究其源，源同則流不異。求本裘字，借爲求與之義，求、祈聲相近，故又有渠之切之音。後人于求加衣，仍取求聲，非衣聲也。求、裘一字，顧氏析而二之。且同一从求之字，而讀俅爲渠之切，觩絿爲巨鳩切。同一从九之字，而讀仇爲渠之切，鳩爲居求切，不知求九元有二音也。瞏从袁聲，故字之从瞏者皆在山、仙韻，而「獨行瞏瞏」，乃與菁韻。讀環者，瞏之正音；讀煢者，瞏之轉音也。黍稷字本在職德韻，而《生民》首章稷與夙、育韻，讀如謖者，轉音也。《簡兮》以翟與籥、爵韻，《君子偕老》則與髢、揥韻。考褕翟，闕翟字或作狄，狄有剔音，正與髢協，是翟有兩音也。舊與舅皆从臼聲，「三百篇」中舅與咎韻，亦與首、阜韻。舊與時韻，亦與里、哉韻。舅从正音，舊从轉音也。知一字不妨數音，辯其孰爲正，孰爲轉，然後能知古音。知「三百篇」之音，然後無疑于《易》之音也。《毛詩》不破字，有轉音，《大雅》「俔天之妹」，《韓詩》俔作磬，而毛亦訓爲磬，即讀爲磬矣。《小雅》「外禦其務」，《左傳》務作侮，而毛亦訓爲侮，即讀如侮矣。《鄭風》「方秉蕑兮」，毛訓蕑爲蘭，《説文》有蘭無蕑，知蕑讀如蘭也。《衛風》「能不我甲」，《韓詩》甲作狎，毛亦訓爲狎，即讀如狎。《小雅》「神之弔矣」，毛訓弔爲至，與質韻，是讀爲至也。毛無破字，其説出于王肅。肅欲與鄭立異，故于鄭所破字必别爲新義，雖謂申毛，未盡得毛旨也。試以它經證之，賡，正音如庚，而《書》「乃賡載歌」，从續音。《説文》：「續，古文作賡。」丱之正音近貫，《齊風》與變、弁韻，而《周禮・丱人》借丱爲礦，《説文》：「磺或作丱。」賡、續以義轉，丱、磺以聲轉，此古經轉音之例。魏、晋以後，此義不講，讀者動多窒礙矣。《大雅》「訏謨定命」四句，顧氏以爲無韻，《考槃》《干旄》《既醉》告字並古沃切，與則音不相近，《説文》：「嚳，急告之甚也。」「急告」爲雙聲。《白虎通》：「嚳者，極也。」亟與急通，故嚳有極訓。《楚茨》以告韻備、戒、位，《抑》以告韻則，《爾雅・釋訓》以告韻忒、食、則、慝、職，皆讀告爲亟也。讀如穀者正音，讀如亟者轉音。顧氏拘于定音，于《楚茨》云不入韻，于《抑》則直云無韻，豈其然乎！《詩》「日月告凶」，《漢書》引作「鞠訩」，而《釋訓》亦以鞠與職、慝韻，則告有亟音，又何疑焉。故从告之字，亦可轉讀。「小子有造」與士韻，「蹻蹻王之造」與晦、介、嗣、師韻。顧氏論《詩》，母字凡十七見，其十六皆讀滿以切，惟《蝃蝀》二章與雨韻，而《易・繫詞》「如臨父母」與度、懼、故韻，是有二音，要當以滿以切爲正。不知古音讀如每，此爲正音，其讀如今音者，轉音也。「三百篇」侮字四見，皆與今音同。侮从每聲，每又从母聲，惟母有姥音，故侮可入語、姥部。因流泝源，其條理秩然不紊。顧氏不知音有正有轉，輒疑轉音爲方音，故于此類未甚洞曉。

古人不忌重韻

杜子美作《飲中八僊歌》用三「前」、二「船」、二「眠」、二「天」。宋人疑古無此體，遂欲分爲八章，以爲必分爲八而後可以重押韻無害也。不知《柏梁臺詩》三「之」、三「治」、二「哉」、二「時」、二「來」、二「材」，已先之矣。「東川有杜鵑，西川無杜鵑，涪萬無杜鵑，雲安有杜鵑。」求其説而不得，則疑以爲題下注，不知古人未嘗忌重韻也。故有四韻成章而唯用二字者，「胡爲乎株林，從夏南。匪適株林，從夏南」是也。有二韻成章而惟用一字者，「大人占之，維熊維羆，男子之祥；維虺維蛇，女子之祥」是也。有三韻成章而惟用一字者，「苟日新，日日新，又日新」是也。〔原注〕湯漢曰：「《儀禮》祭侯辭：『惟若寧侯，毋或若女不寧侯。』《左傳》虞叔引諺：『匹夫無罪，懷璧其罪。』曹子臧引志：『聖達節，次守節，下失節。』《晏子》引諺：『非宅是卜，惟隣是卜。』《老子》：『道可道，非常道。名可名，非常名。』《史記・天官書》：『欲終日有雨，❶有雲，有風，有日。日當其時者，深而多實；無雲有風日，當其時，淺而多實；有雲風，無日，當其時，深而少實。』皆古人以本字自爲韻者也。」如《采薇》首章連用二「玁狁之故」句，《正月》一章連用二「自口」字，《十月之交》首章連用二「而微」字，《車舝》三章連用二「庶幾」字，《文王有聲》首章連用二「有聲」字，《召旻》卒章連用二「百里」字。又如《行露》首章起用「露」字，末用「露」字，又如《簡兮》卒章連用三「人」字，《那》連用三「聲」字。其重一字者，不可勝述。漢以下亦然。如《陌上桑》詩三「頭」字，二「隅」字，二「餘」字，二「夫」字，二「鬚」字。〔原注〕羅敷字在下句末三見。《焦仲卿妻作》三「語」字，三「言」字，二「由」字，二「母」字，二「取」字，二「子」字，二「歸」字，二「之」字，二「君」字，二「門」字，

❶「有雨」，《史記・天官書》無此二字。

字，又二「言」字。蘇武《骨肉緣枝葉》一首二「人」字，《結髮爲夫婦》一首二「時」字。陳思王《棄婦詞》二「庭」字，二「靈」字，二「鳴」字，二「成」字，二「寧」字。阮籍《詠懷》詩《灼灼西隤日》一首二「歸」字。張協《雜詩・黑蜧躍重淵》一首二「生」字。謝靈運《君子有所思行》二「歸」字。梁武帝《譔孔子正言竟述懷》詩二「反」字。任昉《哭范僕射》詩二「生」字，三「情」字。沈約《鍾山》詩二「足」字。然則重韻之有忌，其在隋、唐之代乎。

諸葛孔明《梁父吟》云「問是誰家墓，田疆古冶子」，又云「誰能爲此謀，國相齊晏子」，用二「子」字。古人但取文理明當而已，初不避重字也。今本或改作「田疆古冶氏」，失之矣。

潘岳《秋興賦》：「宵耿介而不寐兮，獨展轉於華省。悟時歲之遒盡兮，慨俛首而自省。」用二「省」字。〔楊氏曰〕此二「省」字不同。一「省禁」之「省」，一「省身」之「省」也。

初唐詩最爲嚴整，而盧照鄰《長安古意》「別有豪華稱將相，轉日回天不相讓。意氣由來排灌夫，專權判不容蕭相」，用二「相」字。今人謂必字同而義異者方可重用，若此詩之二「相」，固無異義也。且《詩》曰「王命南仲，往城于方」，其下文又曰「天子命我，城彼朔方」，有何異義哉！

李太白《高陽歌》二「杯」字，《廬山謠》二「長」字。杜子美《織女》詩二「中」字，《奉先縣詠懷》二「卒」字，《兩當縣吴十侍御江上宅》二「白」字，《八哀詩》「張九齡」一首二「省」字，二「境」字，《園人送瓜》二「草」字，《寄狄明府》二「濟」字，《宿鑿石浦》二「繫」字。韓退之《此日足可惜》詩二「光」字，二「鳴」字，二「更」字，二「城」字，二「狂」字，二「江」字。〔原注〕王摩詰《故太子太師徐公輓歌》重用二「名」

字，施之律詩，則爲非體。

詩有以意轉而韻須重者，如「今夕何夕，見此良人。子兮子兮，如此良人何」，「嚶其鳴矣，求其友聲。相彼鳥兮，猶求友聲」，「有杕之杜，其葉萋萋。王事靡盬，我心傷悲。卉木萋止，女心悲止」，「於論鼓鍾，於樂辟廱。於論鼓鍾，於樂辟廱」，又若「公無渡河，公竟渡河」，此皆承上文而轉者，不容別換一字。

七言之始

昔人謂《招魂》《大招》去其「些」「只」，即是七言詩。余考七言之興，自漢以前，固多有之。如《靈樞經・刺節真邪篇》：「凡刺小邪日以大，補其不足乃無害，視其所在迎之界。凡刺寒邪日以温，徐往徐來致其神，門户已閉氣不分，虚實得調其氣存。」宋玉《神女賦》：「羅紈綺繢盛文章，極服妙采照萬方。」此皆七言之祖。〔楊氏曰〕《道德經》已有之，如「視之不見名曰希」是也。

《素問・八正神明論》：「神乎神，耳不聞。目明心開而志先，慧然獨悟，口弗能言；俱視獨見適若昏，昭然獨明，若風吹雲，故曰神。三部九候爲之原，九鍼之論不必存。」其文絶似《荀子・成相篇》。〔楊氏曰〕《成相篇》體不如是。

一言

《緇衣》三章，章四句，非也。「敝」字一句，「還」字一句。若曰「敝予」「還予」，則言之不順矣。且何必一言之不可爲詩也？

《吴志》：歷陽山石文：「楚，九州渚。吴，九州都。」「楚」字一句，「吴」字一句，亦是一言之詩。

古人未有之格

語助之外，止用四字成詩，而四字皆韻，古未之有也，始見於《莊子》，「父邪母邪，天乎人乎」是也。三章，章各二句，而合爲一韻，古未之有也，始見於《孟嘗君傳》，「長鋏歸來乎，食無魚」，「長鋏歸來乎，出無車」，「長鋏歸來乎，無以爲家」是也。

古人不用長句成篇

古詩有八言者，「胡瞻爾庭有縣貆兮」是也。〔趙氏曰〕《舊唐書》：「盧羣在吴少誠席上，作歌調之曰：『祥瑞不在鳳皇麒麟，太平須得邊將忠臣。但得百僚師長肝膽，不用三軍羅綺金銀。』」此則通首八言。又如李長吉「酒不到劉伶墳上土」之類，則不過一二句而已。有九言者，「凜乎若朽索之馭六馬」是也。然無用爲全章者，不特以其不便於歌也，長則意多冗，字多懈，其於文也亦難之矣。以是知古人之文，可止則止，不肯以一意之冗、一字之懈而累吾作詩之本義也。〔原注〕《正義》引顏延之云：「詩體無九言者，將由聲度闡緩，不協金石。」知此義者，不特句法也，章法可知矣。七言排律所以從來少作，作亦不工者，何也？意多冗也，字多懈也。爲七言者必使其不可裁而後工也，此漢人所以難之也。〔楊氏曰〕漢人《郊祀樂歌》，享五帝用成數，則「金天白帝」九言，「大昊青帝」八言。

詩用疊字

詩用疊字最難。《衛》詩「河水洋洋，北流活活。施罛濊濊，鱣鮪發發。葭菼揭揭，庶姜孽孽」，連用六疊字，可謂複而不厭、賾而不亂矣。古詩「青青河畔草，鬱鬱園中柳。盈盈樓上女，皎皎當窗牖。娥娥紅粉粧，纖纖出素手」，連用六疊字，亦極自然。下此，即無人可繼。

屈原《九章・悲回風》：「紛容容之無經兮，罔芒芒之無紀。軋洋洋之無從兮，馳逶移之焉止。漂翻翻其上下兮，翼遥遥其左右。氾潏潏其前後兮，伴張弛之信期。」連用六疊字。宋玉《九辯》：「乘精氣之摶摶兮，騖諸神之湛湛。驂白霓之習習兮，歷羣靈之豐豐。左朱雀之茇茇兮，右蒼龍之躍躍。屬雷師之闐闐兮，通飛廉之衙衙。前輕輬之鏘鏘兮，後輜乘之從從。載雲旗之委蛇兮，扈屯騎之容容。」連用十一疊字。後人辭賦亦罕及之者。

次韻

今人作詩，動必次韻，以此爲難，以此爲巧。吾謂其易而拙也。且以律詩言之，平聲通用三十韻之中，任用一韻，而必無他韻可易。一韻數百字之中，任押五字，而必無他字可易。名爲易，其實難矣。先定五字，而以上文湊足之，文或未順，則曰「牽於韻爾」，意或未滿，則曰「束於韻爾」，用事遣辭，小見新巧，即可擅場。名爲難，其實易矣。夫其巧於和人者，其胸中本無詩，而拙於自言者也。故難易巧拙之論破，而次韻之風可少衰也。

嚴滄浪《詩話》曰：「和韻最害人詩。古人酬唱不次韻，此風始盛於元、白，皮、陸，本朝諸賢乃以此而鬭工，遂至往復有八九和者。」

按唐元稹《上令狐相公啓》曰：「稹與同門生白居易友善。居易雅能爲詩，就中愛驅駕文字，窮極聲韻，或爲千言，或爲五百言律詩，以相投寄。小生自審不能有以過之，往往戲排舊韻，別創新詞，名爲『次韻』，蓋欲以難相挑耳。江湖閒爲詩者或相倣斆，或力不足，則至於顛倒語言，重復首尾，韻同意等，不異前篇，亦目爲『元和詩體』。而司文者考變雅之由，往往歸咎於稹。」是知元、白作詩次韻之初，本自以爲戲，而當時即已取譏於人。今人乃爲之而不厭，又元、白之所鄙而不屑者矣。

歐陽公《集古録》論唐薛苹《倡和詩》曰：〔原注〕《唐書》：「薛苹，河中寶鼎人，長於詩。」「其閒馮宿、馮定、李紳，皆唐顯人，靈澈以詩名後世，然詩皆不及苹。蓋倡者得於自然，和者牽於强作。」可謂知言。

朱子《答謝成之書》謂：「淵明詩所以爲高，正在不待安排，胸中自然流出。東坡乃篇篇句句依韻而和之，雖其高才，似不費力，然已失其自然之趣矣。」

凡詩不束於韻而能盡其意，勝於爲韻束而意不盡，且或無其意而牽入他意以足其韻者千萬也。故韻律之道，疏密適中爲上，不然，則寧疏無密。文能發意，則韻雖疏不害。

柏梁臺詩

漢武《柏梁臺詩》本出《三秦記》，云是元封三年作，而考之於史，則多不符。按《史記》及《漢書·孝景紀》：「中六年夏四月，梁王薨。」《諸侯王表》：「梁孝王武立，三十五年，薨。孝景後元年，共王買嗣，七年，薨。建元五年，平王襄嗣，四十年，薨。」《文三王傳》同。又按《孝武紀》：「元鼎二年春，起柏梁臺。」是爲梁平王之二十二年，而孝王之薨至此已二十九年，又七年始爲元封三年。又按平王襄，元朔中以與太母争樽，公卿請廢爲庶人。天子曰：「梁王襄無良師傅，故陷不義。」乃削梁八城，梁餘尚有十城。〔原注〕《漢書》言削五縣，僅有八城。又按平王襄之十年爲元朔二年，來朝；其三十六年爲太初四年，來朝，皆不當元封時。又按《百官公卿表》：「郎中令，武帝太初元年更名光禄勳。典客，景帝中六年更名大行令，武帝太初元年更名大鴻臚。治粟内史，景帝後元年更名大農令，武帝太初元年更名大司農。中尉，武帝太初元年更名執金吾。内史，景帝二年分置左内史、右內史，武帝太初元年更名京兆尹，左內史更名左馮翊。主爵中尉，景帝中六年更名都尉，武帝太初元年更名右扶風。」凡此六官，皆太初以後之名，不應預書於元封之時。又按《孝武紀》：「太初元年冬十一月乙酉，柏梁臺災。夏五月，正曆以正月爲歲首。定官名。」則是柏梁既災之後，又半歲而始改官名。而大司馬、大將軍青則薨於元封之五年，距此已二年矣。反復考證，無一合者。蓋是後人擬作，剽取武帝以來官名及《梁孝王世家》「乘輿駟馬」之事以合之，而不悟時代之乖舛也。

按《世家》：「梁孝王二十九年〔原注〕《表》孝景前七年。十月入朝，景帝使使持節乘輿駟馬，迎梁王於闕下。」臣瓚曰：「天子副車駕駟馬。」此一時異數，平王安得有此！

詩體代降

「三百篇」之不能不降而《楚辭》，《楚辭》之不能不降而漢、魏，漢、魏之不能不降而六朝，六朝之不能不降而唐也，勢也。用一代之體，則必似一代之文，而後爲合格。

詩文之所以代變，有不得不變者。一代之文，沿襲已久，不容人人皆道此語。今且千數百年矣，而猶取古人之陳言一一而摹倣之，以是爲詩，可乎？故不似則失其所以爲詩，似則失其所以爲我。李、杜之詩所以獨高於唐人者，以其未嘗不似而未嘗似也。知此者，可與言詩也已矣。

書法詩格

南北朝以前，金石之文無不皆八分書者，是今之真書不足爲字也。姚鉉之《唐文粹》，吕祖謙之《皇朝文鑑》，〔楊氏曰〕吕成公《宋文鑑》殊多律體，顧氏言之鹵莽。〔又曰〕嘗病伯恭選詩，如人名、藥名、郡名詩皆入選，近於村陋。真德秀之《文章正宗》，凡近體之詩皆不收，是今之律詩不足爲詩也。今人將緜真書以窺八分，緜律詩以學古體，是從事於古人之所賤者，而求其所最工，豈不難哉！

鄞人薛千仞岡。曰：「自唐人之近體興，而詩一大變，後學之士可兼爲而不可專攻者也。近日之弊，無人不詩，無詩不律，無律不七言。」又曰：「七言律，法度貴嚴，對偶貴整，音節貴響，不易作也。今初學後生無不爲七言律，似反以此爲入門之路，其終身不得窺此道藩籬，無怪也。」

詩人改古事

陳思王上書：「絶纓盜馬之臣赦，楚、趙以濟其難。」注謂：「赦盜馬，秦穆公事，秦亦趙姓，故互文以避上秦字也。」趙至《與嵇茂齊書》：「梁生適越，登岳長謡。」梁鴻本適吴，而以爲越者，吴爲越所滅也。謝靈運詩：「弦高犒晋師，仲連卻秦軍。」弦高所犒者秦師，而改爲晋，以避下秦字，則舛而陋矣。李太白《行路难》詩：「華亭鶴唳詎可聞，上蔡蒼鷹安足道。」杜子美《諸將》詩：「昨日玉魚蒙葬地，早時金盌出人間。」改「黄犬」爲「蒼鷹」，改「玉盌」爲「金盌」，亦同此病。

自漢以來，作文者即有回避假借之法。太史公《伯夷傳》：「伯夷、叔齊雖賢，得夫子而名益彰。顔淵雖篤學，附驥尾而行益顯。」本當是附夫子耳，避上文雷同，改作驥尾，使後人爲之，豈不爲人譏笑。〔梁氏曰〕余考《樊酈滕灌傳論》亦有「附驥之尾」句，謂高祖也。

庾子山賦誤

庾子山《枯樹賦》云：「建章三月火。」按《史記》：「武帝太初元年冬十一月乙酉，柏梁臺災。春二月，起建章宫。」《西京賦》：「柏梁既災，越巫陳方；建章是經，用厭火祥。」是災者柏梁，非建章，而三月火又秦之阿房，非漢也。《哀江南賦》云：「栩陽亭有離别之賦。」《夜聽擣衣曲》云：「栩陽離别賦。」按《漢書·藝文志》：「别栩陽賦五篇。」詳其上下文例，當是人姓名，姓别名栩陽也，以爲離别之别，又非也。〔梁氏曰〕《説文·邑部》「䣙」字解「南陽舞陰亭」，徐鍇《繫傳》：「《漢志》有『别栩陽亭賦』，䣙假借。」似今本《漢書》脱「亭」字，子山不誤。

于仲文詩誤

隋于仲文詩：「景差方入楚，樂毅始遊燕。」按《漢書·高帝紀》：「徙齊、楚大族昭氏、屈氏、景氏、懷氏、齊田氏五姓關中，❶與利田宅。」〔原注〕「景駒」注，文穎曰：「楚族景氏，駒名。」王逸《楚辭章句》：「三閭之職，掌王族三姓，曰昭、屈、景。」然則景差亦楚之同姓也，而仲文以爲「入楚」，豈非梁、陳已下之人，但事辭章而不詳典據故邪？

梁武帝天監元年詔曰：「雉兔有刑，姜宣致貶。」此用《孟子》「殺其麋鹿者如殺人之罪」，而不知宣王乃田氏，非姜後也，與此一類。

李太白詩誤

李太白詩：「漢家秦地月，流影照明妃。一上玉關道，天涯去不歸。」按《史記》言匈奴「左方王將直上谷以東，右方王將直上郡以西，而單于之庭直代、雲中」。《漢書》言「呼韓邪單于自請留居光禄塞下」，又言「天子遣使送單于出朔方雞鹿塞」，〔原注〕今在河套内。後單于竟北歸庭，乃知漢與匈奴往來之道，大抵從雲中、五原、朔方，明妃之行亦必出此。故江淹之賦李陵，但云「情往上郡，心留雁門」，而玉關與西域相通，自是公主嫁烏孫所經，太白誤矣。《顔氏家訓》謂：「文章地理，必須愜當。」其論梁簡文《雁門太守行》而言日逐、康居、大宛、月氏，蕭子暉《隴頭水》而云「北注黄龍，東流白馬」。沈存中論白樂天《長恨歌》「峨眉山下少人行」，謂峨眉在嘉州，非幸蜀路。文人之病蓋有

❶「齊」，《漢書・高帝紀》無此字。

同者。

梁徐悱《登琅邪城》詩：「甘泉警烽候，上谷抵樓蘭。」上谷在居庸之北，而樓蘭爲西域之國，在玉門關外。即此一句之中，文理已自不通，其不切琅邪城又無論也。〔楊氏曰〕琅邪城在建康，此言北魏來侵，烽火告警，自北而西也。

郭璞賦誤

郭璞《江賦》：「總括漢泗，兼包淮湘。」淮、泗竝不入江，豈因《孟子》而誤邪？〔楊氏曰〕「括」「包」本不言入。

陸機文誤

陸機《漢高帝功臣頌》：「侯公伏軾，皇媪來歸。」乃不攷史書之誤。《漢儀注》：「高帝母，兵起時死小黄，後於小黄作陵廟。」《本紀》：「五年，即皇帝位于氾水之陽，追尊先媪爲昭靈夫人。」則其先亡可知。而十年有「太上皇后崩」，乃「太上皇崩」之誤，文重書而未删也。侯公説羽，羽乃與漢約中分天下。九月，歸太公、吕后，竝無皇媪。〔楊氏曰〕高祖母則死矣，太公能禁其無婦乎？《漢書·項羽傳》云：「歸漢王父母、妻子。」

字

春秋以上言「文」不言「字」，如《左傳》「於文止戈爲武」，「故文反正爲乏」，「於文皿蟲爲蠱」。及《論語》「史闕文」，《中庸》「書同文」之類，竝不言「字」。《易》「女子貞不字，十年乃字」，《詩》「牛羊腓字之」，《左傳》「其僚無子，使字敬叔」，皆訓爲乳。《書・康誥》「于父不能字厥子」，《左傳》「樂王鮒字而敬」，「小事大，大字小」，亦取愛養之義。唯《儀禮・士冠禮》「賓字之」，《禮記・郊特牲》「冠而字之，敬其名也」，與文字之義稍近，亦未嘗謂文爲字也。以文爲字，乃始於《史記》秦始皇琅邪臺石刻曰「同書文字」。《説文序》云：「依類象形，謂之文。形聲相益，謂之字。文者物象之本，字者孳乳而生。」〔原注〕《孝經援神契》亦有此語。《周禮》外史「掌達書名於四方」，注云：「古曰名，今曰字。」《儀禮・聘禮》注云：「名，書文也，今謂之字。」〔原注〕《三國志》注：「孫亮時，有山陰朱育，依體像類，造作異字千名以上。」此則「字」之名自秦而立、自漢而顯也與？〔錢氏曰〕孔子曰：「必也正名乎？」鄭注云：「正名，謂正書字也。古者曰名，今世曰字。」《禮記》曰：「百名以上，則書之於策。」孔子見時教不行，故欲正其文字之誤。後魏世祖始光二年，初造新字千餘，詔書引孔子「名不正則事不成」之語。江式《論書表》亦引孔子曰「必也正名乎」。此漢儒相承之訓詁。

許氏《説文序》：「此十四篇，五百四十部，九千三百五十三文，解説凡十三萬三千四百四十一字。」以篆書謂之「文」，隸書謂之「字」。張揖《上博雅表》：「凡萬八千一百五十文。」唐玄度《九經字樣序》：「凡七十六部，四百廿一文。」則通謂之「文」。

三代以上，言「文」不言「字」。李斯、程邈出，文降而爲字矣。二漢以上，言「音」不言「韻」，周顒、沈約出，音降而爲韻矣。

古文

古時文字不一。如漢汾陰宫鼎，其蓋銘曰「汾陰供官銅鼎蓋二十枚」，「二十」字作「十十」。鼎銘曰「汾陰供官銅鼎二十枚」，「二十」字作「丰」。其末曰「第二十三」，「二十」字作「廿」。一器之銘，三見而三不同。自唐以後，文字日繁，不得不歸一律，而古書之不復通者多矣。

說文

〔汝成案〕《說文》容有拘牽譌闕，然其詁訓精微，音轉義通，既從古經，復多互文，未達其指，則牴牾生矣。

自隸書以來，其能發明六書之指，使三代之文尚存於今日，而得以識古人制作之本者，許叔重《說文》之功爲大。後之學者，一點一畫，莫不奉之爲規矩，而愚以爲亦有不盡然者。且以六經之文，左氏、公羊、穀梁之《傳》，毛萇、孔安國、鄭衆、馬融諸儒之訓而未必盡合，況叔重生於東京之中世，所本者不過劉歆、賈逵、杜林、徐巡等十餘人之說，〔原注〕楊慎《六書索隱序》曰：「《說文》有孔子說，楚莊王說，左氏說，韓非說，淮南子說，司馬相如說，董仲舒說，京房說，衛宏說，揚雄說，劉歆說，桑欽說，杜林說，賈逵説，傅毅説，官溥説，譚長説，王育説，尹彤説，張林説，黄顥説，周盛説，逯安説，歐陽僑説，甯嚴説，爰禮説，徐巡説，莊都説，張徹説。」而以爲盡得古人之意，然與否與？　一也。　五經未遇蔡邕等正定之先，傳寫人人各異，今其書所收率多異字，而以今經校之，則《説文》爲短。　又一書之中有兩引而其文各異者，〔原注〕如「汜」下引《詩》「江有汜」，「洍」下引《詩》「江有洍」，「逑」下引《書》「旁逑孱功」，「孱」下引《書》「旁救孱功」，「巹」下引《詩》「赤舄己己」，「掔」下引《詩》「赤舄掔掔」。　後之讀者將何所從？　二也。〔原注〕鄭玄常駮許慎《五經異義》。《顏氏家訓》亦云：「《説文》中有援引經傳，與今乖者，未之敢從。」流傳既久，豈無脱漏？即徐鉉亦謂篆書堙替，日久錯亂，遺脱不可悉究。　今謂此書所闕者必古人所無，别指一字以當之，〔原注〕如《説文》無「劉」字，後人以「鐂」字當之。無「由」字，以「甹」字當之。無「免」字，以「絻」字當之。　改經典而就《説文》，支離回互。　三也。　今舉其一二評之。　如秦、宋、薛，皆國名也。「秦」从「禾」，以「地宜禾」，亦已迂矣，「宋」从「木」爲居，「薛」从「辛」爲辠，此何理也？《費誓》之「費」改爲「粊」，訓爲「惡米」。「武王載旆」之「旆」改爲「坺」，訓爲「臿土」。「威」爲「姑」，「也」爲「女陰」，「殹」爲「擊聲」，「困」爲「故廬」，「普」爲「日無色」，此何理也？「貉之爲言，惡也」，「視犬之字如畫狗」，「狗，叩也」，豈孔子之言乎？　訓「有」則曰「不宜有也，《春秋》書『日有食之』」。　訓「郭」則曰「齊之郭氏善善不能進，惡惡不能退，是以亡國」，不幾於勦説而失其本指乎？　「居」爲「法古」，「用」爲「卜中」，「童」爲「男有辠」，「襄」爲「解衣耕」，「弔」爲「人持弓會敺禽」，「辱」爲「失耕時」，「臾」爲「束縛捽抴」，「罰」爲「持刀罵詈」，「勞」爲「火燒門」，「宰」爲「辠人在屋下執事」，「冥」爲「十六日月始虧」，「刑」爲「刀守井」，不幾於穿鑿而遠於理情乎！武曌師之而制字，荆公廣之而作書，不可謂非濫觴於許氏者矣。若夫訓「曑」爲「商星」，〔錢氏曰〕《説文》本謂參、商皆星名，非訓曑爲商。注與本字連文，古書往往如此。此天文之不合者也；訓「亳」爲「京兆杜陵亭」，此地理之不合者也。書中所引樂浪事數十條，而他經籍反多闕略，此采摭之失其當者也。今之學者能取其大而棄其小，擇其是而違其非，乃可謂善學《説文》者與！〔原注〕《後周書》：「黎景熙其從祖廣，太武時爲尚書郎，善古學，嘗從吏部尚書崔玄伯受字義，又從司徒崔浩學楷篆。自是家傳其法，景熙亦傳習之，頗與許氏有異。」可見魏、晉以來，傳受亦各不同。〔楊氏曰〕許氏之書，大要有功于小學。

《王莽傳》：「劉之爲字，卯、金、刀也。正月剛卯，金刀之利，皆不得行。」〔原注〕《食貨志》亦云。又曰：「受命之日丁卯。丁，火，漢氏之德也。卯，劉姓所以爲字也。」光武告天祝文引《讖記》曰：「卯金修德，爲天子。」公孫述引《援神契》曰：「西太守乙卯金。」謂西方太守而乙絶卯金也。是古未嘗無「劉」字也。〔原注〕趙宧光曰：「《説文》無『劉』字，但作『鎦』。」今按《漢書》卯金刀之讖及古印流傳者劉姓不下數十百面，竝作「劉」，無「鎦」字。〔錢氏曰〕《説文·竹部》有「藰」字，云「从竹，劉聲」，是本有「劉」字，傳寫失之。魏明帝太和初，公卿奏言：「夫歌以詠德，舞以象事，於文『文武』爲『斌』，臣等謹製樂舞，名曰章斌之舞。」魏去叔重未遠，是古未嘗無「斌」字也。〔原注〕徐鉉較定《説文》，前列「斌」字，云是俗書。

《説文》原本次第不可見，今以四聲列者，徐鉉等所定也。〔汝成按〕顧氏所見以四聲列者，特李燾所編《五音韻譜》耳，非徐鉉等所定也。今鉉等所校《説文》原本，自一至亥，五百四十部之書，自毛氏汲古閣刊行以來，更有小字宋本、大字宋本之刻。而朱竹君則以毛本重刻，今不啻家有其書矣。切字，鉉等所加也。〔原注〕趙古則《六書本義》曰：「漢以前未有反切，許氏《説文》、鄭氏箋注但曰『讀若某』而已。今《説文》反切乃朱翱以孫愐《唐韻》所加。」〔錢氏曰〕朱翱自造反切，與《唐韻》反切不同，趙古則非是。旁引後儒之言，如杜預、裴光遠、李陽冰之類，亦鉉等加也。又云「諸家不收，今附之字韻末者」，〔原注〕「瀰」下。亦鉉等加也。〔原注〕「眸」字下云：「《説文》直作『牟』。」趙宧光曰：「詳此則本書雜出衆人之手審矣，安得不蕪穢也？凡參訂經傳，必以本人名冠之，方不混于前人耳。」

「始」字，《説文》以爲「女之初也」，已不必然，而徐鉉釋之以「至哉坤元，萬物資始」，不知經文乃是「大哉乾元，萬物資始」，若用此解，必從男乃合耳。

説文長箋

萬曆末，吴中趙凡夫宧光作《説文長箋》，將自古相傳之五經肆意刊改，好行小慧，以求異於先儒。乃以「青青子衿」爲淫奔之詩，而謂「衿」即「衾」字。〔原注〕《詩》中元有「衾」字，「抱衾與裯」，「錦衾爛兮」。〔錢氏曰〕《説文》「衾，大被」，此「抱衾」之「衾」也；裣，「交衽也」，此「子衿」之「衿」。如此類者非一。其實四書尚未能成誦，而引《論語》「虎兕出於柙」，誤作《孟子》「虎豹出亏」。〔原注〕「兕」下。然其於六書之指不無管闚，而適當喜新尚異之時，此書乃盛行於世。及今不辯，恐他日習非勝是，爲後學之害不淺矣。故舉其尤刺謬者十餘條正之。

《舊唐書・文宗紀》：「開成二年，宰臣判國子監祭酒鄭覃，進《石壁九經》一百六十卷。」九經者，《易》《書》《詩》、三《禮》、《春秋》三《傳》，又有《孝經》《論語》《爾雅》，其實乃十二經，又有張參《五經文字》，唐玄度《九經字樣》，皆刻之於石，今見在西安府學。凡夫乃指此爲《蜀本石經》，又云：「張參《五經文字》、唐彦升《九經字樣》亦附蜀本之後，但可作蜀經字法。」今此石經末有年月一行，諸臣姓名十行，大書「開成二年丁巳歲」，凡夫豈未之見而妄指爲孟蜀邪？

又云：「孫愐《唐韻》文、殷二韻，三聲皆分，獨上聲合一。咸嚴、洽業二韻平入則分，上去則合。」按今《廣韻》即孫愐之遺，文、殷上聲之合則有之，咸嚴、洽業則四聲竝分，無併合者。「切」者，兩字相摩以得其音，取其「切近」。今改爲「盜竊」之「竊」，於古未聞，豈凡夫所以自名其學者邪？

「瓜分」字見《史記・虞卿傳》《漢書・賈誼傳》。〔原注〕《戰國策》注：「分其地如破瓜然。」《鹽鐵論》：「隔絶羌胡，瓜分其地。」「竈突」字見《漢書・霍光傳》。今云「瓜」當作「𤓰」，「突」當作「宊」，然則鮑昭《蕪城賦》所謂「竟瓜剖而豆分」、魏玄同疏所謂「瓜分瓦裂」者，古人皆不識字邪？按張參《五經文字》云：「突，徒兀反，作『宊』者訛。」〔汝成案〕《説文》宊、突音義俱別，張參蓋指「突」，非謂「宊」也。若《漢書》「竈突」，直誤作「宊」耳。

顧野王，陳人也，而以爲晉之「虎頭」。〔原注〕「颶」下。顧長康爲虎頭將軍。陸龜蒙，唐人也，而以爲宋之「象山」。〔原注〕「乙」下。陸九淵號象山先生。王筠，梁人也，而以爲晉。〔原注〕「蜆」下。《梁書・

王筠傳》：「沈約以《郊居賦》示筠，讀至『雌霓連蜷』，約撫掌欣抃。」今引此事謂之晋王筠，約既梁人，安得與晋人語哉！　王禹偁，宋人也，而以爲南朝。〔原注〕「稱」下。　此真所謂不學牆面者與！

「晋獻帝醉，虞侍中命扶之。」〔原注〕「扶」下。　按《晋書・虞嘯父傳》：「爲孝武帝所親愛，侍飲大醉，拜不能起。帝顧曰：『扶虞侍中。』嘯父曰：『臣位未及扶，醉不及亂，非分之賜，所不敢當。』帝甚悦。」傳首明有「孝武帝」字，引書者未曾全讀，但見中閒有「貢獻」之「獻」，適與「帝」字相接，遂以爲獻帝，而不悟晋之無獻帝也。　萬曆閒人看書不看首尾，只看中閒兩三行，凡夫著書之人，乃猶如此！

「恂」字箋：「漢宣帝諱。」而不知宣帝諱「詢」，〔原注〕荀悦曰：「詢之字曰謀。」非「恂」也。「衍」字箋：「漢平帝諱。」而不知平帝諱衎，〔原注〕荀悦曰：「衎之字曰樂。」師古曰：「衎音口旱反。」非「衍」也。

《後漢書・劉虞傳》：「故吏尾敦，於路劫虞首歸葬之。」〔原注〕注：「尾姓，敦名。」引之云「後漢尾敦路劫劉虞首歸之莽」，若以「敦路」爲人名，而又以「葬」爲「莽」，是劉幽州之首竟歸之於王莽也！

左氏成六年《傳》：「韓獻子曰：『易覯則民愁，民愁則墊隘。』」《説文》「𩅰」「墊」二字兩引之，而一作「阨」者，古「隘」「阨」二字通用也。　箋乃云「未詳何出」。　「野」下引《左傳》「身横九野」，不知其當爲「九畝」，又《穀梁傳》之文，而非《左氏》也。

「鵲鶪醜，其飛也翪。」〔原注〕「翪」下。　此《爾雅・釋鳥》文。　箋乃曰：「訓詞未詳，然非後人語。」

「驠馬，白州也。」〔原注〕「驠」下。　本之《爾雅・釋畜》「白州，驠」，注：「州，竅也。」謂馬之白尻者。　箋乃云「未詳，疑誤」。

中國之稱「夏」尚矣，今以爲「起於唐之夏州，地鄰於夷，故華夷對稱曰華夏」。〔原注〕「夏」下。然則《書》言「蠻夷猾夏」，《語》云「夷狄之有君，不如諸夏之亡也」，其時已有夏州乎？ 又按夏州本朔方郡，赫連勃勃建都於此，自號曰夏，後魏滅之，而置夏州，亦不始於唐也。

云「唐中晚詩文始見『簿』字，前此無之」。〔原注〕「譜」下。 不知《孟子》言「孔子先簿正祭器」，《史記·李廣傳》「急責廣之莫府對簿」，《張湯傳》「使使八輩簿責湯」，《孫寶傳》「御史大夫張忠署寶主簿」，《續漢·輿服志》「每出，太僕奉駕上鹵簿」，《馮異傳》「光武署異爲主簿」，而劉公幹詩已云「沈迷簿領書，回回自昏亂」矣。

「毦」字，云「字不見經」。 若言五經，則不載者多矣，何獨「毦」字？ 若傳記史書，則此字亦非隱僻。《晉語》「被羽先升」，注：「繫於背，若今將軍負毦矣。」《魏略》：「劉備性好結毦。」《吴志·甘寧傳》：「負毦帶鈴。」梁劉孝儀《和昭明太子》詩：「山風亂采毦，初景麗文轅。」

「禰衡爲鼓吏，作《漁陽摻撾》。『摻』乃『操』字。」〔原注〕「操」下。 按《後漢書》：「衡方爲《漁陽參撾》，蹀躞而前。」注引《文士傳》作「漁陽參搥」。 王僧孺詩云「散度廣陵音，參寫漁陽曲」，自注云「參，音七紺反」，乃曲奏之名。 後人添「手」作「摻」。 後周庾信詩：「玉堦風轉急，長城雪應闇。新綬始欲縫，細錦行須纂。 聲煩廣陵散，杵急漁陽摻。」 隋煬帝詩：「今夜長城下，雲昏月應暗。 誰見倡樓前，心悲不成摻。」唐李頎詩：「忽然更作漁陽摻，黃雲蕭條白日暗。」正音七紺反，今以爲操字，而又倒其文，不知漢人書「操」固有借作「摻」者，而非此也。

叩，京兆藍田鄉。箋云：「地近京口，故从口。」〔原注〕「叩」下。夫藍田乃今之西安府屬，而京口則今之鎮江府，此所謂風馬牛不相及者。凡此書中會意之解，皆「京口」之類也。

寸，十分也。《漢書·律曆志》：「一黍爲一分，十分爲一寸。」本無可疑，而增其文曰：「析寸爲分，當言十分尺之一。」〔原注〕「寸」下。夫古人之書，豈可意爲增改哉！

五經古文

趙古則《六書本義序》曰：「魏、晉及唐能書者輩出，但點畫波折，逞其姿媚，而文字破碎，然猶賴六經之篆未易。至天寶間，詔以隸法寫六經，於是其道盡廢。」以愚考之，其説殆不然。按《漢書·藝文志》曰「《尚書古文經》四十六卷」，又曰「《孝經古孔氏》一篇」，皆出孔氏壁中。又曰「有《中古文易經》」，而不言其所出。〔原注〕《後漢·儒林傳》言：「東萊費直傳《易》，授琅邪王横，本以古字，號《古文易》。」又曰「《禮古經》五十六卷」，「《春秋古經》十二篇」，「《論語古》二十一篇」，但言古，不言文。而赤眉之亂，則已焚燒無遺。《後漢書·杜林傳》曰：「林前於西州得漆書古文《尚書》一卷，常寶愛之，雖遭艱困，握持不離身。出以示衛宏、徐巡曰：『林流離兵亂，常恐斯經將絶，何意東海衛子、濟南徐生復能傳之，是道竟不墜於地也。古文雖不合時務，然願諸生無悔所學。』宏、巡益重之，於是古文遂行。」是東京古文之傳，惟《尚書》而已。《晉書·衛恒傳》言：「魏初傳古文者，出於邯鄲淳。

至正始中，立《三字石經》，轉失淳法，因科斗之名，遂效其形。」〔原注〕《後漢書・儒林傳》誤以三體書法爲熹平所刊。未知所立幾經。而唐初魏徵等作《隋書・經籍志》，但有《三字石經尚書》五卷，《三字石經春秋》三卷，〔原注〕注云：「梁有十二卷。」則他經亦不存矣。《册府元龜》：唐玄宗天寶三載詔曰：「朕欽惟載籍，討論墳典。以爲先王令範，莫越於唐虞；上古遺書，實稱於訓誥。雖百篇奧義，前代或亡；而六體奇文，舊規猶在。但以古先所制，有異於當今；傳寫浸訛，有疑於後學。永言刊革，必在從宜。《尚書》應是古體文字，竝依今字繕寫施行，其舊本仍藏之書府。」是玄宗所改，亦止於古文《尚書》，而不聞有他經也。夫諸經古文之亡，其已久矣。今謂五經皆有古文，而玄宗改之以今，豈其然乎！

孔安國《書序》曰：「科斗書廢已久，時人無能知者。以所聞伏生之書攷論文義，定其可知者，爲『隸古定』，〔原注〕《正義》曰：「就古文體而從隸定之，故曰隸古，以雖隸而猶古也。」更以竹簡寫之。」是則西漢之時所云「古文」者，不過隸書之近古，而共王所得科斗文字，久已不傳。玄宗所謂「六體奇文」，蓋正始之書法也。

宋晁公武《古文尚書序》曰：「余抵少城，作《石經考異》之餘，因得此古文全編於學宫，乃延士張㚖，倣呂氏所鏤本書丹，刻諸石，方將配《孝經》《周易》經文之古者，附於石經之列。」〔原注〕末書「乾道庚寅」。今其石當已不存，而摹本亦未見傳之人閒也。世無好古之人，雖金石，其能保與？〔原注〕今有廣信楊時喬所刻《周易古文》，恐亦後人以意爲之，不必有所受也。

急就篇

漢、魏以後，童子皆讀史游《急就篇》。晉夏侯湛：「抵疑鄉曲之徒，一介之士，曾諷《急就》，習甲子。」《魏書》崔浩表言：「太宗即位元年，勑臣解《急就章》。」劉芳譔《急就篇續注音義證》三卷，陸暐擬《急就篇》爲《悟蒙章》，又書家亦多寫《急就篇》。〔原注〕晁氏《讀書記》曰：「自昔善小學者多書《急就章》，故有鍾繇、皇象、衛夫人、王羲之所書傳于世。」《魏書·崔浩傳》：「浩既工書，人多託寫《急就章》，從少至老，初不憚勞，所書蓋以百數。」《儒林傳》：「劉蘭始入小學，書《急就篇》，家人覺其聰敏。」《北齊書》：「李繪六歲未入學，伺伯姊筆牘之閒，輒竊用，未幾，遂通《急就章》。」「李鉉九歲入學，書《急就篇》，月餘便通。」自唐以下，其學漸微。〔原注〕明初武官誥勑用二十八宿編號。❶永樂中，字盡，奉旨用漢《急就章》字。〔汝成案〕《急就篇》以前，若趙高《爰曆篇》，胡毋敬《博學篇》，司馬相如《凡將篇》，揚雄采《倉頡》作《訓纂篇》。今其書雖皆不傳，若許氏書中所引「司馬相如説，淮南宋蔡舞嗙喻」之類，大氏出《凡將篇》，亦《急就篇》之意。而《急就篇》唐有顏師古注，宋有王伯厚注。伯厚又自作《姓氏急就篇》，皆所以便小學者。

❶「明初」，據《校記》，鈔本作「本朝」。

千字文

《千字文》元有二本。《梁書·周興嗣傳》曰：「高祖以三橋舊宅爲光宅寺，勑興嗣與陸倕製碑。及成，俱奏。高祖用興嗣所製者，自是《銅表銘》《栅塘碣》《北伐檄》《次韻王羲之書千字》，竝使興嗣爲之。」《蕭子範傳》曰：「子範除大司馬南平王户曹屬從事中郎，使製《千字文》，其辭甚美，命記室蔡薳注釋之。」《舊唐書·經籍志》：「《千字文》一卷，蕭子範譔。又一卷，周興嗣譔。」是興嗣所次者一《千字文》，而子範所製者又一《千字文》也。〔原注〕《陳書·沈衆傳》：「是時梁武帝製《千字詩》，衆爲之注解。」是又不獨興嗣、子範二人矣。乃《隋書·經籍志》云：「《千字文》一卷，梁給事郎周興嗣譔。《千字文》一卷，梁國子祭酒蕭子雲注。」《梁書》本傳謂子範作之，而蔡薳爲之注釋，今以爲子雲注。子雲乃子範之弟，則異矣。〔臧氏曰〕《隋志》「小學類」：「《千字文》一卷，梁給事郎周興嗣譔。《千字文》一卷，梁國子祭酒蕭子雲注。《千字文》一卷，胡肅注。」則周氏所譔爲本，蕭、胡皆注周書。蕭子範譔《千字文》則别一本也。《宋史·李至傳》言：「《千字文》乃梁武帝得鍾繇書破碑千餘字，命周興嗣次韻而成。」〔原注〕《山堂考索》同。本傳以爲王羲之，而此又以爲鍾繇，則又異矣。《隋書》《舊唐書·志》又有《演千字文》五卷，不著何人作。〔原注〕《隋書·文苑傳》：「秦王俊令潘徽爲《萬字文》。」

《淳化帖》有漢章帝書百餘字，皆周興嗣《千字文》中語。《東觀餘論》曰：「此書非章帝，然亦前代人作，但録書者集成《千字》中語耳。」歐陽公疑以爲「漢時學書者多爲此語」，而後村劉氏遂謂《千字文》非梁人作，誤矣。黄魯直《跋章草千字文》曰：「章草，言可以通章奏耳。」非章帝書也。

草書

褚先生補《史記・三王世家》曰：「至其次序分絶，文字之上下，簡之參差長短，皆有意，人莫之能知。謹論次其真草詔書，編于左方。」是則褚先生親見簡策之文，而孝武時詔即已用草書也。《魏志・劉廙傳》：「轉五官將文學，文帝器之，令廙通草書。」則漢、魏之閒箋啓之文有用草書者矣。〔原注〕《晋書・郄鑒傳》：「帝以鑒有器望，萬機動静輒問之。乃詔特草上表疏，以從簡易。」〔孫氏曰〕案後漢北海王睦，善史書，及寢病，帝驛馬令作草書尺牘十首。尤可爲漢魏箋啓用草書之證。故草書之可通於章奏者謂之「章草」。

趙彦衛《雲麓漫鈔》言：「宣和中，陜右人發地得木簡，字皆章草，乃永初二年發夫討畔羌檄。米元章帖言，章草乃章奏之章。今攷之既用於檄，則理容概施於章奏。蓋小學家流，自古以降，日趨於簡便，故大篆變小篆，小篆變隷。比其久也，復以隷爲繁，則章奏文移悉以章草從事，亦自然之勢。〔原注〕張懷瓘《書斷》曰：「章草者，漢黄門令史游所作也。王愔云『漢元帝時史游作《急就章》，解散隷體。漢俗簡惰，漸以行之』是也。」此又一説。故雖曰草，而隷筆仍在，良繇去隷未遠故也。右軍作草，猶是其典刑，故不勝爲冗筆。逮張旭、懷素輩出，則此法掃地矣。」

北齊趙仲將學涉羣書，善草隷，雖與弟書，字皆楷正，云：「草不可不解，若施之於人，似相輕易，若與當家中卑幼，又恐其疑，是以必須隸筆。」唐席豫性謹，雖與子弟書疏及吏曹簿領，未嘗草書。謂人曰：「不敬他人，是自不敬也。」或曰：「此事甚細，卿何介意？」豫曰：「細猶不謹，而況巨邪！」柳仲郢手鈔九經、三史，下及魏、晉、南北諸史，「皆楷小精真，無行字」。宋劉安世終身不作草字書，尺牘未嘗使人代。張觀平生書必爲楷字，無一行草，類其爲人。古人之謹重如此。《舊唐書》：「王君廓爲幽州都督，李玄道爲長史。君廓入朝，玄道附書與其從甥房玄齡。君廓私發之，不識草字，疑其謀己，懼而奔叛。玄道坐流巂州。」夫草書之釁，乃至是邪！

金石録

《金石録》有《宋公緣餗鼎銘》，云：「按《史記·世家》，宋公無名緣者，莫知其爲何人。」今考《左傳》宋元公之太子欒嗣位，爲景公。《漢書·古今人表》有宋景公兜欒，而《史記·宋世家》「元公卒，子景公頭曼立」，是「兜欒」之音訛爲「頭曼」，而宋公緣即景公也。

「宗均」之誤爲「宋」，不必證之碑及《黨錮傳》，即《南蠻傳》云：「會援病卒，謁者宗均聽悉受降，爲置吏司，羣蠻遂平。」事與本傳合。而《南蠻傳》作「宗」，本傳作「宋」，其誤顯然，注未及正。〔原注〕《黨錮傳》注：「宗資字叔都，南陽安衆人。祖父均，自有傳。」

房彦謙高祖法壽，自宋歸魏，封壯武侯，子孫承襲。魏、隋、唐三《書》皆同，獨碑作「莊武」。按漢膠東國有壯武縣，文帝封宋昌爲壯武侯。《正義》曰：「《括地志》云：壯武故城在萊州即墨縣西六十里。」《後漢志》：「壯武，故夷國。《左傳》隱元年『紀人伐夷』是也。」《賈復傳》：「封膠東侯，食郁秩、壯武等六縣。」晉張華亦封壯武侯，字竝作「壯」，獨此碑與《左傳》杜氏注作「莊」。

鑄印作減筆字

太原府徐溝縣有同戈驛，其名本取洞渦水。此水出樂平縣西四十里陡泉嶺，經平定州壽陽、榆次至徐溝縣入汾。今徐溝縣北五里洞渦河，其陽有洞渦村是也。《水經》：「洞渦水出沾縣北山，西過榆次縣南，又西到晉陽縣南，西入於汾。」酈道元注：「劉琨之爲并州也，劉淵引兵邀擊之，合戰于洞渦，即是水也。」《舊唐書・昭宗紀》：「天復元年四月，氏叔琮營于洞渦驛。」〔原注〕《五代史・唐本紀》同。《新唐書・地理志》：「太原郡有府十八，其一曰洞渦。」《宋史・曹彬傳》：「爲前軍都監，戰洞渦河北。」《漢世家》：「李繼勳敗繼恩兵於洞渦河。」〔原注〕唯《魏書・地形志》「晉陽」下云：「同過水出木瓜嶺，一出沾嶺，一出大廉山，一出原洞祠下，五水合道，故曰同過。西南入汾。」則又作「同過」，字異。又按：上文止四水，或有脱漏。後人減筆借書「同戈」字，而今鑄印遂作「同戈」，以減借之字登於印文，又不但馬文淵所言成臯印點畫之訛而已。

今驛多用古地名者。洪武九年四月壬辰，以天下驛傳之名多因俚俗，命翰林考古正之。如揚州府曰廣陵驛，鎮江府曰京口驛，凡改者二百三十二。徐溝無古地名，故以水名之。

畫

古人圖畫皆指事爲之，使觀者可法可戒。上自三代之時，則周「明堂之四門墉，有堯、舜之容，桀、紂之象，有周公相成王負斧扆南面以朝諸侯之圖」。〔原注〕《孔子家語》。「楚有先王之廟及公卿祠堂，圖畫天地山川神靈，琦瑋僪佹，及古賢聖、怪物行事。」〔原注〕王逸《楚辭章句》。秦、漢以下見於史者，如《周公負成王圖》，〔原注〕《霍光傳》。《成慶畫》，〔原注〕《景十三王傳》。猶言《成慶圖》，非成慶所畫也。《紂醉踞妲己圖》，〔原注〕《敘傳》。屏風圖畫列女，〔原注〕《宋弘傳》。戴逵畫《南都賦圖》〔原注〕《世説》。之類，未有無因而作。逮乎隋、唐，尚沿其意。《唐·藝文志》所列漢王元昌畫《漢賢王圖》，閻立德畫《文成公主降蕃圖》《玉華宫圖》《鬬雞圖》，閻立本畫《秦府十八學士圖》《凌煙閣功臣二十四人圖》，范長壽畫《風俗圖》《醉道士圖》，王定畫《本草訓戒圖》，〔原注〕貞觀尚方令。檀智敏畫《游春戲藝圖》，〔原注〕振武校尉。殷敫、韋無忝畫《皇朝九聖圖》《高祖及諸王圖》《太宗自定輦上圖》《開元十八學士圖》，〔原注〕開元人。董萼畫《盤車圖》，〔原注〕開元人，字重照。曹元廓畫後周、北齊、梁、陳、隋、武德、貞觀、永徽間《朝臣圖》《高祖太宗諸子圖》《秦府學士圖》《凌煙圖》，〔原注〕武后左尚方令。楊昇畫《望賢宫圖》《安禄山真》，張萱畫《伎女圖》《乳母將嬰兒圖》《按羯鼓圖》《鞦韆圖》，〔原注〕竝開元館畫直。談皎畫《武惠妃舞圖》《佳麗寒食圖》《佳麗伎女圖》，韓幹畫《龍朔功臣圖》、姚宋及安禄山圖、《相馬圖》《玄宗試馬圖》《寧王調馬打毬圖》，〔原注〕大梁人，大府寺丞。陳宏畫《安禄山圖》《玄宗馬射圖》《上黨十九瑞圖》，〔原注〕永王府長史。王象畫《鹵簿圖》，田琦畫《洪崖子橘木圖》，〔原注〕德平子，汝南太守。竇師綸畫《内庫瑞錦對雉鬭羊翔鳳游麟圖》，〔原注〕字希言，太宗秦王府諮議相國録事參軍，封陵陽公。韋鶡畫《天竺胡僧渡水放牧圖》，〔原注〕鑾子。周昉畫《撲蝶》《按箏》《楊真人降真》《五星》等圖〔原注〕字景玄。各一卷。《唐文粹》有王藹《記漢公卿祖二疏圖》，舒元輿《記桃源圖》。《通鑑》：「蜀嘉州司馬劉贊，獻《陳後主三閣圖》。」皆指事象物之作。《王維傳》：「人有得《奏樂圖》，不知其名，維視之，曰：『此《霓裳》第三疊第一拍也。』好事者集樂工按之，無差。」自實體難工，空摹易善，於是白描山水之畫興，而古人之意亡矣。

宋邵博《聞見後録》云：「觀漢李翕、王稚子、高貫方墓碑，多刻山林人物，乃知顧愷之、陸探微、宗處士輩尚有其遺法。至吳道玄絶藝入神，然始用巧思，而古意少減矣，況其下者。此可爲知者道也。」

宋徽宗崇寧三年，立畫學，考畫之等，以不倣前人而物之情態形色俱若自然、筆韻高簡爲工。此近於空摹之格，至今尚之。

謝在杭《五雜組》曰：「自唐以前，名畫未有無故事者，蓋有故事便須立意結構，事事考訂，人物衣冠制度，宮室規模大略，城郭山川，形勢向背，皆不得草草下筆，非若今人任意師心，鹵莽滅裂，動輒託之寫意而止也。余觀張僧繇、展子虔、閻立本輩，皆畫神佛變相、星曜真形。至如石勒、竇建德、安禄山，有何足畫，而皆寫其故實。其他如懿宗射兔，貴妃上馬，後主幸晉陽，華清宮避暑，不一而足。上之則神農播種，堯民擊壤，老子度關，宣尼十哲，下之則商山采芝，二疏祖道，元達鏁諫，葛洪移居。如此題目，今人卻不肯畫，而古人爲之，轉相沿倣。蓋繇所重在此，習以成風，要亦相傳法度，易於循習耳。」

古器

洪氏《隨筆》謂：「彝器之傳，春秋以來固已重之，如郜鼎、紀甗之類，歷歷可數。」不知三代逸《書》之目，湯有《典寶》，武有《分器》，而《春官》有「典庸器」之職，祭祀出而陳之，則固前乎此矣。故夏后氏之璜，封父之繁弱，密須之鼓，闕鞏之甲，班諸魯公、唐叔之國，而赤刀、弘璧、天球、河圖之屬，陳設於成王之顧命者，又天子之世守也。然而來去不恒，成虧有數。是以寶珪出河，〔原注〕《左傳》昭二十四年。九鼎淪泗，武庫之劍穿屋而飛，〔原注〕《越絶書》亦載湛盧去吴事。殿前之鍾感山而響，銅人入夢，鍾虡生毛，則知歷世久遠，能爲神怪，亦理之所必有者。《隋書》：「文帝開皇九年四月，毁平陳所得秦漢三大鍾，越二大鼓。十一年正月丁酉，以平陳所得古器多爲禍變，悉命毁之。」而《大金國志》載海陵正隆三年，詔毁平遼、宋所得古器，亦如隋文之言。蓋皆恣睢不學之主，而古器之銷亡爲可惜矣。

讀李易安《題金石録》引王涯、元載之事，以爲「有聚有散，乃理之常，人亡人得，又胡足道？」未嘗不歎其言之達。而元裕之〔原注〕好問。作《故物譜》，獨以爲不然。其説曰：「三代鼎鍾，其初出於聖人之制，今其欵識故在，不曰『永用享』，則曰『子子孫孫永寶用』，豈聖人者超然遠覽，而不能忘情於一物邪！自莊周、列禦寇之説出，遂以天地爲逆旅，形骸爲外物，雖聖哲之能事，有不滿一吷者，況外物之外者乎！然而彼固未能寒而忘衣、饑而忘食也。則聖人之道，所謂備物以致用、守器以爲智者，其可非也邪？」〔原注〕已上櫽括元氏之文。《春秋》之於寶玉、大弓，竊之書，得之書。知此者，可以得聖人之意矣。

日知録集釋卷二十二

崑山顧炎武著　嘉定後學黄汝成集釋

四海

《書正義》言：「天地之勢，四邊有水。《鄒衍書》言：『九州之外，有大瀛海環之，是九州居水内，故以州爲名。』」〔原注〕州，古「洲」字。然五經無「西海」「北海」之文，而所謂「四海」者，亦概萬國而言之爾。〔原注〕《禮記・祭義》：「推而放諸西海而準，推而放諸北海而準。」亦是概言之海。至《左傳》齊桓公言「寡人處北海」，則直指齊地；而《孟子》言「伯夷辟紂，居北海之濱」。唐時以濰州爲北海郡，而昌樂縣遂有伯夷廟。《爾雅》：「九夷、八蠻、六戎、五狄，謂之四海。」《周禮・校人》「凡將有事于四海山川」，注：「四海，猶四方也。」則海非真水之名。《易》卦「兑爲澤」，而不言「海」。《禮記・鄉飲酒義》曰：「祖天地之左海也。」則又以見右之無海矣。〔原注〕《史記・日者傳》：「地不滿東南，以海爲池。」《虞書》：禹言：「予決九川，距四海。」據《禹貢》，但有一海，而「南海」之名，猶之「西河」即「此河」爾。

《禹貢》之言海有二。「東漸于海」，實言之海也；「聲教訖于四海」，概言之海也。

宋洪邁謂：「海一而已。地勢西北高，東南下，所謂東、北、南三海，其實一也。北至於青、滄，則曰北海；南至於交、廣，則曰南海；東漸吴、越，則曰東海。無繇有所謂西海者。《詩》《書》《禮》經之稱『四海』，蓋引類而言之。」至于《莊子》所謂「窮髪之北有冥海」，及屈原所謂「指西海以爲期」，皆寓言爾。程大昌謂：「條支之西有海，先漢使固嘗見之，而載諸史。〔原注〕《史記·大宛傳》：「于寘之西則水皆西流，注西海。」又曰：「奄蔡在康居西北可二千里，臨大澤，無崖，蓋乃北海云。」《漢書·西域傳》：「條支國臨西海。」後漢班超又遣甘英輩親至其地，而西海之西又有大秦，夷人與海商皆常往來。霍去病封狼居胥山，其山實臨瀚海。蘇武、郭吉皆爲匈奴所幽，寘諸北海之上。而唐史又言，突厥部北海之北有骨利幹國，在海北岸。然則《詩》《書》所稱四海，實環華裔而四之，❶非寓言也。」然今甘州有居延海，西寧有青海，雲南有滇海，安知漢、唐人所見之海非此類邪？〔錢氏曰〕北人偁「海子」，猶南方之湖也。

九州

「九州」之名，始見於《禹貢》。〔原注〕《祭法》：「共工氏之霸九州也，其子曰后土，能平九州。」此前乎禹而有九州之名。《周禮·職方氏》疏曰：「自神農以上，有大九州，柱州、迎州、神州之等。至黄帝以來，德不及遠，惟於神州之内分爲九州。〔原注〕《史記·孟子荀卿傳》：「騶衍言中國名曰赤縣神州，赤縣神

---

❶「華裔」，據《校記》，鈔本作「夷夏」。

州内自有九州，禹之序九州是也，不得爲州數。中國外如赤縣神州者九，乃所謂九州也。」蓋天下有九州，古之帝者皆治之。」後世德薄，止治神州。神州者，東南一州也。〔原注〕《河圖括地象》：「東南神州，正南卬州，西南戎州，正西弇州，正中冀州，西北柱州，北方玄州，東北咸州，正東揚州。」《淮南子·地形訓》同，而以西北爲台州，正北爲泲州，東北爲薄州，正東爲陽州。《隋書》：「北郊之制，有神州、迎州、冀州、戎州、拾州、柱州、營州、咸州、陽州。」唐初房玄齡與禮官議，以爲神州者，國之所託，餘八州則義不相及，遂除迎州等八座，惟祭皇地祇及神州。 此荒誕之説，固無足采，然中國之大，亦未有窮其涯域者。尹耕《兩鎮志》引《漢書·地理志》言「黄帝方制萬里，畫埜分州，得百里之國萬區」，而疑不盡於禹九州之内。且曰：「以今觀之，涿鹿，〔原注〕今保安州。東北之極陬也，而黄帝以之建都。釜山，〔原注〕在懷來城北。塞上之小山也，而黄帝以之合符。則當時藩國之在其西北者可知也。〔原注〕《晋·載記》：「慕容廆以大棘城即帝顓頊之墟也，乃移居之。」《通典》：「棘城在營州柳城東南一百七十里。」秦、漢以來，匈奴他部如爾朱、宇文之類，往往祖黄帝，稱昌意後，亦一證也。〔原注〕按魏、周諸《書》，惟云魏之先出自黄帝軒轅氏，黄帝子曰昌意，昌意之少子受封北國。而爾朱氏無聞。宇文氏則云其先出自炎帝神農氏。今舍拓跋而言爾朱、宇文，誤也。《遼史》言耶律儼稱遼爲軒轅後。厥後昌意降居，帝摯遜位，至於洪水之災，天下分絶，而諸侯之不朝者有矣。 以《書》考之，禹别九州，而舜又肇十二州，其分爲幽、并、營者，皆在冀之東北，〔原注〕《書》「肇十有二州」傳云：「肇，始也。禹治水之後，舜分冀州爲幽州、并州，分青州爲營州，始置十二州。」高誘注《淮南子》云：「古之幽都，在雁門以北。」必其前閉而後通，前距而後服者也。而此三州以外，則舜不得而有之矣。此後世幅員所以止於禹迹九州之内，而天地之氣亦自西北而趨於東南，日荒日闢，而今猶未已也。〔原注〕蔡仲默《書傳》亦謂當舜之時，冀北之地未必荒落如後世。騶子之言雖不盡然，亦豈可謂其無所自哉！」

幽、并、營三州在《禹貢》九州之外，先儒謂以冀、青二州地廣而分之，殆非也。〔原注〕孔安國、馬融并云。疏謂堯時青州當越海而有遼東，益無據。幽則今涿、易以北至塞外之地，〔原注〕《書》：「流共工于幽洲。」《孟子》作「州」。《括地志》云：「在檀州燕樂縣界，今順天府密雲縣。」并則今忻、代以北至塞外之地，營則今遼東大寧之地，其山川皆不載之《禹貢》，故靡得而詳。〔原注〕凡漢之上谷、漁陽、右北平、遼西、遼東，山川皆不載之《禹貢》，惟碣石爲右北平驪城縣山，然此但島夷之貢道爾。然而《益稷》之書謂「弼成五服，至于五千」，則冀方之北不應僅數百里而止。《遼史·地理志》言：「幽州在渤、碣之間，并州北有代、朔，營州東暨遼海。」《營衛志》言「冀州以南，歷洪水之變，夏后始制城郭，其人土著而居。并、營以北，勁風多寒，隨陽遷徙，歲無寧居，曠土萬里」。或其説之有所本也。劉三吾《書傳》謂孔氏以遼東屬青州，隔越巨海，道里殊遠，非所謂因高山大川以爲限之意，蓋幽、并、營三州皆分冀州之地，〔原注〕又引歐陽忞《輿地廣記》，以遼東營州屬冀州。今亦未有所攷。〔閻氏曰〕案幽、并、營三州自九州分出者，從來皆如此説，顧氏斷然謂在《禹貢》山川以外，又曰「禹畫九州在前，舜肇十二州在後」者，似是臆説，不過從「肇者始也」臆度耳。其實《周禮·職方氏》「并州，其澤藪曰昭餘祁」，昭餘祁在今介休縣東北三十二里，俗名鄔城泊。先儒知分冀東恒山之地爲并州，則以周「并州鎮曰恒山」故。知分冀東北醫無閭之地爲幽州，則以周「幽州鎮曰醫無閭」故。又知分青東北、遼東等處爲營州，則以《爾雅·釋地》「齊曰營州」故也。不然，微《周禮》《爾雅》二書，欲於禹九州外枚舉舜三州之名，且不可得，況疆理所至哉！《舜本紀》稱其地「北發息慎」。息慎即肅慎，爲今寧古塔，去京師三千二百四十二里。下訖三代，武王通之，來貢楛矢。成王伐之，遂來賀。況在有虞盛世，其爲營州之地無疑，尚得謂非以境界太遠，始别置之哉！

「禹畫九州」在前，「舜肇十二州」在後。肇，始也。昔但有九州，今有十二州，自舜始也。〔原注〕《漢書·地理志》：「堯遭洪水，天下分絶爲十二州，使禹治之，更制九州。」與《書》「肇十有二州」之文不同。蓋漢人之説如此，故王莽據之爲奏。陳氏經曰：「《禹貢》之作，乃在堯時，至舜時乃分九州爲十二州，至夏之世又并爲九州，故《傳》言『貢金九牧』。」《竹書紀年》：「帝舜三十三年，夏后受命于神宗，遂復九州。」亦未可信。然則謂《禹貢》九州爲盡虞、夏之疆域者，疏矣。

夏、商以後，沿上世九州之名，各就其疆理所及而分之，故每代小有不同。〔原注〕《周書》《爾雅》各與《禹貢》不同。《周禮·量人》：「掌建國之法，以分國爲九州。」曰分，則不循於其舊可知矣。〔原注〕《周禮·職方》：「東北曰幽州，其山曰醫無閭，其澤曰貕養，川曰河泲，浸曰菑時。」醫無閭在今遼東廣寧衛。「貕養澤」注云在長廣，今山陽萊陽縣，已無迹可考。而青之菑時，兖之河泲，雜出於一條之中，殆不可據。

州有二名。《舜典》「肇十有二州」，《禹貢》「九州」，大名也。《周禮·大司徒》「五黨爲州」，「州長」注「二千五百家爲州」，《左傳》僖十五年「晉作州兵」，宣十一年「楚子入陳，鄉取一人焉以歸，謂之夏州」，昭二十二年「晉籍談、荀躒帥九州之戎」，〔原注〕注：「州，鄉屬也。五州爲鄉。」哀四年「士蔑乃致九州之戎」，十七年「衛侯登城以望見戎州」，《國語》「謝西之九州如何」，〔原注〕注：「謝西有九州。二千五百家爲州。」并小名也。〔沈氏曰〕《論語》之言「州里」，亦小名也。陳祥道《禮書》：「二百一十國謂之州，五黨亦謂之州。萬二千五百家謂之遂，一夫之間亦謂之遂。王畿謂之縣，五鄙亦謂之縣。」〔原注〕江、淮、河、濟，謂之四瀆，而《易》「《坎》爲水，爲溝瀆」。大小之極，不嫌同名。

六國獨燕無後

春秋之時，楚最彊。楚之官，令尹最貴，而其爲令尹者皆同姓之親。至於六國已滅之後，而卒能自立以亡秦者，楚也。嘗考夫七國之時，人主多任其貴戚，如孟嘗、平原、信陵三公子。毋論楚之昭陽、昭奚恤、昭雎，韓之公仲、公叔，趙之公子成、趙豹、趙奢，齊之田嬰、田忌、田單，單之功至於復齊國。至秦則不用矣，〔閻氏曰〕按樗里疾，秦惠王異母弟，亦嘗相武王。而涇陽、高陵之輩猶以擅國聞。獨燕蔑有。子之之於王噲，未知其親疏。自昭王以降，無一同姓之見於史者。及陳、項兵起，立六國後，而孫心王楚，儋王齊，咎王魏，已而歇王趙，成王韓，惟燕人乃立韓廣，豈王喜之後無一人與？不然，燕人之哀太子丹豈下於懷王，而忍亡之也？蓋燕宗之不振久矣。嗚呼！楚用其宗而立懷王者，楚也。燕用非其宗而立韓廣者，燕也。然則晉無公族而六卿分，秦無子弟而閻樂弑，魏削藩王而陳留篡于司馬，宋卑宗子而二帝辱于金人，皆是道矣。《詩》曰：「宗子維城，無俾城壞，無獨斯畏。」人君之獨也，可不畏哉！〔汪明經曰〕案燕弱且僻，至易王始見於史，所載國事多略。公卿大夫亦罕見，見者如市被、騎劫，栗腹、慶秦、將渠、鞠武，皆將相大臣，無以知其非同姓也。《陳餘傳》云：「秦爲無道，滅人社稷，絶人後世。」則六國值秦，並國滅無後，未可咎燕宗之不振也。以秦之切齒於燕王喜、太子丹，豈有種乎？且六國之立，特豪傑以收人心，豈必盡其本支乎！

郡縣

《漢書·地理志》言：「秦并兼四海，以爲周制微弱，終爲諸侯所喪，故不立尺土之封，分天下爲郡縣，盪滅前聖之苗裔，靡有孑遺。」後之文人祖述其説，以爲廢封建，立郡縣，皆始皇之所爲也。以余觀之，殆不然。《左傳》僖公三十三年，「晋襄公以再命命先茅之縣賞胥臣」。宣公十一年，「楚子縣陳」。十二年，鄭伯逆楚子之辭曰：「使改事君夷于九縣。」〔原注〕注：楚滅諸小國，爲九縣。十五年，晋侯「賞士伯以瓜衍之縣」。成公六年，韓獻子曰：「成師以出，而敗楚之二縣。」襄公二十六年，蔡聲子曰：「晋人將與之縣，以比叔向。」三十年，「絳縣人或年長矣」。昭公三年，二宣子曰：「晋之别縣，不惟州。」五年，薳啟疆曰：「韓賦七邑，皆成縣也。」〔原注〕注：成縣賦百乘也。又曰：「因其十家九縣，其餘四十縣。」十年，叔向曰：「陳人聽命，而遂縣之。」二十八年，「晋分祁氏之田以爲七縣，分羊舌氏之田以爲三縣」。哀公十七年，子穀曰：「彭仲爽，申俘也。文王以爲令尹，實縣申、息。」《晏子春秋》：「昔我先君桓公，予管仲狐與穀其縣十七。」《説苑》：「景公令吏致千家之縣一於晏子。」《戰國策》：智過言於智伯曰：「破趙，則封二子者各萬家之縣一。」《史記·秦本紀》：「武公十年，伐邽冀戎，初縣之。十一年，初縣杜鄭。」《吴世家》：「王餘祭三年，予慶封朱方之縣。」則當春秋之世，滅人之國者，固已爲縣矣。〔原注〕按昭二十九年《傳》，蔡墨言劉累「遷于魯縣」，則夏后氏已有縣之名。《周禮・小司徒》：「四甸爲縣。」《遂人》：「五鄙爲縣。」「縣士」注：「距王城三百里以外至四百里曰縣。」亦作「寰」。《國語》：「管子制齊，三鄉爲寰，寰有寰帥，十寰爲屬，屬有大夫。」顔師古曰：「古書『縣邑』字皆作『寰』，以『縣』爲『縣挂』字，後人轉用爲『州縣』字，其『縣挂』之『縣』又加『心』以別之也。」《史記》：「吴王發九郡兵伐齊」，范蜎對楚王曰「楚南塞厲門而郡江東」，甘茂謂秦王曰「宜陽，大縣，名曰縣，其實郡也」，春申君言於楚王曰「淮北地邊齊，其事急，請以爲郡便」，《匈奴傳》言「趙武靈王置雲中、雁門、代郡」，燕「置上谷、漁陽、右北平、遼西、遼東郡」，以拒胡，又言「魏有西河、❶上郡，以與戎界邊」，則當七國之世，而固已有郡矣。〔原注〕哀公二年《傳》：「趙簡子誓曰：克敵者，上大夫受縣，下大夫受郡。」杜氏注引《周書・作雒》篇：「千里百縣，縣有四郡。」古時縣大而郡小。《説文》：「周制，天子地方千里，分爲百縣，縣有四郡。至秦初置三十六郡，以監其縣。」今按《史記》吴王及春申君之事，則郡之統縣，固不始於秦也。吴起爲西河守，馮亭爲上黨守，李伯爲代郡守，西門豹爲鄴令，荀況爲蘭陵令，城渾説楚新城令，衛有蒲守，韓有南陽假守，魏有安邑令，蘇代曰「請以三萬户之都封太守，千户封縣令」，〔原注〕趙封馮亭，亦云。而齊威王朝諸縣令長七十二人，則六國之末入於秦，而固已先爲守、令、長矣。故《史》言樂毅「下齊七十餘城，皆

---

❶「西河」，原作「河西」，今據《史記・匈奴傳》乙正。

爲郡縣」，而齊湣王遺楚懷王書曰「四國爭事秦，則楚爲郡縣矣」，張儀説燕昭王曰「今時趙之於秦，猶郡縣也」，安得謂至始皇而始罷侯置守邪？《傳》稱「禹會諸侯，執玉帛者萬國」，至周武王僅千八百國，春秋時見於經傳者百四十餘國，又并而爲十二諸侯，又并而爲七國，此固其勢之所必至，秦雖欲復古之制一一而封之，亦有所不能。而謂罷侯置守之始於秦，則儒生不通古今之見也。〔楊氏曰〕郡縣之置，不惟秦，言秦者，事有所止，以歸獄也。〔姚刑部曰〕攷周室之制，王所居曰國中，分命大夫所居曰「都鄙」，自國而外，有曰「家稍」者矣，曰「邦縣」者矣，曰「邦都」者矣，而統名之皆都鄙也。鄭君云：「都之所居曰鄙。」殆非是，宜曰「鄙之所居曰都」。《詩》曰「作都于向」。《月令》曰：「毋休于都。」然則都者，鄙所居城之謂也。見于《詩》《書》、傳記，凡齊、魯、衛、鄭之國，率同王朝都鄙之稱。蓋周法：中原侯服，疆以周索。國近蠻夷者，乃疆以戎索。故齊、魯、衛、鄭名同于周，而晉、秦、楚乃不同于周，不曰都鄙而曰「縣」。然始者有縣而已，尚無「郡」名。吾意郡之稱蓋始于秦、晉，以所得戎翟地遠，使人守之，爲戎翟民君長，故名曰郡。如所云「陰地之命大夫」，蓋即郡守之謂也。趙簡子之誓曰：「上大夫受縣，下大夫受郡。」郡遠而縣近，縣成聚富庶而郡荒陋，故以美惡異等，而非郡與縣相統屬也。《晉語》夷吾謂公子縶曰：「君實有郡縣。」言晉地屬秦，異于秦之近縣，則謂之曰「郡縣」，亦非云郡與縣相統屬也。及三卿分范、中行、知氏之縣，其縣與己故縣隔絶，分人以守，略同昔者使人守遠地之體，故率以郡名。然而郡乃大矣，所統有屬縣矣。其後秦、楚亦皆以得諸侯地名郡，惟齊無郡，齊用周制故也。都鄙者，王朝本名，故晉、秦、楚雖爲縣，而未嘗不可因周之稱；而周必無郡之稱，以郡者遠地之稱也。秦之内史，漢之三輔，終不可名之郡，況周之畿内乎？《周書·作雒》篇乃有「縣有四郡」之語，此非真西周之書，周末誣僭之士爲之也。

秦分天下爲三十六郡，其中西河、上郡則因魏之故，雲中、雁門、代郡則趙武靈王所置，上谷、漁陽、右北平、遼西、遼東郡則燕所置。《史記》不志地理，而見之於匈奴之傳，孟堅《志》皆謂之秦置者，以漢之所承者秦，不言魏、趙、燕爾。〔梁氏曰〕《韓世家》有上黨守馮亭，則上黨郡韓置。而巴蜀、漢中、上郡置于惠文王，河東、南陽、黔中、上黨、南郡置于昭襄王，三川、太原置于莊襄王，俱見《本紀》，不得全屬始皇初置也。但三十六郡之目，史不詳載。攷始皇置閩中、南海、桂林、象郡，皆在後，不在三十六郡内。則所謂三十六郡者，據《漢志》，一河東，二太原，三上黨，四三川，五東郡，六潁川，七南陽，八南郡，九九江，十泗水，十一鉅鹿，十二齊郡，十三琅邪，十四會稽，十五漢中，十六蜀郡，十七巴郡，十八隴西，十九北地，二十上郡，二十一九原，二十二雲中，二十三雁門，二十四代郡，二十五上谷，二十六漁陽，二十七右北平，二十八遼西，二十九遼東，三十邯鄲，三十一碭郡，三十二薛郡，三十三長沙。尚缺三郡，以《續漢・郡國志》校之，則秦有鄣郡、黔中郡。《前志》無黔中，誠爲脱漏，足以補郡數之缺。而鄣非秦郡，劉敞辨之甚悉，是尚缺二郡也。有以郯郡、楚郡充其數者，前人皆已辨之，不得爲秦郡也。《始皇紀》集解言郡凡三十五，與内史爲三十六，則内史在三十六郡之中。其所缺尚有一郡，以《水經注》補之。《水經》卷十三「廣陽薊縣」注云：「秦始皇滅燕以爲廣陽郡。」于是三十六郡之數始備。〔錢氏曰〕秦四十郡之説，昉于《晋書》。《晋書》爲唐初人所作，要其去秦、漢遠矣。《太史公書》：「秦始皇二十六年，分天下爲三十六郡。」未嘗實指爲某某郡也。班孟堅《地理志》列漢郡國百有三，又于各郡國下詳其沿革，其非漢置者，或云「秦置」，或云「故秦某郡」，或云「秦郡」，并之正合三十六之數，是即始皇所分之三十六郡也。《志》末又總言之云：「本秦京師爲内史，分天下作三十六郡。漢興，以其地太大，稍復開置，又立諸侯王國。武帝開廣三邊。故自高帝增二十六，文、景各六，武帝二十八，昭帝一。迄于孝平，凡郡國一百三。」以秦三十六郡合之，高、文、景、武、昭所增置，正得百有三。是秦三十六郡之外更無它郡，安得有四十郡哉！司馬彪《郡國志》本沿《東觀》舊文，亦云「漢承秦三十六郡，後稍分析，至于孝平，凡郡國百三」。蓋自後漢至晋，史家俱不言秦有四十郡也。許叔重《説文》、應劭《風俗通》、高誘《淮南子注》、皇甫謐《帝王世紀》述秦郡，皆云三十六。諸人博學洽聞，豈有不讀《史記》者，使南海三郡果在三十六郡之外，何故舍多而稱少？自裴駰誤解《史記》，以略取陸梁地在分郡之後，遂別而異之。其注三十六郡與《漢志》同者三十三，别取内史、鄣郡、黔中三郡當之，而秦遂有三十九郡。《晋志》又增閩中一郡，合爲四十。嗣後精于地理如杜君卿、王應麟、胡三省輩，皆莫能辨，四十郡之目遂牢不可破矣。或曰：太史公《始皇紀》分天下爲三十六郡在二十六年，而略取陸梁地爲桂林、象郡、南海則在三十三年，是三郡固在三十六郡之外矣。予應之曰：史公紀事，皆言其大者。始皇二十六年秦初并天下，丞相綰請封諸子，李斯言封諸侯不便，遂廢封建之制，諸郡置守、尉、監，皆領于天子。此秦變古之一大端，故特于是年書分天下爲三十六郡，猶言廢封建爲郡縣耳。言三十六郡，則統乎天下矣，非謂三十六郡盡置于是年也。即以此《紀》證之，始皇即位之初，已并巴蜀、漢中，置南郡矣。北收上郡以東，有河東、太原、上黨郡。東至滎陽，滅二周，置三川郡矣。五年又置東郡，十七年又置潁川郡，二十五年又置會稽郡矣。此諸郡者，皆在裴駰所舉三十六郡之數，不疑前文之重沓，而獨疑後文之預數，所謂知其一未知其二者也。始皇自謂以水德王，數以六爲紀，郡名三十六，蓋取六自乘之。若四十郡，則漢人無言之者，無徵之言，置之勿聽可矣。或又曰：《史記·東越列傳》「秦已并天下，以其地爲閩中郡」。閩中爲始皇置，史公有明文，而《漢志》不載，豈非班氏之漏？予應之曰：《南越傳》亦云：「秦已并天下，略定揚、越，置南海、桂林、象郡，以謫徙民與越雜處十三歲。」其云「十三歲」者，自二十五年滅楚之後數之也。閩中與南海三郡皆置于王翦定百越之時，但其初雖有郡名，仍令其君長治之，如後世羈縻州之類。其後尉屠睢擊南越，殺其君長，始置官吏，比于内地，而閩中則仍無諸與摇治之，是以不在三十六郡之數也。或又曰：《漢志》鄣郡不言高帝置，此可爲秦置之證。予應之曰：《漢志》：「丹陽郡，故鄣郡。」不云「故秦鄣郡」，則非秦置可知。《志》凡稱「故」者，皆據漢初而言，如故齊、故趙、故梁、故楚、故淮南，并漢初封國也。泗水國云「故東海郡」，與此文正同。東海郡既高帝置，則鄣郡亦必漢置矣。〔又曰〕《漢志》稱秦置者二十有七，謂因其名不改者也。稱秦郡者一，因其郡名而立爲國者也。稱故秦某郡者八，因其地而改其名者也。此外無稱「秦」者。

秦始皇議封建，實無其本。假使用淳于越之言而行封建，其所封者不過如穰侯、涇陽、華陽、高陵君之屬而已，豈有建國長世之理。

秦始皇未滅二國

古封建之國，其未盡滅於秦始皇者：《衛世家》言「二世元年，廢衛君角爲庶人」，是始皇時衛未嘗亡也；〔原注〕《漢書・地理志》：「始皇既并天下，猶獨置衛君，二世時乃廢爲庶人，凡四十世九百年，最後絶。」《越世家》言「越以此散，諸族子争立，或爲王，或爲君，濱于江南海上，服朝于楚」，《秦始皇本紀》言「二十五年，王翦遂定荆江南地，降越君」，漢興，有東海王摇、閩越王無諸之屬，〔原注〕如今世之土司。是越未嘗亡也。〔閻氏曰〕按《越世家》：「後七世，至閩君摇，佐諸侯平秦，漢高帝復以摇爲越王，以奉越後。」是不特未亡於秦，且從而亡秦矣。《西南夷傳》又言：「秦滅諸侯，唯楚苗裔尚有滇王。」然則謂秦滅五等而立郡縣，亦舉其大勢然耳。

漢王子侯

漢王子侯之盛，無過哀、平之間。《王莽傳》：「五威將帥七十二人，還奏事，漢諸侯王爲公者，悉上璽綬爲民。」〔原注〕《後漢書·城陽恭王祉傳》：「莽篡立，劉氏爲侯者皆降稱子，食孤卿禄，後皆奪爵。」《後漢·光武紀》：「建武二年十二月戊午詔曰：『惟宗室列侯爲王莽所廢，先靈無所依歸，朕甚愍之，其并復故國。若侯身已没，屬所上其子孫見名尚書，封拜。』」是皆絶於莽而復封於光武之時。然《漢書》表、傳中往往言「王莽篡位，絶」，而《表》言安衆侯崇「居攝元年舉兵，爲王莽所滅」；「侯寵，建武二年，以崇從父弟紹封」；「十三年，侯松嗣，今見」。師古曰：「作表時見爲侯也。」《表》言「今見」者止此一人，是光武之時，侯身已没者，其子孫亦但隨宜封拜而已。〔原注〕《光武紀》十三年下云：「其宗室及絶國封侯者凡一百三十七人。」惟安衆之以故國紹封者，褒崇之忠，非通例也。又《莽傳》云：「嘉新公國師，以符命爲予四輔。明德侯劉龔、率禮侯劉嘉等凡三十二人，皆知天命，或獻天符，或貢昌言，或捕告反寇，諸劉與三十二人同宗共祖者勿罷，賜姓曰王。唯國師公以女配莽子，故不賜姓。」《武五子傳》：「廣陽王嘉，以獻符命封扶美侯，賜姓王氏。」《諸侯王表》：「魯王閔獻神書言莽德，封列侯，賜姓王。中山王成都獻書言莽德，封列侯，賜姓王。」《王子侯表》：「新鄉侯佟，〔原注〕《莽傳》作「信鄉侯」。元始五年，上書言莽宜居攝。莽篡位，賜姓王。」若此之類，光武豈得而復封之乎？又《王子侯表序》曰：「元始之際，王莽攝朝，僞褒宗室侯及王之孫焉。居攝而愈多，非其正，故弗録。旋踵亦絶。」又可見莽攝位之所封者，光武皆不紹封也。夫惟於親親之中而寓褒忠之意，則於安衆之封見之。〔原注〕《後漢書·卓茂傳》云：「劉宣，字子高，安衆侯崇之從弟。知王莽當篡，乃變名姓，抱經書，隱避林藪。建武初乃出，光武以宣襲封安衆侯。」宣或即寵之誤。又《李通傳》云：「永平中，顯宗幸宛，詔諸李隨安衆宗室會見。」注引謝承《書》曰：「安衆侯崇，長沙定王五代孫，與宗人討莽有功，隨光武河北，破王郎。朝廷高其忠壯，策文嗟歎，以厲宗室。」以《表》計之，雖正是五代孫，而以紹封者爲名崇，殊爲舛錯，當以《前漢·表》爲正。又《劉隆傳》曰：「隆，字元伯，南陽安衆侯宗室也。王莽居攝中，隆父禮與安衆侯崇起兵誅莽，事泄，隆以年未七歲故得免。」史文雖略，千載之下可以情測也。此一代之大典，不可不論。

《武五子傳》：「昌邑王賀，廢封爲海昏侯，薨。元帝復封賀子代宗爲海昏侯。傳子至孫，今見爲侯。」《表》云：「賀以神爵三年薨，坐故行淫辟，不得置後。初元三年，釐侯代宗以賀子紹封。傳至孫原侯保世嗣。傳至曾孫侯會邑嗣，免。建武復封。」是光武之復封有此二人，安衆以褒忠，海昏以嘗居尊位故與？

《功臣表》：「蕭何九世孫禹，王莽始建國元年更爲蕭鄉侯。莽敗，絶。曹參十世孫宏，舉兵佐軍，〔原注〕本傳云「先降河北」。詔封平陽侯。十一世侯曠嗣，今見。」非光武之薄於酇侯而厚於平陽也，非有功不侯，高帝法也。

紅陽侯王泓，以與諸劉結恩，父丹降爲將軍，戰死，〔原注〕見《元后傳》。富平侯張純，以先來詣闕，〔原注〕見《後漢書》本傳。皆得紹封。〔原注〕按功臣侯復封者三人，恩澤侯復封者四人。高昌侯董永、歸德侯襄、平昌侯王獲三人，功狀無考；而周承休侯常，自以周後。而杜憲、趙牧并以先降梁王，不得嗣。光武命功之典如此。

漢侯國

《漢書·地理志》：「京兆尹、左馮翊、右扶風并無侯國，以在畿内故也。」然《功臣侯表》有陽陵侯傅寬、高陵侯王虞人，《恩澤侯表》有高陵侯翟方進，并左馮翊縣名。《功臣侯表》平陵侯蘇建、平陵侯范明友，右扶風縣名。而「高陵」下曰「琅琊」，〔錢氏曰〕《地理志》琅琊之「高陵」下注云「侯國」。二「平陵」下曰「武當」，則知此鄉名之同於縣者，而非三輔也。若後漢，則新豐侯單超、新豐侯段熲，京兆縣；夏陽侯馮異、櫟陽侯景丹、臨晋侯楊賜，并左馮翊縣；好畤侯耿弇、槐里侯萬修、槐里侯竇武、槐里侯皇甫嵩、栒邑侯宋弘、郿侯董卓，并右扶風縣。而《嵩傳》云：「食槐里、美陽兩縣八千户。」蓋東都之後，三輔同於郡國矣。

《地理志》侯國有注有不注，殆不可曉，意者班史亦仍前人之文，止據其時之見在者而書之乎？

都

《詩》毛氏傳：「下邑曰都。」後人以爲人君所居，非也。〔原注〕《帝王世紀》：「天子所宫曰都。」《釋名》：「都者，國君所居。」考之經，則《書》之云「大都小伯」，《詩》之云「在浚之都」「作都于向」者，皆下邑也。《左傳》曰：「先王之制，大都不過參國之一，中五之一，小九之一。」〔原注〕隱公元年。又曰：「邑有宗廟先君之主曰都，無曰邑。」〔原注〕莊公二十八年。故晉二五言于獻公曰「狄之廣莫，於晉爲都」，謂蒲也，屈也；士伯謂叔孫昭子曰「將館子於都」，謂箕也；公孫朝謂季平子曰「有都，以衛國也」，謂成也；「仲由爲季氏宰，將墮三都」，謂郈也，費也，成也；萊章曰「往歲克敵，今又勝都」，謂廩丘也；《孟子》「王之爲都者，臣知五人焉」，謂平陸也；《韓子》「衛嗣君以一都買一胥靡」，謂左氏也。《史記》趙良勸商君「歸十五都，灌園於鄙」；〔原注〕秦封鞅商十五邑。秦王請藺相如，「召有司案圖，指從此以往十五都予趙」；齊王「令章子將五都之兵，因北地之衆以伐燕」；張儀説楚王，「請效萬家之都以爲湯沐之邑」；❶而陳恢見沛公亦曰「宛，大郡之都也」。其名始於《周禮·小司徒》：「九夫爲井，四井爲邑，四邑爲丘，四丘爲甸，四甸爲縣，四縣爲都。」〔原注〕注：「四縣爲都，方四十里。」〔莊大令曰〕《左傳》：「邑有先君之廟曰都，無曰邑。」各自相對爲文耳。邑是居處之名，都是衆聚之稱。都必大于邑，故「一年即成邑，二年乃成都」也。而王之子弟所封，及公卿之采邑在焉，於是乎有都宗人、都司馬，其後乃爲大邑之稱耳。〔原注〕「縣士」注：「距王城四百里以外至五百里曰都。」故《詩》云「彼都人士」，《禮記·月令》「命農勉作，毋休于都」，而宰夫掌「羣都、縣、鄙之治」，〔原注〕注：「羣都，諸采邑也。」《商子》言

❶「家」，《史記·張儀列傳》作「室」。

「百都之尊爵厚禄」,《史記》信陵君之諫魏王,謂「所亡於秦者,大縣數十,名都數百」,則皆小邑之稱也。三代以上,若湯居亳,太王居邠,并言居,不言都。至秦始皇始言「吾聞周文王都豐,武王都鎬。豐、鎬之閒,帝王之都也」。而項羽分立諸侯王,遂各以其所居之地爲都。王莽下書言周「有東都、西都之居」,而以雒陽爲新室東都,常安爲新室西都。〔原注〕莽改長安曰常安。後世因之,遂以古者下邑之名爲今代京師之號,蓋習而不察矣。

《史記·商君傳》:「築冀闕宫庭於咸陽,秦自雍徙都之。而集小都鄉邑聚爲縣,置令、丞,凡三十一縣。」上「都」,國都之都;下「都」,都鄙之都,史文兼古今語。

《漢書·鼂錯傳》言:「憂勞百姓,列侯就都。」是以所封國邑爲都。《後漢書·安帝紀》:「徙金城郡,都襄武。」《龐參傳》:「燒當羌種號多等皆降,始復得還都令居。」是以郡治爲都。而《食貨志》言:「長安及五都。」以雒陽、邯鄲、臨甾、宛、成都爲五都,而長安不與焉,此又所謂「通邑大都」,居一方之會者也。〔原注〕如張衡《南都賦》、徐幹《齊都賦》、劉邵《趙都賦》、庾闡《揚都賦》。若後世國都之名專於天子,而諸侯王不敢稱矣。〔楊氏曰〕南都者,南陽也,先世南頓君之廟在焉,而齊、趙、揚則故王都也。

《史記》:「孝景中三年,軍東都門外。」此時未有東都,其曰「東都門」,猶言東郭門也。〔原注〕程大昌以爲自此出雒陽東都者,非。《三輔黄圖》:「長安城東出北頭第一門曰宣平門,民間所謂東都門。」

鄉里

以縣統鄉，以鄉統里，備書之者，《史記》「老子，楚苦縣厲鄉曲仁里人」，〔閻氏曰〕按楚非國乎？當增一句曰「以國統縣」。又按「孔子生魯昌平鄉陬邑」，是又以國統鄉，以鄉統邑。「樗里子室在昭王廟西，渭南陰鄉樗里」是也。書縣、里而不言鄉，《史記》「高祖沛豐邑中陽里人」，〔原注〕應劭曰：「沛，縣也。豐，其鄉也。」「聶政，軹深井里人」，「淳于意師臨菑元里公乘陽慶」，《漢書》「衛太子亡至湖泉鳩里」是也。亦有書鄉而不言里，〔閻氏曰〕當作「書邑、鄉而不言里」。《史記》「陳丞相平，陽武户牖鄉人」，「王翦，頻陽東鄉人」是也。

古時鄉亦有城，《漢書·朱邑傳》：「其子葬之桐鄉西郭外。」

都鄉

《集古録》：《宋宗慤母夫人墓誌》：「涅陽縣都鄉安衆里人。」又云：「窆于秣陵縣都鄉石泉里。都鄉之制，前史不載。」按都鄉蓋即今之坊廂也。《漢濟陰太守孟郁堯廟碑》：「成陽仲氏屬都鄉高相里。」

都鄉侯

後漢封國之制，有鄉侯，有都鄉侯。傳中言都鄉侯者甚多，「皇甫嵩封槐里侯，忤中常侍趙忠、張讓，削户六千，更封都鄉侯」；「具瑗有罪，詣獄謝，上還東武侯印綬，〔原注〕上文作「東武陽侯」。詔貶爲都鄉侯」，是都鄉侯在列侯之下也。「趙忠以與誅梁冀功，封都鄉侯。〔原注〕《單超傳》但言鄉侯，今從本傳。延熹八年，貶爲關内侯」，〔原注〕本傳作關中侯，今從《單超傳》。是都鄉侯在關内侯之上也。〔原注〕關内侯無食邑，如淳以爲但爵其身，見《史記·高后紀》注。《吴志》：「孫賁封都亭侯，子鄰嗣，進封都鄉侯。」是都鄉侯在都亭侯之上。「良賀卒，帝封其養子爲都鄉侯，三百户」，是都鄉侯所食之户數也。「梁冀得罪，徙封比景都鄉侯」，是都鄉侯亦必有所封之地，而不言者，史略之也。鄉侯、都亭侯，亭侯，或言地，或不言地，亦同此。〔原注〕《皇后紀》「都亭侯」注：「並言都亭者，并城内亭也。」《宋書·百官志》：「縣侯第三品，鄉侯第四品，亭侯第五品，關内侯第六品。」而無都鄉侯、都亭侯。

封君

七國雖稱王，而其臣不過稱「君」，孟嘗君、平原君、信陵君、春申君是也。秦則有稱侯者，如穰侯、應侯、文信侯，而蔡澤但爲剛成君。漢興，列侯曰侯，關内侯曰君。孔霸以師賜爵關内侯，號褒成君，其薨也，謚曰烈君。〔原注〕《孔光傳》。

圖

宋時《登科録》必書某縣某鄉某里人。《蕭山縣志》曰：「改鄉爲都，改里爲圖，自元始。」《嘉定縣志》曰：「圖，即里也。不曰里而曰圖者，以每里册籍首列一圖，故名曰圖。」是矣。今俗省作「啚」。〔沈氏曰〕郭忠恕《佩觿》上篇「順非」節，有「『啚吝』之『啚』爲『圖』」之語，則是五代、宋初已如此矣。謝少連作《歙志》，乃曰：「啚，音鄙。《左傳》『都鄙有章』，即其立名之始。」〔原注〕趙宧光亦曰：「『都鄙』本作『啚』，俗誤讀『圖』。」其説鑿矣。〔趙氏曰〕《宋史·袁燮傳》：「燮爲江陰尉，常平使屬當賑災，燮令每保畫一圖，田疇、山水、道路悉載之。合保爲都，合都爲鄉，合鄉爲縣，征發、争訟、追胥，披圖可立決。以此爲荒政首。」則鄉、都、啚之制起于南宋也，顧氏蓋亦失考。

亭

秦制：十里一亭，十亭一鄉。〔原注〕《風俗通》曰：「漢家因秦，大率十里一亭。亭，留也。蓋行旅宿會之所。」以今度之，蓋必有居舍，如今之公署。鄭康成《周禮》「遺人」注曰：「若今亭有室矣。」故「霸陵尉止李廣宿亭下」，「張禹奏請平陵肥牛亭部處，上以賜禹，徙亭它所」，而《漢書》注云：「亭有兩卒，一爲亭父，掌開閉掃除，一爲求盜，掌逐捕盜賊」〔原注〕任安先爲求盜、亭父，後爲亭長。是也。〔原注〕晋時有亭子。劉卞爲縣小吏，功曹衙之，以他事補亭子。〔錢氏曰〕有祖秀才者，於亭中與刺史箋，久不成，卞教之數言，卓犖有大致。秀才謂縣令曰：「卞公，府掾之精者，云何以爲亭子？」又必有城池，如今之村堡。〔原注〕今福建、廣東凡巡司皆有城。《韓非子》「吴起爲魏西河守。秦有小亭，臨境。起攻亭，一朝而拔之」，《漢書》「息夫躬歸國，未有第宅，寄居丘亭。姦人以爲侯家富，常夜守之」，《匈奴傳》「見畜布野而無人牧者，怪之，乃攻亭」，《後漢書·公孫瓚傳》「卒逢鮮卑數百騎，乃退入空亭」是也。〔原注〕咸宣怒其吏成信，❶信亡，藏上林中。宣使郿令將吏卒闌入上林中蠶室門，攻亭，格殺信。是上林中亦有亭也。又必有人民，如今之鎮集，漢封功臣有亭侯是也。亦謂之「下亭」，《風俗通》「鮑宣州牧行部，多宿下亭」是也。其「都亭」則如今之關廂，〔閻氏曰〕按《漢書·循吏傳》：「召信臣出入阡陌，止舍離鄉亭。」是又有鄉亭，又必有牢獄。《詩·小雅》：「宜岸宜獄。」陸云「鄉亭之繫曰岸，官府曰獄」是也。「司馬相如往臨邛，舍都亭」，〔原注〕《史記索隱》曰：「郭下之亭也。」《漢書》注，師古曰：「臨邛所治都之亭。」後漢陳寔嘗爲都亭刺佐。「嚴延年母止都亭，不肯入府」，「何并斬王林卿奴頭，并所剝建鼓，置都亭下」，《後漢書》陳王寵有彊弩數千張，出軍都亭，會稽太守尹興使陸續於都亭賦民饘粥，酒泉龐娥刺殺讎人於都亭，《吴志》「魏使邢貞拜權爲吴王，權出都亭候貞」是也。京師亦有都亭。《後漢書》「張綱埋其車輪於雒陽都亭」，「竇武召會北軍五校士屯都亭」，「何進率左右羽林五營士屯都亭」，「王喬爲葉令，帝迎取其鼓置都亭下」是也。蔡質《漢儀》：「雒陽二十四街，街一亭。十二城門，門一亭，人謂之旗亭。」《史記·三

---

❶ 「咸」，原作「減」，今據《漢書·酷吏傳》改。

代世表》褚先生言「與方士考功會旗亭下」是也。〔原注〕《西京賦》曰：「旗亭五重。」薛綜注：「旗亭，市門樓也。」立旗於其上，故取名焉。後代則但有郵亭、驛亭之名，而失古者居民之義矣。〔原注〕《晉書・載記》：「慕容垂請入鄴城拜廟，苻丕不許，乃潛服而入，亭吏禁之。垂怒，斬吏燒亭而去。」是晉時尚有亭名。〔錢氏曰〕王羲之「會稽之蘭亭」。

亭侯

《通典》：「獻帝建安初，封曹操爲費亭侯。亭侯之制自此始也。」恐不然。靈帝以解瀆亭侯入繼。《桓帝紀》：「封單超等五人爲縣侯，尹勳等七人爲亭侯。」列傳中爲亭侯者甚多，大抵皆在章、和以後。丁綝言：「能薄功微，得鄉亭厚矣。」樊宏願還壽張，食小鄉亭。則建武中似已有亭侯矣。〔原注〕《楚漢春秋》：「高祖封許負爲鳴雌亭侯。」裴松之曰：「高祖時，封皆列侯，未有鄉亭之爵。疑爲不然。」《蜀志》：「中山靖王子貞，元狩六年封涿縣陸城亭侯。」按《漢書》作「陸城侯」，《志》文衍一「亭」字。《漢書・王莽傳》：「改大郡至分爲五郡，縣以亭爲名者三百六十，以應符命文。」

社

社之名起於古之國社、里社，故古人以鄉爲社。《大戴禮》「千乘之國，受命於天子，通其四疆，教其書社」，《管子》「方六里名之曰社」是也。《左傳》昭公二十五年，齊侯唁公曰：「自莒疆以西，請致千社。」注：「二十五家爲社，千社二萬五千家。」〔原注〕《史記・孔子世家》：「冉有曰：『雖累千社，夫子不利也。』」《索隱》曰：「二十五家爲社。」哀公十五年：「齊與衛地自濟以西，禚、媚、杏以南，書社五百。」《晏子》：「景公予魯君地山陰數百社。」又曰：「景公禄晏子以平陰與槀邑，反市者十一社。」又曰：「昔吾先君桓公，以書社五百封管仲，不辭而受。」《荀子》：「與之書社三百，而富人莫之敢距。」《戰國策》：「秦王使公子他謂趙王曰：『大國不義，以告敝邑，而賜之二社之地。』」《商子》：「湯、武之戰，士卒坐陳者，里有書社。」《吕氏春秋》：「武王勝殷，諸大夫賞以書社。」又曰：「衛公子啟方以書社四十下衛。」又曰：「越王請以故吴之地，陰江之浦，書社三百，以封墨子。」今河南、太原、青州鄉鎮，猶以社爲稱。　古者春、秋祭社，一鄉之人無不會集，《三國志》注「蔣濟爲太尉，嘗與桓範會社下」是也。《漢書・五行志》：「兖州刺史浩賞禁民私所自立社。」臣瓚曰：「舊制二十五家爲一社，而民或十家、五家共爲田社，是私社。」《隋書・禮儀志》：「百姓二十五家爲一社，其舊社及人稀者不限。」後人聚徒結會亦謂之社。　萬曆末，士人相會課文，各立名號，亦曰某社某社。　崇禎中，有陸文升奏訐張溥等復社一事，至奉旨察勘，在事之官多被降罰。《宋史・薛顔傳》：「耀州豪姓李甲，結客數十人，號没命社。」《曾鞏傳》：「章丘民聚黨村落間，號霸王社。」《石公弼傳》：「揚州羣不逞爲俠於閭里，號亡命社。」而隋末譙郡賊有黑社、白社之名。《元史・泰定帝紀》：「禁饑民結扁擔社，傷人者杖一百。」不知今之士人何取而名此也。　天啟以後，士子書刺往來，社字猶以爲汎，而曰「盟」，曰「社盟」，此《遼史》之所謂「刺血友」也。

今日人情相與，惟年、社、鄉、宗四者而已。除卻四者，便「窅然喪其天下」焉。

歷代帝王陵寢

宋太祖乾德四年十月癸亥詔：「歷代帝王陵寢，太昊以下十六帝，各給守陵五户，蠲其他役，長吏春秋奉祀。商中宗以下十帝，各給三户，歲一享。秦始皇以下十五帝，各給二户，三歲一祭。周桓王以下三十八帝，州縣常禁樵采。仍詔吴越國王錢俶修奉禹墓。」其時天下未一，而首發此詔，可謂盛德之事。惜當日儒臣考之不審，以致傳訛後世，如云周文王、武王、成王、康王并葬京兆咸陽縣者。按劉向曰：「文、武、周公葬于畢。」《史記・周本紀》：「太史公曰：畢在鎬東南杜中。」《皇覽》曰：「文王、武王、周公冢，皆在京兆長安鎬聚東杜中。」〔原注〕《續漢志》：「鎬在上林苑東。」孟康曰：「長安西南有鎬池。」郭璞《山海經》注同。《書序》：「周公薨，成王葬于畢。」《傳》曰：「不敢臣周公，故使近文、武之墓。」《正義》曰：「案《帝王世紀》云：文、武葬于畢，畢在杜南。」《晉書地道記》亦云：「畢在杜南，與畢陌别。」〔梁氏曰〕畢有二，在渭南者名畢郢，文、武、周公之墓在焉，所謂鎬東南杜中，韓《南山》詩「前尋徑杜墅，坌蔽畢原陋」是也。在渭北者名畢陌，秦惠文、悼武及漢諸陵在焉，劉滄《咸陽懷古》詩「渭水故都秦二世，咸原秋草漢諸陵」是也。畢公高之封亦在渭南。〔汝成案〕其説更爲明析。《史記・周本紀》正義引《括地志》曰：「文王、武王墓在雍州萬年縣西南二十八里畢原上。」此其在渭水之南杜縣之中甚明。〔原注〕《雍録》曰：「文都豐，武都鎬，豐、鎬與杜相屬。」則《皇覽》謂文王葬于渭南者，其理順也。文王既葬渭南，則周公葬畢，必附文墓矣。而今乃祭於渭北咸陽縣之北十五里，蓋據顔師古《劉向傳》注「畢陌在長安西北四十里」之誤。〔原注〕《地道記》已明言「與畢陌别」矣。按《史記·秦本紀》集解引《皇覽》曰：「秦武王冢，在扶風安陵縣西北，畢陌中大冢是也，人以爲周文王冢，非也。周文王冢在杜中。」又《秦始皇本紀》末《正義》曰：「《括地志》云：秦惠文王陵在雍州咸陽縣西北一十四里。」又云：「秦悼武王陵在雍州咸陽縣西十里，俗名周武王陵，非也。」是昔人已辯之甚明。今祭周之文王、武王而于秦惠文王、悼武王之墓，不亦誣乎！〔原注〕《雍録》言《元和》一志皆李吉甫爲之，而周公之墓亦遂兩出，一云在萬年縣西南二十八里，一云在咸陽縣北十三里，則是自相殊異。原其誤，皆起於畢名之有兩也。至云後魏孝文帝長陵在耀州富平縣東南，尤謬。《魏書》言：「帝孝於文明太后，乃於永固陵東北里餘營壽宫，遂有終焉之志。及遷雒陽，乃自表瀍西，以爲山陵之所，而方山虚宫，號曰萬年堂云。」其曰「方山」者，代都也；「瀍西」者，雒陽也。孝文自代遷雒，安得葬富平哉？葬富平者，西魏之文帝，乃孝文之孫，名寶炬，以南陽王爲宇文泰所立，在位十七年，葬永陵。《魏書》出於東朝，不載其事。而《北史》爲立《本紀》，且曰：「嘗登逍遥觀，望嵯峨山，謂左右曰：『望此令人有脱屣之意。』」然則今富平縣東南三十里之陵即永陵也。〔原注〕《后妃傳》：「文帝悼皇后郁久閭氏，大統六年崩，葬于少陵原。十七年，合葬永陵。當會横橋北，后梓宫先至鹿苑，帝輼輬後來，將就次所，軌折不進。」上有宋碑，乃謬指爲孝文之葬，而歷代因之，豈非五代喪亂之餘，在朝罕淹通之士，而率爾頒行，不遑尋究，以至於今日乎？〔原注〕宋游師雄《紹聖元年普寧寺題名》亦指此爲西魏文帝陵。嗟乎，近事之著在史書灼然如此，而世之儒生且不能知，乃欲與之考橋山，訂蒼梧，其茫然而失據也宜矣。

又考《册府元龜》：「唐高宗顯慶二年二月，帝在雒陽宫，遣使以少牢祭漢光武、後魏孝文帝陵。」則孝文之祭在雒陽，於唐時未誤。又曰：「憲宗元和十四年正月詔：以周文王、武王祠在咸陽縣，俾有司修飾。」則似已在渭北矣。《魏書》：「孝文太和二十一年五月，遣使者以太牢祭周文王于酆，武王于鎬。」《隋書》：「祀周文王、武王于灃渭之郊。」《舊唐書》：「周文王，太公配，祭于酆。周武王，周公、召公配，祭于鎬。」并與《皇覽》之言合。自古所傳，當在渭南。又韓文公《南山》詩「前尋徑杜墅，岔蔽畢原陋」，亦謂其在杜中。韓即元和間人，或其遺跡未泯。憲宗之詔言祠不言墓，非一地也。

乾德四年詔，誤以魏孝文、文帝爲一人。《淳化閣帖》誤以梁高祖、武帝爲二人。〔原注〕《宋史》：黄伯思病《淳化閣帖》乖謬龐雜，作《刊誤》二卷。

堯冢靈臺

《漢書·地理志》：「濟陰成陽，有堯冢靈臺。」《後漢書·章帝紀》：「元和二年二月，東巡狩，使使者祠唐堯于成陽靈臺。」《安帝紀》：「延光三年二月庚寅，使使者祠唐堯于成陽。」《皇覽》云：「堯冢在濟陰成陽。」皇甫謐《帝王世紀》云：「堯葬濟陰成陽西北四十里，是爲穀林。」《水經注》：「城陽西二里有堯陵，陵南一里有堯母慶都陵，於城爲西南，稱曰靈臺。〔原注〕後漢《堯母碑》曰：「慶都僊殁，蓋葬于兹。欲人莫知，名曰靈臺。」鄉曰崇仁，邑號修義，皆立廟。四周列水，潭而不流。水澤通泉，泉不耗竭，至豐魚筍，不敢採捕。廟前并列數碑，栝柏成林。二陵南北列，馳道逕通，皆以磚砌之，尚修整。堯陵東城西五十餘步，中山夫人祠，堯妃也。石壁階墀仍舊，南、西、北三面，長櫟聯蔭，扶疏里餘。中山夫人祠南有仲山甫冢，冢西有石廟，羊虎破碎略盡。於城爲西南，在靈臺之東北。」《宋史》：「神宗熙寧元年七月己卯，知濮州韓鐸言：『堯陵在雷澤縣東穀林山，陵南有堯母慶都靈臺廟。請敕本州春秋致祭，置守陵五户，免其租，奉洒埽』，從之。」〔原注〕成陽在漢爲濟陰屬縣，北齊廢，隋復置，爲雷澤縣。唐、宋因之，金復廢。今曹州東北六十里故雷澤城是也。而《集古録》有漢堯祠及堯母祠碑，是廟與碑宋時猶在也。然開寶之詔，帝堯之祠乃在鄆州，〔原注〕今在東平州東北三十里蘆泉山之陽。意者自石晉開運之初，黄河決于曹、濮，堯陵爲水所浸，乃移之高地乎？而後代因之，不復考正矣。〔原注〕《元史・泰定帝紀》：「泰定二年四月丁酉，濮州鄄城縣言：『城西堯冢上有佛寺，請徙之。』不報。」

舜「陟方乃死」，見於《書》。禹會諸侯於塗山，見於《傳》。惟堯不聞有巡狩之事。《墨子》曰：「堯北教乎八狄，道死，葬蛩山之陰。舜西教乎七戎，道死，葬南己之市。禹東教乎九夷，道死，葬會稽之山。」此戰國時人之説也。自此以後，《吕氏春秋》則曰「堯葬于穀林」，太史公則曰「堯作游成陽」，劉向則曰「堯葬濟陰」，《竹書紀年》則曰「帝堯八十九年作游宫于陶，九十年帝游居于陶，一百年帝陟于陶」。《説文》：「陶，再成丘也，在濟陰。有堯城，堯嘗所居，故堯號陶唐氏。」而堯之冢始定于成陽矣。但堯都平陽，相去甚遠，耄期之年，禪位之後，豈復有巡游之事哉？囚堯偃朱之説，并出於《竹書》，而鄄城之跡，亦復相近。〔原注〕《括地志》曰：「故堯城在濮州鄄城縣東北十五里。《竹書》云：『昔堯德衰，爲舜所囚也。』又有偃朱故城，在縣西北十五里。《竹書》云：『舜囚堯，復偃塞丹朱，使不與父相見也。』」按此皆戰國人所造之説，或人告燕王，謂啟攻益而奪之天下，《韓非子》言湯使人説務光自投于河，大抵類此。《詩》《書》所不載，千世之遠，其安能信之？

《山海經·海外南經》：「狄山，帝堯葬于陽。」注：「《吕氏春秋》曰：『堯葬穀林。』今成陽縣西，東阿縣城次鄉中，赭陽縣湘亭南，皆有堯冢。」

《臨汾縣志》曰：「堯陵在城東七十里，俗謂之神林。高一百五十尺，廣二百餘步，旁皆山石，惟此地爲平土，深丈餘。其廟正殿三間，廡十間。山後有河一道。有金泰和二年碑記。竊考舜陟方乃死，其陵在九疑；禹會諸侯於江南，計功而崩，其陵在會稽。惟堯之巡狩不見經傳，而此其國都之地，則此陵爲堯陵無疑也。」按志所論，似爲近理，但自漢以來，皆云堯葬濟陰成陽，未敢以後人之言爲信。

生祠

《漢書·萬石君傳》：「石慶爲齊相，齊人爲立石相祠。」《于定國傳》：「父于公爲縣獄吏，郡中爲之立生祠，號曰于公祠。」《漢紀》：「欒布爲燕相，有治迹，民爲之立生祠。」此後世生祠之始。

今代無官不建生祠，然有去任未幾而毁其像、易其主者。《舊唐書》：「狄仁傑爲魏州刺史，人吏爲立生祠。及去職，其子暉爲魏州司功參軍，貪暴，爲人所惡，乃毁仁傑之祠。」則唐時已有之矣。《後漢書》：「張翕爲越巂太守，有遺愛。其子湍復爲太守，蠻人懽喜，❶奉迎道路，曰：『郎君儀貌類我府君。』後湍頗失其心，有欲叛者，諸蠻耆老相曉語曰：『當爲先府君故。』遂以得安。」然則魏人之因子而毁其父祠，曾越巂蠻人之不若邪！

生碑

《西京雜記》：「平陵曹敞，其師吳章爲王莽所殺，人無敢收葬者，弟子皆更名他師。敞時爲司徒掾，獨稱吳章弟子，收葬其屍。平陵人生爲立碑於吳章墓側。」此生立碑之始。〔沈氏曰〕《水經注》：「陰縣東。有縣令濟南劉熹，字德怡，魏時宰縣，雅好博古。學校立碑，載生徒百有餘人，不終業而夭者，因葬其地，號曰生墳。」

《晉書》：「南陽王模爲公師藩等所攻，廣平太守丁紹率衆救模，模感紹德，敕國人爲紹生立碑。」「唐彬爲使持節監幽州諸軍事，百姓追慕彬功德，生爲立碑作頌。」史之所書居官而生立碑者，有此二事。

唐武后聖曆二年制：「州縣長吏，非奉有敕旨，毋得擅立碑。」劉禹錫《高陵令劉君遺愛碑序》

---

❶「蠻」，據《校記》，鈔本作「夷」。下二「蠻」字同。

曰：「太和四年，高陵人李仕清等六十三人，具前令劉君之德，詣縣，請以金石刻。縣令以狀申于府，府以狀考于明法吏。吏上言：『謹按實應詔書，凡以政績將立碑者，具所紀之文上尚書考功，有司考其詞，宜有紀者乃奏。』明年八月庚午，詔曰可。」《舊唐書・鄭瀚傳》：「改考功員外郎。刺史有驅迫人吏上言政績，請刊石紀德者，瀚探得其情，條責廉使，巧跡遂露。人服其敏識。」是唐時頌官長德政之碑必上考功，奉旨乃得立。《宋史》言：「太祖建隆元年十月戊子，詔諸道長貳有異政請立碑者，委參軍驗實以聞。」今世立碑不必請旨，而華衮之權操之自下，不但溢美之文無以風勸，而植於道旁，亦無過而視之者，不旋踵而與他人作鎮石矣。

《册府元龜》：「宋璟爲相，奏言：『臣伏見韶州奏事云，廣州與臣立遺愛頌。〔原注〕璟嘗爲廣州都督。夫碑所以頌德紀功。臣在郡日，課無所稱，幸免罪戾。一介俗吏，何足書能，濫承恩施？見在樞密，以臣光寵，成彼謟諛。欲革此風，望自臣始，請勑廣府即停。』從之。時鄭州百姓亦爲前刺史孟温禮樹碑，因是亦命罷之。」

張籍《送裴相公赴鎮太原》詩：「明年塞北清蕃落，應建生祠請立碑。」以晉公之勳名而頌祝之辭止此，當日碑祠之難得可知矣。

張公素

《大明一統志・永平府・名宦》有唐張仲素。德宗時，以列將事盧龍軍節度使張允伸，擢平州刺史。允仲卒，詔仲素代爲節度使、同平章事。考之新、舊《唐書》列傳，則云：「張仲武爲盧龍節度使，破降回鶻，又破奚北部及山奚，威加北翟，❶擢累檢校司徒同中書門下平章事，卒。〔原注〕《一統志》亦有張仲武，列於仲素之後。子直方，多不法，畏下變起，奔京師。軍中以張允伸總後務，詔賜旌節。在鎮二十三年，比歲豐登，邊鄙無虞。張公素以軍校事允伸，擢平州刺史。允伸卒，子簡會爲副大使。公素以兵來會喪，簡會出奔。詔以公素爲節度使。性暴厲，眸子多白，燕人號白眼相公。爲李茂勳所襲，奔京師，貶復州司户參軍。」按盧龍節度使前後三人皆張姓，曰仲武，曰允伸，曰公素。今乃合二名而曰仲素，及詳其歷官，即公素也。又其逐簡會，在懿宗咸通十三年，距德宗時甚遠，且又安取此篡奪暴戾之人而載之名宦乎？今灤州乃祀之名宦祠。吁！其辱朝廷之典而貽千載之笑也已。〔楊氏曰〕想祀仲武而誤作素，非公素。仲武有邊功，李文饒以此作碑。

又考唐時别有一張仲素，字繪之，元和中爲翰林學士，有詩名。《舊唐書·楊於陵傳》所謂「屯田員外郎張仲素」，白居易《燕子樓詩序》所謂「司勳員外郎張仲素繢之」，〔原注〕今本《長慶集》誤作「續之」。即其人也，然非盧龍節度使。〔原注〕《張濬傳》：「祖仲素，位至中書舍人。」

❶「翟」，據《校記》，鈔本作「狄」。

王亘

《肇慶府志》：「宋王亘，淳熙中爲博羅令，築隨龍、蘇村二堤，民賴其利。後知南恩。」《一統志》誤作「王旦」。今《博羅·名宦》稱：「宋丞相文正公，前博羅令。」而不知文正未嘗爲此官。〔原注〕《宋史·王旦傳》：「起家以大理評事，知平江縣。」淳熙，又孝宗年號也。蓋士不讀書，而祀典之荒唐也久矣。

日知録集釋卷二十三

崑山顧炎武著　嘉定後學黃汝成集釋

姓

言姓者，本於五帝，見於《春秋》者得二十有二。嬀，虞姓，出顓頊，封于陳。姒，夏姓，出顓頊，封于杞、鄫、越。〔原注〕《傳》云：「沈、姒、蓐、黃。」春秋時無考。子，殷姓，出高辛，封于宋。〔原注〕小戎亦子姓。姬，周姓，出黃帝，封于管、蔡、郕、霍、魯、衛、毛、聃、郜、雍、曹、滕、畢、原、酆、郇、邘、晉、應、韓、凡、蔣、邢、茅、胙、祭、吴、虞、虢、鄭、燕、魏、芮、彤、荀、賈、耿、滑、焦、楊、密、隨、巴諸國。〔原注〕驪戎、大戎皆姬姓。任、宿、須句、顓臾，風姓也，自太皞。秦、趙、梁、徐、郯、江、黃、葛、麇，嬴姓也，自少皞。莒，己姓；薛，任姓；〔原注〕隱十一年疏引《世本》：「謝、章、薛、舒、呂、祝、終、泉、畢、過十國，皆任姓。」南燕，姞姓也：自黃帝。〔原注〕密須亦姞姓。《國語》又有酉、滕、箴、荀、僖、儇、依七姓，其封國，在周世無考。杜，祁姓也，自陶唐。楚、夔、權，羋姓；邾、郳，曹姓；鄅、偪陽，妘姓；鬷夷，董姓也：自祝融。〔原注〕《國語》又有彭、禿、斟三姓，在周世無考。齊、申、呂、許、紀、州、向，姜姓也，自炎帝。〔原注〕又有姜戎。蓼、六、舒、舒鳩，偃姓也，自咎繇。胡，歸姓；鄧，曼姓；羅，熊姓；狄，隗姓；鄋瞞，漆姓；陰戎，允姓：六者不詳其所出。〔原注〕《國語》以莒爲曹姓，越爲芈姓，與此異。略舉一二論之，則今之孟氏、季氏、孫氏、甯氏、游氏、豐氏皆姬，陳氏、田氏皆嬀，華氏、向氏、樂氏、魚氏皆子，崔氏、馬氏皆姜，屈氏、昭氏、景氏皆芈。自戰國以下之人，以氏爲姓，而五帝以來之姓亡矣。〔原注〕或曰嬴姓出于祝融，邛、葛、穀皆嬴姓。伯益賜姓嬴，秦、趙、徐乃其後。凡注疏家所引姓氏，大抵出于《世本》。今其書亡，不能備考。

氏族

《禮記·大傳》正義：「諸侯賜卿大夫以氏。若同姓，公之子曰公子，公子之子曰公孫。公孫之子，其親已遠，不得上連於公，故以王父字爲氏。若適夫人之子，則以五十字伯仲爲氏，若魯之仲孫、季孫是也。若庶子妾子，則以二十字爲氏，〔原注〕《記》所云「冠而字之」之字。則展氏、臧氏是也。若異姓，則以父祖官及所食之邑爲氏，以官爲氏者，則司馬、司城是也；以邑爲氏者，若韓、趙、魏是也。凡賜氏族者，比爲卿乃賜。有大功德者，生賜以族，若叔孫得臣是也。雖公子之身，若有大功德，則以公子之字賜以爲族，若仲遂是也。其無功德，死後乃賜族，若無駭是也。〔原注〕按此論亦多不然，詳見第一卷「卿不書族」條。〔汝成案〕在第四卷。其子孫若爲卿，其君不賜族，子孫自以王父字爲族也。氏、族，對文爲别，散則通也。故《左傳》云『問族於衆仲』，下云『公命以字爲展氏』是也。其姓與氏，散亦得通，故《春秋》有姜氏、子氏，姜、子皆姓而云氏是也。」

戰國時人大抵猶稱「氏」「族」。〔原注〕《戰國策》甘茂曰：「昔者曾子處費，費人有與曾子同名族者而殺人。」不言「姓」而言「族」，可見當時未嘗以氏爲姓也。漢人則通謂之「姓」，然氏、族之稱猶有存者。《漢書·恩澤侯表》：「褒魯節侯公子寬，以魯頃公玄孫之玄孫奉周祀。元始元年六月丙午封。子相如嗣，更姓公孫氏。〔原注〕《平帝紀》：「封周公後公孫相如爲褒魯侯。」當依《表》作公子寬。後更爲姬氏。」公子、公孫，氏也；姬，姓也。此變氏稱姓之一證。〔沈氏曰〕《大傳》「庶姓別于上」，疏以「氏族」解之，然則漢人所云「姓某氏」者，皆以庶姓言也。

《水經注》：「漢武帝元鼎四年，幸雒陽，巡省豫州，觀於周室，邈而無祀。詢問耆老，乃得孽子嘉，封爲周子南君，以奉周祀。按《汲冢古文》謂衛將軍文子爲子南彌牟，其後有子南勁。《紀年》：『勁朝于魏，後惠成王如衛，命子南爲侯。』秦并六國，衛最後滅。疑嘉是衛後，故氏子南而稱君也。」據此，嘉本氏子南，武帝即以其氏命之爲爵。而《漢書·恩澤侯表》竟作「姬嘉」，則没其氏而書其姓矣，與褒魯之封公孫氏更爲姬氏者正同。

姓、氏之稱，自太史公始混而爲一。《本紀》於秦始皇則曰「姓趙氏」，於漢高祖則曰「姓劉氏」。

先生《原姓篇》曰：男子稱氏，女子稱姓。氏一再傳而可變，姓千萬年而不變。最貴者國君，國君無氏，不稱氏稱國。踐土之盟，其載書曰：「晋重、魯申、衛武、蔡甲午、鄭捷、齊潘、宋王臣、莒期。」荀偃之稱齊環，衛太子之稱鄭勝、晋午是也。次則公子，公子無氏，不稱氏，稱公子，公子彄、公子益師是也。最下者庶人，庶人無氏，不稱氏，稱名。然則氏之所由興，其在於卿大夫乎？故曰：諸侯之子爲公子，公子之子爲公孫，公孫之子以王父字，若謚、若邑、若官爲氏。氏焉者，類族也，貴貴也。考之於《傳》，二百五十五年之間，有男子而稱姓者乎？無有也。女子則稱姓。古者男女異長，在室也稱姓，冠之以序，叔隗、季隗之類是也；已嫁也，於國君則稱姓，冠之以國，江芈、息嬀之類是也；於大夫則稱姓，冠之以大夫之氏，趙姬、盧蒲姜之類是也；在彼國之人稱之，或冠以所自出之國若氏，驪姬、梁嬴之於晋，顔懿姬、鬷聲姬之於齊是也；既卒也稱姓，冠之以謚，成風、敬嬴之類是也；亦有無謚而仍其在室之稱，仲子、少姜之類是也。范氏之先，自虞以上爲陶唐氏，在夏爲御龍氏，在商爲豕韋氏，在周爲唐杜氏，士會之帑處秦者爲劉氏，夫槩王奔楚爲堂谿氏，伍員屬其子于齊爲王孫氏，智果别族於太史爲輔氏，故曰氏可變也。孟孫氏小宗之别爲子服氏，爲南宫氏，叔孫氏小宗之别爲叔仲氏，季孫氏之支子曰季公鳥、季公亥、季寤，稱季不稱孫，故曰「貴貴」也。魯昭公娶於吴，爲同姓，謂之吴孟子。崔武子欲娶棠姜，東郭偃曰：「男女辨姓，今君出自丁，臣出自桓，不可。」夫崔之與東郭氏，異昭公之與吴昧，代遠，然同姓百世而昏姻不通者，周道也，故曰「姓不變」也。是故氏焉者，所以爲男别也；姓焉者，所以爲女坊也。自秦以後之人以氏爲姓，以姓稱男，而周制亡而族類亂。〔錢氏曰〕三代以前有天下者，皆先聖之後，封爵相承，遠有代序，衆皆知其得姓受氏之由。虞姚、夏姒、殷子、周姬，百世而婚姻不通。小史奠繫，世序昭穆，實掌其事，不可紊也。戰國分争，氏族之學久廢不講。秦滅六雄，廢封建，雖公族亦無議貴之律，匹夫編户知有氏不知有姓久矣。漢高帝起于布衣，太公以上名字且無可攷，況能知其族姓所出耶？故項伯、婁敬賜姓劉氏，娥姁爲皇后，亦不言何姓。以氏爲姓，遂爲一代之制，而後世莫能改焉。

氏族相傳之訛

氏族之書所指秦、漢以上者，大抵不可盡信。《唐書》表李氏則云：「紂之時有理徵，字德靈，爲翼隸中吴伯。」〔原注〕本李延壽《北史·序傳》。不知三代時無此名字、無此官爵也。表王氏則云：「周靈王太子晋，以直諫廢爲庶人。」傳記亦無此事。「王氏定著三房，一曰琅邪，二曰太原」，皆出靈王太子晋，「三曰京兆」，出魏信陵君。是凡王皆姬姓矣。乃王莽自云舜後，〔原注〕《漢書·元后傳》：「莽自謂黄帝之後。黄帝姓姚氏，八世生虞舜，舜起嬀汭，以嬀爲姓。至周武王封舜後嬀滿于陳，是爲胡公。十三世生完，完字敬仲，奔齊，齊桓公以爲卿，姓田氏。十一世，田和有齊國，三世稱王。至王建，爲秦所滅。項羽起，封建孫安爲濟北王。至漢興，安失國，齊人謂之王家，因以爲氏。」莽敗，其族尚全，未必無後裔。而春秋吴有王犯，晋有王良，范氏之臣王生，戰國齊有王斗、王蠋、王驩，費有王順，魏有王錯，趙有王登，秦有王稽、王齕、王翦、王綰、王戊，〔原注〕《過秦論》有王廖，未知何國人。亦未必同出於靈王也。〔原注〕《野客叢書》：「曹子建作《王仲宣誄》，曰：『流裔畢萬，末冑稱王。厥姓斯氏，條分葉散。世滋芳烈，揚聲秦漢。』吕向注：『秦有王翦、王離，漢有五侯。』按王粲系畢公高之後，畢萬封于魏，後十代，文侯始列爲侯，至孫稱惠王，因以王爲氏。而秦之翦、離，自周太子晋之後。漢之五侯，自齊田和之後。此三派元不相干，注引爲一，誤矣。故新莽以姚、嬀、陳、田、王五姓爲宗室，且禁元城王氏勿與四姓爲婚，而己自取王訢之女。魏東萊王基爲子納太原王沈女，皆不以爲嫌，蓋知此也。庾信作《宇文傑墓志》亦有是誤。」韓文公作《王仲舒神道碑》，文云：「王氏皆王者之後，在太原者爲姬姓。春秋時，王子成父敗狄有功，因賜氏。」此語卻有斟酌。

竇氏。古無所考，類族者不得其本，見《左傳》有「后緡方娠，逃出自竇」之文，即爲之説曰：「帝相妃有仍氏女，逃出自竇，奔歸有仍，生少康。少康次子曰龍，留居有仍，遂爲竇氏。」〔原注〕《唐書·宰相世系表》。此與王莽引《易》「伏戎于莽，升其高陵」，「莽，皇帝名也；升，劉伯升也」，何以異哉！乃韓文公作《竇牟墓志》「后緡竇逃閔腹子，夏以再家竇爲氏」，亦用此事。竊意古地以竇名者甚多，必是以地爲氏。《路史》曰：「余嘗攷之，古之得姓者未有不本乎始封者也，其氏於事者蓋寡矣。而姓書、氏譜一每爲之曲説，至有棄其祖之所自出，又牽異類而屬之，豈不悲哉！」正謂若此之類也。

漢時碑文所述氏族之始，多不可據。如魏蔣濟《郊議》，稱《曹騰碑文》云：「曹氏族出自邾。」王沈《魏書》云：「其先出於黄帝，當高陽世，陸終之子曰安，是爲曹姓。周武王克殷，封曹俠于邾。至戰國，爲楚所滅，子孫分流，或家于沛。」而魏武作《家傳》，自云「曹叔振鐸之後」，陳思王作《武帝誄》，曰「於穆武王，胄稷胤周」，則又姬姓之後，以國爲氏者矣。及至景初中，明帝從高堂隆議，謂魏爲舜後，詔曰：「曹氏世系，出自有虞氏，今祀圜丘，以始祖帝舜配。」後少帝《禪晋文》，亦稱「我皇祖有虞氏」，則又不知其何所據。〔原注〕《宋書·符瑞志》載博士蘇林、董巴言，但云：「魏之氏族，出自顓頊，與舜同祖，見於《春秋》《世家》。」《魏志》：「蔣濟以爲舜本姓嬀，其苗曰田，非曹之先。著文以追詰隆。」夫以一代之君而三易其祖，豈不可笑，況於 士大夫乎！

程氏，出程伯休父。《太史公自序》云：「重黎氏世序天地，其在周，程伯休甫其後也。」應劭曰：「封爲程國伯。休甫，字也。其後爲司馬氏。」〔原注〕《晉書·宣帝紀》：「其先出自帝高陽之子重黎，爲夏官祝融，歷唐、虞、夏、商，世序其職。及周，以夏官爲司馬。其後程伯休甫，周宣王時以世官克平徐方，錫以官族，因而爲氏。」而《左傳》成十八年，「晉欒書、中行偃，使程滑弑厲公」，注：「程滑，晉大夫。」襄二十三年，「程、鄭嬖於公」，注：「鄭亦荀氏宗。」此則晉之程氏，乃荀氏之別，不與休甫同出。今既祖休甫，又祖程嬰，則誤矣。〔原注〕《路史》以荀爲文王之後。《子華子》之書亦言其族出于司馬，而又曰：「趙則真吾姓之所宗氏也。」則程又與趙同祖。朱子曰：「《子華子》近世僞書。」今或引其説以證姓氏之所從出，則誣其祖矣。又按《莊子》及《呂氏春秋》，子華子，韓昭釐侯時人，非孔子所見之程子。

沈氏。《宋書》沈約《自序》：「昔少皞金天氏，有裔子曰昧，爲玄冥師，生允格、臺駘。臺駘能業其官，宣汾、洮，障大澤，以處大原。帝顓頊嘉之，封諸汾川。其後四國，沈、姒、蓐、黄。沈子國，今汝南平輿沈亭是也。〔原注〕汝南去汾州甚遠。春秋之時，列于盟會。定公四年，諸侯會召陵伐楚，沈子不會，晉使蔡伐沈滅之，以沈子嘉歸。」按沈、姒、蓐、黄四國，皆在汾水之上，爲晉所滅。〔原注〕左氏昭公元年《傳》曰：「今晉主汾而滅之矣。」黄非「江人、黄人」之黄，則沈亦非沈子嘉之沈。休文乃并列而合之爲一，誤也。《唐·宰相世系表》曰：「沈氏出自姬姓，周文王第十子聃叔季食采於沈，汝南平輿沈亭即其地也。」此爲得之。〔原注〕又按魯有沈猶氏。《家語》：「魯之販羊有沈猶氏者。」曾子弟子沈猶行，是以地爲姓。《漢書》：「景帝封楚元王子歲爲沈猶侯。」

白氏。唐白居易《自序家狀》曰：「出於楚太子建之子白公勝。楚殺白公，其子奔秦，代爲名將，乙丙已降是也。裔孫白起，有大功於秦，封武安君。」按白乙丙見於僖之三十三年，白公之死則哀之十六年，後白乙丙一百四十八年，曾謂樂天而不考古，一至此哉！〔原注〕《唐・宰相世系表》以西乞術、白乙丙爲孟明之子，尤誤。

揚氏。《漢書・揚〔原注〕从「扌」。雄傳》曰：「其先出自有周伯僑者，以支庶食采於晉之楊，〔原注〕《左傳》楊字从「木」。因氏焉。楊在河、汾之間，周衰而楊氏或稱侯，號曰楊侯。會晉六卿争權，韓、魏、趙興，而范、中行、知伯弊。當是時，偪楊侯，楊侯逃於楚巫山，因家焉。」此誤以楊侯與楊食我爲一人也。《唐書・宰相世系表》曰：「楊氏出自姬姓，周宣王子尚父封爲楊侯。」又云：「晉之公族食邑於羊舌，〔原注〕《左傳正義》引《世族譜》云：「羊舌，其所食邑名。」凡三縣，一曰銅鞮，二曰楊氏，三曰平陽。羊舌四族，叔向食采楊氏，其地平陽楊氏縣是也。〔孫氏曰〕案《漢書》雄本傳，據其《自敘》，出于晉之楊侯。而《廣韻》「楊」字注：「又姓，出弘農、天水二望。自周楊侯，後并于晉，因爲氏也。」其「揚」字注不云「又姓」，是古人但有从「木」之楊姓，無从「扌」之揚姓矣。或譏「修家子雲」一語，謂德祖自紊其譜牒者，蓋失于不攷。杜子美《壯遊》詩：「斯文崔魏徒，以我似班揚。」謂班固、揚雄也。其下又押「心飛揚」，則子美亦以子雲之姓从「木」矣。及晉滅羊舌氏，而叔向子孫逃于華山仙谷，遂居華陰。」用修據此，以楊、陽、揚、羊四姓爲一，尤誤。按楊城即今之洪洞縣，本楊侯國。《左氏》女叔侯所云「霍、楊、韓、魏，皆姬姓也」。〔原注〕襄二十九年。而子雲《反離騷》亦云：「有周氏之嬋嫣兮，或鼻祖於汾隅。靈宗初諜伯僑兮，流于末之楊侯。」不知其字何以爲「揚」？及其滅於晉，而爲大夫羊舌氏邑，則食我始見於《傳》。而楊朱與老子同時，又非羊舌之族也。陽氏則以國爲氏，以邑爲氏，皆不可知。〔原注〕胡三省曰：「《春秋》閔公二年，『齊人遷陽』，子孫以國爲氏。」又按昭公十二年，「齊高偃帥師納北燕伯于陽」，是邑名。晋有陽處父，乃在叔向之前。而楚之陽匄，魯之陽虎，〔原注〕曾子弟子有陽膚。非一陽也。宋之羊斟，郳之羊羅，非一羊也。安得謂陽爲平陽，羊爲羊舌，而并附之叔向乎？

段氏。《後漢書》：「段熲，其先出鄭共叔段。」古人無以祖父名爲氏者。凡若此類，皆不通之説。按段氏當出自段干。《史記》：「老子之子名宗，宗爲魏將，封於段干。」〔原注〕《唐書·世系表》：「封於段，爲干木大夫。」謬。《魏世家》有段干木、段干子。《田完世家》有段干朋。

褚氏。《唐·宰相世系表》云：「出自子姓。宋共公子段，字子石，食采于褚。其德可師，號曰褚師。」按「褚師」乃官名，不獨宋有此官，鄭亦有之。昭公二年，「鄭公孫黑請以印爲褚師」是也。衛亦有褚師聲子。〔楊氏曰〕《宰相世系表》成于吕夏卿，蓋據當時譜牒爲言，然甚多紕繆，如以陳餘爲嬰之子，尤非。

賀氏。《晋書·賀循傳》曰：「會稽山陰人也。其先慶普，漢世傳《禮》，所謂慶氏學。族高祖純，安帝時爲侍中，避安帝父〔原注〕清河王慶。諱，改爲賀氏。」《宋史》：「賀鑄自言出王子慶忌，居越之湖澤。所謂鏡湖，乃慶湖也。」〔原注〕見鑄本傳，然史即疑之。按古但有以王父字爲氏，無以名爲氏者。慶忌，名也，不得爲氏。而鏡湖本名鑑湖，慶古音羌，聲不相近。若齊之慶氏，居吴朱方，見於《左傳》。後人以慶封有弑君之惡，諱之，而欲更其祖，其不及宋司馬華孫遠矣。〔原注〕《水經注》有賀臺，「越人吴，還而成之，故號曰賀臺」。苟欲求越國之故，何不取之於賀臺，而必取之於鏡湖，又改鏡而爲慶邪？

刀氏。〔原注〕《復古編》云作「刁」，非。《姓譜》以爲齊大夫豎刀之後。胡三省曰：「豎刀安得有後？《漢書·貨殖傳》有刀間。」愚按古書刀與貂通，齊襄王時有貂勃。〔錢氏曰〕《荀子》：「嫫母刀父。」朱子云：「刀父，未詳。」竊疑即齊豎刀，刀有「貂」音，後别作「刁」。

寇氏。《姓譜》：「出自武王弟康叔，爲周司寇，後人因以氏焉。」按康叔爲衛國之祖，必無以王官氏其支庶之理。此乃衛之司寇。《左傳》哀二十五年有司寇亥，即寇氏之祖也。《檀弓》有司寇惠子。

孔顔孟三氏

今之顔氏皆云兖國之裔。考《仲尼弟子列傳》有顔幸、顔高、顔祖、顔之僕、顔噲、顔何，而孔子於衛主顔讎由，此六人與讎由皆無後乎？今之孔氏皆云夫子之裔。《春秋》齊有孔虺，衛有孔達，陳有孔寧，鄭有孔叔、孔張，此五族者，皆無後乎？且夫子出於宋，爲子姓，而鄭姬姓，陳嬀姓，衛姞姓，〔原注〕哀十一年：孔姞。可合而爲一乎？〔原注〕《史記·貨殖傳》：「宛孔氏之先，梁人也，用鐵冶爲業。秦伐魏，遷孔氏南陽。」《平準書》：「孔僅，南陽大冶。」

顔魯公作《家廟碑》云：「其先出於顓頊之孫祝融。融孫安，爲曹姓。其裔邾武公，名夷甫，字顔。子友，别封郳，爲小邾子，遂以顔爲氏，多仕魯爲卿大夫。」按《左傳》襄十九年，「齊侯娶于魯，曰顔懿姬。其姪鬷聲姬」。注曰：「顔、鬷皆姬母姓。」〔原注〕當云「母氏」。則顔之爲姬姓，爲魯族，審矣。〔原注〕《姓譜》曰：「顔姓本自魯伯禽支子，有食采顔邑者，因以爲族。」其出於邾之説，本自圈稱、葛洪，蓋徒見《公羊》於邾有「顔公」之稱，而不考之於《左氏》也。莒之犂比公，豈必爲犂彌之祖乎？〔原注〕《公羊傳》謂邾婁顔淫九公子於宫中，因以納賊。周天子誅顔而反孝公于魯，非隱公所盟之儀父，不知何取於若人而以之爲祖。〔桂氏曰〕《孔廟韓敕修禮器碑》：「顔氏聖舅家居魯親里。」在尼山，漢爲昌平亭，今猶稱其地爲魯顔。魯顔者，别於邾顔也。《漢書·人表》有邾顔，即《廣韻》所稱名夷字顔者。《世本》：「邾顔居邾，肥徙郳。」宋仲子注云：「邾顔别封小子肥于郳，爲附庸，未爵命。故莊五年書『郳犂來來朝』。犂來，肥之曾孫。其後從齊桓尊周室，王始命爲小邾子。故僖七年書小邾子來朝。」〔汝成案〕《顔氏家廟碑》「夷」下衍「甫」字。

春秋時以「孟」爲字者甚多，今之孟氏皆祖子輿，前代亦未之有也。《魏書》：「孟表，濟北蛇丘人。自云本屬北地，號索里諸孟。」〔原注〕古時孟姓亦或與芒通。《史記·秦本紀》「擊芒卯華陽」，《索隱》引譙周云：「孟，卯也。」《淮南子》「孟卯」注引《戰國策》曰：「芒，卯也。」

《元史·孔思晦傳》：「五季時，孔末之後方盛，欲以僞滅真，害宣聖子孫幾盡。至是其裔復欲冒稱宣聖後。思晦以爲，不早辨，則真僞久益不可明，彼與我不共戴天，乃列于族，與共拜殿庭，可乎？遂會族人斥之，而重刻宗譜于石。」然則今之以孔姓而濫通譜牒者，可以戒矣。

仲氏

《漢濟陰太守孟郁修堯廟碑》曰：「惟序仲氏，祖統所出，本繼於姬，周之遺苗。天生仲山甫，翼佐中興，宣平功遂，受封于齊。周道衰微，失爵亡邦，後嗣乖散，各相土譯居。帝堯萌兆，生長葬陵，在於成陽，聖化常存。慕巍巍之盛，樂風俗之美，遂安處基業，屬都鄉高相里，因氏仲焉，以傳於今。」其陰列仲氏有名者三十餘人。又《廷尉仲定碑》略同。漢時仲氏自謂仲山甫之後，託基於帝堯之陵，而今則以爲孔子弟子子路之後，援顔、曾、孟之例而求爲五經博士矣。然春秋之以仲氏者不一，而仲山甫未嘗封齊，則漢人之祖山甫未必是，而今人之祖子路亦未必非也。〔楊氏曰〕以《詩》有「仲山甫徂齊」之言而云然。

以國爲氏

古人之氏，或以謚，或以字，或以官，或以邑，無以國爲氏者。其出奔他國，然後以本國爲氏，敬仲奔齊而爲陳氏是也。其他若鄭丹、宋朝、楚建、郳甲之類，皆是也。不然則亡國之遺胤也。

今人姓同於國者，多自云以國爲氏，非也。夏氏出於陳之少西，而非夏后氏之夏；齊氏出於衛之齊惡，而非齊國之齊。《左氏》《史記》其最著明者矣。〔原注〕秦堇父非秦國之秦，狄虒彌非狄人之狄。

姓氏書

姚寬《西溪叢語》曰：「姓氏之學，莫盛於《元和姓纂》。自南北朝以官職相高，沿至於唐，崔、盧、李、鄭，糾紛可鄙。若以聖賢所本，如嬀姓、子姓、姬姓、姜姓之類，各分次其所從來，以及《春秋》

所紀，用《世本》、荀況《譜》、杜預《公子譜》爲法，則唐、虞、三代、列國諸侯俱可成書，此似太史公欲爲而未就者耳。」愚嘗欲以經傳諸書次之，首列黄帝之子得姓者十二人；次則三代以上之得國受氏，而後人因以爲姓者；次則戰國以下之見於傳記，而今人通謂之姓者；次則三國、南北朝以下之見於史者；又次則代北複姓，遼、金、元姓之見於史者；而無所考者别爲一帙。〔原注〕略舉其目曰：姓本第一，封國第二，氏别第三，秦漢以來姓氏合并第四，代北姓第五，遼、金、元姓第六，雜改姓第七，無徵第八。此則若網之在綱，有條而不紊，而望族五音之紛紛者皆無所用，豈非反本類族之一大事哉。

漢劉向譔《世本》二卷，其書不傳。今《左傳》注疏多本之，然亦未必無誤。〔趙氏曰〕《南史》：「王僧孺被命譔譜，而不知譜所自起，以問劉杳。杳曰：『桓譚《新論》云：「太史公《三代世表》，旁行斜上，並效周譜。」以此而推，當起于周代也。』」按周「小史」：「奠繫世，辨昭穆。」是譜學之起于周無疑。漢高祖起布衣，故不重氏族，然漢鄧氏已有《官譜》，應劭有《氏族》一篇，王符《潛夫論》亦有《姓氏》一篇。至魏九品中正法行，于是權歸右姓，有司選舉，必稽譜牒，故官有世胄，譜有世官，于是賈氏、王氏譜學興焉。晋太元中，賈弼譔《姓氏簿狀》，宋何承天亦有《姓苑》二篇，劉湛又譔《百家譜》。而弼所譔傳子匪之，匪之傳子希鏡，譔《姓氏要狀》十五篇，希鏡傳子執，執傳其孫冠，故賈氏譜學最擅名。沈約謂：「晋咸和以後，所書譜牒，並皆詳實。」梁武因約言，詔王僧孺改定《百家譜集抄》十五卷，《南北譜集》十卷，故又有王氏譜學。此南朝譜學之源流也。

通譜

同姓通族，見於史者，自晋以前未有。《晋書·石苞傳》：「曾孫樸没于寇，❶石勒以與樸同姓，俱出河北，引樸爲宗室，特加優寵，位至司徒。」〔楊氏曰〕勒以石爲姓，本無所授。以璞爲宗室，蓋以其舊族而附之。《南史·侯瑱傳》：「侯景以瑱與己同姓，託爲宗族，待之甚厚。」此以殊族而附中國也。❷《晋書·孫旂傳》：「旂子弼與弟子髦、輔、琰四人，并有吏材，稱於當世，遂與孫秀合族。」《南史·周弘正傳》：「諂附王偉，與周石珍〔原注〕建康之廝隸也，爲梁制局監，降侯景。合族。」《舊唐書·李義甫傳》：「義甫既貴之後，自言本出趙郡，始與諸李敘昭穆。而無賴之徒苟合，藉其權勢，拜伏爲兄叔者甚衆。」《李輔國傳》：「宰相李揆，山東甲族，見輔國執子弟之禮，謂之五父。」此以名門而附小人也。凡此史皆書之，以志其非。今人好與同姓通譜，不知於史傳居何等也。

北人重同姓，多通譜系，南人則有比隣而各自爲族者。《宋書·王仲德傳》：「北土重同姓，謂之骨肉，有遠來相投者，莫不竭力營贍。仲德聞王愉在江南，是太原人，乃往依之。愉禮之甚薄。」《魏書·崔玄伯傳》：「崔寬自隴右通欵，見司徒浩。浩與相齒次，厚撫之。及浩誅，以遠來疎族，獨

❶「寇」，據《校記》，鈔本作「胡」。
❷「殊族」，據《校記》，鈔本作「夷狄」。

得不坐。遂家於武城，以一子繼浩弟覽妻封氏，相奉如親。」《北史·杜銓傳》：「初，密太后杜氏父豹喪在濮陽，太武欲令迎葬于鄴，謂司徒崔浩曰：『天下諸杜，何處望高？朕意欲取杜中長老一人以爲宗正令，營護凶事。』浩曰：『京兆爲美，中書博士杜銓，其家今在趙郡，是杜預後，於今爲諸杜最。』召見銓，以爲宗正，令與杜超子道生送豹喪葬鄴南。銓遂與超如親。超謂銓曰：『既是宗正，何緣僑居趙郡？』乃延引同屬魏郡。」《南史·韋鼎傳》：「陳亡入隋。時吏部尚書韋世康兄弟顯貴，文帝從容謂鼎曰：『世康與公遠近？』對曰：『臣宗族南徙，昭穆非臣所知。』帝曰：『卿百代卿族，豈忘本也？』命官給酒肴，遣世康請鼎還杜陵。鼎乃自楚太傅孟以下二十餘世，並考論昭穆，作《韋氏譜》七卷示之，歡飲十餘日乃還。」

近日同姓通譜，最爲濫雜，其實皆植黨營私，爲蠹國害民之事，宜嚴爲之禁：欲合宗者，必上之於官，使譜悉古今者爲之考定，歲終以達禮部，而類奏行之；其不請而私通者，屏之四裔，❶然後可革其弊。〔錢氏曰〕此亦迂濶之論。古之姓氏，有專官掌之。《國語》曰：「使名姓之後，能知上下之神祇、氏姓之所出者，爲之宗。」又曰：「司商協名姓。」春官宗伯，其屬有都宗人、家宗人，而女官亦有內宗、外宗。今日姓氏、昏姻二事，似宜專設一官，方得教民之本。〔楊氏曰〕此説近迂。

氏族之亂，莫甚於五代之時。當日承唐餘風，猶重門蔭。故史言唐、梁之際，仕宦遭亂奔亡，而

---

❶「裔」，據《校記》，鈔本作「夷」。

吏部銓文書不完，因緣以爲姦利，至有私鬻告敕，亂易昭穆，而季父母舅反拜姪甥者。〔原注〕《豆盧革傳》。《册府元龜》：「長興初，鴻臚卿柳膺，將齋郎文書兩件，賣與同姓人柳居則。大理寺斷罪當大辟，以遇恩赦減死，奪見任官，罰銅，終身不齒。敕曰：『一人告身，三代名諱，傳於同姓，利以私財，上則欺罔人君，下則貨鬻先祖，罪莫大焉。自今以後，如有此弊，傳者、受者，并當極法。』」今則因無蔭敘，遂弛禁防，五十年來，通譜之俗徧於天下，自非明物察倫之主亟爲澄別，則滔滔之勢將不可反矣。

唐朝已前最重譜牒，如《新唐書》言，河南劉氏本出匈奴之後劉庫仁，柳城李氏世爲契丹酋長，營州王氏本高麗之類，此同姓而不同族也。又如《魏書·高陽王雍傳》言：「博陵崔顯，世號東崔，地寒望劣。」此同族而不同望也。故《高士廉傳》言：「每姓第其房望，雖一姓中，高下懸隔。」

異姓稱「族」，自漢以來，未有此事。杜子美《寄族弟唐十八使君》詩云：「與君陶唐後，盛族多其人。聖賢冠史籍，枝派羅源津。」則杜與唐爲兄弟矣。《重送劉十弟判官》詩云：「分源豕韋派，別浦雁賓秋。年事推兄忝，人才覺弟優。」則杜與劉爲兄弟矣。韓文公《送何堅序》亦云：「何與韓同姓爲近。」〔原注〕《容齋三筆》引孫愐《唐韻》曰：「韓滅，子孫分散江淮間，音以『韓』爲『何』，字隨音變，遂爲何氏。」按《詩·揚之水》一章言「戍申」，二章言「戍甫」，三章言「戍許」。孔氏曰：「言甫、許者，以其俱爲姜姓。既重章以變文，因借甫、許以言申，其實不戍甫、許也。」六國時秦、趙同爲嬴姓，《史記》《漢書》多謂「秦」爲「趙」，亦此類也。〔原注〕《史記·秦本紀》：「太史公曰：秦以其先造父封趙城，爲趙氏。」《陸賈傳》：「秦任刑法不變，卒滅趙氏。」《索隱》曰：「案韋昭云：秦，伯翳後，與趙同出蜚廉。造父有功，周穆王封之趙，由此一姓趙氏。」《漢書·武五子傳》：「趙氏無炊火焉。」韋昭曰：「趙，秦之别氏。」《南越傳》「蒼梧秦王」，晋灼曰：「秦王即趙光也。趙本與秦同姓，故曰秦王。」《淮南子》亦稱秦始皇爲「趙政」。《三國志》陳思王上疏「絶纓盜馬之臣赦，楚、趙以濟其難」，注：「秦穆公有赦盜馬事，趙則未聞，蓋以秦亦趙姓。」《文選》王融《策秀才文》「訪游禽於絶澗，作霸秦基」，李善注引《韓非子》所載趙董閼于事，而云：「《史記》曰『趙氏之先與秦共祖』，以其共祖，故雖趙亦號曰秦。」又左思《魏都賦》「二嬴之所曾聆」，李善注：「秦穆公、趙簡子。《史記》『趙氏之先與秦同祖』，故曰二嬴也。」《崧高》言「生甫及申」，孔氏曰：「此詩送申伯而及甫侯者，美其上世俱出四嶽，故連言之。」今人之於同姓，幾無不通譜，何不更廣之於異姓，而以子美、退之爲例也？

李華《淮南節度使崔公頌德碑》云：「惟申伯翼宣王，登南邦，興周室，小白率諸侯征楚，翼奉王職，與崔公叶德同勳，皆姜姓也。」

開元十九年，於兩京置齊太公廟。建中初，宰相盧杞、京兆尹盧諶，以盧者齊之裔，乃鳩其裔孫若崔、盧、丁、吕之族，合錢以崇飾之。

元吴澂《送何友道游萍鄉序》云：「袁柳、撫何二族，各以儒官著，而其初實一姬姓，文之昭由魯之展而爲柳，武之穆由晋之韓而爲何，氏不同而姓同。」

宋邵伯温《聞見録》云：「司馬温公一日過康節先生，謁曰『程秀才』，既見，則温公也。問其故，公笑曰：『司馬出程伯休父。』」

二字姓改一字❶

古時以二字姓改爲一字者，如馬宮本姓「馬矢」，改爲「馬」；唐憲宗名純，詔姓「淳于」者改姓「于」；《唐・宰相世系表》：「鍾離昧二子，次曰接，居潁川，長社，爲鍾氏。」見之史册，不過一二。自洪武元年詔胡服、胡語、胡姓一切禁止。如今有呼姓本「呼延」，乞姓本「乞伏」，皆明初改。❷而并中國所自有之複姓，皆去其一字，氏族之紊，莫甚於此。且如孫氏有二，衛之良夫、楚之叔敖，并見於《春秋》，而公孫、叔孫、長孫、士孫、王孫之類，今皆去而爲「孫」，與二國之孫合而爲一，而其本姓遂亡。公羊、公沙、公乘之類則去而爲「公」，毋丘、毋將之類則去而爲「毋」，而其本姓遂亡。司徒、司空之類，〔原注〕唐玄宗《御注孝經碑》末有司徒巨源，李邕《娑羅樹碑》末有司徒玄慮，宋開寶《商中宗廟碑》翰林待詔司徒儼書，《宋史・趙逢傳》有禮部侍郎、集賢殿學士司徒詡。則去而爲司。司馬氏則去而或爲「司」，或爲「馬」，而司馬之僅存於代者，惟温公之後。所以然者，蓋因儒臣無學，不能如魏孝文改代北之姓，一一爲之條理，而聽其人之所自爲也。然胡姓之改，不始於是時。《唐書》：「阿史那忠以擒頡利功，拜左屯衛將軍，妻以宗女定襄縣主，賜名爲忠，單稱史氏。」韓文公《集賢

---

❶ 「姓改」，原作「改姓」，今據張京華《日知録集釋》所用雍正鈔本乙正。

❷ 「明」，據《校記》，鈔本作「國」。

院校理石君墓誌》云：「其先姓烏石蘭，從拓跋魏氏入夏，居河南，遂去烏與蘭，獨姓石氏。」劉静修《古里氏名字序》云：「吴景初，本姓古里氏，以女真諸姓今各就其近似者易從中國姓，故古里氏例稱吴。」則固已先之矣。〔原注〕肅宗上元二年，詔氏姓與俗諱及隱疾同聲者，宜改與本族望所出。金世宗大定十三年五月戊戌，禁女直人毋得混爲漢姓。今完顔氏皆去完而爲顔，惟曲阜不敢冒兗國之姓，特稱完氏。

《章丘志》言：「洪武初，翰林編修吴沈奉旨譔《千家姓》，得姓一千九百六十八，而此邑如术、如傌，尚未之録。〔原注〕《廣韻》「傌字」下注云：「齊大夫名。」今訪之术姓有三四百丁，自云金丞相术虎高琪之後。〔原注〕土人呼术爲張一反。按《金史》，术虎漢姓曰董，今則但爲术姓。蓋二字改爲一字者，而譔姓之時，尚未登於黄册也。」以此知單姓之改，并在明初以後，而今代山東氏族，其出於金、元之裔者多矣。

洪武元年，禁不得胡姓者，禁中國人之更爲胡姓，〔原注〕元時有此俗。非禁胡人之本姓也。三年四月甲子詔曰：「天生斯民，族屬姓氏，各有本原。古之聖王尤重之，所以别昏姻，重本始，以厚民俗也。朕起布衣，定羣雄，爲天下主。已嘗詔告天下，蒙古諸色人等皆吾赤子，果有材能，一體擢用。比聞入仕之後，或多更姓名。朕慮歲久，其子孫相傳，昧其本原，非先王致謹氏族之道。中書省其告諭之，如已更易者，聽其改正。」可謂正大簡要。至九年三月癸未，以火你赤爲翰林蒙古編修，更其姓名曰霍莊，〔原注〕北音讀「霍」如「火」。蓋亦倣漢武賜日磾姓金之意。然漢武取義於休屠王祭天金人，亦以中國本無金姓也。今中國本有霍姓，而賜之霍，則與周霍叔之後無别矣。況其時又多不奉旨而自爲姓者。其年閏九月丙午，淮安府海州儒學正曾秉正言：「臣見近來蒙古、色目人多改爲漢姓，與華人無異，有求仕入官者，有登顯要者，有爲富商大賈者。非我族類，其心必異。宜令復姓，庶可辨識。又臣前過江浦，見塞外之俘，累累而有，江統《徙戎》之論，不可不防。」至永樂元年九月庚子，上謂兵部尚書劉儁曰：「各衛韃靼人多同名，宜賜姓以别之。」於是兵部請如洪武中故事，編置勘合，給賜姓氏。〔原注〕按洪武中勘合賜姓，《實録》不載，惟十六年二月，故元雲南右丞觀音保降，賜姓名李觀。又《宣宗實録》：「丑閭，洪武二十一年來歸，賜姓名李賢。」從之。三年七月，賜把都帖木兒名吴允誠，倫都兒灰名柴秉誠，保住名楊效誠，自此遂以爲例，而華宗上姓與旃裘之種相亂。❶惜乎當日之君子，徒誦「用夏變夷」之言，而無「類族辨物」之道。使舉籍蕃人之來歸者，❷賜以漢姓所無，不妨如拓跋、宇文之類二字爲姓，則既不混於古先帝王氏族神明之胄，而又使百世之下，知昭代遠服四裔，❸其得姓於朝者凡若干族，豈非曠代之盛舉哉！

---

❶「旃裘」，據《校記》，鈔本作「夷狄」。
❷「蕃」，據《校記》，鈔本作「胡」。
❸「裔」，據《校記》，鈔本作「夷」。

北方門族

杜氏《通典》言：「北齊之代，瀛、冀諸劉，清河張、宋，并州王氏，濮陽侯族，諸如此輩，近將萬室。」《北史·薛胤傳》：「爲河北太守，有韓、馬兩姓各二千餘家。」今日中原北方雖號甲族，無有至千丁者，户口之寡，族姓之衰，與江南相去敻絶。其一登科第，則爲一方之雄長，而同譜之人至爲之僕役，此又風俗之敝。自金、元以來，淩夷至今，非一日矣。

冒姓

今人多有冒母家姓者。《漢書·外戚恩澤侯表》：「扶柳侯吕平，以皇太后姊長姁子侯。」師古曰：「平既吕氏所生，不當姓吕，蓋史家唯記母族也。」按是時太后方封吕氏，故平以姊子冒吕姓而封耳。《唐書·天后紀》：「聖曆二年臘月，賜皇太子〔原注〕中宗。姓武氏。」然則有天子而令之冒母姓者與！

《漢書·景十三王傳》：「趙王彭祖取江都易王寵姬，王建所姦淖姬者，甚愛之，生一男，號淖子。」《晋書·會稽王道子傳》：許榮上疏言：「今臺府局吏、直衛武官及僕隸婢兒，取母之姓者，本臧獲之徒，無鄉邑品第。」是知冒母爲姓，皆人倫之所鄙賤。然亦有帝子而稱母姓者，如栗太子、衛太子、史皇孫之類，則以其失位而名之也。〔原注〕《外戚傳》：「上憐許太子蚤失母。」蓋霍后時人稱之。

吕平以太后姊長姁子侯，此冒母姓之始。〔原注〕《夏侯嬰傳》：「曾孫頗尚主，主隨外家姓，號孫公主，故滕公子孫更爲孫氏。」此冒外祖母姓。《史記・灌夫傳》：「父張孟，爲潁陰侯嬰舍人，得幸，因進之至二千石，故蒙灌氏姓，爲灌孟。」《大宛傳》：「堂邑氏，故胡奴甘父。」《漢書》注，服虔曰：「堂邑，姓也，漢人，其奴名甘父。」師古曰：「堂邑氏之奴，本胡人，名甘父。下云堂邑父者，蓋取主之姓以爲氏，而單稱其名曰父。」此冒主姓之始。〔原注〕《新唐書》：「元載父景昇，爲曹王明妃元氏掌田租，請于妃，冒爲元氏。」

先生《答毛錦銜書》曰：異姓爲後，見於史者，魏陳矯本劉氏子，出嗣舅氏；吴朱然本姓施，以姊子爲朱後，惟此二人爲賢。而賈謐之後充，則有莒人滅鄫之議矣。惟《晉書》有一事與君家相類，云「吴朝周逸，博達古今。逸本左氏之子，爲周氏所養。周氏自有子，時人有譏逸者，逸敷陳古事，卒不復本姓。學者咸謂爲當然」。亦未可引以爲據，以經典别無可證也。

兩　姓

《漢書・百官表》：「建昭三年七月戊辰，衛尉李延壽爲御史大夫。一姓繁。」

古人二名止用一字

晉侯重耳之名，見於經，而定四年，祝佗述踐土之盟，其載書止曰「晉重」，豈古人二名可但稱其一與？昭二年，「莒展輿出奔吴」，《傳》曰「莒展之不立」。《晉語》曹僖負羈稱叔振鐸爲「先君叔振」，亦二名而稱其一也。〔沈氏曰〕《香祖筆記》云：「古稱宗室藩王之賢者曰『間平』，謂漢河間獻王、東平憲王也。又古稱『原嘗』，謂趙平原君、齊孟嘗君也。皆舉第二字言之。」是古人國名亦有止稱一字者矣。

昭二十一年，「蔡侯朱出奔楚」，《穀梁傳》作「蔡侯東出奔楚」，乃爲之説曰：「東者，東國也。〔原注〕東國，隱太子之子，平侯廬之弟，朱叔父也。何爲謂之東也？王父誘而殺焉，父執而用焉，奔而又奔之。曰東，惡之而貶之也。」然則以削其一名爲貶也。〔原注〕定六年，「季孫斯、仲孫忌帥師圍鄆」。杜氏注：「何忌不言何，闕文。」

王莽孫宗得罪自殺，復其本名會宗，貶厥爵，改厥號。是又以增其一名爲貶也。

班固《幽通賦》：「發還師以成命兮，重醉行而自耦。」潘岳《西征賦》：「重戮帶以定襄，弘大順以霸世。」文公名止用一字，本於踐土載書，卻非翦截古人名字之比。至岳爲《關中》詩云：「紛紜齊萬，亦孔之醜。」《馬汧督誄》云：「齊萬哮闞，震驚台司。」則不通矣。豈有以齊萬年爲「齊萬」者邪？若梁王肜爲征西大將軍，而詩云「桓桓梁征」，尤不成語。〔楊氏曰〕征或王字之訛。

班固《幽通賦》：「巨滔天而泯夏。」王莽字巨君，止用一「巨」字。王逸《九思》：「管束縛兮桎梏，百貿易兮傳賣。〔原注〕音鬻。遭桓繆兮識舉，才德用兮列施。」百里奚止用一「百」字，此體後漢人已開之矣。

《吕氏春秋》：「干木光乎德。」去「段」字。〔原注〕今本《吕氏春秋》有「段」字。《惜誓》：「來革順志而用國。」去「惡」字。此爲翦截名字之祖。

文中并稱兩人，而一氏一名，尤爲變體。杞殖、華還，二人也，而《淮南子》稱爲「殖、華」。賈誼《新書》：「使曹、勃不能制。」曹，曹參；勃，周勃也。《史記·孟子荀卿傳》：「管、嬰不及。」管，管仲；嬰，晏嬰也。司馬遷《報任安書》：「周、魏見辜。」周，周勃；魏，魏其侯竇嬰也。揚雄《長楊賦》：「乃命驃、衛。」驃，驃騎將軍霍去病；衛，大將軍衛青也。《杜欽傳》：「覽宗、宣之饗國。」韋昭曰：「宗，殷高宗也；宣，周宣王也。」《徐樂傳》：「名何必夏、子，俗何必成、康。」服虔曰：「夏，禹也；子，湯也，湯子姓。」班固《幽通賦》：「周、賈盪而貢憤。」周，莊周；賈，賈誼也。《漢庌彰長碑》云：「喪父事母，有柴、潁之行。」柴，高柴；潁，潁考叔也。夏侯湛《張平子碑》云：「同貫宰、貢。」宰，宰我；貢，子貢也。《風俗通》：「清擬夷、叔。」郤正《釋譏》：「褊夷、叔之高懟。」《傅子》：「夷、叔迕武王以成名。」杜預《遺令》：「南觀伊、雒，北望夷、叔。」陶潛詩：「積善云有報，夷、叔在西山。」皆謂伯夷、叔齊。《漢廣漢屬國侯李翊碑》：「夷、史之高。」《巴郡太守樊敏碑》：「有夷、史之直。」皆謂伯夷、史魚。陶潛《讀史述九章》「程、杵」是程嬰、公孫杵臼。《新唐書·尉遲敬德傳》「隱、巢」，是隱太子、巢剌王，一謚一爵。

古人謚止稱一字

古人謚有二字、三字，而後人相沿，止稱一字者。衛之叡聖武公，止稱「武公」；貞惠文子，止稱

「公叔文子」；晉趙獻文子，止稱「文子」；〔原注〕《檀弓》：「晉獻文子成室。」注謂晉君獻之。廬陵胡氏曰：「或趙武謚獻文爾。」魏惠成王，止稱「惠王」；楚頃襄王，止稱「襄王」；秦惠文王，止稱「惠王」；悼武王，止稱「武王」；昭襄王，止稱「昭王」；莊襄王，止稱「莊王」；韓昭釐侯，止稱「昭侯」；宣惠王，止稱「宣王」；趙悼襄王，止稱「襄王」；漢諸葛忠武侯，止稱「武侯」。

稱人或字或爵

顔、曾、思、孟，三人皆氏而思獨字，以嫌於夫子也。樊、酈、絳、灌，三人皆姓而勃獨爵，以功臣周姓者多也。〔原注〕汾陰侯昌，隆慮侯竈，魏其侯定，鄘成侯緤，高景侯成，博陽侯聚，皆周姓。顔師古引《楚漢春秋》謂别有一人名絳灌者，非。

《史記》垓下之戰，「孔將軍居左，費將軍居右」。孔將軍，蓼侯孔藂也；費將軍，費侯陳賀也。費獨以爵者，以功臣陳姓者多也。〔原注〕博陽侯濞，曲逆侯平，堂邑侯嬰，陽夏侯豨，棘蒲侯武，河陽侯涓，高胡侯夫乞，復陽侯胥，稾侯錯，猗氏侯遬，龍侯署，紀信侯倉，皆陳姓。

子孫稱祖父字

子孫得稱祖、父之字。子稱父字，屈原之言「朕皇考曰伯庸」是也。孫稱祖字，子思之言「仲尼祖述堯、舜」是也。〔原注〕朱子曰：「古人未嘗諱字。程先生云：『予年十四五從周茂叔。』本朝先輩尚如此，伊川亦嘗呼明道字。」

《儀禮》筮宅之辭曰：「哀子某爲其父某甫筮宅。」又曰：「哀子某來日某卜葬其父某甫。」字父也。虞祭之祝曰：「適爾皇祖某甫。」卒哭之祝曰：「哀子某來日某隮祔爾于爾皇祖某甫。」字祖也。祔祭之祝曰：「適爾皇祖某甫以隮祔爾孫某甫。」兩字之也。

字爲臣子所得而稱，故周公追王其祖曰「王季」，王而兼字。

已祧不諱

《册府元龜》：唐憲宗元和元年，禮儀使奏言：「謹按《禮記》曰：『既卒哭，宰夫執木鐸以命于宮曰：「舍故而諱新。」』此謂已遷之廟則不諱也。今順宗神主升祔禮畢，高宗、中宗神主上遷，請依禮不諱。」制可。

文宗開成中，刻石經，凡高祖、太宗及肅、代、德、順、憲、穆、敬七宗諱，并缺點畫。高、中、睿、玄四宗已祧，則不缺。文宗見爲天子，依古卒哭乃諱，〔原注〕鄭氏《曲禮》注曰：「生者不相辟名。」〔錢氏曰〕唐人避上諱，如章懷太子注《後漢書》改治爲理，正在高宗御極之日，初無卒哭乃諱之例也。文宗本名涵，即位後改名昂，故石經不避涵字。亭林失記文宗改名一節，乃有「卒哭而諱」之説。疑誤後學，不可不正。故御名亦不缺。

韓退之《諱辯》本爲二名嫌名立論，❶而其中「治天下」之「治」卻犯正諱。蓋元和之元，高宗已祧，故其潮州上表，曰「朝廷治平日久」，曰「政治少懈」，曰「巍巍治功」，曰「君臣相戒，以致至治」，《舉張惟素》曰「文學治行衆所推」，❷《平淮西碑》曰「大開明堂，坐以治之」，《韓弘神道碑銘》曰「無有外事，朝廷之治」。惟《諱辯》篇中似不當用。〔楊氏曰〕韓公是説漢人不諱治字耳，豈謂唐諱乎？

漢時祧廟之制不傳，竊意亦當如此。故孝惠諱盈，而《説苑·敬慎》篇引《易》「天道虧盈而益謙」四句，「盈」字皆作「滿」，在七世之内故也。班固《漢書·律曆志》「盈元」「盈統」「不盈」之類，一卷之中字凡四十餘見。何休注《公羊傳》曰：「言孫于齊者，❸盈諱文。」已祧故也。若李陵詩「獨有盈觴酒，與子結綢繆」，枚乘《柳賦》「盈玉縹之清酒」，〔原注〕載《古文苑》。又詩「盈盈一水間」，〔原注〕載《玉臺新詠》。二人皆在武、昭之世而不避諱，又可知其爲後人之擬作，而不出於西京矣。〔原注〕李陵詩不當用「盈」字，《容齋隨筆》論之。〔汝成案〕《公羊》注：「言于齊者，盈諱文。」此誤衍「孫」字。

後唐明宗天成四年，中書門下奏：「少帝册文内有『基』字，是玄宗廟諱，尋常詔敕皆不迴避，少帝是繼世之孫，册文内不欲斥列聖之諱，今改爲『宗』字。」

---

❶「諱辯」，原作「辯諱」，今據張京華《日知録校釋》所用雍正鈔本乙正。

❷「惟」，原作「行」，今據宋蜀本《昌黎先生文集》改。

❸「孫」，據《春秋公羊傳注疏》，應爲衍字。

《宋史》：紹興三十二年正月，禮部太常寺言：「欽宗祔廟，翼祖當遷。以後翼祖皇帝諱依禮不諱。」詔恭依。

謝肇淛曰：「宋真宗名恒，而朱子於書中『恒』字獨不諱。蓋當寧宗之世，真宗已祧。」〔楊氏曰〕匡字不諱者，不偏諱之義，然宋人皆諱匡爲康。〔錢氏曰〕此説未確。在杭蓋未見宋板朱文公書也。寧宗時亦未嘗祧真廟。

崇禎三年，❶禮部奉旨，頒行天下，避太祖、成祖廟諱及孝、武、世、穆、神、光、熹七宗廟諱，正依唐人之式。惟今上御名亦須迴避，蓋唐、宋亦皆如此。〔原注〕觀漢宣帝之詔，知當時已避天子之名。然止避下一字，而上一字天子與親王所同，則不諱。〔錢氏曰〕明季刻本書太常寺作「太甞」，常熟作「甞熟」，汲古閣《十三經》於由字皆作「甴」，則上一字亦有迴避者。

皇太子名不諱

《册府元龜》：「唐王紹爲兵部尚書，紹名初與憲宗同。憲宗時爲廣陵王，順宗即位，將册爲皇太子，紹上言請改名。議者或非之曰：『皇太子亦人臣也，〔原注〕漢、魏故事：皇太子稱臣。晉咸寧中議除此制，摯虞以爲：「《孝經》『資於事父以事君』，義兼臣子，則不嫌於稱臣。」詔令依舊。東宮之臣當請改，爾

---

❶「崇禎」上，據《校記》，鈔本有「本朝」二字。

柰何非其屬而遽請改名，豈爲以禮事上邪？』左司員外郎李藩曰：『歷代故事，皆自不識大體之臣而失之，因不可復正，無足怪也。』」

《三國志》注言：「魏文帝爲五官中郎將，賓客如雲，邴原獨不往。太祖微使人問之。原答曰：『吾聞國危不事冢宰，君老不奉世子。』」萬曆中年，往往有借國本之名而以爲題目者，得無有愧其言。

唐中宗自房州還，復立爲皇太子。左庶子王方慶上言：「太子皇儲，其名尊重，不敢指斥。晋尚書僕射山濤啟事，稱皇太子而不言名。朝官猶尚如此，宫臣諱則不疑。今東宫殿及門名皆有觸犯，臨事論啟，迴避甚難。孝敬皇帝爲太子時，改弘教門爲崇教門；沛王爲皇太子，改崇賢館爲崇文館。皆避名諱以遵典禮。伏望依例改换。」制從之。史臣謂方慶欲尊太子，以示中興之漸，然則方慶之言蓋有爲言之也。

有明之制，❶太子、親王名俱令迴避，蓋失之不攷古也。崇禎二年，兵部主客司主事賀烺，以避皇太子名，改名世壽。而光宗〔錢氏曰〕名常洛。爲太子，河南府〔錢氏曰〕洛陽縣。及商州屬縣〔錢氏曰〕洛南縣。并未嘗改。

《實録》言：「洪武十四年十月辛酉，給事中鄭相同請依古制，『凡啟事皇太子，惟東宫官屬稱

---

❶ 「有明」，據《校記》，鈔本作「本朝」。

臣，朝臣則否，以見尊無二上之義』。詔下羣臣議。翰林院編修吴沈言：『太子所以繼聖體而承天位者也，尊敬之體宜同。』從之。」歷代不稱臣之制自斯而變。

親王之名尤不必諱，而亦諱之。正統十二年，山西鄉試《詩經》題内「維周之楨」，楨字犯楚昭王諱，考試及同考官俱罰俸一月。

二名不偏諱

二名不偏諱。宋武公名司空，改司空爲「司城」，是其證也。

杜氏《通典》：大唐武德九年六月，太宗居春宫，總萬機，下令曰：「依禮，二名不偏諱，其官號、人名及公私文籍，有『世』及『民』兩字不連讀者，并不須諱避。」《唐書・高宗紀》：「貞觀二十三年七月丙午，改治書侍御史爲御史中丞，諸州治中爲司馬，别駕爲長史，治禮郎爲奉禮郎，以避上名。上以貞觀初不諱先帝二字。有司奏曰：『先帝二名，禮不偏諱，上既單名，臣子不合指斥。』上乃從之。」〔原注〕《通典》又言：「太宗時，二名不相連者并不諱，至玄宗始諱之。」然永徽初已改民部爲户部，而李世勣已去「世」字，單稱勣矣。又按《隋書》修於太宗時，而中閒多有改世爲代，改民爲人者。此唐人偏諱之始。然亦有不盡然者，《經籍志》《四民月令》作「四人」，而《齊民要術》仍「民」字。是亦《漢書》注所云「史駮文」者也。章懷太子注《後漢書》，亦有并其本文而改之者。如《胡廣傳》「詩美先人」「詢于芻蕘」之類。〔閻氏曰〕按吾邑晋祠有唐太宗御製碑，碑陰載當日從行諸臣姓名，内有李勣，已去「世」字。是唐太宗在日已如此，不待永徽初也。此段可補史傳之闕。

後唐明宗名嗣源，天成元年六月勅曰：「古者酌禮以制名，懼廢於物；難知而易諱，貴便於時。況徵彼二名，抑有前例。太宗文皇帝自登寶位，不改舊稱，時則臣有世南，官有民部，靡聞曲避，止禁連呼。朕猥以眇躬，託於人上，祇遵聖範，非敢自尊。應文書内所有二字，但不連稱，不得迴避。若臣下之名不欲與君親同字者，任自改更，務從私便，庶體朕懷。」

嫌名

衛桓公名完，楚懷王名槐，古人不諱嫌名，故可以爲謚。

韓文公《諱辯》言「不諱滸、勢、秉、饑」。乃玄宗御刪定《禮記·月令》曰「野雞入大水爲蜃」，曰「野雞始雊」，則諱雉，以與治同音也。〔王氏曰〕嫌名之諱，蓋始于隋。隋文帝父名忠，而官名有「中」字者皆改爲「内」。李林甫序曰「璿樞玉衡，以齊七政」，則諱璣。德宗《九月九日賜曲江宴》詩「時此萬樞暇，適與佳節并」，則諱機，以與基同音也。《南史》劉秉不稱名而書其字曰彦節，則諱秉，以與昞同音也。又如武后父諱士彠，而孫處約改名茂道，韋仁約改名思謙。睿宗諱旦，而張仁亶改名仁愿。玄宗諱隆基，而劉知幾改名子玄，箕州改名儀州。〔原注〕即今遼州。德宗諱适，而括州改名處州。順宗諱誦，而鬬訟律改爲鬬競。憲宗諱純，凡姓淳于者改姓于，唯監察御史韋淳不改，既而有詔，以陸淳爲給事中，改名質，淳不得已，改名處厚。而懿宗以南詔酋龍名近玄宗諱，遂不行册禮。則退之所言，亦未爲定論也。

唐自中葉以後，即士大夫亦諱嫌名，故舊史以韓愈爲李賀作《諱辯》爲紕繆。而《賈曾傳》則曰：「拜中書舍人，曾以父名忠，固辭。議者以爲中書是曹司名，又與曾父名音同字别，於禮無嫌，曾乃就職。」《懿宗紀》則曰：「咸通二年八月，中書舍人衛洙奏狀稱：『蒙恩除授滑州刺史，官號内一字與臣家諱音同，請改授閒官。』敕曰：『嫌名不諱，著在禮文。成命已行，固難依允。』」是又以爲不當諱也。〔雷氏曰〕後代謟諛，古禮盡廢，始而爲君諱，後則爲后諱，爲太子諱，爲内戚諱，且爲執政者諱矣。

《册府元龜》：咸通十二年，分司侍御史李谿進狀曰：「臣凖西臺牒及金部稱，奉六月二十七日敕，内園院郝景全事奏狀内訟字音與廟諱同，奉敕罰臣一季俸者。臣官位至卑，得蒙罰俸，屈與不屈，不合有言。而事關理體，若便隱默，恐負聖時。願陛下寬其罪戾，使得盡言。臣前奏狀稱凖敕因事告事旁訟他人，是咸通十一年十月十三日敕語，臣狀中具有凖敕字，非臣自譔辭句。臣謹按，『禮不諱嫌名』，又按《職制律》『諸犯廟諱嫌名不坐』，注云『謂若禹與雨』，疏云『謂聲同而字異』。注疏重複，至易分曉。伏惟皇帝陛下明過帝堯，孝踰大舜，豈自發制敕而不避諱哉，故是審量禮律，以爲無妨耳。即引陛下敕文而言，不敢擅有移改，不謂内園便有此論奏也。臣非敢訴此罰俸也，恐自此有援引敕格者，亦須委曲迴避，便成訛弊。臣聞趙充國爲將，不嫌伐一時事，以爲漢家後法；魏徵爲相，不存形迹，以致貞觀太平。臣雖未及將相，忝爲陛下持憲之臣，豈可以論俸爲嫌，而使國家敕命有誤也。願陛下留意察納，别下明敕，使自後章奏一遵禮律處分，則天下幸甚。」敕免所罰。

南唐元宗初名璟，避周信祖廟諱，改名景，是不諱嫌名。

按嫌名之有諱，在漢末之聞。晋羊祜爲都督荆州諸軍事，及薨，荆州人爲祜諱名，室户皆以「門」爲稱，改户曹爲「辭曹」。此諱嫌名之始也。

《後魏·地形志》：「天水郡上邽縣，犯太祖諱，改爲上封。」魏太祖名珪。

宋代制於嫌名字皆避之。《禮部韻略》凡與廟諱音同之字皆不收。太祖諱匡胤，十陽部去王切一十三字，二十一震部羊晋切一十一字皆不收，它皆倣此。朱子《周易本義》《姤》卦下以「故爲姤」作「故爲遇」，避高宗嫌名也。〔原注〕宋板書貞字、完字多是缺筆。貞音同禎，仁宗諱。完音同桓，欽宗諱。《雍録》以貞女樹爲正女木。樹音同曙，英宗諱。豈不聞《顔氏家訓》所云「吕尚之兒如不爲上，趙壹之子儻不作一，便是下筆即妨，是書皆觸」者乎？〔原注〕金章宗泰和元年七月己巳，初禁廟諱同音字，蓋亦倣宋制也。

明代不諱嫌名，❶如建文年號是也。

以諱改年號

唐中宗諱顯，玄宗諱隆基，唐人凡追稱高宗顯慶年號多云「明慶」，永隆年號多云「永崇」。趙元

---

❶ 「明代」，據《校記》，鈔本作「本朝」。

昊以父名德明，改宋明道年號爲「顯道」，而范文正公與元昊書，亦改後唐明宗爲「顯宗」。〔原注〕杜氏《通典》「釋法明《游天竺記》」，「明」下有「國諱改焉」四字，當是小注，今本連作大文。

前代諱

孟蜀所刻石經，〔錢氏曰〕孟蜀石經今不傳。於唐高祖、太宗諱皆缺書。石晉《相里金神道碑》，「民」「珉」二字皆缺末筆。南漢劉巖尊其父謙爲代祖聖武皇帝，猶以「代」字易「世」。至宋，益遠矣。而乾德三年卜諲《伏羲女媧廟碑》「民」「珉」二字，咸平六年孫冲《序絳守居園池記碑》「民」「珉」二字，皆缺末筆。其於舊君之禮何其厚與！〔原注〕予至西安，見宋咸平二年夢英自書《篆書目録偏旁字源序》，立于文宣王廟者，稱長安爲故都，而唐字跳行，益歎昔人之厚。其時唐之亡已九十三年矣。

楊阜，魏明帝時人也，其疏引《書》「協和萬國」，猶避漢高祖諱。韋昭，吴後主時人也，其解《國語》凡「莊」字皆作「嚴」，猶避漢明帝諱。唐長孫無忌等譔《隋書》，易《忠節傳》以「誠節」，稱苻堅爲「苻永固」，亦避隋文帝及其考諱。〔原注〕後漢應劭作《風俗通》，有諱舊君之議。自古相傳忠厚之道如此，今人不知之矣。

元移剌迪爲常州路總管，刻其所點《四書章句》《或問》《集注》，其凡例曰：「凡序、注、《或問》中題頭及空處并存其舊，以見當時忠上之意。〔原注〕如宋、德、隆、盛之類。近歲新刊《大學衍義》亦然。」時天曆元年也。《資治通鑑》周太祖、世宗《紀》，「太祖皇帝」皆題頭，至今仍之。《孟子》「見梁襄王章」末注，蘇氏曰：「予觀《孟子》以來，自漢高祖及光武及唐太宗及我太祖皇帝，能一天下者四君。」「太祖」上空一字。永樂中修《大全》，於其空處添一「宋」字，後人之見，與前人相去豈不遠哉！

名父名君名祖

《金縢》周公之祝辭曰「惟爾元孫某」；《左傳》荀偃濟河而禱，稱「曾臣彪」，名君也。〔原注〕《淮南子》曰：「祝則名君。」《左傳》楚子圍宋，申犀見王，稱「無畏」；知罃對楚王，稱「外臣首」；鄢陵之戰，欒鍼曰「書退」，名父也。華耦來盟，稱「君之先臣督」；欒盈辭于周行人，曰「陪臣書」，曰「其子黶」，名祖若父也。

弟子名師

《論語》：長沮曰：「夫執輿者爲誰？」子路曰：「爲孔丘。」《孟子》：樂正子入見曰：「君奚爲不見孟軻也？」是弟子而名師也。

同輩稱名

古人生不諱名，同輩皆面呼其名。《書》「周公若曰：君奭」，《禮記·曾子問》篇「老聃曰：丘」，《檀弓》篇「曾子曰：商」，《論語》「微生畝謂孔子曰：丘」是也。

以字爲諱

古人敬其名，則無有不稱字者。《顔氏家訓》曰：「古者名以正體，字以表德。名終則諱之，字乃可以爲孫氏。孔子弟子記事者皆稱『仲尼』。〔原注〕子貢曰：「仲尼，日月也。」魏鶴山云：「《儀禮》：子孫於祖禰皆稱字。」呂后微時，嘗字高祖爲『季』。漢袁種字其叔父盎曰『絲』。王丹與侯霸子語，字霸爲『君房』。江南至今不諱字也。河北士人全不辨之，故有諱其名而并諱其字者。」《三國志・司馬朗傳》：「年九歲，人有道其父字者，朗曰：『慢人親者，不敬其親者也。』客謝之。」《常林傳》：「年七歲，有父黨造門，問林：『伯先在否？』林不答。客曰：『何不拜？』林曰：『雖當下拜，臨子字父，何拜之有？』」《晋書・儒林・劉兆傳》：「嘗有人著鞾騎驢，至兆門外，曰：『吾欲見劉延世。』兆儒德道素，青州無稱其字者，門人大怒。兆曰：『聽前。』」《舊唐書・韓愈傳》：「拜中書舍人，有不悦愈者，言：『愈前左降爲江陵掾曹，荆南節度使裴均館之頗厚，近者均子鍔還省父，愈爲序餞鍔，仍呼其字。』此論喧於朝列，坐是改太子右庶子。」至於《山陽公載記》言：「馬超降蜀，嘗呼先主字。關羽怒，請殺之。」此則面呼人主之字，又不可以常儕論矣。

自稱字

《漢書》注，張晏曰：「匡衡少時字鼎。世所傳衡與貢禹書，上言『衡敬報』，下言『匡鼎白』。」《南史》：「陶弘景自號華陽隱居，人間書札即以『隱居』代名。」此自稱字之始也。〔楊氏曰〕鼎是小字，隱居并非字。

《東觀餘論》言：「古人或有自稱字者。王右軍《敬謝帖》云『王逸少白』，《盧山遠公集》盧循與遠書云『范陽盧子先叩首』，柳少師《與弟帖》云『誠懸呈』。」今按唐權德輿《答楊湖南書》稱「載之再拜」，柳冕《答鄭衢州書》稱「敬叔頓首」，白居易《與元九書》稱「樂天再拜」，宋陳摶《謁高公》詩稱「道門弟子圖南上」。

唐張謂《長沙風土碑銘》「有唐八葉，元聖六載，正言待理湘東」，張洗《濟瀆廟祭器幣物銘》「濯纓不才，謬領兹邑」，元稹作《白氏長慶集序》自書曰「微之序」，乃是作文自稱其字。

自稱其字，不始於漢人，「家父」「吉甫」「寺人孟子」之詩已先之矣。〔楊氏曰〕徐孝穆《荅周處士書》不著名字，但曰「徐君白」。

人主呼人臣字

漢高帝曰：「運籌策帷帳之中，決勝千里之外，吾不如子房。」〔原注〕張良字。景帝曰：「天下方有急，王孫〔原注〕竇嬰字。寧可以讓邪？」皆人主呼人臣字也。

晋以下，人主於其臣多不呼名。《南史》：「梁蔡撙爲吏部尚書、侍中。武帝嘗設大臣𩟔，撙在坐，帝頻呼姓名，撙竟不答，食𩟔如故。帝覺其負氣，乃改喚蔡尚書，撙始放筯執笏曰爾。帝曰：

『卿向何聾，今何聰？』」對曰：『臣預爲右戚，且職在納言，陛下不應以名垂唤。』帝有慙色。」〔原注〕《文選》范雲表稱「乃祖玄平」，李善注引《晋中興書》：「范汪，字玄平。」《魏書》江式表稱「臣亡祖文威」。式祖强，字文威。又南朝人如王敬弘、王仲德、王景文、謝景仁，北朝人如蕭世怡、李元操之輩，名犯帝諱，即以字行，不復更名。〔原注〕宋褚叔度、張茂度，名與高祖諱同，以字行。《通鑑》：「大同二年，❶時人多以字行，舊史皆因之。」周韋叔裕，字孝寬，以字行。《魏書》多稱楊遵彦。魏王昕對汝南王悦自稱元景，北齊祖珽對長廣王湛自稱孝徵，隋崔頤《答豫章王啟》自稱祖濬，王貞《答齊王暕啟》自稱孝逸，而唐太宗時如封倫、房喬、高儉、尉遲恭、顔籀，并以字爲名，蓋因天子常稱臣下之字故爾。其時堂陛之間，未甚澗絶，君臣而有朋友之義，後世所不能及矣。

《因話録》：「文宗對翰林諸學士因論前代文章，裴舍人素數道陳拾遺名，柳舍人璟目之，〔錢氏曰〕文宗名昂，而裴不知避，故柳目之。裴不覺。上顧柳曰：『他字伯玉，亦應呼陳伯玉。』」

兩名

《禮記正義》：「《公羊》説：《春秋》『譏二名』，謂二字作名，若魏曼多也。〔原注〕《公羊傳》：「《春秋》以仲孫何忌爲仲孫忌，魏曼多爲魏多，皆謂譏二名而去之。」〔楊氏曰〕《公羊》説本無稽，後人信之者，惟王莽

---

❶「大同」，《資治通鑑》卷一五四作「中大通」。

耳。〔汝成案〕《曲禮》「二名不偏諱」，則古人何嘗有二名之禁？《左氏》説：二名者，楚公子棄疾弑其君，即位之後，改名爲居，是爲二名。〔惠氏曰〕《左氏》義是也。許慎謹案云：文武賢臣有散宜生、蘇忿生，則《公羊》之説非也。」〔原注〕《白虎通》：「古人之名或兼或單，《春秋》譏二名，乃謂其無常者也。」是用《左氏》説。今按古人兩名見於經傳者，不止楚平王。如晉文侯名仇，而《書》云「父義和」；楚靈王名圍，而《春秋》書「弑其君虔于乾谿」；趙簡子名鞅，而鐵之戰自稱「志父」；南宫敬叔名説，一名縚，字容，又字括；蜚廉石棺銘自稱「處父」；屈原名平，其作《離騷》也，名正則，字靈均；《賈誼傳》「梁王勝」注，李奇曰：「《文三王傳》言揖，此言勝，爲有兩名。」

假名甲乙

《史記・萬石君傳》：「長子建，次子甲，次子乙，次子慶。」甲、乙非名也，失其名而假以名之也。《韓安國傳》「蒙獄吏田甲」，《張湯傳》「湯之客田甲」，《漢書・高五王傳》「齊宦者徐甲」，《嚴助傳》「閩越王弟甲」，疑亦同此。〔原注〕《孟嘗君傳》「田甲劫湣王」，當是其名。《任安傳》：「某子甲何爲不來乎？」《三國志》注：「許攸呼魏太祖小字曰：『某甲，卿不得我，不得冀州也。』」《左傳》文十四年：「齊公子元不順懿公之爲政也，終不曰公，曰夫己氏。」注：「猶言某甲。」〔原注〕《文選・爲齊明帝讓宣城郡公表》：「謹附某官某甲奉表以聞。」《宣德皇后令》：「今遣某位某甲等。」

《漢書・魏相傳》：「中謁者趙堯舉春，李舜舉夏，兒湯舉秋，貢禹舉冬。」不應一時四人同以堯、舜、禹、湯爲名，若有意譔而名之者。及讀《急就章》，有云「祖堯舜，樂禹湯」，乃悟若此類皆古人所假以名之也。或曰：高帝時實有趙堯，然非謁者。

蜀漢費禕作《甲乙論》，設爲二人之辭。〔原注〕《世説》云：「黄初中，有《甲乙疑論》。」晋人文字每多祖此，虚設甲乙。中書令張華造《甲乙之問》云：「甲娶乙爲妻，後又娶丙。」❶博士弟子徐叔中《服議》，以母爲甲，先夫爲乙，後夫爲丙，先子爲丁，繼子爲戊。梁范縝《神滅論》有張甲、王乙、李丙、趙丁。而《關尹子》云：「甲言利，乙言害，丙言或利或害，丁言俱利俱害。」《關尹子》亦魏、晋間人所造之書也。先秦以上即有以甲乙爲彼此之辭者，《韓非子》：「罪生甲，禍歸乙，伏怨乃結。」

以姓取名

古人取名連姓爲義者絶少，近代人命名，如陳王道、張四維、吕調陽、馬負圖之類，榜目一出，則此等姓名幾居其半，不知始自何年。嘗讀《通鑑》至五代後漢，有虢州伶人靖邊庭。胡身之注曰：「靖，姓也。優伶之名，與姓通取一義，所以爲謔也。」〔原注〕靖邊庭，亦見《宋史・田欽祚傳》。考之自唐以來，如黄幡綽、雲朝霞、〔原注〕《唐書・魏謩傳》。鏡新磨、〔原注〕《五代史・伶官傳》。羅衣輕〔原注〕《遼史・伶官傳》。之輩，皆載之史書，益信其言之有據也。嗟乎，以士大夫而效伶人之命名，則自嘉靖

---

❶「又」，原作「人」，今據《晋書・禮志中》改。

以來然矣。

以父名子

《左傳》成十六年「潘尫之黨」，潘尫之子名黨也。襄二十三年「申鮮虞之傅摯」，申鮮虞之子名傅摯也。按《儀禮·特牲饋食禮》「筮某之某爲尸」，注曰：「某之某者，字尸父而名尸也。」〔原注〕《少牢饋食禮》同。亦此類也。〔原注〕《史記·太史公自序》：「維仲之省，厥濞王吴。」濞乃劉仲之子，稱爲「厥濞」。

以夫名妻

《左傳》昭元年：「當武王邑姜方震大叔。」《漢書·杜欽傳》：「皇太后女弟司馬君力。」〔原注〕蘇林曰：「字君力，爲司馬氏婦。」《南齊書》：「周盤龍愛妾杜氏。上送金釵鑷二十枚，手敕曰：『餉周公阿杜。』」《孔叢子》：「衛將軍文子之内子死，復者曰：『皋媚女復。』子思聞之曰：『此女氏之字，非夫氏之名也。婦人於夫氏，以姓氏稱，禮也。』」

兼舉名字

史文有一人而兼舉名、字，如子玉得臣、百里孟明視之類，已於《左傳》見之。〔原注〕皋陶庭堅，亦一人兩稱。若駢儷之文，必無重出，而亦有一二偶見者。《焦氏易林》「申公顛倒，巫臣亂國」，劉琨

《答盧諶》詩「宣尼悲獲麟，西狩涕孔丘」，謝惠連《秋懷》詩「雖好相如達，不同長卿慢」，沈約《宋書·恩倖傳論》「胡廣累世農夫，伯始致位公相。黄憲牛醫之子，叔度名動京師」，皆一人而兼舉其名字也。古詩「誰能刻鏤此，公輸與魯班」，下一「與」字，竟以「公輸魯班」爲二人，則不通矣。

排行

兄弟二名而用其一字者，世謂之「排行」，如德宗、德文，義符、義真之類，起自晋末，漢人所未有也。《水經注》：「昔北平侯王譚不同王莽之政，子興，生五子，并避亂隱居。光武即帝位，封爲五侯：元才北平侯，益才安喜侯，顯才蒲陰侯，仲才新市侯，季才唐侯。」是後人追譔妄説。東漢人二名者亦少。〔孫氏曰〕嚴九能云：「《左傳》長狄兄弟四人：僑如、焚如、榮如、簡如。此兄弟排行之始。」錢廣伯云：「蔡中郎《司徒袁公夫人馬氏碑》『哀子懿達、仁達』，亦東漢人二名而兄弟排行也。」

單名以偏旁爲排行，始見於劉琦、劉琮，此後應璩、應瑒，衛瓘、衛玠之流，踵之而出矣。〔原注〕《陳球傳》二子瑀、璠，弟子珪。若取偏旁，又不當與父同也。〔閻氏曰〕按《晋書》，玠乃瓘之孫，非弟也。

今人兄弟行次，稱一爲「大」，不知始自何時。漢淮南厲王常謂上「大兄」，孝文帝行非第一也。

二人同名

有以二人同名而合稱之者。《左傳》莊二十八年：「晋獻公外嬖梁五與東關嬖五，晋人謂之『二五耦』。」《戰國策》：「杜赫謂楚王曰：『此用二忌之道也。』」以齊田忌、鄒忌爲「二忌」。唐高宗顯慶二年詔曰：「蹤二起於吴、白。」蓋倣此稱。

字同其名

名字相同，起於晉、宋之間。史之所載，晉安帝諱德宗字德宗，恭帝諱德文字德文，會稽王道子字道子，殷仲文字仲文，宋蔡興宗字興宗，齊顔見遠字見遠，梁王僧孺字僧孺，劉孝綽字孝綽，庾仲容字仲容，江德藻字德藻，任孝恭字孝恭，師覺授字覺授，北齊慕容紹宗字紹宗，魏蘭根字蘭根，後周王思政字思政，辛慶之字慶之，崔彦穆字彦穆之類，至唐時尤多。

《藩鎮傳》「田緒，字緒」，「劉濟，字濟」。此起家軍伍，未曾立字，如李載義「辭未有字」之比爾。史家例以爲字，非也。且其文不可省乎？〔楊氏曰〕「楊燕奇，字燕奇。」昌黎公亦云。〔又曰〕緒，承嗣子。濟，怦之子，宦達數世，豈可云「起家軍伍，未曾立字」乎？古有兩名而一字者，鄭當時字莊，顔之推字介，豈可謂非字乎？〔汝成案〕兩名而一字者，如仲尼弟子顔之僕，字叔，任不齊，字選，固不自漢人始矣。

變姓名

古人變姓名，多是避仇，然亦有無所爲而變者。范蠡適齊爲鴟夷子皮，之陶爲朱公。第五倫客河東，自稱王伯齊。梁鴻適齊，姓運期名耀。〔錢氏曰〕梁鴻以避禍更姓名。

生而曰諱

「生曰名，死曰諱」，今人多生而稱人之名曰「諱」。《金石録》云：「生而稱諱，見於石刻者甚衆。」因引孝宣元康二年詔曰「其更諱詢」，以爲西漢已如此。《蜀志》劉豹等上言「聖諱豫覩」，許靖等上言「名諱昭著」。《晉書》高顗言：「范伯孫恂恂率道，名諱未嘗經於官曹。」束晳《勸農賦》：「場功畢，租輸至。録社長，召閭師。條牒所領，注列名諱。」〔原注〕王褒《洞簫賦》：「幸得謚爲洞簫兮。」李善注：「謚者，號也。」號而曰謚，猶之名而曰諱者矣。〔沈氏曰〕《香祖筆記》亦云：吴楚材《彊識略》言：「漢《西嶽廟碑》云『樊君諱毅』，毅時尚在也。」

生稱謚

《漢書·張敖傳》：「吕后數言張王以魯元故，不宜有此。」劉攽曰：「史家記事，或有如此追言謚者。」《史記》貫高與張敖言，謂帝爲「高祖」。《公羊傳》：「公子翬與桓公言：『吾爲子口隱矣。』」皆此類。〔原注〕《公羊傳》注：「謚者，傳家所加。」今按傳記中此例尚多，如《左氏傳》：石碏曰：「陳桓公方有寵於王。」《國語》：「鮑國謂子叔聲伯曰：『子何辭苦成叔之邑。』」《戰國策》：「智過曰：『魏桓子之謀臣曰趙葭，韓康子之謀臣曰段規。』」《史記·秦本紀》：「晉文公夫人請曰：『繆公怨此三人入於骨髓。』」《魯世家》：「周公戒伯禽曰：『我文王之子，武王之弟，成王之叔父。』」《宋世家》：「華督使人宣言國中曰：『殤公即位十年耳，而十一戰。』」《楚世家》：「國人每夜驚曰：『靈王入矣。』」「隨人謝吴王曰：『昭王亡，不在隨。』」「齊湣王遺楚王書曰：『今秦惠王死，武王立。』」《鄭世家》：「莊公曰：『武姜欲之楚。』」「共王曰：『鄭成公孤有德焉。』」《趙世家》：「吴延陵季子使於晉，曰：『晉國之政卒歸於趙武子、〔原注〕趙文子名武。韓宣子、魏獻子之後矣。』」《韓世家》：「屈宜臼曰：『昭侯不出此門。』」《吴起傳》：「公叔之僕曰：『君因先與武侯言。』」《仲尼弟子傳》：「子羔曰：『出公去矣，而門已閉。』」《魯仲連傳》：「新垣衍謂趙王曰：『趙誠發使，尊秦昭王爲帝。』」褚先生補《梁孝王世家》：「竇太后謂景帝曰：『安車大駕，用梁孝王爲寄。』」《三王世家》：「公户滿意謂燕王曰：『今昭帝始立。』」〔錢氏曰〕《史記》不如《左氏傳》處，此亦其一。〔又曰〕班史本紀之例，諸侯王薨，書名不書謚。而惠二年，齊悼惠王來朝，則生而謚之矣。《荀子》：「周公謂伯禽之傅曰：『成王之爲叔父。』」《吕氏春秋》：「豫讓欲殺趙襄子，其友謂之曰：『以子之才而索事襄子。』」《淮南子》：「先軫曰：『昔吾先君與繆公交。』」「諸御鞅復於簡公曰：『陳成常、宰予二子者，甚相憎也。』」《吴越春秋》：「子胥曰：『報汝平王。』」《説苑》：「景公曰：『善爲我浮桓子也。』」「衛叔文子曰：『今我未以往，而簡子先以來。』」并是生時不合稱謚。又如《禮記·曾子問》：「孔子曰：『季桓子之喪，衛君請弔。哀公辭，不得命。公爲主，客入弔，康子立於門右。』」孔子没時，哀公、康子俱存，此皆後人追爲之辭也。自東京以下，即無此語，文益謹而格卑矣。〔錢氏曰〕此是後人勝于古人處。〔梁氏曰〕史家紀事，生稱謚者，實始于《左氏傳》「石碏曰『陳桓公方有寵于王』」是也。經典明文，尚不免此病，其他諸子雜記尚多，不可枚舉耳。〔楊氏曰〕闕止字子我，與宰予字同。陳桓、闞止相憎，乃使先儒受誣甚矣。《史記・田敬仲世家》：「齊人歌之曰：『嫗乎采芑，歸乎田成子。』」《史通》曰：「田常見存，而遽呼以謚。」蘇氏曰：「田常之時，安知其爲成子而稱之？」

稱王公爲君

稱周文王爲「文君」，《焦氏易林》：「文君燎獵，吕尚獲福。號稱太師，封建齊國。」漢張衡《思玄賦》：「文君爲我端蓍兮，利飛遁以保名。」稱晉文公爲「文君」，《楚辭・惜往日》：「介子忠而立枯兮，文君寤而追求。」《淮南子》：「晉文君大布之衣，牂羊之裘。」又云：「介子歌龍蛇而文君垂泣。」稱宋文公爲「文君」，《墨子》：「昔者宋文君鮑之時。」稱楚莊王爲莊君，《荀子》：「莊君之胷。」稱齊莊公爲「莊君」，《墨子》：「昔者齊莊君之時。」稱魯昭公爲「昭君」，《焦氏易林》：「乾侯野井，昭君喪居。」稱齊景公爲「景君」，宋何承天《上陵篇》：「指營丘，感牛山，爽鳩既没景君歎。」稱宋襄公爲「襄君」，周庾信《入彭城館》詩：「襄君初建國。」稱宋元公爲「元君」，《莊子》：「宋元君夜半而夢。」

日知録集釋卷二十四

崑山顧炎武著　嘉定後學黄汝成集釋

祖孫

自父而上之，皆曰「祖」，《書・微子之命》曰「乃祖成湯」是也。自子而下之，皆曰「孫」，《詩・閟宫》之篇曰「后稷之孫，實維太王」，又曰「周公之孫，莊公之子」是也。

高祖

漢儒以曾祖之父爲高祖。考之於傳，高祖者，遠祖之名爾。《左傳》昭公十七年「郯子來朝，曰『我高祖少皥摯之立也』」，則以始祖爲高祖。《書・盤庚》「肆上帝將復我高祖之德，亂越我家」，《康王之誥》「張皇六師，無壞我高祖寡命」，則以受命之君爲高祖。〔原注〕文、武至康僅四世。《左傳》昭公十五年「王謂籍談曰『昔而高祖孫伯黶，司晋之典籍』」，則謂其九世爲高祖。〔原注〕十二年，楚靈王謂右尹子革曰：「昔我皇祖伯父昆吾。」亦謂其始祖之昆弟。

藝　祖

《書》：「歸格于藝祖。」〔孫氏曰〕按《書》之藝祖，即《禮記·王制》《尚書大傳》《白虎通》之祖禰也。藝、禰聲相近。《釋文》云：「藝，魚世反。馬、王云：禰也。」豈有歸格于祖而不及禰者乎？當以馬、王説爲長。注以藝祖爲文祖，不詳其義。人知宋人稱太祖爲藝祖，不知前代亦皆稱其太祖爲藝祖。唐玄宗開元十一年，幸并州，作《起義堂頌》，曰：「東西南北，無思不服，山川鬼神，亦莫不寧，實惟藝祖儲福之所致。」十三年，封泰山，其序曰：「惟我藝祖文考，精爽在天。」此謂唐高祖。張説作《享太廟樂章》曰：「肅肅藝祖，滔滔濬源。有雄武劍，作鎮金門。玄王貽緒，后稷謀孫。」此謂高祖之高祖，諱熙，追尊宣皇帝者也。後漢高祖乾祐元年改元，制曰：「昔我藝祖神宗，開基撫運，以武功平禍亂，以文德致昇平。」此謂前漢高祖。金世宗大定二十五年，封混同江神，册文曰：「仰藝祖之開基，佳江神之效靈。」此謂金太祖。然則是歷代太祖之通稱也。

唐武宗會昌三年，討劉稹，制曰：「頃者烈祖在藩，先天啟聖。」是以玄宗爲烈祖。宋王旦《封祀壇序》：「烈祖造新邦，臻大定，經制而未遑；神宗求至理，致升平，業成而中罷。」是以太祖爲烈祖，太宗爲神宗，亦古人之通稱也。〔原注〕唐元稹《行裴度制》曰：「佑我憲考，爲唐神宗。」《吕氏讀詩記》引李氏曰：「本朝太宗稱神宗，及神宗稱神宗，則太宗不復稱神宗矣。」今按魏泰《東軒筆録》稱太祖、太宗爲藝祖、神宗。《左傳》哀二年：衛太子禱曰：「曾孫蒯聵敢昭告皇祖文王、烈祖康叔、文祖襄公。」《書·文侯之命》：「汝克昭乃顯祖、烈祖。」「顯祖」皆謂其始封之君，此古人之通稱。

沖帝

幼主謂之「沖帝」。《水經注》：「漢沖帝詔曰：『翟義作亂於東，霍鴻負倚盩厔芒竹。』」以孺子嬰爲沖帝。

考

古人曰父、曰考，一也。《易》曰：「幹父之蠱，有子，考无咎。」《書·大誥》：若兄考，乃有友伐厥子，民養其勸弗救。」《康誥》：「子弗祗服厥父事，大傷厥考心。」《酒誥》：「厥心臧，聰聽祖考之彝訓。」尹伯奇《履霜操》曰：「考不明其心兮聽讒言。」自《曲禮》定爲「生曰父，死曰考」之稱，而爲人子者當有所諱矣。

伯父叔父

古人於父之昆弟必稱「伯父」「叔父」，未有但呼「伯」「叔」者。若不言「父」，而但曰「伯」「叔」，則是字之而已。《詩》所謂「叔兮伯兮」「伯兮朅兮」「叔于田」之類，皆字也。

今之天子稱親王爲「叔祖」「曾叔祖」，甚非古義。《禮》：天子稱同姓諸侯曰伯父、叔父，稱其先君亦曰伯父、叔父。《左傳》昭九年：景王使詹桓伯辭于晋曰「伯父惠公」，十五年：景王謂籍談曰「叔父唐叔」，皆稱其先君爲伯父、叔父之證也。故《禮》有「諸父」，無「諸祖」。〔原注〕宋時亦有皇叔祖之稱，而無高曾。見《容齋四筆》。

族兄弟

《書》：「克明俊德，以親九族。」鄭康成謂：「九族者，據己上至高祖，下及玄孫之親。」《左傳》襄公十二年「凡諸侯之喪，同宗臨於祖廟，同族於禰廟」，注「同族謂高祖以下」是也。故晋叔向言「肸之宗十一族」。賈誼《新書》：「人有六親，六親始曰父。父有二子，二子爲昆弟。昆弟又有子，子從父而昆弟，故爲從父昆弟。從父昆弟又有子，子從祖而昆弟，故爲從祖昆弟。從祖昆弟又有子，子從曾祖而昆弟，故爲從曾祖昆弟。❶從曾祖昆弟又有子，子爲族兄弟。備於六，此之謂六親。」是同高祖之兄弟即爲「族」，「族」非疏遠之稱。〔原注〕《漢書·張敞傳》：「廣川王同族宗室劉調等。」同族言其與王近親。《顔氏家訓》：「凡宗親世數，有從父，有從祖，有族祖。江南風俗，自兹以往，皆云族人。河北雖二三十世猶呼爲從伯、從叔。梁武帝嘗問一中土人曰：『卿北人，何故不知有族？』答云：『骨肉易疏，不忍言族耳。』」〔原注〕《梁書·夏侯亶傳》：「宗人夏侯溢爲衡陽内史。辭曰，亶侍御座，高祖謂亶

❶「從」，原脱，今據天津古籍出版社《賈誼集校注》本《新書·六術》補。下一「從」字同。

曰：『夏侯湓於卿疏近？』亶答曰：『是臣從弟。』高祖知湓於亶已疏，乃曰：『卿傖人，好不辨族從。』亶對曰：『臣聞服屬易疏，所以不忍言族。』」當時雖爲敏對，於理未通。

親戚

《史記·宋世家》：「箕子者，紂親戚也。」〔原注〕馬融、王肅以爲紂之諸父，服虔、杜預以爲紂之庶兄。《路史》謂「但言親戚，非諸父昆弟之稱」，非也。〔原注〕《曲禮》：「兄弟親戚，稱其慈也。」疏曰：「親指族内，戚指族外。」古人稱其父子兄弟亦曰「親戚」。《韓詩外傳》：「曾子曰：『親戚既没，雖欲孝，誰爲孝？』」此謂其父母。《左傳》僖公二十四年：「封建親戚，以蕃屏周。」此謂其子弟。昭公二十年：「棠君尚謂其弟員曰：『親戚爲戮，不可以莫之報也。』」《三國志》：「張昭謂孫權曰：『況今姦宄競逐，豺狼滿道，乃欲哀親戚，顧禮制。』」此謂其父兄。〔原注〕《戰國策》：「蘇秦曰：『富貴則親戚畏懼。』」蓋指其妻、嫂。

哥

唐時人稱父爲哥。《舊唐書·王琚傳》：「玄宗泣曰：『四哥仁孝，同氣惟有太平。』」睿宗行四故也。玄宗子《棣王琰傳》：「惟三哥辨其罪。」玄宗行三故也。有父之親，有君之尊，而稱之爲四哥、三哥，亦可謂名之不正也已。〔錢氏曰〕《唐書》云云，然則唐時以「哥」爲君父之稱矣。〔趙氏曰〕攷古人稱哥，原有數種。《漢武故事》：「西王母授武帝《五嶽真形圖》，帝拜受畢，王母命侍者四非荅哥哥。」此以之稱帝王者也。唐玄宗與寧王憲書稱「大哥」，及《同玉真公主過大哥園池》，此稱其兄者也。晉王存勖呼張承業爲七哥，三司使孔謙兄事伶人景進，呼進爲「八哥」，此亦稱兄長也。王荆公謂雱曰「大哥」，趙善湘語子范曰「三哥甚有福」，三哥謂第三子葵，此父之稱子也。蓋古人又以哥爲郎君之稱，雖宫闈之間亦然。又宋欽宗卧太后車前曰：「傳語九哥。」九哥謂高宗，則兄之稱弟也。顧氏之議，毋亦狃于吴中習俗，而未考哥之有是異稱也。〔楊氏曰〕北齊諸王稱母曰「姊」。

玄宗與寧王憲書稱「大哥」，〔原注〕又有《同玉真公主過大哥園池》詩。則唐時宫中稱父稱兄皆曰「哥」。〔梁氏曰〕《史記・淮南王傳》常謂上大兄，文帝行非第一，而稱「大」者，蓋「大」乃天子之謂也。今人兄弟行次稱一爲「大」，則玄宗稱寧王之例。

妻子

今人謂妻爲「妻子」，此不典之言，然亦有所自。〔錢氏曰〕《詩》：「妻子好合，如鼓瑟琴。」《韓非子》：「鄭縣人卜子使其妻爲袴。其妻問曰：『今袴何如？』夫曰：『象吾故袴。』妻子因毁新，令如故袴。」杜子美詩：「結髮爲妻子，席不煖君牀。」

稱某

經傳稱「某」有三義。《書・金縢》「惟爾元孫某」，史文諱其君不敢名也。〔原注〕《史記・高祖紀》：「高祖奉玉卮起，爲太上皇壽，曰：『今某之業所就，孰與仲多？』」與此同。《春秋》宣公六年《公羊傳》「於是使勇士某者往殺之」，傳失其名也。《禮記・曲禮》「内事曰孝王某，外事曰嗣王某」，《儀禮・士冠禮》「某有子某」，《論語》「某在斯，某在斯」，通言之也。〔原注〕《左傳》襄公三十年：「書曰：某人某人會于澶淵。」此又是不能悉數之辭。

周人以諱事神。《牧誓》之言「今予發」，《武成》之言「周王發」，生則不諱也。《金縢》之言「惟爾元孫某」，迫録於武王既崩之後，則諱之矣。故《禮》「卒哭乃諱」。

互辭

《易》：「幹父之蠱，有子，考无咎。」言「父」又言「考」。《書》：「予恐來世以台爲口實。」言「予」又言「台」。「汝猷黜乃心。」言「汝」又言「乃」。「予念我先神后之勞爾先。」言「予」又言「我」。「越予沖人，不卬自恤。」言「予」又言「卬」。《詩》：「豈不爾受，既其女遷。」言「爾」又言「女」。《論語》：「吾不欲人之加諸我也。」《孟子》：「我善養吾浩然之氣。」言「我」又言「吾」。《左傳》：「爾用而先人之治命。」〔原注〕今監本脱「而」字，依石經補。言「爾」又言「而」。「女喪而宗室。」言「女」又言「而」。《史記・張儀傳》：「若善守汝國，我顧且盜而城。」言「若」言「汝」又言「而」。《詩》：「王于出征，以佐天子。」言「王」又言「天子」。「乃命魯公，俾侯于東。」言「公」又言「侯」。《穀梁傳》：「言君之不取，爲公也。」言「君」又言「公」。〔原注〕范甯解：「上言君，下言公，互辭。」《左傳》：「以其子更公女，而嫁公子。」言「公女」又言「公子」。《史記·齊世家》：「子我盟諸田於陳宗。」言「田」又言「陳」。皆互辭也。

豫　名

《詩》：「鳥乃去矣，后稷呱矣。」子初生而已名之爲后稷也。「爲韓姞相攸。」女在室而已名之爲韓姞也。皆因其異日之名而豫名之，亦臨文之不得不然也。〔楊氏曰〕其未崩薨而稱謚者，與此一也。

重　言

古經亦有重言之者。《書》「自朝至于日中昃，不遑暇食」，「遑」即「暇」也。《詩》「無已太康」，「已」即「太」也；「既安且寧」，「安」即「寧」也；「既庶且多」，「庶」即「多」也。《左傳》「一薰一蕕，十年尚猶有臭」，「尚」即「猶」也；「周其有頿王，亦克能修其職」，「克」即「能」也。《禮記》「人喜則斯陶」，「則」即「斯」也。

后

《白虎通》曰：「天子之配，商之前皆稱妃，周始立后。」〔原注〕《晉書·后妃傳序》亦云：「爰自夐古，是謂元妃，降及中年，乃稱王后。」今考帝嚳四妃，帝舜三妃，以至周初太姜、太任、太姒、邑姜，皆無「后」

名。〔原注〕以太姒爲后妃，乃後人之論。而《詩》《書》所云「后」，皆君也。《春秋》桓八年：「祭公來，遂逆王后于紀。」襄十五年：「劉夏逆王后于齊。」於是始稱「后」。《曲禮》：「天子有后，有夫人，有世婦，有嬪，有妻，有妾。」又云：「天子之妃曰后。」而宣王晏起，姜后脱簪，見於《列女之傳》。此周人立后之據。惟《左傳》哀元年「后緡方娠」，是夏時事，疑此後人追稱之辭。自《春秋》以下之文，則有以君爲后者，〔原注〕如《泰》、《姤》大象及《内則》稱「后王」。有以妃爲后者，雜然於書傳矣。

人君之號，唐、虞曰「帝」，夏曰「后」，商曰「王」。然「帝」「王」，天子所專，「后」則諸侯皆得稱之。〔原注〕《周禮》「量人」注：「后，君也。言君，容王與諸侯。」《易》疏：「凡象稱先王者，唯施於天子。稱后者，兼諸侯。」故《書》言「肆覲東后」，「羣后四朝」，「禹乃會羣后，誓于師」；《伊訓》之祠先王，「侯、甸羣后咸在」；周王「大告武成」，亦曰「嗚呼羣后」。而后夔、后羿、伯明后寒之稱，皆見於傳。《胤征》之篇，亦稱「胤后」，康王作《畢命》曰「三后協心，同底于道」，穆王作《吕刑》曰「乃命三后，恤功于民」。然則禹之降帝而稱后，是禹之謙，禹之不矜也。

諸侯謂之「羣后」，故天子獨稱「元后」。

漢時郡守之於吏民，亦有君臣之分，故有稱府主爲后者。《漢武都太守李翕西狹頌》云：「赫赫明后，柔嘉維則。」《桂陽太守周憬銘》云：「懿賢后兮發聖英。」晉應詹爲南平太守，百姓歌之曰：「僥倖之運，賴兹應后。」蘭亭宴集有郡功曹魏滂詩云：「明后欣時豐，駕言映清瀾。」

王

「三王」之名，自後人追稱之。而禹之爲王，未嘗見於《書》也。《甘誓》：「王曰：嗟！六事之人，予誓告汝。」《胤征》：「胤后承王命徂征。」而《夏小正》言：「十有一月，王狩。」夏之王見於書者始此。然無稱禹爲王者。經傳之文，凡言夏必曰「夏后氏」。〔原注〕唐沈既濟議云：「夏、殷二代爲帝者三十世矣，而周人通名之曰王。」恐亦未然。《書·多士》「自成湯至于帝乙」，而《左傳》虞人之箴曰「在帝夷羿」，固君人者之通稱矣。

周人之追王，止於太王，而組紺已上至后稷，則謂之「先公」。《詩》「禴祠烝嘗，于公先王」是也。通言之，則亦可稱之爲王。《書·武成》「惟先王建邦啟土」，《周語》「太子晉諫靈王，自后稷之始基靖民，十五王而文始平之，十八王而康克安之」是也。〔錢氏曰〕祭公諫穆王：「昔我先王世后稷。」

王而尊之曰「帝」，黄歇《上秦昭王書》「先帝文王、武王，王之身，三世不忘接地於齊，以絶從親之要」是也。〔原注〕《史記·秦本紀》：「昭王十九年王爲西帝，已而復去之。」文王、武王獨稱「先帝」者，《曲禮》曰：「措之廟，立之主，曰帝。」王而等之曰諸侯，漢王告諸侯曰「願從諸侯王擊楚之殺義帝者」是也。〔楊氏曰〕「等之」非也，蓋云「諸侯、諸王」也。不先「王」，取便文，有公不言而王言之，王貴也。春秋之吴、楚，則以「子」通于諸侯。

君

古時有人臣而隆其稱曰「君」者，「周公若曰君奭」是也，篇中言「君奭」者四，但言「君」者六。而成王之書「王若曰君陳」，穆王之書「王若曰嗚呼君牙」，皆此例也，猶漢時人主稱丞相爲君侯也。〔原注〕《漢書》：「兒寬爲御史大夫，奉觴上壽。制曰：敬舉君之觴。」〔閻氏曰〕按丞相、御史大夫官猶尊，若嚴助爲會稽太守，武帝賜書曰「君厭承明之廬」，亦稱君。《禮記·坊記》云：「大夫不稱君，恐民之惑也。」故《春秋傳》中稱「君」者皆國君，然亦有卿大夫而稱爲君者。莊十一年，楚鬬廉語屈瑕曰：「君次于郊郢，以禦四邑。」襄二十五年，鄭子產對晋士莊伯曰：「成公播蕩，又我之自入，君所知也。」〔原注〕文十年，楚范巫矞似謂成王與子玉、子西，曰「三君皆將强死」。并二臣通謂之君。至家臣則直謂其主曰「君」。昭十四年，司徒老祁、慮癸謂南蒯曰「羣臣不忘其君」。二十八年，晋祁盈之臣曰「憖使吾君聞勝與臧之死也以爲快」，哀十四年，「宋司馬命其徒攻桓氏，其父兄故臣曰不可，其新臣曰從吾君之命」是也。〔原注〕猶鄭伯有之臣稱伯有爲吾公。《儀禮·喪服》篇「公士大夫之衆臣爲其君布帶繩屨」，傳曰：「君謂有地者也。」鄭氏曰：「天子諸侯及卿大夫有地者皆曰君。」〔原注〕《晋語》：「三世仕家，君之。再世以下，主之。」《喪大記》「大夫君」，孔氏曰：「大夫之臣稱大夫爲君。」《周禮》「調人」注：「主，大夫君也。」此則上下之通稱，不始於後代矣。

人臣稱君，自三代以前有之。《孟子》：「象曰：『謨蓋都君。』」〔閻氏曰〕按《史記·舜本紀》：「一年而所居成聚，二年成邑，三年成都。堯乃賜舜絺衣與琴，爲築倉廩，予牛羊。」是時舜已爲諸侯，故曰「都君」，非人臣也。大抵上古時，有德者民便往歸之，奉而爲君，以主一國。觀泰伯之在荆蠻可見。

《漢書·高帝紀》「爵或人君，上所尊禮」，師古曰：「爵高有國邑者，則自君其人，故曰人君也。上謂天子。」

漢時曹掾皆稱其府主爲君，至蒼頭亦得稱其主人爲君，《後漢書·李善傳》「君夫人，善在此」是也。女亦得稱其父爲君，《漢書·王章傳》「我君素剛，先死者必我君」是也。婦亦得稱其舅爲君，《爾雅》「姑舅在，則曰君舅、君姑；没，則曰先舅、先姑」，《淮南子》「君公知其盜也，逐而去之」，《列女傳》「我無樊、衛二姬之行，故君以責我」是也。

《喪服》「妾爲君」，鄭氏注曰：「妾謂夫爲君者，不得體之，加尊之也，雖士亦然。」

主

春秋時稱卿大夫曰「主」。〔原注〕《周禮·太宰》「九兩」「六曰主，以利得民」注，鄭司農云：「主謂公卿大夫。」《調人》「主友之讐」注：「主，大夫君也。」《禮記·禮運》「仕於公曰臣，仕於家曰僕」，方氏曰：「臣者對君之稱，故仕於公曰臣，而諸侯稱君。僕者，對主之稱，故仕於家曰僕，而大夫稱主。」〔閻氏曰〕按《國語》：優施謂里克妻曰：「主孟啗我。」卿大夫之妻亦稱「主」也。《戰國策》又以「主君」稱諸侯。《秦策》甘茂引樂羊曰「主君之力」，《魏策》魯君擇言稱「主君之尊」，蓋一指魏文侯，一指魏惠王也。故齊侯唁昭公，「稱主君。子家子曰：『齊卑君矣。』」而南唐降號江南國主，亦以奉中國正朔，自貶其號。若劉玄德帝蜀，謚昭烈，葬惠陵，初無貶絀，末帝降魏，封爲安樂公，自可即以本封爲號。陳壽作《三國志》創立「先主」「後主」之名，常璩《蜀志》因之。〔原注〕《三國志》載鍾會《檄蜀將士吏民》，稱昭烈爲「益州先主」，「先主」之名，蓋始於此，乃是魏人所稱。孫楚《爲石苞與孫皓書》亦云「吴之先主」。以晉承魏統，義無兩帝。今千載之後，而猶沿此稱，殊爲不當。況改漢爲「蜀」，亦出壽筆。〔原注〕《黄氏日抄》曰：「蜀者，地名，非國名也。昭烈以漢名，未嘗以蜀名也。不特昭烈未嘗以蜀名，雖孫氏之盟，亦曰『漢、吴既盟，同討魏賊』；是天下未嘗以蜀名之，名之者魏人也。」〔楊氏曰〕魏以蜀爲漢則言不順，故謂爲蜀也。當時魏已篡漢，改稱昭烈爲「蜀」，使不得附漢統。異代文人不察史家阿枉之故，若杜甫詩中便稱「蜀主」，殊非知人論世之學也。昔劉知幾論《後漢書·劉玄列傳》，以爲「東觀秉筆，容或諂於當時，後來所修，理宜刊革」。今之君子既非曹氏、司馬氏之臣，不當稱昭烈爲先主矣。〔原注〕《綱目》亦書帝禪爲「後主」，姚燧深以爲非，見《元史》傳。

諸葛孔明書中亦多有稱「先主」者，本當是「先帝」，傳之中原，改爲「先主」耳。〔原注〕杜微傳載孔明書：「朝廷主公，今年始十八。」亦無稱朝廷爲主公之理，是後人所改。

「主」者，次於「君」之號。蘇林解《漢書》「公主」云：「婦人稱主。」引《晉語》「主孟啗我」。

陛下

賈誼《新書》：「天子卑號稱陛下。」蔡邕《獨斷》：「陛，階也，所由升堂也。天子必有近臣，執兵陳於陛側，以戒不虞。謂之『陛下』者，羣臣與天子言，不敢指斥天子，故呼在陛下者而告之，因卑達尊之義也。〔原注〕《記》曰：「君子於其所尊，弗敢質，敬之至也。」上書亦如之。及羣臣士庶相與言曰殿下、閣下、執事之屬，皆此類也。」據此，則「陛下」猶言「執事」，後人相沿，遂以爲至尊之稱。〔原注〕許善心以陳臣入隋。宇文述言其祭陳叔寶文稱「陛下」，召問。善心言「陛下」者，本是呼執事之人，與尊號不同。事乃得釋。然後世非天子亦不敢用。

足下

今人但見《史記》秦閻樂數二世稱「足下」，遂以爲相輕之辭，不知乃戰國時人主之稱也。如蘇代《遺燕昭王書》，樂毅《報燕惠王書》，蘇厲《與趙惠文王書》，皆稱「足下」。又如蘇秦謂燕易王，范睢見秦昭王，蘇代謂齊湣王，齊人謂齊湣王，孟嘗君舍人謂衛君，張丐謂魯君，趙郝對趙孝成王，酈生説沛公，張良獻項王，亦皆稱「足下」。《漢書・文帝紀》：「丞相臣平、太尉臣勃、大將軍臣武、御史大夫臣蒼、宗正臣郢、朱虚侯臣章、東牟侯臣興居、典客臣揭，再拜言大王足下。」

《宋書・西南夷傳》載諸國表文，訶羅陀國稱「聖王足下」，又稱「天子足下」，阿羅單國稱「大吉天子足下」，闍婆婆達國稱「宋國大王大吉天子足下」，天竺迦毗黎國稱「大王足下」。《梁書・諸夷傳》表文，盤盤國稱「常勝天子足下」，干陁利國稱「天子足下」，狼修牙國稱「大吉天子足下」，婆利國稱「聖王足下」。

閣下

趙璘《因話録》曰：「古者三公開閤，郡守比古之侯伯，亦有閤，故世俗書題有『閤下』之稱。〔原注〕《漢書・王尊傳》：「直符史詣閤下，從太守受其事。」前輩呼刺史太守亦曰『節下』，與宰相大僚書往往稱『執事』，言閤下之執事人耳。劉子玄爲史官，與監修宰相書稱『足下』，韓文公《與使主張僕射書》稱『執事』，即其例也。若『記室』本繫王侯賓佐之稱，〔原注〕晉左思稱左記室，梁何遜稱何記室。他人亦非所宜。『執事』則指其左右之人，尊卑皆可通稱。『侍者』則士庶可用之。近日官至使府、御史及畿令，悉呼『閤下』。至於初命賓佐，猶呼『記室』，今則一例『閤下』，上下無别。其『執事』纔施於舉人，『侍者』止行於釋子而已。今之布衣相呼，盡曰『閤下』，雖出於浮薄相戲，亦是名分天壤矣。」❶〔原注〕彭乘《墨客揮犀》同。

謝在杭《五雜俎》言：「閣，夾室也，以板爲之。《禮記・内則》：『天子之閣，左達五，右達五。』〔原注〕《檀弓》：曾子曰：「始死之奠，其餘閣也與？」〔沈氏曰〕案《内則》正義：「天子之閣于夾室左右各五，諸侯于房五，大夫亦于夾室三。」蓋古人置此以庋飲食之所，即今房中之板閣。而後乃廣之爲樓觀之通名，如石渠、天禄、麒麟之類，〔原注〕《三輔黄圖》云皆蕭何造。或以藏書，或以繪像，或以爲登眺游覽之所。

---

❶「天壤」，臺北新興書局《筆記小説大觀》影印本趙璘《因話録》卷五作「大壤」。

〔原注〕司馬相如《上林賦》：「高廊四注，重坐曲閣。」『閣』者，門旁小户也。〔原注〕《説文》。《董賢傳》：「與孔光并爲三公。上故令賢私過光，光警戒衣冠，出門待望，見賢車，迺卻入。賢至中門，光入閣，既下車，迺出。」因設館於其旁，即謂之閣。《漢書·公孫弘傳》『開東閣以延賢人』，師古曰：『閣者，小門也，東向開之。』〔原注〕古人坐以東向爲尊。避當庭門而引賓客，以别於掾吏官屬，如今官署角門旁有延賓館是也。」〔原注〕《朱雲傳》：薛宣謂雲曰：「且留我東閣，可以觀四方奇士。」故《蕭望之傳》言「自引出閣」，而《雋不疑傳》「暴勝之爲直指使者，不疑至門，勝之開閣延請」，是凡官府皆有閣，不獨三公也。《韓延壽傳》「行縣至高陵，入卧傳舍，閉閣思過」，如今之閉角門不聽官屬入也。〔原注〕《嚴延年傳》：「母閉閣不見，延年免冠頓首閣下。」《朱博傳》「召見功曹，閉閣數責」，此又是閉角門不聽出也。東晉太極殿有東西閣，唐制倣之，以宣政爲前殿，紫宸爲便殿。前殿謂之正衙。天子不御前殿而御紫宸，乃自正衙喚仗繇閤門而入，百官候朝于衙者，因隨以入見，謂之入閤，〔原注〕《唐六典》：「宣政殿之左曰東上閤，右曰西上閤。」蓋中門不啟而開角門也。《爾雅》：「小閨謂之閤。」〔原注〕「閨」即門也，故金門亦謂之金閨。謝朓詩：「既通金閨籍。」《文翁傳》「諸生傳教令，出入閨閤」，師古曰：「閨，閤内中小門也。」太史公《報任少卿書》：「身直爲閨閤之臣。」而室中之門亦或用此爲稱。〔原注〕《後漢書·曹大家傳》：「時《漢書》始出，多未能通者，同郡馬融伏於閣下，從昭受讀。」是則二字之義，本自不同。《漢舊儀》曰：「丞相聽事門曰黄閤。不敢洞開朱門，以别於人主，故以黄塗之，謂之黄閤。」〔原注〕《宋書·百官志》：「黄閤主簿省録衆事。」《鄧琬傳》：「太宗定亂，進子勛車騎將軍、開府儀同三司。諸佐吏并喜，造琬曰：『暴亂既除，殿下又開黄閤。』」今

代以文淵閣藏書，而大學士主之，故謂之「閣老」，蓋亦論經石渠、校書天禄之遺意爾。然西京但有閣，而未以爲官曹之稱，至後漢始謂之「臺閣」。《古詩爲焦仲卿作》云：「汝是大家子，仕宦於臺閣。」陳壽《三國志》評曰：「魏世事統臺閣，重内輕外，故八座尚書即古六卿之任也。」裴松之《三國志》注引《魏略》曰：「薛夏爲祕書丞，嘗以公事移蘭臺。蘭臺自以臺也，而祕書署耳，謂夏爲不得移，〔沈氏曰〕「移」，抄本作「儀」。推使當有坐者。夏報之曰：『蘭臺爲外臺，祕書爲内閣，臺、閣一也，何不相移之有？』蘭臺屈，無以折。自是之後，遂以爲常。」〔原注〕魏張閣字子臺。《唐書·職官志》：「光宅元年九月，改門下省爲鸞臺，中書省爲鳳閣。」〔原注〕李肇《國史補》：「宰相相呼爲堂老，兩省相呼爲閣老。」杜子美《奉贈嚴八閣老詩》云：「扈從登黄閣。」《困學紀聞》曰：「給事中屬門下省，開元曰黄門省，故曰黄閣。左拾遺亦東省之屬，故曰官曹可接聯。」又《將赴成都草堂途中寄嚴鄭公》詩云：「生理祇憑黄閣老。」此特借黄門爲黄閣，而亦本於漢人臺閣之稱。《唐書·楊綰傳》：「故事，舍人年久者爲閣老。」然則今之「内閣」實本於此，而非取「三公黄閤」之義。其言入閣辦事，謂入此内閣爾，而與唐之隨仗入閤不相蒙也。「閣下」之稱，猶云「臺下」，古今異名，亦何妨乎。

相

《管子》曰：「黄帝得六相」。《宋書·百官志》曰：「殷湯以伊尹爲右相，仲虺爲左相」。然其名不見於經，惟《書·説命》有「爰立作相」之文，而《左傳》定公元年，薛宰言「仲虺居薛，以爲湯左相」。

《禮記·月令》「命相布德和令」，注：「相謂三公相王之事也。」正義曰：「案公羊隱五年《傳》曰：『三公者何？天子之相也。自陝而東者周公主之，自陝而西者召公主之。』一相處乎内，是三公相王之事也。至六國時，一人知事者特謂之相，故《史記》稱穰侯、范睢、蔡澤皆爲秦相，後又爲丞相也。」〔原注〕如魏文侯卜相于李克，儲子爲齊相，不必秦國有之。《史記》「秦武王二年，初置丞相」。〔沈氏曰〕《漢書》：「相國、丞相，皆秦官。」荀悦曰：「秦本次國，命卿二人，是以置左右丞相，無三公官。」杜氏《通典》曰：「黄帝六相，堯十六相，爲主輔相，不必名官。」是則三代之時言「相」者，皆非官名，〔原注〕相者，在王左右之人。《書》曰：「相被冕服，憑玉几。」高宗立傅説爲相，而曰「王置諸其左右」，亦此意也。如《孟子》言「舜相堯」，「禹相舜」，「益相禹」，「伊尹相湯」，「周公相武王」，《禮記·明堂位》「周公相武王」之類耳。《左傳》桓公二年：「太宰督遂相宋公。」莊公九年：「鮑叔言于齊侯曰：『管夷吾治于高傒，使相可也。』」昭公元年：「祁午謂趙文子曰：『子相晋國。』」按當時官名，皆不謂之相。〔原注〕《荀子》言孫叔敖「相楚」，《傳》止言「爲令尹」。《淮南子》言子産爲鄭國相，《傳》止言執政。《左傳》羽父請殺桓公，以求太宰，《史記》則云「君以我爲相」。〔梁氏曰〕翬欲求爲太宰，史公易稱相。太宰元天官之長，然宋太宰亞於司寇，楚、鄭太宰又非正卿，則太宰不定是相矣。哀公十七年：「右領差車與左史老，皆相令尹、司馬以伐陳。」又是相二官，而非相楚王。〔原注〕《論語》：「今由與求也相夫子。」是相季氏而非相魯君。惟襄公二十五年，「崔杼立景公而相之，慶封爲左相」，則似真以相名官者。定公十年，「公會齊侯于夾谷，孔丘相」，杜氏解曰：「相，會儀也。如『願爲小相焉』之相。」《史記·孔子世家》乃云「孔子爲大司寇，攝相事」，是誤以儐相之相爲相國之相，不知魯無相名，有司寇而無大司寇也。〔原注〕《禮記正義》引崔靈恩云：「諸侯三卿，司徒兼冢宰，司馬兼宗伯，司空兼司寇。三卿之下有五大夫。五大夫者，司徒之下立二人，小宰、小司徒；司馬之下以其事省立一人，爲小司馬，兼宗伯之事；司空之下立二人，小司寇、小司空。今夫子爲司空者，爲小司空也，從小司空爲小司寇也。」崔所以知然者，魯有孟、叔、季三卿爲政，又有臧氏爲司寇，故知孔子爲小司寇。按《左傳》隱二年「司空無駭」，杜氏注：「魯司徒、司馬、司空，皆卿也。」然則臧紇爲司寇，亦小司寇也。朱子《論語集注》引此，亦不覺其誤。〔梁氏曰〕春秋侯國多不遵三卿之制，即魯三家之外，有東門氏、臧氏、子叔氏，宣、成時同在卿列，則亦儼然六卿矣。臧宣叔、武仲皆以世卿爲司寇，此豈猶是小司寇職乎？昭、定以後，臧氏替，而以孔子居之，亦事理所有。史云大司寇，别於小司寇之下大夫也。毛氏《經問》謂夫子由小卿司空進大司寇，良是。〔又曰〕誤非始史公。《晏子春秋・外篇》「孔子聖相」，《荀子・宥坐篇》「孔子爲魯攝相」，《尹文子》「孔子爲魯相」，王充遂有孔子爲相國之説。而《經史問荅六》力辨孔子以卿當國，余未敢以爲然。又《韓子・外儲説左》言孔子相衛，尤妄。

將軍

《春秋傳》：「晉獻公作二軍，公將上軍，太子申生將下軍。」是已有將軍之文，而未以爲名也。至昭公二十八年，閻没、女寬對魏獻子曰「豈將軍食之而有不足」，正義曰：「此以魏子將中軍，故謂之將軍。及六國以來，遂以將軍爲官名，蓋其元起於此。」《公羊傳》「將軍子重諫曰」，《穀梁傳》「使狐夜姑爲將軍」，《孟子》「魯欲使慎子爲將軍」，《墨子》「昔者晋有六將軍，而智伯莫爲强焉」，《莊子》「今將軍兼此三者」，〔原注〕《盗跖篇》。《淮南子》「趙文子問於叔向曰：晋六將軍，其孰先亡」，「張武爲智伯謀曰：晋六將軍」，又曰「魯君召子貢，授之將軍之印」，而《國語》亦曰「鄭人以詹伯爲將軍」，又曰「吴王夫差黄池之會，十行一嬖大夫，十旌一將軍」，《禮記·檀弓》「衛將軍文子之喪」，《史記·司馬穰苴傳》「景公以爲將軍」，《封禪書》「杜主者，故周之右將軍」，《越世家》「范蠡稱上將軍」，《魏世家》「令太子申爲上將軍」，《戰國策》「梁王虚上位，以故相爲上將軍」，《漢書·百官表》曰「前、後、左、右將軍，皆周末官」，《通典》曰「自戰國置大將軍，楚懷王與秦戰，秦敗楚，虜其大將軍屈丐」。至漢則定以爲官名矣。〔汝成案〕「衛將軍」「衛」字衍。

相公

前代拜相者必封公，故稱之曰「相公」，〔錢氏曰〕西漢丞相封侯，東京三公不封侯者甚多。曹操始以丞相封魏公，相公之偁，自曹孟德始，前此未之有也。若封王，則稱「相王」。〔原注〕司馬文王進爵爲王，荀顗曰「相王尊重」是也。晋簡文帝及會稽王道子亦稱相王。自洪武中革去丞相之號，則有公而無相矣。即初年之制，亦不盡沿唐、宋。有相而不公者，胡惟庸是也；有公而不相者，常遇春之倫是也。封公拜相，惟李善長、徐達，三百年來有此二相公耳。

魏王粲《從軍行》「相公征關右，赫怒震天威」，《羽獵賦》「相公乃乘輕軒，駕四駱」，「相公」二字似始見此。

司業

國子司業，以爲生徒所執之「業」，非也。唐歸崇敬授國子司業，上言：「『司業』義在《禮記》『樂正司業』。正，長也，言樂官之長，司主此業。《爾雅》云：『大版謂之業。』按《詩·周頌》『設業設虡，崇牙樹羽』。則業是懸鍾磬之簨虡也。今太學既不教樂，於義無取，請改國子監爲辟雍，祭酒爲太師氏，司業一爲左師，一爲右師。」詔下尚書集百僚定議以聞。議者重難改作，其事不行。按《靈臺》之詩曰「虡業維樅」，即此「業」字。《傳》曰：「業，大版也。所以飾栒爲縣也。捷業如鋸齒，或白畫之。」《爾雅》「大板謂之業」，左氏昭九年《傳》「辰在子卯，謂之疾日，君徹宴樂，學人舍業」，《禮記·檀弓》「大功廢業」，竝謂此也。〔原注〕宋徐爰誤解此義，而曰：「大功廢業，三年喪，何容讀書？」懸者常防其墜，故借爲敬謹之義，《書》之「兢兢業業」，《詩》之「赫赫業業」，「有震且業」是也。〔原注〕《爾雅》：「業業，危也。」凡人所執之事亦當敬謹，故借爲事業之義，《易傳》之「進德修業」，「可大則賢人之業」，「盛德大業」，《禮記》之「敬業樂羣」是也。然三代《詩》《書》之文竝無此義，而「業廣惟勤」一語乃出於梅賾所上之古文《尚書》。

梁劉勰《文心雕龍》謂：「《論語》以前經無『論』字。《六韜》『三論』，後人追題。」今《周官》篇有「論道經邦」之語，蓋梅賾古文之《書》，其時未行。然即此二字，〔原注〕「業」字、「論」字。亦足以察時世言語之不同矣。

翰林

《唐書·職官志》曰:「翰林學士之職,本以文學、言語備顧問,出入侍從,因得參謀議,納諫争。而翰林院者,待詔之所也。〔原注〕《雍録》曰:「翰林院在大明宫右銀臺門内,稍「退北有門,榜曰『翰林之門』。」唐制:乘輿所在,必有文辭經學之士,下至卜醫、伎術之流,皆直於别院,以備燕見,而文書、詔令則中書舍人掌之。太宗時,名儒學士時時任以草制,然猶未有名號。乾封以後,始號北門學士。玄宗之代,張説、陸堅、張九齡、徐安貞、張垍等召入禁中,謂之翰林待詔,掌中外表疏批答、應和文章。繼以詔敕、文告悉繇中書,每多壅滯,始選朝官有辭藝學識者入翰林供奉,〔原注〕亦有無官而得入者,如李白是也。然亦未定名制。開元二十六年,始改翰林供奉爲學士,别置學士院,專掌内命。」至德以後,天下用兵,軍國多務,深謀密詔皆從中出,置學士六人,内擇年深德重者一人爲承旨,以獨當密命故也。德宗好文,尤難其選。貞元以後,爲學士承旨者多至宰相。」〔原注〕參取新、舊二《志》。而其官不見於《唐六典》,蓋書成於張九齡,其時尚未置也。〔陸氏曰〕士子登高第者入翰林,不數年坐致館閣,爲儲相地,當即以相業期之。入院之後,宜講貫歷朝經制,務爲明體適用之學,則得之矣。〔姚刑部曰〕翰林居天子左右,爲近臣,則諫其失也宜先于衆人。御史有彈劾之責,而兼諫争。翰林有制造文章之事,而兼諫争、彈劾。制造文章,所别也;諫争,所同也,其爲言官也奚異?入而面争于左右,出而上書陳事,其爲諫也奚異？今獨謂御史爲言官，而翰林不當有諫書，知其一而失其一也。徒以文字居翰林者，是技而已。且翰、詹立班于科、道上，謂其近臣也，居近臣之班可不知近臣之職乎？明之翰林皆知其職者，諫争之人接踵，諫争之辭連篋。今之人不以爲其職，或取其忠，而議其言爲出位。以盡職爲出位，孰肯爲盡職者？

《舊書》言：「翰林院，有合煉、僧道、卜祝、術藝、書奕各别院以廩之。」〔原注〕《職官志》。陸贄與吴通玄有隙，乃言「承平時工藝書畫之徒，待詔翰林，比無學士」，請罷其官。〔原注〕《通玄傳》。其見於史者，天寶初嵩山道士吴筠，乾元中占星韓穎、劉烜，貞元末奕碁王叔文、侍書王伾，元和末方士柳泌、浮屠大通，寶曆初善奕王倚、興唐觀道士孫凖，并待詔翰林。〔原注〕小説：玄宗時有翰林善圍碁者王積薪。又如黎幹雖官至京兆尹，而其初亦以占星待詔翰林。而貞元二十一年二月丙午，罷翰林醫工、相工、占星、射覆、冗食者四十二人。〔原注〕《順宗紀》。寶曆二年十二月庚申，省教坊樂官、翰林待詔伎術官并總監諸色職掌内冗員共一千二百七十人。〔原注〕《文宗紀》。此可知翰林不皆文學之士矣。趙璘《因話録》云：「文宗賜翰林學士章服。續有待詔欲先賜本司，以名上。上曰：『賜君子小人不同日，且待别日。』」〔原注〕《雍録》曰：「漢吾丘壽王以善格五召待詔，坐法免，上書願養馬黄門。金日磾與弟倫没入官，輸黄門養馬。師古曰：『黄門之署，職任親近，以供天子，百物在焉。故亦有畫工。』又武帝令黄門畫《周公負成王圖》以賜霍光，則是黄門之地，凡善格五者，能養馬者，能繪畫者，皆得居之。故知唐世雜藝之士供奉翰林者，正用此例也。」

成化三年，以明年上元張燈，命翰林院詞臣譔詩詞。編修章懋、黄仲昭，檢討莊昶，上疏言：

「翰林之官，以論思代言爲職，雖曰供奉文字，然鄙俚不經之詞豈宜進於君上？固不可曲引宋祁、蘇軾之《教坊致語》，以自取侮慢不敬之罪。臣等又嘗伏讀宣宗章皇帝御製《翰林箴》，有曰『啟沃之言，惟義與仁。堯舜之道，鄒孟以陳』。今張燈之舉，恐非堯舜之道；應制之詩，恐非仁義之言。臣等知陛下之心即祖宗之心，故不敢以是妄陳于上。伏願采芻蕘之言，於此等事一切禁止。」上怒，命杖之，謫懋臨武知縣，仲昭湘潭知縣，昶桂陽州判官，各調外用。已而諫官爲之申理，乃改懋、仲昭南京大理寺評事，昶南京行人司司副。自此翰林之官重矣。

洗馬

《越語》：「句踐身親爲夫差前馬。」《韓非子》云：「爲吴王洗馬。」洗音「銑」。《淮南子》云：「爲吴兵先馬走。」〔原注〕當作「吴王」。《荀子》：天子出門，「諸侯持輪挾輿先馬」。賈誼《新書》：「楚懷王無道，而欲有霸王之號，鑄金以象諸侯人君，令大國之王編而先馬，梁王御，宋王驂乘，滕、薛、衛、中山之君隨而趨。」然則「洗馬」者，馬前引導之人也。亦有稱「馬洗」者。《六韜》：「賞及牛豎、馬洗、廄養之徒。」《漢書·百官表》「太子太傅、少傅屬官有先馬」，張晏曰：「先馬，員十六人，秩比謁者。先，或作『洗』。」又考《周禮·齊右職》云：「凡有牲事，則前馬。」注：「王見牲則拱而式，居馬前，卻行，備驚奔也。」又《道右職》云：「王式則下前馬。」是此官古有之矣。《莊子》：「黃帝將見大隗乎具茨之山，張若、謵朋前馬。」

比部

《周禮·小司徒》：「及三年則大比，大比則受邦國之比要。」注：「大比，謂使天下更簡閲民數及其財物也。鄭司農云：『五家爲比，故以比爲名。今時八月案比是也。』」《莊子》云：「禮法度數，刑名比詳。」唐時刑部有刑、比、〔原注〕音毗。都官、司門四曹。《通典》：「比部郎中，龍朔二年改爲司計大夫。咸亨元年復舊。天寶十一載又改比部爲司計，至德初復舊。」《舊唐書·職官志》：「比部郎中、員外郎之職，掌勾諸司百寮俸料、公廨、贓贖、調斂、徒役、課程、逋懸數物，周知内外之經費而總勾之。」《楊炎傳》：「初，國家舊制，天下財賦皆納於左藏庫，而太府四時以數聞，尚書比部覆其出入。」《宋史·職官志》：「比部郎中、員外郎，掌勾覆中外帳籍，凡場務、倉庫出納在官之物，皆月計、季考、歲會，從所隸監司檢察以上比部，至則審覆其多寡登耗之數，考其陷失而理其侵負。」《山堂考索》：「會計逋欠，每三月一比，謂之比部。」故昔人有刑罰與賦斂相爲表裏之説。今四曹改爲十三司，而財計之不關刑部久矣，乃猶稱郎官爲比部，何邪？

員外

員外之官本爲冗秩。《舊唐書·李嶠傳》：「嶠爲吏部時，志欲曲行私惠，冀得復居相位，奏置員外官數千人。〔原注〕猶近日天啟末之「添注京堂」。以至官寮倍多，府庫減耗。」事在中宗神龍二年。

〔原注〕《通鑑》：「大置員外官，自京司及諸州凡二千餘人，宦官超遷七品以上員外官者又將千人。」《册府元龜》：「李嶠、韋嗣立同居選部，多引用權勢，請置員外官一千餘員。其員外官悉恃形勢與正官争事，百司紛競，至有相毆擊者。」又有謂之「員外置同正員」者，迨乎玄宗，猶不能盡革。故肅宗乾元二年九月詔曰：「應州縣見任員外官，并任其所適。其中有材識幹濟，曾經任使州縣所資者，亦聽量留，上州不得過五人，中州不得過四人，下州不得過三人，上縣已上不得過一人。」今則副郎而取名員外，於義何居？〔孫氏曰〕副郎，俗稱也，不宜沿用。今六部員外郎不可省去「郎」字，單稱「員外」。蓋外郎無員，而此則有員也。當繇定制之初，主爵諸臣未考源流，有乖名實。子不云乎：「必也正名。」則斜封、墨敕之朝，不可沿其遺號矣。

主事

後漢光禄勳有南北廬主事，主三署之事，於諸郎之中察茂材者爲之，然其職不過如掾史之等。故范滂遷光禄主事時，陳蕃爲光禄勳，滂執公儀詣蕃，蕃亦不止，滂懷恨，投版棄官而去。後因郭泰之言，蕃乃謝之。而張霸、戴封、戴就、公沙穆，并以孝廉爲光禄主事，其他府寺則不聞有此名也。《宋書·百官志》「中書通事舍人」下云：「其下有主事，本用武官，宋改用文吏。」至後魏則於尚書諸司置「主事令史」，隋煬帝去「令史」之名，但曰「主事」。唐時并流外爲之，尚書省主事六人，從九品上；門下省主事四人，中書省主事四人，并從八品下。而劉祥道上疏言：「尚書省二十四司及門下省中書都事、主書、主事等，比來選補，皆取舊任流外有刀筆之人，縱欲參用士流，皆以儔類爲恥。前後相承，遂成故事。望有釐革，稍清其選。」事竟不行。〔原注〕《裴光庭傳》：「任門下省主事閻麟之專主過官。凡麟之裁定，光庭輒然可。時語曰：『麟之口，光庭手。』」《元載傳》：「大曆十二年三月庚辰，上御延英殿，命左金吾大將軍吴湊收載及王縉于政事堂，各留繫本所，并中書主事卓英倩、李待榮及載男仲武、季熊，并收禁。」《宋史·職官志》：門下省，「吏四十有九，録事、主事各三人，令史六人，書令史十有八人，守當官十有九人」。〔原注〕《魏仁浦傳》：「自樞密院小史遷兵房主事。」《楊億傳》：「時以吏部銓主事，前宜黄簿王太冲爲大理丞評事，億以吏之賤，不宜任清秩，封還詔書。未幾，太冲補外。」是在前代皆掾史之任也。明初設六部主事，❶意亦倣此。永樂十四年，永新伯許成以擅杖工部主事王景亮被劾。

主簿

《周禮》「司會」注：「主計會之簿書。」疏云：「簿書者，古有簡策以記事，若在君前，以笏記事。後代用簿。簿，今手版。故云吏當持簿，簿則簿書也。」漢御史臺有此官，御史大夫張忠署孫寶爲主簿。而魏、晋以下，則寺監以及州郡并多有之。杜氏《通典》「州佐」條下云：「主簿一人，録門下衆事，省署文書。漢制也，歷代至隋皆有。」又引「晋習鑿齒爲桓温荆州主簿，親遇深密，時人語曰：

❶「明」，據《校記》，鈔本作「國」。

『徒三十年看儒書，不如一詣習主簿。』」在當時爲要職。〔楊氏曰〕「三十年看儒書」云云，即温語，非時人語也，豈邠公誤耶？

郎中待詔

北人謂醫生爲「大夫」，南人謂之「郎中」，鑷工爲「待詔」，木工、金工、石工之屬皆爲「司務」。其名蓋起於宋時。《老學菴筆記》：「北人謂醫爲『衙推』，〔原注〕《舊唐書・鄭注傳》：「以藥術依李愬，署爲節度衙推。」《北夢瑣言》：「莊宗好俳優，宮中暇日，自負著囊藥篋，令繼岌破帽相隨；以后父劉叟以醫卜爲業，后方晝寢，繼岌造其卧内，自稱『劉衙推訪女』。」卜相爲『巡官』。巡官，唐、五代郡僚之名，或以其巡游賣術，故有此稱。」亦莫詳其所始也。〔原注〕《舊唐書・音樂志》：「隋末，河内有人貌惡而嗜酒，常自號郎中。」《實録》：「洪武二十六年十二月丙戌，命禮部申禁軍民人等，不得用太孫、太師、太保、待詔、大官、郎中等字爲名稱。」

外郎

今人以吏員爲「外郎」。按《史記・秦始皇紀》「近官三郎」，《索隱》曰：「三郎，謂中郎、外郎、散郎。」《通典》：「漢中郎將分掌三署，郎有議郎、中郎、侍郎、郎中，凡四等。皆無員，多至千人。掌門户，出充車騎。其散郎謂之『外郎』。」今以之稱吏員，乃世俗相褒之辭。

門子

門子者，守門之人。《舊唐書·李德裕傳》「吐蕃潛將婦人嫁與此州門子」是也。〔原注〕王智興爲徐州門子。〔沈氏曰〕《周禮》《左傳》《國語》所稱「門子」，並卿大夫適子之稱，與後世門子絶異。今之門子，乃是南朝時所謂「縣僮」。《梁書·沈瑀傳》：「爲餘姚令，縣南有豪族數百家，子弟縱横，遞相庇蔭，厚自封殖，百姓甚患之。瑀召其老者爲石頭倉監，少者補縣僮。」《唐志》：「二品以下有白直、執衣，皆中男爲之。」

快手

「快手」之名，起自《宋書·王鎮惡傳》：「東從舊將猶有六隊千餘人，西將及能細直吏快手復有二千餘人。」《建平王景素傳》：「左右勇士數十人，并荆楚快手。」《黄回傳》：「募江西楚人，得快射手八百。」〔原注〕《南史》作「快手」。亦有稱「精手」者。沈約《自序》：「收集得二千精手。」《南史·齊高帝紀》：「王蘊將數百精手，帶甲赴粲。」〔原注〕袁粲。《梁書·武帝紀》：「航南大路悉配精手利器，尚十餘萬人。」

火長

今人謂兵爲「户長」，亦曰「火長」。崔豹《古今注》：「伍伯，一伍之伯也。五人爲伍，五長爲伯，故稱伍伯。一曰户伯。漢制，兵五人一户竈，置一伯，故曰户伯。亦曰火伯，以爲一竈之主也。」《通典》：「五人爲列，二列爲火，五火爲隊。」《唐書·兵志》：「五十人爲隊，隊有正。十人爲火，火有長。」又云：「十人爲火，五火爲團。」則直謂之「火」矣。《宋書·卜天與傳》：「少爲隊將，十人同火。」《木蘭詩》：「出門看火伴。」柳子厚《段太尉逸事狀》：「叱左右皆解甲，散還火伍中。」或作「夥」，誤。

樓羅

《唐書·回紇傳》：「加册可汗爲登里頡咄登密施含俱録英義建功毗伽可汗。含俱録，華言婁羅也。」蓋聰明才敏之意。《酉陽雜俎》引梁元帝《風人辭》云：「城頭網雀，樓羅人著。」《南齊書》顧歡論云：「蹲夷之儀，婁羅之辯。」《北史·王昕傳》：「嘗有鮮卑聚語，崔昂戲問昕曰：『頗解此不？』昕曰：『樓羅樓羅，實自難解。時唱染干，似道我輩。』」《五代史·劉銖傳》：「諸君可謂樓羅兒矣。」〔原注〕今本作「僂儸」。《鶴林玉露》：「僂儸，俗言猾也。」《宋史》：「張思鈞起行伍，征伐稍有功。質狀小而精悍，太宗嘗稱其『樓羅』，自是人目爲『小樓羅』焉。」

白衣

白衣者，庶人之服，然有以處士而稱之者。《風俗通》「舜、禹本以白衣砥行顯名，升爲天子」，《史記·儒林傳》「公孫弘以《春秋》，白衣爲天子三公」，《後漢書·崔駰傳》「憲諫以爲不宜與白衣會」，《孔融傳》「與白衣禰衡跌蕩放言」，《晉書·閻纘傳》「薦白衣南安朱冲，可爲太孫師傅」，《胡奮傳》「宣帝之伐遼東，以白衣侍從左右」是也。有以庶人在官而稱之者。《漢書·兩龔傳》「聞之白衣」，師古曰「白衣，給官府趨走賤人，若今諸司亭長掌固之屬」，蘇伯玉妻《盤中詩》「吏人婦，會夫希，出門望，見白衣，謂當是，而更非」，《續晉陽秋》「陶潛九月九日無酒，於宅邊菊叢中坐，望見白衣人，乃王弘送酒」是也。人主左右亦有白衣。《南史·恩倖傳》：「宋孝武選白衣左右百八十人。」《魏書·恩倖傳》：「趙修給事東宫，爲白衣左右。」「茹皓充高祖白衣左右。」

唐李泌，在肅宗時不受官，帝每與泌出，軍人環指之曰：「衣黄者，聖人也。衣白者，山人也。」則天子前不禁白。《清波雜志》言：「前此仕族子弟，未受官者皆衣白，今非跨馬及弔慰不敢用。」

白衣但官府之役耳，若侍衛則不然。《史記·趙世家》：「願得補黑衣之缺，以衛王宫。」《漢書·谷永傳》：「擢之皁衣之吏。」

《詩》：「麻衣如雪。」鄭氏曰：「麻衣，深衣也。」古時未有棉布，凡布皆麻爲之，《記》曰「治其麻絲，以爲布帛」是也。〔原注〕杜子美詩：「麻鞋見天子。」然則深衣亦用白。

郎

郎者，奴僕稱其主人之辭。〔原注〕《通鑑》注：「門生、家奴呼其主爲郎，今俗猶謂之郎主。」唐張易之、昌宗有寵，武承嗣、三思、懿宗、宗楚客、晋卿等候其門庭，争執鞭轡，呼易之爲「五郎」，昌宗爲「六郎」。鄭杲謂宋璟曰：「中丞奈何卿五郎？」璟曰：「以官言之，正當爲卿。足下非張卿家奴，何郎之有？」安禄山德李林甫，呼「十郎」。王繇謂王鉷爲「七郎」。李輔國用事，中貴人不敢呼其官，但呼「五郎」。程元振，軍中呼爲「十郎」。陳少游謁中官董秀，稱「七郎」是也。其名起自秦、漢郎官。《三國志》：「周瑜至吴，時年二十四，吴中皆呼爲周郎。」《江表傳》：「孫策年少，雖有位號，而士民皆呼爲孫郎。」《世説》：「桓石虔小字鎮惡，年十七八，未被舉，而僮隸已呼爲鎮惡郎。」《後周書》：「獨孤信少年，好自修飾，服章有殊於衆，軍中呼爲獨孤郎。」《隋書》：「滕王瓚，周世以貴公子，又尚公主，時人號曰楊三郎。」温大雅《大唐創業起居注》：「時文武官人并未署置，軍中呼太子、秦王爲大郎、二郎。」自唐以後，僮僕稱主人通謂之「郎」，今則輿臺廝養無不稱之矣。〔原注〕《韋堅傳》：「三郎當殿坐，看唱得寶歌。」玄宗行第三，以天子而謂之三郎，亦唐人之輕薄也。

又按，北朝人子呼其父亦謂之「郎」。《北史・節義傳》：「李憲爲汲固長育，至十餘歲，恒呼固夫婦爲郎、婆。」

門生

《後漢書・賈逵傳》:「皆拜逵所選弟子及門生爲千乘王國郎。」是「弟子」與「門生」爲二。歐陽公《孔宙碑陰題名跋》曰:「漢世公卿多自教授,聚徒常數百人,其親受業者爲『弟子』,轉相傳授者爲『門生』。今宙碑殘缺,其姓名邑里僅可見者,纔六十二人,其稱弟子者十人,門生者四十三人,故吏者八人,故民者一人。」愚謂漢人以受學者爲弟子,其依附名勢者爲門生。《郅壽傳》:「時大將軍竇憲,以外戚之寵威傾天下。憲常使門生齎書詣壽,有所請託。」《楊彪傳》:「黄門令王甫,使門生於京兆界辜榷官財物七千餘萬。」憲,外戚;甫,奄人也,安得有傳授之門生乎!〔汝成案〕自門生之名冒弟子之實,于是贄執上官,論丐國士,以速援引,用博聲稱。賄諂顯行,名曰親厚;纂述微聞,詑云津逮。曠廢職業,恣爲耀譎,浮薄之風,莫斯陋矣。至于鄉里小兒,略涉文翰,便自立義,諱云其師。組綬下吏,密通欵曲,偶值勢衰,轉譏彼其。援邴原以自解,幸景桓之未録。首鼠兩端,出處一轍,恬不知怪,抑又甚焉。孔子曰:「君子易事而難説也。」昌黎云:「聖人無常師。」公卿文學可弗慎歟?

《南史》所稱「門生」,今之「門下人」也。《宋書・徐湛之傳》:「門生千餘人,皆三吴富人之子,姿質端妍,衣服鮮麗。每出入行游,塗巷盈滿。泥雨日,悉以後車載之。」《謝靈運傳》:「奴僮既衆,義故門生數百。」《南齊書・劉懷珍傳》:「懷珍北州舊姓,門附殷積,啟上門生千人充宿衛,孝武大驚。」其人所執者奔走僕隸之役。《晉書・劉隗傳》「周嵩嫁女,門生斷道,斫傷二人。建康左尉赴變」，又被斫」〔錢氏曰〕《晉書・周顗傳》：「坐門生斫傷免官。」《南史・齊東昏侯紀》「丹陽尹王志被驅急，狼狽步走，唯將二門生自隨」，《后妃傳》「門生王清與墓工始下插」，《劉瓛傳》「游詣故人，惟一門生持胡牀隨後」是也。其初至，皆入錢爲之。《宋書・顔竣傳》「多假資禮解爲門生，充朝滿野，殆將千計」，《梁書・顧協傳》「有門生始來事協，知其廉潔，不敢厚餉，止送錢二千，協怒，杖之二十」，《南史・姚察傳》「有門生送南布一端，花練一疋，察厲聲驅出」是也。故《南齊書・謝超宗傳》云「白從王永先」，又云「門生王永先」。謂之「白從」，以其異於在官之人。〔原注〕《陳書・沈洙傳》：「建康令沈孝軌門生陳三兒牒稱主人翁。」《顔氏家訓》亦以門生、僮僕并稱。而《宋書・顧琛傳》：「尚書寺門有制，八座以下，門生隨入者各有差，不得雜以人士。」其冗賤可知矣。〔錢氏曰〕琛以宗人碩頭寄尚書張茂度門名，與碩頭同席坐。坐遣出，免中正。梁傳昭不蓄私門生，蓋所以矯時人之弊乎？〔趙氏曰〕觀六朝所稱「門生」，不過如傔從之類，非受業弟子也。然富人子弟多有爲之者，蓋其時仕宦皆世族，而寒人則無進身之路，惟此可以年資得官，故不惜身爲賤役，且有出財賄以爲之者。陸慧曉爲吏部尚書，王晏典選内外要職，多用兩門生；王琨爲吏部，自公卿下至士大夫，例用兩門生，可以見當日規制也。顧氏謂其非在官之人，則未知門生有可入仕之路，亦不得謂非在官人也。

　　守門之人亦有稱「門人」者。《春秋》襄公二十九年「閽弑吴子餘祭」，《公羊傳》：「閽者何？門人也。」《韓非子》：「門人捐水而夷射誅。」

府君

府君者，漢時太守之稱。《三國志》：「孫堅襲荆州刺史王叡。叡見堅，驚曰：『兵自求賞，孫府君何以在其中？』」「孫策進軍豫章，華歆爲太守，葛巾迎策。策謂歆曰：『府君年德名望，遠近所歸。』」〔錢氏曰〕漢時郡國守相稱「府君」，亦稱「明府」。

官人

南人稱士人爲「官人」。《昌黎集·王適墓誌銘》：「一女憐之，必嫁官人，不以與凡子。」是唐時有官者方得稱官人也。杜子美《逢唐興劉主簿》詩：「劍外官人冷。」

明制：❶郡王府自鎮國將軍而下，稱呼止曰「官人」。

對人稱臣

漢初，人對人多稱「臣」，乃戰國之餘習。〔原注〕《刺客傳》聶政稱臣，嚴仲子亦稱臣。《史記·高祖紀》「吕公曰『臣少好相人』」，張晏曰：「古人相與言，多自稱臣，猶今人相與言自稱僕也。」〔原注〕《西

---

❶ 「明」，據《校記》，鈔本作「本朝」。

都賦》李周翰注：「臣者，男子之賤稱，古人謙退皆稱之。」至天下已定，則稍有差等，而臣之稱惟施之諸侯王，故韓信過樊將軍噲，噲趨拜送迎，言稱臣，曰：「大王乃肯臨臣。」〔原注〕陳平、周勃對王陵亦曰「臣不如君」。至文、景以後，則此風漸衰。而賈誼《新書》有「尊天子，避嫌疑，不敢稱臣」之説。《王子侯表》有利侯釘，「坐遺淮南王書稱臣，棄市」。《功臣侯表》安平侯鄂但，「坐與淮南王女陵通，遺淮南王書稱『臣盡力』，棄市」。〔梁氏曰〕此侯罪狀，《史》《漢》表皆同，中間有脱文，必不因稱臣棄市也。況淮南王爲釘之從祖，尊卑既别，名位亦殊，其稱臣何罪？平棘侯薛穰，「坐受淮南王賂，稱臣，在赦前，免」。〔原注〕免侯爵。皆在元狩元年。而《嚴助傳》天子令助諭意淮南王，一則曰「臣助」，再則曰「臣助」，史因而書之，未嘗以爲罪，則知釘等三人所坐者交通之罪，而自此以後，廷臣之於諸侯王遂不復有稱臣者爾。〔原注〕晋時有自稱「民」者。《世説》：陸大尉對王丞相曰：「公長民短。」然王官之於國君，屬吏之於府主，其稱臣如故。《宋書》：「孝武孝建元年十月己未，大司馬江夏王義恭等奏：『郡縣内史及封内官長於其封君，既非在三，罷官則不復追敬，不合稱臣。』詔可。」齊、梁以後，王官仍復稱臣，〔原注〕《隋書・百官志》：「諸王公侯國官，皆稱臣。上於天朝，皆稱陪臣。」而屬吏則不復稱矣。

諸侯王有自稱臣者，齊哀王《遺諸侯王書》曰「惠帝使留侯張良立臣爲齊王」是也。天子有自稱臣者，「高祖奉玉卮起爲太上皇壽曰：『始大人常以臣無賴，不能治産業』」，景帝對竇太后言「始南皮章武侯，先帝不侯，及臣即位乃侯之」是也。

先卿

稱其臣爲「卿」，則亦可稱其臣之父爲「先卿」。《宋史·理宗紀》：「工部侍郎朱在進對奏人主學問之要，上曰：『先卿《中庸序》言之甚詳，朕讀之不釋手，恨不與同時。』」此如《商書》之言「先正保衡」，蓋尊禮之辭也。

先妾

人臣對君稱父爲「先臣」，則亦可稱母爲「先妾」。《左傳》：晏嬰辭齊景公曰：「君之先臣容焉。」《戰國策》：匡章對齊威王曰：「臣非不能更葬先妾也。」陳沈炯表言：「臣母妾劉年八十有一，臣叔母妾丘七十有五。」

稱臣下爲父母

「父」「母」二字乃高年之稱。漢文帝問馮唐曰：「父老，何自爲郎？」是稱其臣爲「父」也。〔原注〕《史記》：文帝又問，則曰：「父知之乎？」是當時面言如此。《漢書》以人主嫌於稱父，乃添一字，曰「父老知之乎」，失之矣。趙王謂趙括母曰：「母置之，吾已決矣。」是稱其臣之母爲「母」也。

人臣稱人君〔楊氏曰〕前有「人臣稱君」一條，宜并入。

人臣有稱「人君」者。《漢書》高帝詔曰「爵或人君，上所尊禮」，師古曰：「爵高有國邑者，則自君其人，故云『或人君』也。」

郡縣初立，亦有君臣之分，故尉繚説秦王曰：「以秦之强，諸侯譬如郡縣之君臣。」《水經注》引黄義仲《十三州記》曰：「郡之言君也，改公侯之封而言君者，至尊也。今『郡』字『君』在其左，『邑』在其右，君爲元首，邑以載民，故取名於君，謂之郡。」

上下通稱

《漢書·霍光傳》「鴞數鳴殿前樹上」，師古曰：「古者室屋高大，則通呼爲殿耳，非止天子宫中。」《黄霸傳》「丞相請與中二千石、博士雜問郡國上計長吏、守丞，爲民興利除害者，爲一輩，先上殿」，師古曰：「殿，丞相所坐屋也。」《董賢傳》：「爲賢起大第北闕下，重殿洞開。」《後漢書·蔡茂傳》：「夢坐大殿。」〔原注〕注：「屋之大者，古通呼爲殿也。」《三國志·張遼傳》：「爲起第舍，又特爲遼母作殿。」左思《魏都賦》：「都護之堂，殿居綺窗。」是人臣亦得稱「殿」也。《鮑宣傳》：「爲豫州牧，行部乘傳，去法駕，駕一馬。」是人臣亦得稱「法駕」也。《舊唐書·吴元濟傳》：「詔以裴度爲彰義軍節度使，兼申、光、蔡四面行營招撫使，以郾城爲行在，蔡州爲節度所。」是人臣亦得稱「行在」也。

漢人有以郡守之尊稱爲「本朝」者。《司隸從事郭究碑》云「本朝察孝，貢器帝庭」，《豫州從事尹宙碑》云「綱紀本朝」是也。〔原注〕《三國志·孫皓傳》注：「邵疇爲會稽郡功曹，自言位極朝右。」晋盧諶《贈劉琨》詩：「謬其疲隸，授之朝右。」李善注：「朝右，謂别駕也。」亦謂之「郡朝」，《後漢書·劉寵傳》「山谷鄙生，未嘗識郡朝」是也。亦謂之府朝，《晋書·劉琨傳》「造府朝，建市獄」是也。〔原注〕時琨爲并州刺史。胡三省《通鑑注》：「晋、宋之間，郡曰郡朝，府曰府朝，藩王曰藩朝。宋武帝爲宋王、齊高帝爲齊王時，曰霸朝。」亦有以縣令而稱「朝」，晋潘岳爲長安令，其作《西征賦》曰「勵疲鈍以臨朝」是也。

《漢丹陽太守郭旻碑》有曰：「君之弟故太尉薨，歸葬舊陵。」歐陽永叔以人臣爲疑，蓋徒見唐盧粲駁武承訓造陵之奏，以爲「陵之稱謂施於尊極，不屬王公已下」。〔原注〕《舊唐書·德肇傳》。此自南北朝已後然爾。按《水經注》言：「秦名天子冢曰山，漢曰陵。」又引《風俗通》言：「王公墳壠稱陵。」書中有子夏陵、老子陵及諸王公妃之陵甚多。《後漢書》明、章二帝《紀》，言祠東海恭王陵、定陶太后恭王陵、東平憲王陵、沛獻王陵。《西京雜記》，董仲舒之墓稱「下馬陵」。〔原注〕李肇《國史補》：「武帝幸宜春苑，每至此陵下馬，時謂之下馬陵，歲遠訛爲蝦蟇陵也。」白樂天《琵琶行》：「家在蝦蟇陵下住。」曹公《祭橋玄文》：「北望貴土，乃心陵墓。」《三國志》注陳思王上書言：「陛下既爵臣百寮之右，居藩國之任，屋名爲宫，冢名爲陵。」則人臣而稱「陵」，古多有之，不以爲異也。吕東萊《大事記》：「墓之稱陵，古無貴賤之别。《國語》管仲曰：『定民之居，成民之事，陵爲之終。』是凡民之墓亦得稱陵。」

人臣稱「鹵簿」。《石林燕語》曰：「鹵簿之名，始見於蔡邕《獨斷》。唐人謂鹵，櫓也，甲楯之别名。凡兵衛以甲楯居外，爲前導，捍蔽其先後，皆著之簿籍，故曰鹵簿。」因舉南朝御史中丞、建康令皆有鹵簿，爲君臣通稱。〔原注〕杜氏《通典》有「羣官鹵簿」。《南史・顔延之傳》：「嘗乘羸牛車，逢子竣鹵簿。」「王僧孺幼隨其母至市，遇中丞鹵簿，驅迫溝中。」

今人以皇族稱爲「宗室」，考之於古，不盡然。凡人之同宗者即相謂曰「宗室」。《左傳》昭六年：「宋華亥譖華合比而去之，左師曰：『女喪而宗室，於人何有？』」《魏書・胡叟傳》：「叟與始昌雖宗室，性氣殊詭，不相附。」《北齊書・邢邵傳》：「十歲便能屬文，族兄巒有人倫鑒，謂子弟曰：『宗室中有此兒，非常人也。』」《張雕傳》：「胡人何洪珍，大蒙主上親寵，與張景仁結爲婚媾。雕以景仁宗室，自託於洪珍。」《後周書・裴俠傳》：「譔九世伯祖貞侯傳，欲使後生奉而行之，宗室中知名者咸付一通。」《薛端傳》：「爲東魏行臺薛循義所逼，與宗室及家僮等走免。」《杜叔毗傳》：「兄君錫及宗室等爲曹策所害。」《徐陵集》有《在北齊與宗室書》。

《顔氏家訓》論孫楚《王驃騎誄》云「奄忽登遐」，以爲非所宜言。然夏侯湛昆弟誥曰：「我王母薛妃登遐。」又曰：「蔡姬〔原注〕其祖之繼室。登遐。」則晋人固嘗用之，不以爲嫌也。

人臣稱「諒闇」。《晋書・山濤傳》：「除太常卿，遭母喪，歸鄉里，詔曰：『山太常尚居諒闇。』」

人臣稱「大漸」。《列子》：「季梁得疾，七日大漸。」齊王儉《褚淵碑文》：「景命不永，大漸彌留。」任昉《竟陵王子良行狀》：「大漸彌留，話言盈耳。」沈約《安陸王緬碑文》：「遘疾彌留，欻焉大漸。」《隋鷹揚郎將義城子梁羅墓誌》：「大漸之期，春秋六十有一。」唐王紹宗爲其兄玄宗臨終口授銘：「吾六兄同人見疾，大漸惟幾。」盧藏用《蘇許公瓌神道碑文》：「大漸之始，遺令遵行。」

《書・武成》：「垂拱而天下治。」《記・玉藻》：「凡侍於君，紳垂，足如履齊，頤霤垂拱。」是「垂拱」之云，上下得同之也。

人臣稱萬歲

《後漢書・韓棱傳》：「竇憲有功還，尚書以下議欲拜之，伏稱『萬歲』。棱正色曰：『夫上交不諂，下交不黷。禮無人臣稱萬歲之制。』議者皆慙而止。」然考之《戰國策》言：「馮煖爲孟嘗君以責賜諸民，因燒其券，民稱萬歲。」〔原注〕《史記》但云「坐者皆起再拜」。《馬援傳》言：「援擊牛釃酒，勞饗軍士，吏士皆伏稱萬歲。」《馮魴傳》言：「責讓賊延褒等，令各反農桑，皆稱萬歲。」《吴良傳》注引《東觀記》：「歲旦，郡門下掾王望舉觴上壽，掾史皆稱萬歲。」則亦當時人慶幸之通稱。而李固出獄，京師市里皆稱萬歲，遂爲梁冀所忌，而卒以殺之，亦可見其爲非常之辭矣。〔沈氏曰〕《元史・刑法志・禁令》篇云：「諸民間祖宗神主稱『皇』字者禁之。」

日知録集釋卷二十五

崑山顧炎武著　嘉定後學黄汝成集釋

重黎

《左傳》：蔡墨對魏獻子言：「少昊氏有四叔，曰重，曰該，曰修，曰熙。使重爲句芒，該爲蓐收，修及熙爲玄冥。顓頊氏有子曰犂，爲祝融。」「犂」即「黎」字異文，是重、黎爲二人，一出於少昊，一出於顓頊。而《史記・楚世家》則曰：「帝顓頊高陽者，黄帝之孫，昌意之子也。高陽生稱，稱生卷章，卷章生重黎。」《太史公自序》則曰：「重黎氏世序天地，其在周，程伯休甫其後也。」《晋書・宣帝紀》：「其先出自帝高陽之子重黎，爲夏官祝融。」《宋書》載晋尚書令衛瓘、尚書左僕射山濤、右僕射魏舒、尚書劉寔、司空張華等奏，乃云：「大晋之德，始自重黎，實佐顓頊。至於夏、商，世序天地。其在於周，不失其緒。」似以「重黎」爲一人，不容一代乃有兩祖，亦昔人相沿之謬。〔原注〕案《續漢書・天文志》曰「司馬遷以世黎氏之後，爲太史令」，則已覺其謬矣。《索隱》引劉氏曰：「少昊氏之後曰重，顓頊氏之後曰重黎。對彼『重』則單稱『黎』，若自言當家則稱『重黎』。楚及司馬氏皆重黎之後，非關少昊之重。」此順非而曲爲之説。〔雷氏曰〕重與黎皆官名，後乃謂之羲和。《國語》：「顓頊命南正重司天以屬神，命火正黎司地以屬民。」此重即少昊四叔中之重，以句芒而兼天官者。黎乃蚩尤，九黎之族，以世職而爲地官者。或謂黎即吴回，大謬。回乃顓帝之曾孫，安有帝之初立即命其曾孫之理？蓋高陽以前，惟凶黎蚩尤之族稱黎，黄帝雖滅蚩尤，仍遷其善者于鄒屠，使爲縉雲之官，掌當時之職，襲蚩尤之名爲黎君也。少昊之衰，黎有亂德，顓頊制之，亦遷其善者，使爲北正。故曰「命南正重司天、北正黎司地」。自後掌其職者皆襲其號。高辛之初，二官失職，帝以老童二子代之。故《山海經》曰：「老童生重及黎。」重即重氏，黎即吴回也。其初二職皆掌于重，後與回分掌之。及共工作亂，帝命重氏誅之不盡，帝乃以庚寅日誅重，而以其弟吴回爲之後。由是重氏之職又并于黎，而黎之德獨光融于天下焉。蓋對少昊氏四叔之「重」言之，則老童之子通謂之「黎」。對吴回之稱「黎」言之，則回之兄止謂之「重」。無所對，而以其兼并二職言之，則回與其兄皆可謂之「重黎」也。《國語》：「堯育重黎之後，不忘舊者，使復典之。」此重黎即謂吴回，其後即羲和是也。羲和本黄帝時占日之官，堯取于古官之名以名之，使總理授時之事。又以其四子分掌四時，此即《國語》所謂「别其分主者」。揆之于古，亦猶少昊之世，分、至、啓、閉掌于四官，而統于曆正。故嚳、堯以後，天事掌于一家。就其屬而分言之，則羲仲、羲叔、和仲、和叔各有分司。就其長而統言之，則或謂之羲和，或謂之重黎，止是一官之稱也。《吕氏春秋》謂舜使重黎舉后夔典樂，是又即羲和重黎之證。夏后中康之世，羲和尸位，胤侯征之，以昆吾氏代其職。蓋昆吾者，亦祝融、吴回之孫。帝之命代，猶堯育重黎之後，不忘舊者，使復典之義。故《國語》曰：「至于夏、商，重黎世敘天官。」《史記·天官書》：「昔之言天術者：有夏，昆吾；殷商，巫咸。」巫咸在商王太戊之世，然則太戊以前幾百年猶是重黎之子孫敘其職也。馬融《書》注，分羲、和爲二氏。後出孔傳，用《法言》「近羲近和」之説，謂重即羲，黎即和，亦由于此。

巫咸

古之聖人，或上而爲君，或下而爲相，其知周乎萬物而道濟天下，固非後人之所能測也，而傳者猥以一節概之。黄帝，古聖人也，而後人以爲醫師。伯益，古賢臣也，而世有「百蟲將軍」之號。以彼事蹟章章在經籍者且猶如此。若乃堯之臣名羿，而有窮之君亦名羿；堯之典樂名夔，而木石之怪亦爲夔；湯居亳，而亳戎之國亦名湯。夫苟以其名而疑之，則道德之用微而謬悠之説作。若巫咸者，可異焉。《書·君奭》篇：「在大戊，時則有若伊陟、臣扈，格於上帝，巫咸乂王家。在祖乙，時則有若巫賢。」〔原注〕孔安國《傳》：「賢，咸子，巫氏。」《史記·殷本紀》：「帝祖乙立，殷復興，巫咸任職。」「咸」當爲「賢」字之誤。《書序》：「伊陟相太戊，亳有祥，桑穀共生於朝。伊陟贊於巫咸，作《咸乂》四篇。」孔安國《傳》曰：「巫咸，臣名。」馬融曰：「巫，男巫也，名咸，殷之巫也。」孔穎達《正義》曰：「《君奭》傳曰『巫，氏也』，當以巫爲氏，名咸。鄭玄云：『巫咸謂之巫官。』按《君奭》，咸子巫賢，父子並爲大臣，必不世作巫官，故孔言『巫，氏』是也。」則巫咸之爲商賢相明矣。《史記正義》謂：「巫咸及子賢冢，皆在蘇州常熟縣西海隅山上，蓋二子本吴人云。」《越絶書》云：「虞山者，巫咸所出也。」是未可知。而後之言天官者宗焉，言卜筮者宗焉，言巫鬼者宗焉。言天官則《史記·天官書》所云「昔之傳天數者：高辛之前，重、黎；於唐、虞，羲和；有夏，昆吾；殷商，巫咸」者也。言卜筮則《吕氏春秋》所謂「巫彭作醫，巫咸作筮」者也。〔原注〕《周禮·簭人》：「九簭之名，一曰巫更，二曰巫咸，三曰巫式，四曰巫目，五曰巫易，六曰巫比，七曰巫祠，八曰巫參，九曰巫環。」鄭玄注：「此九巫皆當讀爲『筮』，字之誤也。」言巫鬼則《莊子》所云「巫咸祒曰，來」，《楚辭・離騷》所云「巫咸將夕降兮，懷椒糈而要之」，《史記・封禪書》所云「巫咸之興自此始」，〔原注〕《索隱》曰：「孔安國《尚書傳》云：『巫咸，臣名。』今云巫咸之興自此始，則以巫咸爲巫覡。然《楚辭》亦以巫咸主神。蓋太史公以巫咸是殷臣，以巫接神，事大戊，使禳桑穀之災，故云然。」許氏《說文》所云「巫咸初作巫」。又其死而爲神，則秦《詛楚文》所云「不顯大神巫咸」者也。〔原注〕《封禪書》：「荆巫祀堂下、巫先、司命、旋糜之屬。」《索隱》曰：「巫先，謂古巫之先有靈者，蓋巫咸之類也。」而又或以巫咸爲黃帝時人，《歸藏》言「黃神將戰，筮於巫咸」是也。以爲帝堯時人，郭璞《巫咸山賦序》〔原注〕《地理志》曰：巫咸山在安邑縣東。❶《水經注》：「鹽水出東南薄山，西北流，逕巫咸山北。」言「巫咸以鴻術爲帝堯醫」是也。以爲春秋時人，《莊子》言「鄭有神巫曰季咸」，《列子》言「神巫季咸自齊來處於鄭」是也。〔原注〕枚乘《七發》：「扁鵲治內，巫咸治外。」《文選》呂向注：「扁鵲、巫咸，皆鄭人。」按《列子》《莊子》皆言鄭有神巫曰季咸，而扁鵲則鄭人，字形相混，亦以爲鄭也。至《山海經・海外西經》言「巫咸國在女丑北，右手操青蛇，左手操赤蛇，在登葆山，羣巫所從上下也」，〔原注〕注，採藥往來。《大荒西經》言「大荒之中有山，名曰豐沮玉門，日月所入，有靈山巫咸、巫即、巫朌、巫彭、巫姑、巫真、巫禮、巫抵、巫謝、巫羅十巫，從此升降，百藥爰在」，〔原注〕注，羣巫上下此山採之也。《淮南子・地形訓》言「軒轅丘

❶「東」，按《漢書・地理志》云：「安邑，巫咸山在南。」

在西方，巫咸在其北方」，則益荒誕不可稽，而知古賢之名爲後人所假託者多矣。

河伯

《竹書》：「帝芬十六年，雒伯用與河伯馮夷鬭。」「帝泄十六年，殷侯微，〔原注〕上甲微也。以河伯之師伐有易，殺其君綿臣。」是河伯者，國居河上而命之爲伯，如文王之爲西伯，而「馮夷」者，其名爾。《楚辭·九歌》以「河伯」次「東君」之後，則以河伯爲神。《天問》「胡羿射夫河伯，而妻彼雒嬪」，王逸《章句》以射爲實，以妻爲夢。其解《遠遊》「令海若，舞馮夷」，則曰：「馮夷，水仙人也。」是河伯、馮夷皆水神矣。《穆天子傳》：「至於陽紆之山，河伯無夷之所都居。」〔原注〕注：「無夷，馮夷也。《山海經》云冰夷。」《山海經》「中〔原注〕一作「從」。極之淵，深三百仞，惟冰夷恒都焉。冰夷人面，乘兩龍」，郭璞注：「冰夷，馮夷也，即河伯也。」〔原注〕郭璞《江賦》：「冰夷倚浪以傲睨。」《莊子》「馮夷得之，以遊大川」，司馬彪注引《清泠傳》曰：「馮夷，華陰潼鄉隄首里人也。服八石，得道，爲水仙，是爲河伯。」是以馮夷，死而爲神，其説怪矣。《龍魚河圖》曰：「河伯姓吕，名公子。夫人姓馮，名夷。」以馮夷爲河伯之妻，更怪。《楚辭·九歌》有《河伯》，而馮夷屬海若之下，亦若以爲兩人。大抵所傳各異，而謂河神有夫人者，亦秦人以君主妻河、鄴巫爲河伯娶婦之類耳。〔原注〕《淮南子》「馮夷，大丙之御」，注：「二人古之得道，能御陰陽者。」

《魏書》：「高句麗先祖朱蒙。朱蒙母，河伯女，爲夫餘王妻，朱蒙自稱爲河伯外孫。」則河伯又有女、有外孫矣。

《真誥》載：「有一人，旦旦詣河邊，拜河水。如此十年，河侯、河伯遂與相見，予白璧十雙，教以水行不溺法。」注曰：「河侯、河伯，故當是兩神邪？」

湘君

《楚辭·湘君》《湘夫人》，亦謂湘水之神有后有夫人也，初不言舜之二妃。〔原注〕王逸《章句》始以湘君爲水神，湘夫人爲二妃。《記》曰：「舜葬於蒼梧之野，蓋三妃未之從也。」〔梁氏曰〕堯妻舜二女，明載《堯典》。《檀弓》何以有「三妃」？歷攷《漢書》《後漢書》《三國志》，凡所稱引，皆作「二妃」。《周禮·天官》目録「九嬪」疏，《史·五帝紀》集解之類，並引《禮記》作「二妃」，則知「三妃」乃別本之譌，而康成就文立義，謂之「三夫人」，孔疏引皇甫謐《世紀》以實之，不可信。《山海經》：「洞庭之山，帝之二女居之。」郭璞注曰：「天帝之二女，而處江爲神，即《列仙傳》『江妃二女』也，《九歌》所謂湘夫人稱『帝子』者是也。而《河圖玉版》曰：『湘夫人者，帝堯女也。秦始皇浮江至湘山，逢大風，而問博士：「湘君何神？」博士曰：「聞之堯二女，舜妃也，死而葬此。」』《列女傳》曰：『二女死於江湘之閒，俗謂之湘君。』鄭司農亦以舜妃爲湘君。說者皆以舜陟方而死，二妃從之，俱溺死於湘江，遂號爲『湘夫人』。按《九歌》，湘君、湘夫人自是二神，江湘之有夫人，猶河雒之有虙妃也。此之爲靈，與天地並，安得謂之堯女？且既謂之堯女，安得復總云湘君哉？何以攷之？《禮記》云：『舜葬蒼梧，二妃不從。』明二妃生不從征，死不從葬。且《傳》曰：『生爲上公，死爲貴神。』〔沈氏曰〕昭二十九年《傳》本作「封爲上公，祀爲貴神」。《禮》：『五嶽比三公，四瀆比諸侯。』今湘川不及四瀆，無秩於命祀，而二女帝者之后，配靈神祇，無緣復下降小水而爲夫人也。原其致謬之繇，繇乎俱以『帝女』爲名，名實相亂，莫矯其失，習非勝是，終古不悟，可悲矣！」此辨甚正。又按《遠遊》之文，上曰「二女御九招歌」，下曰「湘靈鼓瑟」。是則二女與湘靈固判然爲二，即屈子之作，可證其非舜妃矣。後之文人附會其説，以資諧諷，其瀆神而慢聖也不亦甚乎！

禹崩會稽，故山有禹廟，而《水經注》言：「廟有聖姑。❶《禮樂緯》云：『禹治水畢，天賜神女聖姑。』」夫舜之湘妃，猶禹之「聖姑」也。

甚矣，人之好言色也。太白，星也，而有妻。《甘氏星經》曰：「太白上公，妻曰女媊。女媊居南斗，食厲，天下祭之，曰明星。」河伯，水神也，而有妻。《龍魚河圖》曰：「河伯姓吕，名公子。夫人姓馮，名夷。」常儀，古占月之官也，而《淮南子》以爲羿妻，竊藥而奔月，名曰常娥。霜露之所爲，雪水之所凝也，而《淮南子》云：「青女乃出，以降霜雪。」〔原注〕高誘注：「天神，青霄玉女。」巫山神女，宋玉之寓言也，而《水經注》以爲「天帝之季女，名曰瑤姬」。〔原注〕李善《高唐賦》注引《襄陽耆舊傳》曰：「赤帝女姚姬，未行而卒，葬於巫山之陽。」雒水宓妃，陳思王之寄興也，而如淳以爲伏羲氏之女。〔原注〕《漢

---

❶「姑」下，上海人民出版社一九八四年出版王國維《水經注校》整理標點本卷四〇《漸江水》有「像」字。

書音義》：「伏羲氏之女，溺雒水爲神。」盦山啓母，《天問》之雜説也，後人附以「少姨」，以爲啓母之妹，〔原注〕今少室山有阿姨神。而武后至封之爲玉京太后、金闕夫人。青溪小姑，爲蔣子文之第三妹，則見於楊烱之碑。〔原注〕楊烱《少姨廟碑》曰：「蔣侯三妹，青溪之軌跡可尋。」并州妬女，爲介子推之妹，則見於李諲之詩。〔原注〕見下。小孤山之訛爲「小姑」也，〔原注〕歐陽公《歸田録》。杜拾遺之訛爲「十姨」也，〔原注〕《黄氏日鈔》。是皆湘君夫人之類，而《九歌》之篇，《遠遊》之賦，且爲後世迷惑男女、瀆亂神人之祖也。或曰：《易》以「坤」爲婦道，而《漢書》有「媪神」之文，〔原注〕《郊祀歌》：「媪神蕃釐。」張晏曰：「媪者，老母之稱，坤爲母，故稱媪。」於是山川之主必爲婦人以象之，非所以隆國典而昭民敬也已。

金元好問《承天鎮懸泉》詩注曰：「平定土俗，傳介子推被焚，其妹介山氏恥兄要君，積薪自焚，號曰妬女祠。〔原注〕《唐書》：「高宗調露元年九月，幸并州，道出妬女祠。」其碑大曆中判官李諲譔，辭旨殊謬，至有『百日積薪，一日燒之』之語。鄉社至今以百五日積薪而焚之，謂之祭妬女。」其詩有曰：「神祠水之滸，儀衛盛官府。頗怪祠前碑，稽攷失莽鹵。吾聞允格臺駘宣汾洮，障大澤，自是生有自來歸有所。假而〔原注〕「而」即「如」字。自經溝瀆便可尸祝之，祀典紛紛果何取？子胥鼓浪怒未洩，精衛銜薪心獨苦。楚臣百問天不酬，肯以誕幻虚荒驚聾瞽。自有宇宙有此水，此水綿綿流萬古。人言主者介山氏，且道未有介山之前復誰主？山深地古自是有神物，不假靈真誰敢侮？稗官小説出閭巷，社鼓村簫走翁媪。當時大曆十才子，争遣李諲鑱陋語。」此是千古正論。杜氏《通典》：「汾陰后土祠爲婦人塐像。武太后時，移河西梁山神塐像就祠中配焉。開元十一年，有司遷梁山神像於祠外之別室。」夫以山川之神而人爲之配合，其瀆亂不經尤甚矣。〔原注〕《張南軒集》言：舜廟中有武后像，即日投之江中。

泰山頂碧霞元君，宋真宗所封，世人多以爲泰山之女。後之文人知其説之不經，而譔爲黄帝遣玉女之事以附會之。不知當日所以褒封，固真以爲泰山之女也。今攷封號雖自宋時，而泰山女之説則晋時已有之。張華《博物志》：「文王以太公爲灌壇令，期年風不鳴條。文王夢見有一婦人當道而哭，問其故，曰：『我東海泰山神女，嫁爲西海婦。欲東歸，灌壇令當吾道。太公有德，吾不敢以暴風疾雨過也。』文王夢覺，明日，召太公。三日三夕，果有疾風驟雨自西來也。文王乃拜太公爲大司馬。」此一事也。干寶《搜神記》：「後漢胡母班嘗至泰山側，爲泰山府君所召，令致書於女壻河伯，云：『至河中流，扣舟呼青衣，當自有取書者。』果得達，復爲河伯致書府君。」此二事也。〔原注〕《魏書·高句麗傳》：「朱蒙告水曰：我是日子，河伯外孫。」《列異傳》記蔡支事，又以天帝爲泰山神之外孫。自漢以來，不明乎天神、地祇、人鬼之別，一以人道事之。於是封嶽神爲王，則立寢殿，爲王夫人；有夫人則有女，而女有壻，又有外孫矣。唐、宋之時，但言靈應，即加封號，不如今之君子必求其人以實之也。

又攷泰山不惟有女，亦又有兒。《魏書·段承根傳》：「父暉，師事歐陽湯。有一童子與暉同志，後二年，辭歸，從暉請馬。暉戲作木馬與之，童子甚悦，謝暉曰：『吾泰山府君子，奉敕遊學，今將歸，煩子厚贈，❶無以報德，子後至常伯封侯。』言訖，乘馬騰空而去。」《集異記》言：「貞元初，李納病篤，遣押衙王祐禱岱嶽，遥見山上有四五人，衣碧汗衫半臂。路人止祐下車，言此三郎子、七郎子也。」《文獻通攷》：「後唐長興三年，詔以泰山三郎爲威雄將軍。宋大中祥符元年十月，封禪畢，親幸，加封炳靈公。」夫封其子爲將軍，爲公，則封其女爲君，正一時之事爾。

又攷《管子》對桓公曰：「東海之子類於龜。」不知何語？而房玄齡注則以爲海神之子。又元劉遵魯《漠島記》曰：「廟中神妃，相傳爲東海廣德王第七女。」夫海有女，則山亦有女，曷足怪乎？

共和

《史記·周本紀》：「厲王出奔於彘，厲王太子靜匿召公之家，周公、召公二相行政，號曰共和。共和十四年，厲王死於彘，二相乃共立太子靜爲王。」以二相爲共和，非也。《汲冢紀年》：「厲王十二年出奔彘。十三年，共伯和攝行天子事，號曰共和。〔原注〕《漢書·古今人表》有共伯和。師古曰：「共國伯爵，和其名。」二十六年，王陟於彘。周定公召穆公，立太子靖爲王，共伯和歸其國。」此即《左氏》王子朝所謂「諸侯釋位，以閒王政」者也，但其言共伯歸國者未合。古者無天子之世，朝覲訟獄必有所歸。《呂氏春秋》言：「共伯和修其行，好賢仁。周厲之難，天子曠絶，而天下皆來請矣。」按

❶「煩」，原作「損」，今據《魏書·段承根傳》改。

此，則天下朝乎共伯，非共伯至周，而攝行天子事也。〔梁氏曰〕蓋厲王流彘，諸侯皆往宗共伯，若霸主然。時宣王尚幼，匿不敢出，周、召居守京師，輔導太子。及汾王没而民厭亂，太子年亦加長，共伯乃率諸侯會二相而立之。參核情實，必是如此。竊怪史公以共和紀年，大違《春秋》「天王出居」「公在乾侯」之義，遂使消遥共首之賢侯，幾疑其與羿、浞、莽、卓等，豈不誣哉！共伯不以有天下爲心，而周公、召公亦未嘗奉周之社稷而屬之他人，故周人無易姓之嫌，共伯無僭王之議。《莊子》曰：「許由娱於潁陽，而共伯得乎共首。」〔原注〕共首，今之共山，亦謂之共頭。《荀子》：「武王伐紂，至共頭而山隧。」《吕氏春秋》：「武王使召公就微子開於共頭之下，而與之盟。」蓋其秉道以終，得全神養性之術者矣。〔原注〕畢拱辰曰：「按金氏《通鑑前編》，厲王三十七年出奔彘，五十一年崩於彘，其紀年亦與《竹書》不合。」

《左傳》：「鄭大叔出奔共。」注：「共國，今汲郡共縣。」《史記·春申君傳》：「通韓上黨於共、甯，使道安成，出入賦之。」《田敬仲完世家》：「王建降秦，秦遷之共，餓死。齊人歌之曰：『松邪柏邪，住建共者客邪！』」《漢書·功臣表》有共莊侯盧罷師。《唐書·地理志》：「衛州共城縣，武德元年置共州。」即今衛輝府輝縣。〔原注〕《詩序》：「《柏舟》，共姜自誓也。衛世子共伯蚤死，其妻守義，父母欲奪而嫁之，誓而弗許，故作是詩以絶之。」此别一共伯。共者，謚也，非共國之共也。今輝縣有共姜臺，後人之附會也。

介子推

介子推事，見於《左傳》則曰：「晋侯求之，不獲，以緜上爲之田，曰：『以志吾過，且旌善人。』」

《吕氏春秋》則曰：「負釜蓋簦，終身不見。」二書去當時未遠，爲得其實，然之推亦未久而死，故以田禄其子爾。《史記》之言稍異，亦不過曰「使人召之，則亡。聞其入緜上山中，於是環緜上之山中而封之，以爲介推田，號曰介山」而已。「立枯」之説，始自屈原；「燔死」之説，始自《莊子》。〔原注〕《容齊三筆》以爲始自劉向《新序》，非也。《楚辭·九章·惜往日》：「介子忠而立枯兮，文公寤而追求。封介山而爲之禁兮，報大德之優遊。思久故之親身兮，因縞素而哭之。」《莊子》則曰：「介子推，至忠也，自割其股以食文公。文公後背之，子推怒而去，抱木而燔死。」〔原注〕《盗跖篇》。東方朔《七諫》《丙吉傳》長安士伍尊書、劉向《説苑》《新序》因之。《水經注》引王肅《喪服要記》「桂樹之問」，亦辨以爲誣。於是瑰奇之行彰，而廉靖之心没矣。今當以《左氏》爲據，割股燔山，理之所無，皆不可信。

魏武帝令曰：「聞太原、上黨、西河、雁門，冬至後百五日，皆絶火寒食，云爲介子推。且北方沍寒之地，老少羸弱，將有不堪之患。令到，人不得寒食。若犯者，家長半歲刑，主吏百日刑，令長奪一月俸。」後魏高祖太和二十年二月癸丑詔：「介山之邑聽爲寒食，自餘禁斷。」

《册府元龜》：「龍星，木之精也。春見東方。心爲火之盛，故爲之禁火。俗傳介子推以此日被焚，禁火。」

《路史·燧人改火論》曰：「順天者存，逆天者亡，是必然之理也。昔者燧人氏作，觀乾象，察辰心而出火，作鑽燧，别五木以改火，豈惟惠民哉，以順天也。〔原注〕四時五變：榆、柳青，故春取之；棗、杏赤，故夏取之；柔、柘黄，故季夏取之；柞、楢白，故秋取之；槐、檀黑，故冬取之。皆因其性，故可救時疾。予嘗攷之，心者，天之大火。而辰、戌者，火之二墓。是以季春心昏見於辰而出火，季秋心昏見於戌而納之。卯爲心之明堂，至是而火大壯。是以仲春禁火，戒其盛也。《周官》『每歲仲春命司烜氏，以木鐸修火禁於國中』，爲季春將出火，而『司爟掌行火之政令，四時變國火，以救時疾。季春出火，季秋内火，民咸從之。時則施火令。凡國失火，野焚萊，則隨之以刑罰』。夫然，故天地順而四時成，氣不愆伏，國無疵癘，而民以寧。鄭以三月鑄刑書，而士文伯以爲必災，六月而鄭火，蓋火未出而作火，宜不免也。今之所謂寒食一百五者，熟食斷煙，謂之龍忌，蓋本乎此。〔原注〕司烜，仲春以木鐸修火禁，因火出而警之。仲秋火入，則不警。宫正，春秋以木鐸修火禁，宫禁尚嚴也。而周舉之書，魏武之令，與夫《汝南先賢傳》、陸翽《鄴中記》等，皆以爲爲介子推，謂子推以三月三日燔死，而後世爲之禁火。吁，何妄邪！是何異於言子胥溺死，而海神爲之朝夕者乎？〔原注〕予初賦潮，知此妄説，而或者謂昔人言潮無出子胥前者，因爲舉《書》「朝宗」之語，而齊景嘗欲遵海觀朝儛矣。且屈原云「聽潮水之相擊」，而《易》亦有「行險不失信」之言。自有天地，即有此潮，豈必見紙上而後信哉！子胥漂於吴江，適有祠廟當潮頭，不知丹徒、南恩等潮且復爲誰潮邪？予觀左氏、史遷之書，曷嘗有子推被焚之事？況以清明、寒食初靡定日，而《琴操》所記子推之死乃五月五，非三日也。〔原注〕古人以三月上巳祓禊，以清明前三日寒食，初無定日。後世既已一之，而又指爲三月之三，妄矣。《周舉傳》云：「每冬中輒一月寒食，以子推焚骸，神靈不樂舉火。」然則介子又將以冬中亡矣，非可信也。夫火，神物也，其功用亦大矣。昔隋王劭嘗以先王有鑽燧改火之義，於是表請變火，曰：『古者周官四時變火，以救時疾。明火不變，則時疾必興。聖人作法，豈徒然哉！在晋時，有人以雒陽火渡江，世世事之，相續不滅，火色變青。昔師曠食飯，云是勞薪所爨，晋平公使視之，果然車輞。今温酒炙肉，用石炭火、木炭火、竹火、草火、麻荄火，氣味各自不同。以此推之，新火舊火，理應有異。伏願遠遵先聖，於五時取五木以變火。用功甚少，救益方大。』夫火惡陳，薪惡勞。晋代荀勗進飯，亦知薪勞。而隋文帝所見江寧寺晋長明鐙，亦復青而不熱。傳記有以巴豆木入爨者，爰得洩利，而糞臭之草炊者，率致味惡。然則火之不改，其不疾者鮮矣。泌以是益知聖人之所以改火、修火、正四時五變者，豈故爲是煩文害俗，得已而不已哉。〔原注〕東晋初有王離妻李，將河南火渡江，云受於祖母。王有遺書二十卷，臨終戒勿絶火，遂常種之。傳二百年，火色如血，謂之聖火。宋、齊之閒，李嫗年九十餘，以火治病，多愈。嫗死，人爲葬之，號聖火冢。每陰雨，見火出冢門。今號其處爲聖火巷。《金陵故事》云：「禪衆寺前直南小巷也。」《傳》不云乎：『違天必有大咎。』先漢武帝猶置别火令丞，典司燧事，〔原注〕《漢書》：大鴻臚有别火令丞。後世乃廢之邪？方石勒之居鄴也，於是不禁寒食，而建德殿震，及端門、襄國西門，雹起西河介山，大如雞子，平地三尺，洿下丈餘，人禽死以萬數，千里摧折，秋稼蕩然。夫五行之變如是，而不知者亦以爲爲之推也。雖然，魏、晋之俗尤所重者，辰爲商星，實祀大火，而汾晋參墟，參辰錯行，不毗和所致。」

杞梁妻

《春秋傳》：「齊侯襲莒，杞梁死焉。齊侯歸，遇杞梁之妻於郊，使弔之，辭曰：『殖之有罪，何辱命焉。若免於罪，猶有先人之敝廬在，下妾不得與郊弔。』齊侯弔諸其室。」《左氏》之文，不過如此而已。《檀弓》則曰：「其妻迎其柩於路而哭之哀。」《孟子》則曰：「華周、杞梁之妻，言哭其夫而變國俗。」言「哭」者始自二書。《説苑》則曰：「杞梁、華舟進鬭，殺二十七人而死，其妻聞之而哭，城爲之阤，而隅爲之崩。」《列女傳》則曰：「杞梁之妻無子，内外皆無五屬之親。既無所歸，乃枕其夫之屍於城下而哭，道路過者，莫不爲之揮涕。十日而城爲之崩。」〔梁氏曰〕趙注本《説苑》《列女傳》，言哭夫而城爲之崩。《正義》著其名爲孟姜。據《列女傳》云「就夫之屍于城下」，《正義》云「向城而哭」，則城者莒城也。《左傳》遇于莒郊，《檀弓》迎柩于路，《説苑》聞之而哭，則城是齊之城，故崔豹《古今注》曰「都城」也。似當依齊城解。言「崩城」者始自二書。而《列女傳》上文亦載《左氏》之言，夫既有先人之敝廬，何至枕屍城下？且莊公既能遣弔，豈至暴骨溝中？崩城之云，未足爲信。且其崩者城耳，未云長城。長城築於威王之時，去莊公百有餘年，〔原注〕《竹書紀年》：「梁惠成王二十年，齊閔王築防以爲長城。」按魏惠王二十年乃齊威王之二十七年，非閔王。而齊之長城又非秦始皇所築之長城也。後人相傳，乃謂秦築長城，有范郎之妻孟姜送寒衣至城下，聞夫死，一哭而長城爲之崩，則又非杞梁妻事矣。夫范郎者何人哉？使秦時別有此事，何其相類若此？唐僧貫休乃據以作詩云：「築人築土一萬里，杞梁貞婦啼嗚嗚。」則竟以杞梁爲秦時築城之人，似并《左傳》《孟子》而未讀者矣。

古詩：「誰能爲此曲，無乃杞梁妻。」崔豹《古今注》：「樂府《杞梁妻》者，杞殖妻妹朝日所作也。殖戰死，妻曰：『上則無父，中則無夫，下則無子，人生之苦至矣！』乃抗聲長哭，杞都城感之而頹，遂投水死。其妹悲姊之貞操，乃作歌，名曰《杞梁妻》焉。梁，殖字也。」按此則又云杞之都城。《春秋》杞成公遷於緣陵，今昌樂縣；文公又遷於淳于，今安丘縣。其時杞地當已入齊，要之非秦之長城也。

池魚

東魏杜弼《檄梁文》曰：「楚國亡猿，禍延林木。城門失火，殃及池魚。」後人每用此事。《清波雜志》云：「不知所出。以意推之，當是城門失火，以池水救之，池竭而魚死也。《廣韻》：『古有池仲魚者，城門失火，仲魚燒死，故諺云「城門失火，殃及池魚」。』」據此，則池魚是人姓名。〔原注〕《風俗通》已有此説。按《淮南子》云：「楚王亡其猿，而林木爲之殘。宋君亡其珠，池中魚爲之殫。故澤失火而林憂。」則失火與池魚自是兩事，後人誤合爲一耳。

攷池魚事本於《吕氏春秋·必己》篇，曰：「宋桓司馬有寶珠，抵罪出亡。王使人問珠之所在，曰：『投之池中。』於是竭池而求之，無得，魚死焉。」此言禍福之相及也。此後人用池魚事之祖。〔原注〕祖君彦爲李密檄文曰：「燕巢衛幕，魚遊宋池。」

莊安

《漢書·五行志》「嚴公二十年」，師古曰：「嚴公，謂莊公也，避明帝諱改曰嚴。凡《漢書》載謚、姓爲『嚴』者，皆類此。」則是「嚴」姓本當作「莊」。今攷《史記》有莊生、莊賈、莊豹、〔原注〕《樗里子傳》。莊舄、莊忌、莊助、莊青翟、莊熊羆、莊參、莊蹻、莊芷，〔原注〕《淮南王安傳》。而獨有嚴君疾、〔原注〕《樗里子傳》：「秦封樗里子，號爲嚴君。」《正義》曰：「蓋封蜀郡嚴道縣，因號嚴君。疾，名也。」嚴仲子、嚴安。鄧伯羔謂安自姓嚴。〔原注〕胡身之《通鑑》「嚴延年」注曰：「此嚴非莊助之嚴，自是一姓，戰國時有濮陽嚴仲子。」然《漢書·藝文志》曰：「主父偃二十八篇。徐樂一篇。莊安一篇。」是安本姓莊，非嚴也。嚴君平亦姓莊，《揚子法言》「蜀莊沈冥」是也。嚴尤亦姓莊，《後漢書·光武紀》注引桓譚《新論》曰：「莊尤，字伯石，避明帝諱改之。」又改莊周爲嚴周，《漢書·王貢兩龔鮑傳》「老子、嚴周」，《敘傳》「貴老、嚴之術」。改楚之莊生爲嚴先生，《古今人表》「嚴先生」，師古曰：「即殺陶朱公兒者也。」王褒《洞簫賦》：「師襄、嚴春不敢竄其巧。」李善注：「《七略》有莊春言琴。」〔原注〕《王莽傳》有蘩嚴春，非此。《漢書》之稱莊安，班氏所未及改也。《史記》之稱嚴安，後人所追改也。

《藝文志》：「常侍郎莊悤奇賦十一篇。嚴助賦三十五篇。」師古曰：「上言莊悤奇，下言嚴助，史駮文。」〔原注〕《嚴助傳》作「嚴蔥奇」。

李廣射石

今永平府盧龍縣南有李廣射虎石。廣爲右北平太守，而此地爲遼西郡之肥如，其謬不辨自明。《水經注》言右北平西北百三十里有無終城，亦非也。攷右北平郡，前漢治平剛，後漢治土垠。酈氏所引《魏氏土地記》曰：「薊城東北三百里有右北平城。」此後漢所治之土垠，而平剛則在盧龍塞之東北三四百里，乃武帝時郡治。李廣所守，今之塞外，其不在土垠明矣。又攷《西京雜記》述此事，則云「獵於冥山之陽」。《莊子》言：「南行者至於郢，北面而不見冥山。」司馬彪注：「冥山，北海山名。」是廣之出獵乃冥山，而非近郡之山也。《新序》曰：「楚熊渠子夜行，見寢石，以爲伏虎。關弓射之，滅矢飲羽。下視，知石也。却復射之，矢摧無迹。」《韓詩外傳》、張華《博物志》亦同。是射石者又熊渠，而非李廣也。〔原注〕《吕氏春秋》作養由基，王充《論衡》同。《黄氏日鈔》曰：「此事每載不同，要皆野人相承之妄言耳。」即使二事偶同，而太史公所述本無其地，今必欲指一卷之石以當之，不已惑乎！

《後周書·李遠傳》：「嘗校獵於莎栅，見石於叢薄中，以爲伏兔，射之，鏃入寸餘。就而視之，乃石也。太祖聞而異之，賜書曰：『昔李將軍親有此事，公今復爾，可謂世載其德。雖熊渠之名，不能獨羨其美。』」李廣、熊渠，二事併用。

大小山

王逸《楚辭章句》言：「淮南王安博雅好古，招懷天下俊偉之士，著作篇章，分造辭賦，以類相从。故或稱《小山》，或稱《大山》，〔梁氏曰〕高誘《淮南子序》言：「安與蘇飛、李尚、左吴、田由、雷被、伍被、晋昌八人，及諸儒大山、小山之徒著此書。」《文選》卷三十注引作「蘇非、李上、陳由」，古字通用。壽春八公山以八人得名。其義猶《詩》有《小雅》《大雅》也。」

梁昭明太子《十二月啓》乃曰：「桂吐花於小山之上，犂翻葉於大谷之中。」庾肩吾詩：「犂紅大谷晚，桂白小山秋。」庾信《枯樹賦》：「小山則叢桂留人，扶風則長松繫馬。」是以「山」爲「山谷」之「山」，失其旨矣。

《梁書》：「何胤二兄求、點，並棲遯。求先卒，至是胤又隱，世號點爲大山，胤爲小山。」

丁外人

丁外人非名，言是蓋主之外夫也。猶言齊悼惠王肥，高帝外婦之子也。〔原注〕《史記》：「齊悼惠王肥，高祖長庶男也。其母外婦也，曰曹氏。」服虔曰：「外人，主之所幸也。」然《王子侯表》有「山原孝侯外人，齊孝王五世孫」「乘丘侯外人，中山靖王曾孫」，則是姓劉而名外人，不知何所取義。

毛延壽

《西京雜記》曰：「元帝後宫既多，不得常見，乃使畫工圖形，案圖召幸之。諸宫人皆賂畫工，多者十萬，少者亦不減五萬。獨王嬙不肯，遂不得見。匈奴入朝，求美人爲閼氏。於是上案圖，以昭君行。及去，召見，貌爲後宫第一，善應對，舉止閒雅。帝悔之，而名籍已定，帝重信於外國，故不復更人。乃窮案其事，畫工皆棄市，籍其家貲皆巨萬。畫工有杜陵毛延壽，爲人形，醜好老少必得其真。安陵陳敞，新豐劉白、龔寬，並工爲牛馬飛鳥衆勢，人形好醜不逮延壽。下杜陽望亦善畫，尤善布色。樊育亦善布色。同日棄市，京師畫工於是差稀。」據此，則畫工之圖後宮乃平日，而非匈奴求美人時。且毛延壽特衆中之一人，又其得罪以受賂，而不獨以昭君也。後來詩人謂匈奴求美人，乃使畫工圖形，而又但指毛延壽一人，且没其受賂事，失之矣。

名以同事而晦

《吕氏春秋》言：「秦穆公興師以襲鄭，過周而東。鄭賈人弦高、奚施將西市於周，遽使奚施歸告，乃矯鄭伯之命，以十二牛勞師。」是奚施爲弦高之友，〔原注〕《淮南子》作「蹇他」。而《左氏傳》不載。

《淮南子》言荆軻西刺秦王，高漸離、宋意爲擊筑而歌於易水之上。宋玉《笛賦》亦以荆卿、宋意並稱。〔原注〕《水經注》：「漸離擊筑，宋如意和之。」是宋意爲高漸離之侶，而《戰國策》《史記》不載。

《戰國策》：「東孟之會，聶政、陽堅刺相兼君。」注云：「堅，政之副，猶秦武陽。」按聶政告嚴仲子曰：「其勢不可以多人。」未必有副。

《淮南子》注：「秦皇帝二十六年，初兼天下。有長人見於臨洮，其高五丈，足迹六尺。放寫其形，鑄金人以象之，翁仲、君何是也。」今人但言翁仲，不言君何。

名以同事而章

《孟子》：「禹、稷當平世，三過其門而不入。」攷之《書》曰：「啓呱呱而泣，予弗子。」此禹事也，而稷亦因之以受名。「華周、杞梁之妻，善哭其夫而變國俗」，攷之《列女傳》曰：「哭於城下七日，而城爲之崩。」此杞梁妻事也，而華周妻亦因之以受名。〔原注〕《左傳》但言「獲杞梁」，不言獲華周。〔楊氏曰〕《説苑》亦子政所譔，則云兩人皆死。

人以相類而誤

《墨子》：「文王舉閎夭、泰顛於罝網之中，授之政而西土服。」於傳未有此事，必「太公」之誤也。《吕氏春秋》：「箕子窮於商，范蠡流乎江。」范蠡未嘗流江，必「伍員」之誤也。《史記》：「孫叔敖三得相而不喜，三去相而不悔。」孫叔敖未聞去相，必「令尹子文」之誤也。《淮南子》：「吴起、張儀車裂支解。」張儀未嘗車裂，必「蘇秦」之誤也。《易林》：「貞良得願，微子解囚。」微子未嘗被囚，必箕子之誤也。晋潘岳《太宰魯武公誄》：「秦亡蹇叔，春者不相。」蹇叔之亡不見於書，必「百里奚」之誤也。〔原注〕《吕氏春秋》：「蹇叔有子曰申與視。」注：「申，白乙丙也。視，孟明視也。皆蹇叔子也。」按孟明視，百里奚之子。後魏穆子容《太公吕望碑文》：「大魏東苞碣石，西跨流沙，南極班超之柱，北窮竇憲之誌。」班超未嘗南征，必「馬援」之誤也。後周庾信《擬詠懷》詩：「麟窮季氏罝，虎振周王圈。」季氏未嘗獲麟，必「叔孫」之誤也。

《晋書·夏統傳》：「子路見夏南，憤恚而忼愾。」子路未嘗見夏南，蓋衛南子之誤。

傳記不攷世代

張衡言「《春秋元命包》有公輸班與墨翟，事見戰國，非春秋時」，又言「别有益州，益州之置在於漢世」，以證圖讖爲後人僞作。今按傳記之文若此者甚多。《管子》稱「三晋之君」，其時未有三晋。《輕重》篇稱「魯、梁、秦、趙」，其時未有梁、趙；稱「代王」，其時未有代王。《國語》「句踐之伯，陳、蔡之君皆入朝」，其時有蔡無陳。《説苑》「句踐聘魏」，其時未有魏。又言「仲尼見梁君」，「孟簡子相梁」，其時未有梁，魯亦無孟簡子；又言「韓武子出田，欒懷子止之」，韓氏無武子；又言「楚莊王以椒舉爲上客」，椒舉事靈王，非莊王。《吕氏春秋》「晋文公師咎犯、隨會」，隨會不與文公、咎犯同時；〔錢氏曰〕《左傳》「舟之僑先歸，士會攝右」，正在晋文公時。「趙襄子攻翟，一朝而兩城下，有憂色，孔子賢之」，趙襄子爲晋卿時，孔子已卒；「顏闔見魯莊公」，顏闔，穆公時人，去莊公十一世。《史記·孔子世家》「使从者爲甯武子臣於衛」，孔子時甯氏已滅；《扁鵲傳》「虢君出見扁鵲於中闕」，其時虢亡已久；《龜筴傳》「宋元王」，宋有元公，無元王。《莊子》「見魯哀公」，而其書有魏惠王、趙文王，魯哀公去趙文王一百七十歲。《韓非子》「扁鵲見蔡桓侯」，桓侯與魯桓公同時，相去幾二百歲。《越絶書》「晋、鄭王」，晋、鄭未嘗稱王；又言「孔子奉雅琴見越王」，越滅吴，孔子已卒。《列子》「晏平仲問養生於管夷吾」，《鹽鐵論》「季桓子聽政，柳下惠忽然不見」，又言「臧文仲治魯，勝其盜而自矜，子貢非之」，平仲去管子，季桓子去柳下惠，子貢去臧文仲各百餘歲。《韓詩外傳》「孟嘗君請學於閔子」，閔子、孟嘗君相去幾二百歲；「冉有對魯哀公言，姚賈，監門子」，姚賈，秦始皇時人，相去二百餘歲。〔閻氏曰〕「老子，楚苦縣人。」苦縣屬陳，老子時地尚未爲楚有。〔梁氏曰〕老子之子宗爲魏將，老子卒於敬王初年，而其子仕魏，最少亦百餘歲，宗復如是長年乎？

上海博物館藏楚竹書十九種校釋

（上）

《儒藏》精華編選刊

北京大學《儒藏》編纂與研究中心　編

北京大學出版社
PEKING UNIVERSITY PRESS

圖書在版編目(CIP)數據

上海博物館藏楚竹書十九種校釋：全二册/ 北京大學《儒藏》編纂與研究中心編. 一北京：北京大學出版社，2024.3
（《儒藏》精華編選刊）
ISBN 978-7-301-34506-1

Ⅰ.①上… Ⅱ.①北… Ⅲ.① 竹簡文－中國－戰國時代 Ⅳ.①K877.5

中國國家版本館CIP數據核字（2023）第183880號

書　　名　上海博物館藏楚竹書十九種校釋
SHANGHAI BOWUGUAN CANG CHUZHUSHU SHIJIUZHONG JIAOSHI
著作責任者　北京大學《儒藏》編纂與研究中心 編
策劃統籌　馬辛民
責任編輯　魏奕元
標準書號　ISBN 978-7-301-34506-1
出版發行　北京大學出版社
地　　址　北京市海淀區成府路205號　100871
網　　址　http://www.pup.cn　新浪微博：@北京大學出版社
電子郵箱　編輯部 dj@pup.cn　總編室 zpup@pup.cn
電　　話　郵購部 010-62752015　發行部 010-62750672
編輯部 010-62756449
印 刷 者　三河市北燕印裝有限公司
經 銷 者　新華書店
650毫米×980毫米　16開本　53.25印張　615千字
2024年3月第1版　2024年12月第2次印刷
定　　價　224.00元（全二册）

目録

上册

下册

緇衣

李銳 校釋

校釋説明

一九九四年五月，上海博物館在香港友人張光裕等的協助下，購買了一批竹簡。當年秋冬之際，香港朱昌言、董慕節、顧小坤、陸宗麟、葉昌午等又聯合出資收購了一批竹簡，贈送給上海博物館，其中就有《緇衣》篇。但此批竹簡已經分散，香港中文大學饒宗頤先生等就購買了一些殘簡，其中有可與上博簡拼連之簡文，包括《緇衣》篇。上海博物館藏簡的年代約與郭店楚墓竹簡的時代接近。

上海博物館藏簡的内容豐富，少數有篇題，多數爲整理者擬加。《儒藏》精華編二八一册已經介紹了其中的《性情論》《孔子詩論》《周易》，本册將介紹《緇衣》《民之父母》《子羔》《魯邦大旱》《從政》《昔者君老》《容成氏》《中弓》《采風曲目》《逸詩》（《多薪》《交交鳴烏》）、《内豊》《相邦之道》《季庚子問於孔子》《君子爲禮》《弟子問》《孔子見季趄子》《天子建州》（甲、乙本）、《武王踐阼》等。

上海博物館藏簡中的《緇衣》，有二十四支簡，僅八支爲完簡，長約五十四・三釐米，寬約〇・七釐米。其餘十六支簡的上端、下端或中間均有不同程度的斷缺，餘簡除香港中文大學藏一節外，不知去向。竹簡兩端均修削成梯形，編綫三道，編綫有右契口，自上端到第一契口之間距爲九釐米，第一契口到第二契口之間距爲一八・一釐米，第二契口到第三契口之間距爲一八・一釐米，第三契口到下端之間距爲九釐米。此篇由陳佩芬作校釋，據篇内文字題名爲《紂衣》。其篳路藍縷之功值得稱讚，然校釋或有繁簡失當及不可取之處，今不一一條辨。簡文抄手的書法風格與上博《彭祖》《吴命》等篇接近（亦有不同者），研究者認爲具有齊系文字風格特點。本篇有章節號，作「▬」。有篇號在篇尾，作「■」。有重文號，作「▬」，見簡一、二、九、十、十六、十七、二十三；或作「=」，見簡四、二十三。有合文號，作「▬」，見簡十六、十七、二十一、二十二；或作「=」，見簡十二、十三、十四。簡文有補字，字形很小，或字下加「=」，見簡十一；或不加，見簡十三。所補字形與簡文字形接近，或是抄者當時所加，未必有校者，因簡五漏一「民」字，簡十七引《詩》「穆穆文王，於緝熙敬止」，「敬」作「義」字。

郭店楚墓竹簡中也有《緇衣》篇，保存比較完整。本篇與《禮記・緇衣》篇大體相合，與郭店楚墓竹簡《緇衣》更爲接近，二者可能是不同傳本，今據郭店楚墓竹簡《緇衣》爲之添補缺漏。二簡本均無《禮記》本的第一及第十六兩章（以「子言之」「子曰」分章），第一章爲《禮記》本之第二章，「緇衣」一詞即在此章中。《禮記》本第一章或是錯簡所致，或是在《緇衣》定名後添加的。二簡本與《禮記》本的章序有很大不同，文字也有不少出入。二簡本應較

《禮記》本原始，《禮記》本有一些內容可能是流傳中逐漸添加的。從各章在意義上的聯繫看，二簡本章序多較《禮記》本合理。今爲閱讀方便，爲每章添加序號。

《子思子》與《公孫尼子》皆有《緇衣》篇，今尚存佚文。論者多據文獻記載謂《緇衣》當來自於《子思子》（並據《五行》簡製相同及郭店簡有《魯穆公問子思》等立論），少數學者則謂來自《公孫尼子》，或謂《緇衣》是記孔子之言，子思子與公孫尼子皆是傳述者，劉瓛的爲公孫尼子所作説和沈約的「取《子思子》」之説可以並存。將簡本與《子思子》《公孫尼子》佚文比較，簡本較爲原始，《子思子》《公孫尼子》收錄的《緇衣》，時代恐晚於簡本《緇衣》的成書時代。是《緇衣》單篇别行已久，故或不必過於由《子思子》《公孫尼子》推論《緇衣》的學派歸屬，當以孔子後學所認同的孔子之言視之。而每章「子曰」後之引用《詩》《書》，則當是編者所配。

劉向、歆父子校書體例是經類與古文相校而子類則合諸本相校，經類、子類不互校，後世多遵行此原則。故即便《子思子》與《公孫尼子》之《緇衣》篇章或較《禮記》中《緇衣》規整，《禮記》中《緇衣》之錯簡仍未得釐正。

校釋者　李　鋭

凡例

一、本書以《上海博物館藏戰國楚竹書(一)·緇衣》(上海古籍出版社，二〇〇一年十一月)的釋文爲校勘底本。

二、竹簡簡號一依《上海博物館藏戰國楚竹書(一)·緇衣》，標在每簡最後一字的右下旁。

三、竹簡上原有的標識一依其舊，以裨研究。重文號後補出重文及標點，合文號後寫出合文及標點，於其外加方括號「[ ]」。釋文另加新式標點符號。

四、釋文儘量按簡文字形隸定，以裨研究。奇特者如「於」「者」從略，個別有省略筆畫者從略。

五、簡文殘缺或殘泐無法辨識的字，可據行文格式推定字數者，釋文以「□」號表示，一「□」代表一字；不能確定字數者，釋文以「……」號表示。

六、簡文殘缺之字，尚有殘留筆畫可辨認者，外加「□」號；補字及據文義擬補者，外加方括號「[ ]」。

七、簡文中的通假字、異體字隨文注出本字、正字，外加「( )」表示；訛字隨文注出正字，外加

「〈〉」表示；衍文外加「{}」表示。

八、原簡已釋讀出一般之字，注釋不一一標出、補充。學者有輔助討論者，爲便研究而錄入。

（1）□子曰〔一〕：𡥆（好）𩑈（美）女（如）｛𡥆（好）｝《紂（緇）衣》，〔二〕亞（惡）▃「惡」女（如）｛亞（惡）｝《衖（巷）白（伯）》，〔三〕則民咸（咸）勑而型（刑）不𠛱（屯）。〔四〕《旹（詩）》員（云）〔五〕：「𢧀（儀）型（刑）文王，𡎸（萬）邦乍（作）卩（孚）。」▃〔六〕

〔一〕《上博一·緇衣》注釋：「子曰　『子』字上端殘損，按郭店簡可補『夫』字。本篇《紂衣》共有二十三章，除首章應與郭店簡同爲『夫子曰』，其餘各章起首皆爲『子曰』。今本首章作『子言之曰』，餘皆作『子曰』。古書如此。」李學勤《首句》指出：「今傳本開頭『子曰』，簡本爲『夫子曰』，這清楚地表明篇中的『子』是孔子。過去頗有學者主張《緇衣》以及同列在《禮記》裏的《坊記》《表記》的『子』並非孔子，如任銘善《禮記目錄後案》稱：『此子不指孔子而言，蓋戰國諸子之語，其弟子記之，皆稱子也。』但在儒家著作中，『夫子』指孔子以外的人，實在是不可能的，因此簡本此處異文相當重要。」

案：上博簡「子」字殘存下半，據彩圖，第一簡下端比第二簡低約一毫米，而編綫痕跡也相應稍低；又簡十二「夫」字約長三毫米，而簡一上端比簡二差約五毫米。據原大黑白圖片來看，第一簡長五三·三釐米，而簡二等完簡長五四·三釐米，簡一約缺一釐米；簡一二「夫」字約長七毫米，簡首幾字間距在三毫米以上。則若補齊「子」字，考慮到字間距，「夫」字恐過小。從書法、書寫的角度來講，不太合適。因爲竹簡殘缺，是否當依郭店簡於上博所列第一簡簡首補上「夫」字，以及是否「子」上加有筆畫當讀作「孔子曰」，或其前是否存在脱簡，存疑。今補「□」。

〔三〕《上博一・緇衣》注釋：「玬　从丑从子，『好』字古文。《汗簡》『好』作『玬』。『好』或又作『玫』，从丑从女。《尚書・洪範》『無有作好』，《説文》引『好』作『玫』。」「頮　从頁从光。《説文》所無。郭店簡作『𡛜』，蓋以『光』爲聲符，今通作『美』。今本作『賢』。」「女　讀作『如』。」「紂衣　本文篇名，即《緇衣》。《禮記・檀弓上》『爵弁經，紂衣』，陸德明釋文：『紂，本又作緇。』本篇名上博簡爲《紂衣》，郭店簡爲《茲衣》，今本作《緇衣》，三字寫法均不相同。上博簡《紂衣》篇與郭店簡《緇衣》篇內容基本相同，但與今本之《緇衣》各章順序不同，內容大體相合。《詩・鄭風》有《緇衣》，篇名相同。」《郭簡・緇衣》【注釋】〔一〕：「今本《禮記・緇衣》於篇首有『子言之曰：爲上易事也，爲下易知也，則刑不煩矣』一章，爲簡本所無。」《郭簡・緇衣》【注釋】〔二〕：「茲，讀作『緇』。此句今本作『好賢如《緇衣》』。《緇衣》爲《詩・鄭風》之一篇。」程元敏《引書》指出：「𡛜，嬍之古字，省右旁。女、如音近，古今字。茲、緇音近，緇借爲茲。」陳金生《札記》認爲：「今本是正確的。《緇衣》和《項伯》本來都是《詩經》中的一篇，而楚簡本也只是由於在篇首提到了《詩經》的《緇衣》一詩才被命名爲《緇衣》的。《詩經》中的《緇衣》作者，據研究是一位婦女，緇衣是用染成黑色的絲織品做成的衣服，古代貴族在自己的官署辦事時所穿。詩的作者大概是這位貴族的妻或妾。詩中讚美自己做的緇衣既合身又美好，一旦破舊了就改做新的，等丈夫回來就交給他，這就是今本「好美如《緇衣》」的含義。如像楚簡本那樣作『好美如好《緇衣》』，就成了喜好《緇衣》這首詩的意思，顯與原意不符。」李二民《研究》指出：「《孔叢子》引孔子曰：於《緇衣》見好賢之至。今本《緇衣》作『賢』或與此有關。」李學勤《首句》認爲：「今傳本『好賢』，簡本則作『好美』，這個區別是很大的。『賢』『美』都可與『惡』對立，但是『賢惡』與『美惡』的意義有根本的不同，前者有明確的道德價值涵義，後者没有。好賢就是尊賢，是一種美德，好美卻蘊含著明顯的危險，是不應當提倡的，這在儒家觀點來説，是無須爭論的事。在這一點上，今傳本勝於簡本。」虞萬里《校上》指出：「美惡即善惡。《國語・晉語一》：『彼將惡始而美終。』美惡對文，猶善惡也，故韋昭注：『美，善也。』《禮記・内則》：『若富則具二牲，獻其賢者於宗子。』鄭玄注：『賢猶善也。』」案：陳金生《札記》「《緇衣》和《項伯》」，當是「《緇衣》和《巷伯》」。《儀禮・士喪禮》「美者在中」，鄭注：「美，善也。」賢，《文選・東京賦》「必以肆奢爲賢」，薛綜注：「賢，善也。」《緇衣》，詩序以爲「美鄭武公也。父子並爲周司徒，善於其職，國人宜之，故美其德，以明有國善善之功焉」。賢、美、善，於此義近，今本、簡本乃傳聞異辭。後一「好」字當爲衍文。簡文「紂衣」並非篇名，郭店、上博簡無篇名簡。

〔三〕《上博一・緇衣》注釋：「亞〓　『亞』字下有重文符，讀爲『惡惡』，『亞』『惡』簡文中多通用，郭店簡作『亞〓』，今本作『惡惡』。」「衖白　即『巷伯』。『巷』，《包山楚簡》作『衖』，上博簡《周易》篇作『衜』。《爾雅・釋宮》：『衖門謂之閎。』陸德明釋文：『衖，道也。《聲類》猶以爲巷字。』《左傳・襄公九年》『令司宮巷伯儆宮』，杜預注：『司宮，奄臣，巷伯，寺人。皆掌宮内之事。』《詩・小雅》有《巷伯》篇。郭店簡作『逬伯』，今本作『巷伯』。」陳金生《札記》認爲：「《巷伯》也是《詩經》中的一篇，作者自稱『寺人孟子』，巷伯是他擔任的官職名稱，他因讒受刑，做這首詩表達他對誹謗他的惡人的憎惡之情，所以説『惡惡如《巷伯》』。如果像楚簡本那樣作『惡惡如惡《巷伯》』，就成了憎惡《巷伯》這些詩的意思，也與原意不符。在古代，《詩經》是士階層以上的人都耳熟能詳的，而楚簡本的抄寫者竟弄錯，顯然其文化程度是不高的。」李二民《研究》指出：「簡本多『好』『惡』兩字，學者多以爲是今本脱文，惟陳金生先生認爲是簡本衍文。依簡本，則緇衣、巷伯均不能加書名號，即緇衣、巷伯各爲一物，與原意不符。我贊同陳先生的觀點。」李學勤《首句》認爲：「今傳本『好賢如《緇衣》，惡惡如《巷伯》』，是講應該像《詩經》的《鄭風・緇衣》那樣好賢，《小雅・巷伯》那樣惡惡。鄭玄注：『《緇衣》《巷伯》皆《詩》篇名也。《緇衣》首章曰：「緇衣之宜兮，敝予又改爲兮，適子之館兮，還予授子之粲兮。」言此衣緇衣者，賢者也，宜長爲國君。其衣敝，我願改製，授之以新衣，是其好賢，欲其貴之甚也。《巷伯》六章曰：「取彼譖人，投畀豺虎；豺虎不食，投畀有北；有北不受，投畀有昊。」此其惡惡，欲其死亡之甚也。』簡本作『好美如好緇衣，惡惡如惡巷伯』，那麽『緇衣』『巷伯』就不能按《詩》篇名解釋了。說好美、惡惡和好惡《詩》的一篇，是講不通的。不過，緇衣是卿士聽朝的黑色正服，巷伯是宫中掌王后之命的奄官，何以成爲美惡的代表？如說緇衣、巷伯是指《詩》篇的緇衣和巷伯，這至少對《緇衣》是不太適合的，因爲詩義是由於好人而好其衣，並不是因好衣而推及其人。不管怎樣說，簡本都不如今傳本。」張富海《緇研》指出：「今本『惡惡如巷伯』之『巷伯』可以理解爲《詩》篇名，也可以理解爲就是《巷伯》的作者寺人孟子，意爲像寺人孟子那樣惡惡。但對應上句『好賢如緇衣』來看，今本中的『巷伯』還是以理解爲《詩》篇名爲妥。簡文此句顯然應如裘按作解。……簡文應是原貌，今本則是由於後人對《巷伯》篇名的理解與《緇衣》撰人不同而改。」

案：《上博一・緇衣》注釋「郭店簡作『遆伯』」，郭店簡當是作「遆白」。王力波《緇校》、馮勝君《新證》均認爲簡本《緇衣》更接近古本原貌，沈培《語法》也認爲今本對孔子的原話作了改動，但今本在表義方面比簡本明確。後一「惡」字當爲衍文。

〔四〕「勑」，《上博一・緇衣》隸定爲「㔟」，注釋：「咸　『咸』字。本篇第三簡『咸(咸)有一德』書寫同。」「㔟　从豖从力，《說文》所無。郭店簡作『尨』，今本作『服』。」「型　與『刑』通。《荀子・

彊國》『刑範正』，楊倞注：『刑與形同。』『形』乃『型』字之誤。」「刂　从屯从刀，《説文》所無。郭店簡作『乇』，不从刀，今本作『試』。此句郭店簡作『則民臧𢾀而型不乇』，構詞與上博簡相似。今本爲『則爵不瀆而民作願，型不試而民咸服』，與簡文有較大出入。」劉信芳《解詁》認爲：「乇，今本作『試』，字形之誤也。《離騷》：『乇余車其千乘兮。』王逸注：『乇，陳也。』春秋時多鑄刑器，《左傳》昭公六年鄭子産鑄刑書，叔向云：『今吾子相鄭國，作封洫，立謗政，制參辟，鑄刑書，將以靖民，不亦難乎？《詩》曰：儀式刑文王之德，日靖四方。又曰：儀刑文王，萬邦作孚。如是何辟之有。民知爭端矣，將棄禮而征於書。』又昭公二十九年晉鑄刑鼎，孔子説：『晉其亡乎？失其度矣。夫晉國將守唐叔之所受法度，以經緯其民。卿大夫以序守之，民是以能尊其貴，貴是以能守其業，貴賤不愆，所謂度也。文公是以作執秩之官，爲被廬之法，以爲盟主。今棄是度也，而爲刑鼎，民在鼎矣，何以尊貴，貴何業之守？貴賤無序，何以爲國？』是孔子反對陳刑鼎於民，與叔向所論如出一轍。且叔向所引之《詩》，亦見《緇衣》所引。可知簡文『刑不乇』即『刑不陳』。今本作『刑不試』，自漢迄今，誤之久矣。」高佑仁《早字》指出，「『𢀈』字上部所从可能與寫作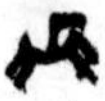形的『來』旁有關」。馮勝君《對比》指出高説可從：「『𢀈』字可釋爲『勑』，應該讀爲『飭』，訓爲『整治』。」

案：《郭簡・緇衣》【注釋】[四]裘按已指出「𢾀」「字似當釋『放』」。「放」从力得聲，可讀爲

「勑」，力、勑二字古通。《廣雅・釋詁二》：「勑，順也。」

〔五〕「𡴑」，《上博一・緇衣》隸定爲「𡴑」，注釋：「𡴑員　讀作『詩云』。『𡴑』字从止从口，《說文》所無，當是『詩』字異體。『員』，今讀作『云』，《詩・鄭風・出其東門》『聊樂我員』，陸德明釋文：『員音云，本亦作云。』《太平御覽》卷八一九引『員』作『云』。《石鼓文・吾車》：『君子員邋，員邋員斿。』『員』皆讀爲『云』。此詩引文爲《大雅・文王》。」「𡴑」，馮勝君《對比》隸定作「𡴑」。下同。

〔六〕《上博一・緇衣》注釋：「𡍮　从土，我聲，《說文》所無。郭店簡作『𢦶』，从心。今本作『儀』，儀、𡍮皆以『我』爲聲符，可通借。」「𡑞邦　讀作『萬邦』。𡑞，字形與《䣄公釛鐘》銘文『萬』字相同，郭店簡『萬』字不从土。今本作『萬國』，爲避劉邦諱而改。」「𠂤　从乍从又，《說文》所無。郭店簡《性自命出》『𧺆(待)勿(物)而句(後)𠂤(作)』，『𠂤』字从又。《包山楚簡》二二五、二〇七及《楚王酓肯鈚鼎》銘文，『作』字多从又。」「卪」，《上博一・緇衣》隸定爲「𠬝」：「𠬝　𠬝，有省筆，郭店簡和今本皆作『孚』。」張富海《緇研》指出：「『儀刑』之『刑』通行字作『型』，而經典大多作『刑』。」裘錫圭在《𤜹公盨》中將「𠬝」隸定爲「卪」：「《禮記・緇衣》所引《詩・大雅・文王》『萬邦作孚』之『孚』，上海博物館所藏《緇衣》簡作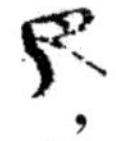，疑與『卪』爲一字。此字雖尚不能釋出，但其讀音應與『孚』相同或相近。」

案：《古書虚字集釋》：「『作』猶『則』也。」「孚」，信服。「𠬝」字今從裘説。

(2)子曰：又(有)國者章玗(好)章惡，〔一〕目(以)眂(示)民＝𠪚(厚)，〔二〕則民情不弌(忒)。〔三〕《旹(詩)》員(云)：「静龏(恭)尔(爾)立(位)，玗(好)是正植(直)。」▪〔四〕

〔一〕《上博一・緇衣》注釋：「章好章惡　郭店簡作『章好章亞』，今本作『章善瘅惡』。」劉信芳《解詁》指出：「『章善瘅惡』，《釋文》『善』作『義』。……『章』者，明也，經典多用『彰』。」李二民《研究》指出：「簡本『有國者』，今本作『有國家者』，阮元認爲『家』爲衍文，朱彬《禮記訓纂》作『有國者』。簡本『章好章惡』，今本作『章善瘅惡』，朱彬《禮記訓纂》作『章義瘅惡』，《釋文》作『章義』。《尚書・畢命》云：『彰善癉惡，樹之風聲。』」虞萬里《校上》認爲：「陸德明引皇説云：『義，善也。』好、善義同，猶别本之作『章義』，無分是非。……『章善癉惡』四字，出於《尚書・畢命》，文云……此康王命畢公之詞。夫子所言乃治國之事，與《畢命》文密合。古者諸侯爲國，大夫爲家，畢公非大夫，是簡文無『家』者爲原本。孔疏云『言爲國者』，是唐初所見本無『家』之證。阮元校勘記謂閩監本、毛本有『家』而他本多無，得簡本可以定案。」張富海《緇研》指出：「『章好章惡』與上章『好美如好緇衣，惡惡如惡巷伯』之意相承。」

案：簡本「好」之義爲善。第一個「章」即後世之「彰」，第二個「章」當讀爲「障」。

〔二〕《上博一・緇衣》注釋：「眂　《説文》：『眂，視皃也，从目，氏聲。』是『視』之古字，《廣韻》：

「眂，古文視。」郭店簡作『視』，今本作『示』。第一簡末句爲『以眂民』，第二簡第一字爲『厚』字，簡文相接，此兩簡可連讀。」「厚」，上博簡作「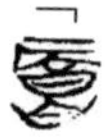」，魏宜輝《讀劄》指出：「『厚』字的這種寫法是楚簡文字中所未見的……我們懷疑『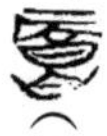(厚)』字所從的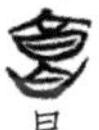是『章』字的變體。……『厚』，古音爲匣母侯部，『章』即『庸』字，古音爲喻母東部，屬於陰陽對轉。『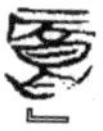』字應隸定作『⿸厂章』，從厂庸聲，可讀作『厚』。」張富海《緇研》指出：「示民厚，謂示民以淳厚之德。或説『示民厚』意爲示民以其所看重者。」

案：張富海《緇研》論郭店簡厚字「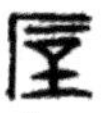」時提及《望山楚簡》第一一六頁注〔一二〕。「厚」與「章」的關係，亦見《望山楚簡》第一一六頁注〔一二〕。「示民厚」當意爲示民以其所看重者。

〔三〕「弌」，《上博一·緇衣》隸定爲「弋」，注釋：「弋 更也，與『代』通。《説文通訓定聲》『弋』，假借爲『代』。《尚書·多士》：『敢弋殷命。』」郭店簡作『紑』，今本作『貳』。」虞萬里《拾遺》指出：「上博第三簡引《詩》『其義不弋』，郭店同，而傳本作『忒』……則『弋』爲『忒』之借字或省文甚明……『民情不貳』之『貳』，自鄭玄、孔穎達以還，宋元之學者多以『疑貳』釋之，實有欠妥。至於傳本所以作『貳』者，是亦有致誤之由。下文《曹風·鳲鳩》『其儀不弋』，傳本作『忒』，毛傳：『忒，疑也。』王引之釋『士貳其行』與『其儀不忒』云：『貳當爲貣之訛，貣音他得切，即忒之借字也。』又引《緇衣》引詩之文而曰：『是《緇衣》之不忒，亦有作不貳者，貳亦貣之訛也。』」

案：「弋」當隸定爲「弌」，可以讀爲「忒」。下同。胡承珙《毛詩後箋》以爲毛所據《爾雅》本作「忒，疑也」，故直訓「忒」爲「疑」，復據《鳲鳩》用韻説明「貳」爲「貣」之訛，「貣」爲「忒」之借，並據《緇衣》「君不疑於其臣，而臣不惑於其君」證「《毛傳》以『忒』爲『疑』誠確詁矣」。

〔四〕《上博一·緇衣》注釋：「静龏尔立　即『静恭尔位』。《荀子·勸學》：『《詩》曰：「靖共爾位，好是正植。」』《大戴禮記·勸學》『共』作『恭』。《左傳·成公十六年》『楚共王』，《吕氏春秋·權勳》作『荆龔王』，古『共』『恭』『龏』（龔）通。『立』『位』古字通，西周金文中常見册命禮之『立中廷』，即位於中廷。《易·萃》『萃有位』，《馬王堆漢墓帛書·周易》『位』作『立』。郭店簡『情共尔立』，今本作『靖共爾位』。」「玣是正植　『植』即『直』，《説文》：『直，戶植也。』段玉裁注：『植，當爲直立之木。』《禮記·檀弓上》『行並植於晉國』。《國語·晉語八》作『行廉直於晉國』。郭店簡作『好氏貞植』。今本作『好是正直』。此詩引文爲《小雅·小明》。」張富海《緇研》指出：「《釋文》：『共音恭，本亦作恭。』」

案：《上博一·緇衣》注釋「静」宜作「靜」，下同。所引《荀子·勸學》「靖共爾位，好是正植」，「植」當作「直」。「靖」，簡文從毛詩訓爲謀，更具積極意義。

（3）子曰：爲上可㠩（望）而𥁕（知）也，〔一〕爲下可𩑋（述）而𦤶（志）也，〔二〕則君不㤅（疑）亓臣▪［，臣］不或（惑）於君。〔三〕《旹（詩）》員（云）：二「弔（淑）人孠▪［君子］，亓（其）義（儀）不弌（忒）。」〔四〕《尹㝅》員（云）：〔五〕「隹（惟）尹躳（允）及康（湯），〔六〕咸（咸）又（有）一悳（德）。」▪〔七〕

〔一〕「㠩」，《上博一·緇衣》隸定爲「𠅘」；「𥁕」，《上博一·緇衣》隸定爲「𥁰」，注釋：「𠅘而𥁰即『𠅘而智』。𠅘，从介，亡聲。《說文》所無。𥁰，即『智』。《汗簡》『智』字从皿作『𥁰』，與本簡文相同。郭店簡作『𥏼而智』，今本作『望而知』。古『智』『知』互通。《孔子家語·公西赤問》和《通典·禮四十六》均引『智』作『知』。」施謝捷《用字》根據古璽文「州」字指出「𠅘」當从「州」从「亡」，爲「『从川、亡聲』的『巟』字異體」，讀爲「望」。案：「𠅘」，今從施說隸定爲「㠩」。簡文「𥁰」有訛變，「矢」近「大」字形，今依形隸定爲「𥁕」。下同。

〔二〕「𦤶」，《上博一·緇衣》隸定爲「𦤶」，注釋：「𩑋而𦤶　𩑋，从頁、朮聲。𦤶，从因，止聲。《說文》皆無。郭店簡作『頪而䇷』，『頪』即『類』字，今本作『述而志』。」顏世鉉《淺釋》指出：「《賈子新書·等齊》：『君臣同倫，異等同服，則上惡能不眩其下。孔子曰：長民者，衣服不貳，從容有常，以齊其民，則民德一。《詩》云：彼都人士，狐裘黄裳，行歸於周，萬民之望。孔子曰：「爲上可望而知也，爲下可類而志也，則君不疑於其臣，而臣不惑於其君。」」李二民《研究》認爲：「賈誼《新書・等齊》……校勘記：喬、沈本，類作述。可見此處今本本身就存在異文。」陳偉《對讀》指出對於傳世本《緇衣》的異文，王引之作過分析説：「述之言循也，志之言識也。循其言貌察之而其人可識也。《大戴禮・文王官人篇》曰：『飾貌者不情。』可述而志，則非飾貌者矣。『述而志』，猶言『望而知』，以其外著者言之也。《賈子・等齊篇》引此作『可類而志』，謂據其衣服號令比類而知，亦以外著者言之也。」類，亦有遵循之義。《國語・楚語上》：「齊桓、晉文，皆非嗣也，還軫諸侯，不敢淫逸，心類德音，以德有國。」王引之指出：「類之言率也。率，循也。言其心常循乎德音也。下文觀射父曰『使心率舊典者爲之宗』，語意與此同。率與類，古同聲同義而字亦通用。」「依此，『類』『述』雖然用字有異，含義卻是相通的。不好説孰是孰非。」

案：「𠧪」，今依形隸定爲「𠧪」。今從《禮記・緇衣》讀爲「述而志」。依王引之説，「志」即「知」。簡文「幀」與郭店簡「頪」字形略有别，或即述與類之分野，故分别釋讀，但如李二民説，二字含義相通。

〔三〕《上博一・緇衣》注釋：「𢚩　从心，矣聲，《説文》所無。郭店簡作『悘』，今本作『疑』。」「丌臣丌，『其』之古字。《集韻》：『其，古作丌。』《穆天子傳》：『赤烏之人，丌獻酒千酭于天子。』」

《墨子·公孟》「去丌冠也」，孫詒讓閒詁：「丌即其字。」戰國簡文多見。「臣」字下有重文符，兩臣字分屬前後兩句。郭店簡作「臣=」也是重文。今本兩「臣」字中，有「而」字間隔，此句作「則君不疑於其臣，而臣不惑於其君矣」。」「或　讀作『惑』。《國語·晉語八》：『其惑者未舉夏郊邪？』」宋犀本「惑」作「或」。郭店簡作「惑」，从心。今本作「惑」。」

案：《穆天子傳》卷二有「赤烏之人□其獻酒千斛于天子。……赤烏之人丌好獻女于天子」，引文誤。所引《墨子·公孟》「丌」字，諸本作「亦」，潛本、緜眇閣本、陳本作「其」，畢本作「丌」。畢云：「舊作『亦』，知是此字之譌。丌即『其』字，以意改。」王引之則以「亦」爲「亓」之訛，吴毓江從之。

〔四〕《上博一·緇衣》注釋：「吊　同『弔』。金文中『弔』字多借爲『叔』。《左傳·哀公十六年》『旻天不弔』，《周禮·春官·大祝》鄭玄注引『弔』作『淑』。今本作『淑』。」「𡥈=　此字下有合文符，爲『君子』二字。郭店簡及今本皆直書『君子』二字。」「義　『義』『儀』古通。《禮記·緇衣》『臣行儀』，鄭玄注：『儀當爲義，聲之誤也。』《周禮·秋官·司盟》『及其禮儀』，陸德明釋文『儀作義』。《左傳·隱公元年》孔穎達疏引同。郭店簡作『義』。今本此句作『淑人君子，其儀不忒』。此詩引文爲《曹風·鳲鳩》。」廖名春《引詩》指出：「『弋』，今本作『忒』，《釋文》云『本或作貳』。『忒』从『弋』得聲，故『忒』可借爲『弋』。」

案：《上博一·緇衣》注釋「臣行儀」當爲「臣儀行」。「義」，今從習慣讀爲「儀」。「忒」，毛傳釋爲「疑」，較合《緇衣》義，見前引胡承珙説。

〔五〕《上博一·緇衣》注釋：「尹　即《尹誥》。『　』即《史話簋》銘文『王誥畢公』之『誥』，簡文與此相同。《尹誥》是當時《尚書》所采用的原篇名。」

〔六〕「躬」，《上博一·緇衣》隸定爲「夋」。注釋：「隹　句首語詞，金文中常見，讀作『惟』。」「尹夋即『伊尹』。郭店簡作『尹躬』，今本作『尹躬』。」「康　『康』『湯』經籍通用。郭店簡及今本均作『湯』。」虞萬里《拾遺》指出：「康、湯兩字雖古音皆在陽部，然文獻尚未見有直接相通之證據。」施謝捷《用字》指出簡文「从『水』、从『庚』聲，當隸定作『漮』，是从『水』、从『昜』聲的『湯』字異構」。

案：《郭簡·緇衣》【注釋】[一五]：「裘按：『尹』下一字可能是『允』之繁文。長沙楚帛書有此字，舊釋『夋』，『夋』从『允』聲。『惟尹允及湯咸有一德』，於義可通，似不必讀『惟』下二字爲『伊尹』。僞古文《尚書》『尹』下一字作『躬』也可能是訛字。後三六號簡亦有此字，今本正作『允』。」劉曉東《初探》指出：「《墨子·明鬼下》引《商書》曰：『百獸貞蟲，允及飛鳥，莫不比方。』『允』與『及』連文。王引之《經傳釋詞》云：『允，猶以也。』即引《墨子》此文爲證，是『允及』乃《商書》中的成詞，猶言『以及』。」然裴學海《古書虛字集釋》指出：「允及」爲「以至」

之義，「允」爲語助。《尹誥》與之皆爲《商書》，當用「允及」。「夋」，當隸定爲「䠷」。

〔七〕《上博一·緇衣》注釋：「又　『又』『有』經籍通用。」「悳　『德』古作『悳』，簡文常見。《楚辭·離騷》『覽民德焉錯輔』，劉師培考異：『德，一作悳。』《漢書·地理志》『安悳』，顔師古注：『悳，古德字。』」

案：「悳」，今依形隸定作「恵」。清華簡《尹誥》上下文作「惟尹既及湯，咸有一德，尹念天之敗西邑夏……」「既及」之「既」爲已之義，與「允及」義近。《緇衣》引書斷章，「咸」用皆字義，「一德」爲同一之德。

（4）子曰：上人㤅（疑）則百眚（姓）惑，下難𥁕（知）則君長「勞。故君民者彰好以示民」三〔一〕谷（俗），〔二〕慬（謹）惡目（以）䘚（御）民淫，〔三〕則民不惑。臣事君，言亓（其）所不能，不詞（辭）亓（其）所能，〔四〕則君不裳（勞）。〔五〕《大頙（雅）》員（云）：〔六〕「上帝板=「板」「，下民瘁癉。」〔七〕《小雅》云：匪其止共，」四隹（惟）王之功（邛）。▃〔八〕

〔一〕《上博一·緇衣》注釋：「眚　即『姓』。《字彙補》：『眚，古文姓。』」「簡文自『君長』下斷缺，據郭店簡可補『勞，古君民者章好以示民谷』十一字，最後『谷』字在第四簡第一字，則簡文相接。」

案：《廣韻·之韻》：「疑，不定也。」「最後『谷』字在第四簡第一字」，則祇當補十字。「章」今補爲「彰」。

〔二〕《上博一・緇衣》注釋：「谷　郭店簡作『忩』，从心。今本作『俗』，从人。」廖名春《管窺》指出：「《禮記・緇衣》篇作『俗』。『忩』爲『慾』之省。『俗』『忩』皆从『谷』得聲，故可通用。故書當作『俗』。」

案：《禮記・曲禮》：「入國而問俗，入門而問諱。」鄭玄注：「俗謂常所行與所惡也。」《史記・樂書》：「移風易俗，天下皆寧。」張守節《正義》：「上行謂之風，下習謂之俗。」

〔三〕《上博一・緇衣》注釋：「𢽦　从文、堇聲。《説文》所無。《詩・大雅・抑》『謹爾侯度』，《左傳・襄公二十二年》《晉書・傅亮傳》引『謹』作『慎』。郭店簡作『慬』，今本作『慎』。」「𧇡　从虍、魚聲。《説文》所無。《𪐴鎛》銘文『保𧇡兄弟』，『𧇡』讀爲『余』。郭店簡作『淶』，今本作『御』。」「此句郭店簡作『慬亞以淶民涇，則民不賊』。今本作『慎惡以御民之淫，則民不惑矣』。」

案：《上博一・緇衣》注釋「从文」不當，當是从「攴」。今讀爲「謹」，下同。「謹」有禁止之義，《左傳・昭公二十年》「以謹無良」，杜預注：「謹，勑慎也。」「𧇡」當从魚或虍聲，而「魚」古音爲疑紐魚部，「虍」古音爲曉紐魚部，故「𧇡」可以讀爲「御」（疑紐魚部）。

〔四〕《上博一・緇衣》注釋：「詞　《説文》未見，爲『詒』之本字。郭店簡作『詞』。」王金凌《比較》

指出：「釋爲『詒』，意即欺騙。若然則上博簡文『不詞其所能』於義不通。」

案：《郭簡・緇衣》【注釋】〔二〇〕：「裘按：從文義看，似應讀爲辭讓之『辭』。」

〔五〕《上博一・緇衣》注釋：「裻 即『勞』字。《𦉜鎛》銘文『裻于齊邦』，即『勞于齊邦』。《包山楚簡》《長沙仰天湖楚簡》中『勞』亦作『裻』，今本作『勞』。」「此句今本作『臣儀行，不重辭，不援其所不及，不煩其所不知，則君不勞矣』。與簡文有較大出入。」

〔六〕《上博一・緇衣》注釋：「大頙 頙，从頁、昰聲。上博簡《孔子詩論》所作同。」

案：《孔子詩論》第二簡注：「大頙 即『大夏』，今本《毛詩・大雅》編名。古字頙、雅通用。上博簡《紂衣》中，孔子引詩所稱的《大頙》即今本《大雅》，而《少昰》即今本《小雅》。朱駿聲《説文通訓定聲》『雅』字訓假借云：『又爲夏。《荀子・榮辱》「君子安雅」，按與《儒效》篇「居夏而夏」之「夏」同，楊倞注「正而有美德者謂之雅」。』『頙』『夏』古同。《鄂君啓節》『夏』字亦从頁从昰，昰爲聲符。『昰』字或是『疋』字的繁筆，上部口多了一横。《説文》云：『疋，足也。……古文以爲詩大雅字。亦以爲足字，或曰胥字。』朱駿聲云：『疋字隸體似正，故傅會訓正，其實古文借疋爲謣，後又借雅爲謣也。』以上『夏』字在楚國簡文中，就有幾種形體。」

〔七〕《上博一・緇衣》注釋：「上帝板= 『板』字下有重文符。即『上帝板板』。據引文内容當爲《大雅・板》。」「自『上帝板板』以下簡斷缺，據郭店簡可補『下民卒担，少頙員：非其止之共』

十二字，今本此句爲：『下民卒癉，《小雅》曰：匪其止共，惟王之邛。』」「『隹（惟）王之功』四字在第五簡首句，簡文與第四簡相接。」

案：《毛傳》：「板板，反也。上帝，以稱王者也。」馬瑞辰《毛詩傳箋通釋》指出：「卒者，悴之省借……讀與瘁同。瘁、癉皆病也。《韓詩外傳》引《詩》正作『下民瘁癉』。……作癉者正字，亶、癉、僤皆假借字。」

〔八〕《上博一·緇衣》注釋：「隹王之功　郭店簡爲『唯王恭』，今本作『惟王之邛』。」廖名春《引詩》認爲：「『臣事君，言其所能，辭其所能』即『非其止恭』。『言其所能』就是祇稱自己之能，『辭其所能』就是能做的不做。這就是『臣事君』『非其止恭』之意。由此看，高亨『止，禮也。共，借爲恭。止恭猶禮敬。匪其止共，言以禮敬爲非』說最勝。……『止』之本義爲『趾』，引申則有停止義。《周易·艮·彖傳》：『艮，止也。時止則止，時行則行，動靜不失其時，其道光明。』《大象傳》：『兼山，艮；君子以思不出其位。』當止則止，當行則行，就是禮恭。『臣事君，言其所不能』即『止』；『不辭其所能』即『恭』。而以『言其所不能，不辭其所能』爲非就是『非其止恭』，這正是天子所擔憂的，因爲臣不臣，則君不君，王焉得不懼？」張富海《緇研》認爲：「『邛』訓勞，見《爾雅·釋詁》。郝懿行《爾雅義疏》指出『邛』與『劬』爲一聲之轉，甚是。『邛』與『劬』聲母、聲調、等呼皆同，韻母的關係屬東、侯對轉，其爲同源詞的關係甚明。『邛』

之本義爲地名，古書中假借用來表示一個與『㓛』同源的詞。」程元敏《引書》指出：「卭當正作卭。」

案：「功」可讀爲「卭」。毛傳「非」爲「匪」，鄭箋訓爲彼，以「止共」爲「不共其職事」，於此文稍合。此是以「共」爲「供」。今補「匪其止共」。《爾雅・釋詁一》：「卭、瘽，勞也。」此章引《大雅》證君使民勞，引《小雅》證民使君勞。

（5）子曰：民目（以）君爲心，君目（以）民爲僼（體），「心好則體安之，」〔一〕君𤤀（好）則民谷（欲）之。〔二〕古（故）心目（以）僼（體）廌（法），君目（以）[民]亡（望）。〔三〕《𡴭（詩）》員（云）：「隼（誰）秉或（國）[成，不自爲]五正，𧘝（瘁）褮（勞）百眚（姓）。」〔四〕《君𤘪（牙）》員（云）：〔五〕「日𡰥（暑）雨，〔六〕少（小）民隹（惟）日肙（怨）；〔七〕䪿（晉）𣅀（冬）耆寒，少（小）民亦隹（惟）日合（怨）。」▀〔八〕

〔一〕《上博一・緇衣》注釋：「僼　从人、豊聲。《説文》所無，郭店簡及今本皆作『體』。『僼』字以下簡斷缺，據郭店簡可補『心好則體安之』六字。」李存山《忠信》指出：「《文選》卷五十一《四子講德論》注引《子思子》曰：『民以君爲心，君以民爲體。心正則體修，心肅則身敬也。』按，《文選》注所引與《禮記・緇衣》基本相同，而楚簡《緇衣》顯然其文在前，《禮記・緇衣》或《子思子》是在楚簡《緇衣》的基礎上作了增添和修飾的。」

〔二〕《上博一·緇衣》注釋：「㕣　郭店簡作『悆』，今本作『欲』。」「今本此句爲『子曰：民以君爲心，君以民爲體。心莊則體舒，心肅則容敬。心好之，身必安之；君好之，民必欲之』。與簡文有較大出入。」

案：「㕣」與《孔子詩論》簡五「訟」字所从「公」形似，當即「公」字。「公」古音見紐東部字，「欲」古音喻紐屋部字，聲紐較遠，但从公聲之字與从谷聲之字古有通假之例，「容」字古文从公，「訟」字古文从谷，故此處「㕣」(公)當可讀爲「欲」，非《説文》「㕣」字。「欲」，從前文「安」來看，義爲愛。《春秋繁露·爲人者天》：「傳曰：天生之，地載之，聖人教之。君者，民之心也；民者，君之體也。心之所好，體必安之；君之所好，民必從之。」

〔三〕《上博一·緇衣》注釋：「古　讀作『故』。『古』『故』經籍通用。《戰國策·燕策二》『欲以復振古地也』，古，鮑本作『故』。」「廌　《廣雅·釋詁一》：『廌，灋也。』郭店簡作『灋』，今本作『全』。」「此句郭店簡作『古心以體法，君以民芒』。今本作『心以體全，亦以體傷；君以民存，亦以民亡』。與簡文不同。」劉樂賢《劄記》指出：「(上博一)《緇衣》第十四簡『作五虐之刑曰法』的『法』字寫作上全下止。今本『心以體全』的『全』，似是由這種寫法的『法』字簡省或訛變而致。『心以體全』，似應讀爲『心以體廢』。今本因訛抄成『心以體全』，與後面『君以民亡』不諧，遂增加字句以求一致。『君以亡』，應據郭店簡及今本補一民字。」馮勝君《二則》指出：「上博簡中的『鳫』，應該讀爲『存』。郭店簡《語叢四》有這樣一段話：『竊鉤者誅，竊邦者爲諸侯。諸侯之門，義士之所鳫。』裘錫圭先生在《按語》中指出，上引文相當於《莊子・胠篋》中的『彼竊鉤者誅，竊國者爲諸侯。諸侯之門，而仁義存焉』，非常正確。」裘先生在論證「鳫」可以讀爲「存」時説：「『鳫』字古有『薦』音（參看《窮達以時》注六），『薦』正是文部字。『薦』『存』古通，此『鳫（薦）』字可依《莊子》讀爲『存』。」「據此，上博簡中的『鳫』無疑也可以讀爲『存』。『故心以體鳫（存），君以【民】亡』，似乎可以理解爲互文見義，相當於『故心以體存，亦以體亡；君以民存，亦以民亡』。」顔世鉉《説灋》指出：裘錫圭已證「灋」所从的「去」爲「盍」的初文，「盍」「鳫」皆與「灋」有音近關係。上博簡另有一處「灋」作「⿱全止」，所从的全是聲符，與「灋」音近。此處簡文應讀爲「存」。

案：「全」與「存」音近古通。然而從上下文來看，簡文還是讀爲「法」好。「以」作「使」講，如《孟子・公孫丑上》：「管仲以其君霸，晏子以其君顯」（「以」作「爲」字解更順暢，但尚缺詞例），這才與上文説心好、君好相應，也與下文引《詩》「誰秉國成，不自爲正，瘁勞百姓」對應。此爲正説，引《詩》爲反説。秉國者不爲正，民眾就會怨恨。《詩》用「誰秉國成，不自爲正，瘁勞百姓」，本來就是興觀群怨的怨。此處引詩斷章，「誰秉國成」指的是君，不是《詩・小雅・節南山》所説的師尹。第八章：「子曰：下之事上也，不從其所以命，而從其所行。上好此物也，下必有甚焉者矣。故上之好惡，不可不慎也，民之表也。《詩》云：『赫赫師尹，民俱尔瞻」」，也引《節南山》。雖然「民俱爾瞻」和本章的「君以民望」更相應，但第八章講上、下，没有直接談君與民，故可直接講師尹。

〔四〕《上博一・緇衣》注釋：「『隹秉或』三字以下簡斷缺，據郭店簡可補『成，不自爲』四字，下連第六簡起首『正，卒勞百姓』，簡文相接，可連讀。」「此詩引文爲《小雅・節南山》。」「此句今本作『詩云：昔吾有先正，其言明且清，國家以寧，都邑以成，庶民以生。誰能秉國成？不自爲正，卒勞百姓』。與簡本有較多差別。」「正　郭店簡釋『貞』。『正』『貞』音同。」廖名春《引詩》認爲：「從郭店楚簡『貞』可知，『正』不能作『政』。『正』當是本字。」

案：「隹」形左下有點，今隸定爲「隼」，讀爲「誰」。「𧘝」，《上博一・緇衣》隸定爲「⿱爫卒」，依簡文字形當作「𧘝」，楚文字中「衣」「卒」常混作，「𧘝」可讀爲「卒」。馬瑞辰《毛詩傳箋通釋》指出：「卒者，瘁之省借，卒亦勞也，猶言賢勞、劬勞。」

〔五〕《上博一・緇衣》注釋：「君⿱牙口　即《君牙》，《尚書》篇名。《曾侯乙墓竹簡》第一六五簡『牙』字寫作『⿱牙口』。『牙』通『雅』。《禮記・緇衣》『君雅曰』鄭玄注：『雅，《書序》作牙，假借字也。』《呂氏春秋・本味》『伯牙鼓琴』，高誘注：『牙或作雅。』」

〔六〕《上博一・緇衣》注釋：「日俱雨　『俱』字待考。郭店簡作『日俗雨』，今本作『夏日暑雨』。」

案：「俱」字與郭店簡接近，惟分布不同。郭店簡李家浩《瑣議》指出：「應該釋寫作『⿸尸日』，即

『尻』字。……上古音『尻』『暑』都是魚部字。據今本，簡本『日尻雨』當讀爲『日暑雨』。」今依之隸定爲「尻」，亦當讀爲「暑」。

〔七〕《上博一・緇衣》注釋：「命　郭店簡作『情』，今本作『怨』。」劉樂賢《劄記》指出：「此處命字口寫卩之上，似不是命。……後文的令，則是在其基礎上再省去口。」白於藍《商榷》指出：「『怨』字《説文》古文作『』，《三體石經・無逸》古文作『』，《玉篇・心部》：『命，古文怨。』《集韻》：『怨，古文作悆。』《正字通・心部》：『悆，古文怨作悆，悆即悆之訛。』上引各古文形體若將所从之義符『心』去掉，則所剩之聲符與上引『命』『悆』『悆』形體十分接近。故所謂『命』及『令』仍當讀爲『怨』。」劉釗《讀劄》指出：「簡文中的兩個『惟曰』的『曰』字皆爲『日』字的誤釋。……《尚書・君牙》引此作『曰』，乃『日』字之誤。簡文『日』『曰』二字區別非常明顯，從不混淆。『日怨』謂天天怨恨也。」

案：《七經孟子考文補遺・禮記》指出，古本經「小民惟曰怨」，「曰」作「日」。所謂「命」，今隸定爲「㑆」。下文所謂「令」則隸定爲「令」，下同。

〔八〕《上博一・緇衣》注釋：「晉昝者寒　晉，《馬王堆漢墓帛書・周易》『資』作『溍』。『昝』即『冬』之古文，从日，冬聲。　者寒，『者』，《廣雅・釋詁一》：『者，強也。』『者寒』猶言極寒，強寒。」「此句郭店簡作『君吾員：「日傛雨，少民隹曰情；晉冬旨滄，少民亦隹曰情。」』今本作

『《君雅》曰：「夏日暑雨，小民惟曰怨；資冬祁寒，小民亦惟曰怨。」』「《君牙》：『夏暑雨，小民惟曰怨咨；冬祁寒，小民亦惟曰怨祁。』《君牙》，以往認爲是僞古文《尚書》，證之楚簡，未必全僞。」劉釗《讀劄》指出：「簡文中的兩個『惟曰』的『曰』字皆爲『日』字的誤釋。郭店楚簡《緇衣》亦作『日怨』。釋文引郭店楚簡亦引錯。」

案：《上博一・緇衣》注釋云古文《君牙》「小民亦惟曰怨祁」，當是作「小民亦惟曰怨咨」。「昝」，今隸定爲「昝」，《字彙・日部》：「昝，古文冬字。」廖名春《論書》指出：「『晉』『資』音同，故可通用。《周易・旅》九四：『得其資斧，我心不快。』馬王堆帛書《易經》『資』作『溍』。……『晚書』《君牙》其字作『咨』，乃由『資』字而來；其歸上讀，『怨咨』連言，更是望文生義。依『晚書』《君牙》『夏日暑雨』句去掉一『日』字，以與『冬祁寒』相對；『咨』歸上讀，故下句『怨』後也得增一『咨』字，方能與上句相稱。這一調整，實際是沒有認清『資』字的本義是至、到。楚簡作『𦤳』，説明『晚書』《君牙》以『咨』歸上讀，下句『怨』後增一『咨』字是完全錯誤的，可爲今本『晚書』《君牙》爲後人僞造説又添一新證。……裘説『旨』讀爲『耆』是。『耆』當爲本字，『祁』當爲借字。《廣雅・釋詁一》：『耆，強也。』」上博簡注釋似引廖名春《論書》之論據（「晉，《馬王堆漢墓帛書・周易》『資』作『溍』……『耆』，《廣雅・釋詁一》『耆，強也』」）而謂「僞古文《尚書》，證之楚簡，未必全僞」，顯誤。「晉」爲隸書字形，此字與後文簡十二有不同，今隸定爲「𦤳」。引《書》表面上和上文並無關係，實際上古代君特别是天子，是上天的代表，天人感應，酷暑耆寒，天災，都被認爲是人君有過。所以這裏引《君牙》説酷暑耆寒小民日怨，實際原因則是君失德，民怨的不是天災，而是所應瞻望、效法的君不正不賢。

（6）子曰：上好（好）㤅（仁），則下之爲㤅（仁）也靜（爭）先。〔一〕古（故）長民者章志六目（以）卲（昭）百眚（姓），〔二〕則民至（致）行㠯（己）目（以）敚（悦）上。〔三〕《告（詩）》員（云）：「又（有）𥹐（覺）悳（德）行，〔四〕三（四）或（國）川（順）之。」▬〔五〕

〔一〕《上博一·緇衣》注釋：「静　通『争』。《老子》八章『水善利萬物而不争』，《馬王堆漢墓帛書·老子甲本》『争』作『静』。」「此句今本作『則下之爲仁争先人』。」「第六簡末句爲『章志』，第七簡首句簡文『以卲百眚』，簡文相接，可連讀。」張富海《緇研》認爲：「『爭先人』亦可通。」案：本簡「仁」字與簡七比較，此處作「㤅」，簡七作「𢚧」。「静」「争」爲俗體，宜寫爲「靜」「爭」。簡文从「青」之省體。今本「人」字，或係某本「先」字下有句讀，謄寫者誤爲重文號，遂訛爲「先人」，且與前「仁」字押韻。

〔二〕《上博一·緇衣》注釋：「㠯卲百眚　即『以昭百姓』。金文中『卲』字，經籍作『昭』，如《尚書·文侯之命》『昭升于上』。」「此句今本爲『貞教、尊仁，以子愛百姓』。與簡文有較大出入。」劉信芳《解詁》指出：「『長民　猶簡六『君民』。」

〔三〕「至」《上博一·緇衣》隸定爲「至」，注釋：「至　即『致』。《老子》十四章『此三者不可致詰，故混而萬一』，《馬王堆漢墓帛書・老子甲本》《乙本》『致』皆作『至』。」「㠯 『己』之異體，古文字中常增益『口』字。郭店簡作『㠱』，今本作『己』。」「兑 讀作『悦』。《荀子・脩身》『佞兑而不曲』，楊倞注：『兑，悦也。』郭店簡作『敚』。」「此句今本作『民致行己以説其上矣』。與簡文不同。」

案：《老子》十四章當作「故混而爲一」。「兑」「悦」「敚」宜作「兊」「悦」「敓」；《荀子・脩身》當作《荀子・修身》。

〔四〕「匊」，《上博一・緇衣》隸定爲「共」。簡文形近《郭簡・緇衣》，《郭簡・緇衣》原形摹寫，【注釋】[三七]：「，此字今本作『梏』。」《毛詩》作「覺」。張富海《緇研》指出：「此字上所从之黑圓點應與《唐虞之道》中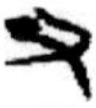字所从之黑圓點同意，表示一抽象之物。疑此字即『匊(今作掬)』的表意字。《説文・勹部》：『匊，在手曰匊。』段注：『《唐風》椒聊之實，蕃衍盈匊，《小雅》終朝采綠，不盈一匊，毛皆云兩手曰匊。此云在手，恐傳寫之誤。』『匊』無疑是兩手盛物之義，而此字正象兩手盛物之形。按之字音，『匊』『梏』『覺』的上古音皆爲見母覺部，固可相通假。又《説文・廾部》有『𢍏』字，其義爲『兩手盛也』。《廣韻・屋韻》：『𢍏，兩手捧物。《説文》音匊。』『𢍏』『匊』應是異體關係，簡文此字與『𢍏』則是表意初文與後起形聲字的關係。覺，《毛傳》訓『直』，鄭箋訓『大』。梏，《釋文》音角，即讀如覺也。《爾雅・釋詁》：『梏，

直也。』……『有覺』又見於《小雅・斯干》：『殖殖其庭，有覺其楹。』」

案：《春秋繁露・郊語》：「《詩》曰：『有覺德行，四國順之。』覺者，著也，王者有明著之德行於世，則四方莫不響應，風化善於彼矣。」馬瑞辰《毛詩傳箋通釋》指出《緇衣》引《詩》之「梏」與「覺」爲雙聲，「覺」「告」同音，「梏」爲「覺」之假借，取直大義；而《春秋繁露》則取著明之義，與直大義亦相通。但從簡文「章志以昭百姓」來看，此處宜取著明之義，《抑》或亦當用此義；《斯干》則用直大義。

〔五〕「三」，《上博一・緇衣》直接隸定爲「四」，注釋：「四或　郭店簡作『四方』。今本作『四國』。」「川　《説文》：『川，貫穿通流水也。』又《説文》：『順，理也。从頁从川。』郭店簡作『𢚓』，从心，川聲。《中山王嚳方壺》銘文寫法與此相同。今本作『順』。此詩引文爲《大雅・抑》。」

（7）子曰：⿱禹土（禹）立品（三）季（年），〔一〕百眚（姓）㠯（以）⿱身心（仁）䆃（道），〔二〕[豈必盡仁。《詩》云：「成王之孚，」七下土之弍（式）。」〔三〕《呂型（刑）》員（云）：〔四〕「一人又（有）慮（慶），⿱萬土（萬）民訧（賴）之。」■〔五〕

〔一〕《上博一・緇衣》注釋：「⿱禹土　从土，禹聲。楚文字常增益『土』字。《九店日書簡》三十九，『禹』字寫法與此相同。」「品　即『三』字，戰國楚文字『三』字作『品』或『晶』，上博簡《周易》恆見。郭店簡和今本皆作『三』。」

〔二〕「顫」，《上博一・緇衣》隸定爲「頼」，注釋：「頼　『頼』字《説文》未見。郭店簡作『道』，今本作『遂』。」黄錫全《續貂》指出：「遂字作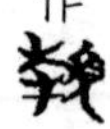，右形是頁字，左形則頗費解，但肯定是一個與『遂』同音或音近的借字。經過反復琢磨，懷疑其形爲『坴』字。……因此，這個字……當是从頁犢聲之形聲字。……人與頁形義相近，頗疑其爲儥之或體。儥即今之覿字。儥，《唐韻》『余六切』，古屬定母屋部（覿屬定母覺部）。遂，《唐韻》『徐醉切』，古屬邪母屋部。二字古音相近。……《易・困・初六》：『三歲不覿。』長沙馬王堆漢帛書本覿作犢。《易・豐・上六》：『三歲不覿。』馬王堆漢帛書本覿作遂。是犢、覿（儥）、遂諸字在楚地可通之證。」劉樂賢《札記》指出：「簡文原从頁，郭店簡則寫作道。按，此字以頁爲聲符，此頁乃是古首字，即憂之聲符（參看《説文通訓定聲》），故可讀爲道。」張富海《緇研》指出：「『以仁道』就是依仁而行的意思。」鄒濬智《竹研》認爲：「上博此字似可同時通讀並理解成『道』或『遂』字。……筆者懷疑儒典《緇衣》此字，早先可能作『道』及『犢（道）』……後來或假以音近的『逐（澄紐覺部）』字抄録。而『逐』『遂』二字可能因形音俱近，在文獻流傳過程中，互訛抄寫成傳世本面貌。」劉樂賢《三釋》指出：「如果相信《説文解字》的意見，這個字的分析還可以更爲直接。《説文解字》説『犢』的聲符『賣』是从古文『睦』得聲，『睦』从『坴』得聲，而『坴』又从『圥』得聲。根據古文字的音近聲符通用規律，『犢』可以用『賣』或古文『睦』作聲符，也可以用『㐬』作聲符。因此，《緇衣》該字左部的上『㐬』下『牛』，是完全可以看作『犢』的異寫……鄒氏……似乎對『逐』『遂』相訛之說尚存疑慮。其實，出土文獻及傳世文獻中『逐』『遂』二字因形近致訛的例子很多，《緇衣》『遂』爲『逐』字之訛的説法可以成立。……今本《緇衣》本當作『逐』，『逐』和簡本的『道』『𩓾』是音近通假關係。……既然『𩓾』可以與『道』通假，那麼其右部的『頁（首）』可能也具有表音的功能。也就是説，『𩓾』可能是一個雙聲符字。」

〔三〕「𢍰」，《上博一·緇衣》直接隸定爲「式」。注釋：「第七簡自『㥶頪』下殘缺，據郭店簡可補『㞷必隶㥶。寺員：成王之孚』十字。詩所引句爲《大雅·下武》。與第八簡上端『下土之式』相接，簡文能連讀。」李零《校二》指出：「『豈』，仍有殘畫（參下簡二一『豈』字的寫法）。」

〔四〕《上博一·緇衣》注釋：「呂型　《尚書》篇名，即《甫刑》。《書序》：『呂命穆王訓夏贖刑，作《呂刑》。』『刑』『型』相通，簡文與《書序》同。郭店簡作《郘型》，今本作《甫刑》。」張富海《緇研》認爲：「僞孔傳：『後爲甫侯，故或稱《甫刑》。』按傳説以呂侯之後封爲甫侯，故《呂刑》又稱《甫刑》，其實無據。『呂』和『甫』音近古通。古文字材料中今从呂之字或从膚，『甫』和『膚』同是脣音字，可爲『呂』『甫』相通的佐證。」

〔五〕《上博一·緇衣》注釋：「𧃍　即『萬』字。郭店簡作『𡍦』，今本作『兆』。」「訞　从言从大，《説文》未見。郭店簡作『賵』，今本作『賴』。」「此句簡文引《詩》在前，《呂刑》在後，今本作：《詩》云：『赫赫師尹，民具爾瞻。』《甫刑》曰：『一人有慶，兆民賴之。』《大雅》曰：『成王之孚，下土之式。』與上博簡相比較，不僅引文次序不同，內容出入也較大。」白於藍《商榷》指出：「『訧』字可分析作从言大聲。上古音大爲定母月部字，賴爲來母月部字，兩字聲母同爲舌頭音，韻則疊韻，則『訧』可讀爲『賴』。」王金凌《比論》認爲：「今本第五章所引《節南山》詩意，與該章旨趣不切。」

案：「慮」，慶之變體。孔疏：「慶，善也。」今本第五章所引《節南山》之「赫赫師尹，民具爾瞻」，見於簡本下一章，其意與此章仍有關聯。今本或由此致誤，而將此兩章之「子曰」、引《詩》《書》合而爲一。

（8）子曰：下之事上也，不從亓（其）所㠯（以）命，而從亓（其）所行。上𡥆（好）〔此物也，下必有甚焉者矣。故〕八〔一〕上之𡥆（好）亞（惡），不可不訢（慎）也，民之蘽（表）也。〔二〕《㞢（詩）》員（云）：「虘（赫）＝〔虘（赫）〕帀（師）尹，〔三〕民具（俱）尔（爾）詹（瞻）。」▬〔四〕

〔一〕《上博一·緇衣》注釋：「『子曰：下之事上也，不從其所以命，而從其所行』，郭店簡文與此相同。今本爲：『子曰：下之事上也，不從其所令，從其所行。』與簡文略異。」「第八簡下端斷缺，據郭店簡可補『此勿也，下必又甚安者矣。古』十一字。此句今本爲『上好是物，下必有甚者矣』。與簡文略有不同。第九簡首句爲『上之好惡』，簡文正好相接。」

案：「從」，上博簡形爲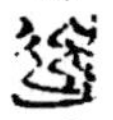，「從」字變體，與《上博二・民之父母》簡十三「從」字僅中部彎畫方向相反。

〔二〕《上博一・緇衣》注釋：「新　簡文常見，《包山楚簡》用作人名，如二・一四五『陳新』、二・一七七『鈇新』。郭店簡作『誓』，『新』爲其異體。今本作『慎』。」「蘽」，《上博一・緇衣》隸定爲「蘽」，注釋「蘽　从䙴从木，《説文》所無。郭店簡文省火作『蘽』。今本作『表』。」劉釗《讀劄》認爲：「此字結構應該分析爲从艸从標，疑即蘽的本字。古『表』『標』音義皆近。」今將此字隸定爲「蘽」，讀爲「表」。

〔三〕「虡」，《上博一・緇衣》隸定爲「虒」，注釋：「虒■　『虩』之省筆。字下有重文符。此字《説文》及《廣雅・釋訓》皆釋爲恐懼。《秦公鐘》銘文『虩事緣方』，則『虩』有盛顯之意。郭店簡作『虩』，今本作『赫赫師尹』，義同爲盛顯。」程元敏《引書》指出：「帀，師之省文，金文習見。」

案：「虡」，虍（虎）古音爲曉紐魚部字，與曉紐鐸部的「赫」「虩」音近，今讀爲「赫」。

〔四〕「畲」，《上博一・緇衣》隸定爲「畲」，注釋：「畲　讀作『瞻』。郭店簡作『贍』。」「此詩引文爲《小雅・節南山》。」「今本爲：『《詩》云：「赫赫師尹，民具爾瞻。」』此句原文在第五章，該章引文有兩處引《詩》，並引《甫刑》，而今本第四章却無《詩》《書》引文，這與上博簡《紂衣》各章之體例不合，今據簡文順序，《詩》應移至此章，比較合理。」李零《校二》指出：「原从酉、从詹，不是从畐、从詹。」

案：今從李零説隸定爲「⿱詹酉」。毛傳：「具，俱。」

（9）子曰：倀（長）民者衣備（服）不攺（忒），〔一〕從（從）庢（容）有崇（常），〔二〕則 九

「民悳（德）一。《旹（詩）》員（云）：「亓（其）庢（容）不改（改），出言」香港中文大學藏簡〔三〕

「有丨（遜），利（黎）民」所訁（訓）。」▬〔四〕

〔一〕《上博一·緇衣》注釋：「備　通『服』。《韓詩外傳》卷八『於是黃帝乃服黃衣』，《說苑·辯物》引文『服』作『備』。郭店簡作『備』，今本作『服』。『衣備不攺』，郭店本釋『攺』爲『改』，『改』从攴、己聲，與『攺』音不同。今本作『衣服不貳』。」劉桓《讀記》認爲：「從文義看，『衣備（服）不改』與『衣服不貳』義近。」張富海《緇研》指出：「簡文『改』字从巳聲。『改』之从巳聲猶『起』之從巳聲。雖然《説文》『改』字从『己』，但如甲骨文、侯馬盟書、馬王堆帛書等較早文字材料中的『改』字皆从『巳』。」

案：古文字中「攺」常用爲「改」，例見《詛楚文》等。「攺」作「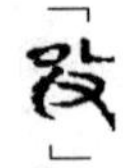」，但後一「攺」字（見香港中文大學藏簡）與此字形不同，作「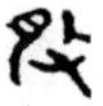」，所從字形「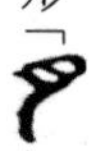」據簡十一當是「巳」字。雖然古文字中

「巳」「已」或不别，但此處二字用不同寫法，疑有别。「攺」古從「巳」得聲，古音邪紐之部，此處「攺」疑當讀爲「忒」（古音透紐之部，「忒」從「弋」得聲，「巳」「弋」聲字皆與從「㠯」「臣」「異」得聲之字相通）。《釋文》云：「貳，本或作『貸』，同音二。」「同音二」似有不妥，「貸」當與「忒」音近。「忒」「貣」通假，轉寫爲「貳」「貸」，例同前文「民情不忒」或訛爲「民情不貳」，及《曹風・鳲鳩》「其儀不忒」，《緇衣》引文或訛爲「其儀不貳」。孫希旦《禮記集解》以「差忒」訓「貳」，實不若以「貳」爲「忒」之訛。《詩・大雅・瞻卬》「鞫人忮忒」，毛傳：「忒，變也。」「忒」與「攺」義近。

〔二〕《上博一・緇衣》注釋：「𥛱　从示、尚聲，《説文》所無。上博簡《孔子詩論》『𥛱𥛱者芋』，今本作『裳裳者華』，《緇衣》今本作『常』。」「㣞」，《上博一・緇衣》據簡文形體摹寫爲「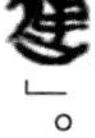」。「㕊」，《上博一・緇衣》直接隸定爲「容」。

案：「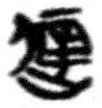」，此字陳劍《釋琮》綜合相關意見，有較詳盡考察，然僅以盂卣的「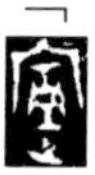」字勾連甲骨金文中不從「止」諸字，謂其本字爲「琮」，似仍有待證據。要此字可讀爲「從」已爲學界接受，今姑依形及年代較早之新蔡簡零：484 字形「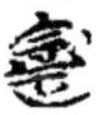」隸定爲「㣞」，讀爲「從」。「容」，如前簡五所述，「谷」可讀爲「欲」，故此處可隸定爲「㕊」，讀爲「容」。

〔三〕《上博一・緇衣》注釋：「此簡下端殘斷，殘簡今藏香港中文大學中國文化研究所。簡文爲

『民悳一，吿員丌容不改，出言』十一字。附簡文書影如左：

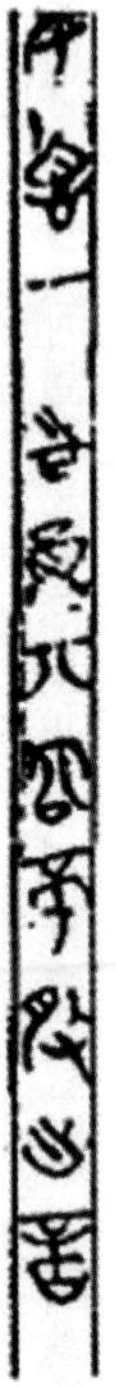

據郭店簡尚缺『又丨利民』四字。應在第十簡上端，今已殘缺，現存『所信』兩字與簡文相接。」

案：「改」，可隸定爲「改」。今補香港中文大學藏簡於文中。

〔四〕「丨」，據《郭簡・緇衣》補；「訁」，《上博一・緇衣》隸定爲「信」。《郭簡・緇衣》【注釋】〔五一〕：「以上引詩見於《詩・小雅・都人士》，但文字有出入。今本所引爲『彼都人士，狐裘黃黃，其容不改，出言有章，行歸于周，萬民所望』。文字與今本《詩經》同。本段文字爲簡本第九章，今本亦爲第九章。」劉信芳《解詁》指出：「丨　今本作『章』。《説文》：『丨，上下通也，引而上行讀若囟，引而下行讀若退。』」顏世鉉《散論三》：「簡文丨釋爲《説文》『丨，上下通也』這個字是正確的；《古文四聲韻》卷三引《汗簡》，其形正與簡文相同，其標音爲『公本切』。」李二民《研究》提及陳劍認爲最後一字未必可以釋爲「信」。張富海《緇研》指出：「『訁』非『信』字甚明。『丨』『訁』正當韻腳，『訁』當從『丨』得聲。其釋讀待考。」裘錫圭《釋丨》認爲「丨」爲「針」之初文，簡文可以讀爲「出言有遜，黎民所訓」，或「出言有慎，黎民所信」。廖名春《引詩》指出：「『所望』，賈誼《新書・等齊》篇作『之望』，『之』『所』虛詞互用。……《禮記·緇衣》篇所引『彼都人士，狐裘黄黄。其容不改，出言有章。行歸於周，萬民所望』六句，鄭玄注：『此詩毛氏有之，三家則亡。』孔穎達《毛詩正義》曰：『襄十四年《左傳》引此二句(行歸于周，萬民所望)，服虔曰：逸《詩》也。《都人士》首章有之，《禮記注》亦言毛氏有之，三家則亡。今《韓詩》實無此首章，時三家列於學官，《毛詩》不得立，故服虔以爲逸。』其説是。漢代初年，《詩》的傳授主要有魯、齊、韓、毛四家……《左傳》和賈誼《新書·等齊》皆有引，是因爲它們皆與荀子有關……小戴《禮記》文多與《荀子》相同。如……等等。據《經典釋文·序錄》記載，二戴《禮》傳自后蒼，后蒼傳自蘭陵人孟卿。汪中據劉向《敘錄》『蘭陵人多善爲學，蓋以荀卿也。長老至今稱之，曰蘭陵人喜字爲卿，蓋以法荀卿』，認爲『曲臺之《禮》，荀卿之支與餘裔也』，不能説没有道理。所以《禮記·緇衣》篇引同於毛詩，並不值得奇怪。」李二民《研究》指出：「王先謙《詩三家義集疏》：『此詩毛氏五章，三家皆止四章。孔疏云：襄十四年《左傳》引此詩「行歸于周，萬民所望」二句，服虔曰：逸《詩》也。(按：是服虔從三家，不從毛詩)《都人士》首章有之。《禮記·緇衣》鄭注云：毛氏有之，三家則亡。今《韓詩》實無此首章。細味全詩，二、三、四、五章士女對文，此章單言士，並不及女，其詞不類。且首章言出言有章，言行歸于周，萬民所望，後四章無一語照應，是明明逸詩孤章。毛以首二句相類，強裝篇首。觀其取《緇衣》文作序亦無謂甚矣。』」

案：張舜徽《説文解字約注》以「丨」爲棍棒字初文。然裘文謂「丨」與「朕」所从之「关」形（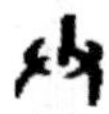）有關係（兩手奉物形之字，有時兼以所奉之物爲聲），可從。沈培《𢘫解》在討論「𢘫」字當讀爲「遜」時，已經説明了从「关」形得聲的字，也可以讀爲曉母的「訓」。簡文可讀爲「出言有遜，黎民所訓」。如裘文所言：「出言有遜」就是出言謙恭有禮的意思。朱熹《詩集傳》釋「四方其訓之」爲「四方皆以爲訓」可從。「黎民所訓」就是黎民皆以之爲榜樣的意思。賈誼《新書・等齊》在前引「孔子曰『長民者衣服不貳，從容有常，以齊其民，則民德一』」後有「《詩》云：『彼都人士，狐裘黃裳，行歸於周，萬民之望。』」其下復引「孔子曰『爲上可望而知也』」云云，順序近今傳本《緇衣》章句，所引《詩》與今本略同，當脱漏了「其容不改，出言有章」兩句。今本《毛詩・都人士》首章與今本、簡本《緇衣》及《新書・等齊》所引《詩》，或可能是同一佚詩之不同章節。

（10）子曰：大人不𣅀（親）丌（其）所臤（賢），〔一〕而信丌（其）所賤，𡥈（教）此目（以）遳（失），民此目（以）𡨄（煩）。〔二〕《旹（詩）》員（云）：「皮（彼）求我則，〔三〕女（如）不我㝵（得）。〔四〕𩏼（執）我𢦝（仇）＝「𢦝（仇）」，亦不我力。」〔五〕《君緟（陳）》員（云）：〔六〕「未見十聖（聖），女（如）丌＝（其）弗𡉀（克）見；我既見，我弗胄（由）耶（聖）。」▬〔七〕

〔一〕「𣅀」，《上博一・緇衣》隸定爲「罕」，注釋：「罕 與『親』通。《包山楚簡》『親』字从見从辛，此从皿、辛聲，與《汗簡》同。郭店簡作『新』，今本作『親』。」「巸 《説文》所無，『臤』之形變。郭店簡作『臤』，今本作『賢』。」

案：「⿱罒辛」字上從目，形近《古文四聲韻》卷四「親」字，今隸定爲「⿱曰辛」。下同。

〔二〕「達」，《上博一·緇衣》隸定爲「遊」；「⿱𠂤糸」，《上博一·緇衣》隸定爲「⿰糸⿱占又」，注釋：「⿱𡕥言此㠯遊」『⿱𡕥言』即『教』字，《信陽楚簡》一·〇三二作『⿰⿱𡕥言力』，此字省力作『⿱𡕥言』。遊，《説文》所無，然在竹簡文字中出現甚多，經與今本文句對照，爲『失』之古文。」「⿰糸⿱占又 从糸、⿱占又(弁)聲，《説文》所無。《曾侯乙編鐘》銘文『⿰言⿱占又宮』『⿰言⿱占又商』『⿰言⿱占又徵』『⿰言⿱占又羿』，即『變宮』『變商』『變徵』『變羿』。古『變』與『煩』通假，『變』與『辨』亦能通，皆爲音借。《吕氏春秋·安死》『禹葬於會稽，不變人徒』，《周禮·夏官·職方氏》賈公彦疏引『變』作『煩』。《易·革》『大人虎變』，周學熙音訓：『變，晁氏曰：京作辨。』《大戴禮記·子張問入官》『言調悦，則民不辨法』，《孔子家語·入官》『辨』作『變』。『辨』與『變』聲符同。」「簡文『教此以失，民此以變』，今本作『民是以親失，而教是以煩』。與簡文不同。」陳偉《對讀》指出：「若聯繫語境，則祇有讀爲『繁』或者『煩』才是合適的。《國語·楚語上》引申叔時語云：『若民煩，可教訓。』將『民煩』與『教訓』聯繫起來，也印證簡書此字當以讀『煩』或『繁』爲是。」王金凌《比論》認爲：「今本『親失』不成義，疑蒙上文『大人不親其所賢』之『親』字而衍。」張富海《緇研》指出：「今本『教』『民』位置互易，但兩本皆可通。『教此以失』者，謂教化因此而失其正道。《漢書·嚴朱吾丘主父徐嚴終王賈傳》有云：『養失而泰，樂失而淫，禮失而采，教失而僞。』『民此以煩』者，謂民因此而亂也。《國語·楚語上》：『若民煩，可教訓。』注：『煩，亂也。』」

案：「遊」，今據趙平安《遊與⿱夆土》文，隸定爲「達」，於此讀爲「失」。「緮」，今據趙平安《釋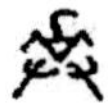》文，隸定爲「⿱米糸」，於此讀爲「煩」。今本「親失」之「親」古音清紐真部，或可讀爲「盡」（從紐真部），則未必爲衍文。

〔三〕「則」，馬瑞辰《毛詩傳箋通釋》指出：「則字爲句末語助詞，故《箋》但云『王之始徵求我』，不釋則字。」裴學海《古書》讀爲「稷」：《楚茨》篇毛傳云：「稷，疾也。」

〔四〕「旻」，《上博一·緇衣》隸定爲「㝵」。注釋：「皮　經籍『皮』『彼』通用。《老子》三十八章『故去彼取此』，《馬王堆漢墓帛書·老子甲本》『彼』作『皮』。《太玄》卷二：『今獄後穀，于彼釋殃也。』司馬光集注：『宋陸本彼作皮。』」

案：「㝵」，簡文從「貝」省，今隸定爲「旻」。廖名春《引詩》指出：「『旻』爲『得』之古文。」

〔五〕《上博一·緇衣》注釋：「⿰㚔⿱丮女　从㚔、从丮、从女。《包山楚簡》常見，作『執』。」「⿰各戈■　下有重文符，即『⿰各戈⿰各戈』。郭店簡作『⿰孝戈⿰孝戈』，今本作『仇仇』。」「此詩引文爲《詩·小雅·正月》。」陳偉《對讀》指出：「此應釋爲『戟』。《滕侯戟》的器名用字即从『各』从『戈』。楊樹達先生在《積微居金文説》中分析説：按『戟』爲會意字，銘文『戟』字作『𢦚』，从戈，各聲，爲形聲字，『戟』之或作也。从『各』聲者，『各』與『戟』古音相同故也（同鐸部見母）。《汗簡》『格』字下亦收此形。聯繫到《釋名・釋兵》『戟，格也』之説，更可相信楊樹達先生之説。在上古音中，戟爲見母，仇爲群母，屬於旁紐，音近可通。因而簡書中的『戟戟』大概是傳世本中『仇仇』（傲慢義）的假借字。」張富海《緇研》指出：「毛傳：『仇仇，猶謷謷也。』《爾雅・釋訓》：『仇仇，謷謷，傲也。』郭注：『皆傲慢賢者。』朱彬《禮記訓纂》引王念孫曰：《廣雅》：『扏扏，緩也。』『扏扏』，通作『仇仇』。《緇衣》鄭注『持我仇仇然不堅固』，即緩持之意，與《廣雅》同，與《爾雅》、毛傳、鄭箋皆異，蓋本於三家也。今按『彼求我則，如不我得』，言求我之急也。『執我仇仇，亦不我力』，言用我之緩也。三復《詩》詞，則緩於用賢之説爲切，而傲賢之説爲疏矣。王説是。」

案：胡承珙《毛詩後箋》指出：「《荀子・堯問》篇『貌執之士者百有餘人』，楊注：『執，猶待也。以禮貌接待之士百有餘人也。』然則『執我』猶言『待我』矣。……『傲慢』即有『緩』意……蓋傲則不固，《左傳》：『舉趾高，心不固矣。』然則鄭《緇衣》注以『仇仇』爲『不堅固』，與此《傳》『猶謷謷』者，義相成也。」馬瑞辰《毛詩傳箋通釋》指出：「『不我力』即不我用。《緇衣》引此詩，注云『亦不力用我』，蓋本《韓詩》，其説是也。《緇衣》又引《君陳》曰：『未見聖，若已弗克見；既見聖，亦不克由聖。』注：『由，用也。』『亦不克由聖』正與引《詩》『亦不我力』同義，力即爲用明矣。又按：力又與㔇同義。《漢書・王莽傳》『力來農事』，顔師古注：『力來，勸勉之也。』……『亦不我力』訓爲『不我勸』，義亦通。」裴學海《古書虛字集釋》指出：「『亦』猶『乃』也。」

〔六〕《上博一・緇衣》注釋：「君緹 《尚書》篇名。緹，从糸、从止、从申。《説文》所無。《禮記・緇衣》『君陳曰』，陸德明釋文：『陳，本亦作古陣字。』《説文》『陣，古文陳』，段玉裁注：『古文从申不从木。』郭店簡作『迪』，今本作『陳』。」

〔七〕「⿱耶口」，與「耶」不同，《上博一・緇衣》皆隸定爲「耶」；「㚒」，《上博一・緇衣》隸定爲「克」；「胄」，《上博一・緇衣》隸定爲「貴」。 注釋：「未見聖 此句『未見』兩字在第十簡末，『聖』字在第十一簡端，簡文相接，可連讀。」「耶 經籍『聖』之省筆。《老子》二章『是以聖人處無爲之事』，《馬王堆漢墓帛書・老子乙本》『聖』作『耶』，郭店簡、今本皆作『聖』。」「女丌=弗克見 其中『丌』字下有重文符，爲『其其』兩字。『丌』字在書寫時脱漏，後補入，故字體特小。 郭店簡作『如其弗克見』，今本作『若己弗克見』。『若』『如』義同。」「我既見，我弗貴耶 此句郭店簡作『我既見，我弗迪聖』。 今本作『既見聖，亦不克由聖』。 與簡文不同。」「貴」，劉釗《讀劄》指出：此字从『由』从『目』，乃古文『胄』字。『胄』本从『由』得聲。」程元敏《引書》指出：「其，稱代詞，可稱自我，義同己，其己同之部舌根音，通假。 弗不音近義同。 ……由，用也。」廖名春《論書》指出：「『未見』句前，『晚書』《君陳》有『凡人』二字……『我既見』句，『我』字，

《禮記·緇衣》和『晚書』《君陳》皆無，但『既見』後多一『聖』字。『我弗迪聖』句，『我』字，《禮記·緇衣》和『晚書』《君陳》皆無，但多一『亦』字。……在『晚書』《君陳》中，這是成王批評常人、訓誡君陳之語。既是常人之爲，而非己之行，故稱『人』而不稱『我』。如稱『我』，不但與稱『人』矛盾，而且下文『爾其戒哉』，也難以解釋。楚簡所引，不稱『人』而稱『我』，顯然不能置之於『晚書』《君陳》中。楚簡所引，反映的當是戰國中期以前人所見到的《尚書·君陳》的原貌，它與『晚書』《君陳》的上下文不合，說明『晚書』《君陳》並非戰國中期以前人所見之《尚書·君陳》之舊。說它是後人利用《禮記·緇衣》等所引加以編造而成，是有道理的。」

案：「=」符並非總用爲重文符，《上博一》注釋說非。「=」當爲標誌符號。

（11）子曰：大臣之不𥛘（親）也，則忠敬不足，而𧸘（富）貴已逃（過）[也]；〔一〕邦家之不盜（寧）也，「則大臣不治而邇臣度也。此以大臣」十一不可不敬也，民之蕝（蕝）也。〔二〕古（故）君不與少（小）悔（謀）大，則大臣不令（怨）。〔三〕《辨（祭）公之寡（顧）命》員（云）：〔四〕「毋目（以）少（小）悔（謀）贁（敗）大惷（圖），〔五〕毋目（以）辟（嬖）御𦘦（盡）妝（莊）后，〔六〕毋目（以）辟（嬖）士𦘦（盡）夫=「大夫」、向〈卿〉使（士）。」▬〔七〕

〔一〕《上博一·緇衣》注釋：「𧸘　从貝、富聲，《說文》所無。今本作『富』，『𧸘』當是『富』之異文。郭店簡作『𧸘』。」「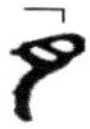形似『月』字形，而筆勢下垂，與郭店簡稍異。」「逃　即『過』字，《包山

楚簡》：『迆期不賽金。』『迆』即『過』字，今本作『過』。」「此句今本爲『子曰：大臣不親，百姓不寧，則忠敬不足，而富貴已過也』。與簡文出入較大。」李存山《忠信》指出：「按楚簡《緇衣》篇的文意，此句是説，大臣對君主不親，是因爲君主對大臣的忠敬不足，而使大臣富貴則有餘（或解爲，君主的富貴已過）。此處『忠敬』與『富貴』對舉，『忠敬』的道德主體和使大臣富貴的施動者都是君主，『忠敬』同『富貴』一樣不應分讀。然而，《禮記·緇衣》篇鄭玄《注》曰：『忠敬不足，謂臣不忠於君，君不敬其臣。』將忠、敬分屬臣和君兩個道德主體，意甚牽強。這是由於在漢代『忠』已成爲衹是對臣而不是對君的道德要求。這與楚簡《緇衣》的『忠敬』和《忠信之道》的『忠信』有著很大的區别。」劉信芳《解詁》認爲：「鄭注之『牽強』，在於傳本有誤，非鄭玄之失也。」陳偉《對讀》指出：「在香港中文大學文物館所藏楚簡中，有一段《緇衣》殘簡。其中『其容不改』的『改』字左旁與上博本相當『已』的字類似。陳松長先生指出：此字字形特殊，與郭店楚簡《緇衣》中的『改』字稍有不同。但因此簡爲《緇衣》殘簡，其文與郭店楚簡《緇衣》可作對比，故此字『當是「改」的異體』。『改』从『已』聲。依照陳先生對於這個『改』字的分析，上博本此字可以看作『已』字的異體……我們也可以認爲將『已』字寫成近似『月』字的樣子，大概是一種有規律的錯誤。」張富海《緇研》指出：「楊樹達《詞詮》認爲連詞『則』表因果關係時，其上之文爲原因，其下之文爲結果。這顯然是最一般的情況。但相反的情況，即『則』上之文爲結果，『則』下之文爲原因的情況也是有的……簡文是相同的情況。簡文之『忠』應當指君主對臣下之『忠』。關於『忠』本可以指上對下之德，詳另文。《管子·四稱》：『昔者有道之君，敬其山川、宗廟、社稷，及至先故之大臣（尹注：先故之臣，謂祖考時舊臣也），收聚以忠而大富之。』言君既忠於大臣而又富之，語義與此簡文相近，可爲佐證。……從此章乃至全篇旨在勸君而非勵臣這一點來看，將『忠』理解爲臣對君之忠也是不太合適的。」

案：《經詞衍釋》指出：「則，猶『以』也。」其舉例中，有一些作「以」講的「則」字可訓爲「因爲」。《正義》引沈重之説言及「是忠敬不足致然」，可取。後文説「此以大臣不可不敬」。「富貴已過」之後，郭店簡本與今本均有「也」字，本簡當補。

〔二〕「蕬」，《上博一·緇衣》隸定爲「藍」。注釋：「第十一簡下端殘缺，據郭店簡可補『則大臣不台，而埶臣怃也。此以大臣』十四字，以下與第十二簡首句簡文相接。」「藍 楚簡文字『絶』作『㡭』或『𢆶』。《説文》：『朝會束茅表位曰蕝。』《國語·晉語八》：『置茅蕝，設望表。』郭店簡作『蕬』，今本作『表』。」「此句今本爲『大臣不治，而邇臣比矣。故大臣不可不敬也，是民之表也；邇臣不可不慎也，是民之道也』。與簡文有較大出入。」周桂鈿《校讀》指出：「此以，所以。」顔世鉉《儒字》指出：「《禮記·檀弓下》：『調也，君之褻臣也。』鄭《注》：『褻，嬖也。』『褻臣』即親近寵幸之臣，與今本《緇衣》之『邇臣』同義。然簡文『埶』也可讀作『邇』，古籍及出土文獻均多此例。……《緇衣》簡四三：『此以僂（邇）者不惑，而遠者不疑。』僂，今本《緇衣》作『邇』，裘按：『……此即「邇」字異體。』……故《緇衣》簡二一之『埶』字讀爲『邇』或讀爲『褻』均可通。」

案：「埶」，今據顔世鉉説讀爲「邇」。「忯」，《集韻》有「㤞」字，簡文當即此字。《集韻·鐸韻》：「㤞，忖也。」《集韻·陌韻》：「宅，或作度。」故此處「㤞」當可讀爲「度」。《字彙·广部》：「度，算謀也，料也，忖也。」此處「㤞」「度」是謀慮之義。今本「比」通「庀」，是治理之義。《集韻·紙韻》：「庀，治也，具也。或作比。」《國語·魯語》「子將庀季氏之政焉」，韋昭注：「庀，治也。」簡本、今本之義均是説大臣不治政而近臣治政。簡本「忯」字心之外的部分也可能源于「庀」之誤。今補爲「則大臣不治而邇臣度也。此以大臣」。「藍」，與郭店簡形近，宜隷定爲「蕬」。

〔三〕《上博一·緇衣》注釋：「與 經籍『與』『以』通用。《周易·繫辭上》『可與酬酢』，《説文》徐鍇繫傳引作『可以醻醋』。今本作『以』。」「母 爲「謀」字之古文。《中山王嚳鼎》銘文『謀』字从母从心作『悬』，與簡文同。《集韻》：『謀，或作悬。』今本作『謀』。」「則大臣不令 郭店簡作『則大臣不悁』。」「此句今本作『君毋以小謀大，毋以遠言近，毋以内圖外，則大臣不怨，邇臣不疾，而遠臣不蔽矣』。其中增益多字，與簡文相差甚多。」劉信芳《解詁》將「悔」讀爲

「侮」：「《禮記・曲禮上》：『不輕侮。』釋文：『侮，輕慢也。』『與小侮大』者，相與小人，輕慢大臣。」

案：吳昌瑩《經詞衍釋》指出：「與，猶『以』也……以，『用』也。」《集韻・候韻》：「謀，或作⿱母心。」「⿱母心」與「悔」當爲一字異體。或讀「悔」爲侮，周波《考論》指出：迄今爲止我們在出土文字資料中尚未發現可以確定寫作「⿱母心」或「悔」形之「侮」。

〔四〕「⿱冖頁」，《上博一・緇衣》隸定爲「⿱頁分」。注釋：「舛公　『舛』从二倒『矢』，《說文》所無。據簡文，舛公作《⿱頁分命》，《禮記・緇衣》鄭玄注：『葉公，楚縣公葉公子高也。臨死遺書曰顧命。』則簡文之舛公，當爲葉公。郭店簡作『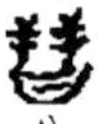公』，『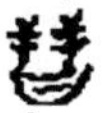』字从甘，今本作『葉』。」「⿱頁分命　『⿱頁分』爲『寡』之省筆。《中山王譽鼎》銘文和《天星觀楚簡》『寡』字都不从宀，省作『⿱頁分』，與簡文同。《禮記・緇衣》『故君子寡言而行』，鄭玄注：『寡當爲顧，聲之誤也。』朱駿聲《說文通訓定聲》：『寡，假借爲顧。』今本作《顧命》。」《郭簡・緇衣》【注釋】〔六一〕：「孫希旦云：『葉當作祭』，『祭公之顧命者，祭公謀父將死告穆王之言也。今見《逸周書・祭公解篇》』（《禮記集解》）。」李學勤《釋祭》指出：「祭字古音爲精母月部。葉字从枼聲，而枼又从世聲，世字爲書母月部，从世聲的字多在心母月部，都與祭音近。因此，祭與葉仍是通假的關係。」徐在國《三考》指出：「『晉』字本像二倒矢插入器形，爲箭字古文。後來二倒矢訛爲臸，成爲晉字聲符，下器形訛爲日。祭字古音屬精紐月部，箭字爲精紐元部，二字聲紐相同，月、元對轉，而『晉』爲『箭』字古文，故簡文『晉公』可以讀爲祭公。」

案：「㬥」，今依形隸定爲「㬋」，下同。黄德寬《字際》指出此爲「顧」之本字加繁飾以與「頁」作區分。

〔五〕「敗」，《上博一·緇衣》隸定爲「敗」。注釋：「𢘓　从心、者聲。郭店簡作『惜』，今本爲『作』。」陳斯鵬《初讀》指出：「字當讀『圖』。馬承源先生在討論《孔子詩論》時引上博簡《魯邦大旱》有『圖』字从口从者，可爲佐證。圖，亦謀也。圖謀由心出，故字从心作。」

案：「以」，裴學海《古書虛字集釋》指出：「『以』猶『使』也。」「敗」，簡文字形有殘損，但可以看出形近三體石經《僖公》「敗」字，今隸定爲「敗」。

〔六〕「𧖴」，《上博一·緇衣》隸定爲「𧖴」。注釋：「辟　與『嬖』通。《荀子·君道》『案唯便嬖親比己者之用也』，《韓詩外傳》卷四『嬖』作『辟』。又《荀子·儒效》『事其便辟』，楊倞注：『辟，讀爲嬖。』郭店簡作『卑』，今本作『嬖』。」「𧖴　从聿、皕聲。《説文》所無，疑即《説文》『𧖴』字之省文。《説文》：『𧖴，傷痛也，从血、聿，皕聲。《周書》曰：「民罔不𧖴傷心，讀若憘。」』段玉裁注：『按當作譆，言部曰：譆，痛也。音義皆近。』《多友鼎》銘文『唯馬毆𧖴』，是指殺戎人之馬。郭店簡作『息』，今本作『疾』。」「后　經籍『后』『句』通用，《周易·姤·上九》『姤其角』，

《馬王堆漢墓帛書·周易》『姤』作『狗』。」

案：《上博一·緇衣》注釋「《説文》：『衋，傷痛也，从血、聿，皕聲。《周書》曰：「民罔不衋傷心，讀若憘。」』」當作：「《説文》：『衋，傷痛也，从血、聿，皕聲。《周書》曰：「民罔不衋傷心。」讀若憘。』」郭店簡作「𢜎」，上博簡字形當爲从聿从皕，父辛卣「衋」字从皕，則簡文字形可視爲「衋」字省體，今隸定爲「𦘦」。《逸周書·祭公》孔晁注：「嬖御，寵妾也。」

〔七〕《上博一·緇衣》注釋：「夫＝『夫』字右下角有合文符，爲『大夫』兩字。」「向使　郭店簡作『卿事』，今本作『卿士』。」劉樂賢《劄記》指出：「向使，郭店簡作卿事，今本作卿士。按，古代卿、鄉二字常可混用。蓋卿先誤作鄉，再通假作向。事、使、士三字，古可通用。」

案：「嬖」，《左傳·隱公三年》「嬖人之子也」，陸德明《釋文》：「賤而得幸曰嬖。」

（12）子曰：十二長民者𡥈（教）之目（以）悳（德），亝（齊）之目（以）豊（禮），則民又（有）昱心。〔一〕𡥈（教）之目（以）正（政），亝（齊）之目（以）型（刑），則民又（有）免心。〔二〕古（故）慈（慈）目（以）㤅（愛）之，則民又（有）𣆪（親）；〔三〕信目（以）結之，則民伓＝[不伓（背）]；〔四〕龍（恭）目（以）立（涖）之，則民又（有）𢘊＝[𢘊（遜）心]。〔五〕《旹（詩）》員（云）：十三「虗（吾）夫＝[大夫]龏（恭）虘（且）會，林人不歛。」〔六〕《吕型（刑）》員（云）：「𣬛（苗）民非甬（用）霝（靈），〔七〕折（制）目（以）型（刑），隹（惟）乍（作）五虐

(虐)之型(刑)曰金(法)。」■〔八〕

〔一〕「亝」，《上博一・緇衣》直接隸定爲「齊」。注釋：「第十二簡末句爲『子曰』，第十三簡首句爲『長民教之以德』，簡文相接，可連讀。」「長民　郭店簡作『倀民』，今本作『夫民』。」「豊　《説文》：『豊，行禮之器也，从豆，象形，凡豊之屬皆从豊，讀與禮同。』今本作『禮』。」「⿱口立　从口从立，《説文》所無。《包山楚簡》二・四八有『⿱口立鄴』，二・四一作『陞』，『⿱口立』字存疑。郭店簡作『懽』，與上博簡書寫迥異，今本作『格』。」

案：《上博一・緇衣》注釋「第十三簡首句爲『長民教之以德』」，當是「『長民者教之以德』」。

〔二〕《上博一・緇衣》注釋：「正　經籍『正』『政』通用。《尚書・甘誓》『御非其馬之正』，《史記・夏本紀》『正』作『政』。《禮記・曲禮上》『教訓正俗』，《初學記・十三・禮部》引『正』作『政』，今本作『政』。」「免　《史記・樂書》『免席而請』，張守節正義：『免猶避也。』郭店簡作『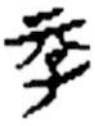』。今本作『遯』。『遯』與『免』義近。」

〔三〕「⿱丝心」，《上博一・緇衣》直接隸定爲「慈」，注釋：「慈　經籍『慈』『子』通用。《禮記・樂記》『則易直子諒之心，油然生矣』，《韓詩外傳》卷三『子諒』作『慈良』。又《晏子春秋・外篇下》『不可使子民』，《墨子・非儒下》『子』作『慈』。郭店簡作『孳』。今本作『子』，其上除『故』字外，尚有『君民者』三字，爲衍文。」「『古慈㠯㤅之』，其中『㠯』字簡文在書寫時脱漏，後補入，故字體特小。」李二民《研究》指出：「簡本『長民者教之以德』，今本作『夫民教之以德』，二者語法結構不同。今本爲被動語態，故今本後半句多『君民者』。……朱彬《禮記訓纂》：王引之曰：『子以愛之，謂慈以愛之。』」

案：「㤅」，《玉篇·心部》：「㤅，今作愛。」

〔四〕《上博一·緇衣》注釋：「伓= 『伓』字下有合文符，爲『不伓』兩字合書。今本作『不倍』。」季旭昇《讀本一》指出：「『伓』讀作『倍』，即古文『背』字。」

〔五〕《上博一·緇衣》注釋：「立 經籍『立』『涖』通用。《周禮·地官·鄉師》『以涖匠師』，鄭玄注：『故書涖作立。』鄭衆云：『立，讀爲涖。』又《周禮·春官·大宗伯》『涖玉鬯』，鄭玄注：『故書涖作立。』郭店簡作『位』。今本作『涖』。」「⿱关心= ⿱关心字下有合文符，爲『⿱关心心』兩字。中山國《⿰妾阝蚉壺》銘文『隹⿰彳送（朕）先王』，『⿱关心』字所从之『关』與之相同。郭店簡作『愻心』。今本作『孫心』。『⿱关心心』或可讀爲『遜心』。」沈培《解⿱关心》指出「⿱关心」可讀爲「遜」。

案：下文「龏」與「恭」通，故「龍」可讀爲「恭」。

〔六〕《上博一·緇衣》注釋：「第十三簡末句爲『詩云』，第十四簡首句爲『吾大夫恭且儉』，簡文相接，可連讀。」「夫= 『夫』字下有合文符，爲『大夫』兩字。」「⿱僉日 歛之省，即『儉』。」「𣏟人 『𣏟』爲《說文》部首，云：『葩之總名也。𣏟之爲言微也，微纖爲功，象形。』『𣏟人』詞義未詳。」

「『吾大夫恭且儉，𣏟人不儉。』此兩句今本所無，爲逸詩。」劉樂賢《三則》指出：「『𣏟』當與『麻』讀音相近……可以將上引《緇衣》的『𣏟』字讀爲另一個从『麻』得聲的『靡』字。『靡』訓『無』，『靡人不斂』即『無人不斂』。」

案：簡二十三有注釋：「虗　《説文》所無。今本作『吾』。」《郭簡·老子》甲【注釋】〔五二〕：「虗，从『虍』聲，讀作『吾』，在本批簡文中屢見。信陽楚簡『虗（吾）聞周公』之『吾』也作此形。」《漢書·陳咸傳》：「郡中長吏皆令閉門自斂，不得踰法。」

〔七〕《上博一·緇衣》注釋：「眊　即『覒』字。《説文》：『覒，擇也。从見，毛聲，讀若苗。』《廣韻》：『覒，斜視也，亦作眊。』今本作『苗』。」「霝　經籍『霝』『命』通用。《尚書·呂刑》：『苗民弗用𩆜。』今本引『𩆜』作『命』。」顔世鉉《淺釋》認爲：「𩆜、命，均訓爲『善』。《廣雅·釋詁》：『𩆜，善也。』《爾雅·釋詁上》：『令，善也。』令同命。」程元敏《引書》指出：「《墨子》𩆜引作練，練亦訓善。」

〔八〕《上博一·緇衣》注釋：「折　『折』『制』實同字，經籍分爲兩字。《尚書·呂刑》『制以刑』，《墨子·尚同中》作『折則刑』。畢沅校注：『折、制音同。』」「𧆛　从虍从示，《説文》所無。郭店簡作『瘧』，今本作『虐』。」「𠓥　从全从止。『全』古『百』字，見中山國《𨛭蚉壺》及《中山王兆域圖》銘文及東周錢幣文字。今本作『法』，『全』『法』兩字雙聲。郭店簡作『灋』。」「以上

《吕刑》云，郭店簡作『非甬翌，折以型，隹乍五虐之型曰法』。今本作『《甫刑》曰：苗民非用命，制以刑，惟作五虐之刑，曰法。是以民有惡德，而遂絶其世也』。後兩句簡文所無，爲衍文。」龐樸《零箋》指出：「『金』應定爲『佱』，即古文『法』字。《説文》廌部『灋』字下附古今二文，謂『法，今文省；佱，古文』。」魏宜輝《訛變》對「佱」「金」字形來源有仔細分析。馮勝君《對比》指出：「類似《説文》古文的『虐』字戰國文字中多見。……戰國文字中讀爲『乎』的字……與『虐』字在形體上混用。」

案：《上博一·緇衣》注釋「郭店簡作『非甬翌，折以型，隹乍五虐之型曰法』」，「虐」當是「瘧」；「《甫刑》曰：苗民非用命」，「非」當是「匪」。

（13）子曰：正（政）之不行，⿱𡈼言（教）之不坓（成）也，「則刑罰不足恥，而爵不足勸」十四也。〔一〕古（故）上不可目（以）埶（褻）型（刑）而翌（輕）屰（爵）。〔二〕《康（康）誥（誥）》員（云）：〔三〕「敬明乃罰。」《吕型（刑）》員（云）：「𢍜（播）型（刑）之由（迪）。」▃〔四〕

〔一〕《上博一·緇衣》注釋：「坓　即『城』字。經籍『城』『成』通用。《左傳·文公十一年》『王子成父』，《管子·小匡》作『城父』。今本作『成』。」「『教之不成也』句以下簡斷缺，據郭店簡可補『則型罰不足恥，而雀不足懽』十一字。今本此句爲『爵祿不足勸也，刑罰不足恥也』。與簡文原句顛倒。簡文最後有一『也』字，在第十五簡首字，則第十四簡與第十五簡簡文相接。」

案：今補爲「則刑罰不足恥，而爵不足勸」。

〔二〕「⿱杈女」，《上博一・緇衣》隸定爲「⿱杈女」；「⿱羽𡈼」，《上博一・緇衣》隸定爲「⿱羽巠」；「⿰丬少」，《上博一・緇衣》隸定爲「⿻乇少」，注釋：「⿱羽巠⿻乇少　⿱羽巠，从羽、巠聲。《説文》所無。《包山楚簡》二・一八九有『俈灰登⿱羽巠』，與此字同。⿻乇少，字形从乇从少，『乇』字中增少字。《説文》所無，與郭店簡『雀』字相對應。　此句郭店簡作『埶刑而⿱羽巠雀』。今本作『褻刑而輕爵』。」陳偉《對讀》指出：「上博本此字構形比較特别，外形作『斗』，『斗』口之中書一『少』字。……上古音少在宵部，雀在藥部，屬於對轉。何琳儀先生在分析『雀』字時即説：『从隹，从少，會小鳥之意。少亦聲。』雀、爵二字音近可通。簡文『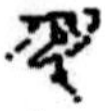』大概是『爵』字的異體。」馮勝君《二則》指出：「字應分析爲从斗、少聲，隸定爲『⿰丬少』，讀爲『爵』。」

案：「⿱杈女」，今依形隸定爲「⿱杈女」，此即「⿱毄女」字異構；「⿱羽巠」，今依形隸定爲「⿱羽𡈼」，「⿱巠王」爲楚文字「巠」。

〔三〕「⿸广⿱肀氺」，《上博一・緇衣》直接隸定爲「康」，施謝捷《用字》指出當隸定作「⿸广⿱肀氺」，「宜看作『康（⿸广桼）』的借字，二字均从『庚』得聲，故可相通」。

〔四〕《上博一・緇衣》注釋：「⿵冂采　『蹯』之古字。《正字通》：『⿵冂采，古蹯字。』簡文从冂从采，郭店簡作『翻』。今本作『播』。」「由：假借爲迪。《楚辭・九章・懷沙》：『易初本迪兮。』《方言》第六：『由迪，正也。東齊青徐之間相正謂之由迪。』《説文通訓定聲》：『由，叚借爲迪。』《漢書・揚雄傳下》『蠢迪檢押』，顔師古注：『迪，道也，由也。』」「此句今本作《甫刑》曰：「播刑之不迪。」』多一『不』字。」李零《校二》指出：「原書引《正字通》以爲古『蹯』字，其實這是《説文》卷二上采部『番』字的古文（字从丑作其實是从爪作），字與『蹯』『播』等字相通。」

案：《上博一・緇衣》「从采」當爲「从采」。鄭注：「播，猶施也。……迪，道也。」王引之《經傳釋詞》：「《緇衣》引《甫刑》曰：『播刑之不迪。』不，語詞。不迪，迪也。故古文《尚書》作『播刑之迪』，鄭以『不』爲衍文，失之。」裴學海《古書虚字集釋》從王引之説，又補充認爲「不」字或作「丕」。

(14)子曰：王言女（如）茲（絲），丌（其）出女（如）緍；〔一〕王言女（如）索，丌（其）出如紼。故大人不倡流。《詩》云：「慎尔出話」十五，〔二〕敬尔戒（威）義（儀）。」■〔三〕

〔一〕「茲」，《上博一・緇衣》直接隸定爲「絲」。注釋：「緍《集韻》：『緍，或作緡。』《爾雅・釋言》：『緍，綸也。』《廣韻》：『緍，釣魚綸也。』《詩・召南・何彼穠矣》『其釣維何，維絲伊緍』，毛亨傳：『緍，綸也。』『緍』『綸』義同。」

案：「絲」，今從李家浩《合文》説隸定爲「茲」。

〔三〕《上博一・緇衣》注釋：「簡文『亓』字下簡斷缺，案郭店簡可補『出女緋，古大人不昌流。寺員，誓而出話』十五字，下接第十六簡，首句爲『敬尔威義』。兩簡文可連讀。」「此句今本作『王言如絲，其出如綸；王言如綸，其出如綍。故大人不倡游言……《詩》云：慎爾出話，敬爾威儀』。與簡文稍有出入。」虞萬里《綜研》認爲殘缺部分「可能是有『言』字而殘缺十六字」。

案：今補爲「出如紼。故大人不倡流。《詩》云：『慎尔出話。』」。

〔三〕「戜」，《上博一・緇衣》隸定爲「威」。

案：「戜」爲「威」字初文。下同。

(15)子曰：可言不可行，⿱君子=[君子]弗言；可行不可言，⿱君子=[君子]弗行，〔一〕則民言不名(詭)行，=[行]不名(詭)言。〔二〕《旹(詩)》員(云)：「⿱罒口(淑)訢(慎)尔(爾)止，不侃(愆)[于儀。]」

〔一〕《上博一・緇衣》注釋：「⿱君子= 此字下有合文符，爲『君子』兩字。」「此句今本作『可言也，不可行，君子弗言也；可行也，不可言，君子弗行也』。與簡文稍有出入。」

〔二〕「厃」，《上博一・緇衣》隸定爲「⿱今石」，注釋：「⿱今石 从石从今。《説文》所無。郭店簡作『⿰阝⿱厃心』，今本作『危』。」「行= 『行』字下有重文符，兩『行』字分列上下兩句。郭店簡未見重文。」「今本此句作『則民言不危行，而行不危言矣』。與簡文略異。」趙平安《四篇》指出：《中國歷代貨幣大系》五四三、五四四有字作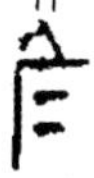，過去或隸作『垝』，認爲就是《史記·魏世家》的垝津。幣文和是同一個字，就是『厃』字。《說文》分析爲『从人在厂上』，表示危高義。二和口都是羨畫，戰國文字常見。同時加上這兩種羨畫，與郭店簡《語叢一》二的『命』、《老子甲種》八的『達』相類。包山簡二六二『跪』作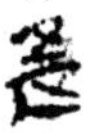，从止，从厃，也可證明『危』作『厃』。」黃錫全《對札》指出：「此字就是厃即『危』字。《說文》：『厃，仰也。从人在厂上。』『厂，山石之厓岩，人可居。』是从石與从厂義近。其上人形下之『二』乃趁隙所加飾筆。」顏世鉉《散記》認爲：「王引之《經義述聞》卷十六：『危，讀爲詭。詭者，違也，反也。言君子言行相顧，則民言不違行，行不違言矣。《呂氏春秋·淫辭篇》：所言非所行也，所行非所言也。言行相詭，不祥莫大焉。謂言行相違也。』……鄭注……王引之皆有道理。……對照上博簡『峹』字……以鄭玄注的說法才能相配合。」張富海《緇研》指出：「『詭』字本無欺詐義，祇有違反、不一致的意思。王氏讀『危』爲『詭』，於義極爲允洽。」

案：《上博一·緇衣》注釋「陒」當作「陒」。趙平安《四篇》「包山簡二六二」當是「包山簡二六三」。大西克也《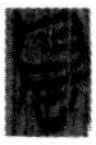字》指出「」是「厃」字變體，可以讀作「危」。今從趙平安、黃錫全說隸定爲「名」，王引之說是。

（16）子曰：君子導人以言，而極以行。」十六〔一〕古（故）言則慮丌（其）所夂（終），行則旨（稽）丌（其）所萳（敝），則民訢（慎）於言而歡（謹）於行。〔二〕《峕（詩）》員（云）：「𥞤（穆）■［𥞤（穆）］文王，於幺（緝）所（熙）義〈敬〉止。」■〔三〕

〔一〕《上博一・緇衣》注釋：「『不侃』以下簡斷缺，據郭店簡可補『于義。子曰：君子道人以言，而𣦵以行』十四字。則與第十七簡首句『故言則慮其所終』簡文相接。此詩引文爲《大雅・抑》。」

案：「𣦵」，郭店簡作「𢀚」。陳偉《別釋》指出：「在楚簡中，『亟』字往往寫作『亙』……這處簡文恐亦是『亟』字。今本《緇衣》此句作『而禁人以行』。鄭玄注：『禁，猶謹也。』从『亟』得聲之字有『悈』。《說文》：『悈，急性也。从心，亟聲。一曰謹重皃。』字義與『禁』相關。又『禁』有『忌』的意思，而从『亟』得聲的『極』與『忌』在古書中屢見通假。」裘錫圭《極先》認爲：「『極』在古書中多訓『中』，其實也有準則、法度一類意義。『極以行』可能是以自己的行爲作爲民之準則、法度的意思。」王力波《緇校》指出：「道：《經典釋文》：『道音導。』……𣦵……疑借作亙。亙，引也，《文選・左思〈吳都賦〉》：『樹以青槐，亙以綠水。』李善注：『亙，引也。』引（人）以行，用行動引導人向善。」王說簡潔，然此義少見，用例較晚。今從陳、裘說。

竹簡「𣦵」下可能承上文「導人」而省略「人」字，今本有。今補爲「于儀。子曰：君子導人以言，而極以行。」

〔二〕「夂」，《上博一・緇衣》隸定爲「冬」，注釋：「冬　經籍『冬』『終』通用。《釋名・釋天》：『冬，終也，物終成也。』今本《老子》六十四章『慎終如始』，《馬王堆漢墓帛書・老子乙本》『終』作『冬』。今本作『終』。」「苐」，《上博一・緇衣》隸定爲「蔽」，注釋：「蔽　經籍『蔽』『敝』通用。《周禮・考工記・弓人》『長其畏而薄其敝』，鄭玄注：『敝，讀爲蔽塞之蔽。』郭店簡作『幣』。《說文通訓定聲》：『蔽字亦作幣。』今本作『敝』。」「𢿌　从文、堇聲。《說文》所無，郭店簡作『慬』，今本作『謹』。」劉信芳《解詁》：「稽　原簡从食，旨聲，《郭店》未予隸定。……敝，今本《疏》釋爲『終敝』，是『敝』與上文『終』爲互文。」何琳儀《郭選》隸定爲「䭫」。楊澤生《竹研》認爲：「『稽其所敝』的『稽』，鄭注釋『考』『議』，我們認爲它應該和上文的『慮』相應並且意思相近，指計算、盤算。」張富海《緇研》指出：「簡文『終』字原形即《說文》古文『終』。『㳄』字的考釋見《九店楚簡》（中華書局，二〇〇〇年）一〇七頁注［一七一］。『敝』與『終』義近。」

案：簡文「慮」字中部「田」作「目」。「終」，依簡文字形可隸定爲「夂」，《集韻・東韻》：「終……隸作夂。」「蔽」，相近字形李零《雜識》、李家浩《九店》均有考釋，依其意見可隸定爲「苐」，今讀爲「敝」。「𢿌」不从「文」而是从「攴」，前已有說明。

〔三〕「𥡴」，《上博一・緇衣》隸定爲「穆」；「止」，《上博一・緇衣》隸定爲「之」，注釋：「穆▪　『穆』

字下有重文符，爲『穆穆』兩字。」「於幾義之　此句郭店簡作『於偮逅敬止』。今本作『於緝熙敬止』。此詩引文爲《大雅・文王》。」裘錫圭《錯字》指出：「上博簡『義』字應是『敬』字的誤摹。」季旭昇《讀本一》指出「之」實爲「止」字。李家浩《合文》認爲所謂「幾」（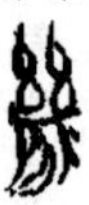）「不是『幾』字……右下側兩斜畫即合文符號。……合文符號去掉後……爲『丝』……『𦣞』字的訛體。……『丝』應該釋爲……『丝』……讀爲『緝』。……『熙』从『巸』聲，『巸』所从『𦣞』『巳』皆聲。……『𦣞』……讀爲『熙』。」

案：「穆」，簡文禾形在右，無「小」形，《字彙補・禾部》：「𥝩，古穆字。」《上博一・緇衣》簡文合文符號皆較規整，不類「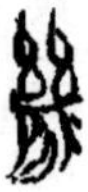」字右下側兩斜畫。疑簡文如同簡十三「豆心」一樣，衹是兩字連爲一體，非合文。簡文下半字形和《緇衣》中的「所」字比較接近。簡文有可能是受到其下「義」字的干擾，在寫「所」字時，多了一竪勾。「所」古音生紐魚部，與喻紐之部的「𦣞」音近；「所」从「戶」聲，「戶」古音匣紐魚部，與曉紐之部的「熙」音近。「𦣞」「戶」皆與「古」聲系字相通。竹添光鴻《毛詩會箋》指出：「穆穆有幽深嚴肅之義。……於，嘆辭。緝熙，日新之義。緝，續也……熙爲廣。……敬止者，敬于其所當止，所謂敬厥止也。」「敬」，歐陽修《詩本義》解釋爲「敬慎不墜」。從《緇衣》上下文考慮，歐陽修説可信，《周頌・閔予小子》「宿夜敬止」，鄭箋：「敬，慎也。」

(17)子曰：言從行之，〔一〕則行不可匿。古(故)孴▬(君子)㬎(顧)言而行，〔二〕目(以)埅(成)亓(其)信，則民不十七能大亓(其)䫉(美)而少(小)亓(其)亞(惡)。《大虽(雅)》云：〔三〕「白珪之砧(玷)，〔四〕尚可䂺(磨)[也]；此言之砧(玷)，不可爲[也]。」〔五〕《少(小)虽(雅)》員(云)：「䏌(允)也君子，墨(展)也大埅(成)。」〔六〕《君奭(奭)》員(云)：「[昔在上帝，蓋申觀文王德，其]十八〔七〕集大命于氏〈氒(厥)〉身。」▬〔八〕

〔一〕「從」，《上博一・緇衣》隸定爲「衜」，注釋：「衜　即『卛』字。郭店簡及今本皆作『從』。」「言衜行之，今本作『言從而行之』。在此句下尚有『則言不可飾也；行從而言之，則行不可飾也』。比之簡文，衍十七字。」陳偉《對讀》指出：「整理者釋爲『卛』，恐非是。」張富海《緇研》指出：「據簡文，今本『則言不可飾也』與『則行不可飾』中『言』『行』兩字誤倒。如乙正，『言從而行之，則行不可飾也』及簡文『言從行之，則行不可匿』義近。」

案：「從」，上博簡作「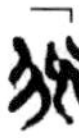」，與簡八「從」字相比，少一「止」形，當爲「從」之省體。簡文有「則行不可匿」，《上博一・緇衣》注釋不當謂今文「衍十七字」。楚永安《文言複式虛詞》指出「從而」可譯作「因此而」「因而」，蕭旭《古書虛詞旁釋》指出「從猶將也」，或簡本與今本意思不同。

〔二〕《上博一・緇衣》注釋：「㬎　即『寡』字，與『顧』通。《說文通訓定聲》：『寡，叚借爲顧。』郭店簡作『䚩』，从見。今本『故君子寡言而行』，鄭玄注：『寡當爲顧聲之誤也。』」「此句今本作『故君子寡言而行，以成其信，則民不得大其美而小其惡』。與簡文略有不同。」

案：「㝠」已見前文，注釋與彼不同。今隸定爲「𡨦」，説見前。

〔三〕《上博一·緇衣》注釋：「大虽　即《大夏》，上博簡《孔子詩論》中，此篇名多見，通作『大雅』。此詩引文爲《大雅·抑》。」

〔四〕《上博一·緇衣》注釋：「珪　『圭』之古字。《説文》：『圭，瑞玉也，上圜下方。』『珪，古文圭，从王。』《廣韻》：『圭，圭璧。珪，古文。』《集韻》：『圭，古作珪。』」廖名春《引詩》指出：「今本及《毛詩》作『玷』……毛《傳》云：『玷，缺也。』……臧氏曰：案《説文》，《詩》本作『刮』，从刀，有缺失義，故又爲『斯言之刮』。俗人以文連『白圭』，遂改从玉矣。」

案：《上博一·緇衣》注釋「从王」當爲从玉。「砧」，今且從詩作「玷」，下同。

〔五〕《上博一·緇衣》注釋：「碄　从石、林聲，即《説文》『磿』字，今本作『磿』。」廖名春《引詩》指出：「『此』，今本及毛《詩》作『斯』。鄭玄《箋》：『斯，此也。』」

案：相較于郭店簡及今本，簡文少兩「也」字，今補。

〔六〕「躳」，《上博一·緇衣》隸定爲「夋」；「墨」，《上博一·緇衣》隸定爲「𡐓」。注釋：「此詩引文爲《小雅·車攻》。」

案：《郭簡・緇衣》【注釋】〔九〇〕：「躳，从『㠯』聲，讀作『允』。參看注一五。」《郭簡・緇衣》【注釋】〔一五〕：「裘按：『尹』下一字可能是『允』之繁文。長沙楚帛書有此字，舊釋『夋』，『夋』从『允』聲。『惟尹允及湯咸有一德』，於義可通。……後三六號簡亦有此字，今本正作『允』。」廖名春《引詩》指出：「『也』，今本同，毛詩作『矣』。『也』『矣』義近，故可互用。」《郭簡・緇衣》【注釋】〔九一〕：「裘按：此句今本作『展也大成』。簡文『也』上一字似當釋『廛』，『廛』『展』音近可通。」裘按之「廛」字，不見於字書，當爲「廛」排印之誤。「廛」，郭簡作「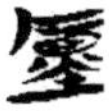」，上博簡作「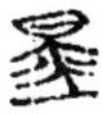」。趙平安《四篇》指出：「從《十鐘山房印舉》（三・十一、三・二一）『纏』所從『廛』的寫法看，裘先生的意見無疑是正確的。和郭簡『廛』比較，衹是少一广而已。《侯馬盟書》『而敢或敝改助及奐』的『助』，異文作『勴』，説明『墨』可以讀爲廛。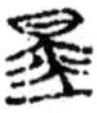即墨，讀爲廛，通展。」鄭箋：「允，信。展，誠也。」

〔七〕「奭」，《上博一・緇衣》隸定爲「奭」，注釋：「君奭 《尚書》篇名。」「『君奭云』以下斷缺，據郭店簡可補『昔才上帝，戠紳觀文王悳，其』十一字。則與第十九簡首句『集大命于氏身』簡文相接。」

案：「奭」，簡文从大从雙目，實際上可認爲目與大共用筆畫，則可隸定爲《説文》「奭」之古文「奭」。今補爲「昔在上帝，蓋申觀文王德，其」。

〔八〕《上博一・緇衣》注釋：「氏身　即『是身』，郭店簡作『氒身』，今本作『厥躬』。」李零《校二》認爲：「『氏』與『氒』字形相近，可能是『氒』的誤寫，但於義可通。」裘錫圭《錯字》認爲：「從竹書多錯別字的情況來看，似以將此『氏』字看作『氒』的誤字爲妥。」

（18）子曰：君子言又（有）勿（物），行又（有）陸（格），〔一〕此目（以）生不可敓（奪）志，死不可敓（奪）名。〔二〕古（故）君子多聒（聞），𢀩（質）而守之；〔三〕多旨（識），𢀩（質）而𡚸（親）之；〔四〕青（精）𥁕（知），陸（恪）而行之。十九〔五〕《詩》云：「淑人君子，其義（儀）一也。」〔六〕《君迪（陳）》員（云）：「出內（入）自尔（爾）帀（師）雩（虞），庶言同。」〔七〕

〔一〕《上博一・緇衣》注釋：「勿　經籍『勿』『物』通用。《說文通訓定聲》：『勿，叚借爲物。』《六書正義》：『物，周禮九旗雜帛爲物，借爲事物之物，本只勿字，後人加牛以別之。』《莊子・天道》『中心物愷』，陸德明釋文：『物本亦作勿。』」「陸　《說文》所無。戰國《元阿左戟》《新弨戟》銘文之『戟』字皆从丰，以爲聲符，此亦爲字之聲符。丰，《說文》：『讀若介。』郭店簡作『逹』，今本作『格』。」劉信芳《解詁》指出：「鄭注：『格，舊法也。』」李二民《研究》指出：「《周易》：君子以言有物而行有恆。可與此章參看。」

案：格之義當爲法。《方言》卷三：「格，正也。」「法」之義與「正」相關。《周易》「恆」字疑爲

「極」之訛。《商頌・殷武》「四方之極」，馬瑞辰：「極，亦法也。」

〔二〕《上博一・緇衣》注釋：「敚　《説文》『从攴，兑聲』，『敚，彊取也』。段玉裁注：『此是争敚正字，後人假奪爲敚，奪行而敚廢矣。』《廣韻》：『敚，強取也，古奪字。』《説文通訓定聲》：『敚，經傳皆以奪爲之。』今本作『奪』。」「此句『子曰』下，今本作『言有物而行有格也，是以生則不可奪志，死則不可奪名』。與簡文稍有異。」

案：「敚」「兑」宜作「敓」「兊」。

〔三〕「䎽」，《上博一・緇衣》隸定爲「聒」；「亝」，《上博一・緇衣》隸定爲「齊」。注釋：「聒　《説文》：『聞之古文。』郭店簡作『⿰耳咠』。今本作『聞』。」《郭簡・緇衣》【注釋】〔九七〕：「裘按：『齊』『質』古音相近。」

案：《説文》「聞之古文」作「䎽」，簡文右下部稍有訛變，今隸定爲「䎽」。齊，可依形隸定爲「亝」。「齊」「質」皆有正之義。宋代吕大臨已釋質爲正。《國語・周語上》「其君齊明」，韋昭注：「齊，一也。」參以下引《詩》，簡文宜讀爲「齊」。「而」，乃也。下同。

〔四〕「⿱止目」，《上博一・緇衣》隸定爲「⿱止目」，注釋：「⿱止目　『齒』字異體，與《中山王嚳方壺》銘文『⿱止目』字形近，讀作『志』。郭店簡和今本皆作『志』。」李零《校二》指出：「上从止，下爲『目』字的或體，並不是『齒』字的異體。」張富海《緇研》指出：「此『志』應讀爲『識』。」「⿱止目」，馮勝君《對比》

隸定爲「旹」。

案：《廣雅・釋詁二》：「志，識也。」王念孫《疏證》：「鄭注云：『志，古文識。識，記也。』」《大戴禮記・曾子立事》：「多知而無親，博學而無方，好多而無定者，君子弗與也。君子多知而擇焉，博學而算焉，多言而慎焉。」「親」，王聘珍注：「《論語》曰：『汎愛衆，而親仁。』」

〔五〕《上博一・緇衣》注釋：「⿱⿰矢于皿　『知』字異體。郭店簡作『智』。今本作『知』。」《郭簡・緇衣》【注釋】〔九八〕：「⿺辶圭，從今本讀作『略』。」

案：「青」，讀爲「精」，參以《大戴禮記・曾子立事》「君子多知而擇焉」，「精」之義當爲明審，朱駿聲《説文通訓定聲》指出：「靜，審也。从青，爭聲。按：从清省，經傳皆以精爲之。」「⿺辶圭」，仍讀爲格，正也。

〔六〕《上博一・緇衣》注釋：「此簡上端殘缺。『人君子』之上據郭店簡可補『詩云：淑』三字。此詩引文爲《曹風・鳲鳩》。」廖名春《引詩》指出：「『也』，今本同，毛詩作『兮』。義近互用。」

案：此處可謂引《詩》斷章，「一」與「齊」意思相近，但簡文「齊」之義爲正。

〔七〕《上博一・緇衣》注釋：「君迧　『迧』从辵，申聲。《説文》所無，字見於石鼓文，即『陳』之古文。『君迧』即《君陳》，《尚書》篇名。」「今本此句將《君陳》引文置於《詩》前，與竹簡《緇衣》各章體例不合。」程元敏《引書》指出：「入、内互訓古通用。……先秦書本文獻未見師作帀例，

《郭簡》引經竟有，與金文合。」季旭昇《讀本一》認爲：「古本《尚書》『師夶』之『夶』即『旅』，應讀『慮』。《郭店》本之『於』、《上博》本之『雩』、今本之『虞』、古本《尚書》之『魯』，聲近韻同。諸字均應讀爲『慮』，『慮』與《禮記》鄭注『度也』同義。」

案：鄭注：「自，由也。師、庶，皆衆也。虞，度也。言出內政教，當由女衆之所謀度，衆言同乃行之，政教當由一也。」朱熹《詩集傳》釋《詩·大雅·抑》「用戒不虞」之「虞」爲慮，似不必從季旭昇改讀。由文義來看，引《書》中「虞」字前當斷讀。《廣韻·東韻》：「同，齊也。」此處引《書》亦當爲斷章取義。

(19)子曰：句(苟)又(有)車，㧋(必)見丌(其)⿱𢾞車(轍)。〔一〕句(苟)又(有)衣，㧋(必)見[其衹。人苟有言，必聞其聲。苟有行，]二十〔二〕㧋(必)見丌(其)成。《峕(詩)》員(云)：「備(服)之亡(無)臭(斁)。」■〔三〕

〔一〕「⿱𢾞車」，《上博一·緇衣》隸定爲「⿱𢾞車」，注釋：「句 『句』『苟』經籍通用，《戰國策·燕策二》『臣苟得見則盈願』，《馬王堆漢墓帛書》『苟』作『句』。今本作『苟』。」「㧋 从才、匕聲。《說文》所無。郭店簡及今本皆作『必』。」「⿱𢾞車 字待考。郭店簡作『歇』，今本作『軾』。」李零《校二》指出：「原从車从曷从攴，郭店本不从車，衹从曷从攴(原書誤爲『歇』，可能是印刷錯誤)，今本作『軾』。」郭店簡之字，李零《校記》曾認爲：「疑讀『轍』。此字亦見《語叢四》簡一〇。」白於藍《釋𣪘》隸定爲「𣪘」。馮勝君《對比》於「𣪘」有較深入討論，仍有待研究。今將簡文隸定爲「轝」，讀爲「轍」。

〔二〕《上博一・緇衣》注釋：「苟有衣，扎　以下簡斷缺，據郭店簡可補『見其幣。人苟有言，必聞其聲。苟有竹』十四字。第二十一簡首句爲『扎見其成』，則此兩簡簡文相接。」《郭簡・緇衣》【注釋】〔一〇二〕：「幣，今本作『敝』，鄭注：『敗也。』」陳高志《檢討》指出：「王引之的説法，以爲是𧙕的假借字，指衣袂而言。（按《廣韻・屑韻》：『𧙕，袖褾袂也。』此字《説文》未見，王引之認爲是『借敝爲之』）……鄭玄的説解是不妥適的。」劉信芳《解詁》指出：「該章既以製車、裁衣喻言行之『成』，故不可釋『敝』爲『敗衣』。」

案：《上博一・緇衣》注釋「苟有竹」當爲「苟有行」排印之誤。今補爲「其𧙕。人苟有言，必聞其聲。苟有行」。

〔三〕《上博一・緇衣》注釋：「備　與『服』通。《説文通訓定聲》：『備，叚借爲服。』」「亡臭　『臭』字金文从白从矢，或从日从矢，與『斁』同爲一字，《牆盤》銘文『亡臭』即『無斁』。郭店簡作『亡懌』，今本作『無斁』。」

（20）子曰：厶（私）崽（惠）不褱（懷）悳（德），君子不自畱（留）安（焉）。〔一〕《旹（詩）》員（云）：「人之㚬（好）我，貽（示）我周行。」■〔二〕

〔一〕「恖」，《上博一・緇衣》隸定爲「惠」；「畱」，《上博一・緇衣》隸定爲「甾」。注釋：「厶　古『私』字。《説文》：『厶，姦衺也。韓非曰：倉頡作字，自營爲厶。』段玉裁注：『公私字，本如此。今字私行而厶廢矣。』《廣韻》：『厶，自營也。』」「褱恖　《説文》段玉裁注：『古文又多叚懷爲褱者。』懷德，經籍常見，《詩・大雅・板》『懷德維寧，宗子維城』，《左傳・僖公五年》所引同上。《論語・里仁》『君子懷德，小人懷土；君子懷刑，小人懷惠』，何晏集解：『孔安國曰：懷，安也。』郭店簡作『臺恖』，今本作『歸恖』。」

案：「恵」，今依形隸定爲「甾」，乃「惠」字省體。「甾」，今依形隸定爲「畱」，讀爲「留」。

〔二〕「䁁」，《上博一・緇衣》隸定爲「覞」。注釋：「覞　从見、旨聲。郭店簡作『旨』，今本作『示』。此詩引文爲《小雅・鹿鳴》。」

案：今依形隸定爲「䁁」。「指」「示」古通，《禮記・仲尼燕居》「治國其如指諸掌而已乎」，《中庸》作「治國其如示諸掌乎」。故「旨」可讀作「示」。毛傳：「周，至。行，道也。」

(21)子曰：隹(惟)君＝(君子)能玡(好)丌(其)匹，〔一〕少(小)人敳(豈)能玡(好)丌(其)匹。二十一〔二〕古(故)君＝(君子)之習(友)也又(有)替(向)，〔三〕丌(其)惡也又(有)方。此目(以)迩(邇)者不惑，〔四〕而遠者不惪(疑)。《旹(詩)》員(云)：「君子好𣪊(仇)。」■〔五〕

〔一〕《上博一・緇衣》注釋：「匹　《説文》：『从匸、八。』《爾雅・釋詁上》：『匹，合也。』《曾侯乙墓竹簡》一七九：『鄅牧之晶匹駒騑。』一八七：『三匹騑。』『匹』字與此相同。郭店簡作『駜』，今本作『正』。」《郭簡・緇衣》【注釋】〔一〇七〕：「鄭注：『正當爲匹，字之誤也，匹謂知識朋友。』」顔世鉉《散記》指出：「上博簡《緇衣》『匹』，又可見於郭店簡《唐虞之道》簡一八；此字下所从的『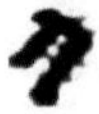』，爲『人』形……表示計人之量詞，可能是『匹夫』之『匹』的專字。」

案：「能」，上博簡省一「匕」形。下同。

〔二〕《上博一・緇衣》注釋：「敳　《説文》：『有所治也。从攴、豈聲。』《廣韻》：『敳，有所理。』《集韻》：『敳，改理也。』郭店簡从刀作『剴』。今本作『毒』。」「『小人敳能好其匹』句，今本作『小人毒其正』。與簡文出入較大。」

〔三〕「替」，《上博一・緇衣》隸定爲「替」。注釋：「沓　《師遽方彝》銘文：『師遽蔑曆沓。』『沓』是『友』字古文，讀爲『侑』或『宥』。《左傳・莊公十八年》『虢公、晉侯朝王，王饗醴，命之宥』，孔穎達疏：『王饗醴命之宥者，王爲之設饗醴，置醴酒，命之以幣物，所以助歡也。宥，助。』」趙平安《四篇》指出：「我們推測，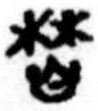很有可能是『香』字的異體。《説文・香部》：『香，芳也。从黍、从甘。』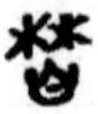上部爲林。『香』字漢印每从禾（《漢印證》七・一二），華山廟碑从兩禾，古

文字中木與禾往往通用（如西周金文穌、和或从木作），因此林可以理解爲兩禾，[illegible]可以理解爲『香』的異寫。《玉篇·艸部》：『薌，穀氣，亦作香。』《儀禮·士虞禮》『香合嘉薦』，《釋文》：『香本又作薌。』是『香』可以讀作鄉。」

案：今從趙説依形隸定爲「楷」，讀爲「向」。「𣏕」，今依形隸定爲「𣏕」，同金文寫法。下同。

〔四〕《上博一·緇衣》注釋：「迩　與『邇』同。《説文》：『邇，近也。从辵，爾聲。』《爾雅·釋詁下》：『邇，近也。』《詩·周南·汝墳》：『父母孔邇。』《國語·魯語上》『又求自邇』，韋昭注：『邇，近也。』郭店簡作『𨓏』，今本作『邇』。」

〔五〕「𣪊」，《上博一·緇衣》隸定爲「𡋲」，「𡋲　字不釋，郭店簡作『𢦔』，釋『逑』。今本作『仇』。」廖名春《引詩》指出：「今本作『仇』，《毛詩》作『逑』。李富孫《詩經異文釋》：『《釋文》云：「逑本亦作仇。」……案毛《傳》云：「逑，匹也。」』」陳偉《對讀》指出：「『來』形，當依黃德寬、徐在國先生所云釋爲『棗』，與『仇』音近可通。……其右旁的『攴』，上（卜）、下（又）兩部分寫得較開，『又』的下端又與作爲識別字號的墨點相連，不大容易認出。在古文字資料和古書中，『攴』『戈』作爲形旁，或可通用。因而上博本此字……讀爲『仇』。」張富海《緇研》認爲：「蓋《緇衣》撰人誤讀《周南·關雎》此句之『好』爲『喜好』之『好』，故引以證上『好其匹』。」

案：「𡋲」，今從陳偉説隸定爲「𣪊」。《緇衣》引詩當爲斷章取義。

（22）子曰：翌（輕）𢇍（絶）貧賤，〔一〕而至（重）𢇝（絶）賲（富）貴，〔二〕則玗（好）忎（仁）不二十二臤（堅），〔三〕而惡＝〔惡〕不𡰥（著）也。〔四〕人佳（雖）曰不利，虗（吾）弗信之矣。〔五〕《𦉢（詩）》員（云）：「塱（朋）晉（友）卣（攸）図（攝）＝〔，攝〕目（以）𢦔（威）義（儀）。」■〔六〕

〔一〕「𢇍」，《上博一·緇衣》隸定爲「𢇝」，注釋：「𢇝　古文『絶』字作『𢇼』。郭店簡作『𢇍』，今本作『絶』。」

案：《郭簡·老子》甲【注釋】〔一〕：「『𢆶』，讀作『絶』。字也寫作『𢇍』，這是楚簡文字中特殊的寫法。」今依形隸定爲「𢇍」。

〔二〕「至」，《上博一·緇衣》隸定爲「厇」，注釋：「厇　疑『厚』之異體。郭店簡作『厚』，今本作『重』。」劉樂賢《劄記》指出：「實爲『冢』的省寫。冢，讀爲重。今本作『重絶富貴』，與此一致。」李零《校二》指出：「原从石从主……在簡文中應讀爲『重』，不是『厚』字。」

案：「厇」，今從劉樂賢、李零説隸定爲「至」。

〔三〕「忎」，《上博一·緇衣》隸定爲「𢘝」。《上博一·緇衣》注釋：「臤　《説文》：『臤，堅也，从又、臣聲。』《春秋·成公四年》『鄭伯堅卒』，《公羊傳》何休注：『本或作臤。』郭店簡从石作『硻』，今本作『堅』。」

案：「⿱身心」，依形可隷定爲「忎」，《説文》「仁」字古文。

〔四〕「⿸尾見 字待考。从尾从見，尾、宅通爲字之聲紐。《説文》所無。郭店簡作「紝」，今本作『著』。」季旭昇《讀本一》指出：「字从『視（通見）』『宅』聲，『宅』从『乇（透紐鐸部）』聲，與『著（定鐸鐸部）』字聲近韻同，故《上博一》『⿸尾見』……可讀作今本『著』。」

案：「定鐸鐸部」當爲「定紐鐸部」，偶誤。

〔五〕《上博一・緇衣》注釋：「⿱虍土 《説文》所無。今本作『吾』。」

案：見前簡文注釋。

〔六〕《上博一・緇衣》注釋：「⿱朋土 《説文》：『从土、朋聲。』《周易・復》『朋來無咎』，《馬王堆漢墓帛書・周易》『朋』作『堋』。」「卣 『卣』『攸』經籍通用。《詩・大雅・江漢》『秬鬯一卣』，陸德明釋文：『卣本又作攸。』今本作『攸』。」「⿴囗又= 『⿴囗又』字下有重文符。兩字分屬前後兩句，『⿱朋土畓卣⿴囗又，⿴囗又㠯威義』。《説文》『⿴囗又，下取物縮藏之。从又从口，讀若聶』，段玉裁注：『謂攝取也』，『下取，故从又』，『縮藏之，故从口』。《玉篇》：『⿴囗又，手取物也。』《廣韻》釋同。郭店簡作『嬰』，今本作『攝』。」「此詩句引文爲《大雅・既醉》。」

案：馮勝君《對比》指出「卣」不同于常見形體，「應釋爲『囚（𥁕）』……形體相近，容易發生訛混，所以上博簡本的『囚（𥁕）』可能是『卣』的形近誤字，讀爲『攸』」。待考。裴學海《古書虛字集釋》指出：「攸猶是也。」王引之《經義述聞》：「攝即佐也……謂相佐助也。」

(23)子曰：宋人又(有)言曰：〔一〕「人而亡(無)亙(恆)，[不可爲卜筮也。」其古]二十三〔二〕[之遺言歟？龜筮猶弗知，而況於人乎。《詩》]〔三〕員(云)：「我革(龜)既猒(厭)，〔四〕不我告猷(猶)。」〔五〕■二十四〔六〕

〔一〕《上博一·緇衣》注釋：「宋人　今本作『南人』。」何琳儀《郭選》指出：「今本作『南人有言曰』，正義『南人，殷掌卜之人』。按，宋人爲殷人之後，殷人每事必卜，有大量出土卜辭爲證。故當據簡本『宋人』爲是。『南』字下半部與『宋』字形近，故今本譌作『南』。」李二民《研究》指出：「簡本『宋人』，今本作『南人』。此章與《論語·子路》中一章文字基本相同，《論語》此章爲：子曰：『南人有言曰：人而無恆，不可以作巫醫。善夫！』『不恆其德，或承之羞。』子曰：『不占而已矣。』亦作『南人』。」

案：「宋」訛作「南」，傳世文獻亦見，如《藝文類聚》卷七九「《周書》曰『大姒夢見商之庭産棘』」，卷八九作：「《周書·程寤》曰：『文王在翟，夢南庭生棘。』」

〔二〕《上博一·緇衣》注釋：「亙　即『恆』字。今本作『恆』。」「『人而亡恆』之下，簡斷缺，據郭店簡及簡之長度，可補『不可爲卜筮也，其古』八字。」

〔三〕《上博一·緇衣》注釋：「本簡上端據郭店簡可補『之遺言舉？龜咅猷弗智而皇於人唇。

寺』十五字，下端與簡文『詩云』相接。」

案：今補爲「之遺言歟？ 龜筮猶弗知，而況於人乎。《詩》」。

〔四〕「革」，《上博一・緇衣》隸定爲「龜」。 注釋：「猒　經籍『猒』『厭』通用。《説文》：『猒，飽也。』《集韻》：『猒與厭同。』《毛公鼎》銘文：『皇天引猒厥德。』『猒』即『厭』。《尚書・洛誥》『萬年厭于乃德』，《唐石經》『厭』作『猒』。《老子》六十六章『天下樂推而不厭』，《馬王堆漢墓帛書・老子甲本》《乙本》『厭』作『猒』。」劉釗《讀劄》認爲：「『我龜既厭』之『龜』字細審乃爲『昆』字，此乃爲借『昆』爲『龜』，爲音近通用。」裘錫圭《錯字》認爲：「劉説甚確；但認爲此字以音近通『龜』，恐非。 此字與上舉郭四六之字形近，後者其實是『黽』字。 它們二者都應該看作『龜』的形近誤字。」

案：上博簡似作「革」，古音屬見紐職部，可讀爲「龜」(見紐之部字)。

〔五〕《上博一・緇衣》注釋：「猷　謀略也。《尚書・君陳》：『爾有嘉謀嘉猷。』今本作『猶』。」「此詩引文爲《小雅・小旻》。」劉信芳《解詁》指出：「鄭玄注：『猶，道也。 言褻而用之，龜厭之，不告以吉凶之道也。』」今從今本讀爲「猶」。

〔六〕李零《校二》指出：「我查筆記，墨釘後接近殘斷處似有二字殘迹。」

參考文獻

專書及簡稱：

馮勝君《二十世紀古文獻新證研究》，吉林大學博士學位論文，2002年6月；濟南：齊魯書社，2006年1月。簡稱：《新證》。

馮勝君《郭店簡與上博簡對比研究》，北京：綫裝書局，2007年4月。簡稱：《對比》。

荆門市博物館編：《郭店楚墓竹簡》，北京：文物出版社，1998年5月。簡稱：《郭簡》。

馬承源主編：《上海博物館藏戰國楚竹書（一）》，上海：上海古籍出版社，2001年11月。簡稱：《上博一》。

論著及簡稱：

白於藍《〈上海博物館藏戰國楚竹書（一）〉釋注商榷》，簡帛研究網，2002年1月8日。簡稱：《商榷》。

陳高志《讀〈郭店楚墓竹簡〉札記》，《中國哲學》第二十一輯，瀋陽：遼寧教育出版社，2000年1月。簡稱：《簡札》。

陳高志《〈郭店楚墓竹簡·緇衣篇〉部分文字隸定檢討》，《張以仁先生七秩壽慶論文集》，臺北：臺灣學生書局，1999年1月。簡稱：《檢討》。

陳劍《釋「琮」及相關諸字》，《甲骨金文考釋論集》，北京：綫裝書局，2007年4月。簡稱：《釋琮》。

陳金生《郭店楚簡〈緇衣〉校讀札記》，《中國哲學》第二十一輯，瀋陽：遼寧教育出版社，2000年1月。簡稱：《札記》。

陳偉《上博、郭店二本〈緇衣〉對讀》，簡帛研究網，2002年1月21日；朱淵清、廖名春編：《上博館藏戰國楚竹書研究》，上海：上海書店出版社，2002年3月。簡稱：《對讀》。

大西克也《試論上博楚簡〈緇衣〉中的「□」字及相關諸字》，《第四屆國際中國古文字學研討會論文集》，香港中文大學中國語言及文學系，2003年10月。簡稱：《□字》。

馮勝君《讀上博簡〈緇衣〉劄記二則》，朱淵清、廖名春編：《上博館藏戰國楚竹書研究》，上海：上海書店出版社，2002年3月。簡稱：《二則》。

高佑仁《〈曹沫之陣〉「早」字考釋——從楚系「□」形的一種特殊寫法談起》，《簡帛》第一輯，上海：上海古籍出版社，2006年10月。簡稱：《早字》。

何琳儀《郭店竹簡選釋》，《文物研究》第十二輯，合肥：黄山書社，1999年12月；李學勤、謝桂華主編：《簡帛研究二〇〇一》，桂林：廣西師範大學出版社，2001年9月。簡稱：《郭選》。

黄德寬《關於古代漢字字際關係的確定——以「顧」及相關字爲例》，《中國文字研究》第四輯，南寧：廣西教育出版社，2003年。簡稱：《字際》。

黄錫全《楚簡續貂》，《簡帛研究》第三輯，南寧：廣西教育出版社，1998年12月。

黄錫全《讀上博楚簡札記》，臺灣輔仁大學、北京清華大學聯合舉辦「新出楚簡與儒學思想國際學術研討會」

論文，2002 年 3 月；《郭店上海楚簡對讀札記》，荆門郭店楚簡研究（國際）中心編：《古墓新知——紀念郭店楚簡出土十周年論文專輯》，香港：國際炎黃文化出版社，2003 年 11 月。簡稱：《對札》。

季旭昇主編，陳霖慶、鄭玉姍、鄒濬智合撰：《〈上海博物館藏戰國楚竹書（一）〉讀本》，臺北：萬卷樓圖書股份有限公司，2004 年 6 月。簡稱：《讀本一》。

李存山《先秦儒家的政治倫理教科書——讀楚簡〈忠信之道〉及其他》，《中國文化研究》1998 年冬之卷（總第 22 期）；《讀楚簡〈忠信之道〉及其他》，《中國哲學》第二十輯，瀋陽：遼寧教育出版社，1999 年 1 月。簡稱：《忠信》。

李二民《〈緇衣〉研究》，北京大學碩士學位論文，2001 年 6 月。簡稱：《研究》。

李家浩《讀〈郭店楚墓竹簡〉瑣議》，《中國哲學》第二十輯，瀋陽：遼寧教育出版社，1999 年 1 月。簡稱：《瑣議》。

李家浩《釋上博戰國竹簡〈緇衣〉中的「茲臣」合文》，中山大學古文字研究所編：《康樂集：曾憲通教授七十壽慶論文集》，廣州：中山大學出版社，2006 年 1 月。簡稱：《合文》。

李零《上博楚簡校讀記之二：〈緇衣〉》，簡帛研究網，2002 年 1 月 12 日；朱淵清、廖名春編：《上博館藏戰國楚竹書研究》，上海：上海書店出版社，2002 年 3 月。簡稱：《校二》。

李學勤《論楚簡〈緇衣〉首句》，廖名春編：《清華簡帛研究》第二輯，清華大學思想文化研究所，2002 年 3 月；《中國古代文明研究》，上海：華東師範大學出版社，2005 年 4 月。簡稱：《首句》。

李學勤《釋郭店簡祭公之顧命》，《文物》1998 年第 7 期。簡稱：《釋祭》。

廖名春《郭店楚簡引〈書〉論〈書〉考》，武漢大學中國文化研究院編：《郭店楚簡國際學術研討會論文集》，武漢：湖北人民出版社，2000年5月。簡稱：《論書》。

廖名春《郭店楚簡〈緇衣〉篇引〈詩考〉》，饒宗頤主編：《華學》第四輯，北京：紫禁城出版社，2000年8月。簡稱：《引詩》。

劉桓《讀〈郭店楚墓竹簡〉札記》，李學勤、謝桂華主編：《簡帛研究二〇〇一》，桂林：廣西師範大學出版社，2001年9月。簡稱：《讀記》。

劉樂賢《讀郭店楚簡札記三則》，《中國哲學》第二十輯，瀋陽：遼寧教育出版社，1999年1月。簡稱：《三則》。

劉樂賢《讀上博簡札記》，2002年1月5日清華大學「簡帛研討班」論文；《讀上博簡劄記》，朱淵清、廖名春編：《上博館藏戰國楚竹書研究》，上海：上海書店出版社，2002年3月。簡稱：《劄記》。

劉樂賢《上博楚簡考釋三則》，丁四新主編：《楚地簡帛思想研究（三）》，武漢：湖北教育出版社，2007年4月。簡稱：《三釋》。

劉曉東《〈郭店楚墓竹簡·緇衣〉初探》，《蘭州大學學報（社會科學版）》，2000年第4期。簡稱：《初探》。

劉信芳《郭店簡〈緇衣〉解詁》，武漢大學中國文化研究院編：《郭店楚簡國際學術研討會論文集》，武漢：湖北人民出版社，2000年5月。簡稱：《解詁》。

劉釗《讀〈上海博物館藏戰國楚竹書（一）〉札記（一）》，簡帛研究網，2002年1月8日；《讀〈上海博物館藏戰國楚竹書（一）〉劄記》，朱淵清、廖名春編：《上博館藏戰國楚竹書研究》，上海：上海書店出版社，2002年3月。

簡稱：《讀劄》。

龐樸《上博藏簡零箋(三)》，簡帛研究網，2002年1月4日；《上博藏簡零箋》，朱淵清、廖名春編：《上博館藏戰國楚竹書研究》，上海：上海書店出版社，2002年3月。簡稱：《零箋》。

裴學海《古書疑義舉例四補》，《北强月刊(國學專號)》，1935年。簡稱：《四補》。

裘錫圭《𤼈公盨銘文考釋》，《𤼈公盨——大禹治水與爲政以德》，北京：綫裝書局，2002年10月。簡稱：《𤼈公盨》。

裘錫圭《釋郭店〈緇衣〉「出言有丨，黎民所訓」》，荆門郭店楚簡研究(國際)中心編：《古墓新知——紀念郭店楚簡出土十周年論文專輯》，香港：國際炎黄文化出版社，2003年11月。簡稱：《釋丨》。

裘錫圭《談談上博簡和郭店簡中的錯别字》，清華大學、輔仁大學「新出楚簡與儒學思想」國際學術研討會論文，2002年3月，北京：清華大學；饒宗頤主編：《華學》第六輯，北京：紫禁城出版社，2003年6月。簡稱：《錯字》。

沈培《從語法角度看〈緇衣〉在流傳過程中的改動》，《古文字研究》第二十八輯，北京：中華書局，2010年10月。簡稱：《語法》。

沈培《上博簡〈緇衣〉篇「𢘓」字解》，廖名春編：《新出楚簡與儒學思想國際學術研討會論文集》，北京：清華大學思想文化研究所，2002年3月；饒宗頤主編：《華學》第六輯，北京：紫禁城出版社，2003年6月。簡稱：《𢘓解》。

施謝捷《説上博簡〈緇衣〉中用爲「望(朢)」「湯」的字》，「先秦文本與思想國際學術研討會」，臺灣大學中文系，2010年8月7—8日。簡稱：《用字》。

王金凌《〈禮記·緇衣〉今本與郭店、上博楚簡比論》，廖名春編：《新出楚簡與儒學思想國際學術研討會論文集（續）》，北京：清華大學思想文化研究所，2002年3月。簡稱：《比論》。

王力波《郭店楚簡〈緇衣〉校釋》，東北師範大學碩士學位論文，2002年5月。簡稱：《緇校》。

魏宜輝《楚系簡帛文字形體訛變分析》，南京大學博士學位論文，2003年6月。簡稱：《訛變》。

魏宜輝《讀上博簡文字劄記》，朱淵清、廖名春編：《上博館藏戰國楚竹書研究》，上海：上海書店出版社，2002年3月。簡稱：《讀劄》。

徐在國《郭店楚簡文字三考》，李學勤、謝桂華主編：《簡帛研究二〇〇一》，桂林：廣西師範大學出版社，2001年9月。簡稱：《三考》。

顔世鉉《郭店楚簡淺釋》，《張以仁先生七秩壽慶論文集》，臺北：學生書局，1999年1月。簡稱：《淺釋》。

顔世鉉《郭店楚簡散論（三）》，《大陸雜誌》第101卷第2期，2000年8月。簡稱：《散論三》。

顔世鉉《上博楚竹書散論》，簡帛研究網，2002年4月18日；《上博楚竹書（一）、（二）讀記》，《臺大中文學報》，第十八期，2003年6月。簡稱：《散記》。

顔世鉉《説簡本〈緇衣〉「瀌」與「鳸」的關係》，「中國古文字研究會第二十一屆年會」論文，北京：首都師範大學，2016年10月21—23日。簡稱：《説瀌》。

虞萬里《上博館藏楚竹書〈緇衣〉綜合研究》，武漢：武漢大學出版社，2009年12月。簡稱：《綜研》。

虞萬里《上博簡、郭店簡〈緇衣〉與傳本合校補證（上）》，《史林》2002年第2期。簡稱：《校上》。

張富海《郭店楚簡〈緇衣〉篇研究》，北京大學碩士學位論文，2002年6月。簡稱：《緇研》。

趙平安《上博藏〈緇衣〉簡字詁四篇》，《國際簡帛研究通訊》第二卷第三期，2002年1月；朱淵清、廖名春編：《上博館藏戰國楚竹書研究》，上海：上海書店出版社，2002年3月。簡稱：《四篇》。

趙平安《釋甲骨文中的「」和「」》，《文物》2000年第8期。簡稱：《釋》。

趙平安《戰國文字的「遊」與甲骨文「𡴘」爲一字説》，《古文字研究》第二十二輯，北京：中華書局，2000年7月。簡稱：《遊與𡴘》。

周波《「侮」字歸部及其相關問題考論》，《古籍研究》2008卷下，合肥：安徽大學出版社，2009年。簡稱：《考論》。

周桂鈿《荆門竹簡〈緇衣〉校讀札記》，《中國哲學》第二十輯，瀋陽：遼寧教育出版社，1999年1月。簡稱：《校讀》。

鄒濬智《〈上海博物館藏戰國楚竹書（一）·緇衣〉研究》，臺灣師範大學國文研究所碩士學位論文，2004年6月。簡稱：《竹研》。

民之父母

劉洪濤　校釋

校釋説明

一九九四年，上海博物館從香港文物市場上購得兩批竹簡，共計一千二百餘枚。從這兩批竹簡可以互相綴合的情況來看，它們應該出自同一墓葬。竹簡因係盜掘出土，出土情況不明。據傳出自湖北江陵、荆門一帶，或説出自荆門郭家崗墓地（李零2004：114）。可能是因爲荆門郭店一號楚墓出土了竹簡，盜墓者在附近的墓葬中進行盜掘，纔發現了這批竹簡（裘錫圭2003）。根據對竹簡標本的檢測、書寫文字的字體等方面判斷，這批竹簡的時代應該屬於戰國晚期。如果這批竹簡確實出自湖北江陵、荆門一帶，其年代下限應該在公元前二七八年白起破郢之前，屬戰國晚期早段。

從二〇〇一年十二月起，上海博物館開始陸續公佈這批竹簡資料，分册出版。至今共出版九册。《民之父母》是其第二分册亦即《上海博物館藏戰國楚竹書（二）》中的一篇，共計十四枚竹簡。其中整簡長約四十六釐米，上下留有各約兩釐米長的天頭、地腳，每簡書寫三十一到三十五字不等。五號簡爲整簡，九號簡、十號簡衹有下半段，其他竹簡大多於簡首殘去三釐米左右。這些簡首殘缺的竹簡，七、八號簡並無缺字，六號簡首字還殘留部分筆畫，其他竹簡都於簡首殘去一個字。竹簡原無篇題，現在之篇題爲整理者濮茅左所擬。按照古書通例，似乎擬爲「子夏問於孔子」更合適。

《民之父母》的内容是子夏向孔子請教如何做纔可以成爲民之父母，其内容見於今傳《禮記·孔子閒居》和《孔子家語·論禮》。

校釋者　劉洪濤

凡例

一、本文以《上海博物館藏戰國楚竹書(二)·民之父母》(上海古籍出版社,二〇〇二年)的釋文爲校勘底本。

二、竹簡簡序和編號依整理者,簡號標在每簡最後一字的右下旁。

三、竹簡上原有的標識符號隨文標出。重文號後補出重文及標點,合文號後寫出合文及標點。釋文根據内容自然分段,另加新式標點符號。

四、簡文不能釋出的字,用「□」號代表。根據文義補出的字,以及殘缺之字尚有殘留筆畫者,外皆加「□」號。隨文注釋的字,外加「()」括注。訛字用「〈〉」括注,衍文用「{}」括注,奪文用「[]」括注。

五、引用文獻,其版本、出版單位、出版時間等有關信息,見本文文末所附「參考文獻」,正文中一般不予交代。所引用文獻,除傳世古籍外,一般使用簡稱。簡稱由作者名或編者名加上文獻發表年份構成。

六、《民之父母》内容見於《禮記·孔子閒居》和《孔子家語·論禮》,可以互相比勘。注釋中分别稱爲「簡本」「《閒居》」和「《論禮》」，當後兩者没有差異時則合稱爲「今本」。《孔子閒居》用的是阮元《十三經注疏》本，《論禮》用的是《四部叢刊初編》影印明嘉靖間黄周賢刻本。

子昰(夏)䎽(問)於孔子：〔一〕「《詩》曰『幾(凱)俤(弟)君子，民之父母』，〔二〕敔(敢)䎽(問)可(何)女(如)而可胃(謂)民之父母？」〔三〕孔=(孔子)倉(答)曰：〔四〕「民二之父母虎(乎)，〔五〕必達於豊(禮)樂之簏(原)，〔六〕目(以)至(致)『五至』，目(以)行『三亡(無)』，目(以)皇(横)于天下，〔七〕四方又(有)敗(敗)，必先智(知)之。〔八〕亓(其)二可胃(謂)民之父母矣。」〔九〕

〔一〕◎《閒居》作「孔子閒居，子夏侍。子夏曰」，《論禮》作「子夏侍坐於孔子，曰」。◎一號簡首字原缺，濮茅左(2002)據下文「子夏」補爲「子」。釋文從之。劉洪濤(2008：4)指出，根據出土文獻和古書通例，「子夏問於孔子」爲全文首句，其前不存在缺文。◎「夏」，原作「昰」，濮茅左(2002)認爲是《玉篇》日部「晲」字異體「⿰日它」之異寫，以音近讀爲「夏」。黃錫全(1998)、魏宜輝(2002)認爲是「夏」之異體「昰」的訛變。釋文從之。◎「子夏」，氏卜，名商，字子夏，春秋戰國之際衛國人。孔子弟子，四科十哲之一，少孔子四十四歲。◎「䎽」，濮茅左(2002)隸定爲「⿱宀䎽」，謂即古「聞」字，在此假借爲「問」。黃錫全(1998)、李守奎(2003：673)指出，所謂「宀」是西周金文「䎽」字上部筆畫之省變，應直接隸定爲「䎽」。釋文從之。◎「孔子」，名丘，字仲尼，春秋時期魯國人，儒家創始人。司馬遷《史記》有傳。

〔二〕◎《閒居》作「敢問《詩》云『凱弟君子，民之父母』」，陸德明《釋文》：「凱，本又作愷，又作豈。弟，本又作悌。」《論禮》「凱弟」作「愷悌」，與《釋文》本同。所引《詩》出自《大雅·泂酌》，今本「凱弟」作「豈弟」，與《釋文》又本同。◎「詩」，原作「詒」，濮茅左（2002）疑爲「詩」字異體。謹按：此字跟今本「詩」字對應，舊有不同釋法，其中以釋爲「諎」認爲是「詩」字異體的説法較優（黃錫全1998，廖名春2000，黃人二2005：9），釋文暫從之。◎「曰」，今本皆作「云」。「云」「曰」同義。◎「幾俤」，《閒居》作「凱弟」，《論禮》作「愷悌」，在出土文獻中又作「敳弟」「巤俤」「幾屖」「幾旨」「剴屖」等（劉洪濤2008：5）。因是疊韻聯綿詞，所以書寫形不很固定。《閒居》鄭注：「凱弟，樂易也。」意思是和樂安易的樣子。

〔三〕◎《閒居》作「何如斯可謂民之父母矣」，《論禮》無句末語氣詞「矣」，與簡本合。簡本此句「敢問」二字，今本皆在上文「詩曰」之上。◎「敔」，濮茅左（2002）直接釋爲「敢」。謹按：從字形來看，應爲古文「敢」字「敔」，釋文據改。◎「可女」，濮茅左（2002）讀爲「何如」。◎「可胃」，濮茅左（2002）釋文讀爲「可謂」，但注釋又讀爲「何謂」。注釋很可能是誤植，今從釋文。

〔四〕◎「畣」，今本皆無此字，濮茅左（2002）讀爲「答」。謹按：李家浩（1994）已指出，此字爲「合」字異體，在出土文獻中多用爲「答」。

〔五〕◎《閒居》作「夫民之父母乎」，《論禮》無句末語氣詞「乎」。◎二號簡首字原缺，濮茅左

（2002）據今本補爲「之」。釋文從之。◎「虎」，濮茅左（2002）疑爲「虖」之省形；又引或説釋作「虎」，讀爲「乎」。謹按：後説可從。古文字習慣在「人」形筆畫上加一横畫羨筆，例如古文字「聖」「朢」等字。上博竹簡《恆先》三號「鬼」字、《競建内之》二號「先」字所從「人」形筆畫上亦有一横畫羨筆，可以爲證。詳劉洪濤（2008：6）。

〔六〕◎《閒居》作「必達於禮樂之原」，《論禮》「原」作「源」。◎「達」，所從「羍」省掉下部「羊」旁，又以羨符「肉」代替之，是楚文字「達」的常見寫法。◎「樂」，所從二「幺」旁省掉其中一個，又類化作「糸」，是「樂」字異體。◎「⿱竹原」，濮茅左（2002）釋爲「茝」，讀爲「洍」；又釋爲「⿱竹原」「⿱竹⿸厂肖」，讀爲「原」。謹按：戰國文字「𦣞」「泉」二字形體比較接近，從文義及與今本對讀的角度來考慮，應該釋爲「⿱竹原」，讀爲「原」。學者之所以把此字釋爲「茝」，大概是因爲字形中間有一横。其實這一横應該是「厂」旁之所從，另一筆與「泉」旁共用筆畫，因而容易被誤認。《閒居》鄭注：「原，猶本也。」

〔七〕◎今本皆作「以致『五至』，而行『三無』，以横於天下」。◎「五至」，即下文所説之「物之所至者，志亦至焉；志之所至者，禮亦至焉；禮之所至者，樂亦至焉；樂之所至者，哀亦至焉」，是民之父母用以修身正己的準則。◎「三無」，即下文所説之「無聲之樂，無體之禮，無服之喪」，是民之父母用以正天下的準則。◎「皇」，濮茅左（2002）據今本讀爲「横」。下文「君子以此皇于天下」之「皇」同。《閒居》鄭注：「横，充也。」謹按：《大戴禮記・小辯》「治政之樂，皇於四海」，王引之《經義述聞》引王念孫曰：「皇，充也，謂充滿於四海也。『皇』與『横』『光』古同聲而通用。《爾雅》：『桄，充也。』孫炎本作『光』。故《孝經》曰：『光於四海。』《祭義》曰：『敷之而横乎四海。』」《荀子・脩身》「横行天下」，王念孫《讀書雜志》引王引之曰：「横，讀爲廣。（《堯典》『光被四表』，今文《尚書》作『横被』，漢《成陽靈臺碑》《成陽令唐扶頌》並作『廣被』。）」是簡本「皇」、今本「横」並應讀爲「廣」。

〔八〕◎今本皆作「四方有敗，必先知之」。◎「敗」，原作從「攵」從二「貝」，是《説文》「敗」字籀文異體。◎劉洪濤（2008：8）指出，「四方有敗，必先知之」是「以致五至，以行三無」所取得的成效，同下文「五起」所述相近。下文講「三無」之「無服之喪」時引《詩》「凡民有喪，匍匐救之」，講「五起」時説「無服之喪，以畜萬邦」，「民有喪」是「四方有敗」的表現之一，「必先知之」然後才能「匍匐救之」，「匍匐救之」亦即「以畜萬邦」，三者文意一貫。

〔九〕◎《閒居》作「此之謂民之父母矣」，《論禮》無句末語氣詞「矣」。◎三號簡首字原缺，濮茅左（2002）據今本補爲「之」。但「其之謂」句式不合上古漢語語法，今從季旭昇（2003a）、龐樸（2004）等補爲「可」字，「其可謂」同上文「何如而可謂」正相對應。

子虽（夏）曰：「敔（敢）昏（問）可（何）胃（謂）『五至』？」〔一〇〕孔=（孔子）曰：「『五

至』虎（乎），〔二〕勿（物）之所至者，志夜（亦）至安（焉）；〔三〕志之三所至者，豊（禮）夜（亦）至安（焉）；〔四〕豊（禮）之所至者，樂夜（亦）至安（焉）；〔五〕樂之所至者，㥟（哀）夜（亦）至安（焉）。〔六〕㥟（哀）樂相生。〔七〕君子四目（以）正。〔八〕此之胃（謂）『五至』。」〔九〕

〔一〕◎《閒居》作「子夏曰：『民之父母既得而聞之矣，敢問何謂五至』」，《論禮》無「民之父母既得而聞之矣」句，與簡本同。謹按：《閒居》有「民之父母既得而聞之矣」一句，於文意頗不諧。子夏問怎麼做纔能成爲「民之父母」（「何如而可謂」），而不是問「民之父母」爲何意（「何謂」）。即使是問「民之父母」爲何意，子夏在不懂得「五至」「三無」之前又如何能理解「民之父母」而「既得而聞之矣」呢？可見此句應爲《閒居》編者爲求全文句式整齊，據下文「五至既聞之矣」一句增入。《閒居》下文「三無既得略而聞之矣」一句，簡本和《論禮》均無，可能也是《閒居》編者所增入。

〔二〕◎今本皆無此句。謹按：下文「三無乎」一句，今本亦並無。◎陳麗桂（2004）指出，簡本「民之父母乎」「五至乎」「三無乎」結構整齊，文字優於今本。説可從。從今本有「民之父母乎」一句來看，今本原亦應有「五至乎」「三無乎」兩句，不知出於何種原因而脱去。

〔三〕◎今本皆作「志之所至，詩亦至焉」，此句及下三句「之所至」下皆無「者」字。◎「夜」，濮茅左

（2002）據今本釋爲「亦」。高佑仁（2005）指出，實爲「夜」字變體。「夜」從「亦」得聲，故可用作「亦」。釋文從之。◎「勿」，濮茅左（2002）疑爲「志」之誤寫，又疑應讀爲「物」。季旭昇（2003a、2003b）、李天虹（2004）、陳麗桂（2004）、姚小鷗、鄭永扣（2004）、廖名春、張岩（2005）、彭裕商（2006）、高華平（2006）等均認爲作「勿」是，應讀爲「物」。「物」指除我以外的萬物。《説文》牛部：「物，萬物也。」《荀子・正名》：「故萬物雖衆，有時而欲徧舉之，故謂之物。物也者，大共名也。」◎「志」，濮茅左（2002）據今本讀爲「詩」。季旭昇（2003a、2003b）、李天虹（2004）、陳麗桂（2004）、姚小鷗、鄭永扣（2004）、廖名春、張岩（2005）、彭裕商（2006）、高華平（2006）等以爲應該讀如本字。「志」指人的主觀内心。《説文》心部：「志，意也。」《詩大序》：「詩者，志之所之也。在心爲志，發言爲詩。」孔疏：「感物而動乃呼爲志。」◎「物之所至者，志亦至焉」，是説外物作用於人的内心，人的内心必然會對外物做出相應的反應。《禮記・樂記》：「音之起，由人心生也。人心之動，物使之然也。」又：「樂者，音之所由生也，其本在人心之感於物也。」郭店竹簡《性自命出》一—二號：「凡人雖有性，心無定志，待物而後作，待説而後行，待習而後定。喜怒哀悲之氣，性也。及其見於外，則物取之也。」

〔四〕◎今本皆作「詩之所至，禮亦至焉」。◎四號簡首字原缺，濮茅左（2002）據今本補爲「所」。

釋文從之。◎「豊」，古「禮」字。「禮」指人的各種行爲及其規範。《白虎通義・禮樂》：「禮之爲言履也，可履踐而行。」《禮記・中庸》「非天子不議禮」，鄭注：「禮，謂人所服行也。」

〔五〕◎今本皆作「禮之所至，樂亦至焉」。◎「無聲之樂」之「樂」指音樂，下文「哀樂相生」之「樂」指歡樂，故作爲「五至」之一的「樂」，實兼指音樂和歡樂二者而言。《孔子家語・六本》和《説苑・修文》都説「無聲之樂，歡也」，也可爲佐證。◎「志之所至者，禮亦至焉；禮之所至者，樂亦至焉」，是説人心志所至不能太過放縱恣肆，必須用「禮」來規範，用「樂」來調和。《禮記・樂記》：「夫物之感人無窮，而人之好惡無節，則是物至而人化物也。人化物也者，滅天理而窮人欲者也。……是故先王之制禮樂，人爲之節。……禮節民心，樂和民聲，政以行之，刑以防之。」又：「禮以道其志，樂以和其聲，政以一其行，刑以防其姦。禮、樂、刑、政，其極一也，所以同民心而出治道也。」

〔六〕◎今本皆作「樂之所至，哀亦至焉」。◎「⿰忄哀」，原文下殘，衹存「哀」旁。濮茅左（2002）據下句之「⿰忄哀」作上下重疊結構，指出此爲「⿰忄哀」字殘去「心」旁。釋文從之。◎上博竹簡《性情論》十七—十八號：「凡至樂必悲，哭亦悲，皆至其情也。哀、樂，其性相近也，是故其心不遠。」指出哀樂之間的關係。

〔七〕◎《閒居》作「哀樂相生」，《論禮》作「詩禮相成，哀樂相生」，多「詩禮相成」一句。◎方旭東

(2004)認爲簡本此句誤脱。寧鎮疆(2004)認爲是《論禮》將簡本單句散文改爲對偶句的結果，反映出《論禮》對原文的改動較大。謹按：假設簡本原有「詩禮相成」一句，原應作「志禮相成」。簡本「禮」「樂」是一對概念，「樂」「哀」是一對概念，但「禮」「志」不是一對概念，二者無法「相成」，「志禮相成」又跟「五至」關係矛盾。因此，「詩禮相成」或「志禮相成」一句非簡本所原有，應爲《論禮》編者誤解原文文意之後所添加。

〔八〕◎「哀樂相生」與「此之謂五至」之間的文字，《閒居》作「是故正明目而視之，不可得而見也；傾耳而聽之，不可得而聞也；志氣塞乎天地」。《論禮》「故」作「以」，「乎」作「于」，無兩「也」字，句末還有「行之充于四海」一句。◎陳劍(2004)、陳麗桂(2004)等指出，「是故正」或「是以正」當是簡本「君子以正」的訛誤；其下的文字，據簡本當位於下文「無服之喪」與「此之謂三無」之間。「君子以正」，意爲君子用「五至」來端正自己。「君子」即上文「凱弟君子」、下文「君子以此横于天下」的「君子」，是爲民父母者(劉冬穎2004)。此句與上文「以致五至」呼應，點明「五至」的作用，就是濮茅左(2002)所説的，君子以「五至」爲準繩，正己、修身(詳下文校記)。

〔九〕◎《論禮》作「此之謂『五至』矣」，《閒居》無句末語氣詞「矣」，與簡本同。

子虽(夏)曰：「『五至』既䎽(聞)之矣，〔一〕敔(敢)䎽(問)可(何)胃(謂)『三亡

（無）』？」〔二〕孔=（孔子）曰：「『三亡（無）』虎（乎），〔三〕亡（無）聖（聲）之樂，亡（無）體（體）五之豊（禮），亡（無）備（服）之桑（喪）。〔四〕君子目（以）此皇（横）于天下，〔五〕奚（傾）耳而聖（聽）之，不可旻（得）而䎽（聞）也；明目而視之，不可六旻（得）而視〈見〉也；而旻（得）既塞於四海（海）矣。〔六〕此之胃（謂）『三亡（無）』。」〔七〕

〔一〕◎《閒居》作「五至既得而聞之矣」，《論禮》無此句。

〔二〕◎今本皆作「敢問何謂『三無』」。

〔三〕◎今本皆無此句。

〔四〕◎今本皆作「無聲之樂，無體之禮，無服之喪」。◎五號簡末「聖之樂亡體」五字右半都略有殘缺，不影響辨識。◎六號簡首字，原文衹殘存一横畫，濮茅左（2002）據今本補爲「之」。◎「聖」，濮茅左（2002）據今本讀爲「聲」。◎「體」，「體」字異體。「肉」與「骨」作爲意符可以通用。◎「備」，濮茅左（2002）據今本讀爲「服」。◎「桑」，濮茅左（2002）釋爲「喪」，牛淑娟（2005：53）釋爲「桑」。謹按：學者多已指出，此爲甲骨文「桑」之變，當釋爲「桑」。甲骨文多借「桑」字表示「喪」，「喪」是把這種寫法之「桑」所從「木」旁下部改造成「亡」旁而形成的分化字。簡本「桑」，應據今本讀爲「喪」。◎《孔子家語・六本》：「孔子曰：無體之禮，敬也；無服之喪，哀也；無聲之樂，歡也。」《説苑·修文》：「無體之禮，敬也；無服之喪，憂也；無聲之樂，懽也。」這是對「三無」本質最好的概括。

〔五〕◎今本皆無此句。◎彭裕商（2006）認爲今本此句誤脱，方旭東（2004）認爲簡本此句爲衍文。謹按：從文意上看，「君子以此横于天下」的「此」，是指「三無」，君子把「三無」推廣於天下，下文「不可得而聞也」「不可得而見也」「而得既塞於四海矣」都是承此句而來，指的也是「三無」。如果無「君子以此横于天下」一句，這三句話就會變得所指不明。又，此句與上文「以致五至，以行三無，以横于天下」相呼應，點明了「三無」的作用，即君子用「三無」來關愛天下四方萬民，從而成爲合格的「民之父母」。可見簡本有此句反映原貌，今本可能是由於「明目而視之」云云一段話錯簡於上文（看下文校記），便連帶脱去此句。

〔六〕◎《閒居》作「明目而視之，不可得而見也；傾耳而聽之，不可得而聞也；志氣塞乎天地」。◎《論禮》無兩「也」字，「乎」作「于」，句末還有「行之充于四海」一句。簡本「明目」云云和「傾耳」云云兩分句互倒，末句句首有轉折語氣詞「而」。謹按：簡本有「而」字，文氣更順暢。◎今本這段話都在上文相當於簡本「君子以正」和「此之謂五至」之間。陳劍（2004）、黄錫全（2004）、方旭東（2004）、寧鎮疆（2004）等指出，這段文字跟講「五至」的内容不類，「不可得而聞也」「不可得而見也」都是「三無」的特性，應該是「三無」的内容錯簡於此。◎「奚」，濮茅左（2002）讀爲「繫」，劉樂賢（2003）、季旭昇（2003a）、何琳儀（2003）、黃德寬（2003）、孟蓬生（2004）等從今本讀爲「傾」。謹按：上古音「奚」屬匣母支部，「傾」屬溪母耕部，聲母都屬喉音，韻部陰陽對轉，音近可通。故應從今本讀爲「傾」。◎「聖」，濮茅左（2002）據今本讀爲「聽」。◎「聒」，濮茅左（2002）據今本讀爲「聞」。◎「明目而視之，不可得而視也」中的兩個「視」字，皆作立人形，濮茅左（2002）皆釋爲「見」。黃德寬（2003）根據裘錫圭的研究，指出應該釋爲「視」；後一個「視」字據今本皆作「見」，應爲「見」字之訛。釋文從之。◎「㝵既」，濮茅左（2002）讀爲「得氣」。多數學者從今本讀爲「志氣」。陳劍（2004）指出，簡本中沒有明確講到「氣」「塞於四海」的文句，把「既」讀爲「氣」不可信；他把「㝵」讀爲「德」，「既」訓爲已，「而德既塞於四海矣」意爲其德已經充塞於四海了。張豐乾（2005）指出，簡本上文作「不可㝵（得）而聞也」「不可㝵（得）而見也」，此「而㝵」正承這兩個「不可㝵（得）」而來，故此「㝵」也應讀爲「得」；他認爲「既」是「得」的賓語，不能用作訓爲已的「既」，仍從今本讀爲「氣」。季旭昇（2003a、2003b）、邢文（2006）指出，簡本中不但沒有講到「氣」「塞於四海」的文句，而且也沒有講到「德」「塞於四海」的地方，因此把「㝵既」讀爲「得既」。邢文（2006）說「得」在這裏是一個表示可能程度的動詞，「既」應訓爲盡。謹按：簡本「不可得而聞也」「不可得而見也」「而得既塞於四海矣」三句，是承上文「君子以此橫于天下」而來，「此」指「三無」，「不可得而聞也」「不可得而見也」是「三無」的特性，「而得既塞於四海矣」是「以此橫于天下」的結果；下文又以「此之謂三無」作結，可見這段話始終没有離開過「三無」，根本就没有提到過「德」和「氣」，季、邢二説可從。◎《論禮》「行之充于四海」一句，寧鎮疆（2004）認爲是《論禮》編者所增入。謹按：簡本「不可得而聞也」「不可得而見也」「而得既塞於四海矣」三句文意已足，其後不容再有「行之充于四海」一句。寧説可從。此句跟今本「志氣塞乎天地」一句結構相似，文意相近，應是「而得既塞於四海矣」誤讀爲「志氣塞乎天地」之後，編者據之所後增。

〔七〕◎今本皆作「此之謂『三無』」。

子量（夏）曰：「『亡（無）聖（聲）之樂，亡（無）體（體）之豊（禮），亡（無）備（服）之桑（喪）』，可（何）志（詩）七是辷（迡）？」〔一〕孔＝（孔子）曰：「善才（哉），商也！牆（將）可季（教）《時（詩）》矣。〔二〕『城（成）王不敔（敢）康，迺（夙）夜訔（基）命又（宥）窨（密）』，亡（無）聖（聲）之樂；〔三〕『魂（威）我（儀）𡰥＝（𡰥𡰥—遲遲），八不可選也』，亡（無）體（體）之豊（禮）；『凡民有喪，匍匐救之』，亡（無）備（服）之喪也。」〔四〕

〔一〕◎《閒居》作「三無既得略而聞之矣，敢問何詩近之」，《論禮》作「敢問三無，何詩近之」。◎「志」，濮茅左（2002）據今本讀爲「詩」。季旭昇（2003a、2003b）讀如原字。謹按：從下文孔子答語「善哉，商也！將可教《詩》矣」提到《詩》，以及「成王不敢康，夙夜基命宥密」「威儀遲遲，不可選也」「凡民有喪，匍匐救之」等都是引《詩》來看，「志」字顯然應該讀爲「詩」。◎「⿺辶匕」，「迡」字異體。濮茅左（2002）訓爲近，與今本「近」是同義關係。

〔三〕◎今本皆無此句。◎「斈」，濮茅左（2002）讀如本字，謂與「教」義近；但「説明」部分又逕讀爲「教」。劉樂賢（2003）、黃人二（2005：12）讀爲「學」。季旭昇（2003a）無法取捨，謂讀爲「教」、讀爲「學」都可通。謹按：之所以有兩種截然相反的讀法，是因爲對子夏是「斈」動作的發出者還是承受者有不同理解。上博竹簡《中弓》十五號記孔子評價仲弓説：「善哉，問乎！足以斈（教）矣。」由「足以」二字可以看出，仲弓是「斈」動作的承受者，應該讀爲「教」。簡本此句與《仲弓》文例相同，「可」相當於「足以」，故子夏也應是「斈」動作的承受者，應讀爲「教」。《論語・學而》子曰：「賜也！始可與言《詩》已矣。告諸往而知來者。」又《八佾》子曰：「起予者商也！始可與言《詩》已矣。」《韓詩外傳》卷二：「子夏讀《詩》已畢……孔子……曰：『嘻，吾子始可以言《詩》已矣。然子以見其表，未見其裏。』」三者都是孔子評價弟子學《詩》達到一定造詣，可以同他討論《詩》的更深層次的內涵。簡本「將可教《詩》矣」也是這個意思，是説將可以教給子夏《詩》的更深層次的內涵。◎「峕」，濮茅左（2002）讀爲「詩」。

〔三〕《論禮》作「夙夜基命宥密」，其上無「成王不敢康」句，「無聲之樂」下有「也」字。《閒居》「基」作「其」，鄭注以爲「聲之誤」。謹按：引詩出自《詩・周頌・昊天有成命》，今本作「成王不敢康，夙夜基命宥密」，賈誼《新書・禮容語下》引「密」作「謐」。◎「迺」，濮茅左（2002）指出所從「囟」爲《説文》「夙」字古文「㐔」之省，用作聲符，以音近讀爲「夙」。李守奎（2007：93）認爲應分析爲從「辵」、「㐔」聲，其中「㐔」旁與「辵」旁共用筆畫，也有一定道理。釋文暫從前者。◎「𧥺」，從「言」、「亓」聲。濮茅左（2002）認爲是「諅」字異體，引《説文》言部：「諅，忌也。」從今本讀爲「基」。謹按：以「𧥺」爲「諅」字古文，見《正字通》言部。但《汗簡》卷上之一言部引《尚書》以「𧥺」爲「忌」字古文，這種用法也見於上博竹簡《三德》二號「𧥺(忌)而不𧥺(忌)，天乃降災」。從《説文》説解來看，這種意義的「𧥺」或「諅」很可能都是「忌」字異體。◎「又」，濮茅左（2002）據今本讀爲「宥」。◎「𥧌」，濮茅左（2002）引何琳儀説釋爲「宓」字異體，從今本讀爲「密」。謹按：所謂「戈」應釋爲「必」。古文字往往單複無別，又常加「曰」形義符，故此字實即「宓」字異體。◎《國語・周語下》記叔向解《昊天有成命》曰：「成王不敢康(韋昭注『康，安也』)，敬百姓也。夙夜，恭也。基，始也。命，信也。宥，寬也。密，寧也。」毛傳即本此。鄭箋：「文王、武王受其業，施行道德，成此王功，不敢自安逸，早夜始信順天命，不敢解倦，行寬仁安靜之政，以定天下。」按「成王不敢康」是不能安寧康樂，正是他們的不能安寧康樂，纔帶來了國家的安寧康樂。孔子引《詩》説「無聲之樂」有此句，文意較勝。下文説「無體之禮」「無服之喪」引《詩》都是兩句，證明簡本反映的是原貌，而今本誤脱此句。又按：《詩・大雅・烝民》「夙夜匪解，以事一人」，西周金文屢言「敬夙夕（或作『夜』）用事」「虔夙夕恤厥尸事」，上博竹簡《姑成家父》一號説「躬舉士處官，旦夕治之，使有君臣之節」，都是指不分白天黑夜地勤於政事。「夙夜基命宥密」結構與之相同，文意也應該相近。「夙夜」「旦夕」下之「解」「用」「恤」「治」等都是動詞，後面的「厥尸事」「事」「之」都是名詞或代詞作賓語。據此，《昊天有成命》「夙夜」下之「基命」也應爲動賓結構。王國維（1959）在解釋《書・洛誥》「王如弗敢及天基命定命」時引用了這句詩，認爲「基命」是「始受天命」之義。按王氏把「基」理解爲「始」雖然不準確，但是他把《詩》《書》中的這兩個「基命」聯繫到一起，認爲「命」是「天命」之義，卻都是卓識。于省吾（1982：77—78）謂「命即上文『昊天有成命』之命」，説得更爲清楚明白。于氏把「基」讀爲「其」，「宥」讀爲「有」，「密」讀爲「勉」，謂此句意爲「早夜有勉於其命」；並引《書・盤庚》「懋建大命」，謂與「夙夜其命有勉」語意相似。按于氏把「密」讀爲「勉」，有《盤庚》「懋」字作爲佐證，可以信從；但他把「基」讀爲「其」，理解爲代詞，則不可從；以《盤庚》「建」字作爲參照，可證「基」確實是動詞。何琳儀（2003）謂此句爲「其N有（又）A」句式，「其命有密」即「其命密如」，「密如」即《漢書・揚雄傳》「七年之間而天下密如也」之「密如」（顏師古注「密，靜也」）。按何氏對「宥密」結構的分析應該可信，「宥密」

即「有密」亦即「密如」，「密」是形容詞，「宥(有)」爲形容詞詞頭。但他對「基命」的理解跟于氏相同，也不可信。我們認爲「基」應爲建立、奠定之義。《爾雅·釋言》：「基，設也。」郭璞注：「基，造設。」僞《書·武成》：「至於大王，肇基王跡。」《文選》卷四十六任昉《王文憲集序》：「時聖武定業，肇基王命。」張銑注：「基，立也。」「基命」即「肇基王跡」「肇基王命」，與《盤庚》「建大命」同義。《洛誥》中「基命」與「定命」並提，「定命」與「基命」意思亦近。《昊天有成命》這句詩是説，成王不敢康荒安逸，夙夜勤勉地奠定天命。

〔四〕◎《閒居》作「『威儀逮逮，不可選也』，無體之禮也；『凡民有喪，匍匐救之』，無服之喪也」，《論禮》「匍匐」作「扶伏」。◎簡本「不可選也，無體之禮；凡民有喪，匍匐救之，無服」十八字原文殘去，今據《閒居》補出。根據簡本用字習慣，「無」「體」「禮」「有」「服」分別補作「亡」「膻」「豊」「又」「備」，「喪」字簡本有「桑」「喪」兩種寫法，今補爲「喪」。今本「無體之禮」下皆有「也」字，濮茅左(2002)據補。季旭昇(2003a)據簡本上文「無聲之樂」下無「也」字，又從字數考慮，未補「也」字。謹按：簡本下文「無服之喪」下有「也」字，可能是統攝上文三句話的語氣詞，今從季氏不補「也」字。◎「䰟我尸尸，不可選也」，引自《詩·邶風·柏舟》，今本作「威儀棣棣，不可選也」。陸德明《釋文》：「棣，本或作『逮』。」《閒居》《論禮》所引與《釋文》本同。◎「䰟」，濮茅左(2002)指出即《説文》鬼部「鬼」字古文，據今本讀爲「威」。◎「我」，濮茅左（2002）據今本讀爲「儀」。◎「𡰥𡰥」，又見於十一號簡，今本與之對應之字皆作「遲遲」，故濮茅左（2002）把「𡰥𡰥」讀爲「遲遲」。 謹按：上古音「𡰥」屬以母脂部，「遲」屬定母脂部，「逮」「棣」屬定母質部，四字聲母都屬舌音，韻部陰入對轉，古音極近，所記録的應該是同一個詞。《柏舟》毛傳：「棣棣，富而閑習也。 物有其容，不可數也。」《閒居》鄭注：「逮逮，安和之貌也。」◎「凡民有喪，匍匐救之」，引自《詩・邶風・谷風》。 鄭箋：「匍匐，言盡力也。」◎「喪」，原作從「死」、「桑」省聲，是喪亡之「喪」的專字。十三、十四號簡「喪」字寫法同。

子𡰥（夏）曰：「亓（異）才（哉），誋（語）也！ 敗（美）矣！ 厷（宏）矣！ 大矣！〔一〕𦘔（盡）九 於此而已虎（乎）？」孔＝（孔子）曰：「可（何）爲亓（其）然，猶又（有）五起 安（焉）。」〔二〕

〔一〕◎《閒居》作「言則大矣！ 美矣！ 盛矣」，《論禮》無「盛矣」句，「大矣」「美矣」位置互換。◎「亓哉誋也」，今本皆作「言則大也」。 其中「亓」對應「大」，「誋」對應「言」。 據此可知，簡本此句爲「A哉N也」句式，是一個倒裝感嘆句，N是名詞性成分作主語，A是形容詞性成分作謂語，意爲「N多麼A啊」。 古書中這種句式習見，例如簡本八號「善哉，商也」，上博竹簡《中弓》十五號「善哉，問乎」，《論語・八佾》「大哉問」，《周易・乾・彖傳》「大哉乾元」，等等。◎「誋」，濮茅左（2002）認爲是「許」字繁體，又引或説釋爲「設」。 李天虹（2004）認爲右旁是

「馭」之異體，用作聲符，其字爲「語」字異體。謹按：「詨」對應今本「言」字，則應爲「語」字異體。◎「丌」，陳劍（趙彤2006：65）讀爲「異」。《玉篇》異部：「異，殊也，奇也。」謹按：郭店《性自命出》八號「凡物無不異也者」之「異」作「其」，是陳氏所本。但彼作「其」，很可能是「異」字省寫，而非「其」字。釋文暫從之。◎「敗」，濮茅左（2002）讀爲「快」；又疑爲「敚」之誤寫，讀爲「媺」「美」。何琳儀（2003）釋爲「敗」，讀爲「美」。謹按：上古音「敗」屬幫母月部，「美」屬明母脂部，聲母雖都屬唇音，但韻部不近，故何氏認爲是雙聲通假。但月、脂兩部之字語音有關，文獻中有通用的例子。《左傳》隱公二年經「紀裂繻來逆女」，《公羊傳》《穀梁傳》「裂繻」並作「履緰」；《考工記・慌氏》「以涚水漚其絲」，鄭注「故書『涚』作『湄』」；《禮記・樂記》「封黃帝之後於薊」，《呂氏春秋・慎大》「薊」作「黎」。「履」「湄」「黎」都是脂部字，「裂」「涚」「薊」都是月部字。可見把「敗」讀爲「美」，無論從聲母還是從韻部來看，都很符合音理。◎「厷」，濮茅左（2002）讀爲「宏」。《爾雅・釋詁上》：「宏，大也。」

〔二〕◎十號簡是一支簡的下半段，存十七字（包括一殘字「曰」）。以整簡每簡三十一至三十五字計，當缺十四字至十八字。位於九號簡尾字「𦘔」和十號殘簡首字（不計殘字）「可」之間的文字，《閒居》作「於此而已乎？孔子曰：『何爲其然也，君子之服之也，猶有五起焉。』子夏曰」二十七字，《論禮》作「於此而已乎（『乎』據景印文淵閣《四庫全書》本補）？孔子曰：『何謂其然，吾語汝其義，猶有五起焉。』子夏曰」二十五字，都比簡本所缺多出數字。《閒居》《論禮》存在兩處不同：一、前者「君子之服之也」，後者作「吾語汝其義」；二、前者「何爲其然也」，後者作「何謂其然」。「爲」「謂」古通，「也」是語氣詞，故二者實際上祇有一處差異。這應是《閒居》和《論禮》在流傳過程中增入的內容，非簡本所有。「可」上一字原殘，濮茅左（2002）以爲非「曰」字，補「於此而已乎？ 孔子曰：『何爲其然，猶有五起焉。』子夏曰」二十字。「孔子」二字簡本多合書，占一個字位置，則實補十九字，比已知書寫最多字的竹簡尚多出一字。王志平（2004）把濮氏未釋之殘字看成未補之缺文，在「然」下「猶」上又補一「也」字，則又多出一字。謹按：從文意來看，「可」上殘字應該就是「曰」，應從濮氏所補文字中去掉，如此正合應補字數的上限。根據簡本用字習慣，「乎」「何」「其」「有」「焉」「夏」分別補爲「虎」「可」「亓」「又」「安」「虽」。◎「聿」，濮茅左（2002）據今本讀爲「盡」。◎「五起」，方旭東（2004）指出，是實行「三無」所收到的五種效果，詳下文。

子虽（夏）曰：「可旻（得）而䎽（聞）舁（歟）？」〔一〕孔=（孔子）曰：〔二〕「亡（無）聖（聲）之樂，𤉡（氣）志不愇（違）；十亡（無）體（體）之豊（禮），䰠（威）我（儀）𡰥=（𡰥—遟遟）；亡（無）備（服）之桑（喪），內虐（恕）咠（洵）悲。〔三〕亡（無）聖（聲）之樂，塞于四方；亡（無）體（體）之豊（禮），日逑（就）月相（將）；亡（無）體〈備（服）〉之十一

[喪]，屯(純)㝵(德)同(通)明。〔四〕亡(無)聖(聲)之樂，它(施)𨑢(及)孫=(孫子)；亡(無)體(體)之豊(禮)，塞于四海(海)；亡(無)備(服)之桑(喪)，爲民父母。〔五〕亡(無)聖(聲)之樂，𣪠(氣)十二[志]既㝵(得)；亡(無)體(體)之豊(禮)，䰟(威)我(儀)異=(異異——翼翼)；亡(無)備(服)[之]喪，它(施)𨑢(及)四國。〔六〕亡(無)聖(聲)之樂，𣪠(氣)志既從；亡(無)體(體)之豊(禮)，上下禾(和)同；亡(無)備(服)十三[之]喪，目(以)畜𡐦(萬)邦。」／〔七〕十四

〔一〕◎今本皆作「何如」。

〔二〕◎「曰」，原作「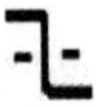」，字又見於上博竹簡《相邦之道》四號簡、《弟子問》八號簡。濮茅左(2002)指出，此字應爲「曰」字異體或其同義字。謹按：此字用作「曰」毫無疑問，但是爲何字學者有不同説法，都無切實證據，存疑待考。

〔三〕◎今本皆作「無聲之樂，氣志不違；無體之禮，威儀遲遲；無服之喪，内恕孔悲」。◎十一號簡首字原缺，濮茅左(2002)據今本及簡本用字習慣補爲「亡」。◎「𣪠」，濮茅左(2002)認爲是「氣」字異體。◎「愇」，濮茅左(2002)據今本讀爲「違」。◎「𡰥𡰥」，濮茅左(2002)讀爲「逮逮」。謹按：八號簡之「𡰥𡰥」濮氏讀爲「遲遲」。爲前後一致，今統一讀爲「遲遲」。◎

「虐」，濮茅左（2002）據今本讀爲「恕」。謹按：黄德寬（2002）已指出「虐」爲「虎」字變體。上博竹簡《三德》十三號有一個字兩見，既以「虍」爲聲符，又以「女」爲聲符，是一個雙聲符字（范常喜2006）。可證「虐」可用作「恕」。◎「𣅀」，濮茅左（2002）釋爲「巽」字異體。劉信芳（安徽大學古文字研究室2004）讀爲「甚」，王志平（2004）讀爲「盡」，楊澤生（2009：159）讀爲「洵」。謹按：古文字常於字形上附加羨旁「曰」，故「𣅀」應即「㔾」字異體。今本與「㔾」對應之字皆作「孔」，義爲甚（《閒居》鄭注）。上古音「㔾」屬心母文部，「甚」屬禪母侵部，「盡」屬從母真部，「洵」屬心母真部；從音義兩方面考慮，以楊説爲優。《詩·陳風·宛丘》「洵有情兮」毛傳和《鄭風·叔于田》「洵美且都」鄭箋都説：「洵，信也。」

〔四〕◎《閒居》作「無聲之樂，日聞四方；無體之禮，日就月將；無服之喪，純德孔明」，但位置排在第四起。《論禮》此段文字脱。◎簡本十二號簡首字原缺，濮茅左（2002）據上下文補爲「喪」。謹按：簡本「喪」有「桑」「喪」兩種寫法，釋文暫補爲「喪」。◎「無體之[喪]」之「體」，濮茅左（2002）據《閒居》認爲是「服」字之誤抄。謹按：根據簡本書寫習慣，釋文改爲「備」字。◎「塞于四方」，《閒居》作「日聞四方」。謹按：上文「三無」已是「不可得而聞也」，「五起」比「三無」更進一步，《閒居》説「無聲之樂，日聞四方」，反倒可得而聞，於理不合。簡本文字較優。「塞于四方」與上文「皇于天下」、下文「塞于四海」意近。◎「日逑月相」，濮茅左（2002）

讀爲本字，又從今本讀爲「日就月將」。謹按：後説可從。這句話本自《詩·周頌·敬之》，作「日就月將」，西周晚期史惠鼎銘文作「日遶(就)月匨(將)」。《閒居》鄭注：「就，成也。」《敬之》毛傳：「將，行也。」鄭箋：「日就月行，言當習之以積漸也。」《淮南子·脩務》引《敬之》，高誘注：「言日有所成就，月有所奉行，當學之是行。此勉學之謂也。」《敬之》務在勸勉勤學，毋有不敬，孔子引此説「無體之禮」，深得詩旨。◎「屯昱同明」，濮茅左(2002)據《閒居》讀爲「純德孔明」，又認爲「同」可以讀如本字。黄德寬(2003)、王志平(2004)把「同」讀爲「通」。李天虹(2004)讀爲「洞」。謹按：「同明」有兩種理解：一是根據《閒居》理解爲狀中結構，則「同」是一個副詞，與「孔」同義；二是理解爲並列結構，則「同」是一個形容詞，與「明」義近。如果是前者，大概應該從今本讀爲「孔」。上古音「同」屬定母東部，「孔」屬溪母東部，二字韻部相同，聲母也有關係(董同龢1960：16、42)，可以通用。如果是後者，則應讀爲「通」。《漢書·李尋傳》：「舉有德行、道術通明之士，充備天官。」又《孔光傳》：「德行純淑，道術通明。」釋文暫從後者。

〔五〕◎《閒居》作「無聲之樂，氣志既起；無體之禮，施及四海；無服之喪，施于孫子」，但位置排在第五起。《論禮》此段文字脱。謹按：簡本與《閒居》對應存在錯位現象：一、簡本講「無聲之樂」的「施及孫子」，跟《閒居》「氣志既起」對應不上，反倒同講「無服之喪」的「施于孫子」

大致相同；二、簡本講「無體之禮」的「塞于四海」，同《閒居》「施及四海」雖然能够對應，但後者「施及」二字跟前者講「無聲之樂」的「施及孫子」的「施及」用詞相同；三、簡本講「無服之喪」的「爲民父母」，跟《閒居》「施于孫子」對應不上，跟講「無聲之樂」的「氣志既起」也對應不上。◎「它」，濮茅左（2002）讀爲「施」。◎「返」，「及」字異體。

〔六〕◎《閒居》作「無聲之樂，氣志既得；無體之禮，威儀翼翼；無服之喪，施及四國」，但位置排在第二起。《論禮》此段文字脱。◎簡本十三號首字原缺，濮茅左（2002）據《閒居》補爲「志」。釋文從之。◎「亡（無）備（服）之喪」之「之」原奪，濮茅左（2002）據今本及文例補。◎「既」，「氣」字異體。◎「異異」，濮茅左（2002）據《閒居》讀爲「翼翼」。《詩・大雅・烝民》「小心翼翼」，鄭箋：「翼翼然恭敬。」

〔七〕◎《閒居》作「無聲之樂，氣志既從；無體之禮，上下和同；無服之喪，以畜萬邦」，與簡本合，但位置排在第三起。《論禮》「氣志」作「所願」，「以畜」作「施及」。◎簡本十四號首字原缺，濮茅左（2002）據今本補爲「之」。◎「⿱萬土」，古文字常於字形下附加「土」旁，故此字即「萬」字異體。◎簡本文字到此結束，篇末有篇章結束符號，下面留有很大的一段空白。《閒居》和《論禮》其下尚有講「三王之德，參於天地」或「三無私」的一段文字。

參考文獻

安徽大學古文字研究室(2004),《上海楚竹書(二)研讀記》,《上博館藏戰國楚竹書研究續編》,上海書店出版社,2004年7月。

陳劍(2004),《上博簡〈民之父母〉「而得既塞於四海矣」句解釋》,《上博館藏戰國楚竹書研究續編》,2004年7月。

陳麗桂(2004),《由表述形式與義理結構論〈民之父母〉與〈孔子閒居〉及〈論禮〉之優劣》,《上博館藏戰國楚竹書研究續編》,2004年7月。

董同龢(1960),《上古音韻表稿》,中研院歷史語言研究所單刊甲種之二十一,1960年。

范常喜(2006),《〈上博五・三德〉劄記六則》,簡帛網,http://www.bsm.org.cn/show_article.php?id=348,2006年5月18日。

方旭東(2004),《二重證據法研究思想史之一例——上博簡〈民之父母〉篇論析》,《學術月刊》2004年第1期。

高華平(2006),《楚簡文獻與先秦的文藝發生論——從〈上海博物館藏戰國楚竹書〉(二)〈民之父母〉篇中的「五至」說起》,《文藝理論研究》2006年第2期。

高佑仁(2005),《談戰國楚系「夜」字的一種特殊寫法》,孔子2000網,http://www.confucius2000.com/,2005年4月3日。
何琳儀(2003),《第二批滬簡選釋》,《學術界》2003年第1期。
黄德寬(2002),《曾姬無卹壺銘文新釋》,《古文字研究》第二十三輯,中華書局,2002年6月。
黄德寬(2003),《〈戰國楚竹書〉(二)釋文補正》,《學術界》2003年第1期。
黄人二(2005),《上海博物館藏戰國楚竹書(二)研究》,高文出版社,2005年11月。
黄錫全(1998),《楚簡續貂》,《簡帛研究》第三輯,廣西教育出版社,1998年12月。
黄錫全(2004),《讀上博楚簡(二)劄記(八則)》,《上博館藏戰國楚竹書研究續編》,2004年7月。
季旭昇(2003a),《〈民之父母〉譯釋》,《〈上海博物館藏戰國竹書(二)〉讀本》,臺灣萬卷樓圖書股份有限公司,2003年7月。
季旭昇(2003b),《〈上博二·民之父母〉四論》,《第四屆國際中國古文字學研討會論文集》,香港中文大學中國語言及文學系,2003年10月。
李家浩(1994),《包山266號簡所記木器研究》,《國學研究》第二卷,北京大學出版社,1994年7月。
李零(2004),《簡帛古書與學術源流》,生活·讀書·新知三聯書店,2004年4月。
李守奎(2003),李守奎編著《楚文字編》,華東師範大學出版社,2003年12月。
李守奎(2007),李守奎、曲冰、孫偉龍編著《上海博物館藏戰國楚竹書(一—五)文字編》,作家出版社,2007年12月。

李天虹(2004)，《上博館藏竹書(二)雜識》，《武漢大學學報(哲學社會科學版)》2004年第4期。

廖名春(2000)，《上海博物館藏〈孔子閒居〉和〈緇衣〉楚簡管窺》，《中國思想史論集——中國思想史研究回顧與展望》，廣西師範大學出版社，2000年5月。

廖名春、張岩(2005)，《從上博簡〈民之父母〉「五至」説論〈孔子家語·論禮〉的真僞》，《湖南大學學報(社會科學版)》2005年第5期。

劉冬穎(2004)，《上博簡〈民之父母〉與孔子的「君子」觀念》，《古籍整理研究學刊》2004年第4期。

劉洪濤(2008)，《上博竹書〈民之父母〉研究》，北京大學碩士學位論文(指導教師：李家浩教授)，2008年5月。

劉樂賢(2003)，《讀上博簡〈民之父母〉等三篇劄記》，簡帛研究網，http://www.jianbo.org/Wssf/2003/liulexian01.htm，2003年1月10日。

孟蓬生(2004)，《上博竹書(二)字詞劄記》，《上博館藏戰國楚竹書研究續編》，2004年7月。

寧鎮疆(2004)，《由〈民之父母〉與定州、阜陽相關簡牘再説〈家語〉的性質及成書》，《上博館藏戰國楚竹書研究續編》，2004年7月。

牛淑娟(2005)，《〈上海博物館藏戰國楚竹書(二)〉研究概況及文字編》，吉林大學碩士學位論文(指導教師：李守奎教授)，2005年6月。

龐樸(2004)，《話説「五至三無」》，《文史哲》2004年第1期。

彭裕商(2006)，《上博簡〈民之父母〉對讀〈禮記·孔子閒居〉》，《康樂集——曾憲通教授七十壽慶論文集》，中山大學出版社，2006年1月。
濮茅左（2002），《〈民之父母〉釋文考釋》，《上海博物館藏戰國楚竹書（二）》，上海古籍出版社，2002年12月。
裘錫圭（2003），《新出土先秦文獻與古史傳説》，《李珍華紀念集》，北京大學出版社，2003年10月。
王國維（1959），《洛誥解》，《觀堂集林》，中華書局，1959年6月。
王志平（2004），《上博簡（二）劄記》，《上博館藏戰國楚竹書研究續編》，2004年7月。
魏宜輝（2002），《試析楚簡文字中的「顋」「䖵」字》，《江漢考古》2002年第2期。
邢文（2006），《〈禮記〉的再認識——郭店、上博楚簡中與〈禮記〉有關的文獻》，《中國古代文明研究與學術史——李學勤教授伉儷七十壽慶紀念文集》，河北大學出版社，2006年11月。
楊澤生（2009），《戰國竹書研究》，中山大學出版社，2009年12月。
姚小鷗、鄭永扣（2004），《論上海楚簡〈民之父母〉的「五至」説》，《哲學研究》2004年第4期。
于省吾（1982），《澤螺居詩經新證》，中華書局，1992年11月。
張豐乾（2005），《〈民之父母〉「得氣」説》，《古典傳統與自由教育》，華夏出版社，2005年1月。
趙彤（2006），《戰國楚方言音系》，中國戲劇出版社，2006年5月。

子羔

陳劍 校釋

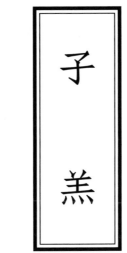

校釋説明

《子羔》爲《上博二》中的一篇，主要記録孔子與其弟子子羔的對話。原有篇題「子羔」，書於整理者所編第五號簡之背。

《上博二》此篇原共收有十四個編號的竹簡，另有《香港中文大學文物館藏簡牘》「戰國楚簡」部分的第三簡（以下稱「港簡三」），《上博二》注釋已指出與本篇第十簡内容有關。據整理者介紹，這些竹簡無一完簡，但本篇與《孔子詩論》和《魯邦大旱》竹簡形制、字跡皆同，原整理者和研究者多以爲此三篇原應係合編爲一册。此册完簡約長五五・五釐米，每簡有上、中、下三道契口，「契口上偶而還殘存編綫殘痕」（《上博一・孔子詩論》「説明」部分）。第一即上道契口位於離頂端約八・六釐米處，第三即下道契口位於離末端約七・九釐米處，第二即中道契口則正位於此二處的中間，離上、下契口均約一九・四～一九・五釐米。簡端修作弧形，上下端不留白。本篇無句讀號，末簡有作一横楨的符號，此類形符號在《孔子詩論》中數見，是作爲分章號用的。但此簡末有留白，此分章號應可視作也兼起篇號的作用。

本篇竹簡的拼合與編聯，經過研究者的反覆討論，已取得較一致的意見。最終結果，全篇首尾完具，已可基本復原。本釋文全從裘錫圭《簡序》與《注釋》的意見。略述有關情況如下。

陳劍《小議》首先整理出兩個編連組，即簡「1－（6＋2）」、簡「9－（11A＋10＋11B）－（港簡3＋12）－13」[「＋」表示斷片拼合（包括遥綴），爲醒目起見，屬於同一簡之斷片號外加括號；「－」表示兩簡連續，既包括簡文本身即連讀的，也包括簡有殘斷其文句不能直接連讀者（但確定兩簡本身是連續的）]。

陳偉《零釋》提出簡八下接簡七連讀；裘錫圭《簡序》將簡七與篇末的簡十四拼合爲一支整簡，將簡一接在簡十三之後（廖名春《釋補》進一步將之直接連讀）；裘錫圭《簡序》、李學勤《研究》皆將簡五與簡八連讀，又皆將簡九作爲全篇的首簡（張桂光《劄記》亦曾略提過此說）。裘錫圭《簡序》、李學勤《研究》都指出，將簡九置於篇首，則「子羔昏（問）於孔子曰」即爲全篇的開始，作爲首簡十分合適。《簡序》還指出，此篇記子羔提問，一般只說「子羔曰」；簡九由於是一篇的發端，所以說「子羔問於孔子曰」；從這一點看，把九號簡列爲首簡也很合適。

由此形成的全篇簡序如下：

9－（11a＋10＋11b）－（港簡3＋12）－13－1－（6＋2）－3－（4＋5）－8－

（7＋14）。

以上共十支簡，全篇應另無已完全缺失的竹簡。裘錫圭《注釋》重新編號爲共十一支簡，其中第八、九兩支是原第四、五兩號，同時又已謂：「原四、五兩號簡間的缺字似不多，二簡或有可能是同一簡的斷片。」今取其爲同一簡之説。經過重新編聯後可知，篇題「子羔」所在爲全篇倒數第三簡，也合於竹書通例。

經過重新復原整理，可知全篇簡文可分爲兩大部分。前一部分説「三王者之作」，亦即夏、商、周三代王室的始祖禹、契、后稷之感天而生之事；後一部分講堯、舜之事（舜「何故以得爲帝」）。最後以孔子之語作結。裘錫圭《古史傳説》認爲，本篇不像是子羔和孔子問答的實録，而應該是作者借孔子之口，鼓吹尚賢和禪讓的作品。其撰述年代當在戰國早期或中期，當時契、后稷爲帝嚳之後、禹爲顓頊之孫鯀之子等説法尚未興起。

本釋文將簡文全部連讀。爲清眉目，按文義層次略劃分段落。在裘錫圭《注釋》之後，本篇簡文釋讀方面的情況並無太大變化。本注釋有不少條目，即對《注釋》加以全文移用（其引用論著格式依本書體例酌改）。

校釋者　陳　劍

凡例

一、本書以《上海博物館藏戰國楚竹書》的釋文爲校勘底本。

二、竹簡簡號一依《上海博物館藏戰國楚竹書（二）》，標在每簡最後一字的右下旁。從《香港中文大學文物館藏簡牘》編入的，簡號前加簡稱「港簡」。

三、竹簡上原有的標識一依其舊，以裨研究。重文號後補出重文及標點，合文號後寫出合文及標點，於其外加方括號「[ ]」。釋文另加新式標點符號。

四、釋文儘量按簡文字形隸定，以裨研究。奇特者如「於」「者」從略，個别有省略筆畫者從略。

五、簡文殘缺或殘泐無法辨識的字，可據行文格式推定字數者，釋文以「□」號表示，一「□」代表一字；不能確定字數者，釋文以「……」號表示。

六、簡文殘缺之字，尚有殘留筆畫者，外加「□」號；原簡補字及據文義擬補者，外加方括號「[ ]」。

七、簡文中的通假字、異體字隨文注出本字、正字，外加「（）」表示；訛字隨文注出正字，外加「〈〉」表示；脱文隨文補出，外加「〖〗」；衍文外加「{}」表示。

八、凡不能連讀的簡文，釋文中間空一行。連讀的簡文，根據内容層次酌情劃分段落。

子羔昏(問)於孔=[孔子]曰：〔一〕「厶(三)王者之乍(作)也，〔二〕虘(皆)人子也而丌(其)父戔(賤)而不足爯(爯—稱)也與(歟)？ 殹(抑)亦成(誠)天子也與(歟)？」〔三〕

〔一〕「子羔」，夏世華《集釋》：《史記·仲尼弟子列傳》：「高柴，字子羔。少孔子三十歲。子羔長不盈五尺，受業孔子，孔子以爲愚。」《春秋經傳集解·哀公十五年傳》「子羔將出」，杜注：「子羔，衛大夫高柴，孔子弟子。」《論語·先進》：「子路使子羔爲費宰。」《釋文》：《左傳》作子羔，《家語》作子高，《禮記》作子皋。

〔二〕《上博二》：「厶」是古文「叁」之省。「乍」讀爲「作」，興起。《易·繫辭下》：「包犧氏沒，神農氏作。」又：「神農氏沒，黄帝堯舜氏作。」三王指禹、契、后稷，即夏、商、周三代的始祖。

〔三〕「皆」作「虘」楚文字習見，裘錫圭《注釋》對其字形有詳論。

「殹」，《上博二》如字讀，此從陳劍《小議》讀爲「抑」，表轉折。夏世華《集釋》引王引之《經傳釋詞》：「抑，詞之轉也……抑亦，亦詞之轉也。《昭三十年左傳》曰：『其抑亦將卒以祚吴乎？』《論語·子路》篇曰：『抑亦可以爲次矣。』」按後來發表的楚竹書中以「殹」及其異體(从「攴」或「戈」，此簡「殹」字即本作从「攴」形)表「抑」之例甚爲多見。

「城」《上博二》讀爲「成」，李學勤《研究》、裘錫圭《簡序》皆讀爲「誠」，可從。

此處簡文的斷句和其中「與」字「殹」字的讀法，都曾有不少異説，似跟最初研究者對此處「天子」的真正含義認識不清有關，不再具引。《上博二》謂「古代王亦稱天子」，後來經裘錫圭《簡序》重編，始弄清文末「舜，人子也，而三天子事之」以及此處簡文，皆係以「天子」與「人子」相對爲文。裘錫圭《簡序》指出，此簡「人子」與「天子」是「以二者對稱」，「『人子』指凡人之子，『天子』指天帝之子。所以本篇所說的『天子』，跟一般用來指稱作爲天下共主的帝王的『天子』是有區別的。夏、商、周三代王室的始祖禹、契、后稷，都有無父而生的神異傳說，所以子羔問孔子：他們究竟是地位低賤因而其名失傳的那種人的兒子呢，還是真的是天帝的兒子呢？十、十一、十二、十三等號簡文以肯定的態度講述了禹、契、后稷的降生神話，可見此文中的孔子承認他們是『天子』。」裘錫圭《注釋》：天子，天之子，在此並不專指帝王。《說文》卷十二下女部「姓」字下說：「古之神聖母，感天而生子，故偁天子。」《史記・三代世表》之末所附褚少孫語引《詩傳》文，謂姜嫄因后稷無父而生，將其拋棄，后稷被棄後受到神力保護，「姜嫄怪之，於是知其天子，乃取長之」。「天子」用法與此篇同。

按：「皆人子也而其父賤而不足稱也歟」句，《上博二》在「皆人子也」下標逗號，研究者多同。今爲明確以免生誤解計，改連作一氣讀。簡文意謂：「（禹、契、后稷）都是凡人的兒子（但是其父地位低賤因而其名失傳），還是真的是天帝之子？」

孔=［孔子］曰：「善，而昏（問）之也。〔一〕舊（久）矣，亓（其）莫［□□□□］。〔二〕

〔一〕《上博二》讀「而」爲「爾」，研究者多從之。不必。夏世華《集釋》引《莊子・齊物論》子綦答顏成子遊曰：「偃，不亦善乎，而問之也。」謂「與孔子答子羔此問同一文例」，成玄英疏：「而，猶汝也。」按用「而」爲第二人稱代詞楚簡多見。

〔三〕「舊矣」兩字《上博二》連上句讀，無説。諸家多讀「舊」爲「久」，可從。長久之「久」與故舊之「舊」顯有同源關係，「久」字字源不明，似較晚出，楚簡等古文字資料以「舊」爲「久」習見。「舊（久）矣」下，何琳儀《選釋》與「其莫……」連讀，陳劍《小議》等在「矣」字後標逗號。侯乃峰《研究》又《校理》指出：據《左傳》《禮記》等典籍常見的「久矣」用例及語氣來推斷，如《禮記・檀弓下》：「孔子之故人曰原壤，其母死，夫子助之沐椁。原壤登木曰：『久矣，予之不託於音也。』」則在「舊（久）矣」後斷句較爲妥當。按此説頗是，但兩種斷讀方案並無實質性出入。李學勤《研究》謂簡文「是説很久没有人談到了」，可參。

⿱禹土（禹）之母，又（有）莘氏九之」女也。〔一〕觀於伊而旻（旻—得）之，〔二〕⿱宀鬼（褱、懷）⿱厶心（三）十一a 忎（仁—年）而畫（劃）於伓（背）而生〓，「生」而能言，是⿱禹土（禹）也。〔三〕

〔一〕「也」上之字尚存左下角殘形，《上博二》作缺文號未釋，據殘形結合文意可定。擬補缺文中「⿱禹土（禹）之母」據下文推知，「有莘氏」從廖名春《釋補》、林志鵬《復原》又《補釋》、黄人二《書後》等諸家説，據有關古書記載補。《大戴禮記・帝繫》：「鯀娶於有莘氏，有莘氏之子謂之女志氏，産文命。」《史記・夏本紀》索隱：「又按《系本》：『鯀取有辛氏女，謂之女志，是生高密。』宋衷云：『高密，禹所封國。』」《吴越春秋・越王無餘外傳》：「鯀娶於有莘氏之女，名曰女嬉。」

〔二〕裘錫圭《注釋》：「伊」，即伊洛之伊。《吕氏春秋・本味》述伊尹降生故事，謂伊尹之母「居伊水之上」，懷伊尹而身化爲空桑，「有侁氏女子採桑，得嬰兒於空桑之中」，即伊尹。「侁」與「莘」通，《列子・天瑞》張湛注及《水經注・伊水》述此事，皆作「有莘氏」。廖名春《感生》疑伊尹之母「『居伊水之上，孕』即簡文『觀於伊而得之』之本」，並謂：「如此，則簡文是將大禹出生的神話與伊尹出生的神話搞混了，故與文獻所載諸説皆不同。」（20頁）但其後文又否定此説，認爲「伊」當讀爲「禋」（29—30頁）。林志鵬《復原》（按又見於林志鵬《補釋》）在引用《水經注・伊水》「七谷水」「上承陸渾縣東禪渚，即《山海經》所謂南望禪渚，禹父之所化」之文及其所述伊尹出生故事後説：

> 注文所云禹父鯀事見《山海經・中山經》，伊尹母化爲空桑事見《天問》「水濱之木，得彼小子。夫何惡之，媵有莘之婦」，後《吕氏春秋・本味》篇推衍此事較詳。《水經注》所云伊水一帶既有鯀化黄熊及有莘氏化空桑之傳説，知此地與有莘氏關係密切，簡文所謂有莘氏「觀於伊」而得生禹之説當另有根據。（70頁注〔6〕）

古書中的神聖降生傳説，同一人的傳説有時有多種説法，不同的傳説有時又有相同或相似之處，林氏的意見可從。

〔三〕「𡨦（褢、懷）」又見下文，《上博二》皆摹原形未釋。陳劍《小議》曾釋讀爲「𡧊（娠）」，誤。今改從釋「懷」之説。

此字原形作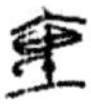，研究者最初即有不少主張釋讀爲懷妊、懷身之「懷」的，但諸家説對字形的認識尚有不同。黄德寬以爲是「懷」字的「訛寫」（見安大《研讀記》引）；李學勤《研究》隸定作「𡑞」，認爲从「土」从「褢」省，讀爲「懷」；張桂光《劄記》釋爲「褢」，認爲上非从「宀」而是「衣」旁上半，下邊一横爲「衣」的下旁之變，中間是「鬼」字，也讀爲「懷」。陳斯鵬《二篇》指出，《孔子詩論》（與《子羔》字體同）中的「宀」旁，即有一般寫法與作類似「衣」旁頭部兩種寫法並見［如簡五「宙（廟）」字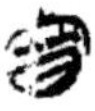、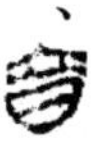］，且「衣」旁未見僅省存上半者，故主張仍應隸定爲「𡨦」。季旭昇《譯釋》亦直接隸定爲「𡨦」，以爲上从「宀」，中爲「鬼」聲，「鬼」形下部的「人」形繁化爲「壬」形；「鬼」讀爲「懷」，謂「懷子」。後來發表的清華簡資料中有不少「鬼」形寫得跟此字下半基本相同，如《清華簡（壹）·金縢》簡十二「今皇天動鬼（威）」之「鬼」字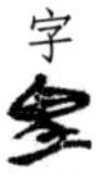，劉洪濤《四則》據此補證釋「褢（懷）」之説，看法與季旭昇《譯釋》大同。且謂「考慮到古文字『衣』皆省略上半而保留下半以及《璽匯》1110號有『𡨦』字（按原形作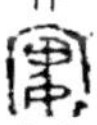）」，主張仍釋寫作「𡨦」。

此從其說。從後來發表的大量材料看，楚簡文字「亜」旁頭部多作「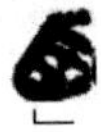」形，而「鬼」形頭部多作「囟」類形，二者尚有細微區别（參見殷南山（蘇建洲）《商榷》）。

「忎（仁—年）」之釋從陳劍《小議》說（原隸定作「念」）。《小議》謂：「此字在楚簡文字裏最習見的用法是用爲『仁』，此處則應讀爲『年』，古文字裏『年』本从『人』得聲。」並舉《太平御覽》卷三七一引《世本》云「陸終娶于鬼方氏之妹，謂之女嬇，生子六人。孕而不育，三年，啓其左脅，三人出焉；啓（《水經注·洧水》引《世本》作「破」）其右脅，三人出焉」，以說簡文之意。裘錫圭《注釋》：《詩·大雅·生民》說姜嫄生后稷「不坼不副」，係針對禹、契等人降生時情況而言。《淮南子·脩務》「禹生於石，契生於卵」，高誘注謂禹「坼胸而生」，契「畐（副）背而出」。《史記·楚世家》「陸終生子六人，坼剖而產焉」，集解引干寶曰：「若夫前志所傳，修己背坼而生禹，簡狄胸剖而生契。」《說文》訓「副」爲「判」。簡文「畫」（劃）字之義，當與「坼」「副」「剖」等字相近。「畫」有「分」義。《左傳》襄公四年「茫茫禹迹，畫爲九州」，杜預注：「畫，分也。」「劃」乃「畫」之分化字，《說文》除刀部有「劃」外，「畫」字古文亦有作「劃」者。《集韻》入聲麥韻「胡麥切」「畫」小韻：「劃、劐，裂也。或从蒦。」《上博二》（194頁）引以說簡文「畫」字，可從。「伓」《上博二》釋文作「伓（倍、背）」。裘錫圭《注釋》指出其字多見於秦漢簡帛，「多用作『倍』『背』『陪』」等字，又謂：今按「伓」从「不」聲，「不」「倍」古音相近，此字似可直接視爲「倍」之異體。《春秋繁露・三代改制質文》：「至禹生，發於背。」《史記・楚世家》集解引干寶，亦謂「修己背坼而生禹」，已見前引。

𡿧（离、契）之母，又（有）卤（迺—仍、娀）是（氏）之女十也。〔一〕遊於央臺（臺）之上，〔二〕又（有）鴳（燕）監（銜）卵而階（錯、措）者（諸）丌（其）歬（前）。取而軟（吞）之，〔三〕寃（褢、懷）十一b三忎（仁—年）而畫（劃）於雁（膺），〔四〕生乃虖（呼）曰：港簡三『銫（金）！』是𡿧（离、契）也。〔五〕

〔一〕此條注全用裘錫圭《注釋》如下：离，《上博二》已指出簡文此字與《說文》「离」字古文的字形比較相近，並以爲此字是商始祖「契名的本字」。商始祖名，古書多作「契」，《說文》作「偰」，《史記・三代世表》《漢書・古今人表》等作「离」。《說文》八上人部：「偰，高辛氏之子，堯司徒，殷之先。从人，契聲。」十四下内部：「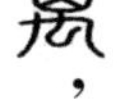，蟲也。从厹（即内），象形。讀與『偰』同。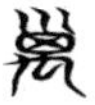，古文离。」七上米部「竊」字下又謂「离，古文偰」。

又迺是，《上博二》釋文作「又（有）卤（乃、娀）是（氏）」。「迺」（《上博二》隸定爲卤）與「乃」，「是」與「氏」，古通用，古文字資料及傳世文獻中屢見其例。「迺」「娀」通用之例則前所未見。《上博二》把「又迺是」讀爲「有娀氏」，當是由於古書都說契母簡狄是有娀氏女。在文字學方面，其考釋中只說：「若『娀』以戎得聲，與『迺』爲泥紐雙聲（引者按：此用章太炎娘日歸泥説)，若从心紐則其音不諧(指一般讀「娀」爲「息弓切」)」。並未認真證明「迺」(乃)可與「娀」通。徐在國《瑣記》爲之補充説：

《説文》：「迺……讀若仍。」(引者按：「迺」「乃」同音，《説文》謂「仍」从「乃」聲。「乃、仍」之、蒸對轉。古書「乃、仍」相通之例見《古字通假會典》35頁「乃與仍」條。)典籍中「戎」「仍」二字相通，如《左傳》昭公四年「夏桀爲仍之會」，《韓非子・十過》「仍」作「戎」。「娀」字從戎聲，因此，「迺」可讀爲「娀」。

按：《左傳》哀公元年謂夏后相之滅「后緡方娠，逃出自竇，歸于有仍，生少康焉，爲仍牧正」。同書昭公四年謂「夏桀爲仍之會，有緡叛之」，十一年又謂「桀克有緡，以喪其國」。顧頡剛《有仍國考》説：「《韓非子・十過》篇云：『桀爲有戎之會，而有緡叛之。』知有仍又作有戎。」又説：「有戎蓋又即有娀；故《史記・殷本紀》云：『桀敗於有娀之虛。』與《左傳》《韓非》説類同……」(《古史辨》第七册下編325—326頁，開明書店，1941)陳劍指出，《史記・殷本紀》説「桀敗於有娀之虛，桀犇於鳴條，夏師敗績」，《上博二・容成氏》39—40簡記「(湯)陞[陳劍補按：此字當改釋爲「陞(降)」]自戎述(遂)入自北門，立於中□，桀乃逃之歷山氏，湯又從而攻之……」，《書・湯誓・序》説「伊尹相湯伐桀，升自陑遂，與桀戰于鳴條之野，作《湯誓》」，相互比較，可知「陑遂」即「戎遂」，亦即有娀之虛。「陑」从「而」聲，爲日母之部字，上古音與「乃」「仍」相近。(「陾」既有與「而」「陑」相同之音，又有「仍」音。)「迺」和「娀」的通轉，與

「陑」和「戎」「娀」的通轉同例（2005 年復旦大學中文系「上博簡研讀」課）。總之，有廼氏應即有仍氏、有娀氏。

〔二〕「央⿳吉冖土（臺）」之「央」尚無定說。《上博二》據《楚辭・離騷》「望瑤臺之偃蹇兮，見有娀之佚女」等文獻，讀爲「瑤臺」，謂「央、瑤聲紐通轉而假借」云云。林志鵬《復原》、白於藍《釋「玄咎」》皆從此說，且各有補論。何琳儀《選釋》讀爲「陽臺」，說爲「高唐神女之居所」。陳劍讀爲《楚辭・天問》「璜臺十成，誰所極焉」之「璜臺」（見張富海《「后稷之母」節》引）。廖名春《感生》則以爲當從《拾遺記》讀「央臺」爲「桑野」。待考。

〔三〕「⿰鳥𡚸」《上博二》原隸定作「⿰鳥𡚸」。按：「⿸疒𡚸」所从聲符「𡚸」與「妟」有别，「𡚸」即「癭」字之表意初文，「像女人的脖頸處長有腫瘤的樣子」；「癭」與「燕」聲母相同（皆影母），韻部是耕部與元部的關係，讀音極近可通。說皆詳馮勝君《「嬰」字》。

《上博二》：「軙」，从申、从欠，《說文》所無，讀作「吞」。《戰國策・趙策一》「欲亡韓吞兩周之地」，《馬王堆漢墓帛書》「吞」作「呻」，从口、申聲。簡文作「軙」，皆从申聲。

〔四〕「雁（膺）」《上博二》釋爲「雇（扈）」，此從陳劍《小議》說改正。「膺」即胸膺，跟上文「背」相對。《春秋繁露・三代改制質文》及《史記・楚世家》集解引干寶說，皆謂契之生自母胸出，研究者多已舉出。又以上玄鳥遺卵生商之說，古書多見，《上博二》有詳論，不再具引。

〔五〕「鉋」字《上博二》釋爲「欽」。此從裘錫圭《「鉋」字》（又《注釋》）改釋。《「鉋」字》指出，此字「右旁明顯與十一號簡下段『軟』字的『欠』旁有別，而與《郭店楚墓竹簡》中《五行》篇一三、一四號簡『色』字相似，與一四號簡之『色』尤爲一致。所以此字應釋爲『鉋』……鉋應分析作从色从金，金亦聲，是金色之金的專字，在上引簡文中就讀爲金錫之金。契生而呼曰金，蓋與商得金德之説有關」。通過相關論證，又説：「少皞與契爲同一傳説之分化的意見，應該是可信的。……少皞與契在傳説中都得金德，這應該不是偶然的，很可能也是二者同爲一傳説之分化的反應。從秦獻公已將金瑞與白帝聯繫起來看，以五色配五行的思想應該出現得相當早。《子羔》簡文將『金』寫作从『色』的『鉋』，可能與這種思想有關。不過『殷人尚白』之説，從殷墟卜辭特別重視白馬的情況來看，似有很古老的淵源，倒不見得是商得金德説出現後才産生的。……即使不考慮與少皞傳説的關係，僅就《子羔》篇來看，商得金德説的出現時代，也顯然要早於鄒衍……商得金德説的産生，也許跟我國古代商人最早大規模使用青銅器有關。這種説法究竟起於何時，有待研究。」

句（后）稷之母，又（有）詒（詞/詒—邰）是（氏）之女也。〔一〕遊於玄咎之内，〔二〕各（冬）見芺，攼（搴）而薦之，乃見人武。〔三〕頵（履）目（以）菍（祈）禱，曰：『帝之武，尚貞（史—使）十二……』是句（后）稷{之母}也。〔四〕

〔一〕「詒(詞/詒—郘)」，裘錫圭《注釋》：从「言」「司」(司、飼)省聲，既可釋「詞」，亦可釋「詒」，從《上博二》釋讀爲「郘」，古書皆謂后稷母姜嫄爲有郘氏女。

〔二〕「玄」《上博二》釋爲「串」，謂「串咎」，疑讀爲「串澤」云云。此從張富海《「后稷之母」節》改釋爲「玄」。張文認爲，「『玄咎』之『玄』與『閟宮』之『閟』意義相通，都有幽深、神秘的意思。『玄咎』之『咎』所表示的詞是一種建築名稱，與『宮』意義相近……應該就是金文从九从宮之字所表示的詞，只不過前者是假借字，後者是本字」。「玄宮」就是求子的禖宮。裘錫圭《注釋》認爲「此説要優於讀『玄咎』爲『玄丘』之説」(「玄丘」説見白於藍《釋「玄咎」》)。關於金文从宮从九之字與「宮」等的關係，後張富海《補説》又有進一步討論，可參看。

〔三〕「备(冬)」《上博二》釋讀爲「終」，「芺孜」《上博二》連讀爲一詞，疑即《爾雅・釋草》之「芺薊」或「芺鉤」。此皆從張富海《「后稷之母」節》的斷句和釋讀理解。張文認爲，《説文》所見「芺」和「蔞」所指是同一種草，可以食用，「但大概是在夏曆四月的時候才長成。簡文言『冬見芺』，是言其神異」；「孜」字可以視爲「搴」字異體，義爲拔取、採取，而且多指拔取草類。薦訓爲進獻。整句意爲「於冬日見可食之芺，於是拔取之，而進獻於上帝」。《上博二》：「武」，足迹。「人武」是人的足印。《爾雅・釋訓》：「履帝武敏。武，迹也。敏，拇也。」郭璞注：「拇，迹大指處。」

〔四〕「頧(履)㠯(以)菸(祈)禱」從《上博二》釋。研究者亦多同。何琳儀《選釋》將「菸」字屬上，讀爲「忻」。研究者或從其説(如夏世華《集釋》)，實無道理。「史」《上博二》釋爲「吏」。詳參裘錫圭《注釋》。「尚」季旭昇《譯釋》解爲「庶幾」，表希望、希冀，先秦典籍多見。張富海《「后稷之母」節》指出此「之母」二字「涉上『后稷之母』而衍」。皆可從。

姜嫄履大人迹而孕生后稷事，古書記載極多，如《詩·大雅·生民》《史記·周本紀》等，《上博二》與研究者已多舉出，不再贅列。

厶(三)王者之乍(作)也，女(如)是。」

子羔曰：「肰(然)則厶(三)王者箮(孰)爲……十三「孔=(孔子)」曰：〔一〕「又(有)吳(虞)氏之樂正宕〈宕(瞽)〉叜(叟、瞍)之子也。」〔二〕

〔一〕簡首缺文號下之字《上博二》作「㠯(以)」，陳劍《小議》以爲「從殘存字形和文意看，恐不可信」。陳偉《零釋》、張桂光《劄記》改釋爲「曰」，《零釋》並以爲「曰」前可補「孔子」二字。裘錫圭《注釋》以爲可從。今亦從之。

〔二〕裘錫圭《簡序》認爲，「十三號之後，應該接講堯舜之事部分的第一簡，即原來的一號簡(此二簡之間有無缺簡已不可知)」。廖名春《釋補》在其説基礎上「將兩簡直接相連，而不考慮另有缺簡」；他認爲缺文中「當有子羔的兩問和孔子的一答」；簡十三所殘去的下半段，約有二十二字的空間，是足够的；「從『孔子曰：「有虞氏之樂正瞽瞍之子也」』來看，上文當有『子羔曰』一問。其内容可參考《大戴禮記·五帝德》：『宰我曰：「請問帝舜？」孔子曰：「蟜牛之孫，瞽叟之子也，曰重華。」』因此可補『子羔曰：「請問帝舜」』七字。此問之前，還應有孔子對『子羔曰：「然則三王者孰爲……」』的回答」；最終將此處簡文擬補爲：「子羔曰：『然則三王者孰爲最賢？』孔子曰：『三王者皆不如帝舜賢也。』子羔曰：『請問帝舜？』孔子曰：『有虞氏之樂正瞽瞍之子也。』」按：他對前一問及孔子答語的擬補恐未必可信，但對後一問的擬補以及此處簡文行文脈絡的推測，則頗可參。《注釋》也認爲，從此篇存簡情況看，似不會有缺去的整簡；「孰」這個疑問代詞在古代既用於指人，也用於指事，此處當用以指事。如子羔所問，大意爲「然則作爲天之子的三王爲何要臣事舜，舜又是什麼人呢」？則「孰爲」下所缺之字並不多，前簡下部殘缺部分應可容得下。故兩簡應是銜接的。

〔三〕「又（有）吳（虞）氏」，《上博二》：「文獻作『有虞氏』，『吳』『虞』古字通假。《公羊傳·定公四年》『晉士鞅衛孔圄帥師伐鮮虞』，陸德明《釋文》：虞本或作吾。……古文『是』『氏』通。」陳偉《零釋》謂：「古人所謂『有虞氏』一類表述，大致有兩層含義。一是指某方國，一是指該方國成爲王國後所代表的王朝。竹書此處所説的『有虞氏』，當是指舜即位之前的虞國。相應地，『有虞氏之樂正』，也當是虞國之職，而不是王朝之官。用夔、質等古帝手下的樂正作解，其前提就不可靠。」其説可從。

「⿱宀占⿱宀舛」即舜父「瞽叟」，研究者現已無異議。曾有釋讀爲「質夔」等異説，此不必具引。關於「⿱宀舛」字，楊澤生《補釋》又《三篇》（又見其《研究》）、黄錫全《劄記（壹）》又《八則》、李學勤《研究》、蘇建洲《校釋》等都認爲其所从之「卉」用作「艸」，讀爲「叟、瞍」，正確可從。關於楚文字中「屮」「艸」「㞢/卉」繁簡無别、皆用爲「艸（草）」，研究者已多有指出，又參看趙彤《「卉」》。「⿱宀占」所从之「占」，以與「古」相聯繫之説最有道理，「古」聲與「瞽」音近相通。或以爲就是「古」旁異寫（施謝捷説，見蘇建洲《校釋》、孟蓬生《舜父之名》引；又李學勤《研究》），或以爲係「古」旁之訛（楊澤生《補釋》又《三篇》等）。

楚簡舜父瞽叟之名亦於郭店簡《唐虞之道》簡九、簡二四兩見，作「⿱宀瓜寞」。上字以从「瓜」聲而與「瞽」字相通，下字曾被誤解爲从「莫」聲，研究者遂或與《國語·鄭語》「虞幕能聽協風」、《魯語上》「幕，能帥顓頊者也，有虞氏報焉」之「幕」相聯繫爲説（陳偉《零釋》、周鳳五《新釋》又《零釋》等）。劉洪濤《「瞽瞍」》指出，其形所从的「𦱤」也應該看作「艸（草）」之繁形，作全字的聲符，亦以音近而讀爲「叟、瞍」，而跟「暮」字的初文「莫」完全無關。後來《上博（九）·陳公治兵》發表，其中簡二地名「蒲寞」即《左傳·桓公十一年》的「蒲騷」，其説得到完全證實（「叟、瞍」與「騷」古音極近）。

孟蓬生《舜父之名》以「宔」从「占」聲而可讀爲「瞽」，其説恐難信。但其文晚出，對楚簡「瞽叟」字的研究過程有較詳細的列舉分析，可參看。

子羔曰：「可（何）古（故）㠯（以）旻（旻—得）爲帝？」

孔＝［孔子］曰：「昔者［禪］而弗殜（世）也，善與善相受（授）也，〔一〕古（故）能絧（絧／紿—治）天下，坪（平）墓（萬）邦。叓（史—使）亡（無）又（有）少（小）大忌（肥）竁（磽／墝），叓（史—使）虐（皆）一旻（旻—得）亓（其）社禝（稷）百眚（姓）而弄（奉）守之。〔二〕尭（堯）見舜（舜—舜）之惪（德）臤（臤—賢），古（故）讓（讓）之。」

〔一〕「弗殜（世）」《上博二》讀爲「歿世」，無注。劉信芳《試讀》、孟蓬生《劄記》均指出「弗」當如字讀，「世」即《禮記·禮運》「大人世及以爲禮」之「世」，父子相繼曰世。研究者多從其説。白於藍《劄記》以爲上句費解，「『者』與『而』之間很可能漏寫一『禪讓』之禪字或與禪字意義相近的字」，今從其説而逕補爲「禪」字。

〔二〕裘錫圭《注釋》：此句原整理者的標點、解釋不可通。陳偉《零釋》謂「『無有』爲沒有、不分之意」。從其所引古書用例看，他是把「無有」理解爲「不分」的。《上博（二）讀本》説「『無有』意爲『無論』」（30頁注11），與陳文的理解相同。古書中的「無有」確以當「不分」講的爲多。但此句的下句爲「使皆得其社稷百姓而奉守之」。如將「無有」理解爲「不分」，兩句句首似不能皆用「使」字(張桂光《古文字論集》頁36堅持其楚簡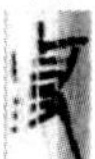爲「史」，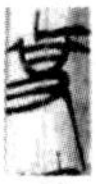爲「弁」之說，釋第二句句首之字爲「弁」，讀爲「遍」。其實楚簡「史」「弁」相混現象普遍，張說不可信)。我們懷疑此句的「無有」應理解爲「没有」，意謂使天下萬邦的疆土没有大小、肥磽相懸殊的情況，句意緊承上句「平萬邦」。此句跟下句雖然並非完全没有因果關係，但其句式是並列的。

按：《注釋》解釋句意爲「使天下萬邦的疆土没有大小、肥磽相懸殊的情況」，正確可從。略可補充者，疆土大小尚可人爲平均，土壤的肥磽之别卻係地理形勢所固有，難以人力平均之。我認爲，使疆土之「大小、肥磽」平均，此兩事應該聯繫在一起理解。按《尉繚子・兵談》：「量土地肥磽而立邑建城，以城(此二字今本脱，據銀雀山簡本補)稱地，以地(今本作「城」，據銀雀山簡本改正)稱人，以人稱粟。三相稱，則内可以固守，外可以戰勝。」又銀雀山漢簡《守法守令等十三篇・田法》：「量土地肥膮(墝)而立邑建城，以城爯(稱)……」其意蓋謂，土地磽薄者則城邑所轄之地廣，單位面積人衆少、粟少，反之亦然。此處簡文謂，平治萬邦使之没有大小肥墝之别，過大過小者平均之，肥墝之地均分之，墝者則使大，肥者則使小。「忌(肥)竁(磽/墝)」，《上博二》注謂：即今字「肥脆」。「竁」从毳聲，古音當與「磽」相近，《孟子・告子上》：「雖有不同，則地有肥磽，雨露之養，人事之不齊也。」又《荀子・王制》：「相高下，視肥磽，序五種。」後世失「竁」而改用「脆」字。裘錫圭《注釋》指出讀爲「肥磽」可從，但謂「寵」即「脆」，「古音當與『磽』相近」則有問題；《上博（二）·容成氏》簡四十九亦有「高下肥毳」語，「肥毳」即「肥寵」，彼處原整理者考釋云：「從文義看，似應讀爲『磽』。案：『毳』有二音，一同『脆』，爲月部字；一同『橇』，爲宵部字。這裏可能是用後一種讀法。」認爲「此説較合理」；並疑「忌」字本是「悱」之異體。

子羔曰：「㚝（堯）之旻（旻－得）𡍮（𡍮－舜）也，𡍮（𡍮－舜）之悳（德）則成（誠）善六舉（歟）？伊（抑）㚝（堯）之悳（德）則甚昷（明）舉（歟）？」〔一〕

〔一〕《上博二》連下讀爲「伊堯」，謂「『伊堯』之稱爲初見。『伊』，帝堯的母姓」云云。此從陳劍《小議》改讀爲「抑」，表轉折。裘錫圭《注釋》指出，前簡九以「殹」表「抑」，此篇表數詞「三」時「厽」與「三」（見港簡三）並用，與此表「抑」之「殹」「伊」並用同例；本篇屢見的「於」字，大多寫法較特殊，與《説文》「烏」字古文第一形（「烏」「於」本一字）及三體石經「烏/於」古文相近，而簡二「於」字則作楚簡常見寫法。凡此皆可見，「簡文抄寫時對用字和字形的統一並不很注意」。

「昷」《上博二》讀爲「溫」，謂「言堯德澤溫厚」。研究者多已改釋爲「明」，但對字形的看法尚不一。何琳儀《選釋》以爲字當釋「盟」，即「盟」之初文；黃德寬《補正》分析作从「日」从「皿」，爲「盟」的異體。陳劍《小議》以爲此字或爲从「日」、「皿」聲之字，或者就是「盟（盟）」字異體，皆以音近而讀爲「明」。裘錫圭《注釋》以爲，「此字在此讀爲『明』無問題，其結構如何分析，尚可研究」。

孔=〔孔子〕曰：「鈞（均）也。〔一〕埈（夋—舜）嗇（穡）於童土之田，〔二〕則二……之童土之莉（黎）民也？」〔三〕

〔一〕「鈞」字《上博二》釋爲「鈐」，以爲子羔之名。此從陳劍《小議》、何琳儀《選釋》、黃德寬《補正》、李鋭《劄記》諸家説改正。《小議》：鈞，等也，古書多作「均」。此言舜德之善與堯德之明二者均等。何琳儀《選釋》舉《國語·晉語二》：「然款也不敢愛死，唯與讒人鈞是惡也。」韋昭注：「鈞，同也。」

〔二〕「嗇（穡）」，《上博二》隸定爲「畬」，以爲从田，來聲，或依聲符讀爲「徠」，訓爲行來之「來」。此從徐在國《瑣記》、黃德寬《補正》等説改正。《補正》指出，《説文·嗇部》「嗇」字古文即作「畬」形。簡文意謂舜在荒蕪的土地上耕種。《上博二》：「童土」，荒蕪之土。《莊子·徐无鬼》：「堯聞舜之賢，舉之童土之地，曰：冀得其來之澤。舜舉乎童土之地，年齒長矣，聰明衰矣，而不得休歸，所謂卷婁者也。」陸德明《釋文》引向秀曰：「童土，地無草木也。」

〔三〕「莉」，《上博二》：《漢書·匈奴傳下》：「莉庶亡干戈之役」，顔師古注：「莉，古黎字。」《集韻》：「黎，或作莉。」「莉民」即「黎民」，古字通用。

廖名春《釋補》認爲，「之童土之黎民也」當爲子羔之問，問的是舜爲什麽會從「童土之黎民」中而被堯選中，引《莊子・徐無鬼》「堯聞舜之賢，舉之童土之地」云云爲説，其説有理（但擬補爲「子羔曰：『舜何故舉之童土之黎民也？』」則未必可信）。據此將此句末一般皆標作句號者改爲問號。

孔＝[孔子]曰：「□……三……虗（吾）昏（聞）夫𡕥（𡕥—舜）亓（其）幼也，每（敏）㠯（以）好寺（詩），亓（其）言〔一〕……四……或㠯（以）旻（文）而遠。〔二〕兟（堯）之取𡕥（𡕥—舜）也，從者（諸）茻（艸—草）茅之中（𠁩—中）。〔三〕與之言豊（禮），敓[専]（溥、博）〔四〕……五正……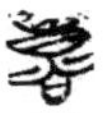而和。〔五〕古（故）夫𡕥（𡕥—舜）之悳（德）亓（其）城（誠）臤（臤—賢）矣，采（擢）者（諸）甽（畎）畮（晦/畝）之中（𠁩—中）而叓（史—使）君天下而爯（爯—稱）。」〔六〕

〔一〕「每」字《上博二》未注，黄德寬《補正》、何琳儀《選釋》皆讀爲「敏」，研究者多從之。「好」字原形有殘泐，《上博二》作缺文號未釋。研究者多釋爲「學」。此從郭永秉《「敏以好詩」》釋爲「好」，作「喜好」講。「寺」《上博二》未注，研究者有讀爲「持」「侍」或「事」「詩」「時」（俱參郭永秉《「敏以好詩」》引）、「遲」（白於藍《劄記》）等異説，郭永秉《「敏以好詩」》綜合各家意見，讀此句爲「敏以好詩」；但同時指出，簡文説舜「好詩」之「詩」恐並不是指《詩經》而言。引《禮記・樂記》「昔者，舜作五弦之琴，以歌南風」、《史記・樂書》「夫《南風》之詩者，生長之音也，舜樂好之，樂與天地同意，得萬國之歡心，故天下治也」、《吕氏春秋・慎人》「舜自爲詩曰『普天之下，莫非王土；率土之濱，莫非王臣』，所以見盡有之也」等文，説明舜的傳説確有與「好詩」有關者。此從其説。

〔二〕「𡕦」《上博二》未釋。此字用爲「文」楚簡習見，其釋讀現已不成問題。上博藏簡中的《季庚子問於孔子》一篇，中有孔子謂「丘聞之，牀𡕦中有言曰」云云（後收録於《上博（五）》，見簡九），「牀𡕦中」顯即古書中多見、也常爲孔子所稱道的魯國賢大夫「臧文仲」，不知上博簡整理者最初爲何未能釋出此字。關於研究者對「𡕦（文）」之字形認識過程及其結構的分析，參看裘錫圭《注釋》、陳劍《「尤」字》。

裘錫圭《注釋》：黄德寬《補正》認爲四號簡的「其言……」可與五號簡的文字連讀，即將「其言……或以文而遠」連爲一句讀；並引《左傳・襄公二十五年》仲尼曰「志有之：『言以足志，文以足言。』不言，誰知其志？言之無文，行而不遠」，認爲可作簡文「注脚」（438頁）。依此説，原四、五兩號簡間的缺字似不多，二簡或有可能是同一簡的斷片。

〔三〕「𡴀」用爲「艸/草」，參看前簡一「𡴀」字注釋。《上博二》謂「卉茅」「即草茅，指田野」，引《戰國策・趙策四》：「昔者堯見舜於草茅之中，席隴畝而蔭庇桑，蔭移而授天下傳。」季旭昇《譯釋》引郭店簡《唐虞之道》一六：「坌（舜）𡱝（居）於艸（草）茅之中而不𢝊（憂），升爲天子而不喬（驕）。」劉樂賢《小劄》引《尸子》等古書亦有「堯聞其（舜）賢，徵諸草茅之中」語（詳下注），亦皆可參。

〔四〕《上博二》釋讀爲「與之言禮，悦□」，謂：關於堯入卉茅之中與舜談禮樂教化之事，今本古籍未詳（裘錫圭《注釋》按語：此言不確，參上校記）。《容成氏》第八簡則云：「……於是虖（乎）鈞（始）語堯天地人民之道。與之言正（政），敓（悦）柬（簡）㠯（以）行；與之言樂，敓（悦）和㠯（以）長；與之言豊（禮），敓（悦）敀㠯（以）不逆。先（堯）乃敓（悦）。」此簡之「言禮」，當和《容成氏》舜與堯「言禮」同爲先秦堯舜禪讓傳説的內容之一。

「敓」下之字形殘，《上博二》作缺文號未釋，劉信芳《試讀》、黃德寬《補正》都認爲當釋爲「専」，與上引《容成氏》之「敀」爲音近異文。劉樂賢《小劄》詳舉以下古書與簡文對讀：《尸子》：「舜一徙成邑，再徙成都，三徙成國，其政致四方之士。堯聞其賢，徵諸草茅之中，與之語禮樂而不逆；與之語政，至簡而易行；與之語道，廣大而不窮。於是妻之以媓，媵之以娥，九子事之，而託天下焉。」《慎子・外篇》：「舜一徙成邑，再徙成都，三徙成國。堯聞其賢，徵之草茅之中。與之語禮，樂而不逆；與之語政，至簡而易行；與之語道，廣大而不窮。

於是率群臣，刻璧爲書，東沈洛水，言天命傳舜之意。」《資治通鑑外紀》卷一：「(舜)作什器於壽丘，就時於負夏，一年所居成聚，二年成邑，三年成都。二十，以孝聞。三十，堯聞其賢，徵之草茅之中，與之語禮，樂而不逆，[語]道，廣大而不窮。」《路史》卷二一：「語禮樂，詳而不孛；語政，治簡而易行；論道，廣大而亡窮；語天下事，貫昵條達，咸叶於帝，而咸可底績。於是錫之絺衣、雅琴，命之姚姓。妃以盲，媵以瑩，以窺其內。九子事之，以觀其外。」並根據《路史》「語禮樂，詳而不孛」語，認爲簡文「尃」和「攺」「應與詳同義，似可讀爲溥或博」，此從其說。

本篇與《容成氏》的幾個「敓」字，整理者皆讀「悅」。按《容成氏》下文云「堯乃敓(悅)」，顯然是說堯聽了舜關於政、樂、禮的見解後才「悅」，可見此三「敓」字讀爲「悅」不妥。劉信芳《試讀》主張讀「說」，劉樂賢《小劄》亦曾謂讀「悅」「與《路史》所載不能密合，似有再做考慮的必要(如讀「說」)」。陳劍《傳說》曾疑讀爲「率皆」義之「率」(裘錫圭《注釋》已引)。「率」與「帥」古音相同，兩字相通習見；而跟「敓」字同从「兌」得聲的「帨」字，《說文・巾部》以爲「帥」之或體，此可證「敓」與「率」讀音相近可以相通。「率」作範圍副詞表示「悉」「皆」「全都」一類意義，古文字及古書中都很多見。《尚書・湯誓》：「夏王率遏衆力，率割夏邑，有衆率怠弗協。曰：『時日曷喪？予及汝皆亡！』」亦三「率」字連用之例，與簡文相類。今暫皆不括注。

〔五〕裘錫圭《簡序》、李學勤《研究》、張桂光《劄記》都認爲，簡五「與之言豊（禮），攸専」和簡八現存部分之首的「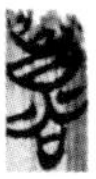而和」是與上引《容成氏》一段相似文字的一首一尾，《簡序》《研究》且明確指出兩簡應相連，中無缺簡。此從其説。

「而」上之字尚不能確釋，《上博二》亦摹原形未釋。研究者之説如，陳斯鵬《二篇》謂係「單」字的繁飾變體。夏世華《集釋》從其説而謂「單」訓爲「大」，或讀爲「繟」，義爲「寬」「舒緩貌」。楊澤生《劄記》疑此字讀作「燮」或「協」。廖名春《釋補》釋讀爲「啾」。按：恐皆難信。裘錫圭《注釋》謂「本篇與《容成氏》兩段文字的内容應基本相同，只是句序先後不一」，《簡序》謂「從《容成氏》『與之言樂，攸和以長』之文來看，八號簡的『□而和』很可能是言樂之語的殘文。那麽，《子羔》所記當是先言禮，繼言政，最後言樂的。不過政也以和爲貴，也有可能『□而和』是言政之語的殘文，其前已經完全殘去的一句是言樂的」。

〔六〕「采」字《上博二》注謂「即『番』字所从的聲符『采』，通假作『播』或『布』」。研究者多已指出其誤，並據「采」本有「由」一類讀音作解。李鋭《劄記》、蘇建洲《校釋》皆疑讀爲「招」。孟蓬生《劄記》讀爲「抽」，謂：《説文・手部》：「㨨，引也。从手，留聲。抽，㨨或从由。」又同部：「擢，引也。」又同部：「拔，擢也。」此三字同義，皆有選拔之義。「采者畎畝之中」，是指把舜從畎畝中選拔出來。裘錫圭《注釋》認爲其説近是，謂：「抽」「擢」聲母相近，「抽」爲幽部字，

「擢」爲宵部入聲字。上古音幽、宵相近。「繇」既有屬幽部的「由」音，又有屬宵部的「傜」音，即其明證。「抽」「擢」當爲同源字。（中略）疑簡文「采」即可讀爲「擢」。《戰國策·燕策二》樂毅報惠王書：「先王過舉，擢之乎賓客之中，立之乎群臣之上。」「采諸」即「擢之乎」。此從其說。

「爯（爯）」《上博二》讀爲「偁」，訓爲「舉」。不確。裘錫圭《注釋》：在此當讀爲相稱之稱。《荀子·富國》：「德必稱位，位必稱祿，祿必稱用。」夏世華《集釋》亦謂當訓相稱之稱：《詩·候人》：「彼其之子，不稱其服。」箋云：「不稱者，言德薄而服尊。」就德與位相稱而言。在此文中可指舜之盛德與天子之位相稱。

子羔曰：「女（如）垒（叄—舜）才（在）含（今）之殜（世），則可（何）若？」

孔＝［孔子］曰：八「亦絽（紀）先王之遊（由）道，〔一〕不弄（奉—逢）盟（明）王，則亦不大澓（𣲹—仕）。」〔二〕

〔一〕《上博二》斷句作「亦絽。先王之遊，道不……」，説「先王之遊」爲「先王巡狩之事」云云。此從陳偉《零釋》改正斷句標點。

「絽」即「紀」字繁形，《上博二》以爲待考。陳偉《零釋》訓爲「記載」，裘錫圭《簡序》曾疑讀爲「己」或「其」，李學勤《研究》疑讀爲「改」，李鋭《分合》讀爲「記」，廖名春《釋補》訓「紀」爲「綱紀、法則」。今從裘錫圭《説》（《注釋》同）解釋爲「理」。《注釋》：「紀」之本義爲「別理絲縷」

（參看《説文》十三上糸部「紀」字段注），引申而有整治、治理之類意義。《詩・大雅・棫樸》「綱紀四方」，鄭玄箋：「理之爲紀。」《國語・周語上》「紀農協功」，韋昭注：「紀謂綜理也。」同書《晉語四》「禮以紀政」，韋昭注：「紀，理也。」「亦紀」之「亦」似表示「也就是」，「也只能」一類語氣。

裘錫圭《簡序》讀「遊道」爲「由道」，《説》及《注釋》補充糾正《簡序》謂「『先王之由道』猶『由道先王』」之舊説，認爲「先王之由道」應該理解爲「先王之所由道」，看作「紀」的賓語（此從陳偉《零釋》説），指先王治天下所經由的道路，意思跟「先王之道」差不多。「紀先王之由道」，意即將先王治天下所經由的道路（《注釋》括注謂：「注意：這裏所説的『道路』不是直接翻譯『由道』之『道』的，直接與『由道』對應的是『經由』」），亦即治天下的方法，整理出頭緒來，以便人們明瞭、遵循。生於「今之世」的「舜」，如果「不逢明王」（見下），就應該做這樣的事，而且也只能做這樣的事。此皆從其説。

〔二〕「弄」《上博二》直接釋爲「奉」；「盈」字寫法略特殊，《上博二》作嚴格隸定形未釋，且在其下斷句、標逗號。此從陳偉《零釋》説釋讀爲「不逢明王」。《零釋》引《禮記・檀弓上》：「夫明王不興，而天下其孰能宗予。」《孔子家語・本姓》：「惜乎，夫子之不逢明王，道德不加於民，而將垂寶以貽後世。」可與簡文對讀，解釋簡文句意爲「不遇明王，也就不能得到重用」。關於「弄(奉)」字，裘錫圭《注釋》補舉《上博(一)·孔子詩論》簡二十六(按當爲簡二十五)「有兔不弄(奉)時」、《上博(二)·從政》甲簡八「則弄(奉)災害」之「弄(奉)」，整理者皆已讀爲「逢」爲證，謂「可見上博簡慣於以『奉』爲『逢』」。按後來發表的楚簡資料中，亦屢見「以『奉』爲『逢』」。「湞(波)」陳偉《零釋》疑當讀爲「使」，「大使」當「重用」講。裘錫圭《注釋》指出此可商，謂：「疑『大波』或許可以讀爲『大仕』。《論語·公冶長》：『令尹子文三仕爲令尹，無喜色。』仕爲令尹之類大概就可以算作『大仕』了。」此從其說。

孔=[孔子]曰：〔一〕「坌(埈—舜)丌(其)可胃(謂)受命之民矣。〔二〕坌(埈—舜)，人子也，七而厶(三)天子事之■。〔三〕十四

〔一〕裘錫圭《簡序》指出，這個「孔子曰」所帶出的是總結全篇的話，其性質與上文一問一答的「孔子曰」不同。

〔二〕「受命之民」，《上博二》：謂舜爲受天命的凡人。

〔三〕簡七與簡十四拼合爲一支整簡，從裘錫圭《簡序》(《注釋》同)之說。《簡序》：「『而』字在十四號簡上端，筆畫稍有殘泐，原釋文未釋。細審其字形，實與五號、八號兩簡的四個『而』字全同。」

子羔五背

參考文獻

專書及簡稱

《上博二》：馬承源《子羔釋文考釋》，馬承源主編《上海博物館藏戰國楚竹書（二）》，上海古籍出版社，2002年12月。

侯乃峰《校理》：《上博楚簡儒學文獻校理》，上海古籍出版社，2018年6月。

蘇建洲《校釋》：《上海博物館藏戰國楚竹書（二）校釋》，花木蘭文化出版社，2006年9月。

楊澤生《研究》：《戰國竹書研究》，中山大學出版社，2009年12月。

論著及簡稱

A

安大《研讀記》：安徽大學古文字研究室《上海楚竹書（二）研讀記》，「簡帛研究」網2003年1月13日，http://www.jianbo.org/Wssf/2003/chengyan01.htm。載上海大學古代文明研究中心、清華大學思想文化研究所編《上博館藏戰國楚竹書研究續編》，上海書店出版社，2004年7月。

B

白於藍《釋「玄咎」》：《釋「玄咎」》，「簡帛研究」網2003年1月19日，http://www.bamboosilk.org/Wssf/2003/baiyulan01.htm。改題爲《「玄咎」考》收入同作者《拾遺錄——出土文獻研究》，科學出版社，2017年6月。

白於藍《劄記》：《讀上博簡（二）劄記》，上海大學古代文明研究中心、清華大學思想文化研究所編《上博館藏戰國楚竹書研究續編》，上海書店出版社，2004年7月。又載《江漢考古》2005年第4期。

C

陳劍《小議》：《上博簡〈子羔〉、〈從政〉篇的拼合與編連問題小議》，「簡帛研究」網2003年1月8日，http://www.jianbo.org/Wssf/2003/chenjian01.htm。改題爲《上博簡〈子羔〉、〈從政〉篇的竹簡拼合與編連問題小議》，載《文物》2003年第5期。收入同作者《戰國竹書論集》，上海古籍出版社，2013年12月。

陳劍《傳說》：《上博楚簡〈容成氏〉與古史傳説》，中研院歷史語言研究所主辦「中國南方文明研討會」會議論文，2003年12月。又復旦大學出土文獻與古文字研究中心網站2008年7月31日，http://www.gwz.fudan.edu.cn/SrcShow.asp?Src_ID=479。收入同作者《戰國竹書論集》，上海古籍出版社，2013年12月。

陳劍《「尢」字》：《甲骨金文舊釋「尢」之字及相關諸字新釋》，《北京大學中國古文獻研究中心集刊》第4輯，北京大學出版社，2004年10月。收入同作者《甲骨金文考釋論集》，綫裝書局，2007年4月。

陳斯鵬《二篇》：《上博藏簡（二）釋字二篇》，上海大學古代文明研究中心、清華大學思想文化研究所編《上博館藏戰國楚竹書研究續編》，上海書店出版社，2004年7月。

陳偉《零釋》：《〈上海博物館藏戰國楚竹書（二）〉零釋》，「簡帛研究」網2003年3月17日，http://

www. jianbo. org/Wssf/2003/chenwei03. htm。載《武漢大學學報(哲學社會科學版)》2004年第4期。收入同作者《新出楚簡研讀》,武漢大學出版社,2010年10月。

F

馮勝君《「嬰」字》:《試説東周文字中部分「嬰」及从「嬰」之字的聲符——兼釋甲骨文中的「瘿」和「頸」》,復旦大學出土文獻與古文字研究中心網站2009年7月30日,http://www. gwz. fudan. edu. cn/Web/Show/0860。載復旦大學出土文獻與古文字研究中心編《出土文獻與傳世典籍的詮釋——紀念譚樸森先生逝世兩週年國際學術研討會論文集》,上海古籍出版社,2010年10月。

G

郭永秉《札記》:《讀〈六德〉、〈子羔〉、〈容成氏〉札記三則》,武漢大學「簡帛」網2006年5月26日,http://www. bsm. org. cn/show_article. php?id=353。改題爲《戰國竹書賸義(三則)》載復旦大學漢語言文字學科《語言研究集刊》編委會編《語言研究集刊》第五輯,上海辭書出版社,2008年9月。收入同作者《古文字與古文獻論集》,上海古籍出版社,2011年6月。

郭永秉《「敏以好詩」》:《説〈子羔〉簡4的「敏以好詩」》,復旦大學出土文獻與古文字研究中心編《出土文獻與古文字研究》第一輯,復旦大學出版社,2006年12月。收入同作者《古文字與古文獻論集》,上海古籍出版社,2011年6月。

H

何琳儀《選釋》:《滬簡二册選釋》,「簡帛研究」網2003年1月14日,http://www. bamboosilk. org/Wssf/

2003/helinyi01. htm。改題爲《第二批滬簡選釋》載《學术界》2003年第1期。又載上海大學古代文明研究中心、清華大學思想文化研究所編《上博館藏戰國楚竹書研究續編》，上海書店出版社，2004年7月。收入黄德寬、何琳儀、徐在國《新出楚簡文字考》，安徽大學出版社，2007年9月。

侯乃峰《研究》：《上博竹書（1—8）儒學文獻整理與研究》，復旦大學博士後研究工作報告，2012年5月。

黄德寬《補正》：《〈戰國楚竹書（二）〉釋文補正》，「簡帛研究」網2003年1月21日，http://www.jianbo.org/Wssf/2003/huandekuan01. htm。載《學術界》2003年第1期。又載上海大學古代文明研究中心、清華大學思想文化研究所編《上博館藏戰國楚竹書研究續編》，上海書店出版社，2004年7月。收入黄德寬、何琳儀、徐在國《新出楚簡文字考》，安徽大學出版社，2007年9月。

黄人二《書後》：《讀上博藏簡子羔書後》，收入同作者《出土文獻論文集》，高文出版社，2005年8月。

黄錫全《劄記（壹）》：《讀上博楚簡（二）劄記（壹）》，「簡帛研究」網2003年2月25日，http://www.jianbo.org/Wssf/2003/huangxiquan01. htm。

黄錫全《八則》：《讀上博楚簡（二）劄記八則》，上海大學古代文明研究中心、清華大學思想文化研究所編《上博館藏戰國楚竹書研究續編》，上海書店出版社，2004年7月。

J

季旭昇《譯釋》：《〈子羔〉譯釋》，收入季旭昇主編《上海博物館藏戰國楚竹書（二）讀本》，萬卷樓圖書股份有限公司，2003年7月。

L

李鋭《分合》：《試論上博簡〈子羔〉諸章的分合》，上海大學古代文明研究中心、清華大學思想文化研究所編《上博館藏戰國楚竹書研究續編》，上海書店出版社，2004年7月。

李鋭《劄記》：《讀上博館藏楚簡（二）劄記》，上海大學古代文明研究中心、清華大學思想文化研究所編《上博館藏戰國楚竹書研究續編》，上海書店出版社，2004年7月。

李學勤《研究》：《楚簡〈子羔〉研究》，上海大學古代文明研究中心、清華大學思想文化研究所編《上博館藏戰國楚竹書研究續編》，上海書店出版社，2004年7月。收入同作者《文物中的古文明》，商務印書館，2008年10月。

廖名春《感生》：《〈子羔〉篇感生簡文考釋》，上海大學古代文明研究中心、清華大學思想文化研究所編《上博館藏戰國楚竹書研究續編》，上海書店出版社，2004年7月。另題爲《上博簡〈子羔〉篇感生神話試探》，載《福建師範大學學報（哲學社會科學版）》2003年第6期。

廖名春《釋補》：《上博簡〈子羔〉篇釋補》，《中州學刊》2003年第6期。

林志鵬《復原》：《戰國楚竹書〈子羔〉篇復原芻議》，上海大學古代文明研究中心、清華大學思想文化研究所編《上博館藏戰國楚竹書研究續編》，上海書店出版社，2004年7月。

林志鵬《補釋》：《楚竹書〈子羔〉篇補釋四則》，《江漢考古》2005年第1期。

劉洪濤《「瞽瞍」》：《郭店竹簡〈唐虞之道〉「瞽瞍」補釋》，武漢大學「簡帛」網2010年4月30日，http://www.bsm.org.cn/show_article.php?id=1248。載《江漢考古》2010年第4期。

劉洪濤《四則》:《清華簡補釋四則》,復旦大學出土文獻與古文字研究中心網站2011年4月27日,http://www.gwz.fudan.edu.cn/Web/Show/1479。又見於同作者《論掌握形體特點對古文字考釋的重要性》附録,北京大學博士學位論文(指導教師:李家浩教授),2012年6月。載《考古與文物》2013年第1期。

劉樂賢《小劄》:《讀上博簡〈容成氏〉小劄》,「簡帛研究」網2003年1月13日,http://www.jianbo.org/Wssf/2003/liulexian02.htm。載上海大學古代文明研究中心、清華大學思想文化研究所編《上博館藏戰國楚竹書研究續編》,上海書店出版社,2004年7月。收入同作者《戰國秦漢簡帛叢考》,文物出版社,2010年11月。

劉信芳《試讀》:《上博藏竹書試讀》,「簡帛研究」網2003年1月9日,http://www.jianbo.org/Wssf/2003/liuxinfang01.htm。載《學術界》2003年第1期。

M

孟蓬生《劄記》:《上博竹書(二)字詞劄記》,「簡帛研究」網2003年1月14日,http://www.jianbo.org/Wssf/2003/mengpengsheng01.htm。載上海大學古代文明研究中心、清華大學思想文化研究所編《上博館藏戰國楚竹書研究續編》,上海書店出版社,2004年7月。

孟蓬生《舜父之名》:《楚簡所見舜父之名音釋——談魚通轉例説之二》,武漢大學簡帛研究中心主辦《簡帛》第六輯,上海古籍出版社,2011年11月。

Q

裘錫圭《簡序》:《談談上博簡〈子羔〉篇的簡序》,上海大學古代文明研究中心、清華大學思想文化研究所編《上博館藏戰國楚竹書研究續編》,上海書店出版社,2004年7月。收入《裘錫圭學術文集·簡牘帛書卷》,復旦大學出版社，2012年6月。

裘錫圭《古史傳説》：《新出土先秦文獻與古史傳説》，《北京大學中國古文獻研究中心集刊》第四輯，北京大學出版社，2004年10月。收入《裘錫圭學術文集·古代歷史、思想、民俗卷》，復旦大學出版社，2012年6月。

裘錫圭《説》：《説「亦紀先王之由道」》，江林昌等編《中國古代文明研究與學術史：李學勤教授伉儷七十壽慶紀念文集》，河北大學出版社，2006年11月。收入《裘錫圭學術文集·簡牘帛書卷》，復旦大學出版社，2012年6月。

裘錫圭《「銫」字》：《釋〈子羔〉篇「銫」字並論商得金德之説》，武漢大學簡帛研究中心主辦《簡帛》第二輯，上海古籍出版社，2007年11月。收入《裘錫圭學術文集·簡牘帛書卷》，復旦大學出版社，2012年6月。

裘錫圭《注釋》：《〈上海博物館藏戰國楚竹書(二)·子羔〉釋文注釋》，載《裘錫圭學術文集·簡牘帛書卷》，復旦大學出版社，2012年6月。

X

夏世華《集釋》：《〈上海博物館藏戰國楚竹書(二)·子羔〉集釋》，武漢大學「簡帛」網2008年7月29日，http://www.bsm.org.cn/show_article.php?id=857。改題爲《上海博物館藏楚竹書〈子羔〉集釋》，載《楚地簡帛思想研究》第四輯，崇文書局，2010年12月。

徐在國《瑣記》：《上博竹書〈子羔〉瑣記》，「簡帛研究」網2003年1月11日，http://www.jianbo.org/Wssf/2003/xuzaiguo01.htm。載上海大學古代文明研究中心、清華大學思想文化研究所編《上博館藏戰國楚竹書研究續編》，上海書店出版社，2004年7月。收入黄德寬、何琳儀、徐在國《新出楚簡文字考》，安徽大學出版社，

2007年9月。

Y

楊澤生《補釋》:《〈上海博物館所藏竹書(二)〉補釋》,「簡帛研究」網2003年2月15日,http://www.jianbo.org/Wssf/2003/yangzesheng02.htm。

楊澤生《劄記》:《上海博物館所藏竹書劄記》,「簡帛研究」網2003年4月16日,http://www.jianbo.org/Wssf/2003/yangzesheng03.htm。

楊澤生《三篇》:《上博竹書考釋(三篇)》,《第四屆國際中國古文字學研討會論文集》,香港中文大學中國語言及文學系,2003年10月。

殷南山(蘇建洲)《商榷》:《〈談楚文字中的「亜」字〉商榷》,復旦大學出土文獻與古文字研究中心網站2017年11月27日,http://www.gwz.fudan.edu.cn/SrcShow.asp?Src_ID=3176。

Z

張富海《「后稷之母」節》:《上博簡〈子羔〉篇「后稷之母」節考釋》,「簡帛研究」網2003年1月17日,http://www.bamboosilk.org/Wssf/2003/zhangfuhai01.htm。載上海大學古代文明研究中心、清華大學思想文化研究所編《上博館藏戰國楚竹書研究續編》,上海書店出版社,2004年7月。

張富海《補説》:《金文从宫从九之字補説》,中國古文字研究會、復旦大學出土文獻與古文字研究中心編《古文字研究》第二十九輯,中華書局,2012年10月。

張桂光《劄記》:《〈上博簡〉(二)〈子羔〉篇釋讀劄記》,上海大學古代文明研究中心、清華大學思想文化研究所編《上博館藏戰國楚竹書研究續編》，上海書店出版社，2004年7月。又載《華南師範大學學報（社會科學版）》2004年第4期。收入同作者《古文字論集》，中華書局，2004年10月。

趙彤《「卉」》：《「卉」是楚方言詞嗎？》，武漢大學「簡帛」網2007年6月17日，http://www.bsm.org.cn/show_article.php?id=581。

周鳳五《新釋》：《郭店楚墓竹簡〈唐虞之道〉新釋》，《中研院歷史語言研究所集刊》第七十本第三分，1999年9月。收入同作者《朋齋學術文集（戰國竹書卷）》，臺大出版中心，2016年12月。

周鳳五《零釋》：《楚簡文字零釋》，第一屆應用出土資料國際學術研討會，苗栗・育達商業技術學院應用中文系，2003年4月26日。收入同作者《朋齋學術文集（戰國竹書卷）》，臺大出版中心，2016年12月。

魯邦大旱

曹峰 校釋

校釋説明

《魯邦大旱》和收於上博簡第一册的《孔子詩論》、上博簡第二册的《子羔》筆跡相同，均以孔子爲主人公。從背簡題名爲《子羔》看，這三篇共用《子羔》作爲篇名，但内容並不相同。《魯邦大旱》的篇題是整理者據簡文擬加。本篇由六枚竹簡組成，其中簡三、簡四爲完簡，簡六留白處殘斷，文字無缺失。竹簡兩端爲弧形，完簡長五五・四釐米。編綫三道，編綫間距爲一九・四釐米。簡六有篇號在篇尾，作墨塊形「■」；簡三有小墨點，作「▬」，簡一、簡四有類似鉤形符號，作「L」，均當爲句讀號；簡一、二、五均見合文號，作「=」。

《魯邦大旱》雖有殘斷，甚至有缺簡，但基本上可以連讀，没有重新編連的問題。内容説的是魯國發生大旱，魯哀公向孔子尋求對策。孔子雖然不反對庶民使用珪璧幣帛，祭祀山川，以求神祇顯靈的舉動，但認爲更重要的是統治者必須實行好的政治，匡正刑與德。從宫廷出來，遇見子貢，孔子首先確認民衆的反應。在孔子與子貢的問答中，孔子進一步闡釋爲何必須匡正刑與德以侍奉上天，因爲祭祀起不了太大作用。最後孔子對統治者無視百姓疾苦，仍然祇顧自己吃喝玩樂的行爲予以嚴厲批判，表現出較强烈的重民意識、憂患意識和批判意識。

《魯邦大旱》將「刑」與「德」放在並重的位置，同時將「刑」放在「德」之前，這説明《魯邦大旱》的「刑德」思想和早期儒家視「刑」爲否定對象的態度有一定距離。另外，《魯邦大旱》一段形象的比喻和《晏子春秋·内篇諫上》中晏子説的話幾乎完全一致。因此《魯邦大旱》既有可能是關於孔子的真實故事，後來這個故事框架爲《晏子春秋》所用，也有可能是假託孔子之名形成的故事。其中既有和早期儒家基本精神相一致之處，又有所不同，可以成爲我們瞭解早期儒學發展史很好的參考資料。有關討論可參曹峰《〈魯邦大旱〉初探》。

校釋者　曹　峰

凡例

一、本書以馬承源主編《上海博物館藏戰國楚竹書（二）・魯邦大旱》（上海古籍出版社，二〇〇二年十二月）的馬承源釋文爲校勘底本。

二、竹簡簡號標在每簡最後一字的右下旁。

三、竹簡上原有的標識一依其舊。合文號後寫出合文及標點，並以括號「（）」表示。

四、簡文殘缺或殘泐無法辨識的字，可據行文格式推定字數者，釋文以「□」號表示，一「□」代表一字；不能確定字數者，釋文以「……」號表示。

五、簡文殘缺之字，尚有殘留筆畫者，外加「□」號；原簡補字及據文義擬補者，外加方括號「［］」。

六、簡文中的通假字、異體字隨文注出本字、正字，外加「（）」表示；訛字隨文注出正字，外加「〈〉」表示。

七、本文所引各家之説，均以簡稱標記，詳見文後參考文獻。

魯𨛰(邦)大旱，〔一〕哀公胃(謂)孔=(孔子)：「子不爲我圗(圖)之？」〔二〕孔=(孔子)倉(答)曰：〔三〕「𨛰(邦)大旱，毋乃遊(失)者(諸)型(刑)與悳(德)虐(乎)ㄴ？〔四〕售(唯)……一之可才？」〔五〕孔=(孔子)曰：「𡯁(庶)民智(知)敓(説)之事禖(鬼)也，不智(知)型(刑)與悳(德)，〔六〕女(如)毋忎(愛)珪(圭)璧番(幣)帛於山川，政(正)坓(刑)與[悳(德)]……〔七〕二出遇子贛(贛)曰：「賜，而(尔)昏(聞)衟(巷)逄(路)之言，毋乃胃(謂)丘之倉(答)非與(歟)？」〔八〕子贛(贛)曰：「否！瓬(抑)虐(吾)子女(若)逩(重)命，亓(其)與。」〔九〕「女(如)夫政(正)坓(刑)與悳(德)，㠯(以)事上天，此是才(哉)■。女(如)天〈夫〉毋忎(愛)圭璧三番(幣)帛於山川，毋乃不可ㄴ。〔一〇〕夫山，石㠯(以)爲膚，木㠯(以)爲民，女(如)天不雨，石牆(將)爨(焦)ㄴ，木牆(將)死，亓(其)欲雨或㠭(甚)於我，或必寺(待)虐(乎)名虐(乎)？〔一一〕夫川，水㠯(以)爲膚，魚㠯(以)四爲民。女(如)天不雨，水牆(將)沽(涸)，魚牆(將)死，亓(其)欲雨或㠭(甚)於我，或必寺(待)虐(乎)名虐(乎)？」〔一二〕孔=(孔子)曰：「於虐(呼)……〔一三〕五公剴(豈)不飤(飽)杒(粱)飤(食)肉才(哉)，殹(抑)亡(無)女(如)𡯁(庶)民可(何)。」〔一四〕■六

〔一〕關於魯國旱災發生的年代。馬承源釋文引用《春秋·哀公十五年》「秋八月，大雩」以及《春秋繁露·精華》「大雩者何？旱祭也。難者曰，大旱雩祭而請雨，大水鳴鼓而攻社」認爲《魯邦大旱》所言旱災是哀公十五年（前四八〇）發生的。廖名春一也作如此推測。楊朝明一、楊朝明二則認爲不一定發生在哀公十五年這一年，認爲其發生在魯哀公十一年到魯哀公十六年的六年之内更好一些。筆者以爲，如下文所述，《晏子春秋》中也出現了同樣的故事格局和對應話語，我們無法確定這故事一定發生在魯國。雖然不能排除發生在魯國的可能性，但從思想史的角度看，這種確認性的工作其實没有多大意義。如果缺乏依據，永遠得不出令人信服的結論。其次，旱災衹是引發思想内容的一個前提條件，就思想史而言，它具體何時發生其實並不重要。也就是説，我們不必把《魯邦大旱》當作信史看待，試圖利用它來補史、證史。馬驌《繹史》卷八十六《孔子類記一》中有《哀公問》一節，從中可知，其材料分佈於《論語》《墨子》《莊子》《荀子》《韓非子》《吕氏春秋》《禮記》《大戴禮記》《韓詩外傳》《史記》《孔叢子》《孔子家語》《説苑》《新序》等多種書籍中，這其中雖有眞實的成分，但不乏編造的故事。目前出土的《魯邦大旱》可以説又多了一則新的魯哀公與孔子之間的問對故事。

〔二〕如馬承源釋文所言，「圕」所從「者」和「圖」均爲魚部定紐，可以通假。

〔三〕陳偉認爲《論語》《禮記》多見「孔子對曰」，故疑「倉曰」當讀爲「對曰」，但如范麗梅所指出的那樣,「答曰」不乏用例,多見於《國語》《晏子春秋》《吕氏春秋》《韓非子》《淮南子》等書。這裏從馬承源釋文,讀「𩒨」爲「答」。

〔四〕此句意爲「魯國大旱,恐怕是因爲在刑與德方面有缺失(才引起的啊)」。「刑」與「德」,馬承源釋文引《韓非子·二柄》「明主之所導制其臣者,二柄而已矣。二柄者,刑德也」和《説苑·政理》「治國有二機,刑德是也」説是殺戮與慶賞。《魯邦大旱》在總體思想傾向上接近於儒家,與《韓非子》《説苑·政理》所言君主控制臣民之手段的「刑德」有距離。儒家言論中,刑德並舉,十分多見,可詳參范麗梅。孔子言論中「刑」「德」同舉也不乏用例。如「子曰:『道之以政,齊之以刑,民免而無恥。道之以德,齊之以禮,有恥且格。』」「子曰:『長民者,教之以德,齊之以禮,則民有懽心。教之以政,齊之以刑,則民有免心。』」(郭店楚簡《緇衣》)均表現爲以「德」爲主、以「刑」爲輔。《魯邦大旱》「刑」「德」並重,且「刑」在前,「德」在後,這是值得重視的思想史現象。

〔五〕簡一簡尾缺損,到簡二爲止也很可能殘缺了一枚或多枚簡。廖名春二在簡一後補「唯[正刑與德]」,在簡二前補「[庶民以我不知以説之事鬼也,若]之何哉」。范麗梅也補作「[若]之何哉」。林志鵬補作:「[哀公曰]……之,何哉?」陳嘉凌補作:「[哀公曰:『……]之,何哉?』」因缺損過多,難以確定原來的内容,故筆者在此不作任何補字,殘留的字則保持原狀。

〔六〕馬承源釋文讀「敓」爲「説」，認爲「説」是一種求雨祭祀的名稱。其證據是《周禮・春官・大祝》有「掌六祈，以同鬼神示，一曰類，二曰造，三曰禬，四曰禜，五曰攻，六曰説」。鄭玄注引鄭司農云「皆祭名也」。鄭玄云「攻、説皆以辭責之」，賈公彦疏「攻、説用幣而已」。馬承源説可從。「裉」字，馬承源釋文原作「視」，黄德寬隸定爲「裉」，並視其爲「鬼」的異文。馬承源釋文原斷句爲「庶民知説之事，視也」，陳偉則斷爲「庶民知説之事鬼也」。黄德寬説和陳偉説是合理的。整句話當意爲「老百姓雖然知道用説祭來祭祀鬼神，卻不知道刑與德方面的事情」。

〔七〕「[歹/心]」字，馬承源釋文讀爲「菱」，認爲聲符和字義同於「瘞」，意爲「埋」，整句話意爲不要去做瘞埋圭璧幣帛、祭祀山川的事，而保持刑德之治，這就是孔子的大旱對策。劉樂賢一釋「菱」爲「愛」，意爲吝惜。同時他據上文的「毋乃失諸刑與德」，提出「政（正）坓（刑）與」後當補一「悳（德）」字。劉樂賢説更爲文通義順，得到大多數學者贊同。「不愛」的句式在文獻中多見，而且常用於與祭祀有關的場合。如《詩經・雲漢》有「靡神不舉，靡愛斯牲。圭璧既卒，寧莫我聽」。《國語・魯語上》有「余不愛衣食於民，不愛牲玉於神」。結合《魯邦大旱》全文可知，孔子雖然不反對「不吝惜珪璧幣帛於山川」，但認爲還有更重要的事情要做，那就是

「正刑德」，即通過實質性的行動去拯救民衆的生命。《孔子家語·曲禮子貢問》中有一段孔子和齊景公關於旱災的問對。「孔子在齊，齊大旱，春饑。景公問於孔子曰：『如之何？』孔子曰：『凶年則乘駑馬，力役不興，馳道不修，祈以幣玉，祭祀不懸，祀以下牲。此賢君自貶以救民之禮也。』」孔子的對策主要是通過君主的自我約束，如不乘好馬，不發力役。祭祀時用低等的祭祀用品來代替高等的祭祀用品，即自貶來達到救民之目的，並認爲這才合於禮。這段話同樣也没有反對使用祭祀品。《論語·八佾》中有一段孔子和子貢關於祭祀時所用犧牲的談話。「子貢欲去告朔之餼羊。子曰：『賜也，爾愛其羊，我愛其禮。』」也可以看出孔子重視祭祀以及由祭祀體現的禮的精神。當然，如下文分析的那樣，《魯邦大旱》雖没有絶對否定山川祭祀，但把它看作是低層次、類似民間迷信的東西。在大旱面前，《魯邦大旱》更强調君主的作用與權威。

〔八〕「贑」爲「贛」字異體。「子贛」如馬承源釋文所言，即子貢，「貢」「贛」通假，傳世文獻中「子贛」多寫作「子貢」。「巷路之言」即民衆的街談巷議。這是孔子向子貢確認民衆的反應。

〔九〕此句，無論是斷句還是釋義，爭議甚大。馬承源釋文斷讀爲「否⿰医戈（也），吾子若重名其歟」？讀「⿰医戈」爲「也」，視爲句尾語氣詞，讀「命」爲「名」，即聲譽。而何琳儀則斷讀爲「否，緊吾子若重名其歟」？讀「⿰医戈」爲「緊」，視爲發語詞，認爲祇有秦文字才讀「殹」爲「也」。以後的學者也分成兩派，各支持其中一方觀點，但在細節上有所不同。如俞志慧視其爲句首助詞，但讀爲「抑」，相當於「或者」。裘錫圭也讀爲「抑」，但作爲轉接連詞使用，並舉《論語・述而》「若仁與聖，則吾豈敢？抑爲之不厭，誨人不倦，則可謂云爾已矣」爲例。秦樺林指出，「緊」作爲句首助詞，並不能引導疑問句，而「否也」在文獻中則極多見，「抑」則多用於兩個疑問句間。筆者支持「否」的句讀，以及「抑」的讀法，但後半句不是疑問句，「抑」當從裘錫圭視爲轉接連詞，可讀爲「抑吾子若重命，其與」。如廣瀨薰雄所言，「其」當副詞用，是「乃」的意思。「與」是動詞，意爲「參與」。然而「重命」並非廣瀨薰雄所言「重複命令」的意思，而是如顏世鉉所言，指重視生命，整句意爲「（民衆）並沒有反對您，只是如果您重視人的生命，（民衆）就都會聽從您的意見」。

〔一〇〕馬承源釋文指出，「女（若）天毋恣（愛）圭璧三罘（幣）帛於山川」中的「女（若）天」當爲「女（若）夫」之筆誤，可從。這裏，我們將「女」均通假爲「如」。自馬承源釋文開始，很多學者認爲「子貢曰」的內容從「否也」開始，一直延續到下一個「孔子曰」前爲止。如果這一大段話全部視爲「子貢」所言，那麼，「子貢」不僅直接否定孔子的觀點，而且說話的口氣很像是在教導自己的老師。對此，廖名春二認爲從《論語》《史記・仲尼弟子列傳》《淮南子・人間》、馬王堆帛書易傳《要》篇等歷史文獻看，子貢巧辯，並常敢於發表不同意見，被人視爲賢於孔子。

季旭昇也認爲，從《論語》所見孔子、子貢形象看，「孔子已經可以算是一位理性主義者了，但是對傳統宗教的態度還是比較保守的。到了子貢，似乎隱隱然已有開始衝決的味道了」。也就是説，《魯邦大旱》對待祭祀問題上正好和作爲「理性改革派」的子貢形象吻合。然而，即便子貢巧辯，賢於孔子，可以視爲「理性改革派」，但以一種教訓的口吻和老師説話，也是傳世文獻中看不到的。如下文所言，對過度依賴祭祀之行爲加以批判的話也見於《晏子春秋》，而且用詞造句幾乎完全相同，因此，這一類的話由類似晏子的重要人物加以闡釋更爲合理。就是説，從邏輯上講，視爲「子貢曰」的那一段話中應該有一部分是孔子説的。俞志慧和廣瀨薰雄從古文獻的寫作特徵上，詳細地論證了「孔子曰」插入的可能性。筆者表示贊同。但在何處可以插入「孔子曰」的問題，筆者和俞志慧和廣瀨薰雄均不相同。詳參曹峰《〈魯邦大旱〉初探》。筆者以爲，「其與」以後的話，均爲孔子所言。「若夫正刑與德，以事上天，此是哉。若夫毋愛圭璧幣帛於山川，毋乃不可。」並非子貢提出的疑問，而是孔子對自己政見的再次總結。《禮記・檀弓下》有「歲旱，穆公召縣子而問然，曰：『天久不雨，吾欲暴尫，而奚若。』曰：『天久不雨，而暴人之疾子，虐，毋乃不可與。』『然則吾欲暴巫，而奚若。』曰：『天則不雨，而望之愚婦人，於以求之，毋乃已疏乎。』」這裏兩次出現的「毋乃」，即「毋乃不可與」「毋乃已疏乎」，都是縣子向穆公表示反對的意見，與本簡文中「若夫毋愛圭璧幣帛於山川，毋乃不可」以及後面「夫山」「夫川」一段話的傾向是一致的。

〔二二〕「或必寺虐名虐」，馬承源釋文讀「或」爲「何」，讀此句爲「何必恃乎名乎」，「辭意指山川之神恃名傲世，不欲施雨」。劉樂賢一讀「寺虐名」爲「待吾名」，指出「在求雨祭儀中，祭祀者必定會呼叫山川之名」。陳偉贊同劉樂賢的思路，進一步將「名」讀爲「命」，説此句意爲「難道必須等待我們的呼唤嗎」。劉樂賢二又提出兩種讀法，一爲「或必祠乎禜乎」，「祠」和「禜」均作祭名解；一爲「或必待乎禜乎」或「或必待吾禜乎」。何琳儀讀「或」爲「又」。筆者以爲，古代祭祀，由祭祀者呼唤山川之名是一項重要活動，如《尚書·吕刑》云「禹平水土，主名山川」。僞孔傳解釋説「禹治洪水，山川無名者主名之」。因此，劉樂賢一與陳偉的解釋與《魯邦大旱》的文意最爲切合。但「虐」不必讀爲「吾」，當讀爲「乎」。

〔二三〕如馬承源釋文指出的那樣，從「夫山」開始到「孔子曰」前面的文字，與《晏子春秋·内篇諫上》以下内容類似：「齊大旱逾時，景公召群臣問曰：『天不雨久矣，民且有飢色。吾使人卜，云祟在高山廣水。寡人欲少賦斂以祠靈山，可乎？』群臣莫對。晏子進曰：『不可。祠此無益也。夫靈山固以石爲身，以草木爲髮，天久不雨，髮將焦，身將熱，彼獨不欲雨乎？祠之何益。』公曰：『不然，吾欲祠河伯，可乎？』晏子曰：『不可。河伯以水爲國，以魚鱉爲民，天久不雨，水泉將下，百川將竭，國將亡，民將滅矣，彼獨不欲雨乎？祠之何益。』」如果將《魯邦大旱》和《晏子春秋》作一對比，首先，内容相似，兩者均爲旱災之對策，且均爲君臣之間的問對。其次，故事骨架相似，君主都想不惜代價地祭祀山川神祇，即在應付天災時，表現出一種以神事爲主的態度。而孔子和晏子則予以反對，表現出一種以人事爲主的態度。第三，語言表述相似。有以上三處極其關鍵的相似，我們不難推測，這類故事是由相同或相近的時代，由思想觀點相同或相近的學派製造出來的，用於闡明其關於天災的基本政治立場。在大旱面前，山川神祇最終自身難保的那段話，實在是太生動精闢了，始作者未必是所謂的孔子或晏子，也可能另有所出，但組合進孔子或晏子的故事中，成爲一種大旱對策的經典對應方式。但兩者也有顯著不同。首先是關於「民」的態度，《魯邦大旱》表現出較強烈的重民意識。其中有憂患意識，孔子既指出民衆衹知事鬼的愚昧，又担憂大旱面前，由於統治者不作爲，民衆可能會面臨苦難。也有不敢輕視公衆輿論的意識，一出朝廷，馬上就向子貢確認巷路之言。第二，如下文所示，《魯邦大旱》表現出對君主較強烈的批判意識。第三，兩者雖然都表現出重人輕神的態度，但在人事方面，《魯邦大旱》提出了具體的對策，即「正刑與德」，《晏子春秋》則提出要君主到野外去，「與靈山河伯共憂」。所以，《晏子春秋》顯示出思想內容的前後不一致，前面對神的作用幾乎完全予以否定，後面卻又對神表示親近，在政治上無所作爲。第四，結論不同，《魯邦大旱》以批判統治者作結。《晏子春秋》則描繪了一個天人感應的結局，「於是景公出野暴露三日，天果下雨，民盡得種時」。

〔一三〕同完簡相比，「於唐」以下可能有二十字左右缺字，簡五是否能够和簡六相聯也很難説。也就是説，簡五和簡六之間有缺簡的可能性。但從内容上講，可能都是孔子説的話。

〔一四〕「公」，如馬承源釋文所言，可能指「王公」「魯國的高層貴族」。此句，馬承源釋文讀「才」爲「哉」，讀「毆」爲「也」，讀此句爲：「公豈不飽粱飤肉哉也，無如庶民何。」這樣，「哉也」二字同時成爲句尾語氣詞，文獻罕見，難從。何琳儀讀爲「繄」，將「毆」視爲後句的發語詞。我們認爲，和前文的「毆」一樣，這裏還是讀爲「抑」，理解爲轉接連詞比較好。「無如……何？」乃固定句式，如《禮記·哀公問》：「公曰：『寡人既聞此言也，無如後罪何？』」整句話可以譯爲「統治者們不是還在那裏大吃大喝嗎？然而他們拿老百姓又怎麼樣了」。表現出强烈的批判意識和憂患意識。

參考文獻

論著及簡稱：

《上博簡》：馬承源主編：《上海博物館藏戰國楚竹書（二）》，上海：上海古籍出版社，2002年。

馬承源釋文：《魯邦大旱釋文考釋》，收入馬承源主編：《上海博物館藏戰國楚竹書（二）》。

廖名春一：《上海簡〈魯邦大旱〉劄記》，廖名春編：《清華簡帛研究》第二輯，清華大學思想文化研究所發行，2002年3月。

楊朝明一：《上海博物館竹書〈魯邦大旱〉管見》，收入楊朝明：《儒家文獻與早期儒學研究》，齊魯書社，2002年3月。

李鋭：《上博館藏楚簡（二）初劄》，簡帛研究網，2003年1月6日。

劉樂賢一：《讀上博簡〈民之父母〉等三篇劄記》，簡帛研究網，2003年1月10日。

何琳儀：《滬簡二册選釋》，簡帛研究網，2003年1月14日。

顔世鉉：《上博楚竹書散論（三）》，簡帛研究網，2003年1月19日。

俞志慧：《〈魯邦大旱〉句讀獻疑》，簡帛研究網，2003年1月27日。

秦樺林：《上博簡〈魯邦大旱〉虚詞劄記》，簡帛研究網，2003年2月15日。

季旭昇：《上博二小議(三)魯邦大旱、發命不夜》，簡帛研究網，2003年5月21日。

劉樂賢二：《上博簡〈魯邦大旱〉簡論》，《文物》2003年5月。

陳嘉凌：《〈魯邦大旱〉譯釋》，季旭昇主編：《〈上海博物館藏戰國楚竹書(二)〉讀本》，萬卷樓圖書股份有限公司，2003年7月。

黄德寬：《〈戰國楚竹書〉(二)釋文補正》，朱淵清、廖名春主編：《上博館藏戰國楚竹書研究續編》，上海書店出版社，2004年7月。

廣瀨薰雄：《關於〈魯邦大旱〉的幾個問題》，《武漢大學學報》2004年第4期。

廖名春二：《試論楚簡〈魯邦大旱〉的内容與思想》，朱淵清、廖名春主編：《上博館藏戰國楚竹書研究續編》，上海書店出版社，2004年7月。

陳偉：《讀〈魯邦大旱〉劄記》，朱淵清、廖名春主編：《上博館藏戰國楚竹書研究續編》，上海書店出版社，2004年7月。

楊朝明二：《上博竹書〈魯邦大旱〉小議》，朱淵清、廖名春主編：《上博館藏戰國楚竹書研究續編》，上海書店出版社，2004年7月。

范麗梅：《上博楚簡〈魯邦大旱〉注譯》，朱淵清、廖名春主編：《上博館藏戰國楚竹書研究續編》，上海書店出版社，2004年7月。

林志鵬：《〈魯邦大旱〉詮解》，朱淵清、廖名春主編：《上博館藏戰國楚竹書研究續編》，上海書店出版社，2004年7月。

曹峰：《〈魯邦大旱〉初探》，朱淵清、廖名春主編：《上博館藏戰國楚竹書研究續編》，上海書店出版社，2004年7月。
裘錫圭：《説〈魯邦大旱〉「抑吾子如重命丌歟」句》，《華學》第九、十輯，上海古籍出版社，2008年。

從政

陳劍 校釋

校釋説明

《從政》收於《上博二》，原分爲「甲篇」「乙篇」兩篇。甲篇包含十九個編號的竹簡，其中第六、七兩號簡原整理者已經肯定本係同一簡之折，拼合之後成爲一支整簡，故實數當爲十八個編號。乙篇則包含六個編號的竹簡。完簡長約四二·六釐米，簡端有的修爲弧形或梯形，有的未作加工（甲十五、乙一、甲十一）。有句讀號，作一短横。有篇號，作較粗的墨釘形。

陳劍《小議》指出所謂甲乙兩篇應合爲一篇，研究者皆無異議。據原整理者後來的介紹，此蓋因初步整理時所據圖版比例不一，遂導致分篇出現問題。《上博二》本篇「説明」部分所謂「兩組竹簡長度各異，編繩部位亦不相同」云云，本係出於誤會。

本篇原無篇題。原整理者根據簡文「内容多次強調『從政』所應具備之道德及行爲標準」，故以「從政」名篇。按本篇由若干個（現存者共十三個）以「聞之曰」開頭的獨立章節組成，故李零先生認爲原篇題「從政」不合適，他初步整理的剪貼本原稿是題爲《〈聞之〉》（李零《喪家狗——我讀〈論語〉》第46頁，山西人民出版社2007年）。此説有其道理，不過既已約定俗成，爲免混亂，今仍暫從其舊。

由於缺簡情況嚴重，加上其各章之間文義並無必然聯繫，故全篇簡文尚無法復原，只能大致分成若干個編聯組。本釋文簡序主要據陳劍《小議》（史儀《拾遺》、王中江《校注》皆有大致相同之説），吸收了其他研究者的個別意見。於此集中略作説明，注釋中一般不再交代。

陳劍《小議》就拼合編聯提出如下幾點意見［「＋」表示斷片拼合（包括遥綴），爲醒目起見，屬於同一簡之斷片號外加括號；「—」表示兩簡連續，既包括簡文本身即連讀的，也包括簡有殘斷其文句不能直接連讀者（但確定兩簡本身是連續的）；没有以上關係的竹簡號，其間用分號隔開，釋文中則以空行表示］：

甲19是全篇之末簡；原整理者所編聯的「甲1—甲2」「甲5—（甲6＋甲7）」「乙1—乙2」可以肯定；此外尚可整理出三個編聯組，即「甲17—甲18—（甲12＋乙5）—甲11」；「甲15—甲5—（甲6＋甲7）……乙1—乙2」；「甲16—乙3」；另外，甲8與甲9兩簡似也有應當連讀的可能。

此外可以補充者有三點。第一，《上博二》「甲3—甲4」的連讀可從；第二，史儀《拾遺》簡「甲8—甲9」史儀《拾遺》、王中江《校注》皆直接連讀，現從其説。

在「甲8—甲9」前加「乙6」連讀，可從；第三，簡甲十四可次於甲十一之後（但不從直接連讀之說。參見注釋）。

本篇的釋文，楊朝明《釋文》又《注釋》、顧史考《拾遺》等皆各有較連續的編聯分章意見，略可爲參考，但亦皆難完全肯定。此不從其辦法，而改爲「甲1—甲4」兩組放在開頭，然後接幾個較大的編聯組，再按原順序放單簡，最後是篇末簡。每個編聯組内部，釋文略依文義層次分段。

校釋者　陳　劍

凡例

一、本書以《上海博物館藏戰國楚竹書(二)》的釋文爲校勘底本。

二、竹簡簡號一依《上海博物館藏戰國楚竹書》，標在每簡最後一字的右下旁。

三、竹簡上原有的標識一依其舊，以裨研究。重文號後補出重文及標點，合文號後寫出合文及標點，於其外加方括號「[]」。釋文另加新式標點符號。

四、釋文儘量按簡文字形隸定，以裨研究。奇特者如「於」「者」從略，個別有省略筆畫者從略。

五、簡文殘缺或殘泐無法辨識的字，可據行文格式推定字數者，釋文以「□」表示，一「□」代表一字；不能確定字數者，釋文以「……」表示。

六、簡文殘缺之字，尚有殘留筆畫者，外加「□」；原簡補字及據文義擬補者，外加方括號「[]」。

七、簡文中的通假字、異體字隨文注出本字、正字，外加「()」表示；訛字隨文注出正字，外加「〈〉」表示；脱文隨文補出，外加「〖〗」；衍文外加「{}」表示。

八、凡不能連讀的簡文，釋文中間空一行。連讀的簡文，根據內容層次酌情劃分段落。

䎽(聞)之曰：〔一〕昔三弋(代)之明王之又(有)天下者，〔二〕莫之舍(予)也，〔三〕而自(?)取之，民皆㠯(以)爲義。〔四〕夫是則獸(守)之㠯(以)訐(信)，𧥺(教)甲一之㠯(以)義▬，行之㠯(以)豊(禮)也。〔五〕亓(其)𤔲(亂)王，〔六〕舍(予)人邦豙(家)土埅(地)，而民或弗義，〔七〕夫[是則□之以]〔八〕……甲二

〔一〕《上博二》：䎽之曰，即「聞之曰」。其語於先秦典籍屢見，如《荀子·堯問》：「聞之曰：無越逾不見士。」(中略)本篇凡言「聞之曰」皆缺主詞，聞諸何人更無論矣。案下第十一簡云「䎽(聞)之曰：可言而不可行，君子不言……」，又見《郭店楚墓竹簡·緇衣》及《上海博物館藏戰國楚竹書(一)·紂衣》篇，且明言乃「子曰」語，準乎此，《從政》甲、乙篇所引部分話語，除多聞之於古先聖賢外，間亦或有聞諸夫子者。《孔叢子·公儀》：「〔魯〕穆公謂子思曰：『子之書所記夫子之言，或者以謂子之辭也。』子思曰：『臣所記臣祖之言，或親聞之者，有聞之于人者，雖非其正辭，然猶不失其意焉。』」本篇「聞之曰」云者其意亦同。

〔二〕《上博二》：「三代之明王」即夏、商、周三代之明君、賢主。《禮記·表記》：「子言之：『昔三代明王，皆事天地之神明。』」又《哀公問》：「孔子遂言曰：『昔三代明王之政，必敬其妻子也，有道。』」周鳳五《劄記》以爲「三代」泛指上古，不限於夏、商、周三代。陳美蘭《譯釋》指

出，儒家典籍記載中的「三代」往往指夏、商、周，此句中「三代」與典籍相合，也應指夏、商、周。

〔三〕「舍」字《上博二》隸定作「舍」讀爲「餘」。研究者多已指出，「舍」就是「舍」字，从口从余聲。諸家或主張就爲「舍」（周鳳五《劄記》），或主張讀爲「予」（劉樂賢《札記》、楊澤生《劄記》），或主張讀爲「與」或「予」（孟蓬生《劄記》）、或主張讀爲「予」或「捨」（陳偉《校讀》），其實皆無太大實質性差別。古書亦多見「舍」有用爲「給予」義者，研究者亦或謂讀爲「予」。今括注爲「予」。

〔四〕「取」上之字字跡模糊，《上博二》作缺文號未釋。周鳳五《劄記》認爲殘餘筆畫與簡十四「盡」字十分接近，所缺可能是「盡」。孟蓬生《劄記》據文義補爲「自」。陳美蘭《譯釋》將句意解釋爲「過去三代的明王擁有天下，不是誰給予的，而是靠他們自身的才能德行而擁有的」，認爲前文已說三代明王「有」天下，如果後文又說「而盡取之」，語意似顯重複。楊澤生《劄記》以爲「各（冬）」字，讀爲「終」，訓作「最終」。

按：《戰國策・燕策一》：「禹授益而以啟爲吏，及老，而以啟爲不足任天下，傳之益也。啟與支黨攻益而奪之天下，是禹名傳天下於益，其實令啟自取之。」自此，夏、商、周三代開國君主之有天下，皆「自取之」，而不是由誰授予的。故疑各家說法以孟說爲長，第二字當爲

「自」。

〔五〕《上博二》指出，類似的文句古書多見。如《禮記・緇衣》：「夫民，教之以德，齊之以禮，則民有格心。」又《文王世子》：「是故聖人之記事也，慮之以大，愛之以敬，行之以禮，修之以孝養，紀之以義，終之以仁。」《左傳・昭公六年》：「是故閑之以義，糾之以政，行之以禮，守之以信，奉之以仁。」此外又如《左傳・隱公三年》「臣聞愛子，教之以義方，弗納於邪」，《韓詩外傳》卷三「目好色，耳好聲，教之以義」；《左傳・昭公五年》「守之以信，行之以禮」；《左傳・昭公六年》「昔先王議事以制，不爲刑辟，懼民之有爭心也。猶不可禁禦，是故閑之以義，糾之以政，行之以禮，守之以信，奉之以仁；制爲祿位，以勸其從；嚴斷刑罰，以威其淫」；《孔子家語・王言解》「等之以禮，立之以義，行之以順，則民之棄惡，如湯之灌雪焉」；等等。

〔六〕《上博二》斷讀爲「其亂，王……」，此從周鳳五《劄記》說改正。「亂王」與上文「明王」相對，蘇建洲《校釋》(416頁)引《管子・重令》同類例爲說：「明王能勝其攻，故不益於三者，而自有國正天下；亂王不能勝其攻，故亦不損於三者，而自有天下而亡。」

〔七〕「民或弗義」與上文「民皆以爲義」相應，即「民或不以爲義」。《戰國策・秦策二》：「齊與大國救魏而倍約，不可信恃，大國不義，以告敝邑。」注：「姚本『不』作『弗』。……『弗義』，不以爲義也。」

〔八〕「夫」字《上博二》作缺文號未釋。其形尚存頭部，結合文例可定。參看李松儒《字迹》(252—253頁)。

[□之以]豊(禮)則募(寡—顧)而爲㤅(仁)，〔一〕䛡(教)之㠯(以)型(刑)則逐▪。〔二〕

〔一〕本簡首字「豊」上簡首完整，「□之以」三字係據文例補出，本位於上簡之末，已殘失。楊朝明《三則》據《論語·爲政》「齊之以禮」句，主張補爲「齊之以」，並以爲屬於二號簡末三字，二、三兩簡連讀。簡甲二存二十三字，下端殘，周鳳五《劄記》擬補「夫是則教之以刑守之以義則□行之以」十六字，將原簡甲一、二、三連讀爲「聞之曰：昔三代之明王之有天下者，莫之舍也，而盡取之，民皆以爲義；夫是則守之以信，教之以義，行之以禮也。其亂王舍人邦家土地，而民或弗義；夫是則教之以刑。守之以義則□，行之以禮則寡而爲仁，教之以刑則述」。後周鳳五《劄記》收入《朋齋學術文集》的增訂稿，又提出有兩種可能，一是二、三兩簡直接連讀，擬補「夫是則行之以禮教之以刑也行之以」十五字；一是在二、三兩簡中擬補一支整簡的缺文。按其説雖有可能但皆嫌不能肯定，茲暫將簡「3—4」與簡「1—2」前後相次，但分開釋寫。

「寡而爲仁」，周鳳五《劄記》以爲可能是「寡過而爲仁」，誤脱「過」字。楊朝明《三則》以爲

「而」字爲表修飾關係，「寡而爲仁」即「寡爲仁」。陳偉武《合證》贊同楊朝明《三則》補文句「齊之以禮則寡而爲仁」，讀「寡」爲「居」，訓作「處」。白於藍《補充》認爲「⿱頁分」當讀爲「恪」，訓爲「敬」。范常喜《補説》仍讀「⿱頁分」爲「顧」，但解釋作「回首」，將文句擬補爲「齊/教之以禮則顧而爲仁」，意謂「人民回過頭來去做仁義的事情」。按：「⿱頁分」以讀爲「顧」最自然，「顧而爲仁」疑即「顧仁而爲仁」之意，「顧」義爲「顧念」。

〔二〕「逐」字《上博二》原釋爲「述」，讀爲「遂」。陳偉《校讀》、徐在國《雜考》、李守奎《一則》等皆指出從字形看其所从是「豖」，應改釋爲「逐」。但「逐」字之義，尚無定論。

研究者後來已經辨明，楚文字習用「迖」表追逐之「逐」；作「逐」形者，則係从辵从「豖」聲之字（也可能係由从「辵」从「⿰𡈼豖」聲之形省變而成；「⿰𡈼豖」即西周金文中用爲「邇」的「⿰𡈼犬」字之變體），係遠邇之「邇」的異體，詳參鄔可晶《「逐」字》（又參看本書《季庚子問於孔子》篇簡十九注）。故此「逐」字不能以「追逐」字之音義來作解。

目前得到較多贊同的意見是釋讀爲「遯」。如李守奎《一則》認爲「逐」「遯」音近可通；李家浩（見李守奎《一則》引）、范常喜《補説》等則認爲，此「逐」當係「遂」之省形，「遂」即「古遯字」（《漢書・敘傳》顔師古注）；《山海經・中山東經》「又東二十里曰苦山。有獸焉，名曰山膏，其狀如逐」，其中「逐」字即用爲「豚」。鄔可晶《「逐」字》亦贊同「遯」之釋，但認爲此簡文之「逐」字，也可能是「遯」形之省，而無須牽扯上「遂」。他認爲，從文意看，諸家所舉如《論語・爲政》「道之以政，齊之以刑，民免而無恥」，《禮記・緇衣》「教之以政，齊之以刑，則民有遯心」（簡本《緇衣》皆作「民有免心」），以及本篇簡八「罰則民逃」等語，皆可與簡文相對照；《緇衣》「民有遯心」之「遯」，舊注解釋爲「苟逃刑罰而已」，簡文此「遯」字亦應從此解；同時，也有可能楚文字以「逐」爲「遯」之異體的同時，也沿用爲追逐之「逐」，則亦可以音近而讀爲「遯」。待考。

䎽（聞）之曰：善=人=，[善人]也。〔一〕是㠯（以）旻（旻—得）臤（賢）士一=人=，[一人]譽□〔二〕……甲三四笅（鄰）。遂（失）臤（賢）士一人，方亦坂（？）是=。〔三〕[是]古（故）羣=[君子]訢（慎）言而不訢（慎）事=。〔四〕……甲四

〔一〕此句意不明。諸家説如，陳美蘭《譯釋》解釋爲「善人，是善於舉人的人」。劉信芳《六則》解釋爲「善人，使人善也」，黄麗娟《二題》説相類，謂若能舉用「善人」爲政，則可以「勸善，使人爲善」。楊朝明《注釋》解作「善人，就是善於得人」。

〔二〕「譽」字原作左右結構，《上博二》謂「或讀與『譽』同」。梁静《研究》理解本句爲「得到一個人才，會有得到這個人帶來的聲譽」。

〔三〕所謂「坂」字原作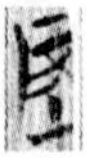形，尚不能確釋，此從《上博二》暫作「坂」。「方」《上博二》讀爲「防」，

劉樂賢《札記》讀爲「謗」，研究者多從之。「坂」劉樂賢《札記》釋讀爲「隨」，「謗亦隨是」句意爲「謗亦隨之而來」。蘇建洲《校釋》(421—423頁)疑釋作「厚」，有兩種讀法，一爲本字讀，訓作「加重」，一讀爲「後」，意義相當於「隨」。李守奎等《文字編》隸定其字爲「陞(阪)」，按語(626頁)謂「『阜』旁與『又』旁合書。讀爲『反』」，釋讀爲「謗亦反是」(792頁寬式釋文)。黄麗娟《二題》釋讀爲「謗亦反是」，指「與前述『譽』的狀況相反」而「謗及國君一人」。高榮鴻《疏證》以釋从「反」之説較爲合理，據此讀爲「播」，訓爲「傳布」，「謗亦播是」意謂毁謗亦會傳布出去。

〔四〕《上博二》舉古書「慎言」之文，謂「言行一致乃君子謹守之要道，故君子首重『慎言』」。

[⿱尹子=[君子]先]人則啓道(導)之，〔一〕逡(後)人則弄(奉)相之。是㠯(以)曰⿱尹子=[君子]難㝵(㝵—得)而惖(易)叓(史—使)也，亓(其)叓(史—使)人，器之■。〔二〕少(小)人先=[先人]則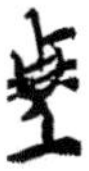戠(敔—禦)之，〔三〕[逡(後)人]甲十七則羴(暴)毁之。〔四〕是㠯(以)曰小人惖(易)㝵(㝵—得)而難叓(史—使)也，亓(其)叓(史—使)人，必求備女(安—焉)■。〔五〕

〔一〕本簡首字「人」上簡首完整，「⿱尹子=[君子]先」係據文例補出，本位於上簡之末，已殘失。《上博二》於「人」上擬補「前」字，不確；後文之「先＝[先人]」，《上博二》又以爲「先之」合文。此皆導致其未能於甲十七簡尾補「後人」二字並與甲十八連讀。以上皆參看陳劍《小議》、周鳳五《劄記》。

〔二〕「其使人，器之」句《上博二》未注，陳劍《三題》解釋作「君子根據各人的材器使派人」。按《禮記・王制》：「瘖、聾、跛躃、斷者、侏儒、百工，各以其器食之。」鄭玄注：「器，能也。」簡文此「器」字義同而用作動詞，即「(各)以/按其能(使之)」之意。

「得」字詳後文校記。

〔三〕「先＝」，《上博二》以爲「先之」合文。陳劍《小議》釋爲「先人」之合文，並據此於簡尾補「後人」二字。此從之。

「𢧐」字研究者認識較統一。古文字意符「戈」與「攴」常通作，其形可看作「敌」字異體。黃德寬(見安大《研讀記》引)視爲「圉」之異體，周鳳五《劄記》據《廣雅・釋詁》釋爲「禁」。諸家説無實質性出入，如陳劍《小議》所云：「敌」《説文》訓爲「禁也」，古書多用「御」「禦」和「圉」字，表示的都是同一個詞，前人言之已詳。

此處簡文大意是清楚的，如陳劍《小議》謂：「君子先人則啟道之，後人則奉相之」與「小人先人則呈(?)敌之，後人則暴毀之」相對，謂君子處於他人之前則爲他人開路、引導他人，處於他人之後則奉承而輔助他人。小人則反是，處於他人之前則禁敔他人的前進，處於他人之後則憎毁他人。但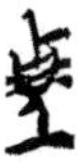字釋讀尚無定論，《上博二》僅依原形隸定，研究者有很多異説。其中以看作从「弁」聲者爲主流。如周鳳五《劄記》據「弁」聲而讀爲「絆敔」，意爲「用繩索把人繫絆」；何琳儀《選釋》釋全字爲「弁」，讀爲「并/並」，「並御」即「並用」；楊澤生《補釋》又《三篇》（又見其《研究》）提出讀爲「反敔」（「反」當「反而」講）與「慢詡」兩種理解（後楊澤生《劄記》又改從顏世鉉説讀「敔」爲「侮」）；顏世鉉《散論（四）》讀爲「慢侮」；陳偉武《合證》讀爲「樊」，即「樊籠圍繞」義，「樊敔」解作「阻礙禁錮」「阻礙壓制」。

釋「弁」之外的意見如，陳劍曾將其形與「呈」相聯繫，疑讀爲鎮壓之「鎮」（見蘇建洲《「𡉉」字》引）。其説所據有關字形爲信陽二號墓楚簡二八寫作（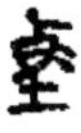）的「呈」、包山楚墓牘一寫作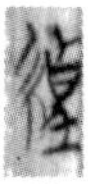的「絰」［與簡271作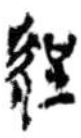之一般形者比較，除去「土」旁變爲「壬」旁、「口」旁變爲「甘」形這種極爲常見的變化外，其區别在於前者頭部多出「卜」形，此應亦係由戰國文字常見的「類化」作用而成。如楚文字「肙」旁以頭部添加「卜」形爲常，受此影響，其他位於上半的「口」旁以及「口」中間再加一筆的「甘」類繁形，也可以添加「卜」形。典型例子如郭店《緇衣》簡四六「猒（厭）」字之作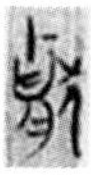。故「呈」可寫作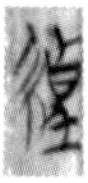之右半之形」；「呈」之由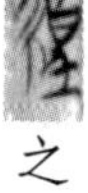之

右半形再變爲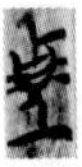、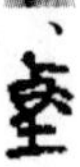，其「甘」形旁邊再加筆畫，則應可視作又受楚文字「畄」「弁」「貴」字頭部諸形之類化而成。

侯乃峰《研究》又《校理》懷疑「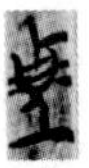敌」或可讀爲「齟齬」；又疑「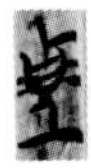」字或許與楚系文字中的「古文祇」有關係，連下字可讀爲「抵牾」。郭永秉《「夌」字》以爲其形係「夌」字的「一種特殊譌形」，舉楚武陵王之戈的「陵」字作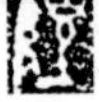（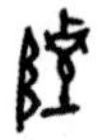）、包山楚簡155號「襄陵」之「陵」字作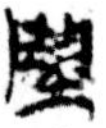爲證，讀爲「陵」或「凌」，謂即《左傳・襄公二十五年》「君民者，豈以陵民」、《禮記・中庸》「在上位，不陵下；在下位，不援上」之「陵」，義爲「欺侮、侵犯」。

〔四〕「𢧢（暴）」《上博二》僅作隸定未注，此從周鳳五《劄記》釋讀爲「暴」（但《劄記》文收入《朋齋學術文集》的修訂稿，卻又將「𢧢」字改釋爲从「盍」聲而讀爲「譖」或「讒」）。其字應係从「𢍰（暴）」（見本篇簡甲十五，參看彼處校記）省聲。但《劄記》解釋「暴毀」謂即「急毀」，解説文意爲「小人如果落於人後，就急切地毀謗他人」，則嫌不確。按「暴毀」應係兩義近動詞連用，而非「副詞＋動詞」關係。「暴」字本可作動詞，爲「欺凌、凌辱、輕侮」一類義，古書多見。如《呂氏春秋・至忠》「何其暴而不敬也」，高誘注「下陵其上謂之暴」；《晏子春秋・内篇問下》「彊不暴弱，貴不凌賤，富不傲貧」云云；《管子・明法解》：「強者非不能暴弱也，然而不敢者，畏法誅也。」

楊澤生《補釋》又《三篇》(又見其《研究》)主張簡文此字以从「𡋲」聲而讀爲「陷」,此不確。但他指出,簡文較《論語·子路》文多出的「君子先人……」兩句,可以跟《荀子·不苟篇》的以下内容對讀:「君子易知而難狎……君子能亦好,不能亦好;小人能亦醜,不能亦醜。君子能則寬容易直以開道人,不能則恭敬繜絀以畏事人;小人能則倨傲僻違以驕溢人,不能則妬嫉怨誹以傾覆人……」謂「簡文中的『先人』『後人』與《荀子》中的『能』和『不能』相當,『啟道之』與『開道人』相當,『奉相之』與『恭敬繜絀以畏事人』相當,『陷毁之』與『妬嫉怨誹以傾覆人』相當」。此則可參。

〔五〕《上博二》:「易使」猶言「易事」。《論語·子路》:「子曰:『君子易事而難説也,説之不以道不説也,及其使人也器之;小人難事而易説也,説之雖不以道説也,及其使人也求備焉。』」「難説」「易説」與簡文「難得」「易得」義差相若。

「易叟」「難叟」之「叟」,陳劍《小議》從《上博二》讀爲「事」,後《三題》改讀爲「使」。據上注所引楊澤生《補釋》又《三篇》(又見其《研究》)所舉《荀子·不苟篇》文,簡文大意是説,君子不管能或不能,不管領先於人或落後於人,都能與他人很好地相處,所以「易使」即容易使唤、容易派給他工作,小人則正好相反。簡文「難得而易史(使)」「易得而難史(使)」分别對應於

《論語·子路》「易事而難説」和「難事而易説」，「得」與「説」相當，「使」與「事」相當。「得」字古有「（人跟人之間）親悦、投合」一類意思，就是後世常説的「與某人相得」「相得甚歡」之「得」[補按：《禮記·中庸》（類似語又見於《孟子·離婁上》）：「在下位不獲乎上，民不可得而治矣。獲乎上有道，不信乎朋友，不獲乎上矣。」「獲」字用法與此所論「得」字可相印證]。簡文之意其實還有跟《論語·子路》文很不相同之處。《子路》原文是説，君子容易事奉、容易在他手下做事，而難以討得他的歡喜。簡文卻是説，君子難以得到，而容易使喚、容易派他做事。《子路》記載的孔子所説「君子易事而難説也」等語，流傳過程中可能有過諸如「君子易事而難得也」「君子易事之而難得之也」「君子事之易而得之難也」一類的變化，或是最初就有這一類的説法與之並存。其中的「得」字本爲「相親説」之意。但是由於「難得」「易得」最習見的用法是表示「難以得到」「容易得到」，流傳過程中遂産生誤解，「君子難得」等之「難得」被理解爲諸如《禮記·儒行》「（儒）難得而易禄也，易禄而難畜也」一類的「難得」，「事」也被改成了形音皆近的「史（使）」。《從政》之文，就是據已被誤解成了「難以得到卻易於使派」之意解釋發揮的。簡文此前冠以「是以曰」，《荀子·大略》有「……知者明於事，達於數，不可以不誠事也。故曰：君子難説，説之不以道，不説也」。前冠以「故曰」，蓋均係爲表示直接引用孔子之語而加，其他部分則是對此語的發揮與解釋。

餌（聞）之曰：行才（在）异（己）而名才（在）人，名戁（難）靜（爭）也。〔一〕甲十八𦎫（𦎫—敦）行不佚（倦），時（持）善不猒（厭），〔二〕售（雖）殜（殜—世）不儆（識），必或智（知）之。〔三〕是古（故）甲十二𡥈=「君子」㢮（強）行㠯（以）時（待）名之至也。〔四〕𡥈=「君子」餌（聞）善言，㠯（以）攺（改）亓（其）乙五言；見善行，內（納）亓（其）息（身）女（安—焉），可胃（謂）斈（學）矣▬。〔五〕

〔一〕「戁」字《上博二》逕釋爲「難」。研究者釋文多同。按其「心」旁位於右下角，寫得較小（本篇从「心」之字多如此作，如甲十六「惠」字、甲十五「惻」字等），故易被忽略（李守奎等《文字編》隸定作从「土」旁，恐亦不確）。「戁」用爲「難」楚簡多見。梁靜《研究》舉《逸周書·謚法解》「是以大行受大名，細行受小名，行出於己，名生於人」，可與本句對讀。

〔二〕「𦎫（𦎫—敦）」字釋讀從《上博二》原說。研究者多有改讀爲「庸行不倦」者，如何琳儀《選釋》、黃錫全《劄記（貳）》、陳美蘭《譯釋》、李銳《札記（二）》等等。即以「𦎫」形爲「墉」字古文而非「敦」所从聲符「𦎫」。按蘇建洲《雜識》（有關內容又見蘇建洲《研究》177—180頁）指出，戰國文字中「𦎫」「𦎫」兩形已頗多訛混，到底釋爲何者，需據文意而定。此文「𦎫行不倦」《上博二》已引《禮記·曲禮上》「敦善行而不怠（謂之君子）」爲說，難以改釋。

持「庸行」之説者，其具體解釋尚頗有不同。何琳儀《選釋》是釋「庸」爲「用」，謂「庸（用）行」之「庸（用）」正與「持善」之「持」對文見義。按「行」在意義上本是中性的，與「善」不同，「用行」語根本不通。黃錫全《劄記（貳）》引《周易・乾・文言》「庸言之信，庸行之謹」、《禮記・中庸》「庸德之行，庸言之謹」等爲説，以爲庸行就是「庸德之行」。此説信從者最多。按此兩例古書的「庸言」「庸行」「庸德」，皆係名詞性的偏正結構，「庸」是作形容詞修飾中心語名詞「言」「行」「德」的［另又如《荀子・不苟》「庸言必信之，庸行必慎之」、《上博（八）・顔淵問於孔子》簡四「俑（庸）言之信，俑（庸）行之敬」，亦同］，跟簡文「𦎫行」應係一動詞性的偏正結構、「𦎫」是作副詞修飾動詞「行」的，二者也不可相提並論。陳美蘭《譯釋》謂「庸行不倦」意爲「經常力行而不倦怠」。按「庸」可解爲「經常」，但「力行」（此義正與「敦」相近）卻是憑空添加的。總之，從以上分析亦可看出，釋讀爲「庸」之説於文意亦並不好。

〔三〕「儀（識）」字《上博二》謂「字不識」，李鋭《初劄》疑以从「戠」聲而讀爲「識」，研究者多從此説。其形原作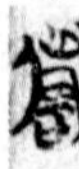，周鳳五《劄記》主張其字左旁从「人」，右旁上从「臼」，下从「戠」，乃「識」之異構；徐在國《雜考》、何琳儀《選釋》、黃錫全《劄記（貳）》皆以爲「臼」形乃戰國文字的「齒」字，與「戠」同爲聲符。此説似較有理，也最爲人所贊同。後劉雲、袁瑩《二則》聯繫西周金文中作从人舉手戴皿形、上又加注「戠」聲之「戴」字異體爲説，謂其形下半省去「皿」旁，人舉手形之「𡗜」其上半訛爲「臼」、下半訛爲「人」，即成簡文此形，反恐求之過深。

〔四〕「強行」，《上博二》謂當指「力行」而言。顔世鉉《散論（三）》補充謂「強行」「是勤勉行道之意」，亦即簡甲十二所説「敦行不倦，持善不厭」。可參。

〔五〕《上博二》原未將此簡與他簡連讀，於「言」字下未斷句，將「息」字讀爲「仁」。陳劍《小議》指出其釋讀、斷句均有誤，改讀「息」爲「身」，並將此簡與原乙篇第五簡連讀後斷句爲「君子聞善言，以改其言；見善行，納其身焉，可謂學矣」，解釋謂：「見善行，納其身焉」謂見善行則納己身於善行之中，猶言見善行即加入到、投身於這一行爲之中，亦即自己也去這麼做，這跟「聞善言，以改其言」一樣，當然就是所謂「學」了。

䎽（聞）之曰：可言而不可行，君子不言；可行而不可言，君子不行。〔一〕甲十一

〔一〕《上博二》：語亦見《上海博物館藏戰國楚竹書（一）・紂衣》及《郭店楚墓竹簡・緇衣》：「子曰：可言不可行，君子弗言；可行不可言，君子弗行。」按今本《禮記・緇衣》引作：「可言也，不可行，君子弗言也；可行也，不可言，君子弗行也。」經與簡本對照，今本似經後人改動。今據簡本句讀，語意則更見明確完備。至於本篇稱「䎽（聞）之曰」，而簡本《紂衣》《緇衣》則稱「子曰」，是「䎽（聞）之曰」云者，其中或有部分乃聞諸夫子之語，抑「子曰」云者，亦夫子當日曾有所聞，故得以稱述耶！陳美蘭《譯釋》將三者詳加比較，謂今本與《郭店》《上博（一）》

的關係似又更近。王中江《校注》復舉《孔子家語・顏回》：「孔子曰：『君子以行言，小人以舌言。』」《論語・子路》：「故君子名之，必可言也；言之，必可行也。君子於其言，無所苟而已矣。」亦可與簡文參讀。

又（有）所又（有）舍（余—餘）而不𢽤（敢）聿（盡）之▪，又（有）所不足而不𢽤（敢）弗［勉］。〔一〕……甲十四

〔一〕《上博二》：《左傳・成公九年》引君子曰：「《詩》曰：『雖有絲麻，無棄菅蒯；雖有姬姜，無棄蕉萃。凡百君子，莫不代匱。』言備之不可以已也。」逸詩所言與本簡文意最爲接近。

此簡下端殘，陳偉《校讀》引《禮記・中庸》「子曰『庸德之行，庸言之謹。有所不足，不敢不勉；有餘，不敢盡。言顧行，行顧言』」爲證，指出「弗」字下可據此補「勉」字；簡文行文略爲繁複，且「有餘」句在前、「不足」句在後，順序有顛倒。

王中江《校注》曾提出簡甲十一末或可補「君子」並與簡甲十四相連的編聯方案。侯乃峰《研究》及《校理》、顧史考《拾遺》均指出，簡十一爲完簡，簡十四上端完整，其間並無補字餘地。不過，侯乃峰《研究》又《校理》認爲，據上引《禮記・中庸》文，簡十四之前毋需補「君子」。而且，如果簡十一後接簡十四的編聯確實無誤，則簡十四的主語「君子」或可視爲承上而省，亦

毋需補足。顧史考《拾遺》亦認爲兩簡之「相連是比較有可能的（儘管亦無法視爲必然）」。今將其前後相次但暫不連讀。

毋𢍰（暴）〓、毋褫（虐）〓、毋惻（賊）、毋悆（念—貪）〓。〔一〕不攸（修）不武〈戒〉，〔二〕胃（謂）之必城（成），則𢍰（暴）〓；不𧦝（教）而殺，則褫（虐）〓；命亡（無）時（時），事必又（有）羿（旗—期），則惻（賊）〓；爲利㭾（枉）甲十五事，則貪（貪）〓。〔三〕

〔一〕「𢍰」字《上博二》釋讀爲「奔」，但已指出其字已見於郭店簡《性自命出》簡六四「怒欲盈而毋𢍰」。陳劍《小議》據周鳳五《「怒欲盈而毋暴」説》改釋爲「暴」。何琳儀亦釋爲「暴」，視其形爲上从「大」、下从「暴」。按此類字形楚簡文字已非常多見，近駱珍伊《「𡙕（暴）」字》有詳細分析，可參看。所謂「𢍰」形乃「𡙕」形之訛，其字當視爲「曓（暴）」上方加注聲符「爻」旁（魏宜輝説）；「爻」旁之下的圈形是「日」旁之變，二者結合即訛變爲「𢍰」形中的所謂「去」形。「褫（虐）」《上博二》釋讀爲「號」。其字右半所从「𧆞」即《説文》「古文虐」字。《上博二》謂「𧆞」「楚簡中多讀爲『號』及『呼』，或用爲語辭『乎』」，按用爲「呼、乎」者係「从口虎聲」之形聲字，用爲「號」及「虐」（二者音近）者係「从口从虎」會意（表「虎號」）之會意字，二者係結構、來源不同之同形字關係。有關問題可參看劉樂賢《「唬」字》、顧史考《雙重用法》。

此及下一段簡文,《上博二》未能與古書相關文句對應上,故致多誤釋,下不再一一引述原注。陳劍《小議》、周鳳五《劄記》、陳偉《校讀》等皆指出,此「四毋」即《論語·堯曰》第二章的「四惡」:「子張問於孔子曰:『何如斯可以從政矣?』子曰:『尊五美,屏四惡,斯可以從政矣。』……子張曰:『何謂四惡?』子曰:『不教而殺謂之虐;不戒視成謂之暴;慢令致期謂之賊;猶之與人也,出納之吝,謂之有司。』」古書中類似語又如,《新序·雜事二》:「緩令急誅,暴也。」《荀子·宥坐》:「孔子慨然嘆曰:『……嫚令謹誅,賊也;今生也有時,斂也無時,暴也;不教而責成功,虐也。已此三者,然後刑可即也。』」《韓詩外傳》卷三:「孔子曰:『不戒責成,害也。慢令致期,暴也。不教而誅,賊也。君子爲政,避此三者。』」又:「子貢曰:『……賜聞之,託法而治謂之暴,不戒致期謂之虐,不教而誅謂之賊,以身勝人謂之責。責者失身,賊者失臣,虐者失政,暴者失民。』」以下簡文,與之對讀自明。

〔二〕陳劍《小議》據《論語·堯曰》文謂:簡文「不武」之「武」當爲「戒」的誤字。兩字上半俱从「戈」,因形近而致誤。

〔三〕研究者多已指出,簡文「暴」「虐」「賊」三事可與《論語·堯曰》相關內容對應,只是第四事「貪」有出入。陳劍《小議》認爲:《堯曰》「四惡」的最後一項「猶之與人也,出納之吝,謂之有司」文意晦澀,推測起來,大致正因爲此,後來的著述或者去掉這最後一項,或者以意改之。

陳偉《校讀》以爲：簡書「四毋」「貪」與「暴」「虐」「賊」都是單字詞，辭義也彼此相關。《論語》用了一個「有司」，與其他三事不協，語義也很費解。作爲另一種可能，簡書也許屬於今傳《論語》的祖本系統，或者是與之並行的另外一系。侯乃峰《一則》認爲，《論語》中的「有司」二字，其實本當是《從政》簡文的「貪」字之誤。由「貪」先誤分成「今貝」，傳抄中訛寫作「又司」，再被誤讀成「有司」。其説可參考。

𦖞(聞)之曰：從正(政)，𦎧(𦎧—敦)五悳(德)▬、〔一〕㡯(固)三折(制)▬、〔二〕敘(除)十悁(怨)▬。五悳(德)：一曰愋(緩)▬，二曰共(恭)▬，三曰惠▬，四曰𢚩(仁)▬，五曰敬▬。〔三〕𡈼=「君子」不愋(緩)則亡(無)甲五㠯(以)頌(容)百眚(姓)▬，〔四〕不共(恭)則亡(無)㠯(以)敘(除)辱▬，不恵(惠)則亡(無)㠯(以)聚民▬，不𢚩(仁)甲六則亡(無)㠯(以)行正(政)▬，不敬則事亡(無)城(成)▬。三折(制)：時(持)行貝(視)上衣飤(食)〔五〕甲七

〔一〕「五德」，即本簡下文的「寬、恭、惠、仁、敬」。「𦎧」字《上博二》讀爲「敦」，訓作「敦行」。黄德寬《補正》、何琳儀《選釋》以爲字爲「墉」之初文，讀爲「用」。按戰國文字中「𦎧(「敦」等字所从聲符)」與「𩫖(墉)」形已多有訛混(參看蘇建洲《雜識》等)，此仍從原釋讀爲「敦」。古書常見「敦人倫」「敦教化」一類語，與簡文「敦五德」相類，實皆即「使……厚」之義。研究者多已

引《論語・堯曰》第二章「子張問從政」之「尊五美」一語與簡文對比，陳劍《三題》謂「敦五德」近於「尊五美」，敦，厚也，與「尊」義相類。

〔二〕「⿷匚古三折」《上博二》讀爲「固三誓」，謂「猶言約法三章也」。陳劍《小議》、陳偉《校讀》、朱淵清《「三制」解》皆讀爲「固三制」。朱淵清以爲「三制」即《管子・樞言》「國有三制」之「三制」（謂三等國力，「制人者」「爲人之所制者」「不能制人、人亦不能制者」三類；按此與簡文後文所述實不能合）。俞志慧《三慎》則主張讀爲「三慎」。因下文涉及「三折」具體内容的簡甲七下端殘，文意不完整，皆難以定論。此姑括注「制」。

〔三〕關於「五德」，《上博二》已指出古書中與此最相近的説法見《論語・陽貨》：「孔子曰：『能行五者於天下，爲仁矣。』請問之。曰：『恭、寬、信、敏、惠。恭則不侮，寬則得衆，信則人任焉，敏則有功，惠則足以使人。』」簡文「五德」中的「恭」「惠」與之同。《上博二》並據此讀「愋」爲「寬」。此改讀爲从同一聲符之「緩」，似更爲直接（李守奎等《文字編》792 頁寬式釋文亦作「緩」不作「寬」）。「緩」與「寬」本音義皆近。後來發表的《上博（八）・顔淵問於孔子》簡 2B 云「⿰月遂（遂）又（有）化（過），所㠯（以）爲繧（緩）也」［關於此句的釋讀，參看陳劍《補釋》；蘇建洲《「所以爲緩也」》亦已指出「可見（《顔淵問於孔子》）簡文『緩』字如字讀即可，不需再通讀爲『寬』」］，亦略可與此印證。

〔四〕陳劍《三題》引《大戴禮記·子張問入官》：「子張問入官於孔子……孔子曰：有善勿專……故君子南面臨官，不治則亂至，亂至則爭，爭之至又反於亂；是故寬裕以容其民……」「寬裕以容其民」與此句可以合參。

〔五〕《上博二》原分别釋「䀠（視）」「衣」爲「見」「卒」，研究者多已指出改正。因簡文下所接不明，此如何斷讀亦難確定。研究者或斷爲「持行、視上、衣食」三者並列，或斷爲「持行視上，衣食……」皆難以深論，此不贅。

〔九〕曰軋（犯）人之柔（務）■，〔一〕十曰口惠（惠）而〖實〗不係（繼）■。〔二〕興邦豪（家），緡（治）正（政）䜴（教），從命則正不袋（勞），〔三〕穿（穿、弇—揜/掩）戒先遷（？）則自异畬，〔四〕㬎（顯）訪懽（勸）訐（信）則惥（僞）乙一不章（彰）■，〔五〕毋占民贍（贍—？）則同，〔六〕不膚灋（法）羸亞（惡）則民不悁（怨）■。〔七〕

〔一〕本簡首字「曰」上簡首完整，「九」字係據文例補出，本位於上簡之末，已殘失。「柔（務）」《上博二》釋爲「矛」讀爲「務」。按其讀法則是，釋字則非。「柔」即「務」字聲符（左半所从），與「矛」字無關。參看周波《「侮」字》。

〔二〕《上博二》：《禮記・表記》：「子曰：口惠而實不至，怨菑及其身，是故君子與其有諾責也，寧有已怨。」《韓詩外傳》卷五：「口惠之人鮮信。」《郭店楚墓竹簡・忠信之道》第五簡：「口惠而實弗从（從），君子弗言尔。」今簡云「口惠而不係」，與「口惠而實不至」「口惠而實弗從」意同。睡虎地秦簡《爲吏之道》：「戒之戒之，言不可追。」寓意亦相若。

按：末所引《爲吏之道》語係強調「慎言」，所謂「駟不及舌」意，與此所述尚有別。

「係」讀爲「繼」，詳陳劍《三題》。王中江《校注》已引《爾雅・釋詁》「係，繼也」爲説，謂「不係」意爲不兑現其諾。陳劍《三題》認爲，此句簡文「不」上脱漏了一個「實」一類的字；「係」和「繼」讀音、意義都很相近，兩字常有通用關係，「係」可直接讀爲「繼」；繼續義之「繼」用作動詞，可以理解爲「以……繼續於……之後」之意。《左傳・桓公十二年》：「君子曰：苟信不繼，盟無益也。《詩》云：君子屢盟，亂是用長。無信也。」「信不繼」據下文可以補足文意變換爲「盟而信不繼」，與簡文「口惠而［實］不係（繼）」的説法很相近。

〔三〕「正」字《上博二》讀爲「政」。按「政不勞」難解。陳偉《校讀》指出：「正」有君長之義。《大戴禮記・主言》：「孔子曰：上敬老則下益孝，上順齒則下益悌，上樂施則下益諒，上親賢則下擇友，上好德則下不隱，上惡貪則下耻爭，上強果則下廉耻。民皆有別則貞，則正亦不勞矣。此謂七教。」王聘珍解詁云：「正，政也。」該篇上文説：「是故內修七教而上不勞，外行三至而財不費，此之謂明主之道也。」可見「正」當指君上，王説誤。這與簡文可以參讀。《禮記·緇衣》：「上人疑則百姓惑，下難知則君長勞。故君民者，章好以示民俗，慎惡以御民之淫，則民不惑矣。臣儀行，不重辭，不援其所不及，不煩其所不知，則君不勞矣。」《荀子·君道》云「有司不勞而事治」，皆是類似表述。

〔四〕「穽」即《説文·廾部》「古文弇」（字亦作「穽」），楚簡文字多見，其釋讀並無疑義。《上博二》注謂「從字形分析，該字乃从公得聲，可讀爲『雍』，而用爲『壅』，取『壅蔽』之義」云云，非是。但此句之義仍不明。

《上博二》讀爲「壅戒先匿，則自忌始」，理解爲「蓋言戒備之心若失，則已先啟微亡之徵，此皆因有猜忌之心故也」。楊朝明《三則》又《注釋》釋讀爲「壅戒先匿，則自己始」，義爲「消除被壅蔽的危險，就必須從自己開始，自己先要做好」；陳美蘭《譯釋》釋讀爲「容戒先慝，則自己始」，義爲「心中保持警戒，在邪惡發生之前就消除它，必須從自己開始做好」；黎廣基《考》讀爲「壅戒先匿，則罪紀治」，解作「在隱姦開始時有所防備，則罪惡可以得到整治」；陳偉武《合證》讀爲「壅戒先忒，則自己始」，以句意爲「要防止以前之過失，必須從自己做起」；范常喜《二則》釋讀爲「掩戒先匿，則自己始」，「戒」可解爲「戒令」，字亦作「誡」；「弇（掩）戒」即將戒令掩藏起來，即不用或者罕用戒令之意，「戒令」與「刑罰」義相近；「匿」義爲「惻隱之心」。

此句大意爲「掩蔽戒令先具有惻隱之心，應該從自己開始」。

按以上諸説，或仍沿所謂「⿺廴垂」之誤釋。「自弁訇」讀爲「自己始」，是得到較多贊同的意見。但正如黎廣基《考》所指出者，本段「則」字後之句均指某種良好結果，若讀本句爲「自己始」則因果顛倒。此外還有重要的一點，即「遾」字尚難稱已確釋。此字又見於簡乙六（古文字中僅此兩見），顧史考《拾遺》改釋爲「達」，詳見彼處校記。《拾遺》釋讀此句爲「弁戒先達則自起嗣」，謂「『弁戒』或可理解爲承襲其風而受其勸戒的意思」，「先達」「義略猶『先生』」，「自起嗣」「意即自己將興起而繼承先達者之地位」。

〔五〕《上博二》以「⿰言力」爲「⿰言加」之省，讀爲「嘉」，義爲「美」「善」。全句「意謂顯揚美善，勸勉誠信，則僞詐行爲自可減少」。李守奎等《文字編》寬式釋文（792頁）括注「力」並加問號。顧史考《拾遺》認爲：似或不如讀爲「力行」之「力」乾脆，句意乃「顯著而竭力地勸勉誠信」或「顯明致力於勸勉誠信」。按：「⿰言力」讀爲「力」確有可能，但「顯力」與「勸信」應視爲兩個並列的動賓結構，「顯力」即「顯揚力行之人（或「之事」）」義。

〔六〕此句義不明。「贍」即「⿰貝僉」字繁體，《上博二》讀爲「歛」；又讀「占」爲「佔」，謂：「民歛」當指民之積財。「同」，意與「和同」相若。「和則同，同則善。」（《郭店楚墓竹簡·五行》第三十二簡）陳美蘭《譯釋》認爲「同」據《説文》「合會也」有聚合之意，解釋句意爲「不要佔據人民的財貨，人民就會聚合」。王中江《校注》解「同」字義爲「民與統治者同心同德」。按袁金平《時代性》指出，「占」之可訓爲「佔據」「據有」諸義，乃晚起用法，斷不至早到秦漢以前。故「頗疑簡文『占』應解作窺視義。……這一意義典籍或作『覘』『佔』等」。「簡文『毋占民斂』，即謂不要窺視民財。」其説可參。

〔七〕「膚」字左側還有偏旁(《上博二》已指出)，已磨滅不清，此暫仍寫作「膚」。「膚」與「羸」字讀法尚無定論。《上博二》讀「膚」爲「敷」，謂「敷灋」有貶義，或與「枉灋」意近；讀「羸亞」爲「盈惡」。解釋句意謂「不枉法盈惡，百姓自無怨言」。王中江《校注》以爲「膚」可讀爲「拂」，即逆違。何琳儀《選釋》讀「羸亚」爲「羸惡」，訓「瘦弱」。顏世鉉《散論(三)》認爲「膚」當讀爲「虧」，與「盈」相對而言，「盈」爲「增長」之意，全句意爲「不破壞灋令，增長罪惡，則百姓就不會有所怨恨」。陳美蘭《譯釋》從《上博二》讀「膚」爲「敷」，但依「敷」之本義解爲「施」，將「盈」解作動詞，全句意爲「在上者不要任意施布灋令來擴大自己的罪惡，那麼人民就不會生怨」。劉信芳《六則》讀「膚」爲「附」，認爲「附法」可能是指附益有關聚財的法律條款；讀「羸」爲「累」，訓爲「積」，認爲「累惡」是使惡者積財。侯乃峰《研究》又《校理》對「羸」字讀法略從劉説，但懷疑「累惡」是指有過錯而不知悔改，繼續錯下去，是爲累積惡行。趙建偉《七則》引《廣雅·釋言》「膚，剝也」及《釋詁三》「膚，離也」解釋「膚法」爲剝亂離棄法度，又謂「膚」或可讀爲「廢」。王輝《四則》讀「瀛」爲「逞」，謂：簡文「逞惡」與「逞奸」相類，即讓惡人快意。「膚法瀛(逞)惡」意思是敗壞、違背法令而使作惡的人快意，得不到應有懲罰。王凱博《探研》(252—253頁)從「瀛」讀爲「累」之説，讀「膚」爲「慮」訓爲「亂」。

餌(聞)之曰：……乙二

[□而]不武則志不遻(?)▬，𢙰(仁)而不智則……乙六而不智則弄(奉—逢)夅(災)害▬。〔一〕

〔一〕簡乙六首字「不」上簡首完整，「□而」兩字係從《上博二》據文例補出。「而」上之字各家擬補意見不一，如王中江補爲「文而」，范常喜《二則》補爲「勇而」(「武」理解爲「使用武力所應遵守的道義準則」)，顧史考《拾遺》則認爲應補爲「仁而」。

《上博二》已經注意到簡甲八與簡乙六「句例」「相若」，並謂據簡乙六則簡甲八「『而不智』之上似可補『仁』字」。今從史儀《拾遺》説將兩簡直接連讀。簡乙六殘去下段，《拾遺》擬補爲「[□而]不武，則志不匿；仁而不智，則[□□□；□而不□，則□□□；□而不□，則□□□；□而不□，則□□□；□]〔乙六〕而不智，則逢災害。……〔甲八〕」，謂「這樣增補以後，乙六爲三十九字，似嫌稍長，但仍在字數最多之第五簡的四十字範圍以内，或可容忍」。顧史考《拾遺》則擬補爲「……仁而」不武則志不達，仁而不智則［□□□。智而不仁則□□□，智而不武則□□□。武而不仁則□□□，武」「乙六」而不智則逢災害。……」謂《論語》中『仁』實比『勇』更高一層，已包含某種高尚的『勇』在内，如《憲問》所云：『子曰：「有德者，必有言。有言者，不必有德。仁者，必有勇。勇者，不必有仁。」』皆可爲參考。顧史考《拾遺》又舉《荀子・君道》：「故知而不仁，不可；仁而不知，不可；既知且仁，是人主之寶也，王霸之佐也。」亦可與簡文參讀。

「逽」字難解。《上博二》讀爲「匿」。諸家説如，王中江《校注》認爲釋「匿」頗爲費解，據文意應爲「遠大」，釋爲何字待考；范常喜《二則》理解「不匿」爲「没有惻隱之心」，擬補爲「勇而不武則志不匿」，意謂「勇敢但不講究使用武力所應遵守的道義準則，那麽他的心裏面就没有惻隱之心」；高榮鴻《疏證》認爲此字通讀可參考乙篇一號簡「逽」字讀法，讀爲「慝」，訓作「邪惡」，簡文「志不慝」意謂「心志不邪惡」。顧史考《拾遺》將兩處皆改釋爲「達」，引《左傳・宣公四年》「君子曰：仁而不武，無能達也」，據之將簡首前缺文補爲「息(仁)而」兩字。侯乃峰《研究》又《校理》懷疑「匿」當讀爲「若」，典籍常訓爲「順」。《爾雅・釋言》：「若，順也。」「志不若」即意志不得順遂。

顧史考《拾遺》指出，「楚簡中並未見从辵旁而以『若』爲聲符的『匿』字」，楚文字一般的「若」，其下部旁邊兩筆一律皆在「口」形右旁，而此字所从作「分爲左右」在「口」旁兩邊的兩筆，二者也有所不同。因此他否認釋「匿」之説，而主張改釋爲「達」（但「宀」下之部分訛成較像「若」字之形，「可能是抄手誤釋此字而同時受到『若』字類化影響所致」）。所舉有關字形對比如下：

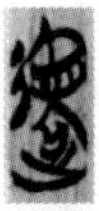
簡乙一
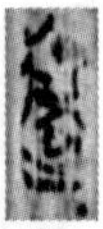
簡乙六
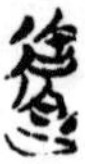
郭店《性自命出》簡五四「達」字
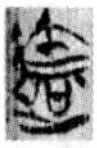
《上博（五）·三德》簡四「達」字

按其説值得重視。待考。

䎽（聞）之曰：從正（政）又（有）七幾：〔一〕獄則興，〔二〕愄（威）則民不道▬，滷（鹽—嚴）則⿺辶⿱大羊（失）衆▬，⿱丙心（怲—猛）則亡（無）新（新—親）▬，罰則民逃▬，好型（刑）甲八〖則不羊（祥），好〗［殺］則民复（作）𤔲（亂）▬。凸（凡）此七者，正（政）⿱亓斤=［之所］怠（怠／怡—殆）也。〔三〕

〔一〕《上博二》讀「幾」爲「機」，解爲「事物之關鍵，亦事物變化之所由生」，「七機」「皆爲從政者日常面對，且最易發生變化之關鍵」。周鳳五《劄記》認爲「七機」指的是爲政者的七種不當措施以及所招致的七種不良後果。陳美蘭《譯釋》從周説，但將「幾」依本義解爲「危殆」。今從陳説。

〔二〕「獄則興」義不明。《上博二》無説。諸家説如：周鳳五《劄記》讀爲「獄則營」，「營」指營私，解釋謂「爲政者如果以監獄作爲統治的工具，就會造成官員營私舞弊」。陳美蘭《三則》又《譯釋》讀爲「桷則凌」，解釋爲「在上位者苛刻，則人民就相互欺凌」。單周堯、黎廣基《「獄則興」》疑「興」通作「釁」，「獄則釁」是説如果統治者大興刑獄，便會導致其與臣下及百姓之間萌生嫌隙。侯乃峰《研究》又《校理》從陳美蘭讀「興」爲「凌」説，疑「獄」或可讀爲「曲」；「曲則凌」意謂在上位者邪僻不正，執法不公，就會導致民衆受到欺凌。尉侯凱《二則》將「興」改釋爲「舉」，訓爲「興起」，聯繫《上博九·史蒥問於夫子》簡七「与（舉）獄訟」爲説。吴斌斌《補釋》同意以「興」爲「釁」之説，理解爲「统治者若與他人争訟，就與他人産生嫌隙」。禤健聰《零札（一）》懷疑此處「興」或是「遷」字誤寫。王中江《校注》疑「興」字後有脱漏，意或爲「興怨」。陳劍《小議》亦疑「獄則興」處有脱文。

〔三〕自「愄（威）則民不道」至「則民复（作）𠭘（亂）」一段，與後來發表的《上博（五）·季庚子問於孔子》簡9—10如下一段極爲相近（禤健聰《零札（一）》最早指出）：「孴=[君子]弝（強）則遝（遺），愧（威）則民不道，鹵（鹽—嚴）則逵（失）衆，盈（猛）則亡（無）新（新—親），好型（刑）則不羊（祥），好殺則复（作）𠭘（亂）。」故於此集中出校。亦參看本書該篇校記。「愄（威）則民不道」，《上博二》謂「愄」讀爲「畏」固可，此處或讀作「威」；「道」讀爲「導」，「『民不導』」，言百姓倘失在位者之引領教導，則易於迷失」。單周堯、黎廣基《「悵（威）則民不道」》認爲，本簡的「威」應該是一種使人民畏懼的統治方式；「道」字可以不必改讀爲「導」，《説文》：「道，所行道也。」用作動詞，便有依循道路而行之義；「民不道」之「道」，正是「遵從」的意思；「悵（威）則民不道」是説在位者如果施行使人畏懼的統治方式，人民便會不遵從其統治。其説可信。

「滷（鹽—嚴）」字《上博二》摹原形未釋，以爲其右旁有異於「西」，疑此字或本有「疏泄」義云云。研究者有很多異説，此不具引。陳劍《三題》指出，「滷」其實應是「鹽」字異體，在簡文中當讀爲「嚴」。古書中「嚴」常用爲「威嚴」義，引申爲「嚴厲」「嚴急」（《説文・吅部》：「嚴，教命急也。」），可跟「寬」相對爲言。如睡虎地秦簡《爲吏之道》：「敬而起之，惠以聚之，寬以治之，有嚴不治。」《鹽鐵論・周秦》：「故政寬則下親其上，政嚴則民謀其主。」而在《論語》中，「寬則得衆」之語兩次出現（《陽貨》《堯曰》），正跟簡文「嚴則失衆」之語相反相成。《季庚子問於孔子》「鹵」字亦應釋爲从「鹽省聲」而讀爲「嚴」，參見楊澤生《十二則》。

「㤨」即「怲」字繁體，《上博二》以「怲」本字，釋爲「憂」義。陳劍《小議》讀爲「猛」，即「威而不猛」之「猛」，《左傳・昭公二十年》：「大叔爲政，不忍猛而寬。……仲尼曰：『善哉！政寬則民慢，慢則糾之以猛。猛則民殘，殘則施之以寬。寬以濟猛，猛以濟寬，政是以和。』」後陳劍《三題》又補舉郭店《老子》甲本簡三三「攫鳥猷獸弗扣」之「猷」今本作「猛」，以作「丙」聲字與「猛」相通之證。

簡甲八末之「型(刑)」字頗有殘失,陳偉《校讀》指出,其左旁殘筆隱約可見,其上部似爲「井」,下部似爲「土」,與簡三的「型(刑)」字近似。亦可釋爲「型」,讀爲「刑」。古書有「好刑」之説。如《淮南子·詮言》云:「好刑,則有功者廢,無罪者誅。」其説已得到前引《季庚子問於孔子》文之證實。

簡甲九之首字缺文,李守奎等《文字編》(793頁)擬補爲「罰」,釋作「好刑[罰]則民作亂」。按據《季庚子問於孔子》文,當是「殺」字。但此有原簡漏抄文字的問題。禤健聰《零札(一)》曾據《季庚子問於孔子》文將此補足爲「好刑[則][不][祥]」,「[好][殺]則民作亂」。梁靜《研究》指出(顧史考《新編》説略同),簡九從中間一道編繩的位置看,上端僅殘去一字(陳劍《小議》),此處缺文不能補爲三字。甲九簡首殘缺的一個字可能是「殺」,書手抄寫時誤脱去了中間的「則不祥好」四個字,從而導致簡文變成了「好刑殺則民作亂」,從政的「七幾」也就變成了「六幾」。按此説極爲可信。此蓋因有兩「好某則民」相連,遂在抄寫時誤跳過了中間之「則不羊好」數字(亦即誤以前一「好」字爲後一「好」字)。類似脱文現象在傳世古書中是極爲多見的。據此在釋文中將「則不羊好」四字逕作缺字補出。又考慮到此處脱文可能也跟正好換簡抄寫有關,兹補在簡甲九開頭。

《上博二》注謂簡甲九「凡此七者」之「七者」,「或當指前云『七幾(機)』而言」,用「或」字,即因前文數下來一共只說了「六幾」。陳劍《小議》曾提出簡八與簡九連讀的可能（《上博二》於此兩簡注皆謂「簡文前後皆無所承」），但也因此點而覺有疑問（當時懷疑是「七幾」之首的「獄則與」處簡文有脱漏，因其頗難索解）。現在問題就完全清楚了。

「怠」字《上博二》讀爲「治」，此從周鳳五《劄記》改讀爲「殆」。殆，危也。《論語·微子》：「已而，已而，今之從政者殆而。」用語與簡文類似，可爲旁證。陳劍《三題》補充了一條《逸周書·命訓》中的書證：「極命則民墮，民墮則曠命，曠命以誡其上，則殆於亂；……極福則民祿……；極禍則民鬼……；極醜則民叛……；極賞則民賈其上……；極罰則民多詐，多詐則不忠，不忠則無報。凡此六者，政之殆也。」

䎽（聞）之曰：志熂（炁—氣）不旨，亓（其）事不〔一〕……甲九

〔一〕「旨」字尚無定解。《上博二》以爲「或讀作『稽』，用爲『啟』」。王中江《校注》以爲或可讀爲「至」。周鳳五《劄記》認爲「旨」字是「達」字的省體，「志氣不達」就是「志氣不通」，即情志不暢。楊澤生《劄記》讀爲「詣」，理解爲「至」「到」。楊朝明《子思子》亦括注「詣」。顧史考《拾遺》疑不如乾脆讀爲「指」，即「指使」「指導」向正確的方向而走。侯乃峰《研究》又《校理》讀爲「振」，訓爲「振作、奮起」。王凱博《零釋》讀爲「耆」訓爲「強」。

按：旨有「美」義，舊注習見。《尚書·說命中》：「王曰：『旨哉，說乃言惟服。』」僞孔傳：

「旨，美也。美其所言，皆可服行。」《漢書・翟方進傳附翟義》：「率寧人有旨疆土，況今卜並吉！」顔師古注：「言循祖宗之業，務在安人而美疆土，況今卜並吉乎！」《管子・心術下》：「是故意氣定然後反正。氣者，身之充也。行者，正之義也。充不美，則心不得。行不正，則民不服。」「氣」爲「身之充」，所謂「充不美」亦即「氣不美」，與簡文「志氣不旨」可相印證，「旨」字似不必破讀。

𠮦（以）軋（犯？）賡𢝏（犯？），見不訓（順？遜？）行𠮦（以）出之▃。〔一〕

〔一〕此文意不明。《上博二》斷句爲「以犯賡犯見，不訓（順）行以出之」。楊朝明《三則》改斷作「以犯賡犯，見不順，行以出之」，謂「以犯賡犯」當與《禮記・表記》「以怨報怨」意義相近；出，表達；行以出之，用行動來表達它；全句意思可能是：爲了有所懲戒而用侵犯回應惡意侵犯，見有不足爲訓的行爲，就用行動來表達它。

𦖞（聞）之曰：羣＝〔君子〕藥（樂）則紿（治）正（政）▃，〔一〕慐（憂）則〔□〕，妄（怒）則□，愳（懼）則□，恥則」甲十六遉（復）▃。〔二〕少（小）人藥（樂）則𢘃（疑）▃，慐（憂）則惛（惛、昏）▃，〔三〕妄（怒）則𠢢（勑—勝）▃，〔四〕愳（懼）則伓（倍、背）▃，〔五〕恥則軋（犯）▃。〔六〕

〔一〕《上博二》將簡甲十六讀爲「君子樂則治正，憂則」，以爲文意「蓋言由君子之樂與憂，可以察見當時治政之道是否納於正軌」。其意似謂君子樂則可見當時治政之道「正」，實與簡文語境不合。後文皆係謂君子和小人同樣經受樂、憂、怒、懼、恥五種情緒時，其自身的不同心理狀態和行爲反應。陳劍《小議》釋作「君子樂則治政」。研究者或主張「正」仍從《上博二》如字讀，如陳美蘭《譯釋》譯作「君子喜樂，政治得以納於正軌」，梁靜《研究》引《禮記·樂記》「君子曰：禮樂不可斯須去身。致樂以治心，則易直子諒之心油然生矣」，謂簡文「君子樂則治正」之意「大概是君子以禮樂來端正自己的內心」。按「治政」乃成詞，「治正」則少見，且亦難以解釋爲「端正自己的內心」，今仍姑作「治政」。

〔二〕簡甲十六原下段殘，約可容納十餘字，陳劍《小議》將簡乙三與此簡連綴，並補缺文「□，怒則□，懼則□，恥則」九字，並謂：考慮到殘去部分每小句「則」字之後不一定僅爲一字，總字數完全可能多出幾個，跟殘去部分的字數能够相合。史儀《拾遺》根據「樂則治正」辭例，主張補爲「□□，怒則□□，懼則□□，恥則□」（下接簡乙三的「復」），如此方字數相合。其意亦同。但陳劍《小議》在甲十六簡末逕補「恥則」，連下讀爲「恥則復」，解釋謂：「復，反也，謂君子如有可爲恥辱之事，則反求諸己身，跟小人恥則犯他人相對」，亦甚爲通順。因缺文中到底哪項的「則」後是兩字無法確定，故現釋文仍皆補作一個缺文號。

〔三〕「⿰頁⿱耳心」《上博二》原釋爲「⿰頁耳」，今改正（李守奎等《文字編》已作「⿰頁⿱耳心」）。其「心」旁位於右下角寫得較小，與簡甲十八「憋」字情況相類。《上博二》括注爲「昏」，注中又讀爲「問」，引《論語・述而》「君子坦蕩蕩，小人長戚戚」，謂「憂則問」爲「心有戚戚，故時有疑問」。黃德寬《補正》一讀「憂則悶」，一讀「憂則湣」。陳美蘭《譯釋》從其後一説，解爲「湣亂」。陳劍《小議》讀爲「憂則昏」。按「昏」即「昏瞶」義。

〔四〕《上博二》引郭店簡《語叢二》簡二六「乘(勝)生於忞(怒)，惎(忌)生於乘(勝)」爲説，謂「義與此同」。陳美蘭《譯釋》從李零《郭店楚簡校讀記》説，讀「乘」爲「好勝、爭勝」之「勝」，解爲「小人憤怒就會爭勝」。可從。

〔五〕《上博二》：《論語・顔淵》：「子曰：君子不憂不懼。」小人則反是。蓋小人因憂而生懼，復因懼而致背。按此説不確。簡文既有君子「憂則□」之文，缺文中亦當有「懼則□」，此文無關乎「君子不憂不懼」。簡文講君子小人在憂、懼狀況下的不同反應，「憂」「懼」與「背」之間亦本無因此而生彼、致彼之邏輯關係。

〔六〕《上博二》：《郭店楚墓竹簡・語叢二》第四簡：「恝(利)生於恥。」《論語・里仁》：「君子喻於義，小人喻於利。」小人恥則犯，亦與利攸關。按此恐求之過深。《語叢二》之文，「利」如何能由「恥」生出，實費解。研究者多以「恝」本字釋之，解爲「恨」義(字書「恝」即「悡」「㦒」字異體，「㦒」見於《説文・心部》，訓爲「恨」也)。此文「恥則犯」，猶今語言「惱羞成怒」，小人覺有可恥之事，不是如君子那樣反求諸己，而是干犯他人。

䎽（聞）之曰：從正（政）不紿（治）則𤔲（亂）▬。紿（治）巳（已）至，則□［□□□］

〔一〕乙三

〔一〕《上博二》謂「巳」應爲「也」字之誤，非是。此從陳劍《小議》等改正。陳劍《三題》指出，簡文此句可與《大戴禮記・子張問入官》如下文句對讀：「子張問入官於孔子……孔子曰：『有善勿專……故君子南面臨官，不治則亂至，亂至則爭，爭之至又反於亂；是故寬裕以容其民……』」

［䎽（聞）之］曰：從正（政）所柔（務）三▬：敬、誂（？）、〔一〕訐（信）＝。［訐（信）］則㝵（㝵—得）衆▬，〔二〕誂（？）則遠＝戾＝。［遠戾］所㠯（以）……甲十

〔一〕本簡首字「曰」上簡首完整，「䎽之」兩字係據文例補出，本位於上簡之末，已殘失。

「誂」字右半有不甚清晰處。《上博二》釋爲「誂」，認爲「誂」於此似有「擇言」「擇善」之意。王中江《校注》釋爲「謹」，讀爲「矜」。按此説於字形無據。蘇建洲《校釋》（451—453頁）讀爲「忠」。顧史考《拾遺》疑「誂」或可讀爲「篤」或「昭」。李守奎等《文字編》寬式釋文（793頁）讀作「慎」，不知何據。陳美蘭《三則》又《譯釋》謂其字其實也可以看成从言、涉聲，讀爲「謙」或

「儉」，簡文「信則得衆，誂則遠戾」意思是「誠信就能得到衆人的信賴，謙讓就能遠離禍害」。

按：此及下「誂」字兩形原作、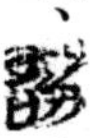，右半與「兆」「涉」均嫌不合。 如高榮鴻《疏證》所言，目前楚系簡帛文字中「並無相對應於此字右旁之寫法」，當存疑待考。

〔三〕楊朝明《略議》指出，此句似與《論語·堯曰》第二章之「寬則得衆，信則民任焉」有所相應。 按前引《論語·陽貨》論「恭、寬、信、敏、惠」五德，亦有「寬則得衆，信則人任焉」語。

肰（然）句（後）能立道■。

䎽（聞）之曰：𡥈=「君子」之相諒（就）也，不必才（在）近迡（昵）。〔一〕藥（樂）……

甲十三

〔一〕「迡」字所从「尼」旁原作从「尸」从「■」之形，《上博二》隸定作从「犀」，謂「■」形「當爲『耳形』之訛」云云，頗有誤説。 按研究者對「■」形應如何分析，看法尚不一致（參看周波《劄記（二則）》），但肯定與「耳」無關。 从「■」之字楚簡已多見，除「尼」字本身外，餘作偏旁者皆即相當於「尼」，此點亦可肯定。

「君子之相就」，《上博二》謂「猶言君子之相交往也」，此可從。 又將「藥」字讀爲「樂」，連上讀「不必在近昵樂」，説爲「與《莊子·山木》『君子之交淡若水，小人之交甘若醴。君子淡以親，小人甘以絶』可以互爲注脚」云云，則不可信。侯乃峰《研究》又《校理》謂：「君子之相就也，不必在近昵」，猶如《論語・學而》「有朋自遠方來，不亦樂乎」、《顔淵》「君子敬而無失，與人恭而有禮，四海之内皆兄弟也」之意。

……也。

䎽（聞）之曰：訢（哲？）恖（敏）而共（恭）孫（遜），〔一〕豊（禮）之綸（倫）也。〔二〕恩（溫）良而忠敬，息（仁）之宗也。……乙四

〔一〕「訢」字右旁有不甚清晰處，《上博二》存原形未釋。「恖」《上博二》謂「宜讀爲『誨』，與下文『教』（按此係誤釋，詳下校記）字對言」。先將有關可對比之字形列舉如下。

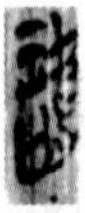 乙四　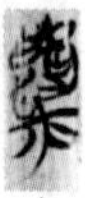 本篇甲九「旣（旡—氣）」字　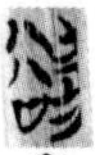《上博（七）・鄭子家喪》乙本簡一「欲」字

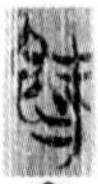《上博（八）・命》簡二「既」字　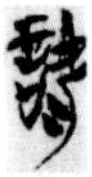 郭店簡《性自命出》簡六二「訢」字

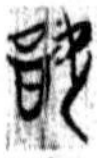《上博（三）・彭祖》簡二「訢」字

通過以上字形對比首先可以確定的是，其右旁所从應爲「次」形。研究者多已指出，戰國文字「次」旁與「欠」旁往往通作無別，故此將其逕釋爲「訢」，認爲與上舉最後一形當係一字。

研究者對此字的釋讀意見，大致可分爲三類。一類即以右从「次」旁、並以其爲聲符立論。例如，陳英傑《五則》謂此字「从言从欠，當是『諮』字」，連下「思」字一起讀爲「諮謀」。侯乃峰《研究》又《校理》亦以其字从「次聲」而讀爲「齊」，「思」讀爲「敏」（此係下引劉信芳《補釋》首先提出），「齊敏」猶言「莊敬而敏捷」。按此兩字與下「恭遜」對文，讀「敏」之説顯然正確可從。

第二類係以其从「欠」聲立論，如李守奎《殘字》隸定作「諮」，連下字讀爲「謙悔」，李守奎等《文字編》略同（隸定作「訔」，見429頁字頭、790頁嚴式釋文）。侯乃峰《研究》又《校理》引用的陳劍曾讀此字爲「捷」之舊説，即亦係从「欠」聲出發考慮。

第三類則考慮到了此形與楚簡文字「䜌」旁的關係。如陳偉《校讀》曾認爲此字右上从「欠」，右下作「臼」，左旁从「言」，其字亦見於郭店簡《性自命出》六二號簡（見上舉），應是「譬」之變體，可讀爲「愆」，「愆悔」是悔過的意思。陳美蘭《譯釋》從之。劉信芳《補釋》亦略從《校讀》説，但主張讀爲「侃」，訓作「剛直」（連下字讀爲「侃敏」）。按其説對所謂「臼」形的認識雖係出於誤解，但將其字與楚簡中的「䜌」旁相聯繫認同，此則值得重視。「訡」字左半所从，恐不能簡單看作「言」旁，全字也不一定係「从言、次聲」或「从言、欠聲」之字。《性自命出》簡六二謂「身欲靜而毋訡」，陳劍《三篇》指出，《上博（一）·性情論》簡二七與「訡」對應之字作「㴱」，楚文字中从之得聲之字常用爲「逝」或「噬」；「訡」形中的所謂「言」

旁，實係「啚」形的訛變；據此，「身欲靜而毋訡」應讀爲「身欲靜而毋滯」。如果上舉《從政》《彭祖》之字也是此類情況，則其讀法亦應據「逝」或「噬」一類舌音月部的讀音考慮。此文云「訡思(敏)而共(恭)孫(遜)」，「訡」可考慮讀爲「哲」。又參看本書《相邦之道》簡四「埑」字校記。

〔三〕此句第一、三兩字頗有殘泐。研究者多從《上博二》釋讀爲「詧(教)之繮(勸)也」。李守奎《殘字》改釋讀爲「豊(禮)之綸(倫)也」，「倫」即「倫次」義；引古書中與「禮之倫」近似的說法爲證，如《禮記·禮器》「禮，時爲大，順次之，體次之，宜次之，稱次之。……天地之祭，宗廟之事，父子之道，君臣之義，倫也」，又「故舉其定國之數，以爲禮之大經。禮之大倫，以地廣狹；禮之厚薄，與年上下」。可從。

之人可也。

䎽(聞)之曰：行隂(險)至(致)命，〔一〕餡(飢)滄〈𣸈(寒)〉而毋㱃，從事而毋說，〔二〕君子不㠯(以)流言𢧵(傷)人■。〔三〕甲十九

〔一〕「行險」，《上博二》引《禮記·中庸》：「故君子居易以俟命，小人行險以僥幸。」「至命」《上博二》無說。周鳳五《劄記》援引《論語·憲問》「見危授命」語爲說；陳劍《三題》補充指出，《論

語·子張》首章云：「子張曰：『見危致命，見得思義，祭思敬，喪思哀，其可已矣。』」「致命」與簡文同，較引《憲問》的「授命」爲説更加貼切。簡文「行險致命」顯然也應該理解爲「行危險之事要（準備）獻出生命」，跟《子張》的「見危致命」大致相同。

〔二〕「⿰飠㫐（飢）滄〈滰（寒）〉」《上博二》隸定爲「⿰飠⿱其日滄」，無説。研究者多已釋讀爲「飢寒」，甚是。周鳳五《劄記》分析上字爲「左从食、右从日、丌聲」而讀爲「飢」，引郭店簡《緇衣》簡一〇「晉冬旨滄」今本作「資冬祁寒」等爲證，認爲楚人以「滄」爲「寒」，「飢滄」即「飢寒」。按其所謂「丌聲」，與《上博二》隸定其字右上爲「其」同誤。此字應分析爲从「㫐」聲，全字即「飢」之繁體。「㫐」字楚簡多見，舊亦多將其上所从混同爲「丌」，詳參裘錫圭《「㫐」字》。徐在國（見安大《研讀記》引）亦已釋爲「飢」；黄德寬《補正》亦分析爲「从食、日、几聲」（對右上部的認識不誤）而釋爲「飢」，以句意爲「飢寒之歲不要舉行會同」。按：據《補正》説，則所謂「飢寒之歲」之「飢」應作「饑」（歲之「饑饉」而非人之「飢餓」）。不過上引裘錫圭《「㫐」字》已經指出，楚簡中當「期」講的「㫐」就應讀爲「幾」，「在漢代脂、微合流之前，楚地已經出現了這種合流的明顯趨勢」。後刊《上博五·三德》簡十五謂「聚（驟）敓（奪）民旹（時），天⿰飠㫐（飢—饑）必巠（來）」，即以「⿰飠㫐」爲「饑」，亦可爲證。不過此處因下文「飤」字讀法難定，「⿰飠㫐」是否一定表「饑」亦尚難言。今仍暫括注「飢」。

楚簡帛文字「倉、滄」多與「寒」發生糾葛，舊以爲其形、義俱近而混用。郭永秉《「倉」、「寒」字》指出，「從戰國文字字形歷時演變序列考察的結果正可以確定，用作『寒』的類『倉』形字（或其所从聲旁）都應一律看成『寒』字自發譌變之形，逐漸導致一部分字形最後與『倉』形混同的結果，這種混同與語言層面（即「詞」）的問題毫無干涉」，傳世古文獻中表「寒」義的「滄/凔」應是轉寫誤釋的產物。此從其説，將簡文「滄」形看作「[illegible]（寒）」之訛誤之形。有關戰國文字中「倉」「寒」形訛混的情況，又參看劉傳賓《補説》。

「畬」周鳳五《劄記》讀爲「忦」，意爲「恨」「憂」「懼」，解釋句意謂「君子篤守正道，不怕飢寒，不受驚擾」。劉信芳《補釋》讀爲「會」解作「合」，此句意謂「君子固窮，不因飢滄而屈己合人」。王輝《第19簡》主張讀爲「劊」，意即「傷害」，解釋句意謂「飢寒時不傷害別人」。上引黃德寬《補正》説讀爲「會」解爲「會同」。待考。

「説」字《上博二》隸定作「説」，並括注問號表不肯定。研究者多據「説」爲説，如周鳳五《劄記》讀爲「兇」，黃德寬《補正》認爲即《説文》之「訩」，在此訓作「訟」。王輝《第19簡》始指出，此字右所从實爲「兒」（摹作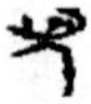形），舊釋「兇」皆出於對其筆畫關係未正確理解清楚（原簡頗有泐痕），其説甚是。又謂「説或當如本字解，或當讀爲毀」，解釋句意謂「從政行事不要言語不正（譭謗別人）」。王凱博《探研》（75—76頁）認爲，「釋作『説』可從，不過其兩訓施於簡文似都不順適，楚簡中用作『毀』之字皆不從『兒』爲聲，『説』讀作『毀』可疑」，從而疑「『説』或當讀爲『閲』」，引《清華簡（陸）・鄭文公問太伯》甲篇簡九「爲是牢鼠不能同穴，朝夕⿰豆戈（鬥）⿰兒戈（閲）」爲説，解釋文意謂「在一起做事不要相爭（而要相互團結）」。可參考。

〔三〕《上博二》：「流言」猶言「傳言」「謠言」。「⿰昜戈」即「傷」。《禮記・儒行》：「過言不再，流言不極。」又：「久不相見，聞流言不信。」（下多引古書「流言」辭例爲説，略）

《上博二》：句末既有墨釘，其後更有留白餘簡乙段，故可視爲全篇之末句。按此「墨釘」其形較粗大，係篇號，與一般文中章節號有別。

參考文獻

專書及簡稱

《上博二》：張光裕《從政（甲篇、乙篇）釋文考釋》，馬承源主編《上海博物館藏戰國楚竹書（二）》，上海古籍出版社，2002年12月。

侯乃峰《校理》：《上博楚簡儒學文獻校理》，上海古籍出版社，2018年6月。

李守奎等《文字編》：李守奎、曲冰、孫偉龍編著《上海博物館藏戰國楚竹書（一—五）文字編》，作家出版社，2007年12月。

蘇建洲《校釋》：《〈上海博物館藏戰國楚竹書（二）〉校釋（下）》，花木蘭文化出版社，2006年9月。

楊澤生《研究》：《戰國竹書研究》，中山大學出版社，2009年12月。

論著及簡稱

A

安大《研讀記》：安徽大學古文字研究室：《上海楚竹書（二）研讀記》，「簡帛研究」網2003年1月13日，

http://www.jianbo.org/Wssf/2003/chengyan01.htm。載上海大學古代文明研究中心、清華大學思想文化研究所編《上博館藏戰國楚竹書研究續編》，上海書店出版社，2004年7月。

B

白於藍《補充》：《〈簡牘帛書通假字字典〉部分按語的補充説明》，吉林大學邊疆考古研究中心編《新果集——慶祝林澐先生七十華誕論文集》，科學出版社，2009年1月。

C

陳劍《小議》：《上博簡〈子羔〉、〈從政〉篇的拼合與編連問題小議》，「簡帛研究」網2003年1月8日，http://www.jianbo.org/Wssf/2003/chenjian01.htm。改題爲《上博簡〈子羔〉、〈從政〉篇的竹簡拼合與編連問題小議》，載《文物》2003年第5期。收入同作者《戰國竹書論集》，上海古籍出版社，2013年12月。

陳劍《三篇》：《郭店簡補釋三篇》，原載荆門郭店楚簡研究（國際）中心編《古墓新知——紀念郭店楚簡出土十周年論文專輯》，國際炎黄文化出版社，2003年11月。收入同作者《戰國竹書論集》，上海古籍出版社，2013年12月。

陳劍《三題》：《上海博物館藏戰國楚竹書〈從政〉篇研究（三題）》，《簡帛研究二〇〇五》，廣西師範大學出版社，2008年9月。又見復旦大學出土文獻與古文字研究中心網站2008年2月28日，http://www.gwz.fudan.edu.cn/Web/Show/360。收入同作者《戰國竹書論集》，上海古籍出版社，2013年12月。

陳劍《補釋》：《〈上博（八）·顔淵問於孔子〉補釋兩則》，武漢大學簡帛研究中心主辦《簡帛》第七輯，上海古籍出版社，2012年10月。

陳美蘭《譯釋》：《〈從政〉譯釋》，收入季旭昇主編，陳美蘭、蘇建洲、陳嘉凌合撰《上海博物館藏戰國楚竹書（二）讀本》，萬卷樓圖書股份有限公司，2003年7月。

陳美蘭《三則》：《〈上博（二）·從政〉芻議三則》，《第四屆國際中國古文字學研討會論文集》，香港中文大學中國語言及文學系，2003年10月。

陳偉《校讀》：《上海博物館藏楚竹書〈從政〉校讀》，「簡帛研究」網2003年1月10日，http://www.bamboosilk.org/Wssf/2003/chenwei01.htm。又與它文合爲《上博簡〈從政〉、〈周易〉校讀》載丁四新主編《楚地簡帛思想研究（二）》，湖北教育出版社，2005年4月。收入同作者《新出楚簡研讀》，武漢大學出版社，2010年10月。

陳偉《零釋》：《〈上海博物館藏戰國楚竹書（二）〉零釋》，「簡帛研究」網2003年3月6日，http://www.jianbo.org/Wssf/2003/chenwei03.htm。載《武漢大學學報（哲學社會科學版）》2004年第4期。收入同作者《新出楚簡研讀》，武漢大學出版社，2010年10月。

陳偉武《合證》：《戰國竹簡與傳世子書字詞合證》，《第四屆國際中國古文字學研討會論文集》，香港中文大學中國語言及文學系，2003年10月。收入同作者《愈愚齋磨牙集：古文字與漢語史研究叢稿》，中西書局，2014年9月。

陳英傑《五則》，《讀上博簡（二）劄記五則》，「簡帛研究」網2005年2月15日，http://www.jianbo.org/admin3/2005/chenyingjie002.htm。收入同作者《文字與文獻研究叢稿》，社會科學文獻出版社，2011年6月。

F

范常喜《補説》：《上博（二）〈從政（甲）〉簡三補説》，《康樂集：曾憲通教授七十壽慶論文集》，中山大學出版社，2006年1月。收入同作者《簡帛探微——簡帛字詞考證與文獻新證》，中西書局，2016年4月。

范常喜《二則》：《〈上博二·從政乙〉札記二則》，武漢大學「簡帛」網2007年5月15日，http://www.bsm.org.cn/show_article.php?id=568。載張顯成主編《簡帛語言文字研究（第五輯）》，巴蜀書社，2010年6月。

G

高榮鴻《疏證》：《上博楚簡論語類文獻疏證》，中興大學中國文學研究所博士學位論文（指導教授：林清源），2013年7月。

顧史考《雙重用法》：《楚文「虓」字之雙重用法：説「競公『瘧』」及苗民「五『號』之刑」》，中國古文字研究會、吉林大學古文字研究室編《古文字研究》第二十七輯，中華書局，2008年9月。

顧史考《拾遺》：《上博二〈從政〉篇拾遺》，《第28屆中國文字學國際學術研討會論文集》，臺灣大學中國文學系、臺北中國文字學會，2017年5月12—13日。

郭永秉《「倉」、「寒」字》：《從戰國文字所見的類「倉」形「寒」字論古文獻中表「寒」義的「滄/凔」是轉寫誤釋的産物》，復旦大學出土文獻與古文字研究中心編《出土文獻與古文字研究》第六輯，上海古籍出版社2015年2月。收入同作者《古文字與古文獻論集續編》，上海古籍出版社，2015年8月。

郭永秉《「麦」字》：《續説戰國文字的「麦」和从「麦」之字》，《饒宗頤國學院院刊》第二期，2015 年5 月。收入同作者《古文字與古文獻論集續編》，上海古籍出版社，2015 年8 月。

H

何琳儀《選釋》：《滬簡二册選釋》，「簡帛研究」網2003 年1 月14 日，http://www.bamboosilk.org/Wssf/2003/helinyi01.htm。改題爲《第二批滬簡選釋》載《學术界》2003 年第1 期。又載上海大學古代文明研究中心、清華大學思想文化研究所編《上博館藏戰國楚竹書研究續編》，上海書店出版社，2004 年7 月。收入黄德寬、何琳儀、徐在國著《新出楚簡文字考》，安徽大學出版社，2007 年9 月。

黄德寬《補正》：《〈戰國楚竹書（二）〉釋文補正》，「簡帛研究」網2003 年1 月21 日，http://www.jianbo.org/Wssf/2003/huandekuan01.htm。載《學術界》2003 年第1 期。又載上海大學古代文明研究中心、清華大學思想文化研究所編《上博館藏戰國楚竹書研究續編》，上海書店出版社，2004 年7 月。收入黄德寬、何琳儀、徐在國著《新出楚簡文字考》，安徽大學出版社，2007 年9 月。

黄麗娟《二題》：《上博楚竹書〈從政〉二題》，上海大學古代文明研究中心、清華大學思想文化研究所編《上博館藏戰國楚竹書研究續編》，上海書店出版社，2004 年7 月。

黄錫全《劄記（貳）》：《讀上博藏楚竹書（二）劄記（貳）》，「簡帛研究」網2003 年3 月6 日，http://www.jianbo.org/Wssf/2003/huangxiquan02.htm。

侯乃峰《研究》：《上博竹書（1—8）儒學文獻整理與研究》，復旦大學博士後研究工作報告，2012 年5 月。

侯乃峰《一則》：《據新出楚簡校讀〈論語〉一則》，復旦大學出土文獻與古文字研究中心網站2013 年11 月21

日，http://www.gwz.fudan.edu.cn/Web/Show/2177。載《中國史研究》2014年第4期。

L

黎廣基《考》：《上博楚竹書(二)〈從政乙〉「壅戒先匿，則罪紀治」考》，武漢大學「簡帛」網2007年8月5日，http://www.bsm.org.cn/show_article.php?id=686。

李銳《初劄》：《上博館藏楚簡(二)初劄》，「簡帛研究」網2003年1月6日，http://www.jianbo.org/Wssf/2003/lirui01.htm。修訂本題爲《讀上博館藏楚簡(二)劄記》，載上海大學古代文明研究中心、清華大學思想文化研究所編《上博館藏戰國楚竹書研究續編》，上海書店出版社，2004年7月。

李銳《札記(二)》：《讀上博四札記(二)》，「孔子2000」網2005年2月20日，http://www.confucius2000.com/admin/list.asp?id=1618。

李守奎《殘字》：《上博簡殘字叢考》，中國古文字研究會、吉林大學古文字研究室編《古文字研究》第二十七輯，中華書局，2008年9月。收入同作者《漢字學論稿》，人民美術出版社，2016年6月。

李守奎《一則》：《〈上海博物館藏戰國楚竹書(二)〉釋讀一則》，《吉林大學古籍研究所建所二十周年紀念文集》，吉林文史出版社，2003年12月。

李松儒《字迹》：《戰國簡帛字迹研究：以上博簡爲中心》，上海古籍出版社，2015年7月。

梁靜《研究》：《上博楚簡〈從政〉研究》，《故宫博物院院刊》2013年第4期。

劉傳賓《補説》：《「倉」、「寒」二字譌混現象補説》，《紀念于省吾先生誕辰120周年、姚孝遂先生誕辰90周年學術研討會論文集》，吉林大學中國古文字研究中心，2016年7月10—11日。

劉樂賢《札記》:《讀上博簡〈民之父母〉等三篇札記》,「簡帛研究」網 2003 年 1 月 10 日,http://www.jianbo.org/Wssf/2003/liulexian01.htm。

劉樂賢《「唬」字》:《額濟納漢簡的「唬」字與楚簡的「虐」字》,中國古文字研究會、華南師範大學文學院編《古文字研究》第二十六輯,中華書局,2006 年11 月。

劉信芳《補釋》:《上博藏楚簡〈從政〉「四毋」補釋》,「簡帛研究」網 2003 年 2 月 3 日,http://www.jianbo.org/Wssf/2003/liuxinfang02.htm。

劉信芳《六則》:《上博藏竹書〈從政〉補釋(六則)》,《第四屆國際中國古文字學研討會論文集》,香港中文大學中國語言及文學系,2003 年10 月。

劉雲、袁瑩《二則》:《讀上博簡劄記二則》,中國古文字研究會等編《古文字研究》第三十一輯,中華書局,2016 年10 月。

駱珍伊《「㬥(暴)」字》:《談楚簡中的「㬥(暴)」字》,《第二十八屆中國文字學國際學術研討會論文集》,臺灣大學文學院,2017 年5 月12—13 日。

M

孟蓬生《劄記》:《上博竹書(二)字詞劄記》,「簡帛研究」網 2003 年1 月14 日,http://www.jianbo.org/Wssf/2003/mengpengsheng01.htm。

Q

裘錫圭《「昏」字》:《釋戰國楚簡中的「昏」字》,中國古文字研究會、中華書局編《古文字研究》第二十六輯,中華書局，2006年11月。收入《裘錫圭學術文集·簡牘帛書卷》，復旦大學出版社，2012年6月。

S

單周堯、黎廣基《「獄則興」》：《上博楚竹書（二）〈從政〉甲篇「獄則興」試釋》，武漢大學簡帛研究中心主辦《簡帛》第一輯，上海古籍出版社，2006年10月。

單周堯、黎廣基《「愄（威）則民不道」》：《讀上博楚竹書（二）〈從政〉甲篇「愄（威）則民不道」小識》，《簡帛語言文字研究》第三輯，巴蜀書社，2008年5月。

史儀《拾遺》：《〈從政〉篇編連拾遺》，「簡帛研究」網2003年1月17日，http://www.bamboosilk.org/Wssf/2003/shiyi01.htm。

蘇建洲《雜識》：《楚文字雜識》，「簡帛研究」網2005年10月30日，http://www.jianbo.org/admin3/2005/sujianzhou006.htm。

蘇建洲《研究》：《〈上博楚竹書〉文字及相關問題研究》，萬卷樓圖書股份有限公司，2008年1月。

蘇建洲《「所以爲緩也」》，《〈顔淵問於孔子〉簡2「謹宥過，所以爲緩也」釋讀》，收入同作者《楚文字論集》，萬卷樓圖書股份有限公司，2011年12月。

蘇建洲《「㚖」字》：《〈楚居〉簡9「㚖」字及相關諸字考釋》，羅運環主編《楚簡楚文化與先秦歷史文化國際學術研討會論文集》，湖北教育出版社，2013年8月。收入同作者《楚文字論集》，萬卷樓圖書股份有限公司，2011年12月。

W

王輝《四則》：《上博藏簡詞語釋讀四則》，《中國文字》新三十八期，藝文印書館，2012年12月。

王輝《第19簡》：《釋上博藏竹書〈從政〉甲篇第19簡的「畝」和説》，《江漢考古》，2014年第2期。

王凱博《零釋》：《楚簡字詞零識（三則）》，楊振紅、鄔文玲主編《簡帛研究（二〇一四）》，廣西師範大學出版社，2014年12月。

王凱博《探研》：《出土文獻資料疑義探研》，吉林大學博士學位論文（指導教師：林澐教授），2018年6月。

王志平《劄記》：《上博簡（二）劄記》，上海大學古代文明研究中心、清華大學思想文化研究所編《上博館藏戰國楚竹書研究續編》，上海書店出版社，2004年7月。

王中江《校注》：《〈從政〉重編校注》，「簡帛研究」網2003年1月16日，http://www.jianbo.org/Wssf/2003/wangzhongjiang02.htm。載李四龍、周學農主編《哲學、宗教與人文》，商務印書館，2004年12月。收爲同作者《簡帛文明與古代思想世界》附録三，北京大學出版社，2011年3月。

尉侯凱《二則》：《楚簡校讀二則》，武漢大學「簡帛」網2018年4月1日，http://www.bsm.org.cn/show_article.php?id=3042。

鄔可晶《「逐」字》：《釋上博簡中的所謂「逐」字》，卜憲群、楊振紅主編：《簡帛研究2012》，廣西師範大學出版社，2013年10月。

吳斌斌《補釋》：《上博楚簡〈從政〉「獄則興」補釋》，復旦大學出土文獻與古文字研究中心網站2018年9月21日，http://www.gwz.fudan.edu.cn/Web/Show/4290。

X

徐在國《雜考》：《上博竹書（二）文字雜考》，「簡帛研究」網2003年1月14日，http://www.jianbo.org/Wssf/2003/xuzaiguo02.htm。載《學術界》2003年第1期。收入黄德寬、何琳儀、徐在國著《新出楚簡文字考》，安徽大學出版社，2007年9月。

禤健聰《零札（一）》：《上博楚簡（五）零札（一）》，武漢大學「簡帛」網2006年2月24日，http://www.bsm.org.cn/show_article.php?id=226。

Y

顏世鉉《散論（三）》：《上博楚竹書散論（三）》，「簡帛研究」網2003年1月19日，http://www.bamboosilk.org/Wssf/2003/yuanshixuan01.htm。

顏世鉉《散論（四）》：《上博楚竹書散論（四）》，「簡帛研究」網2003年2月20日，http://www.bamboosilk.org/Wssf/2003/yuanshixuan02.htm。

顏世鉉《二則》：《上博楚竹書補釋二則》，「簡帛研究」網2003年4月29日，http://www.jianbo.org/Wssf/2003/yuanshixuan03.htm。

楊朝明《略議》：《上博藏竹書〈從政〉篇「五德」略議——兼説〈從政〉應該屬於〈子思子〉佚篇》，「簡帛研究」網2003年4月23日，http://www.jianbo.org/Wssf/2003/yangchaoming01.htm。收入同作者《出土文獻與儒家學術研究》，臺灣古籍出版有限公司，2007年4月。

楊朝明《三則》：《〈從政〉篇釋義三則》，「簡帛研究」網2003年5月4日，http://www.jianbo.org/Wssf/

2003/yangchaoming02. htm。

楊朝明《釋文》：《上博竹書〈從政〉篇分章釋文》，「簡帛研究」網2003年5月11日，http://www. jianbo. org/Wssf/2003/yangchaoming03. htm。

楊朝明《注釋》：《〈從政〉注釋論説》，收入楊朝明、宋立林等《新出簡帛文獻注釋論説》，臺灣書房，2008年4月。

楊朝明《子思子》：《上博竹書〈從政〉篇與〈子思子〉》，《孔子研究》2005年2期。又載《中國古代文明研究與學術史：李學勤教授伉儷七十壽慶紀念文集》，河北大學出版社，2006年11月。

楊澤生《補釋》：《〈上海博物館所藏竹書（二）〉補釋》，「簡帛研究」網2003年2月15日，http://www. jianbo. org/Wssf/2003/yangzesheng02. htm。

楊澤生《三篇》：《上博竹書考釋（三篇）》，《第四屆國際中國古文字學研討會論文集》，香港中文大學中國語言及文學系，2003年10月。

楊澤生《十二則》：《〈上博五〉零釋十二則》，武漢大學「簡帛」網2006年3月20日，http://www. bsm. org. cn/show_article. php ?id=296。

楊澤生《劄記》：《上海博物館所藏竹書劄記》，「簡帛研究」網，2003年4月16日，http://www. jianbo. org/Wssf/2003/yangzesheng03. htm。

俞志慧《三慎》：《〈從政〉：「三誓」、「三制」或者「三慎」？》，「簡帛研究」網2003年1月21日，http://www. bamboosilk. org/Wssf/2003/yuzhihui01. htm。

袁金平《時代性》:《簡帛研究中詞語釋義的時代性問題舉例》,武漢大學簡帛研究中心主編《簡帛》第九輯,上海古籍出版社,2014年10月。

Z

趙建偉《七則》:《讀上博竹簡(二)札記七則》,「簡帛研究」網2003年11月9日。

周波《劄記》:《楚文字字詞劄記》,「簡帛研究」網2003年10月9日,http://www.bamboosilk.org/admin3/html/zhoubo01.htm。

周波《劄記(二則)》:《讀〈容成氏〉、〈君子爲禮〉劄記(二則)》,復旦大學出土文獻與古文字研究中心編《出土文獻與古文字研究》第一輯,復旦大學出版社,2006年12月。

周波《「侮」字》:《「侮」字歸部及其相關問題考論》,復旦大學出土文獻與古文字研究中心網站2008年12月23日,http://www.gwz.fudan.edu.cn/Web/Show/572。載《古籍研究2008卷·下》,安徽大學出版社,2009年。

周鳳五《「怒欲盈而毋暴」説》:《郭店〈性自命出〉「怒欲盈而毋暴」説》,「新出土文獻與古代文明研究」國際學術研討會會議論文,2002年8月,上海。收入同作者《朋齋學術文集(戰國竹書卷)》,臺大出版中心,2016年12月。

周鳳五《劄記》:《讀上博楚竹書〈從政(甲篇)〉劄記》,「簡帛研究」網2003年1月10日,http://www.jianbo.org/Wssf/2003/zhoufengwu01.htm。載上海大學古代文明研究中心、清華大學思想文化研究所編《上博館藏戰國楚竹書研究續編》,上海書店出版社,2004年7月。收入同作者《朋齋學術文集(戰國竹書卷）》，臺大出版中心，2016年12月。

朱淵清《「三制」解》：《「三制」解》，「簡帛研究」網2003年1月13日，http://www.jianbo.org/Wssf/2003/zhuyuanqing02.htm。

昔者君老

曹峰　校釋

校釋説明

《昔者君老》的篇題是整理者據簡文擬加的。本篇由四枚竹簡組成，其中三枚爲完簡，一枚爲殘簡，可能尚有缺簡。竹簡兩端爲平頭，完簡長四四・二釐米。編綫三道，編綫間距爲二一釐米。簡四有篇號在篇尾，作鉤形「L」；簡四還有一些小墨點，有的作「■」，有的類似鉤形，當爲句讀號；簡一、二、三均見重文號，作「=」；簡二見合文號，亦作「=」。

《昔者君老》四簡均不能連讀。簡一、二描述太子朝見臨終國君的禮儀，簡四描述臨終國君的遺囑，及國君辭世後，太子不問政事，一心哀悼的情形。內容與國家禮儀及孝親思想有關。先秦秦漢經典中衹有士喪禮，没有君喪禮，故傳世文獻中没有與此三簡可以直接對應的內容。因此，簡一所記太子和王叔相互禮讓的「三讓」之舉，簡二所記太子覲見的儀禮，可以補充傳世文獻先秦朝廷禮儀制度的缺失。簡四所記治喪期間太子不問政事，一心哀悼的內容，可與傳世文獻《尚書・顧命》《尚書・無逸》《論語・憲問》《禮記・檀弓下》《禮記・喪服四制》的記載相發明。簡三講述貴族階層所應遵循的禮儀，與簡一、二、四不諧，似不應納入同一篇中。其內容與《禮記・內則》《禮記・曲禮上》所記外內男女之禮非常相近，爲我們研究先秦時代「子法」或「世子法」提供了新材料。有關討論可參曹峰《上博楚簡〈昔者君老〉新譯》。

有學者以爲，簡三前面可以加入上博楚簡《季庚子問於孔子》簡十六。也有學者以爲，簡三可以放在上博楚簡《內禮》的簡七和簡九之間，均是值得參考的意見。

校釋者 曹 峰

凡　例

一、本書以馬承源主編《上海博物館藏戰國楚竹書（二）·昔者君老》（上海古籍出版社，二〇〇二年十二月）的陳佩芬釋文爲校勘底本。

二、竹簡簡號標在每簡最後一字的右下旁。

三、竹簡上原有的標識一依其舊。重文號後補出重文及標點，合文號後寫出合文及標點，並以括號「（）」表示。

四、簡文殘缺或殘泐無法辨識的字，可據行文格式推定字數者，釋文以「□」號表示，一「□」代表一字；不能確定字數者，釋文以「……」號表示。

五、簡文殘缺之字，尚有殘留筆畫者，外加「□」號；原簡補字及據文義擬補者，外加方括號「[]」。

六、簡文中的通假字、異體字隨文注出本字、正字，外加「（）」表示。

七、本文所引各家之説，均以簡稱標記，詳見文後參考文獻。

君子曰：〔一〕昔者君老，〔二〕大（太）子朝君＝（君，君）之母俤（弟）是相。〔三〕大（太）子昃（側）聖（聽），〔四〕㡿（庶）醧＝（醧醧）。〔五〕進，大（太）子歬（前）之母＝俤＝（母弟。母弟）㚇（送），〔六〕退，歬（前）之大（太）子。再三，肰（然）句（後）竝聖（聽）之。〔七〕大（太）子、母俤（弟）一〔八〕至（致）命於閽＝（閽門），㠯（以）告寺＝人＝（寺人。〔九〕寺人）內（入）告于君＝（君。君）曰：「卲（召）之。」大（太）子內（入）見，女（如）祭祀之事……二〔一〇〕

〔一〕陳佩芬釋文指出「『君子』，太子須遵行的國君老卒之禮的傳授者。古文獻常稱傳授或評述者爲君子」，並引《左傳》隱公元年、三年、四年所見數則「君子曰」爲例。陳嘉凌也認爲「本篇的君子有可能衹是禮的傳述者，如同《左傳》中的評述者」。

案：説本篇所見「君子」是禮的傳授者或評述者是可以的，但本篇所見「君子曰」與《左傳》所見「君子曰」在性質上完全不同。對於《左傳》所見「君子曰」（包括「君子謂」「君子是以知」「君子以爲」），平勢隆郎《左傳の史料批判的研究》（汲古書院，1998年12月）有過專門研究。《左傳》有多位評述作者，「君子曰」説的衹是其中一部分評述者的意見。筆者以爲，與本篇所見「君子曰」最爲接近的是《禮記》（用例見於《檀弓上》《禮器》《文王世子》《樂記》《少儀》《祭義》《祭統》等篇）的「君子曰」，或者是與之類似的「子曰」「子云」「子言之」「孔子曰」「聞之曰」。「君子曰」或類似的説法往往出現於文章的開頭，一個「君子曰」構成單獨的一節。這種形式亦見於其他傳世文獻，及馬王堆帛書、郭店楚簡、上博楚簡等出土文獻。《昔者君老》中「君子曰」（簡一與簡三）凡二見，簡三和簡一、二、四很可能無關。

〔三〕陳佩芬釋文釋「君老」爲「君子不能視朝」。陳嘉凌釋爲「國君生病，將要去世」，稱「老」爲與「死」相關的「避諱」説法。又稱《昔者君老》講述的是「君老禮」，「這兒寫的是國君將去世前，太子銜悲在旁，候命謁君的禮儀」。彭浩二説「君老」「指君年滿七十歲」。他引《禮記・曲禮上》篇「七十曰老而傳」及鄭注「七十全至老境，故曰老也。既老則傳授家事，付委子孫，不復指使也」，指出：在先秦文獻中並無以「老」爲死之諱稱。《昔者君老》並非「國君臨終前隨侍在側的禮儀」。林素清三也指出「老」不是「君死的諱稱」，衹有辭去公職的意思。林素清還引述了以下例證：西周金文「叔趯父卣」（見《殷周金文集成》册十5429.2或馬承源主編《商周青銅器銘文選》册一第46頁及册三第61頁）所見「余考（老），不克御事」，《左傳》隱公三年衞臣石碏諫衞莊公，莊公不聽，石碏「乃老」的故事及杜注「老，致仕也」，隱公十一年「使營菟裘，吾將老焉」，宣公十七年「范武子將老……乃請老」，襄公七年「晉韓獻子告老，公族穆子有癈疾，將立之。……庚戌，使宣子朝，遂老」。

案：許多研究者將「老」和「死」聯繫起來解釋是因爲第四號簡中談到了君主之死的緣故。

如前所述，這四簡原本是否主題相同，是否屬於同一文章值得懷疑。而且，先秦文獻中也確實找不到以「老」喻「死」之文例。「老」有「致仕」（或稱「致事」，《禮記・曲禮上》篇有「大夫七十而致事」）之意是無疑的。但彭浩二和林素清三所舉文例涉及的均爲一般貴族，並非國君（隱公十一年那段話雖是魯隱公説的，但隱公生前衹是攝政，死後才追認爲國君），但君主的場合，「致仕」是不可能的，所以無法明確肯定本篇所見「老」與君位交替有關。

〔三〕對這數字，陳佩芬釋文的解釋是「國君之母弟爲太子入宫朝君的佑導」，主張「相」即「佑導」。林素清三從之。陳嘉凌認爲「本篇是太子在國君將去世時的預備禮儀，不是普通的請安活動，在這麼重大的禮儀中，當然會有相來引導儀式的進行」。例證是《論語・先進》：「（公西華曰）：『非曰能之，願學焉，宗廟之事，如會同，端章甫，願爲小相焉。』何晏集解引鄭注：『小相，謂相君之禮。』」邴尚白認爲「太子向國君請安似不需佑導。簡文『相』爲『君之母弟』，應指百官之長。戰國初年，魏文侯曾以其弟季成爲相」。彭浩一、彭浩二認爲「相」的意思有好幾種，既可理解爲「送」，也可理解爲「治」「助」。本篇所見「相」爲「襄助」之意，「簡文中的『相』應理解爲由其同母之弟輔助，並非充任宫中低級官吏爲導引之事」。並舉《禮記・文王世子》「成王幼，不能涖阼，周公相，踐阼而治」爲例。

案：本篇的「相」或許確有佑導或傳達君命之意，但「君之母弟」絶非僅僅是個「贊禮」者，如彭浩所言「相」當有「襄助」之意。不然的話，下文描述的「再三」，「然後並聽之」就没有必要了。對太子而言，在君「老」之後，「君之母弟」是政治上最不可忽視的人物，所以有必要着力描述兩人之間的禮讓關係。

〔四〕陳佩芬釋文説：「『昃』，日西斜時。《説文・日部》：『昃，日在西方時側也。』《周禮・地官・司市》：『大市日昃而市。』……『聽』，等候。……『昃聽』不能讀爲『側聽』，因爲『側聽』屬於非禮。《禮記・曲禮上》『毋側聽』，鄭玄注：『嫌探人之私也，側聽，耳屬於垣。』文意爲太子朝君而君未能臨朝，太子自早朝待命至日西時。」也就是將「昃」理解爲夕刻，「聽」理解爲「等候」。彭浩一、彭浩二認爲「昃聽」指的是一天中第二次謁見。他指出：「《左傳・成公十二年》『朝而不夕』，孔穎達正義：『旦見君謂之朝，莫見君謂之夕。……人息事少，故百官承奉職事皆朝朝而莫不夕，不夕言無事也。』由此可知，『昃聽』並非指太子自早至日西待命於君，而是朝夕兩次朝君中的夕朝。古代還有一日三次朝君之例，如《禮記・文王世子》：『文王之爲世子，朝於王季日三。鷄初鳴而衣服，至於寢門外……及日中又至……及莫又至。』孔穎達正義：『《内則》云「命士以上昧爽而朝，日入而夕」。凡常朝父母，每日唯二。今文王增一時，又三，皆稱朝，並是聖人之法也』。」林素清一、林素清二、林素清三把「昃」讀爲「側」，以《淮南子・主術篇》「側目而視，側耳而聽」等用例爲證，「側聽」意爲「形容太子朝君時處處表現凝神與專注貌」。陳嘉凌説：「『昃聽』，讀爲『側聽』，即『側耳而聽』。……『昃聽』一詞未見於文獻典籍中，而『側聽』一詞，除『偷聽』外，亦有『側耳而聽』的意思。」何有祖認爲：「也許可以認爲是側身而聽，這裏的側身當不是指側着身子，而是指太子站立的位置應是母弟身側。」

案：要闡明「昃聖（聽）」的意義，必須首先解決兩個問題。一、太子的位置。是否果然如陳佩芬釋文所言，太子爲了謁見君主而一直在宮外等候。二、「昃」究竟是什麽意思。細察簡文可知，「昃聖（聽）」是與「竝聖（聽）」相對應的單詞，「竝聖（聽）」可以看作是位置上太子與王叔二人不分尊卑相互並列。「昃」應該就是「側」的假借（均爲莊母職部字）。「側」字《儀禮》多見，往往釋爲「特」即奇數之意。例如《士冠禮》「側尊一甒醴，在服北」，鄭注爲「側，猶特也。無偶曰側」。如將「昃（側）聖（聽）」視爲一人獨聽，將「竝聖（聽）」視爲二人並列共聽君命，則太子與王叔的位置衹是在同一場所内變動，不存在從宮外移動到宮内的過程。故陳佩芬釋文的解釋及其他諸説均難成立。

〔五〕陳佩芬釋文將「庶⿰酉言⿰酉言」與後面的「進」連讀，然後指出，「此句可讀爲『庶⿰酉言，⿰酉言進』，多次叩問而進宮門。『⿰酉言』，从酉、从言，口亦聲，讀作『叩』，口爲基本聲符。……《集韻・上厚》：『訽，或作叩。』《説文通訓定聲・需部》：訽，『假借爲敂』。『敂』是『叩』的古文。《周禮・地官・

司關》：『凡四方之賓客敂關，則爲之告。』鄭玄注：『敂關，猶謁關人也。』『庶叩』，叩問多次。『叩進』，最後獲准入宫。或曰『⿰酉言』字讀爲『謁』，其義可通，但字形未似。」

關於「⿰酉言」字，黃錫全説：「此字有可能是从酉、从口、从告，即酷字。……酷，溪母覺部；叩、口，溪母侯部，三字雙聲。酷从告聲，告或作叫。叫、敂均从丩聲，而敂爲叩古文。」也就是説，雖然該字右旁並非从「言」而是从「告」，但結論依然是「叩」的假借字。陳嘉凌認爲該字右旁既非「告」也非「曷」，是否从「口」也存疑，但最後還是下了「字義應爲『叩見』『謁見』無疑，以語彙的使用習慣來説，『謁見』較爲普遍」的結論。何有祖認爲該字右旁爲「言」，是「叩」的假借字，又指出：「『庶叩，叩進』這一動作很自然的是由母弟完成的。」林素清二、林素清三指出該字右旁與「中山王墓守臣刻石」所見「謁」，「中山王方壺」所見「渴」，《汗簡》《古文四聲韻》所見「曷」類似，「⿰酉言」即是「謁」的異體字。

總之，黃錫全、陳嘉凌、何有祖、林素清雖然提出了若干修改意見，但在「庶⿰酉言，⿰酉言進」的斷句上，整體的解釋上與陳佩芬一致。

案：「庶」雖然有「衆」「多」的意思，但幾乎都作爲名詞或形容詞來使用，找不到當副詞修飾動詞之例。把「⿰酉言」看作是「叩」或「謁」之假借字的解釋也不正確。如前所述，太子與君之母弟一開始就在同一場所，没有「庶⿰酉言」即「多次叩問」之必要吧。難以將「⿰酉言進」釋爲「最後獲准入宫」。如果把「進」看作是與後文「退」相對應的動作，就不能連讀爲「庶⿰酉言⿰酉言進」，而應該讀爲「庶⿰酉言⿰酉言。進」。「庶」可能是當時在場的「庶子」或「庶姓大臣」吧，「⿰酉言⿰酉言」則是表現「庶子」或「庶姓大臣」樣態的語言吧。

〔六〕「⿱山夋」，如陳佩芬釋文所言，就是「送」。《説文》辵部有「送，遣也，从辵⿰亻灷省」。該字與《上海博物館藏戰國楚竹書（一）》「緇衣」篇所見「⿱龹心」字上部類似，沈培將「⿱龹心」釋讀爲「遜」的假借字。李鋭以沈培説爲根據指出本篇的「⿱山夋」也應讀爲「遜」。林素清二、林素清三、邴尚白均從之。林素清二進一步指出：「母弟遜退，表示母弟因謙讓而不肯前之意。這和《儀禮》各篇記載升堂或賓迎禮時，主客『揖讓而升』等之儀節相近。……這是具體描述太子朝君時與母弟相互禮讓、恭敬的儀節。」然而，與禮相關之記述中，「送」（或「拜送」）、「退」（或「少退」）作爲對應之語頻出，不見「遜退」之語。例如，《儀禮・鄉射禮》有「鄉射之禮，主人戒賓。賓出迎，再拜。主人答再拜，乃請。賓禮辭，許。主人再拜，賓答再拜。主人退。賓送，再拜」。因此，「送」與「退」應該分開讀。

〔七〕關於「太子朝君君之母弟是相太子昃（側）聽庶⿰酉言⿰酉言進太子前之母弟母弟⿱山夋（送）退前之太子再三然後竝聽之」之句讀問題。陳佩芬釋文讀爲「昔者君老，太子朝君，君之母弟是相。太子昃聽，庶⿰酉言（叩），⿰酉言（叩）進。太子前之母弟，母弟送，退，前之，太子再三，然後竝聽之」。其解釋可作如下歸納：「太子如儀朝君，但因君老，君主已不能視朝。太子不了解内情，或者由於禮儀的關係，祇好繼續恭候。國君之母弟爲太子入宫朝君的佑導。太子朝君而君未能臨朝，太子自早朝待命至日西時。多次叩問，最後獲准進宫。太子趨於母弟之前，母弟將太子送往寢宫，然後後退，以示其佑導程序完成。太子返回見母弟，趨於母弟之前。太子再三要求與母弟同去見君。然後太子與母弟偕聽君命。」林素清二、林素清三讀爲：「昔者君老。太子朝君，君之母弟是相。太子昃（側）聽，庶諨（謁），諨（謁）進。太子前之母弟，母弟遜退。前之，太子再三，然後並聽之。」林素清把「前之」的「前」理解爲動詞。林素清三説：「本段的大意是：太子請叔父先行；叔父遜讓，請太子先行；太子再請叔父先行，叔父再遜讓，請太子先行；太子第三次請叔父先行，叔父仍表示遜讓，請太子先行；終於太子與叔父一起上前，兩人並立而聽君命。『三讓』一方面表示太子與叔父互相謙讓，彼此尊重，正如《禮記·聘義》：『三讓而後傳命，三讓而後入廟門，三揖而後至階，三讓而後升。所以致尊讓也。……』」陳嘉凌讀爲：「太子朝君，君之母弟是相。太子側聽，庶諨（叩？謁？），諨（叩？謁？）進。太子前，之母弟，母弟送，退，前之太子，再三，然後並聽之。」陳嘉凌説：「太子朝見君主，由君主的母弟擔任太子入宫朝見國君的引導人。太子傾耳等待，等待被國君朝見。太子被召進。太子前進到君之母弟面前，君之母弟送太子前往，然後退下，君之母弟又往前到太子處，再三請太子前進，於是太子與君之母弟一同等候聽取國君命令。」何有祖讀爲：「君子曰：昔者君老。太子朝君，君之母弟是相，太子昃聽。庶叩，叩進。太子前，之(止)母弟，母弟送，退，前，之(止)太子。再三。然後並聽之。」何有祖說：「這一套禮儀包括三組動作，第一組是『大子前，止母弟』當指太子上前，止母弟，母弟相也。第二組是『母弟送，退，前，止大子』，指母弟則乘勢送，並略後退，示尊太子，不敢有僭心也，然後前，止太子，履行己責也。第三組便是『大子送，退，前』，指『太子送，並略退後，然後前』……這裏的再三便是代指第三組動作。第三組動作最後一個細節是『太子前』，其結果即是太子和母弟站在並行的位置，這也表示複雜的恭謹謙讓之禮告一段落，緊接着的恰好是『然後並聽之』。」彭浩二讀爲：「昔者君老，太子朝君，君之母弟是相。太子昃聽。庶醓，醓進。太子前之母弟。母弟送，退，前之太子，再三，然後並聽之。」

案：除了「庶醓醓。進」外，筆者基本上依從彭浩二的句讀。但彭浩二將第一個「前之」即「前之母弟」釋爲「太子至君之母弟前」，將第二個「前之」即「前之太子」釋爲「君之母弟請太子至前位」，把「前」讀爲動詞，筆者不能贊同。在文獻中，「前之」確實有「使之向前」的文例，但如果後面還有賓語，那就不能這樣讀了。「前之太子」指的就是「君之母弟」前進到太子的位置吧。也就是說太子看到「君之母弟」後退了，便不再前進，而等待「君之母弟」，於是「君之母弟」又一次前進到太子的位置。

〔八〕幾乎所有的研究者均以爲「太子母弟」指的是「太子」和「君之母弟」二人，唯獨彭浩主張這是「太子的母弟」。如果「庶」可以釋爲「庶子」，那麼「太子的母弟」在場的可能性也是存在的。但因爲竹簡殘缺，不知下文，所以不能作任何結論。陳嘉凌認爲簡一和簡二可以連起來讀，然而簡一和簡二場面不同，恐難認同。

〔九〕「闇」字，如陳佩芬釋文所言是「閽」的假借字。陳佩芬釋文引《説文》「閽，門旁户也」，並指出「閽門是門旁户也，即大門旁之小門」。林素清三把「闇」（匣母月部）看作是「闇」（曉母文部）的假借字，認爲「闇」即「闇人」的省略。此外林素清三據《周禮・天官・闇人》，認爲闇人專司中門，所以太子和「君之母弟」一起先到中門，接下來就要到寢宫了。筆者從陳佩芬説。第二號簡中「君之母弟」並未出現，而下文有「太子入見」，可見這裏衹描述了太子一個人的行動。「寺人」如陳佩芬釋文所言見於《周禮・天官・闇人》及賈公彦疏，乃專門執掌「王之内人及女宫」的「奄者」。

〔一〇〕關於「如祭祀之事」，陳佩芬釋文解釋爲「似爲太子見君之前有某種祭祀儀式」，恐不確當。林素清二、林素清三説「當是形容太子朝君，面臨大事的虔誠與恭謹」，並引《論語・顔淵》「仲弓問仁。子曰『出門如見大賓，使民如承大祭。……在邦無怨，在家無怨』」、《左傳・僖公三十三年》「出門如賓，承事如祭，仁之則也」等例爲證。彭浩二引《禮記・祭義》「孝子之祭，可知也，其立之也敬以詘，其進之也敬以愉，其薦之也敬以欲。退而立，如將受命。已徹而退，敬齊之色不絶於面」，《禮記·曲禮上》「若夫坐如尸，立如齊」之鄭注「『坐如尸』，視貌正。『立如齊』，磬且聽也，齊，謂祭祀時」，指出祭祀之際「立」「進」「薦」「退」的「敬齊之色」或「磬且聽」的樣子就是「如祭祀之事」。筆者以爲林素清和彭浩之説正確。「如祭祀之事」以下殘缺部分所記的或許正是「敬齊之色」或「磬且聽」的樣子。福田哲之認爲《季康子問於孔子》簡十六僅存的部分「……之必敬，如賓客之事也。君曰『薦禮』」可以附在《昔者君老》簡二之後。可備一説。

能事亓（其）慜（親）。〔一〕君子曰：「子眚（省），割（曷）？〔二〕憙（喜）於內，不見於外。憙（喜）於外，不見於內。［恩（慍）於內，不見於外。］恩（慍）於外，不見於內＝（內。〔三〕內）言不㠯（以）出，外言不㠯（以）內（入）。〔四〕譽（興）敚（美）灋（廢）亞（惡）三〔五〕

〔一〕「能事其親」應是由另外一個「君子曰」引領的某一章的最後部分。林素清三説「簡首四字，可能指太子以繼承先君遺志爲『能事其親』」，但又將此四字讀作疑問句，説下面的「君子曰」正是對此作答。然而如上所述，「君子曰」出現於一章的起首，所以，至少從形式上講，「君子曰」之後是新的一章。從內容上講，「能事其親」也許與下一個「君子曰」有某種關聯。次章講述的是爲人之子應該遵循的禮儀，「能事其親」這句話可能也是以「子」爲對象的。此外，次章在形式上以「内」「外」爲中心展開話題，在文獻中，「事其親」往往與「事其君」相對應。有時，「事其親」和「事其君」也有着内外之别的區分，從這個角度考慮，「能事其親」這句話與以下所引文章可能會有關係。茲舉二例。「忠臣以事其君，孝子以事其親。」（《禮記·祭統》）「是以夫事其親者，不擇地而安之，孝之至也。夫事其君者，不擇事而安之，忠之盛也。」（《莊子·人間世》）

〔二〕陳佩芬釋文把「割」讀作「蓋」，將其看作是下一句的句首（語氣詞）。彭浩二從之。孟蓬生亦從之，但將「子眚」釋爲「子姓」（即「後生、晚輩」之意），舉《墨子·非儒下》「五穀既收，大喪是隨，子姓皆從，得厭飲食」等爲例。林素清二、林素清三讀作「子眚（省）割（蓋）」，把「蓋」看作是器物之「蓋」，指出「器物蓋上蓋子之後，可以隔離内外，故簡文以蓋爲喻，闡述人君必須内外有别」，「引發出下文關於『内』與『外』的種種言論」。邴尚白從林説。陳嘉凌讀爲：「子眚（省），割（曷）？」「意思是：太子省事君父，要如何做呢？」

案：筆者在句讀上從陳嘉凌，但解釋不同。這句話説的可能是「爲人之子所要内省的是什麼呢」。因爲下文均與「家内之禮」有關，所以這裏的「子」既非「太子」也非「君子」，而是相對「父母舅姑」的「子婦」一輩吧。

〔三〕「慍」字義爲「怨」「怒」。《説文》説「慍，怨也」，《詩經·柏舟》「慍於羣小」之毛傳稱「慍，怒也」。彭浩二指出「句後還應有『慍於內，不見於外』，係脱抄」。林素清三則將「慍於內，不見於外」補於「慍於外，不見於內」之前。此句當與「喜於內，不見於外。喜於外，不見於內」相對應，所以彭浩説和林素清説是正確的。

〔四〕如陳佩芬釋文所示，此處簡文與《禮記・內則》「男不言內，女不言外」「內言不出，外言不入」、《禮記・曲禮上》「外言不入於梱，內言不出於梱」及鄭玄注「外言，內言，男女之職也」、孔穎達疏「外言不入於梱者，外言，男職也，梱，門限也。男職在於官政，各有其限域，不得令婦人預之，故云外言不入於梱也」相關。簡三最大的問題是，「內」「外」究竟指的是什麼？陳嘉凌一開始就認定這四簡全部説的是太子和國君之間的關係，所以將「喜於內，不見於外。喜於外，不見於內。慍於外，不見於內。內言不以出，外言不以入」譯爲「宮內的歡喜，不要表現在宮外；宮外的歡喜，不要表現在宮內」，「宮內的話不要傳到宮外，宮外的話不要傳到宮內」，並解釋道「太子是要繼承王位的，因此從小要養成謹言慎行的習慣」。林素清三將「割」釋爲「蓋」，「故簡文以蓋爲喻，闡述人君必須內外有別，『內言不以出，外言不以入』，不可輕易流露內心的喜慍之情」。彭浩二則指出「此簡是論述男女之職，嚴內外之限」。

案：筆者認爲彭説較有説服力。《內則》篇和《曲禮上》篇上述兩段話的前後文主題非常集中，都是男女之防，《昔者君老》出現完全相同的語句，恐非偶然，就是説，簡三「君子曰」之後這段話看來也是講男女之防的。雖然「喜於內，不見於外。喜於外，不見於內。［慍於內，不見於外。］慍於外，不見於內」這段話可以籠統地説描述的是家內家外之別，但它是以男女之職爲重點的家內家外之別。這種關於家內家外之別的禮教，顯然是以一般士大夫階層爲對象，具體而言，其對象是侍奉「父母舅姑」的「子婦」，這裏的話題恐怕與太子無關。關於《禮記・內則》篇，孔穎達疏所引鄭玄《三禮目録》曰：「名曰內則者，以其記男女居室，事父母舅姑之法。此於別録屬子法。」所以《昔者君老》簡三也可以看作是論述「子」法的吧。彭浩二認爲整個《昔者君老》論述的都是「世子法」，筆者以爲，從簡三看，其範圍恐不限於太子。井上亘認爲簡三和上博簡《內豊》篇有關。他指出：「簡文（按：指《內豊》）是就『事父母』而言，今本（按：指《禮記・內則》）是就『男女』而言。內容雖有別，可是表現大致一樣。《內豊》篇的第六、七簡和第九簡，就『事父母』而言。《昔者君老》篇的第三簡，與第一、二簡和第四簡文意不合。因此，第三簡可以移至《內豊》篇。」

〔五〕「嚳」字，陳佩芬釋文指出類似字形亦見郭店楚簡《窮達以時》「嚳而爲天子帀（師）」，認爲該字是「舉」的假借字。《窮達以時》簡五的「嚳」，有讀作「興」與讀作「舉」兩説。類似字形亦見《語叢四》簡一六「其嚳，如將有敗」，這句話中的「嚳」也有「興」和「舉」兩説。上博簡《孔子詩論》簡二十八中有「青嚳」，那裏無疑讀作「青蠅」。類似字形又見上博簡《從政》甲篇簡八

「獄則輿，威則民不道」，釋讀者張光裕認爲那個類似的字形當讀「輿」。關於《昔者君老》中的「譽」字，林素清二、林素清三、彭浩一、彭浩二從陳佩芬説，李鋭、何琳儀、陳嘉凌認爲讀作「輿」。這句話中「譽」字和「廢」相對應，所以讀作「輿」的可能性更大些吧。

[各□]尔司，各共（恭）尔事，癹（廢）命不夜（赦）■。〔一〕君卒（卒），大（太）子乃亡（無）聒（聞）■亡聖（聽）∟，不聒（聞）不命。〔二〕唯忞（哀）悲是思，唯邦之大柔（務）是敬∟。四〔三〕

〔一〕本句後面有「君卒」二字，所以這句話應當是君主對臣下的遺言。季旭昇在「尔司」前補「各敬」二字，陳嘉凌從之。林素清三引《詩經・小明》「靖共爾位，正直是與」，指出「似可補『各靖』二字或『各敬』『各慎』等」。從與下文的對應看，補「各□」當無問題。《詩經・雨無正》中有「凡百君子，各敬爾身」，《詩經・小宛》中有「各敬爾儀，天命不又」，《尹文子》中有「臣各慎所務，故有守職效能」，所以「各敬」「各慎」兩種可能性都比較高。而「各靖」的用例不見於文獻。

「癹（廢）命不夜（赦）」，陳佩芬釋文作「癹（發）命不夜」，釋爲「發布命令不待夜」。陳偉釋「癹」爲「廢」的假借字，引《左傳・僖公五年》「守官廢命，不敬」，《左傳・哀公十一年》「奉爾君事，敬無廢命」爲例，並指出「夜、赦二字，爲鐸部疊韻，喻、審旁紐……或可通假。……

《書・盤庚上》云：『自今至於後日，各恭爾事，齊乃位，度乃口。罰及爾身，弗可悔。』《左傳・昭公二十五年》云：『若夫宋國之法，死生之度，先君有命矣，群臣以死守之，弗敢失隊。臣之失職，常刑不赦。』與竹書所云近似。」季旭昇作「癹(發)命不夜(斁)」，指出「夜、斁二字，上古音都屬余紐鐸部，應該可以通假」。陳嘉凌從季旭昇，將「癹(發)命不夜(斁)」釋爲「發布命令不懈怠」。在此暫從陳偉說。

〔二〕陳佩芬釋文釋「無聞」爲「不問朝政」，釋「無聽」爲「不聽奏事」。顏世鉉據《説文》「聞」字段注「往曰聽，來曰聞」，指出「故簡文『亡聞』，應是太子不令政事上達，使其聞知；『亡聽』，則是指太子不主動去了解或參與政事」。顏世鉉説可從。

「不聞不命」，陳嘉凌認爲「『緍』在楚簡中或讀爲聞，或讀爲問，『聞』有參與的意思，《論語・學而》：『子禽問於子貢曰：夫子至於是邦也，必聞其政。求之與？抑與之與？』何晏集解：『必與聞其國政。』此句與上句『亡聞亡聽』實質意義並無太大的不同」。筆者以爲陳嘉凌説可從。「亡聞亡聽」「不聞不命」是相對而言的，前者指的是被動的接受，後者指的是主動的關心。

〔三〕「⿱矛人」字原作「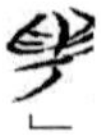」，陳佩芬釋文作「粤」，又説「字未詳，待考」。關於此字形構，李天虹指出，該字从「矛」从「几」(「几」爲从「鳬」之「几」)，二者均爲聲符。對於郭店楚簡《老子》丙本簡一

「大上下知有之，其次……其次⿱矛人(侮)之」、《成之聞之》簡二四、簡二五「是以上之恆，⿱矛人(務)在信於衆」、簡一三「農夫⿱矛人(務)食不強耕，糧弗足矣」中所見「⿱矛人」字字形，李天虹指出，古文字中作爲偏旁的「人」往往位於字體左側，位於字體下半部分則極爲少見，因此「⿱矛人」下半部分的構件並非「人」，而是「鳧」所从之「几」，「几」即「伏」的本字。

案：與該字類似的字形其實多見於楚系文字。除上述郭店楚簡《老子》丙本與《成之聞之》的用例之外，郭店楚簡《尊德義》簡一有「爲人上者之⿱矛人(務)也」，上博楚簡《從政》甲篇簡十有「從政所⿱矛人(務)三」，《從政》乙篇簡一有「曰犯之⿱矛人(務)」，所見類似字形，均可釋爲「務」。關於國之「大務」，文獻中有相當多的用例。茲舉二例：「粟者，王之本事也，人主之大務。」(《管子·治國》)「文王問太公曰：『願聞國之大務。』」(《六韜·國務》)。

「太子乃無聞無聽，不聞不命。唯哀悲是思」，指的是太子在服喪期間對什麼都不關心，心中所思祇有「哀悲」而已。這裏的「邦之大務」指的可能就是服喪一事，「敬」未必是「恭敬」，此處可能意爲「慎重」。

關於王者之服喪，《尚書·無逸》有「其在高宗，時舊勞于外，爰暨小人。作其即位，乃或亮陰，三年不言。其惟不言，言乃雍。不敢荒寧，嘉靖殷邦。至于小大，無時或怨」。關於「高宗諒陰，三年不言」，《論語·憲問》說：「子張曰：『《書》云：高宗諒陰，三年不言，何謂也？』子曰：『何必高宗，古之人皆然。君薨，百官總己以聽於冢宰三年。』」《禮記·檀弓下》說：

「子張問曰：『《書》云：高宗三年不言，言乃讙，有諸？』仲尼曰：『胡爲其不然也。古者天子崩，王世子聽於冢宰三年。』」《禮記・喪服四制》篇説：「始死，三日不怠，三月不解，期悲哀，三年憂，恩之殺也。聖人因殺以制節，此喪之所以三年。賢者不得過，不肖者不得不及，此喪之中庸也，王者之所常行也。《書》曰：高宗諒闇，三年不言，善之也。王者莫不行此禮。……三年之喪，君不言，《書》云：高宗諒闇，三年不言，此之謂也。然而曰言不文者，謂臣下也。禮，斬衰之喪，唯而不對。齊衰之喪，對而不言。大功之喪，言而不議。緦，小功之喪，議而不及樂。父母之喪，衰冠，繩纓，菅屨，三日而食粥，三月而沐，期十三月而練冠，三年而祥。」本篇描寫之重點雖然不在喪服制度的細節，但「無聞無聽，不聞不命」「唯邦之大務是敬」可能與「唯而不對」「對而不言」「言而不議」，與「王世子聽於冢宰三年」的儀禮制度是一致的。

參考文獻

論著及簡稱：

《上博簡》：馬承源主編：《上海博物館藏戰國楚竹書（二）》，上海古籍出版社，2002年12月。

陳佩芬釋文：「昔者君老釋文考釋」，收入馬承源主編：《上海博物館藏戰國楚竹書（二）》，上海古籍出版社，2002年12月。

李天虹：《郭店楚簡文字雜釋》，武漢大學中國文化研究院編：《郭店楚簡國際學術研討會論文集》（《人文論叢》特輯），湖北人民出版社，2000年5月。

李銳：《上博館藏楚簡（二）初札》，簡帛研究網，2003年1月6日。

孟蓬生：《上博竹書（二）字詞劄記》，簡帛研究網，2003年1月14日。

何琳儀：《滬簡二册選釋》，簡帛研究網，2003年1月14日。

林素清一：《上博（二）〈民之父母〉幾個疑難字的釋讀》，簡帛研究網，2003年1月17日。

顔世鉉：《上博楚竹簡散論（三）》，簡帛研究網，2003年1月19日。

黃德寬：《〈戰國楚竹書〉（二）釋文補正》，簡帛研究網，2003年1月21日。

黃錫全：《讀上博楚竹書（二）札記（貳）》，簡帛研究網，2003年3月6日。

陳偉：《上海博物館藏戰國楚竹簡（二）零釋》，簡帛研究網，2003 年 3 月 17 日。

林素清二：《上博楚竹書〈昔者君老〉釋讀》，「第一屆應用出土資料國際學術研討會」論文，苗栗育達商業技術學院，2003 年 4 月 23 日。

邴尚白：《上博〈昔者君老〉注釋》，「第一屆應用出土資料國際學術研討會」論文，苗栗育達商業技術學院，2003 年 4 月 23 日。

季旭昇：《上博二小議（三）魯邦大旱、發命不夜》，簡帛研究網，2003 年 5 月 21 日。

沈培：《上博簡〈緇衣〉篇「巻」字解》，《華學》第六輯，紫禁城出版社，2003 年 6 月。

陳嘉凌：《〈昔者君老〉譯釋》，季旭昇主編：《〈上海博物館藏戰國楚竹書（二）〉讀本》，臺北萬卷樓圖書股份有限公司，2003 年 7 月。

何有祖：《上博簡〈昔者君老〉偶得》，簡帛研究網，2003 年 8 月 7 日。

彭浩一：《讀上海博物館藏戰國竹簡（二）札記》，簡帛研究網，2003 年 9 月 13 日。

林素清三：《從兩種出土文物談「老」》，臺灣中研院史語所二〇〇三年度第二十二次講論會，2003 年 12 月 29 日。

彭浩二：《〈昔者君老〉與「世子法」》，《文物》2004 年第 5 期。

曹峰：《上博楚簡〈昔者君老〉新譯》，丁四新主編：《楚地簡帛思想研究（二）》，湖北教育出版社，2005 年 4 月。

容成氏

陳劍 校釋

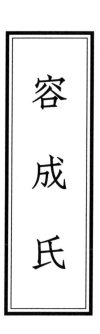

校釋説明

本篇收於《上博二》，共有五十三個編號的竹簡（原「説明」謂「全篇共存完、殘簡五十三支」），簡端略修治，上下方有留白。偶見符號「乚」（簡二十五）、「■」（簡二十六、三十九、四十四）。

據《上博二》本篇「説明」部分介紹，「簡長約四十四・五釐米，每簡約抄寫四十二到四十五字不等。篇題存，在第五十三簡背，作『訟成氏』，從文義推測，當是括篇首帝王名中的第一個名字而題之。此人應即《莊子・胠篋》所述上古帝王中的第一人：容成氏。可惜本篇第一簡已脱佚」。全篇共兩千七百餘字，「第五十三簡文義未足，估計後面仍有脱簡，但此簡背面有篇題，推測後面的脱簡大概衹有一至二枚。全文當敘至武王伐商終克之」。總體看來，雖然首尾俱殘，但本篇整體保存狀況在上博簡中仍屬較爲良好的。本篇的主要内容，「説明」謂「三代以上，皆授賢不授子，天下艾安；三代以下，啓攻益，湯伐桀，文、武圖商，則禪讓之道廢而革命之説起。前後適成對比」。

本篇竹簡的拼合與編聯，先後有衆多研究者提出過意見，其中絶大部分已很快達成共識。在吸收諸家説的可靠部分基礎上，本釋文最終形成的方案如下。共四組，每組應前後相次，但其間有缺簡［以下簡號間符號，「＋」表示斷片拼合（包括遥綴），爲醒目起見，屬於同一簡之斷片號外加括號；「—」表示兩簡連續，既包括簡文本身即連讀的，也包括簡有殘斷其文句不能直接連讀者（但確定兩簡本身是連續的）］：

1—(43＋35B)；

31—(32＋4)—5—6—7—9—10—11—13—14—8；

12—23—(15＋24)—25—26—27—28—29—30—16—17—18—19—20—21—22；

33—34—35A—38—39—40—41—36—37—2—3—42—44—45—46—47—48—49—50—51—52—53。

如上重加拆分、拼合後，共得五十一枚完簡或接近完簡者（53＋1—3，即有一號拆分爲二號後，復有六號拼合爲三號）；加上篇首、篇尾各缺失一簡（篇尾或可至兩簡），四個編聯組之間缺文不會太多，最可能就是一簡內容，則全篇原貌最可能就是五十四或五十五簡。

各家拼合編聯意見的詳細情況，參見單育辰《研究》1—12頁。爲免繁瑣，今將本釋文採納諸家意見的情況簡單列表示意如下。

相關簡號	出處	備注
1—(43+35B)	子居《再編連》	夏世華《復議》《集釋》同；原遥綴而成的簡三十五拆分爲兩段，見陳劍《小議》。
35B與31前後相次	李承律《譯注》	子居《再編連》直接連讀。
31—(32+4)—5	郭永秉《「有虞迵」》，又《帝系》	「31—32」「4—5」《上博二》原已分别連讀。(32+4)單育辰《研究》有補充説明，參看注釋。
4)—5—6—7	《上博二》	
7—9	單育辰《研究》	李承律《譯注》已將簡七與簡九前後相次但未連讀。
9—10	《上博二》	
10—11—13	陳劍《小議》	《上博二》原將簡十與簡十一前後相次但未連讀；簡十一與簡十三當連讀，黄人二《書後》説同。

13—14	《上博二》	
14—8	陳劍《小議》	
8與12前後相次	陳劍《小議》	子居《再編連》直接連讀。
12—23—(15	陳劍《小議》	簡二十三與簡十五當連讀。黃人二《書後》說同。
(15+24)	子居《再編連》	夏世華《復議》《集釋》同；單育辰《研究》有補充論證。黃人二《書後》亦以簡十五與簡二十四前後相次。
24)—25—26—27—28—29—30	《上博二》	
30—16	陳劍《小議》	
16—17—18—19—20—21	《上博二》	
21—22	白於藍《補議》	陳麗桂《錯置》同。

22與33前後相次	陳劍《小議》	子居《再編連》直接連讀。
33—34	《上博二》	
34—35A—38	陳劍《小議》	
38—39—40—41	《上博二》	
41—36	陳劍《小議》	
36—37	《上博二》	
37—2	子居《再編連》	夏世華《復議》《集釋》同。
2—3	《上博二》	
3—42	子居《再編連》	夏世華《復議》《集釋》同。
42—44	陳劍《小議》	
44—45—46—47—48—49—50—51—52—53	《上博二》	

最終方案，全篇竹簡的拼合與排列順序與子居《再編連》相同。其間略有異者共四處，即：《再編連》直接連讀的三組簡，簡35B與簡31，簡8與簡12，簡22與簡33，本釋文皆以爲其中有缺簡，各組簡雖應前後相次，但不能連讀；簡35A與簡38，雖應連讀但本釋文處理辦法與《再編連》亦有不同（詳見注釋）。以下釋文中，凡不能直接連讀的簡文中間空一行；因全文甚長，爲清眉目，按文義層次略加分段。

重加拼合編聯後，全文的敍事脈絡頗爲清晰，可大致概括如下：以容成氏爲首的上古帝王政事——→「□□氏」政事——→「□□氏」讓於「有虞迵」、「有虞迵」政事——→堯由賤而爲天子——→舜賢，堯讓舜——→舜時政事，包括司工禹治水、農官后稷治農事、理官皋陶治獄訟、樂正質/契作樂等——→舜讓禹——→禹時政事及製作——→禹讓皋陶、益，啓攻益得帝位傳至桀——→桀驕泰——→湯攻桀，天下亂——→伊尹爲湯之佐，天下得治，湯終王天下——→湯傳至紂，紂德昏亂——→九邦叛、文王佐紂之事——→武王即位、伐紂。

關於本篇的所謂「學派性質」，研究者有屬於儒家、墨家、縱横家、雜家等説，以前兩説影響較大。《上博二》「説明」僅謂「此篇是講上古帝王傳説」，裘錫圭《傳説》認爲此篇是「戰國人所寫的一篇相當有系統的上古史」，不少研究者以所謂「公共素材」或「共享學術資源」目之，以爲不必强歸於某家。

《容成氏》研究論著甚多，涉及文本疑難之處者尤爲衆説紛紜，本注釋難以亦似不必詳舉。好在單育辰《研究》對以往諸家意見（截至2012年），以及大家所舉與古書文句的對讀等，皆收集很齊全，本注釋即主要以《研究》爲基礎，不再一一詳細羅列。對學界早有共識或始終爭論未定而注者亦無確定意見的問題，亦不再詳注。注釋中注意補充一些《研究》書之後的資料和論著，儘量反映近幾年來學界的最新成果，也糾正或補充注者舊有相關論著的一些錯誤或看法有改變或深化者。

校釋者　陳　劍

凡例

一、本書以《上海博物館藏戰國楚竹書（二）》的釋文爲校勘底本。

二、竹簡簡號一依《上海博物館藏戰國楚竹書（二）》，標在每簡最後一字的右下旁。原編一個簡號被分爲兩段的，分别加以「A」「B」表示。

三、竹簡上原有的標識一依其舊，以裨研究。重文號後補出重文及標點，合文號後寫出合文及標點，於其外加方括號「[ ]」。釋文另加新式標點符號。

四、釋文儘量按簡文字形隸定，以裨研究。奇特者如「於」「者」從略，個别有省略筆畫者從略。

五、簡文殘缺或殘泐無法辨識的字，可據行文格式推定字數者，釋文以「□」號表示，一「□」代表一字；不能確定字數者，釋文以「……」號表示。

六、簡文殘缺之字，尚有殘留筆畫者，外加「囗」號；原簡補字及據文義擬補者，外加方括號「[ ]」。

七、簡文中的通假字、異體字隨文注出本字、正字，外加「（）」表示；訛字隨文注出正字，外加「〈〉」表示；衍文外加「{}」表示。

八、凡不能連讀的簡文，釋文中間空一行。連讀的簡文，根據内容層次酌情劃分段落。

……[尊]膚（盧）是（氏）、茖（赫）疋（胥）是（氏）、喬結是（氏）、倉頡是（氏）、軒緩（轅）是（氏）、斳（神）戎（農）是（氏）、杭丨是（氏）、墉遅是（氏）之又（有）天下也，皆不受（授）亓（其）子而受（授）叚（臤—賢）。〔一〕亓（其）悳（德）酋（淑）清而上（尚）悉（愛），亓（其）政絢（絧/紿—治）而不賞，官而不雀（爵）。〔二〕無萬（勵）於民，而絢（絧/紿—治）蝃（亂）不关（患）。〔三〕古（故）曰叚（臤—賢）。

〔一〕《上博二》：上文疑脱一簡，作「昔者訟成是、□□是、□□是、□□是、□□是、□□是、□□是、□□是、□□是、□□是、尊」，「訟成」即「容成」，「是」讀「氏」。案：上古傳説帝王很多（《史記・封禪書》引《管子・封禪》佚篇謂古者封禪泰山有七十二家），除伏羲、女媧、燧人、神農、祝融所以備「三皇」，太昊、少昊、黄帝、炎帝、顓頊、帝嚳、堯、舜所以備「五帝」，此外著稱者還有大庭氏、柏皇氏、中央氏、卷須氏（可能是倉頡氏之誤）、栗陸氏、驪連氏、赫胥氏、尊盧氏、渾沌氏、昊英氏、有巢氏、朱襄氏、葛天氏、陰康氏、無懷氏十五人（《漢書・古今人表》、漢代緯書、譙周《古史考》、皇甫謐《帝王世紀》、司馬貞《補三皇本紀》等）。其説不僅見於漢代以來的古書，在先秦古書中也有不少記載。如《莊子・胠篋》：「昔者容成氏、大庭氏、伯皇氏、中央氏、栗陸氏、驪畜氏、軒轅氏、赫胥氏、尊盧氏、祝融氏、伏犧氏、神農氏，當是時也，民結繩而用之，甘其食，美其服，樂其俗，安其居，鄰國相望，雞狗之音相聞，民至老死而不相往來。」語句相似，正以「容成氏」爲首。又《六韜》佚文《大明篇》述「古之王者」有柏皇氏、栗陸氏、驪連氏（或黎連氏）、軒轅氏、赫胥氏、尊盧氏（或宗盧氏）、祝融氏、伏犧氏、神農氏、共工氏、庸成氏（即容成氏）、混沌氏、吳英氏、有巢氏、朱襄氏、葛天氏、陰康氏、無懷氏、中央氏（《太平御覽》卷七六、《資治通鑑外紀》卷一、《路史·前紀六》引，參看周鳳五《太公六韜佚文輯存》，收入《毛子水先生九五壽慶論文集》，臺北，幼獅文化事業公司，1987年，頁275—311）。……此句及以上所見八名，可考者尊盧氏、赫胥氏、倉頡氏、軒轅氏、神農氏（參看梁玉繩《漢書人表考》的有關考證），待考者喬結氏、椲丨氏、壚遅氏。單育辰《研究》（第299頁）舉《金樓子》卷一：「粵若稽古……容成氏、大庭氏、柏皇氏、中央氏、栗陸氏、驪連氏、赫蘇氏、宗盧氏、祝和氏、渾沌氏、昊英氏、有巢氏、朱襄氏、葛天氏、陰康氏、無懷氏。」亦可與簡文參讀。陳劍《傳説》：簡文及《莊子·胠篋》敍上古帝王皆以「容成氏」爲首，《淮南子·本經》中有一大段文字敍述上古之事，云「昔容成氏之時……逮至堯之時……舜之時……晚世之時，帝有桀、紂……是以稱湯、武之賢」，跟簡文全篇結構甚爲相近，而以「昔容成氏之時」開頭，也是將容成氏置於上古帝王的首位。孫飛燕《研究》（第35頁）：李零懷疑首簡脱去，廖名春據此補十二位帝王，不過還有一種可能：從已經發表的上博簡來看，有在一篇文章寫完之後以墨釘或墨節區分，再接著寫下一篇的情況，比如《上博四·昭王毁室》的結束語與後篇《昭王與龔之脽》的起始同在第五簡上，有墨節可分。《上博五·鬼神之明》的結束語與後篇《融師有成氏》的首句同在第五簡上，篇間由墨節劃分。《上博六·莊王既成》的結束語與後篇《申公臣靈王》的首句同在第四簡上，篇間由墨釘劃分。如果《容成氏》篇首文字是接在另一篇篇末同簡書寫的話，殘去的上古帝王就没有那麽多了。按：孫飛燕所説上博簡的這類情況，皆係篇章不長甚至可以説過短的篇目，故兩篇連抄。《容成氏》本已甚長，似不大可能在其前還有連抄的其他篇章。本篇首簡是否在未發表的零簡中尚有殘存，值得注意。

所謂「椲丨氏」之「椲」字，改釋爲「杭」字詳見陳劍《「亢」字》。「丨」及从「丨」之字楚簡文字已多次出現，尚不能確識，但據押韻材料可定其韻部大概不出脂、質兩部。「杭丨氏」與古書所記上古帝王的對應關係尚不明，諸家説參看單育辰《研究》（12—14頁、35—46頁；又《對讀》249—250頁）以及較晚出的王寧《考略》所舉。《考略》認爲即見於漢代緯書的「皇次氏」等。

「喬結氏」研究者有説爲「高辛氏」「蟜（或作「僑」）極氏」「高嚳氏」等説，「壚遅氏」或讀爲「伏羲氏」（參看單育辰《研究》36—46頁），陳劍《傳説》：從古音通假的距離來看，這些讀法都不同程度地存在困難。尤其是像「壚遅氏」讀爲「伏羲氏」，恐怕根本没有成立的可能。其實，這些在古人看來就屬縹緲難稽的上古帝王名，在流傳的過程中或湮没不顯，有幾個没有保存在現有古書裏，是實屬正常的，似不必一定要在古書中找到對應者。郭永秉《帝系》（第

136頁)：銀雀山漢簡《亡國志》記載的古代亡國之名「遂患氏」「有快氏」等亦不見傳世文獻記載(原注：參看劉樂賢《簡帛數術文獻探論》，湖北教育出版社2003年2月，第204頁)，與此同例。單育辰《研究》(第293頁；又《對讀》250—251頁)：不過先秦兩漢舊籍現今存世不少，《容成氏》中的「喬結氏」與「壚遲氏」是不是在典籍中一點蛛絲馬迹都没留下呢？我們現在還難以下這個斷語。

〔三〕簡四十三接在簡一之後，從子居《再編連》之説(夏世華《復議》又《集釋》説同)。「其德酉清」《上博二》單作一句讀，研究者多從之。《再編連》作「其德酉清，而上愛其政，治而不賞」云云亦不通，後在網絡討論中子居已改斷讀爲「其德酉清而上(尚)愛，其政治而不賞」(夏世華《復議》又《集釋》説同)，可從。「上」即「以……爲上」之意，古書多作「尚」；《上博(四)·曹沫之陳》簡六十二「毋上(尚)隻(獲)而上(尚)聒(聞)命」，「上」字用法同。此「德」字應指其「世」之「德」而非各個帝王私人的德行，亦即後文「悳(德)速蓑(衰)矣」之「德」，故可言「尚愛」。饒宗頤《尊盧氏》作「其德酉清，而上愛」，但不與下文(原簡二)連讀，解釋謂：「『上㤅』，即是尚愛。授賢即是『尚賢』。上愛分明即指『兼愛』，都是墨子的主要思想。」「酋清」異説頗多，詳見單育辰《研究》(36—46頁)所舉。顔世鉉《散論(四)》又《讀記》讀爲「瀏清」「漻清」，謂猶「淑清」；史傑鵬《二則》讀爲「瀏清」「漻清」「瀟清」或「淑清」，並指出諸字音義皆近。今括注「淑」。

「其政治而不賞，官而不爵」，《上博二》解釋謂「指不靠賜賞而達到政治」，「不靠爵祿而得人以任」。按「官而不爵」與後文「始爵而行祿」相對。上注所舉《上博二》引《六韜》佚文《大明篇》述「古之王者」云云，《太平御覽》卷七六引《六韜》作「昔柏皇氏、栗陸氏、驪連氏、軒轅氏、赫胥氏、尊盧氏、祝融氏，此古之王者也，未使民民化，未賞民民勸，此皆古之善爲政者也」，「未使民民化，未賞民民勸」可與簡文「治而不賞」參讀。

〔三〕「关」即「卷」等字所从聲符，其上半之形原有殘泐不清處（《上博二》僅隸定出下半「収」旁）。何琳儀《選釋》釋爲「关」讀爲「倦」，研究者多從之。范常喜《「治亂不关（患）」》改讀爲「患」，舉楚簡文字多以「巻」爲「患」爲證，引《鹽鐵論・能言》：「故使言而近，則儒者何患於治亂，而盲人何患於白黑哉？」解釋謂「『治亂不关（患）』即對天下的治亂不擔憂」。説似可從。

及□四十三□是（氏）之又（有）天下，〔一〕厚悉（愛）而泊（薄）會（僉—斂）安（焉），身力㠯（以）袋（勞）百眚（姓），〔二〕三十五B

〔一〕簡35B之首字僅存不太清晰的殘形，《上博二》釋爲「湯」，陳劍《小議》已指出不可信。單育辰《十一則》（又《研究》第23、32、290頁等）引《上博三・周易》簡九用爲「盈」之「汲」字與此比較，認爲「二者有很多一致的地方」，「懷疑此字亦爲『盈』字之殘，簡文的『□盈氏』應即文獻中的『大庭氏』，『盈』喻母耕部，『庭』定母耕部，二字古音極近」；以簡35B爲全篇首簡（其上半殘失；其後簡序爲「35B—43—1—2—3……」），擬補爲「……[容成氏、大]汲（盈—庭）是（氏）……」。按：本釋文從子居《再編連》説（夏世華《復議》《集釋》同）將簡43與簡35B直接拼合，連讀處的「□□氏」，應即後文所述「有虞迵」之前的某位帝王。簡四十三末字亦存殘形，可惜亦難以確識。

〔三〕《上博二》原誤釋讀「忎（愛）」字爲「施」，「安」字屬下讀，皆從陳劍《小議》説改正。古書「（君上）憂勞百姓」「勞（萬）民」「勞天下（之民）」一類説法習見，大致即「爲百姓辛勞盡力」義（蘇建洲《校釋》第64頁），「身力以勞百姓」一句不容斷開。子居《再編連》、夏世華《復議》又《集釋》等以簡35B下接簡32，連讀處文句作「身力以勞，百姓入……」，「百姓」屬下爲讀，恐不可信。

孝。𠅦（始）方爲三俈（遒），救聖（聽）之絽（紀）。〔一〕東方爲三俈（遒），西方爲三俈（遒），南方爲三俈（遒），[北]方爲三俈（遒）。㠯（以）衞（越）於溪（溪）浴（谷），〔二〕淒（濟）於坣（廣）川，高山陞（陞、登），蓁林三十一內（入），女（安—焉）㠯（以）行正（政）。〔三〕

〔一〕「𠅦（始）」之釋從晏昌貴《禹政》説（《上博二》原釋爲「君」），讀爲「始」及改爲屬下讀，從郭永秉《「有虞迥」》又《帝系》（第45頁）説（《禹政》連上字讀爲「孝慈」）。「救」字《上博二》原釋爲「⿰寻攵（尋）」，從陳劍《小議》、徐在國《雜考》説改釋（但《雜考》讀爲「求」不確）。「聖」《上博二》讀爲「聲」，陳劍《傳説》改讀爲「聽」。「紀」之常訓爲「事」，其基本義爲「理」，訓「事」者亦著重在謂「有條理之事」。「聽之紀」之「紀」與「國紀」「喪紀」之類「紀」字用法同。「救聽之紀」即救助、幫助帝王在聽取民意方面的法度、條理等狀況。這要聯繫「佮」字來理解。此字還見於《上博（五）·三德》簡十二，但用法與此不同。其右半所从皆非告訴之「告」，而是「造」字所从聲符（即後文簡五十二之「舌」字），詳見大西克也《兩種「告」字》、陳劍《釋造》。「佮」字諸家讀法、講法不同，有讀爲「調」「誥」「譽」「宫」「朝」「曹」「聚」，或解爲與「牧」同義等諸説（詳見單育辰《研究》65—73頁），似以相信大西克也讀「曹」訓「輩」「群」等之説者爲多。按：讀「曹」於讀音甚合，但其義仍嫌泛而不切。今改讀爲「遒」，指古書所記「遒人」，即帝王派出去宣佈政令、瞭解民情的使臣。「造」聲字與「遒」字俱屬齒音幽部，讀音極近，其相通没有問題。《左傳·襄公十四年》：「故《夏書》曰：『遒人以木鐸徇于路。』」杜預注：「逸《書》（按僞古文《尚書》採入《胤征》篇）遒人，行人之官也。木鐸，木舌金鈴。徇於路，求歌謠之言。」僞孔傳云：「遒人，宣令之官。木鐸，金鈴木舌，所以振文教。」《左傳》孔穎達《正義》調停兩説謂：「孔言『宣令之官』，杜必以爲『行人之官』者，以其云『徇於道路』，故以爲行人之官，采訪謌謡者。與孔『宣令之官』，其事不異。」《説文·丌部》：「辺，古之遒人以木鐸記詩言。」段注指出「遒人」亦即《漢書・食貨志上》之「行人」：「孟春之月，行人振木鐸徇於路目采詩。獻之大師，比其音律，以聞於天子。故曰王者不窺牖戶而知天下。」《論語・八佾》記儀封人謂「天將以夫子爲木鐸」，孔安國注云：「木鐸，施政教時所振也。言天將命孔子制作法度，以號令於天下。」綜合以上材料可見，「遒人」振鐸以巡於四方，既宣佈政令起教化作用，又採納民情以獻於帝王。前一方面即簡文下文所述深入民間各偏遠之處「焉以行政」的內容，後一方面即此所謂「救聽之紀」（以幫助帝王「不窺牖戶而知天下」）。

〔二〕「衙」字凌瑜、秦樺林《「戏」》、孫飛燕《札記二則》（又《研究》第53頁）皆釋讀爲越度之「越」，可從。

〔三〕「女」字之形略有特別之處，郭永秉《「有虞迥」》（又《帝系》第45頁）最先注意到，提出「似宜改釋爲『奴』」，同時又疑仍應視作「女」之訛寫。按應以後說爲是。楊鵬樺《商補》仍取釋「奴」之說，釋讀爲「內奴（恕）以行正（政）」，並其前接簡三十五「身力以勞百姓」云云，非是。

於是於（乎）訇（始）篧（爵）而行彔（祿），〔一〕目（以）䜌（讓）於又=（有）吳（虞）=迥=。「又（有）吳（虞）迥」曰：「悳（德）速蓑（衰）三十二[矣]！」〔二〕於是虐（乎）不賞不罰，不型（刑）不殺。〔三〕邦無飤人，道逄（路）無殤（殤）四死者。〔四〕上下貴戔（賤），各旻（旻—得）亓（其）殜（世）。〔五〕四沸（海—海）之外宾（賓），四沸（海—海）之內貞。〔六〕禽（禽）

獸(獸)朝，魚蝨(蠱—鱉)獻。又(有)吳(虞)迥坒(匡)天下之正(政)十又九年而王天下，卅=[三十]又七五年而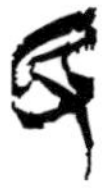夊(終)。〔七〕

〔一〕「㠯」《上博二》讀爲「治」。此從陳劍《傳説》改讀爲「始」。「始爵而行祿」謂此時才開始制定實行爵祿之制，跟前文簡四十三「官而不爵，無勵於民」相呼應。

〔二〕「又=(有)吳=(虞)迥=」之釋讀理解以及相應的簡序調整，詳見郭永秉《「有虞迥」》(又《帝系》第一章第二節)。簡三十二與簡四可能應當拼合爲一支整簡，當中並無缺簡，《「有虞迥」》已提出；單育辰《研究》(第81頁)將簡四首之殘字(《上博二》原未釋)釋爲「矣」，連讀文意通暢，進一步肯定了兩簡之直接拼合。

「德速衰」的理解，陳劍《傳説》引古書中相關説法，謂：「曰德速蓑(衰)」可能跟《孟子·萬章上》所謂的「萬章問曰『人有言：至於禹而德衰』」有關。萬章所敍是以「不傳於賢而傳於子」爲禹之德衰，《漢書·刑法志》則云：「禹承堯舜之後，自以德衰而制肉刑。」又《莊子·天地》：「子高曰：昔堯治天下，不賞而民勸，不罰而民畏。今子賞罰而民且不仁，德自此衰，刑自此立，後世之亂自此始矣。」簡文前文言堯之前「不賞不罰，不刑不殺」，堯時「不勸而民力，不刑殺而無盜賊……其政治而不賞，官而不爵，無勵於民」，而禹「始爵而行祿」，禹之「德衰」或即指此而言，跟《莊子·天地》文相類。按：簡序調整之後，知所謂「禹『始爵而行祿』，禹之『德衰』」云云均不確。郭永秉《「有虞迵」》謂：「有虞迵認識到爵而行祿的根源在於德衰，在治理天下的時候進行改革，重新使治政原則回到『不賞不罰，不刑不殺』上來。」

〔三〕除上注所舉《莊子·天地》文，王志平《劄記》等又舉如下古書與簡文對讀。《大戴禮記·誥志》：「是故不賞不罰，如民咸盡力。」《司馬法》：「有虞氏不賞不罰而民可用，至德也；夏賞而不罰，至教也；殷罰而不賞，至威也；周以賞罰，德衰也。」《太平御覽》卷六三三引《慎子》：「孔子云：有虞氏不賞不罰，夏后氏賞而不罰，殷人罰而不賞，周人賞且罰。罰，禁也；賞，使也。」《太平御覽》卷八十引《尚書大傳》：「堯舜之王天下，一人不刑而四海治。」《孔叢子·論書》：「子張問曰：堯舜之世，一人不刑而天下治，何則？以教誠而愛深也。」郭永秉《「有虞迵」》亦引《慎子》佚文「孔子云」云云，謂「在《容成氏》作者看來，『不賞不罰，不刑不殺』是使得有虞迵的統治取得成功甚至王天下的根本所在」，「慎到……對有虞氏治政原則的概括與《容成氏》完全相同」。

〔四〕《上博二》：飤人：即「食人」，指吃人（人吃人或獸吃人），或者「食」是「飢」字之誤寫。研究者最初多從以「飤」爲「飢」之誤字説。張伯元《札記》最早將簡文跟「秦十六字磚」及省去最末四字的「漢十二字磚」銘文「海内皆臣，歲登成孰，道毋飤人，踐此萬歲」聯繫起來研究，認爲其字皆當釋爲「飤」而非「飢」；「飤」讀爲「飼」，「道毋飤（飼）人」意謂「道路上没有給食物吃的人」「道路上没有挨餓乞食的人」。李零《飤人》亦引此類磚銘及晚出的漢十六字磚爲說，謂「飤」字不誤，但「應該怎麼讀，仍是問題」。馬驥、任平《吉語磚》解釋謂「飤人」是「需要喂食之人」，即乞丐。之前其他或以「飤」字作解者，如夏世華《集釋》據《吕氏春秋・仲秋紀》「食人，以其饑也」爲說，解釋「食人」意爲「以糧食賑濟災民」，嫌於語法不甚合（故《集釋》又以爲「這種理解與『道路無殤死者』句式不合，故仍疑以『「飢」之誤字』爲佳」）。何有祖《偶得》將「飤人」解釋爲「遊食之人」，嫌在文意程度上不够。最晚出的禤健聰《剩義》指出，「簡文『邦無飤人』和『道路無殤死者』對舉，『飤人』與『殤死者』分別是這兩個結構中的『無』的賓語。『殤死者』屬指稱化的者字結構，意指殤死的人，『飤人』與之對應，就不應是一個述賓結構。將此處的『飤人』解爲吃人或喂人都不合適」；「『飤人』應與『食客』表述相類，則『飤人』當指寄食於人之人、需求他人舍食之人，在《容成氏》和秦漢磚銘中具體指逃荒的饑民」。其說可從。

「殤死者」，《上博二》：「指非自然原因的死亡者。」蘇建洲《譯釋》（第119頁）又《校釋》（65—66頁）認爲指未成年而死者。按：「未成年而死者」固係「殤」之常見義，但此處爲何要強調「道路」上無之，頗不好理解。恐還是如原釋之説爲好。夏世華《集釋》謂：「人死於路途，多因爭戰、饑荒或其他災難而起，『道路無殤死者』，蓋謂人能安居樂業，得享天年，不因在上位者的昏庸無道而無辜死於道路。」其說可從。古書相關講法如，《大戴禮記・千乘》：「此以氣食得節，作事得時，勸有功……是故年穀不成，天之饑饉，道無殣者。」孔廣森補注：「餓死爲殣。」」「道殣相望」語古書多見。《韓非子·外儲説右上》：「齊嘗大饑，道旁餓死者不可勝數也。」《晏子春秋·内篇諫上》：「今君，一諸侯無能親也，歲凶年饑，道途死者相望也。」《史記·平津侯主父列傳》：「又使天下蜚芻輓粟，起於東陲、琅邪負海之郡，轉輸北河，率三十鍾而致一石。男子疾耕不足於糧饟，女子紡績不足於帷幕。百姓靡敝，孤寡老弱不能相養，道路死者相望，蓋天下始畔秦也。」《漢書·主父偃傳》略同，顔師古注：「道死，謂死於路也。」《漢書·嚴安傳》：「當是時，秦禍北構於胡，南掛於越，宿兵於無用之地，進而不得退。行十餘年，丁男被甲，丁女轉輸，苦不聊生，自經於道樹，死者相望。」皆言由於饑荒或戰爭徭役等，人民在道路上「死於非命」。

〔五〕「殜（世）」字從《上博二》原釋。原注謂「各得其世」「指每個人都能盡享天年」。陳劍《傳説》曾改釋爲「殊」讀爲「所」。「各得其所」語固係古書最爲習見者；「殊」字見於九店56號墓楚簡五〇，整理者原注釋已指出就是「殂」字古文「殅」之異體；「乍」聲字與「且」聲字相通之例習見，而《集韻·語韻》等所載「古文所」字作「㪶」，从「且」聲。但此説終嫌迂曲，而且從後來研究者對有關字形的討論來看，其右上所从與「乍」旁形亦不合（詳見馮勝君《「渫」字》）。研究者或據釋「殜」而讀爲「列」（陳偉《零釋》），或改釋爲右半从「枼」聲而讀爲「宜」（蘇建洲《考釋四則》又《三則》，《校釋》66—69頁；馮勝君《「渫」字》等從之），皆不如釋讀爲「殜（世）」之簡明直接（「歺十枼」旁的組合亦嫌不成字）。郭永秉《「世」字》指出，此字之形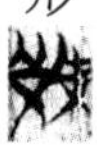，與郭店《尊德義》簡二五「殜」字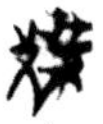完全一致；按另外郭店《窮達以時》簡二「殜」字作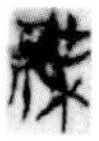、《上博二・從政》簡甲十二「殜」字作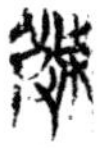（「死」所从「人」旁訛作「又」形），右上部分亦同，故釋「殜（世）」是没有問題的。

《「世」字》解釋文義謂：《容成氏》的這個「世」，應該是繼世、繼承的意思，（《書・吕刑》「遏絶苗民，無世在下」，孫星衍疏：「無令嗣世在下土也。」）文義是説，在虞迵統治時，人無論身份高低貴賤，都能得其繼嗣之人。古人無論貴賤，有無後嗣繼承都是一件大事（《孟子・離婁上》「不孝有三，無後爲大」），路上没有年幼早殤的兒童，則意味著人皆能安然活到成年以後，這便意味著所有人都能有其後嗣繼承家業，所以《容成氏》的這幾句話是前後相銜、具有內在邏輯的。「高低貴賤，各得其世」，雖是善政的結果，卻也明顯是埋下了父子相授的伏筆，與《容成氏》一號簡所描述的遠古帝王階段「皆不授其子而授賢」、《子羔》所謂「昔者【禪】而弗世」的禪讓階段是不同的，高低貴賤之人都想從血緣角度來安排繼嗣之後人，這是導致禪讓這種君長推選制度瓦解的根本。

按：此理解恐求之過深。所謂「路上没有年幼早殤的兒童，則意味著人皆能安然活到成年以後」云云，其問題已見上注。從「世」之常見義爲「(人的)一世、一生、一輩子」講，「各得其世」最自然的解釋還就是「各自得到他(本有的)一輩子」，大致與《上博二》所謂「指每個人都能盡享天年」相同；此承上文「邦無飤人、道路無殤死者」而言，即人無論上下貴賤，皆不因饑荒、戰爭等而橫死，本最自然直接。唯一的問題，是覺言「各」似不順，如《「世」字》已謂之「如説成『皆得其世』似乎尚可通」。按古書亦確有「各得其命」的講法，應與「皆得其命」甚近。《楚辭・九歌・少司命》「竦長劍兮擁幼艾」王逸注：「幼，少也。艾，長也。言司命持長劍以誅絕惡，擁護萬人，長少使各得其命。」《荀子・王制》：「君者，善羣也。羣道當，則萬物皆得其宜，六畜皆得其長，羣生皆得其命。」「各得其宜」古書多見，亦與此「皆得其宜」相近；除「各得其所」外，古書「皆得其所」的講法亦甚多。皆可見此「各得其世」是完全成立的。

〔六〕《上博二》：「賓」，指賓服，順從。「貞」可訓「定」。陳劍《傳説》讀爲「廷」或「庭」，謂此兩句「無非是説天下皆來朝見之意。分別言之，則『四海之外』非天子之臣，雖爲表示服從而來，但係賓客，故言『賓』，『賓』乃動詞『來朝』『來賓』之意。古書『來賓』之説多見」；「『四海之內』則乃天子之臣，來至朝廷朝見曰『廷』，古書『來庭』『不庭』亦多見」。按後文簡19—20「四海之內及，四海之外皆請貢」，「及」謂「來至」，似亦可爲此説之證。但古書「貞」字亦有用於講「萬國」者，蘇建洲《譯釋》(第120頁)舉《禮記・文王世子》：「語曰：『樂正司業，父師司成，一有元良，萬國以貞。』世子之謂也。」鄭玄注：「貞，正也。」謂「或可與簡文參看」。按簡文以此解之確亦非不通（與原注訓「定」之意大致相同）。今暫不括注。

〔七〕「夂（終）」上之字，其「又」旁上所从之形較爲特别，尚未見與之全合者。《上博二》疑爲「民」之異寫或「敃」字之省體，讀爲「泯」。陳劍《小議》括注「歿」並加問號表不確定，係以「民」聲而疑讀爲「歿」；單育辰《研究》（20—21頁，又第89頁）逕以其字爲「歿」之聲符「𠬛/叟」，其上所从「回」形略有訛變。待考。諸家異説，可參看較晚出的史亞當《「敃終」》（但其讀爲「靈終」或「令終」訓爲「善終」之説恐不可信）。

裘錫圭《傳説》指出，顧頡剛先生認爲我國古代各部族都出自黄帝的大一統帝王世系，是戰國以來各族不斷融合、各國逐漸趨於統一的大形勢的産物；簡文以上講古帝王，在「堯」之前的部分，雖然「竹簡殘損較嚴重，但可以看出並不存在《五帝德》所説的那種五帝系統」，這是對顧説有利的。

昔先（堯）凥（處）於丹府（府）與藋陵之閒（閒、間）。〔一〕先（堯）戔貤（貤—施）而旹＝賽，〔二〕不懽（勸）而民力，不型（刑）殺而無眺（盜）惻（賊），甚緩而民備（服）。〔三〕於是虖（乎）方六百里之审（中）銜（衛—率），天下之人邍（就），〔四〕奉（奉）而立之，㠯（以）爲天子。

〔一〕楚文字「陵」字多見，一般隸定作「陞」，分析爲从「來」聲。劉洪濤《重要性》（142—148頁）首先指出，其右半之形係西周金文以來古文字「麦」形之「省變」，本與「來」字無關。郭永秉《「麦」字》在其説基礎上，又對有關字形的自然演變關係有進一步詳細論述。今從此説改爲逕釋作「陵」。

〔二〕《上博二》：丹府與藋陵：爲堯幼時居住的地方。今本《竹書紀年》、《易・繫辭下》疏引《世紀》、《宋書・符瑞志》皆云堯生於丹陵，「丹陵」似是二者的合稱。

〔三〕「貤」讀爲「施」從《上博二》説。單育辰《研究》（第90頁）指出《上博（六）・慎子曰恭儉》簡四「均分而廣貤」之「貤」字亦正用爲「施」。「戔」字《上博二》讀爲「賤」，研究者或讀爲「踐」（如劉信芳《試讀》等）。孫飛燕《「戔貤」》又《考釋二則》（又見《研究》134—136頁）讀爲「散」，引《戰國策・韓策一》「仲（按「公仲」人名）嗇於財，率（按「顔率」人名）曰散施」等爲證。按「戔」讀爲「散」合於楚簡文字用字習慣［詳參後文簡四十一「戔（散）羣」注釋］，「散施」有文獻用例爲證，其説很可能是正確的。但因其後用「而」所連接的「旹＝賽」義尚不明，故仍難完全肯定。夏世華《集釋》讀爲「賤」（前文簡五「戔」用爲「賤」），謂「『賤施』並非不施予，而是一種不把施予當作爲政首要任務的態度，與『而』字後的轉折意義相關」，似亦頗有理。今暫不括注。

「㞢」下有合文或重文號，研究者有「時時」「待時」「之日」「時是」等多種讀法，皆難講通。唐洪志《「民乃賽」》認爲此符號係誤增，也很有可能是正確的。蓋因楚文字「㞢」常用作「之日」合文而致。「賽」字多有異説（詳見單育辰《研究》85—90頁及唐洪志《「民乃賽」》所舉），此從劉信芳《試讀》改釋。但「賽」字之義仍不甚明。單育辰《研究》（第90、162—163頁）以爲用爲「實」字，唐洪志《「民乃賽」》讀爲「息」。似以後説較有可能，但仍嫌與「散施」或「賤施」扣合不够緊密。總之此句尚難講落實，待考。

〔三〕《上博二》：「甚緩：指爲政寬和。」或讀「緩」爲「寬」（單育辰《研究》第90頁），不必。參看本書《從政》簡甲五「一曰慢（緩）」注釋。

〔四〕本篇中多見的「虏」形（皆用爲「乎」），下作「介」者僅是據形隸定。楚文字假借「虎」爲「乎」或「吾」等，多再加飾筆分化［或於下部「人」旁豎斜筆上加小點或短橫，或於「人」旁下加長橫；兩類結合起來（或者看作「人形下加長橫筆形者」受常見的「豎斜筆上再加小點或短橫」之類變出「壬」形之字形變化而成）即習見的「虗」形］。蘇建洲《譯釋》（第109頁）引季旭昇説認爲此類「虏」形係「虎」字下所从「人」旁左右加兩飾筆，可從。

「率」字《上博二》原屬下讀，陳偉《零釋》改爲屬上讀，解釋其義爲「順服」，可從。

於是虏（乎）方囩（圓）千里，〔於是於（乎）〕㞢（待）板正立（位），四向际（委）禾，宷(懷)㠯(以)逨(逨—來)天下之民。〔一〕七是㠯(以)旻(視)臤(臤—賢),頟(履)埅(地)戠(戴)天,〔二〕笁(篤)義與訏(信)。〔三〕會才(在)天埅(地)之閖(閖—閒、間),而橐(包)才(在)四𣳚(𣳚—海)之內,〔四〕遅(畢)能亓(其)事,而立爲天子。

〔一〕「於是於」三字《上博二》以爲衍文,研究者多從之。

「岦(偫)板正立(位),四向阦(委)禾」之釋讀詳見陳劍《三則》。「岦」从「之」聲,可能即「時」字異體,讀爲「儲備」一類義的「偫」,古書亦或作「跱」「峙」「庤」。銀雀山漢簡「陰陽時令、占候之類」《四時令》:「……【正月朔日天子】出令,命東輔入御,令【1888】曰:總版,列爵,選賢不宵(肖),受(授)士【1889】」,「岦(偫)板」意謂「具備、儲備官員之板笏」,與「總版」相近。簡文所云堯「岦(偫)板正立(位)」以及《四時令》之「總版列爵」,其用意皆猶後世求賢所謂「虛位以待」。「阦」讀爲「委」,研究者或已提出,但與《三則》理解不同。「四向委禾」指在(堯所居之邑、亦可說即國都之外的)多個方向、各個方向的道路上委積禾粟,與《周禮·夏官·懷方氏》職文「懷方氏掌來遠方之民……治其委積」等古書記載可相印證,係爲遠方之民之來至預先提供沿途的便利條件。「偫板正位,四向委禾」,皆所以「懷柔天下之民,使之來歸」的手段。另蒙施謝捷先生告知,《三則》未論及而可略補充者,戰國楚璽有「鄦(許)阦(委)粟鉨」(見《中國書法》2012 年第11 期古璽特輯、《鑒印山房藏戰國秦漢官印百品》001 號、《鑒印山房新獲古璽印選》005號），「⿰阝禾（委）粟」正可與此「⿰阝禾（委）禾」相印證。

〔三〕「戠」字原作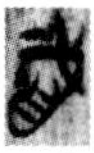。其字與「履」對文，王志平《劄記》指出「戴天履地」語見於《大戴禮記·虞戴德》《吳越春秋·王僚使公子光傳》，《左傳·僖公十五年》「履后土而戴皇天」語亦近，其字當釋讀爲「戴」之異體本字（从「百/首」爲義符）無問題。天星觀楚簡遣策「戴」字亦或作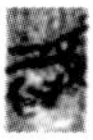，與此形同。研究者的分歧在於聲符部分當看作何字。《上博二》將「戋」看作同「𢦏」，葉玉英《「戴」字》贊同此說；蘇建洲《「⿰亥弋」字》又《補充》《從「戋」》認爲从「弋」聲；沈培《試釋》認爲从「弌」聲，王志平《「戴」字》贊同此說，並認爲分析爲从「弌」與从「弋」兩說並不矛盾，以「弌」本就从「弋」聲爲說（孫偉龍《羨符》127—128頁說略同），並以「之（職）部」字與「脂（質）部」字在讀音上存在密切關係來作解釋。

按：後刊《清華簡（肆）·筮法》簡四七兩見之「弌」字作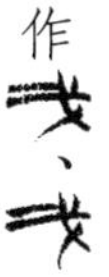，看起來對將此字所从看作「弌」的意見有利。古文「弌」「弍」「弎」三字中，「弍（貳）」出現最早，其餘兩字實應係比照古文「弍」而造。「貳」字西周金文已見，本从「戌」作，「古文貳」字「弍」中的「弋」形，本係「戌」旁之省變；戰國文字中「貳」的「戌」旁常省作「戈」，三晉古璽中多見，或作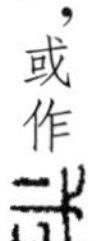（《璽印山房藏古璽印菁華》27），左上角添加短橫飾筆；「弌」所从「弋」旁的來源應亦同，說爲「弋」聲本不確。但從下述情況看，此字所从的「弌」可能也不能簡單地看作「古文一」。

楚簡文字已多見「从『百/首』从『之』聲」之「𦳊」字爲「戴」，詳沈培《試釋》；「戴」又有以「𢦏」爲聲符者，詳見周忠兵《「戴」字》所論。古文字中，從西周金文在「戴」之表意初文上加注「𢦏」聲的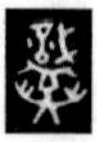、形，到曾侯乙墓竹簡「戴」字作「从百/首𢦏聲」之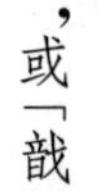，或「𢦏」「翼」兩聲的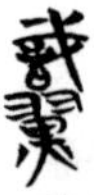形，以及楚金文、《清華簡（貳）·繫年》簡二〇之「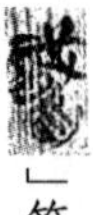」等，「戴」以「𢦏」爲聲符一直是很穩定的。在此情況下，要説楚文字中除了「𦳊」和从「𢦏」聲者，還另有以「弌」爲聲符之「戴」之本字，從文字的系統性考慮是很不經濟、不大可能的。郭永秉《估測》據上述情況指出，「有了《繫年》『𢨋（戴）』字的寫法，應該可以相信此字（引按：即此處討論的『𢦔』）就是『𢨋』字截除『𢦏』旁下部難寫的部件而成的特殊省體」，可從。戰國文字「戈」形左上角常可加一小横作飾筆（參看蘇建洲《從「戈」》），上舉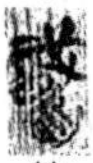等形即其例，説「𢦔」係「𢨋」之省形而非獨立造出的「从百/首从弌聲」之字，字形關係要自然得多。

另外，《説文·異部》「籀文戴」作「𢦔」，段注以爲从「弋」聲。按此形可能只是「戴」形省訛之體，雖「弋」旁可兼起表音的作用，但其字亦本非直接以「弋」字爲聲符而造的。

〔三〕《上博二》：（視）這裏是考察之義。下面所述是其選用的標準。按：自此至後文「而立爲天子」，文意層次不是很明晰。大概只能理解爲：「是以視賢」即「以是視賢」，「是」字探下而言（其後亦不妨可標冒號）；「是以視賢」即以下所述「履地戴天，篤義與信」之標準來考察賢人；「畢能其事」之「事」字則承上而言，凡「會於天地之間、包在四海之内」者，堯畢能之，故被立爲天子。

〔四〕史黨社《小記》舉《墨子·辭過》文句與簡文對讀：「凡回於天地之間，包於四海之内，天壤之情，陰陽之和，莫不有也，雖至聖不能更也。」認爲「回」應據簡文讀爲「會」。

先（堯）乃爲之𡥈（教），曰：「自九内（納）女（安—焉），余穴眭（窺）女（安—焉），㠯（以）求𦣞（臤—賢）者而𧦧（讓）女（安—焉）。」〔一〕先（堯）㠯（以）天下𧦧（讓）於𦣞（臤—賢）者，天下之𦣞（臤—賢）者莫之能受也。萬邦之君皆㠯（以）亓（其）邦𧦧（讓）於𦣞（臤—賢）十［者］，……□□□𦣞（臤—賢）者，而𦣞（臤—賢）者莫之能受也。〔二〕於是虖（乎）天下之人㠯（以）十一先（堯）爲善興𦣞（臤—賢），而卒（卒）立之。〔三〕

〔一〕「内」讀爲「納」從陳劍《小議》説，「自納」意謂「自己（向君上）推薦自己以求被接納任用」，亦見於《後漢書·光武帝紀》。黃人二《禪讓》謂「賢者常出世入而爲岩穴之士，故於其處，穴窺求之」，可從。劉信芳《通假》（第556頁）説略同，舉《韓非子·説疑》「觀其所舉，或在山林藪澤巖穴之間」云云爲證。諸家異説，可參看較晚出的楊龍《穴窺考》（但其讀「穴」爲「閲」之説恐不可信）。

〔二〕簡十一殘去上半段。白於藍認爲簡文所述「讓賢分爲三個等級」，此處殘失者即屬於「還有比『萬邦之君』更低一級的『君長』讓賢的內容」(見牛新房《補議》又《研究》引),可從。

〔三〕《上博二》:「興賢」是古書常見語(如《周禮·地官·鄉大夫》「使民興賢,出使長之」)。陳劍《傳説》:上文簡六、七言「方百里之中」的人民立堯以爲天子,接下來講堯德及於天下,天下之人立之爲天子,又言堯欲讓賢而不得,於是「天下之人,以堯爲善興賢,而卒立之」。「卒立之」即最終還是立之爲天子、(在他讓位之前)始終以之爲天子。雖然簡七、簡九、簡十二三次講到堯爲天子,但是意思是一層層遞進的,並不能證明以上這些竹簡不能放在一起。

昔埈(埈—舜)靜(耕)於鬲(歷)丘,宔(匋—陶)於河賓(濱),魚(漁)於靁(雷)澤,〔一〕孝羕(養)父毋(母),㠯(以)善亓(其)新(新—親),乃及邦子。〔二〕尭(堯)䎽(聞)之十三而散(美)亓(其)行。

〔一〕黄人二《書後》:「昔舜耕於歷丘」,於「昔」「舜」兩字之間,空格頗大,足容一字,整理者補一「者」字,依簡六「昔堯」之詞例,余意以爲不必爲之補,然現象頗怪,原因待考。單育辰《研究》(第105頁):從空格的位置看,它正好位於第一道編繩上,也有可能是避編繩而爲,此不補「者」字。

《上博二》:埈靜於鬲丘:《史記·五帝本紀》作「舜耕於歷山」。案:古文字「鬲」或作「𩰫」,如容庚《金文編》頁一七二引婗伯鬲之「鬲」字。「丘」則可能是「山」字之誤。《郭店楚墓竹簡・窮達以時》第二簡至第三簡「舜⿰田爭(耕)於鬲山」,「歷山」正作「鬲山」。歷山的地望,古書説法不一,如:(一)在今山東濟南千佛山;(二)在今山東菏澤東北;(三)在今山西垣曲東北;(四)在今山西永濟東南。案:歷山應在今山西,詳下第四十簡注。匋於河賓:即「陶於河濱」。《五帝本紀》作「(舜)陶河濱」。《郭店楚墓竹簡・窮達以時》第二簡至第三簡作「(舜)匋(陶)⿱⺮白於河⿷匚古(滸)」。魚於靁澤:即「漁於雷澤」。《五帝本紀》作「(舜)漁雷澤」。案:「雷澤」的地望,古書有二説,一説在今山東菏澤東北,一説在今山西永濟南。所謂「⿱𠂤鬲」字蘇建洲《譯釋》(第129頁)引許文獻説認爲从「啻」並隸定爲「⿱𠂤啻」,陳劍《傳説》從之,並認爲「⿱𠂤啻丘」與顓頊所都的「帝丘」存在某種聯繫,簡文「丘」不必爲「山」字之誤(蘇建洲《譯釋》第129頁已指出『丘』『山』義同,此處或許是用同義字來表示」;牛新房《研究》亦謂「其實不必看作誤字,山、丘意近,可能只是用字習慣的不同」)。古書關於舜耕歷山、陶河濱,漁雷澤等之記載甚多,研究者多有詳舉(參看單育辰《研究》302—304頁),此不贅。

〔三〕《上博二》:孝羕父母:即「孝養父母」。舜以孝名,父瞽叟頑,母嚚,欲殺舜,而舜不失子道。見《五帝本紀》。㠯善亓新:「㠯」猶「而」。「新」讀「親」。舜弟象傲,欲殺舜,而舜不失弟道。見《五帝本紀》。乃及邦子:「邦子」,國中之子。指推其愛親之義以及人之子。按舜孝友事跡古書多有記載,此不贅舉(參看單育辰《研究》第304頁)。

先(堯)於是虖(乎)爲車十又五⿱龍車(輮—乘)，㠯(以)三從叄(叄—舜)於旬(旬—畎)畮(畮—晦/畝)之中(中—中)。叄(叄—舜)於是虖(乎)訇(始)孕(挽—免)埶(笠)幵(建)槈(耨)，萋(接—揖?)㝊(管)而坐之。〔子〕先(堯)南面，叄(叄—舜)北面。〔一〕叄(叄—舜)十四於是虖(乎)訇(始)語先(堯)天陞(地)人民之道。與之言正(政)，攸柬(簡)㠯(以)行；與之言樂，攸和㠯(以)長；與之言豊(禮)，攸敀(溥、博)㠯(以)不逆。先(堯)乃攸(悦)。〔二〕先(堯)八

〔一〕《上博二》：南面：南面稱君。北面：北面稱臣。

「埶」讀爲「笠」又見於後文簡十五，皆從陳劍《傳説》説。後刊《清華簡(陸)·鄭文公問太伯》甲本簡五、乙本簡五以「籔」爲「笠」(「紫竹道人」説，見武漢大學「簡帛」網「簡帛論壇」2016年4月20日《清華六〈鄭文公問太伯〉初讀》下發言，http://www.bsm.org.cn/bbs/read.php?tid=3346&page=3)。「幵」字之釋從何琳儀《選釋》説。其字後又見於《上博(八)·李頌》簡一背、《上博(九)·卜書》簡四(兩見)、《清華簡(貳)·繫年》簡七一、《清華簡(陸)·子儀》簡六，釋字已無問題。「先(堯)」上之「子」字係衍文，可能是涉上文簡十三亦位於「先(堯)」字之上的「乃及邦子」之「子」字而衍，從裘錫圭説(見郭永秉《三則》引)。

此處簡文，其大意是清楚的，陳劍《傳説》謂「大概堯多次到田野中見舜，舜均未予理會，最後

才(「始」)脱下斗笠、扛耨鍤於肩(引按：此不確，詳下)停止耕作而見堯」；「菨⿰介介而坐之」句，郭永秉《三則》「聯繫古人在野外扯草爲席的習慣」解爲「以草爲席讓堯坐在上面」，舉以下古書爲證(又郭永秉《帝系》84—90頁)：

《左傳・襄公二十六年》：「聲子將如晉，遇之(引按，指伍舉)於鄭郊，班荆相與食，而言復故。」杜注：「班，布也。布荆坐地，共議歸楚事。」

《晏子春秋・諫下》：「景公獵休，坐地而食，晏子後至，左右滅(搣)葭而席。公不説，曰：『寡人不席而坐地，二三子莫席，而子獨搴草而坐之，何也？』晏子對曰：『臣聞介胄坐陳不席，獄訟不席，尸在堂上不席，三者皆憂也。故不敢以憂侍坐。』公曰：『諾。』令人下席曰：『大夫皆席，寡人亦席矣。』」

《墨子・備梯》：「禽滑釐子事子墨子三年，手足胼胝，面目黧黑，役身給使，不敢問欲，子墨子甚哀之，乃管酒塊脯，寄于大山，昧〈眛(搣)〉葇(茅)坐之，以樵禽子。

主張「接」讀爲「芟」(或至少是和「芟」音義皆近的一個詞)，「⿰介介」讀爲「芥」或葛草之「葛」。後「尹遜」在武漢大學「簡帛」網「簡帛研究論壇」發表《談〈容成氏〉中的「菨介十介」》(2006年5月26日)，復舉出如下一條關鍵材料：

《説苑・善説》：蘧伯玉使至楚，逢公子晳濮水之上，子晳接草而待曰：「敢問上客將何之？」

指出「『接』和『萋』當是同一詞的不同書寫形式」，並懷疑讀爲訓爲「斷」「割」之「戳(截)」。此外古書相類説法還可舉出，《楚辭·九懷·昭世》：「抽蒲兮陳坐，援芙蕖兮爲蓋」，王逸注：「拔草爲席，處薄單也。」《文選》卷七楊子雲(雄)《甘泉賦》：「靡薜荔而爲席兮，折瓊枝以爲芳。」李善注：「靡，謂偃靡之，藉地而爲席也。」皆可見古時在野外拔草或「弄倒、弄平草」以爲臨時座席之事，極爲普遍。《世説新語·言語》所記「新亭對泣」故事，(過江諸人)「藉卉飲宴」一語，更已成熟典成詞。

按：「艸」字應如大多數研究者所認爲的，即「介」之繁體，與信陽長臺關簡1—01以「峉」爲「各」(讀爲「格」)、《上博(九)·舉治王天下》簡二以「嫰」爲「族」、傳抄古文以从「二元」之「沅」爲「元」(參看李春桃《古文異體關係整理與研究》第334頁，中華書局，2016年10月)等同例；據上舉諸文言「菜(茅)」(以「菜」爲「矛」亦見於馬王堆帛書《明君》19/423行)、言「葭」(初生之蘆葦)，疑「艸」應讀爲「菅茅」之「菅」。兩字聲母同(見母)，韻部月元對轉。野外田地間多生菅茅，如《六韜·武韜·發啟》「吾觀其野，草菅勝穀」，《楚辭·招魂》「五穀不生，藂菅是食些」，《楚辭·卜居》：「寧誅鋤草茅(王逸注：「刈蒿菅也。」)以力耕乎？」《大戴禮記·保傅》「其視殺人若芟草菅然」，《鹽鐵論·取下》「昔商鞅之任秦也，刑人若刈菅茅」，皆可爲證。

「免笠开耨」之「开耨」，最合適的意思應該是「放下耨」之類，跟《晏子春秋·内篇諫上》「君將戴笠衣褐，執銚耨以蹲行畎畝之中」（林素清《試解》所舉）、東漢崔駰《博徒論》（見《太平御覽》卷三八二引）「博徒見農夫戴笠持耨，以芸蓼荼」云云（張峰《散札》所舉）之「戴笠持耨」正相對。張峰《散札》舉古書有關文句，謂「簡文『开』似應作『釋』『置』『錯』『舍』一類的詞，方與簡文協，具體待考」。按此「开」字疑應讀爲「建」。《清華簡（貳）·繫年》簡一二〇地名「建昜」，即古書之「開陽」，是其相通之證（「開」字本从「开」聲）。「建」之常訓爲「立」或「樹」，簡文猶謂停止耕作，將手中之耨隨手往土裏一插。此文「建」字之「建立」的「主觀意圖」不強，是微覺有特異之處，但古書中同類用例亦可舉出不少。《尚書大傳·略説》：「九十杖而朝，見君建杖。」鄭玄注：「建，樹也。」其意只是謂在做接下來的事（如對君行朝見之禮之類）之前對杖如何放置的處理，並無強調「將杖樹立起來作某用途」之意。《儀禮·士冠禮》：「冠者……以柶祭醴三，興。筵末坐，啐醴，建柶，興。」鄭玄注：「建柶，扱（插）柶於醴中。」同樣的「建柶」《士昏禮》兩見，《既夕禮》有「建之（指柶）」，皆謂於一個動作完畢、暫時不再用柶，即隨手將其插於器中，以便於之後取用。

如「开」字讀爲「建」，則之後對「菅」之動作，即不能以用工具「耨」來「芟」作解。前舉古書文句用「搣」字、「搴」字，亦皆謂以手拔草、扯草；《説苑·善説》之「接」字，從其語境既看不出有用工具「芟」之義，讀爲「𢧵（截）」也不如説爲「拔」「扯」義自然。郭永秉《三則》指出，《説苑・善説》所記故事正是在楚國發生的，故其用字習慣跟《容成氏》接近。據此，此類義之「接」可能是一個楚方言詞，疑其應與「揃」音義皆近。兩字聲母相近，韻部是葉部與元部的關係；「妾」聲與「疌」聲字常相通，「語言巧利」之類義的重言形況詞「捷捷」，古書亦作「截截」「戔戔」「淺淺」「諓諓」等；西周金文「祭公」之「祭」字从「疌」聲，而楚簡文字用「晉」及其聲符表「祭」；「捷」字古文「𢦒」，也可能本即表「截斷」之「截」，古文字中既可表「捷」也可表「翦、戩」；由此皆可見諸字之密切關係。以上所述，參看陳劍《釋「疌」及相關諸字》（《出土文獻與古文字研究》第五輯，上海古籍出版社2013年9月）、劉洪濤《甲骨金文「截」字補釋——兼釋〈詩經〉中的「截」字》（《出土文獻》第九輯，中西書局2016年10月）。

「揃」與「搣」意近，有「拔」「拔出」義，字書多失收。《説文・手部》「揃，搣也」「搣，批也」「批，捽也」，三篆相次遞訓，可知「揃」亦應可訓爲「捽」。《莊子・外物》：「靜然可以補病，眥搣可以休老，寧可以止遽。雖然，若是，勞者之務也，非佚者之所未嘗過而問焉。」《釋文》：「眥，子斯反，徐子智反。亦作揃，子淺反。《三蒼》云：揃，猶翦也。《玉篇》云：滅也。」按《玉篇・手部》作「揃，搣也」。《莊子》此文之「眥/眦」應讀爲「批」，與「揃」音義皆近；以「休老」之「眦（批）搣」，應指拔去白髮、鬍鬚之類。《玉篇・手部》：「搣，《莊子》云『揃搣』，拔除也。」此類「揃」字舊多釋爲「翦」義，《急就篇》第十五章「沐浴揃搣寡合同」，顏師古注：「揃搣，謂鬄拔眉髮也，蓋去其不齊整者。」以「鬄」解「揃」，即釋「揃」爲「翦」；《説文》「批」字段注又説爲「按摩」義，恐皆不確。《水經注・夷水》：「中有石牀，甚整頓，傍生野韭。人往乞者，神許，則風吹別分，隨偃而輸，不得過越，不偃而輸，輒凶。往觀者去時特平，曁處自然恭肅矣。」楊守敬、熊會貞《水經注疏》云：「朱《箋》曰：孫云，當作『揃』，下同。戴仍，趙改『揃』。會貞按：《御覽》九百七十六引此文，兩『輸』字並作『拔』；又考《御覽》九、《事類賦注》二引《荆州圖》：『佷山縣山下有石牀，傍生野薤，人往乞者，神許則風吹別分，隨偃而翦，不得過越。』當是酈所本。『翦』與『揃』同作『拔』者，後人臆改；至『輸』，則誤字。」此係「揃」有「拔」義，可施於草之確證。

一説：「萎、接」疑可讀爲「札/扎」。《孔子家語・觀周》：「綿綿不絶，或成網羅；毫末不札（本或作『扎』），將尋斧柯。」王肅注：「札，拔也。」「札/扎」與「萎、接」聲母相近，韻部係月部與葉部關係，猶前述「截截」之與「捷捷」，亦猶「王札子」（見宣公十五年《春秋》經文）之亦作「王子捷」（見宣公十五年《左傳》等）。但《集韻・黠韻》「乙黠切」「軋」小韻下、《類篇・手部》下，皆以「扎」爲「揠」之或體，引《説文》「拔也」，則訓「拔」之「札/扎」又似即「揠苗助長」之「揠」，與此所論「萎、接」又嫌聲遠。待考。

〔三〕以上一段文字與《子羔》篇簡5＋簡8略同：「𡉉（堯）之取坌（𡌷—舜）也，從者（諸）㞷（艸、草）茅之𠁩（𠁩—中）。與之言豊（禮），敓専（溥、博）……五正……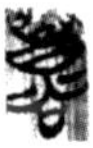而和。」諸家説的分歧主

要在前幾個「攸」字的理解上，今除最末一「攸」字外，餘暫不括注。詳見本書該篇校記。

……[先(堯)乃老，見(視)不明，]聖(聽)不聦(聰)。〔一〕先(堯)又(有)子九人，不㠯(以)亓(其)子爲逡(後)。〔二〕見埈(堎—舜)之臤(臤—賢)也，而欲㠯(以)爲逡(後)。十二[埈(堎—舜)乃五䜌(讓)㠯(以)天下之臤(臤—賢)者，不旻(旻—得)巳(已)，肰(然)句(後)敔(敢)受之。]

〔一〕《上博二》：簡文上部殘缺，從第十七簡講舜的部分看，簡文上文應有「堯乃老，視不明」等字。

〔二〕《上博二》：《史記·五帝本紀》：「於是堯乃以二女妻舜以觀其內，使九男與處以觀其外。」是堯有九子。按堯有九子之記載還見於《孟子·萬章上》《淮南子·泰族》等古書，研究者多已舉出(詳見單育辰《研究》第305頁)，此不贅。

埈(堎—舜)聖(聽)正(政)三年，山陵不凥(處)，水滎(澇—潦)不清(靖、靜)，乃立𡍮(禹)㠯(以)爲司工(空)。〔一〕𡍮(禹)既巳(已)二十三受命，乃芔(艸—草)備(服)蓍(箁)若(箬)、冒芙(蒲)蓻(笠)，手足肕(胼)[胝]，〔二〕十五面軌(奸)鯌(皵)，〔三〕陘(脛)不生之毛，〔四〕凱□(闓)森(灑)泖(激)流。〔五〕

〔二〕「尻」字《上博二》讀爲「序」。研究者或讀爲「處」但理解不確（參看單育辰《研究》124—125頁）。白於藍《補充》指出，「處」當訓爲「止」，「山陵不處」指山陵崩解。單育辰《研究》（第126頁）補充謂，「山陵不能停留、居止，也就是説山陵因地震、水力沖刷等原因不居其位，移動遷變，就會造成災害了」，皆可從。

「清」字右半有殘泐，《上博二》釋「湝」，陳劍《傳説》釋爲「洞」讀爲「通」，單育辰《三則》（又《研究》第126頁）釋爲「浴」讀爲「谷」，孫飛燕《研究》（第62頁）從之。此從郭永秉説釋爲「清」讀爲「靖」或「靜」，「不靖（靜）」即「不安」，與上文「不處」對應甚好。有關諸形對比如下：

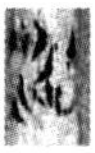 簡二十三　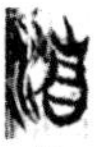 簡一「清」字　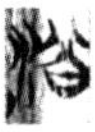、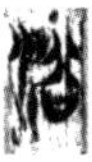、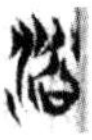 簡三十一、二十七、二十八「浴（谷）」字

其形並非《三則》所謂「其爲『浴』字瞭然」。張峰《散札》從《傳説》釋「洞（通）」之説，指出此形「『浴』所從的所謂『谷』的右上（引按：當係「左上」筆誤）一筆實爲『水』旁一筆」，亦即釋「浴」之説係將殘形中「水」旁的右上一筆，跟其下方屬於右半偏旁的一斜筆，合起來認爲「谷」字左上的兩斜筆了。此形除去「水」旁後，右半殘畫並不能很好地復原爲「谷」。《三則》所引《淮南子·脩務》「水潦得谷行」語，跟簡文用法也不够密合（單用「谷」字似未見即動詞「谷行」義者），釋「浴（谷）」之説恐不可信。

《上博二》：司工：古書多作「司空」，但從西周金文看，「司工」是本來寫法。《書・堯典》説四岳薦禹「作司空」。

〔三〕「芙蓺」讀爲「蒲笠」從陳劍《傳説》説（但其斷句尚有誤）。《國語・齊語》「令夫農……時雨既至，挾其槍、刈、耨、鎛，以旦暮從事於田野。脱衣就功，首戴茅蒲，身衣襏襫，霑體塗足，暴其髮膚，盡其四支之敏，以從事於田野。」韋昭注：「茅蒲，簦笠也。襏襫，蓑薜衣也。茅，或作『萌』。萌，竹萌之皮，所以爲笠也。」後刊《上博（五）・慎子曰恭儉》簡五謂「首峕（戴）茅芙（蒲）」，亦可爲證。

研究者多已指出，此處前後一段簡文可與古書如下記載對讀。《莊子・天下》：「禹親自操耒耜，而九雜天下之川，腓無胈，脛無毛，沐甚風，櫛疾雨，置萬國。禹大聖也，而形勞天下也如此。」《韓非子・五蠹》：「禹之王天下也，身執耒臿以爲民先，股無胈，脛不生毛。」（以上皆劉樂賢《小札》所舉）《史記・李斯列傳》：「禹鑿龍門，通大夏，疏九河，曲九防，決渟水，致之海。而股無胈，脛無毛，手足胼胝，面目黎黑，遂以死於外，葬於會稽。」《劉子・知人》：「禹爲匹夫，未有功名。堯深知之，使治水焉。乃鑿龍門，斬荆山，導熊耳，通鳥鼠，櫛奔風，沐驟雨，面目黧黚，手足胼胝，冠絓不暇取，經門不及過，使百川東注於海，西被於流沙，生人免爲魚鼈之患。」（以上皆孟蓬生《劄記》所舉）《尸子》佚文：「古者龍門未闢，呂梁未鑿，河出於孟門之上，大溢逆流，無有邱陵，高阜滅之，名曰洪水。禹於是疏河決江，十年不窺其家。手不爪，脛不生毛，生偏枯之病，步不相過，人曰禹步。」（徐在國《雜考》舉）等等。「足」上之字其形中間有磨滅，舊多未釋。馮勝君《賸義》釋爲「手」，並將簡文重新標點釋讀爲「乃草服箁箬，冒蒲笠」，正確可從。《賸義》指出，「冒」與《戰國策·韓策一》「張儀爲秦連横説韓王」章「山東之卒被甲冒胄以會戰」之「冒」用法同，皆與「戴」義近；《書·禹貢》「島夷卉服」僞孔傳：「南海島夷，草服葛越。」孔疏：「《釋草》云：『卉，草。』舍人曰：『凡百草一名卉。』知『卉服』是『草服葛越』也。葛越，南方布名，用葛爲之。」「草服葛越」的説法可與簡文「芔（艸）服箁箬」相對比印證（楚文字「芔/卉」即「艸」之繁形，衆多研究者已指出）。《賸義》又指出，「足」下之殘文，其左旁似从「肉」，右旁則不知所从。但與典籍記載相對比，簡文「手足」下面的二字闕文，無疑就是「胼胝」一詞。

〔三〕簡十五與簡二十四直接拼合，從子居《再編連》説（夏世華《復議》《集釋》同）。單育辰《研究》（第3、第127頁）補充指出，陳劍《小議》已將兩簡前後相次，但未直接拼合，其原因大概是從《上博二》「一書最前所載的彩色小圖版看，如果二支殘簡直接拼合的話，就明顯要比別的簡長出一大截」；但實際上「從彩色小圖版簡十五上字迹的大小看，簡十五上的縮放比例明顯與他簡不同，與他簡相比，其縮放比例是偏大的。若依没有縮放的原大黑白圖版的尺寸來看，簡十五上一五·五釐米；簡二十四下二九釐米，二者拼合後四四·五釐米，與他簡的長度完全相合」。

「𨊠」讀爲「皯」（字亦作「䵟」）、「鯌」讀爲「散」，皆從孟蓬生《劄記》説（陳秉新《補釋》亦讀「𨊠」爲「皯」），「皯散指面部皮膚烏黑粗糙」。「鯌」字以「魚」爲意符，蓋著眼於「粗糙皺皺如魚鱗」而造，與字書訓「魚名」等之「鯌」字無關。後刊《上博（九）·舉治王天下》之「禹王天下」部分簡三十一，謂大禹治水而「身鯩鯌」，蔡偉《「鯩鯌」》讀爲「身鯩（鱗）鯌（散/錯）」，謂「簡文是描寫大禹治水之辛勞」，以致「身之膚理也麤散若魚鱗了」，可與此互證。

〔四〕「悭（脛）」字釋讀及斷屬下讀，從孟蓬生《劄記》、徐在國《雜考》説。古書講大禹治水言「脛無毛」「脛不生毛」者多見（詳前注）。「之」字或以爲衍文，沈培《「脛不生之毛」》指出，古書中有「我有圃，生之杞乎」（《左傳·昭公十二年》）、「登此昆吾之虚，緜緜生之瓜」（《左傳·哀公十七年》）、「終古斥鹵，生之稻粱」（《呂氏春秋·樂成》）、「終古舄鹵兮生稻粱」（《漢書·溝洫志》）等説法，「生之毛」（即「動之名」結構）是古漢語中的一種特殊語言習慣，「之」字非衍文。

〔五〕「凱（闓）𣳚（灑）泖（激）」三字之釋讀詳見陳劍《三則》。「闓」義同「開」（「開」本从元部的「开」得聲，後音「苦哀切」者，正係「闓」字之音之「同義換讀」），「灑」用於講治水，其義爲「析、分（河流）」，見於《墨子·兼愛中》等，古書又寫作「釃」（《漢書·溝洫志》）、「廝」（《史記·河渠書》）或

「澌」字（《文選・難蜀父老》注引蘇林云）等。「闓灑激流」即開通/闓導、析分湍急的河流。河流水勢湍急主要有兩方面的原因：一是河道中有阻礙，一是高下落差太大；對前者主要用「闓」即疏通河道、引導水流的手段，對後者則主要用「灑」的手段，即引出支流以減緩水勢。

墨（禹）親（親）執枌（畚）䢋（誒—耜），〔一〕㠯（以）波（陂）明（孟）者（諸）之澤，〔二〕決九河二十四之漈（遏），〔三〕於是虖（乎）夾州、涂（涂—徐）州訇（始）可尻（處）└。〔四〕墨（禹）迵（通）淮與忻（沂），東鼓（注）之𣴎（海—海），於是虖（乎）競州、簷（莒）州訇（始）可尻（處）也。〔五〕墨（禹）乃迵（通）蔞與昜（易），東鼓（注）之二十五𣴎（海—海），於是虖（乎）蓏（藕—耦）州訇（始）可尻（處）也。〔六〕墨（禹）乃迵（通）三江、五沽（湖），東鼓（注）之𣴎（海—海），於是虐（乎）鄗（荊）州、昜（揚）州訇（始）可尻（處）也。〔七〕墨（禹）乃迵（通）𦚈（伊）、洛，并里〈廛（瀍）〉、干（澗），東二十六鼓（注）之河，於是於（乎）敘（敘—豫）州訇（始）可尻（處）也。〔八〕墨（禹）乃迵（通）經（涇）與渭，北鼓（注）之河，於是虖（乎）㪥州訇（始）可尻（處）也。〔九〕墨（禹）乃從灘（漢）㠯（以）南爲名浴（谷）五百，從二十七灘（漢）㠯（以）北爲名浴（谷）五百。〔一〇〕

〔一〕「枌（畚）」《上博二》誤説，陳劍《小議》疑讀爲「畚」，劉樂賢《小札》有詳細補充説明，指出《淮南子·要略》「禹身執虆臿」云云，《太平御覽》引作「畚插（鍤）」（見卷八二、五五五、七六四；王志平《劄記》亦已引此諸文爲説），是簡文「畚」字之確證；古書中作爲器物用的「畚」字有指盛土之器、掘土之器兩種含義，此應用第一義，其下「耜」則是掘土之器。

〔二〕《上博二》：「陂明都之澤」，《書·禹貢》作「被孟豬」，《史記·夏本紀》作「被明都」，「被」當讀爲「陂」，即《禹貢》「九澤既陂」之「陂」，是築堤障塞之義。「明都之澤」，即古書常見的孟諸澤，「明都」「孟豬」皆「孟諸」之異文。方位在今河南商丘東北，山東單縣西南，元代以後堙廢。

〔三〕《上博二》：「決」，《説文·水部》：「決，行流也。」是疏通水道的意思。「九河」，徒駭、太史、馬頰、覆鬴、胡蘇、簡、絜、鉤盤、鬲津九水，見《爾雅·釋水》。按：古書關於禹疏決九河之記載甚多，如《墨子·兼愛中》《孟子·滕文公上》等等，研究者多已指出，此不贅舉。後刊《上博（九）·舉治王天下》之「禹王天下」部分簡30—31謂「禹疋（疏）江爲三，疋（疏）河【30】爲九，百洲（川）皆道」云云，亦其例。關於「九河」的研究，參看晏昌貴《九州》。

「渫」字《上博二》隸定作「泎」讀爲「阻」。其形原作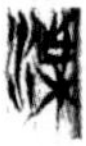，右上所从與「乍」之常見形有別。楚文字中與此形右半相近者有「桀」旁與「枼」旁，二者亦多有相混之例。研究者即多持此兩説。如許全勝《補釋》疑爲「渫」字之誤（讀爲「泄」），孫飛燕《「渫」字》直接釋爲「渫」。蘇建洲

《考釋四則》（又《三則》）釋爲「滐」讀爲「結」；李守奎等《文字编》隸定作「滐」；馮勝君《「渫」字》從釋「滐」之説，改讀爲「竭」，訓爲「阻遏」，引《淮南子・原道》「凝竭而不流」，王念孫《讀書雜志・淮南内篇一》：「竭之言遏也。《爾雅》曰：『遏，止也。』」又《鹽鐵論・疾貪》：「猶水之赴下，不竭不止。」謂「『決九河之竭』，意思是疏通九河之阻遏。後世訓爲堤堰的『堨』可能就是從這種用法的『竭』字分出而來的，如《三國志・魏書・劉馥傳》：『興治芍陂及茄陂、七門、吴塘諸堨以溉稻田，官民有畜。』《水經注・濟水》：『以竹籠石，葺土而爲堨。』」夏世華《集釋》、李守奎、張峰《「桀」與「傑」》結論皆與馮勝君《「渫」字》説略同。楚簡中「桀」聲字讀爲「曷」聲字之例頗爲多見（參看石小力《合證》44—45頁），研究者現在多贊同讀「遏」之説。

關於此字以及楚簡相關諸形的分析，研究者的看法尚略有分歧。李守奎、張峰《「桀」與「傑」》所論較詳，其説認爲，楚文字與「桀」有關諸形，其上所从本爲「匃」旁，「匃」與「桀」讀音甚近可通；將上部「匃」旁中「似『刃』的部分移到左側，使其變成大家熟悉的『舛』」，即成「桀」形；「⿱匃木从木匃聲，很可能是桀的本字，《説文》的桀是其訛變」，「桀」「楬」意義相通，「『楬』很可能是『桀』的後起形聲字，兩個字記錄的是同源詞」。如其説，則「桀」形本非原生而係由「⿱匃木」訛變而來。其説對「⿱匃木」形的分析多可從，但所述訛變爲「桀」的過程，則既於形不密合，又在現所見字形中並無中間環節。陳斯鵬曾謂「這類形體的『桀』字上部所从應理解爲『匃』旁，是一種聲化的現象」（見馮勝君《「渫」字》第343頁腳注33引），其意似即謂先有

「桀」形而後變出「枲」形。至石小力《合證》(第43頁)則謂二者各有來源：「楚文字中的『桀』字應是一個形聲字，而《說文》小篆『桀』字構形爲『从舛在木上』，可能別有來源。」從文字的系統性來看，此說似可能性不大。高中正《時代》謂：「古文字中有時會將單一部件寫成左右對稱之形……如『坐』由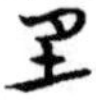變爲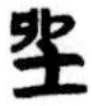，『桀』由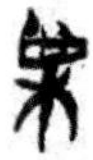（上博簡《容成氏》簡四十）變爲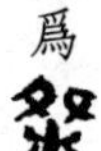（睡虎地秦簡《日書》甲種簡九三）」，按此說較勝。三晉璽印「桀」字作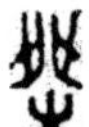、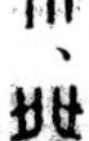（《璽彙》1387、1388），右上之形與楚簡「枲（桀）」上半之形更近（如郭店簡《尊德義》簡五、簡二二「傑」字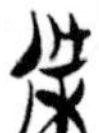、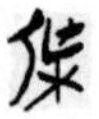）。據此，則「桀」字來源可描述爲：其原始字形本作「枲」，係「从木勹聲」之字；後「勹」形省簡，又在左側添加重複對稱之形，遂成上从所謂「舛」之「桀」形。

〔四〕蘇建洲《校釋》(142—143頁)懷疑簡文此處「應是書手漏抄『也』字，只好在事後校讀時補上一『鉤識號』表示脫文」，因此處下數句文例相同者，其後均有「也」字。夏世華《集釋》說同。此說似頗可信（本篇除此處外別無「乚」號）。

自此至簡二十七記述「九州」，很多問題衆說紛紜難以定論，注者亦無力判斷。諸家意見可參單育辰《研究》及較晚出的孟繁璞《「九州」補說》所舉。此僅列《上博二》原注，及個別影響較大的說法。另單育辰《研究》（第295頁；又《對讀》第252頁）將諸「九州」說繪製爲對照表格，頗便省覽，茲迻錄於下。

書名	九州											
容成氏	夾	涂（徐）	競（青）		簷（莒）	藕		㽞（荊）	𨛬（揚）	敘（豫）		虘
禹貢	冀	徐	青	兗				荊	揚	豫	梁	雍
職方氏	冀		青	兗		并	幽	荊	揚	豫		雍
呂覽	冀	徐	青	兗			幽	荊	揚	豫		雍
爾雅	冀	徐		兗	營		幽	荊	楊	豫		雝

其中書名部分，「禹貢」指《尚書·禹貢》，「職方氏」指《周禮·夏官·職方氏》，「呂覽」指《呂氏春秋·有始覽·有始》，「爾雅」指《爾雅·釋地》。

《上博二》：夾州：《書·禹貢》所無，但與下「敘州」鄰近，疑相當《禹貢》等書的「兗州」。涂州：從明都澤的位置看，疑即《禹貢》等書的徐州。案，二州似在古魯、宋之地。晏昌貴《九州》：「『夾』意爲夾持、夾輔，夾州當得名於兩河夾持其間地，此與古書釋冀州正同。《釋地》：『兩河間曰冀州。』《有始》：『兩河之間爲冀州，晉也。』」

〔五〕《上博二》：淮與忻：淮水和沂水。《禹貢》「海岱及淮惟徐州，淮、沂其乂」，是敘二水於徐州下。競州：《禹貢》所無，疑相當《禹貢》等書的「青州」或《爾雅·釋地》的「營州」。簷州：春秋莒國銅器以「簹」自稱其國名。莒國之域在沂水一帶。《禹貢》無莒州，疑簡文「莒州」即莒國一帶。案：二州似在古齊、莒之地。

蘇建洲《柬釋（二）》：競，群紐陽部；青，清紐耕部，考慮到地理位置，沂水在今山東臨朐一帶，正好與青州所在「東方爲青州，齊也」（《吕氏春秋・有始覽・有始》）相差不遠。

〔六〕《上博二》：蔞：《禹貢》所無，疑即古易水附近的滱水（又名嘔夷水）。湯：《禹貢》所無，疑即古燕地的易水。陳偉《九州》：《周禮・夏官・職方氏》并州下記云「其澤藪曰昭餘祁，其川虖池、嘔夷，其浸淶、易」……蔞水恐當是淶水。淶水發源於今河北淶源縣西，逶迤東南行合易水，再東行在今天津市區入渤海。萊、蔞二字爲來紐雙聲，韻部爲之侯旁轉。古音相近，或可通假。孟繁璞《「九州」》説爲見於《山海經・北山經・北次三經》「泰戲之山……虖沱之水出焉，而東流注於漊水」之「漊水」。

《上博二》：蓏州：《書・禹貢》所無，疑即《周禮・夏官・職方氏》所説「其川虖池、嘔夷，其浸淶、易」的「并州」。「并」與「蓏」簡文寫法相近，或有混淆。按：「蓏」字原作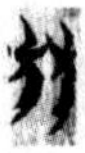，下所謂「㼌」實作「兩瓜反寫形」（全字研究者或隸定作「蓏」）。陳偉《九州》主張釋其字爲「藕」，舉包山楚墓遣册簡258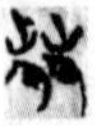、竹簽牌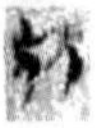、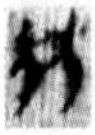與此爲一字之形，據李家浩釋讀爲「蓏（藕）」爲説，謂「此字『艸』頭之下的部分從二人側立取義，是『耦』的象形字」（《左傳・襄公二十九年》

杜預注「二人爲耦」）；「竹書中的『藕』恐當讀爲『耦』，是用一個意義相近的詞指稱《職方》中的并州」。後刊《上博（六）·平王與王子木》簡一有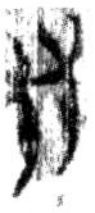字（頭部形有訛），陳偉《條記》讀爲「遇」，並指出與此處正可互證。研究者多從此説。按後刊《清華簡（陸）·鄭文公問太伯》甲本簡五、乙本簡五「㼌（耦、偶）」字作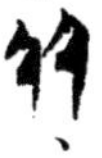、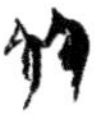，亦可爲證。但此類「反寫之『㼌』形」是否「從二人側立取義，是『耦』的象形字」，以及此字跟一般的从「兩瓜」形之「蓏」字（包山簡258二者見於同簡）的關係，皆尚可研究（有關資料和討論可參看後出蘇建洲《「内㼌之」》）。

〔七〕《上博二》：「三江五湖」，舊説不一。案：《周禮·夏官·職方氏》：「東南曰揚州……其川三江，其浸五湖。」《禹貢》有「三江」而無「五湖」，曰「淮、海惟揚州，彭蠡既豬，陽鳥攸居。三江既入，震澤底定。」似「三江五湖」在長江下游今鄱陽湖至太湖一帶。但簡文「三江五湖」是並荆州而説，其範圍可能還包括長江中游一帶。⿱刑田州、鄸州：即「荆州」「揚州」，皆見《禹貢》等書。

晏昌貴《九州》、陳偉《九州》皆認爲「揚州」之「揚」本應作「陽」。晏昌貴《九州》：《淮南子·墬形訓》「正東陽州曰申土」，注「申，複也」，意謂陽氣複起東方。《禹貢》《爾雅》《職方》《有始》及《説苑·辨物》均作「揚」，或作「楊」。揚、越雙聲，或以爲揚州得名古越國越族，越之滅吳在公元前473年，由此推論九州是戰國時代的産物。簡書陽州不作揚，其得名恐與越國無關。陳偉《九州》：竹書州名之字尚見於其他戰國文字資料，在比較確定的場合，實用作「陽」字。（中略）因而竹書州名（中略）也可能讀爲「陽」，表示州域位於九州南部的地理特徵。

〔八〕《上博二》：上文皆作「東注之海」，此與《書·禹貢》「既入于河」同，作「河」不作「海」。（中略）（伊、洛、瀍、澗）此四水爲豫州之望。《禹貢》曰：「荆、河惟豫州，伊、洛、瀍、澗，既入于河……」敘州：即「豫州」，見《禹貢》等書。《淮南子·本經》：「舜乃使禹疏三江五湖，闢伊闕，導瀍、澗，平通溝陸，流注東海。鴻水漏，九州乾，萬民皆寧其性。」（許全勝《補釋》舉）陳偉《九州》：豫州得名之由，《釋名·釋州國》云：「豫州地在九州之中，京師東都所居，常安豫也。」《經典釋文·爾雅·釋地》引《春秋元命苞》云：「豫之言序也，言陽氣分布，各得其處，故其氣平靜多序也。」簡文州名本作「敘」。「敘」「序」音同義通，均有順序、次序之義。如果簡文用字有特定含義的話，則《春秋元命苞》對豫州之名的解釋較爲近實。

〔九〕《上博二》：涇、渭二水爲雍州之望。《禹貢》曰：「黑水西河惟雍州，弱水既西，涇屬渭汭。」（中略）（北注之河）指涇、渭合流後注入今陝、晉之間自北而南的黃河河道。案：豫、虞二州之水皆入河不入海，與前面的七個州不同。虞州：從文義看，應相當《禹貢》之雍州。其名或與沮水有關。

陳偉《九州》：《漢書・地理志上》右扶風「雍」注引應劭云：「四面積高曰雍。」《經典釋文・爾雅・釋地》引李巡云：「河西其氣蔽壅，厥性急凶，故曰雍。雍，壅也。」又引《太康地記》云：「雍州兼得梁州之地，西北之位，陽所不及，陰氣壅閼，故取名焉。」大致皆以壅塞爲説。簡文的「叡」或可讀爲「阻」。阻訓險隘、障隔，與這些對雍州的説法相通。

單育辰《研究》（第155、第296頁；又《對讀》第253頁）：在《漢書・天文志》中，還有一條更重要的文獻可以證明「雍」「叡」二字在意義上有關聯。「土與金合國亡地，與木合則國饑，與水合爲雍沮，不可舉事用兵」，晉灼注：「沮音沮溼之沮。水性雍而潛土，故曰雍沮。一曰，雍，填也。」王先謙補注（《漢書補注》卷二六）：「《天官書》作『穰而擁閼』，《五行傳》云：『占曰爲壅沮。』」「沮、叡」可通。《詩・周頌・振鷺》「振鷺于飛，于彼西雝」，毛傳：「雝，澤也。」《漢書・鄒陽傳》「是以申徒狄蹈雍之河」，顔師古注：「雍者，河水溢出爲小流也。」《列子・黄帝》「雍水之潘爲淵」，《釋文》云：「河水決出還復入也。」此注本自《爾雅・釋水》：「灉，反入。」郭璞注：「即河水決出還復入者。」「雍州」之「雍」恐取此義，以與訓下溼之「沮」相對。

〔一〇〕《上博二》：「谷名不能確指。（中略）簡文以漢水爲界劃分南北，值得注意。」研究者多舉以下古書與此簡文對讀。《莊子・天下》：「昔者禹之湮洪水，決江河而通四夷九州也，名川三百，支川三千，小者无數。」（劉樂賢《小札》、李承律《譯注》）《吕氏春秋・有始》：「凡四海之内，東西二萬八千里，南北二萬六千里，水道八千里，受水者亦八千里，通谷六，名川六百，陸注三千，小水萬數。」（李承律《譯注》）

天下之民居奠，乃飭（飭）飤（食），乃立句（后）稷（稷）㠯（以）爲絰（田）。〔一〕句（后）稷（稷）既巳（已）受命，乃飤（食）於埜（野），佰（宿）於埜（野），𢓜（復）穀（穀）豢土，五年乃二十八毀（穰）。〔二〕

〔一〕「飭（飭）」字釋讀從何琳儀《選釋》、陳劍《傳説》説。「絰」讀爲「田」從張富海《五則》説。《五則》舉《管子・法法》：「舜之有天下也，禹爲司空，契爲司徒，皋陶爲李，后稷爲田。」《小匡》：「弦子爲理，寧戚爲田。」皆稱掌農業之官爲田。

〔二〕《上博二》：「穰」，指穀物豐收。

「復穀豢土」之「復」「豢」兩字如何講還待研究。《上博二》謂：「即『復穀換土』，指更换穀物的品種和讓土地輪休。」王輝《劄記》説略同，逕將「復」字義講爲「重複或繼續」，謂「换土即周代的爰田，趄田」云云；季旭昇謂「豢」依本字解，意思是「養」，指培養地力（見蘇建洲《譯釋》第146頁、《校釋》第155頁引），羅新慧《后稷》亦謂「豢土」即「養土」。諸説皆嫌未盡密合。

按此語似應與古書中講后稷「糞土樹穀」（《淮南子・泰族》《説苑・貴德》）、「糞土種穀」（《淮南子・人間》)、「糞田而種穀」(《淮南子・本經》)一類語相近(但羅新慧引此而逕讀「豢」爲「糞」則恐不可信)。頗疑簡文此「遉」字即「種」字之誤。「種」出土文獻多作「穜」(如本篇簡五十三),楚文字「复」旁與「童」旁形頗爲接近;如本係以用爲「動」之「潼」字假借作「種」,則更易誤爲「遉」。略舉有關諸形對比如下。

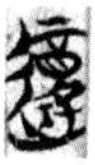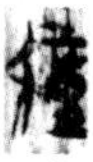、本篇簡二十一、簡五十三 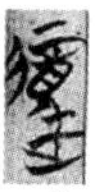、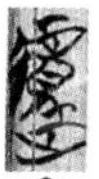《上博(五)・君子爲禮》

簡二

民又(有)余(餘)飤(食),無求不旻(旻—得),民乃賨(僿),喬(驕)能(態)刣(始)㚖(作),乃立咎(皋)垑(陶)㠯(以)爲李(李—理)。[一] 咎(皋)垑(陶)既巳(已)受命,乃夋(辨)侌(陰)昜(陽)之髶〈既(炁—氣)〉而聖(聽)亓(其)詷〈詥(訟)〉獄,[二]三十九年而天下之人亡(無)訟獄者,天下大和匀〈㚒(均)〉。[三]

[一]「賨」《上博二》釋爲「賽」,解釋作「爭利競勝」。研究者多有異説(參看單育辰《研究》160—163頁),此釋爲「賨」讀爲「僿」,從陳劍《三則》説。其形略特異之處在於左下所从「人」旁省而只作一筆。《史記・高祖本紀》贊:「文之敝,小人以僿,故救僿莫若以忠。」「僿」意爲澆薄、不誠實。「賨」可看作傳世古書「僿」字的異體或前身。

「能(態)」從《上博二》讀。無論是從用字習慣還是從上下文意看,此説皆難有立異餘地。鄧少平《研究》、孫飛燕《劄記》(又見《研究》136—138頁)讀爲「怠」，畢育辰《研究》(第163頁)從之；王凱博《拾詁》又《探研》(第402頁)又讀爲「懕」，皆不必。

「⿰土⿱宀缶(陶)」字《上博二》誤説，何琳儀《選釋》説爲从土从匋，即「陶」之異體，可從。《上博二》：「李」，法官。字亦作「理」。《書·皋陶謨》説舜命皋陶「作士」，《管子·法法》説「皋陶爲李」。「李」字，簡文从來从子，鄭剛《戰國文字中的陵和李》(中國古文字研究會第七次會議論文)指出此字應釋「李」(「來」「李」都是來母之部字)。簡文可以證明鄭説之確。按：研究者現已辨明，所謂「从來从子」之「李」字，亦非直接由此兩偏旁拼合而造，而應係由「孷」字省略、「變形音化」爲「來」聲而來。

〔二〕《上博二》：「辨陰陽之氣」，《史記·律書》：「王者制事立法，物度軌則，壹稟於六律。」《漢書·律曆志上》：「律十有二，陽六爲律，陰六爲呂。」此決獄本之陰陽説。「氣」字，簡文多从既从火，這裏從而，蓋涉下文「而」字而誤。

「詷〈詥(訟)〉」參看後文簡二十二「詥(訟)告」校記。

〔三〕《上博二》：「和均」見《逸周書·柔武》《呂氏春秋·察傳》(《風俗通義·樂正后夔一足》引，今本脱「均」字)等書，乃和諧之義，並多與音樂有關。按：「⿱旬土」見於包山簡四三、郭店《尊德義》簡三四(用爲「均」)，即「均」字繁體。同樣「日」作「田」形、又與「土」旁結合變爲似从「里」

者見於郭店《唐虞之道》簡二。

埈（夋—舜）乃欲會天陘（地）之熂（炁—氣）而聖（聽）甬（用）之，乃立數（質、契）目（以）爲樂正。〔一〕數（質、契）既受命，复（作）爲六頪（律）六三十郙〈郘（呂）〉，〔二〕夌（辨）爲五音，目（以）定男女之聖（聲）。〔三〕堂（堂—當）是時也，殹（癘）没（疫）不至，祅（妖）羕（祥）不行，〔四〕𥘵（禍）才（災）迲（去）亡，禽（禽）獸（獸）肥大，艸（草）木晉長。〔五〕昔者天陘（地）之着（差—佐）埈（夋—舜）而十六右（佑）善，女（如）是𤖼（狀）也。

〔一〕《上博二》：第二十九簡「乃辨陰陽之氣」是強調律法之分，這裏的「乃欲會天地之氣」則是強調樂的合和之用。（中略）堯、舜樂正古書多作「夔」，唯《呂氏春秋·古樂》作「質」，從讀音考慮，此字疑讀爲「質」（「質」是端母質部字，「竊」是清母質部字，讀音相近）。陳偉《零釋》讀爲「契」，「竊」與「契」音近可通，「竊」从「禼」聲，「契」也正或寫作「禼」；在傳世古書如《大戴禮記·五帝德》《史記·五帝本紀》等中，契與禹、后稷、皋陶、夔等人共事，而簡文中提到的舜臣也正有禹、后稷、皋陶以及此「數（竊）」，可見「數（竊）」即「契」。至於簡文記「契」爲「樂正」，《零釋》提出兩種可能：或是「竹書作者或抄手將樂正夔誤寫成時代相同、地位也大致相當的契」，或是「傳聞有異」，簡文的任樂正的「契」和《呂氏春秋·古樂》任樂正的「質」爲一人（「質」與「竊」「契」均音近可通），就是一般所説的任司徒的商契。陳劍《傳説》認爲後一説應該是合乎事實的，「質」「契」本爲一人之分化。

陳劍《傳説》：以上一段主要記敘舜時分職任事，除禹之外的其他職官，包括后稷、皋陶、質三人。所謂「質」即商契，（中略）簡文跟《孟子・滕文公上》「堯獨憂之，舉舜而敷治焉。舜使益掌火……禹疏九河……后稷教民稼穡……使契爲司徒……」一大段話很類似。《管子・法法》：「舜之有天下也，禹爲司空，契爲司徒，皋陶爲李，后稷爲田。」與簡文基本相合。

〔二〕「郙」係「郘」字之誤，讀爲「吕」，見陳劍《小議》。「六律六吕」即十二律吕，下文又言「五音」，「作爲六律六吕」與「辨爲五音」句式整齊。古書以「六律」與「五聲」或「五音」並舉習見。

〔三〕《上博二》：古人認爲音樂有別男女之用，如《禮記・樂記》「化不時則不生，男女無辨則亂升，天地之情也。及夫禮樂之極乎天而蟠乎地，行乎陰陽而通乎鬼神，窮高極遠而測深厚，樂著大始而禮居成物」，「律小大之稱，比終始之序，以象事行，使親疏貴賤長幼男女之理皆形見於樂」。蘇建洲《柬釋（三）》（又《譯釋》第149頁、《校釋》第166頁）：李零先生所釋與上下文意似不連貫。況簡文是説「定」男女之「聲」，並非「別」男女之「用」。此處「男女之聲」疑指六律所代表的「陽」及六吕所代表的「陰」二者合起來的「陰陽之聲」。黄老帛書《稱》曰：「凡論必以陰陽□大義。……男陽〔女陰，父〕陽〔子〕陰」，即以男、女分屬陽、陰。《周禮・春官・大師》：「大師：掌『六律、六同』，以合『陰陽之聲』。陽聲：黄鐘、大蔟、姑洗、蕤賓、夷則、無射；陰聲：大呂、應鐘、南呂、函鐘、小呂、夾鐘。皆文之以五聲：宮、商、角、徵、羽。……」（中略）與簡文可參看。

〔四〕《上博二》：戲役：上字，楚簡或用爲「列」，疑是古「烈」字。「烈山氏」，古書亦作「厲山氏」。這裏讀爲「癘疫」或「痢疫」。「妖祥」，指各種怪異反常現象，如《左傳・宣公十五年》「地反物爲妖」，《玉篇・示部》「祥，似羊切，妖怪也」。《説文・示部》「祦」字段玉裁注：「祦，省作祆。經傳通作妖。」「妖」作「祆」，與簡文寫法同。

〔五〕《上博二》讀「晉」爲「蓁」，指生長茂盛。此從何琳儀《選釋》、孟蓬生《劄記》如字讀，訓爲「進」。

孫飛燕《研究》（第76頁）引《莊子・馬蹄》與簡文參讀：「故至德之世，其行填填，其視顛顛。當是時也，山无蹊隧，澤无舟梁；萬物羣生，連屬其鄉；禽獸成羣，草木遂長。是故禽獸可係羈而遊，鳥鵲之巢可攀援而闚。」

𡌦（𡕥—舜）乃老，𥃩（視）不明，聖（聽）不聦（聰）。𡌦（𡕥—舜）又（有）子七人，不㠯（以）亓（其）子爲逡（後）。見墨（禹）之臤（臤—賢）也，而欲㠯（以）爲逡（後）。墨（禹）乃五𧫷（讓）㠯（以）天下之臤（臤—賢）十七者，不㝵（㝵—得）巳（已），肰（然）句（後）敔（敢）受之。〔一〕

〔一〕蘇建洲《譯釋》（第150頁）又《校釋》（第172頁）：或曰「九人」。如《呂氏春秋・孟春紀・去私》：「舜有子九人，不與其子而授禹：至公也。」

壐（禹）聖（聽）正（政）三年，不折（製）革，不釰（刃）金，不鉻（略）矢。〔一〕田無對（蔡），厇（宅）不工（空），〔二〕閘（關）坊（市）無賦。壐（禹）乃因山陵坪（平）徑（隰）之可坓（封）邑十八者而緐（繁）實之，〔三〕乃因近目（以）智（知）遠，〔四〕迲（去）蚵（苛）而行柬（簡），〔五〕因民之欲，會天埅（地）之利，夫是目（以）逐（邇）者敓（悅）綺（絅／紿—怡），而遠者自至。〔六〕四海（海—海）之內垩（返—及），十九四海（海—海）之外皆青（青—請）紅（貢）。〔七〕

〔一〕《上博二》：折革：即「製革」，指製甲衣。釰金：即「刃金」，指砥礪兵刃。鉻矢：即「䂮矢」。《爾雅・釋詁下》：「䂮，利也。」字亦作「略」，《詩・周頌・載芟》：「有略其耜，俶載南畝。」毛傳：「略，利也。」這裏指使矢鏃鋒利。按《上博二》之説皆可信，研究者或另立異説，不必。蘇建洲《校釋》（173—174頁；《譯釋》第153頁略同）：《尸子・君治》曰「武王已戰之後，三革不累，五刃不砥」，可見「革」「刃」的不製、不砥，均代表一種不興兵戎、休養生息的治國方式，可與簡文參看。

〔二〕「對」，《上博二》：左半所从與郭店楚簡釋爲「察」「淺」「竊」的字所从相同（其中釋爲「察」

「竊」的字也見於《包山楚簡》)，右半从刀。此字的聲旁應如何隸定，還有待進一步討論，但從各有關辭例的讀法看，似是舌、齒音的月部或質部字。疑此字在這裏作荒廢之義講，或可讀爲「蔡」，指野草。按《上博二》之説可信，「田無蔡」與古書「田野蕪穢」一類語義近；孫飛燕《研究》(第78頁)舉《老子》第五十三章「田甚蕪」云云，謂「『田甚蕪』指田地荒廢，簡文『田無蔡』指田地無野菜，二者正可對讀」，可從。又《國語・周語下》單襄公述陳國之敗政，有「今陳國道路不可知，田在草間」云云語，義亦與「田無蔡」相對。「尼(宅)不工(空)」亦從《上博二》原釋，「空」即「十室九空」之「空」，簡文謂徭役征戍不過度，無大規模戰爭(承前文「不製革、不刃金、不略矢」言之)，故家宅不空。研究者於「⿰⿱丵乂刂(蔡)」「工(空)」或生異説，亦不必。

〔三〕《上博二》：「平隰」，指平坦低濕之地。「繁實之」，指移殖人口以充實之。

〔四〕「近」字原作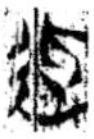，「斤」旁之形略特别。《上博二》疑爲「迩」，已指出「與下文『遠』字相對，從文義看，似是『近』之義」。蘇建洲《四則》(又《三題》)據《上博(一)・性情論》簡二「近」字作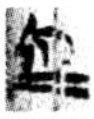形逕釋爲「近」，但信從者不多。後刊《清華簡(伍)・厚父》簡七「慙(慎)」字作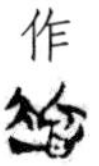，蘇建洲《補證》又《考釋》據此指出其所从「斤」旁與此處簡文之形極近，釋「近」可定。王志平《劄記》引《大戴禮記・四代》：「昔者先王之所以爲天下也，小以及大，近以知遠。」可與簡文參讀。

〔五〕《上博二》：「苛」，與「簡」相反，是煩瑣之義。

〔六〕「逐」字原形「辵」旁之外部分不甚清晰，舊多誤説。此從鄔可晶《「逐」字》説釋。參看本書《季庚子問於孔子》篇簡十九「毋（毋）詣（？）逐（邇）」注。周波《二則》舉以下古書文句與簡文參讀。《論語・子路》：「葉公問政。子曰：『近者悦，遠者來。』」《韓非子・難三》：「葉公子高問政於仲尼，仲尼曰：『政在悦近而來遠。』」《孔子家語・辨政》：「公問政於夫子，夫子曰：『政在悦近而來遠。』」

「絢」字《上博二》讀爲「治」，此從陳劍《小議》改讀爲「怡」。「悦怡」一語古書常見。

〔七〕《上博二》：「及」，有來至之義，指來朝覲。「請貢」，指請求朝貢。晏昌貴《禹政》連讀爲「四海之内及四海之外皆請貢」，將「及」理解爲連詞，意爲「與」。蘇建洲《校釋》（第178頁）説略同。研究者或從此説，按恐不可信。「四海之内」即天子統治範圍，無言「請貢」之理。

墨（禹）肰（然）句（後）司（始）爲之唐（號）羿（旗），目（以）夋（辨）亓（其）右（左）右，思（使）民毋惑（惑）。〔一〕東方之羿（旗）目（以）日，西方之羿（旗）目（以）月，南方之羿（旗）目（以）它（蛇），二十宙（中）正之羿（旗）目（以）㬥（熊），北方之羿（旗）目（以）鳥。〔二〕

〔一〕《上博二》：古人圖繪羣物於旌旗，作爲徽號，是爲「號旗」。孫飛燕《研究》（第80頁）：《禮記・大傳》：「易服色，殊徽號。」鄭玄注：「徽號，旌旗之名也。」

孟蓬生《劄記》讀本篇數見之「思」爲「使」。按楚文字習見用「思」或「囟」爲「使」，經衆多研究者先後指出（參看沈培《「囟」或「思」》、《對讀》193—196頁）及新材料不斷印證，現已不成問題。《孔子家語・賢君》有「使民無惑」語（李承律《譯注》舉）：「吾欲使民無惑，吾欲使士竭力，吾欲使日月當時，吾欲使聖人自來，吾欲使官府治理。爲之奈何？」

〔二〕《上博二》：古人朝日於東，故東方之旗以日。（中略）古人夕月於西，故西方之旗以月。案：古人於春分祭日於東門之外，秋分祭月於西門之外，叫「朝日夕月」（如《國語・周語上》）。其禮相沿至清，如北京的日壇和月壇就在城之東西。（中略）蛇於十二屬當巳位，在南，蕭吉《五行大義・論禽蟲》：「《式經》云：『巳有騰蛇之將，因而配之。蛇，陽也，本在南……』」（中略）「澳」，從讀音和文義看，似應讀爲「熊」（「熊」是匣母蒸部字，「澳」从興，當是曉母蒸部字，讀音相近）。古四象、十二屬、三十六禽俱無熊，但《周禮・春官・司常》所述「九旗」，其中有熊虎。（中略）古四象有「朱鳥」，亦名「朱雀」，在南方，與此不同。案：《周禮・春官・司常》「九旗」有類似號旗，如「日月爲常，交龍爲旂……熊虎爲旗，鳥隼爲旟，龜蛇爲旐……」

垔（禹）肰（然）句（後）訇（始）行吕（以）⿱㑒曰（僉—儉）：衣不褻（襲）⿰女兂（嬍—美），飤（食）不童（重）杳（味），朝不車逆，穜（舂）不⿰米呈（毇）米，⿱䍃皿（羹）不折骨，〔一〕⿱折衣（製）二

十一　表⿰皮韋(皮)尃(傅)。〔二〕

〔一〕「杳(味)」《上博二》釋爲「昧(味)」，蘇建洲《譯釋》(第155頁)已指出「『味』字下似从『甘』，不从『日』」。陳偉武《合證》認爲「當是从甘，未聲，實爲口味之專用字」，較原釋爲勝。但更準確地講，此形應係「味」字的「口」旁寫在全字下方、「口」旁中又添加飾筆而來，本亦非从意符「甘」。詳見本書《孔子見季桓子》篇簡二十六「不杳(味)酉(酒)肉」校記。

《上博二》：「重味」，指多種滋味。《文子·上仁》：「國有饑者，食不重味；民有寒者，冬不被裘。」朝不車逆：會見賓客不以車迎。參看《周禮·秋官·司儀》。《校釋》(第183頁)認爲「朝」指「上朝」，句謂「禹上朝時不以車來迎接」；孫飛燕《研究》(83—84頁)引《周禮·春官·巾車》「象路……以朝」鄭玄注「以朝，以日視朝」，以及孫詒讓《正義》爲説，謂此「朝」「當指視外朝之事」，皆較原釋爲勝。

《上博二》：⿰米呈米：「⿰米呈」即「毇」。《説文·毇部》：「毇，糲米一斛舂爲九斗也。」是一種精米。蘇建洲《譯釋》(第156頁)、王志平《劄記》皆引《淮南子·主術》「於是堯乃身服節儉之行……是故茅茨不翦，采椽不斲，大路不畫，越席不緣，大羹不和，粢食不毇」云云，「粢食不毇」(高誘注：「毇，細也。」)可與簡文參讀。

「衣不褻(襲)⿰女岏(媺—美)」「⿱䍃皿(羹)不折骨」之釋讀理解，皆詳見陳劍《「羹」字》。後刊《清華簡(叁)·赤鵠之集湯之屋》中，「盨」(即此「盨」字之異體)用爲「羹」多次出現。此「折」字用法較爲特殊，與《墨子·耕柱》「折金於山川」等之「折」字相近，應解爲「剔除」。研究者多已舉出，古書「衣不重采，食不重味」「食不衆味，衣不雜采」「食不加肉，衣不重彩，食不兼味」「衣不兼采，食不重味」「食不兼味，衣無二彩」等説法多見(參看陳劍《「羹」字》、單育辰《研究》311—312頁)，「『衣不褻美』的『美』當就衣服的『文彩』而言，(《上博四·曹沫之陳》簡十一)『居不褻文』的『文』也應就指文彩。『褻』則當與『重』『二』『兼』等義近」，「可直接讀爲『襲』」。(陳劍《「羹」字》)後劉樂賢《補説》主張讀爲「兼」，今不取。

〔三〕簡二十一與簡二十二直接連讀從白於藍《補議》説，其後重作編聯諸家亦多作連讀處理。從全篇簡文安排下來的結果以及此處前後文意看，此兩簡似只能連讀。但相連處文句尚難確切講通。

「皽(皮)」上之字《上博二》釋爲「表」，研究者多從之。《上博九》出版後，研究者或謂其字與《卜書》簡八「三末飤(食)墨虘(且)衷(蒙)」之所謂「衷(蒙)」爲同字。《卜書》之字原釋爲「袜」，程少軒《三末》引魏宜輝説，謂該句「衷」「邦」「兇」押東部韻，應改釋爲「衷」(从衣从丰聲)；《三末》疑讀爲「蒙」，《尚書·洪範》：「稽疑，擇建立卜筮人，乃命卜筮：曰雨、曰霽、曰蒙、曰驛、曰克、曰貞、曰悔。」僞孔傳：「蒙，陰闇。」後世卜書常將《洪範》之「雨、霽、蒙、驛、克」與兆象相聯繫，並認爲簡文此字「疑亦當改釋爲『表』，讀爲『蒙』。『(蒙)表(皮)尃(敷)』疑指製鼓」。

按：本篇的「毛」字(如簡二十四)及作偏旁的「毛」[如簡四十九「毳」字]，跟作偏旁的「丰」[如多見的「邦」字，及簡十八「垟(封)」字]，二者形體幾近全同，此處之字釋「表」(中从「毛」)或「表」，單從字形看確難判斷。有關諸形對比如下：

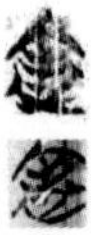《卜書》簡八 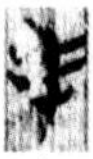 本篇簡二十四「毛」字 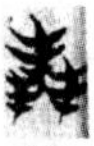 簡四十九「毳」字 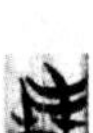 簡十三「垟(封)」字 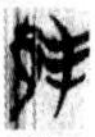 簡十三「邦」字(本篇餘例尚多，略)

但改釋其字爲「蒙」，簡文同樣難以講通。所謂「製鼓」係下文另述一事，與此句無關。單育辰《研究》(第194頁)釋讀爲「製服皮附」，解釋其意謂：「做衣服，動物的皮毛都没弄掉，還附在衣服上面(原按：遠古常以動物皮毛爲衣，並不視爲珍貴)……這是形容禹製衣方法之苟省。」按：此解實不甚通。所謂「皮之不存，毛將焉附」，古人以動物皮毛爲衣，自然其衣皆係皮質，是談不上「皮毛……還附在衣服上面」云云的，更無從體現其「苟省」。

疑「表」即「立木以爲標」義之表。九店楚簡《日書》簡三六云「利以冠，尋車馬，折(製)衣綿(裳)、表紃」，原整理者疑「紃」應釋讀爲「絉(織)」，注謂：「『表絉(織)』大概就是古書上所説的『表識』，字或作『表幟』『摽(標)幟』等。」其説可從。此即亦言日常「製表」之例。古代表之爲用頗廣，如測日影、標誌各種位置、爲某種表彰或標爲榜樣目的等等，皆樹木柱以爲表。「製表皮傳」謂其木不去皮，皮猶「傳著」於其木，係爲節省人工，亦可屬「儉」之表現。前注所引《淮南子・主術》與「粢食不毇」同見者有「茅茨不翦，采椽不斲」語，此類語於古書記上古帝王節儉之舉極爲多見（「翦」或作「剪」，「斲」或作「斫」「刮」）」，古人以之爲「安于節儉」（《列女傳・辯通傳・齊宿瘤女》），「爲民愛費」（《逸周書・文傳解》），亦可與此互證。【看校補記：劉剛《釋『縫』》據安大簡《詩經》材料將簡文此字釋讀爲『表（縫）』，解釋謂『「裚（製）表（縫）皞尃」的「皞尃」大意當指獸皮』，『簡文記載禹縫製獸皮爲衣，而不用華美的服飾，正所謂「行以儉」』。按此解施於此處簡文亦不甚通，有關問題尚可進一步研究。】

堣（禹）乃𦘔（建）鼓（鼓）於廷，㠯（以）爲民之又（有）詓〈谽（訟）〉告者訐（訊）女（安—焉）。[一] 毄（擊）鼓（鼓），堣（禹）必速出，各（冬）不敔（敢）㠯（以）蹇（寒）訇（辭），顕（夏）不敔（敢）㠯（以）屠（暑）訇（辭）。[二] 身言二十二

[一]「谽」即《說文・言部》「古文訟」字，从「谷」得聲，與「容」字古文作「㝐」（出土戰國文字中亦多見）、「松」字或體作「㮤」、「頌」字籀文作「額」等同例。其形原作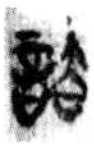，右上方略有寫訛。《上博二》釋爲「詓」，注謂「是『訟』的異體字」，不知何據。但此處簡文其詞爲「訟」甚合。王貴元《合證》指出「此字右旁雖形近『去』而實非『去』，當是『谷』」，與《說文》古文形同」，可從。

單育辰《研究》（第193頁）舉《上博（四）·曹沫之陳》簡三十四下「獄訟」之「訟」作「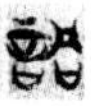」、《上博（九）·史蒥問於夫子》簡七「與獄⿰言谷易（引按：「易」字或屬下爲讀）」之「訟」作爲說，將諸形皆看作「訟」字的「訛體」。按：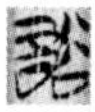形就是「⿰言谷（訟）」字（整理者原注釋已指出），上舉其餘兩形則皆以看作「⿰言谷」字訛體爲好（其右下作「口」而非「圈」形，亦與「谷」形合而跟「公」形有別）。《曹沫之陳》之字，研究者一般看作誤寫爲「詷」字。比較郭店簡《老子》甲本「浴（谷）」字之作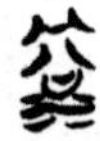（簡二）、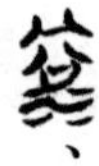、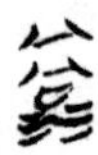（簡三），此形右半其實更可能就是那類略爲特殊的「谷」旁之訛寫，全字即「⿰言谷（訟）」而與「詷」字本無關。本篇前文簡二十九字用爲「訟」之字，情況亦同，爲體現原形特點，彼處釋文仍姑從作「詷」之隸定，此處亦仍姑從作「詓」之隸定。

此處簡文所記亦多見於古書。研究者所舉如，《管子·桓公問》：「禹立建鼓於朝，而備訊唉。」《路史》卷二十二引《太公金匱》：「禹居人上，慄慄如不滿日，乃立建鼓。」（以上劉樂賢《小札》所舉；于凱《九則》舉《三國志·魏書·文帝紀》裴松之注引《管子》作「禹立建鼓於朝，而備訴訟也」。晏昌貴《禹政》舉《路史》卷二十二引《管子》作「禹立建鼓于朝，而備辭訟」。）《太平御覽》卷八十引《帝王世紀》：「帝堯……置敢諫之鼓，天下大和。」（王志平《札記》舉）《淮南子・主術》：「故堯置敢諫之鼓也，舜立誹謗之木，湯有司直之人，武王立戒慎之鞀。」《鄧析子・轉辭》：「堯置敢諫之鼓，舜立誹謗之木，湯有司直之人，武有戒慎之銘。」《呂氏春秋・自知》：「堯有欲諫之鼓，舜有誹謗之木，湯有司過之士，武王有戒慎之鞀。」（以上皆陳劍《傳説》所舉）《淮南子・氾論》：「禹之時，以五音聽治，懸鐘鼓磬鐸，置鞀，以待四方之士，爲號曰：『教寡人以道者擊鼓，諭寡人以義者擊鐘，告寡人以事者振鐸，語寡人以憂者擊磬，有獄訟者搖鞀。』當此之時，一饋而十起，一沐而三捉髮，以勞天下之民。」（于凱《九則》舉）《鬻子・上禹政》：「禹之治天下也，以五聲聽。門懸鐘鼓鐸磬，而置鞀，以得四海之士。爲銘於簨虡，曰：『教寡人以道者擊鼓，教寡人以義者擊鐘，教寡人以事者振鐸，語寡人以憂者擊磬，語寡人以獄訟者揮鞀。』此之謂五聲。是以禹嘗據一饋而七十起，日中而不暇飽食，曰：『吾猶恐四海之士留於道路。』」（白於藍《補議》舉）

「訐（訊）」從陳劍《傳説》釋。《上博二》釋「鼓」，研究者多從之。其字右从「千」（蘇建洲《考釋四則》指出；又《譯釋》第58頁），單育辰《研究》（第194頁）疑爲「『攴』的一種訛省的寫法」，並引章水根説，謂「『訐』與同簡的『鼓』寫得不一樣，或許有區别詞性的作用，『鼓』是名詞，而『訐』是動詞。」按：釋讀爲「訊」係以其字从「千」聲，並據上引研究者所舉《管子・桓公問》「禹立建鼓於朝，而備訊唉」之「訊」字。

〔三〕「𣪘（擊）」字從裘錫圭《二則》釋，又參看魏宜輝《一例》、趙平安《「不𣪘」解》。《上博二》：蒼：楚簡多用「蒼」「倉」爲「寒」，蓋形近混用。如郭店楚簡中之「寒」字即如此作。郭永秉《「倉」、「寒」字》認爲「從戰國文字字形歷時演變序列考察的結果正可以確定，用作『寒』的類『倉』形字（或其所从聲旁）都應一律看成『寒』字自發譌變之形」，而此形「無疑是一個極爲標準的『蒫（寒）』字」。此從其說改釋。

……[下不]𤔔（亂）泉。所曰聖人，亓（其）生賜（易）羕（養）也，亓（其）死賜（易）𣄰（葬），迲（去）𧋍（苛）匿（慝），是㠯（以）爲名。〔一〕

〔一〕此段簡文釋讀詳見郭永秉《學派》。「𤔔（亂）」字《上博二》只隸定出下部「又」旁，此從牛淑娟《字編》釋；「泉」《上博二》作「𣶒」，從施謝捷釋文未刊稿改釋（見陳劍《傳説》、郭永秉《學派》引）；沈培指出「亂」字即古書中訓爲絶流、絶河的「亂」，「不亂泉」意謂「不截斷泉水」（見郭永秉《學派》引）。「聖人」《上博二》謂「疑指皋陶」，晏昌貴《禹政》指出「也可能是指禹」。「賜」字《學派》讀爲「易」，引沈培説將「所」理解爲「所以」，謂「『所曰聖人』云云，應是《容成氏》敘述完禹葬的傳説之後，作者對禹的評價，此句意在解釋禹得『聖人』之名的原因——去苛行儉，易養易葬」，皆可從。

郭永秉《學派》(又《帝系》127—129頁)舉出以下古書與簡文對讀:《説苑·反質》:「昔堯之葬者,空木爲櫝,葛藟爲緘,其穿地也下不亂泉,上不泄臭。故聖人生易尚,死易葬,不加於無用,不損於無益。」《漢書·楊王孫傳》:「昔帝堯之葬也,窾木爲匵,葛藟爲緘。其穿,下不亂泉(顔師古注:「亂,絶也。」),上不泄殠。故聖王生易尚,死易葬也。不加功於亡用,不損財於亡謂。」《墨子·節葬下》:「道死,葬會稽之山,衣衾三領,桐棺三寸,葛以緘之,絞之不合,通之不埳,土地之深,下毋及泉,上毋通臭。既葬,收餘壤其上,壟若參耕之畝,則止矣。」單育辰《對讀》(第312頁)、《研究》(第314頁)補充以下兩例。《吴越春秋·越王無余外傳第六》:「(禹)命群臣曰:『吾百世之後,葬我會稽之山,葦椁桐棺。穿壙七尺,下無及泉,墳高三尺,土階三等葬之。』」《越絶書·越絶外傳記地傳》:「(禹)因病亡死,葬會稽。葦槨桐棺,穿壙七尺;上無漏泄,下無即水;壇高三尺,土階三等,延袤一畝。」

𡎚(禹)又(有)子五人,不㠯(以)亓(其)子爲逡(後),見三十三㕣(臯)咎〈陶〉之𣪘(臤—賢)也,而欲㠯(以)爲逡(後)。〔一〕㕣(臯)秀(陶)乃五𣪠(讓)㠯(以)天下之𣪘(臤—賢)者,述(遂)𠭰(爯—稱)疾不出而死。𡎚(禹)於是虖(乎)𣪠(讓)菻(嗌—益),〔二〕啓於是虖(乎)攻菻(嗌—益)自取。〔三〕三十四

〔一〕陳劍《傳説》指出,此「臯陶」下字作「咎」者,當係因本篇「臯陶」既可寫作「㕣秀」(本簡下文)

又可寫作「咎匋」(簡二十九兩見)而誤寫。李家浩《仰天湖》亦有相同看法。簡文記禹讓位於皋陶,裘錫圭《傳説》指出,《墨子・尚賢下》説:「昔者堯有舜,舜有禹,禹有皋陶……」「禹有皋陶」即簡文所記禹讓位於皋陶之事。顧頡剛曾經主要根據「禹有皋陶」這句話,認爲《墨子・尚賢下》晚出,「定出秦後」,現在從此處簡文來看,「可見至晚在戰國中期就有這種説法了,《尚賢下》決非『定出秦後』」。

〔二〕《上博二》:「讓益」,《史記・夏本紀》:「帝禹立而舉皋陶薦之,且授政焉,而皋陶卒。封皋陶之後於英、六,或在許。而後舉益,任之政。」

〔三〕《上博二》:《史記・夏本紀》:「十年,帝禹東巡狩,至於會稽而崩。以天下授益。三年之喪畢,益讓帝禹之子啓,而辟居箕山之陽。禹子啓賢,天下屬意焉。及禹崩,雖授益,益之佐禹日淺,天下未洽。故諸侯皆去益而朝啓,曰『吾君帝禹之子也』。於是啓遂即天子之位,是爲夏后帝啓。」

陳劍《傳説》:「啓攻益自取」之事,即《古本竹書紀年》之「益干啓位,啓殺之」。又《戰國策・燕策一》云:「禹授益而以啓人爲吏,及老,而以啓爲不足任天下,傳之益也。啓與支黨攻益而奪之天下。」《韓非子・外儲説右下》略同。《楚辭・天問》「啓代益作后,卒然離蠥」一節,所述亦爲戰國時流傳的啓益交攻的傳説。而《孟子・萬章上》則云:「禹薦益於天,七年,禹崩。三年之喪畢，益避禹之子於箕山之陰。朝覲訟獄者不之益而之啓，曰：『吾君之子也。』謳歌者不謳歌益而謳歌啓，曰：『吾君之子也。』」（《史記・夏本紀》所記相差不遠）兩説可謂截然不同。前一類傳説不見於後世史書、儒家經籍。于凱《九則》亦舉以上諸文，謂「《容成氏》所述『啓攻益自取』事，與《孟子》《史記》有别，而與《竹書紀年》及《戰國策・燕策一》較爲接近。」李存山《反思》認爲，儒家經籍「對於一些歷史事件或古史傳説」「務存褒諱」「隱没者多」；而後世史書如《史記》又深受儒家經籍的影響，啓殺益這類「不雅馴」者同樣也就被捨棄而隱没了。

……啓王天下十又六年〈世〉而傑（桀）乍（作）。〔一〕傑（桀）不述亓（其）先王之道，自爲［芑（改）爲］……〔二〕三十五A不量亓（其）力之不足，〔三〕⿺辶己（起）帀（師）㠯（以）伐昏（岷）山是（氏），取亓（其）兩女朁（琰）、⿰龜免（琬）⿰女火（?）。〔四〕北迲（去）亓（其）邦，晢（墜）爲⿱日丹（丹）宮，〔五〕篁（築）爲璿室，玳（飾）爲条（瑶）臺（臺），立爲玉閩（門）。〔六〕亓（其）喬（驕）三十八大（泰）女（如）是脜（狀）▬。

〔一〕此句句首殘字爲「啓」、「年」係「世」之誤字，皆從李鋭《初劄》説。《初劄》指出，「十六世」爲自啓至桀總共十六世，與《史記・夏本紀》合；又《太平御覽》卷八十二《皇王部》引《紀年》云「自禹至桀十七世」，《史記・夏本紀》集解、索隱等説法相同（另于凱《九則》又舉《大戴禮記·少間》「禹崩，十有七世，乃有末孫桀即位」），是包括禹在內而言，簡文亦與之相合。

〔二〕「述」字《上博二》解爲「追隨」，蘇建洲《譯釋》（第161頁）引《説文》「述，循也」爲釋，較勝。「芑（改）爲」參後簡四十二校記。

〔三〕子居《再編連》簡35A與簡38連讀處釋文作「自爲」【35a】[改爲，而]=不量其力之不足」，即認爲簡35A僅殘去尾部三字。陳劍《小議》謂簡35A「中間一道編繩痕跡位於『□王天下十又六年而桀作』的『作』字下」，單育辰《研究》（200—201頁）據編繩痕跡判斷簡35A上下缺文均頗多，將其上缺文定爲九字，其下缺文定爲十三字。此皆標爲省略號。

〔四〕《上博二》：「岷山氏」，《左傳·昭公十一年》作「有緡」，《韓非子·難四》作「崏山」，《楚辭·天問》作「蒙山」，《竹書紀年》作「岷山」（參看方詩銘、王修齡《古本竹書紀年輯證》）。（中略）《竹書紀年》説桀取琬、琰後「棄其元妃于洛」，似桀都本在伊、洛一帶，至此始北徙，移居安邑一帶。

「⿱兔⿰兔兔」字《上博二》隸定分析有誤。參看張富海《説「⿱兔⿰兔兔」》。單育辰《研究》（第315頁）引《吕氏春秋·愼大》：「桀迷惑於末嬉，好彼琬、琰，不恤其衆。」按後刊《清華簡（壹）·尹至》簡二「（夏桀）龍（寵）二玉」云云，原整理者注：「寵二玉，指寵愛琬、琰二女。《太平御覽》卷一三五引《紀年》：『后桀伐岷山，岷山女於桀二人，曰琬曰琰。桀受二女，無子，刻其名於苕華之玉，茗是琬，華是琰。』事亦見《吕氏春秋・慎大》及上海博物館藏簡《容成氏》等。」「炏」字右半不清，《上博二》原屬下讀，解釋謂：「『炏』疑讀爲『火伴』（亦作『夥伴』）之『火』，這裏是偕同之義。」實甚可疑。 如釋其字爲从「火」旁及如此改屬上讀符合事實，疑「炏」可讀爲「婐」。 子彈庫楚帛書丙篇有「可以出師、築邑。 不可以嫁女、取臣妾，不火得，不成」（釋文用寬式），「火」字舊無善解，疑應讀爲「果」，秦漢簡《日書》類文獻中言行某事是否「果」「果成」者頗爲多見，可與此互證。《説文・女部》「婐」字下謂「一曰女侍曰婐」，段注：「《孟子・盡心篇》『二女果』，趙曰：『果，侍也。』依許説則果當女旁。」則「炏」就可視作「婐」之異體。王寧《二則》以爲其字左半「女」旁下多一筆，應釋爲「烄」讀爲「焉」。 細審字形，其説恐不可信。

〔五〕「晢」字右上不清，《上博二》隸定作「習」，推測「似是修蓋、建築之義」。 劉信芳曾指出其字右上从「斤」，但未解釋文義（見張通海《集釋》第164頁引）。 郭永秉《兩篇》引後刊《上博（六）・天子建洲》甲本簡十二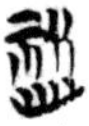形與此比較，釋爲「晢」讀爲當「塗」「飾」講的「塈」，正確可從。

「丹宫」，《上博二》謂「《竹書紀年》有『桀作傾宫』之説」，陳劍《傳説》謂：「桀所爲『丹宫』古書未見，古書多言桀或紂築『傾宫』或『頃宫』。『丹』跟『頃（傾）』讀音甚遠，難以相通。『丹宫』

或是由『宮牆文畫』『朱丹其宮』而得名。」《兩篇》已指出「塈塗」之「塈」義與此相合。「丹宮」亦見於後刊天水放馬灘秦簡《日書》乙種117壹「丁未啻(帝)築丹宮而不成」，蔡偉《「丹宮」》指出，古書作「頃(傾)宮」者「應是『𠁣(丹)』誤爲形近之『冋』，再變爲音近的『頃』『傾』」而來。

〔六〕《上博二》：𤤫爲条臺(引按：隸定作上从「止」不確)：簡文「𤤫」與「飾」字相當；「条臺」應即「瑤臺」。《竹書紀年》有桀「飾瑤臺」之說。案：「𤤫」字亦見曾侯乙墓遺册，裘錫圭、李家浩指出當讀爲「飾」，見《曾侯乙墓》上册，頁510注。玉閩：《竹書紀年》有桀「立玉門」之說。簡文「閩」可能是表示玉門的專用字。

陳劍《傳説》：簡文説桀立玉門，但紂爲玉門之説似乎也有很大勢力，還衍生出了武王有「玉門之辱」、被「羈於玉門」的傳説(原注：詳見陳奇猷《吕氏春秋校釋》770—771頁「武王……不忘王(玉)門之辱」注釋引諸家説。學林出版社，1984年4月)。

湯䎽(聞)之，於是虖(乎)新(慎)戒陞(徵、登)臤(臤—賢)，悳(德)惠(惠)而不貿(瑕?)，〔一〕秕三丨尼而能之。〔二〕女(如)是而不可，肰(然)句(後)從而攻之。〔三〕隆(降)自戎述(遂)，〔四〕内(入)自北三十九門，立於中(中—中)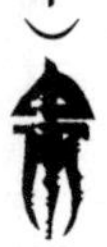(衢?)。〔五〕桀乃逃，之鬲(鬲、歷)山是(氏)。〔六〕湯或(又)從而攻之，隆(降)自鳴攸(條)之述(遂)，吕(以)伐高神之門。〔七〕傑(桀)乃逃，之南菓(巢)是(氏)。〔八〕湯或(又)從而攻之，四十

述（遂）逃迲（去），之稟（桑－蒼）虛（梧）之埜（野）。〔九〕

〔一〕「⿱⿰石卩貝」字楚簡中數見，其上半所从「⿰石卩」旁（應係其聲符）單獨成字者亦多見，舊多異釋。在《清華簡（壹）·保訓》發表後，研究者已認識到「⿰石卩」即「叚」字之省變之形，詳見徐在國《説「叚」》；參看本書《孔子見季桓子》簡十四「⿰石卩（叚－假）㞷（美）」校。但「⿰石卩」及「⿱⿰石卩貝」字所在辭例有一些用「叚」或「叚」聲字並不能一下講通，故仍有研究者認爲部分「⿰石卩」字與「叚」之省體之「⿰石卩」有不同來源，並以此説解相關用例，詳參單育辰《研究》（17—18頁、207—216頁）。此處「⿱⿰石卩貝」字所在上下文之義亦欠明晰，諸説中似以讀爲「瑕」較爲可能。待考。

〔二〕此句尚難確解。《上博二》釋讀作「𢦓三十𡰥（仁）而能之」，諸家説如釋讀爲「𡭴（訓爲「積」）三十夷而能之（解爲「柔遠能邇」之「能」）」「積三十年而能之」「訾三十仁而能之」即「考度三十位仁者而任用之」「積三十年而耐（忍）之」「求三十仁而能之」「柔三十夷而能之」，等等，詳見單育辰《研究》（第18頁、207—216頁）。

按：所謂「三十」之「十」字之釋實不確。楚簡文字「二十」「三十」「四十」等皆作合文「廿＝」、「卅＝」（本篇即於簡五、簡四十二兩見）、「𠦃＝」等，似未見分書者。所謂「十」字之形亦與本篇三見之「十」字明顯不同，而近於篇首之「丨」字。試對比如下諸形：

簡三十九

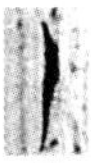簡一「丨」字

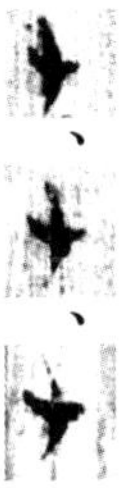簡五、簡十四、簡三十五「十」字

但「豼三丨𡰥而能之」句的斷句和讀法仍難有善解，待考。

〔三〕《上博二》：從：有跟蹤和追逐之義。孫飛燕《札記二則》《劄記》（又見《研究》138—141頁）補充論證其義應爲「追逐」。按：此義施於下文已講到戰爭中具體過程的兩處「湯或（又）從而攻之」似尚可，施於此卻不合。此類「從」字就是「接著」「接下來跟著作某事」義，係「跟從」之「從」的很近的引申義；只是在下兩處講到戰爭中具體過程者，湯所「接下來跟著作的某事」，即「跟蹤追逐夏桀而攻打他」而已。古書中如《孟子·梁惠王上》（《滕文公上》略同）「及陷於罪，然後從而刑之，是罔民也」，「從」字用法全同，顯與「追逐」無關。類似説法又如「乃從而……」，如《後漢紀·孝桓皇帝紀下》「往者申屠嘉召鄧通，文帝遣詣嘉府，乃從而請之」云云。

〔四〕「陸（降）」字與後文簡四十八「乃陸（降）文王」之「陸（降）」字形同，係在「降」之繁體「隆」「如下文「隆（降）自鳴攸（條）之述（遂）」」之基礎上省去右中之「丰」形而成，與「陞」字形體已有混同（參看王輝《也談》）。後者《上博二》釋爲「陞」以爲「降」之誤寫，不必。參此校後文。此「陸（降）」字《上博二》亦釋爲「陞」，引《書·湯誓》序爲説：「伊尹相湯伐桀，升自陑，遂與桀戰于鳴條之野，作《湯誓》。」僞孔傳：「桀都安邑，湯升道從陑中出其不意。陑在河曲之南。」此及下文的兩「遂」字，「可能都是指山陘即山間通道」。許全勝《補釋》又《釋地》指出，

「遂」字應屬上讀，「陑遂」即簡文之「戎遂」，「戎」與「陑」兩字音近可通（蘇建洲《柬釋（四）》亦指出此點）；「戎遂」亦即《史記・殷本紀》「桀敗於有娀之虛」的「有娀之虛」。又引《呂氏春秋・簡選》：「殷湯良車七十乘，必死六千人，以戊子戰於郕遂，禽推移、大犧，登自鳴條，乃入巢門。遂有夏。」謂「『郕遂』之戰位於鳴條之戰前，與簡文『戎遂』相當，故頗疑即『戎遂』之誤」，説皆可從。

《墨子・明鬼下》：「湯以車九〖十〗兩，鳥陣鴈行，湯乘大贊，犯遂〈逐〉下〈夏〉衆，人〈入〉之⿰虫高遂，王乎〈手？〉禽推哆、大戲」（多據孫詒讓《墨子閒詁》説校改），許全勝《補釋》又《釋地》引此，贊同孫詒讓説以「⿰虫高」爲「郊」之聲誤，謂此「郊遂」亦與「高神之門」（見後）有關。王寧《湯伐桀》則認爲《墨子》「⿰虫高遂」即「融遂」，亦即《容成氏》之「戎遂」，「融」「戎」音近可通，其説可信。《墨子》此文可與上舉《呂氏春秋・簡選》「禽推移、大犧」云云對讀，「⿰虫高遂」與「郕遂」顯應相當。但《湯伐桀》解釋其文字關係謂「⿰虫高」當是「螎」（即「融」字或體）之訛字，卻未可必。「融」字在《莊子・外物》中又作「蜳」形（「螴蜳不得成」《釋文》引司馬彪注云「螴蜳讀曰忡融」），「享」旁係由城墉之墉的象形初文「𩫖」變來（參看李家浩《包山楚簡所見楚先祖名及其相關問題》，《文史》第四十二輯7—8頁。按篆隸「融」形中的「鬲」旁亦本即由「𩫖」形訛變而來，研究者亦已指出）；「⿰虫高」與「蜳」字形更接近，完全可能係「蜳」之訛形。

「戎遂」古書又作「聆遂」，亦音近相通關係。許全勝《補釋》引《今本竹書紀年》：「（桀）三十年冬，耹遂災。」王國維疏證引《國語・周語》「夏之亡也，回祿信於耹遂」，謂：「『耹遂』亦即『陑遂』『戎遂』，蓋仍、耹古音亦近，《淮南子・精神》：『乃始仍仍然知其盆瓴之足羞也。』高注：『仍仍或作耹耹。』」後在《釋地》中看法有改變，引《今本竹書紀年》及《國語・周語上》之文逕作「耹遂」，謂：「耹遂，《左傳》莊公三十二年、昭公十八年孔疏、《後漢書・楊賜傳》李注引作『黔遂』，《説文》耳部引作『耹遂』，《説苑・辨物》作『亭遂』（中略）今案，耹、黔古音皆在群母侵部，戎在日母冬部，韻母極近，而聲母相差較遠，故耹遂與戎遂應非一地。」王寧《考》似未注意到許全勝《補釋》説，引《釋地》説後謂：「《國語》『耹遂』之『耹』，韋昭注（引按：當爲宋庠補音）：『音禽』，説明韋昭時看到的本子就是作『耹』，但這很可能是個誤字，本當作『聆』，就是戎遂，戎、娀、仍古字通用，而『聆』古亦通『仍』」，亦舉《淮南子・精神》「仍仍」云云，並謂《説苑・辨物》之「亭遂」係與「聆」音近相通，實又回到了許全勝《補釋》的看法（同時還提出「另一種可能是『亭』是『鬲』之形訛」云云）。

按：《説文・耳部》「耹」字下段注，亦據「《説苑》引《國語》作『亭遂』」、《竹書》帝癸三十年作『耹遂災』」，謂「是其字从『令』从『今』不可定」。今據出土文獻資料，可確定其字應本是从「今」聲的。銀雀山漢簡《孫子兵法・黃帝伐赤帝》簡176謂「武王之伐紂，至於葴遂」云云，其字以「金」爲基本聲符，「金」聲與「今」聲字相通習見。白於藍《校釋》指出，《説苑・權謀》謂武王伐紂「至於有戎之隧」云云，可與銀雀山簡文及《容成氏》此所記湯伐桀之「戎遂」聯繫，三者顯然爲一地；《國語》之「聆隧」及古書、舊注引作「黔隧」者，亦即「戎遂」；「金」聲、「今」聲與「戎」聲諸字皆以音近相通，「『聆隧』『菣遂』『戎述（遂）』『有戎之隧』『陑遂』和『有娀之虚』很可能並指一地」。其説可從。據「菣」字可定其字本應从「今」聲作「聆」。作「亭」者，可能係由訛字「聆」因讀音相近而變來，亦可能係「章」字形近之誤，或上述从「章」之「融/蜳」字之殘誤。似以後一種可能性更大。

許全勝《補釋》又《釋地》謂簡文及下文「隆（降）自鳴攸（條）之述（遂）」之「『降』應是『陞』之形訛」，與《上博二》看法略同。單育辰《研究》（216—217頁等）、張新俊《新詁》等亦皆贊成此説。蘇建洲《補釋一則》又《補釋三則》已經從字形方面指出，此與後文簡四十八兩形皆可直接釋「降」，不存在誤寫的問題，可從。按從文意方面來看，古書的「升自陑遂」與「登自鳴條」等，與簡文本義各有當，不必強爲牽合。簡文講商湯伐桀之行軍路綫，中有越過高山險阻部分，古書自其始而言「升」言「登」，有登升則自必有降，簡文蓋就其終而言，其下分別接「内（入）自北門」「巳（以）伐高神之門」，言「降」扣合得還更緊密一些。

〔五〕「中」下之字《上博二》釋文作原形，以爲不識。研究者有隸定作「⿱宀東」，或釋讀爲「闌」「余（涂）」（以上詳見單育辰《研究》217—219頁）、「余（途）」「余（除）」「余/梌（除）」「余/梌（野）」等諸説（以上詳見張立東《「中庭」》）。最晚出的《「中庭」》釋讀爲「京、亭（庭）」。按諸説皆難信。此字尚難釋定，字形結合文意考慮，下面姑且提出另一種可供參考的説法。

《上博（三）·周易》簡二十三與今本《大畜》卦上九爻辭「何天之衢」之「衢」字（馬王堆漢墓帛書《周易》作「瞿」）對應之形作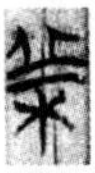，徐在國《補正》釋爲「𣎵」，引《説文》：「𣎵，兩刃臿也。从木，丫，象形。宋魏曰𣎵也。釫，或从金从于。」並指出其字亦作「鏵」「鑺」，皆與「衢」讀音極近可通；見於包山簡舊釋爲「梓」的諸形，如簡121的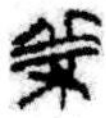形等，簡190的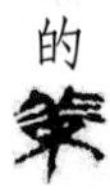形等，也應改釋爲「𣎵」。其説在講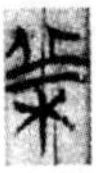形諸異説中最爲直接可信。細審此處簡文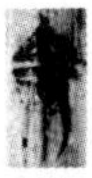形，其下从「木」，「木」上多出兩横，皆與上舉諸形相合；其中豎上貫穿兩横，也與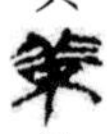等形同。其頭部變化，則係楚簡文字習見的「雚」旁頭部的「从」形變爲「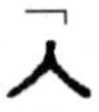（宀）」形之類。又楚簡「向」字之作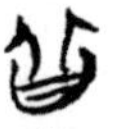（郭店《老子》乙本簡一七）類形（本篇簡七作），「輪」字之作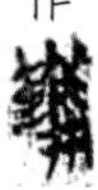（郭店《語叢四》簡二〇）類形等，亦皆屬同類的反向變化。後侯乃峰《「𣎵」字》、禤健聰《小劄》又《零劄》皆在徐在國説的基礎上，補充舉《説文》次於「𣎵」篆之後、訓爲「𣎵臿也」之「㯰」字（或隸定作「梟」）爲説，亦甚是。其字篆形作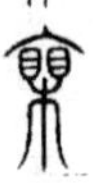（據唐寫本《説文解字木部》殘卷），頭部作「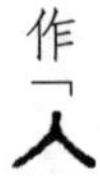」形，亦應由此途徑變來，與簡文之形更可互證。

簡文之字據竹書《周易》亦讀爲「衢」，正好十分合適。《淮南子·繆稱》：「聖人之道，猶中衢而致尊邪，過者斟酌多少不同，各得其所宜。」高誘注：「道六通謂之衢。」簡文謂從商湯北門進入後，控制了城市中心的道路、要害，桀「無路可走」，遂只能出逃。

但與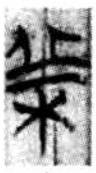有關諸形之釋，也還有一些未能確定的問題。後刊《上博（七）·吴命》簡一「先人有言曰：『馬將走，或動之，速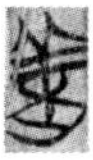。』」末字研究者多已與上舉包山簡、《周易》字形相聯繫（下从「止」，與「木」旁有共筆），不少人主張分析爲从「羊」聲而讀爲「殃」「祥」或「傷」；陳偉、侯乃峰等仍據《周易》字形釋「衢」爲説，前者主張讀爲「瞿」或「懼」，後者從「飛虎」之説讀爲「蹶」（以上參看曹方向《集釋》、王凱博《探研》313—314頁）。按讀「瞿」或「懼」從文意看不好，讀「蹶」則於音不甚合。但其字既以「止」爲意符，説爲表「（馬）蹶」一類義，又要勝於讀爲「殃」等。唯「瞿」聲字之與「蹶」相通，尚需更多證據（魚部字與月部字不是無條件可通的）。《周易》之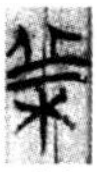釋讀爲「衢」雖大致可定，但其形及有關諸形應如何分析，以及「枈」是否確係象形字等等，亦皆尚可研究。後張世超《札記》亦釋包山簡、《周易》諸字爲「茉」（即「枈」之不同隸定形），並認爲其形「上部所从類似羊角形的結構與『羊』字所从是有區别的；前者彼此分開，後者絕不如此作」；説爲从「丘」得聲，與「衢」係之、魚旁轉。待考。

〔六〕《上博二》：鬲山氏：即「鬲山氏」，或「歷山氏」。案：據此，歷山當在今山西垣曲、永濟一帶。

〔七〕《上博二》：「鳴條之遂」，湯敗桀於鳴條之野，見《書·湯誓序》《史記·殷本紀》、今本《竹書紀年》。鳴條在今山西運城東北，與古安邑鄰近。

〔八〕《上博二》：高神之門：待考。南蕖是：即「南巢氏」。湯滅夏，桀逃南巢氏，見《竹書紀年》。南巢在今安徽巢縣東北。又《書·仲虺之誥》有「成湯放桀于南巢」説。許全勝《補釋》又《釋地》對散見於多種古書記載的湯伐桀之路綫、諸地名等有較詳細的清理，説多可參。其説略謂，「桀乃逃之歷山氏」，與《太平御覽》卷八二《皇王部》引《尸子》「桀放於歷山」等相合（《荀子·解蔽》誤爲「亭山」，《山海經·大荒西經》誤爲「章山」）。「降自鳴條之遂」，即《吕氏春秋·簡選》的「登自鳴條」，此事也見於《尚書·湯誓序》《淮南子·主術》《史記·夏本紀》《史記·殷本紀》、《太平御覽》卷八二引《帝王世紀》等。「伐高神之門」，「高神之門」或可簡稱爲「高門」，《吕氏春秋·簡選》的「巢門」、《淮南子·主術》的「焦門」並即此之訛。「桀乃逃之南巢氏」，即《尚書·仲虺之誥》的「成湯放桀于南巢」，又見於《國語·魯語》《淮南子·脩務》等（《淮南子·本經》則云「放之夏臺」，《太平御覽》卷八十二《皇王部》引《尸子》則云「伐於南巢，收之夏宫」）。桀流亡「之蒼梧之野」事則不見於史籍，古書多言「舜葬於蒼梧之野」（《禮記·檀弓上》），鳴條、蒼梧兩地相近，「簡文云桀逃之蒼梧，或因舜事而誤，亦未可知也」。總的來看，簡文所記與古書多能互相印證發明，但又不能完全密合。此外研究者所舉古書有關記載，詳見單育辰《研究》（317—319頁）及王寧《湯伐桀》所舉，此不贅。有關問題，又可參馬保春《地理問題》及王寧《湯伐桀》。

〔九〕《上博二》在「逃」下標逗號，此從陳劍《小議》改標逗號於「迲（去）」字之下。古書「逃去」一語單獨斷讀者多見。

《上博二》：《禮記・檀弓上》：「舜葬於蒼梧之野。」「蒼梧」，即九疑山，在今湖南寧遠南。于凱《九則》又引：《山海經・海內南經》：「蒼梧之山，帝舜葬于陽，帝丹朱葬于陰。」《史記・五帝本紀》：「舜……踐帝位三十九年，南巡狩，崩於蒼梧之野。」

湯於是虖（乎）諟（徵）九州之帀（師），㠯（以）霝四沠（海—海）之內。〔一〕於是虖（乎）天下之兵大记（起），於是虖（乎）羿（樊—判）宗、鹿（麗—離）族、戔（散）羣女（安—焉）備。〔二〕四十一坣（堂—當）是旹（時），弝（强）弱不絧（絧／紿—辭）諹（讓），衆㝐（寡）不聖（聽）訟（容），〔三〕天墬（地）四旹（時）之事不攸（修）。湯乃尃（溥）爲正（征）叏（籍），㠯（以）正（征）關（關）坊（市）。〔四〕民乃宜肙（怨），虖（虐）疾訇（始）生。〔五〕於是三十六虖（乎）又（有）諳（喑）、聾、皮（跛）、（瞑）、瘦（癭）、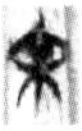、婁（僂）訇（始）记（起）。〔六〕湯乃惎（謀）戒求晵（臤—賢），乃立泗（伊）尹㠯（以）爲着（差—佐）。〔七〕

〔一〕「霝」字《上博二》隸定爲下从「匕」。徐在國（見安大《研讀記》引）、何琳儀《選釋》認爲下从

「瓜」，陳劍《傳説》據此説而讀爲「經略」之略。研究者或據包山楚簡遺策265、266號所謂「鈲」字，和信陽長臺關一號楚墓遺策2—01、2—011三見的所謂「瓝」字，仍堅持此字下从「匕」之説。按所謂「鈲」「瓝」兩字後已被研究者改釋爲从「瓜」聲而讀爲「壺」（詳見董珊《陶壺和木壺》），正可與此字之从「瓜」互證。但「瓜」聲字與「略」相通缺乏確證，此説仍有待證實。

〔二〕「𦊇」字陳劍《「𦊇」字》曾有誤説。後李守奎《樊字》根據《清華簡（壹）·楚居》三見的「樊」字作「𣝓」（）形，指出「𦊇」即「𣝓（樊）」之省變之形，正確可從。《樊字》讀爲「判」，訓爲「剖分」，程燕《説樊》讀爲「叛」，單育辰《研究》（第227頁）從讀「叛」之説。按從下文「離」「散」來看，讀「判」要比讀「叛」爲好（後文簡四十五用「畨」爲「叛」）。

「鹿」用爲「麗」之例楚文字多見，此再以此音而讀爲「離」，詳見范常喜《「鹿」字》所論及陳劍《「𦊇」字》的補充。後刊楚簡亦多有其例，如《上博（六）·天子建州》甲本、乙本簡十「男女不𧥩（語）鹿（麗、儷）」，《上博（八）·成王既邦》簡十五「民皆又（有）夬（乖？）鹿（麗—離）之心」，《上博（八）·有皇將起》簡四「鹿（麗、儷）凥（居）而同欲（俗）今可（兮）」，等等。

「戔」舊多從《上博二》讀爲「殘」，孫飛燕《研究》（100—101頁）、單育辰《研究》（第219頁）亦同。後研究者已據新刊楚簡論定當讀爲「散」。楚文字尚未見「散」字，以「戔」及「戔」聲字表

「散」，應是楚文字相當固定的用字習慣。郭店《老子》甲篇簡二五「俴」字今本作「散」，本篇前簡六「戔貯」或可讀爲「散施」；《上博（九）·卜書》簡八的「𡐦于百邦」，駱珍伊《小議》讀爲「散于百邦」；鄧少平《「戔」字》指出此處簡文「戔」應讀爲「散」，《上博（五）·融師有成氏》簡六的「毀折鹿戔」應讀爲「毀折離散」，二者可互證；《上博（五）·鮑叔牙與隰朋之諫》簡三的「錢器」，王凱博《小考》讀爲「散器」；《清華簡（叁）·芮良夫毖》簡7—8「民之俴矣，而隹（誰）啻（適）爲王」，王凱博《零識》讀爲「民之散矣」。皆其例。

子居《再編連》：《史記·殷本紀》：「桀敗於有娀之虛，桀奔於鳴條，夏師敗績。湯遂伐三㚇，俘厥寶玉……於是諸侯畢服，湯乃踐天子位，平定海內。」以湯平定海內故，才使得天下之兵大起。《太平御覽》卷八十三引《帝王世紀》曰：「諸侯由是咸叛桀附湯，同日貢職者五百國，三年而天下悉服。」又引《尚書中候》曰：「天乙受神福，伐桀克。三年，天下悉合。」可見「湯于是乎徵九州之師，以略四海之內」者，其歷時或竟有三年之久，無怪乎「天下之兵大起，于是乎亡宗戮族殘群焉備」了。

〔三〕「絢𧧫」「聖訟」的讀法異説頗多，參見單育辰《研究》（227—233頁）及後出俞紹宏《新釋》所舉（後者讀爲「治養」、「聽庸」或「聽用」，説亦不可信）。此「絢𧧫」讀「辭讓」從董珊《辭讓》、黎廣基《考》説，「聖訟」讀「聽容」從黎廣基《考》説。句意謂強者和弱者之間互相不辭讓，人多的一方跟人少的一方「不相聽相容」。

「弱」字原作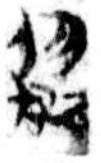，楚文字多見，一般釋爲「溺」，實不够準確。此形右上所从即殷墟甲骨文已見的「溺、尿」之象形初文，左上从「弓」，整個上半之形亦可獨立成字（如左塚漆梮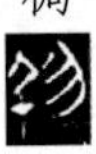、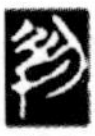），應本係爲強/彊弱之「弱」所造本字，與「彊」从「弓」同意；下从「水」者，則又係爲「溺」所造本字；但從字形演變的對應關係來講，此類下从「水」者形就是後世之「弱」字。其演變過程爲，下方之水旁移到左上「弓」旁左下方〔試對比楚王孫遺者鐘「龢（和）弱民人」之「弱」字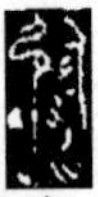與《珍秦齋藏印·秦印篇》99單字璽「弱」字、266單字璽「弱」字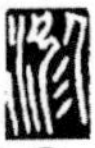（原反書，已作水平翻轉），以及《中國璽印集粹》卷八840號姓名璽「貌弱」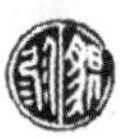〕，再字形「内部類化」〔如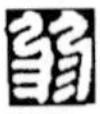（《珍秦齋古印展》139又《秦代印風》第78頁秦印「闕弱」之「弱」字）、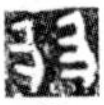（《壹戎軒秦印彙》376「張弱」之「弱」字）、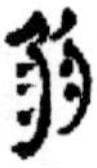（北大秦簡《教女》013「和弱心腸」之「弱」字），皆可看出其左右之形尚非全同〕，即直接變爲後世之「弱/弱」形。有關「溺」與「弱」的問題，學界討論頗多，可參看較晚出的張世超《釋「溺」》（但其意仍與此處所述大有不同）。

〔四〕《上博二》：「正复，即『征籍』，是抽税的意思。案中山王方壺『籍斂中則庶民附』，『籍』作

『复』。」研究者或斷讀爲「湯乃専（傳），爲正（征）复（籍）以正（征）闢（關）市」，與《上博（五）·鮑叔牙與隰朋之諫》之所謂「乃命有司箸（著）集（籍），浮（傳），老弱不刑」云云聯繫爲説（王志平《試解》），恐不可信。

陳斯鵬《研究》（第49頁）：按讀「正复」爲「征籍」可從。「籍」古可訓「税」，《左傳·襄公二十五年》：「賦車籍馬。」孔穎達疏：「賦與籍俱是税也。」《管子·國蓄》：「租籍者，所以彊求也。租税者，所慮而請也。」尹知章注：「在工商曰租籍；在農曰租税。」「正籍」之語數見於《管子》。如《管子·輕重甲》：「請使州有一掌，里有積五窌。民無以與正籍者，予之長假；死而不葬者，予之長度。」又：「請以令使賀獻、出正籍者必以金，金坐長而百倍。」又《輕重乙》：「故租籍，君之所宜得也。正籍者，君之所強求也。亡君廢其所宜得而斂其所強求，故下怨上而令不行。」于省吾先生云：「正應讀作征。征籍與上文租籍對文。」其説甚是。「征」「籍」爲近義連文。簡文「正（征）复（籍）」可與《管子》「正（征）籍」合證。「籍」之本義爲簿籍，《説文》云：「籍，簿書也。从竹、耤聲。」其表税籍義的理據舊有兩種解釋。一種認爲是簿籍義的引申，一種認爲其音義受自「借」。《漢書·賈山傳》：「昔者，周蓋千八百國，以九州之民養千八百國之君，用民之力不過歲三日，什一而籍，君有餘財，民有餘力，而頌聲作。」師古注曰：「什一，謂十分之中公取一也。籍，借也，謂借人力也。一曰爲簿籍而稅之。」乃兩説並陳。

〔五〕「宜」字用法特別，研究者或認爲「宜」有「難怪」「怪不得」之義（蘇建洲《譯釋》第164頁、《校釋》第210頁），或疑爲「多」字之訛（趙建偉《七則》又《校記》），或逕讀爲「多」（單育辰《十一則》），均難信從。鄔可晶《「宜字」》引古書「下怨上」「小民疾怨」（《管子・形勢解》）、「士卒疾怨」（《大戴禮記・盛德》）、「百姓疾怨」（《管子・八觀》）、「民否則厥心違怨」（《尚書・無逸》，下云「否則厥口詛祝」；王引之《經義述聞》引王念孫之説謂「違與怨同義」，「違」即《廣雅・釋詁四》「怨、愇……恨也」之「愇」）等語，謂「怨」與「宜」應爲義近連文；《墨子・備城門》「此十四者具，則民亦不宜上矣，然後城可守」，「此二例『宜』應該都是『怨』『恨』一類的意思，彼此可以互證」。古書同類義的「宜」字又見於《管子・九變》《大戴禮記・哀公問五義》和《荀子・哀公》（皆已訛爲它字）。其説頗爲可信。

〔六〕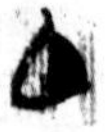劉釗《一則（二）》釋讀爲「眇」。其説略謂，本像「目」一邊明亮一邊暗昧形，係「眇」之象形初文，「眇」則爲後起形聲字，用爲「一目失明」之意；《易・履》：「眇能視，跛能履。」《穀梁傳・成公元年》：「季孫行父禿，晉郤克眇，衛孫良夫跛，曹公子手僂，同時而聘于齊。」皆與簡文一樣「眇」跟「跛」相連提及；《韓詩外傳》卷三：「太平之時，無瘖、⿸疒龍、跛、眇、尪、蹇、侏儒、折短。」「瘖、⿸疒龍（聾）、跛、眇」的順序更與簡文全同。此説較爲有據，故研究者多從之。但其問題也很明顯。一則所謂「（兩目中的）一目失明」卻以「（一個）目」形本身「一邊明

亮一邊暗昧形」來表意，頗有牽強之處；二則下文講到「官其材」的諸種殘疾之人，計有「唫（喑）聾、杲（矇）戉（工）、𡰥（跛）𡕒（躄、躃）、敉（侏）需（儒）、長者、婁（僂）者、瘦（瘻）者、亶者」等，與此「唫（喑）、聾、皮（跛）、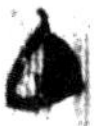、瘦（瘻）、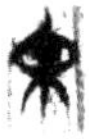、婁（僂）」相較，應只多出「侏儒、長者」兩種，餘多一一對應（「亶」「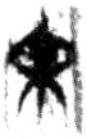」關係則尚不明）。如釋「眇」，後文即無相應地如何任用此種人之内容（古書言「眇」者之「因材施用」者如《淮南子・齊俗》：「伊尹之興土功也，修脛者使之跖钁，強脊者使之負土，眇者使之準，傴者使之塗，各有所宜，而人性齊矣。」）。徐在國《補正》首先將此字與楚文字中寫法特殊的「冥」字（如《上博（三）・周易》簡十五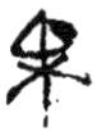等）相聯繫爲説，釋讀爲「冥」（黄德寬《「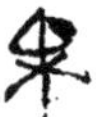」字》亦聯繫爲説，但釋爲「杳」而讀爲「眇」）。范常喜《述議》對此説以及楚文字中相關諸字作了詳細論述，認爲「『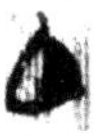』的構字意圖當是在表示眼睛的圓圈中有意塗黑兩筆來表示目盲、眚目之義，是用象意的方法造出來的『瞑』字」，「古代盲人多爲樂官，以發揮其耳聰之長」，正與下文使「矇工（《述議》從釋「矇瞽」之説）鼓瑟」相合。今從其説。

「瘦」見後文簡2—3校。

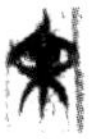《上博二》隸定作「寀」，研究者多從隸定作「寀」之説（詳見單育辰《研究》233—241頁）。

郭永秉《「穗、秀」》指出，最通行的釋「寀」之説實與原形不合。蘇建洲《柬釋（五）》認爲，所謂「寀」與後文簡三「亶」指同一種疾病；「亶」字周鳳五《零釋》釋讀爲「秃」（詳簡三「亶」字校）。《「穗、秀」》在此兩説的基礎上，將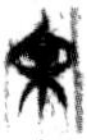與古文字中多見的所謂「古文澮」一系字相聯繫認同，據白於藍所論「采」字兼有「穗」和「秀」之音，認爲此取「秀」一讀，簡文讀爲「秃」。按：所謂「古文澮」如信陽簡2—08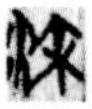、包山簡260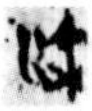等，其右半所从確與此形相近；於《「穗、秀」》文稍後刊佈的《清華簡（陸）·子儀》簡三作地名用字之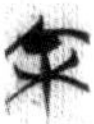，以及簡五之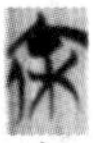字，原整理者分别釋爲「會」和「儈」，即據所謂「古文澮」立論，其形與簡文此形更近。《「穗、秀」》對有關字形的認同是没有問題的。但據近刊徐在國《「矛」字》所論，安大簡《詩·柏舟》「髧彼兩髦」之「髦」字从此形得聲（《説文·髟部》「髳」字下引作「髳」），《「矛」字》已指出此字即「鶩」字異體）；據此，舊所謂「澮」一類辭例（如上舉信陽簡2—08「一～盤」）應釋讀爲「沐」，現在已經可以肯定下來了（「敄」「沐」皆明母字，韻部爲侯屋對轉，古音關係密合；「敄」左半所从本非明母幽部之「矛」字）。但《「矛」字》逕釋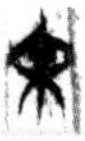類字形爲「矛」，此讀爲「瞀」，仍多有問題。如後文簡二「臯」字注釋所述，「瞀」之義與「殘疾」仍有不合。從前後文意的對應關係看，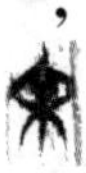與「亶」係指同一殘疾的可能性，亦難完全排除。待考。

〔七〕《上博二》：「惎戒：即『謀戒』，下文作『慎戒』〔引按：謂簡序調整後之上文簡三十九「新（慎）戒陞（徵、登）臤（臤—賢）二」〕，應是含義相近的詞。」研究者多從讀「惎」爲「謀」之説。按：「謀」很少作形容詞，據此説，與「慎」義近之「惎」還不如讀爲「敏」。但從用字習慣角度講，「惎」讀爲「謀」更爲直接。也可能此處「謀戒求賢」是「『圖謀而戒慎地』求賢」之義，不必看作與「慎戒」義近。今暫從原釋括注「謀」。

泗（伊）尹既巳（已）受命，乃執兵欽（禁）瀑（暴），羕旻（旻—得）于民。〔一〕述（遂）迷（敉、弭）天三十七下，〔二〕而一亓（其）志，而寖（寢）亓（其）兵，而官亓（其）才（材）。〔三〕於是虖（乎）唫（喑）聾執燭，〔四〕梟（矇）戉（工）鼓（鼓）恐（瑟），〔五〕㢆（跛）𨈖（躄）、蹝）獸（獸—守）門，𢼸（侏）需（儒）爲矢，〔六〕長者酥尾，〔七〕婁（僂）者坆（事）譽（數），〔八〕瘦（癭）二者煮盧（鹽）〈尾〉，〔九〕亶者鮫（漁）澤，〔一〇〕㿺（疣）弃（棄）不與（舉）。〔一一〕凡民俾（罷）敝（弊、憋）者，〔一二〕孝（教）而惎（誨）之，歙（飲）而飤（食）之，思（使）设（役）百官而月青（青—請）之。〔一三〕古（故）坣（堂—當）是旹（時）也，亡（無）并三……惻（賊）逃（盜），夫是㠯（以）旻（旻—得）衆而王天下。〔一四〕

〔一〕「瀑（暴）」字下略殘，《上博二》原未確釋。此字連上「欽」字釋讀爲「禁暴」，從董珊説（見陳劍《傳説》引）。後刊《清華簡（壹）·尹至》簡二亦見此字，同用爲「暴」。後楊澤生《「欽」字》、沈培《淺釋》皆指出更多楚簡同類「欽」讀爲「禁」之例，説明此係當時楚文字相當固定的用字習慣。

孫飛燕《試解》（又見《研究》141—142頁）讀「執」爲「戢」，得到很多研究者的贊同。按「執兵」一語古書多見，即「執持兵器」義（與多見的「被堅執鋭」之「執鋭」亦甚近），與下「禁暴」承接自然（「執兵禁暴」猶言「執兵以禁暴」，與《禮記・檀弓下》《左傳・哀公十一年》等之「能執干戈以衛社稷」語相近），並無改作必要。「執」用爲「戢」之用字習慣亦未見。

「羕得」尚難確解。《上博二》讀爲「佯得」，陳偉武《合證》讀爲「養德」（楊鵬樺《商補》説同），孫飛燕《試解》（又見《研究》143—146頁）讀爲「永得」。分析此段前後文關係，伊尹「執兵禁暴」應係覆上文「天下之兵大起」「强弱不辭讓，衆寡不聽容」云云而言，又對應於下文之伊尹「敉天下，而一其志，而寢其兵」（如此處已言「戢兵」，則亦嫌與下「寢其兵」重複；此點夏世華《復議》所引丁四新説已言及）；則「羕得於民」句，應係覆上「虐疾始生」、諸疾病之人「始起」而言，又與下文之「而官其材」句相呼應。以此衡之，諸説皆感未愜。待考。

〔三〕此簡二、三改接於簡三十七之下，從子居《再編連》説。「天」字《上博二》釋爲「而」，研究者皆同。陳劍據《再編連》之調整將連讀處文句改釋爲「遂迷（弭）天下」，「弭」訓爲「安」；廖名春讀「迷」爲「敉」（見孫飛燕《研究》第106頁引），按此義之字古書確亦多作「敉」，且與「迷」字之關係更爲密切，今補括注（但孫飛燕《研究》第106頁將虛詞「遂」理解爲「安」義，謂「『遂』『救』同意」，此則不確）。陳劍說見2008年10月11日發表於復旦大學出土文獻與古文字研究中心網站論壇「學術討論」子論壇的《〈容成氏〉第2、3兩簡改接於第37簡之後的問題》貼子（今網絡似已無之，見孫飛燕《研究》第23頁、單育辰《研究》239—240頁引）。夏世華《復議》《集釋》說略同。

〔三〕《上博二》：此句指任官以能。《國語・晉語四》記胥臣對文公問八疾，有「官師之所材也」說，與此所述相似。《晉語四》有「因體能質而利之者也」，韋昭注：「師，長也。材，古裁字。」後說疑非原義。

以下一段簡文，研究者多舉出古書可與對讀者。《國語・晉語四》：「官師之所材也，戚施直鎛，蘧蒢蒙璆，侏儒扶盧，矇瞍脩聲，聾聵司火。童昏、嚚瘖、僬僥，官師之所不材也，以實裔土。夫教者，因體能質而利之者也。」《禮記・王制》：「瘖聾、跛躃、斷者、侏儒、百工，各以其器食之。」（以上皆《上博二》所舉）《淮南子・齊俗》：「伊尹之興土功也，修脛者使之跖钁，強脊者使之負土，眇者使之準，傴者使之塗，各有所宜，而人性齊矣。」（陳劍《傳說》舉）《管子・入國》：「所謂養疾者，凡國、都皆有掌養疾，聾、盲、喑啞、跛躄、偏枯、握遞，不耐自生者，上收而養之疾官，而衣食之，殊身而後止。此之謂養疾。」（張通海《集釋》舉）

〔四〕《上博二》：唫聾：即「喑聾」，聾啞人。「喑」字典籍亦作「瘖」。《禮記・王制》：「瘖聾、跛躃、斷者、侏儒、百工，各以其器食之。」《晉語四》所謂「聾聵司火」與此類似，「嚚瘖不可使言」也是講「瘖」。

〔五〕《上博二》：相戉：從文義看，似相當「矇瞽」，意思是瞎子。《晉語四》有「矇瞍脩聲」。陳劍《傳説》從許全勝《補釋》説讀「杲」讀「瞀」，又謂：「『戉』則應逕讀爲『樂工』之『工』。目不明曰瞀，『瞀工』猶『瞽工』。《韓非子・八説》：『上下清濁，不以耳斷而決於樂正，則瞽工輕君而重於樂正矣。』」按「瞀」字之義與樂師之「目盲」義仍有區别（牛新房《研究》已謂「先秦典籍中瞀一般不指眼疾，此處應是指患有眼疾的人」云云，蘇建洲《譯釋》第110頁又《校釋》第40頁亦謂「瞀」「僅有『目不明』的意思……似無眼瞎的意思」；皆仍主張讀爲「矇瞽」），古書講到盲人樂師用得最多的還是「矇」字。 蘇建洲《譯釋》（109—110頁）又《校釋》（39—40頁）舉《荀子・哀公》「古之王者有務而拘領者矣」，楊倞注謂「『務』讀爲『冒』」，而《尚書・洪範》「曰『蒙』，恆風若」，《史記・宋微子世家》作「曰『霧』，常風若」，以證「相」與「矇」音近可通。 此從其説。 「冒」與「蒙」亦本音義皆近，「蒙」之聲符「冡」，其所从「冃」（即「冒」字聲符）也應該有表音作用。 另蘇建洲《校釋》（第40頁）謂「瞀工」之釋就「官職」而言，與其他文例爲「殘疾」似有不合；孫飛燕《研究》（第107頁）引從其説，亦贊同讀爲「瞽」。按：「戉」與「瞽」斷難相通。此言「矇工」，與「喑聾、跛躃、侏儒」等諸人不同者，殆因「執燭、守門、爲矢」諸事，用今語講係無多少「技術含量」者，跟樂工之「鼓瑟」需經專業訓練者不同。換言之，並非所有「矇瞽」之人皆可使「鼓瑟」，而應是從小由樂師訓練之「矇瞽」方能使之鼓瑟（從「官其材」的角度講，亦可謂使矇瞽之人自小從樂師訓練，以後即任樂工鼓瑟之職），故簡文變稱「矇工」，並非不能理解或完全不合。

〔六〕《上博二》：「侏儒」，矮人。《晉語四》有「侏儒不可使援」，韋昭注：「侏儒，短者，不能抗援。」又「侏儒扶盧」，韋昭注：「扶，緣也。盧，矛戟之柲，緣之以爲戲。」

〔七〕《上博二》：長者，疑讀爲「張者」，與下「僂者」相反，指凸胸仰首的人。按：研究者多已指出，「長」即長短之長，指身體異常高之人（應伴隨著病態，如今所謂「巨人症」之類），與「侏儒」相對。但因「酥」字不識，此句尚不能確解。諸家說詳見單育辰《研究》（47—57頁）所引，以及後出的吳夏郎《「酥」字考》、張崇禮《廢疾》、薛培武《縣度》、蕭旭《臆解》、吳建偉《試解》等所舉。諸說皆無確據，或明顯不可信，此不再贅舉。

〔八〕《上博二》：婁者：即「僂者」，彎腰駝背的人。攷譽：待考。下字見中山王大鼎，用爲「數」字。案《晉語四》有「戚施直鎛，蘧蒢蒙璆」，「蘧蒢不可使俯，戚施不可使仰」等語。疑「蘧蒢」就是這裏的「僂者」，「戚施」就是這裏的「長者」。

「⿰士攴譽」之釋研究者多有異説（詳見單育辰《研究》48—57頁、張崇禮《廢疾》），以徐在國《雜考》釋「⿰士攴」爲「仕」讀爲「事」、劉信芳《叢考》解「數」爲「計數」較爲合理有據。徐在國説的主要根據是，「⿰士攴」字又見於仰天湖十二號簡（《楚系簡帛文字編》971頁），應分析爲从「攴」、「士」聲；而馬王堆帛書《式法》（舊或稱「篆書陰陽五行」「隸書陰陽五行」）中，「責」係「⿰士攴（仕）者，三遷」，隸書本作「事者，三遷」；「小生」係「⿰士攴（仕）者，再遷」，隸書本作「士者，再遷」；可證簡文「⿰士攴」當釋讀爲「仕（事）」。按所謂《篆書陰陽五行》是馬王堆帛書中保留楚文字遺跡最多的，此「⿰士攴（仕）」字亦應源於戰國楚文字（另《里耶秦簡（壹）》第五層所出簡牘多係用楚文字寫就者，其中簡5—4背有「⿰士攴」字，亦應屬戰國楚文字系統者），可見其説有據。但《雜考》將「數」講爲「天文」則不好，「我們無法明白駝背的人爲什麼適合職掌天文」（張崇禮《廢疾》語；此文主張「⿰士攴譽」讀爲「織屨」）。劉信芳《叢考》釋讀爲「枚數」，係以仰天湖簡「一⿰士攴韋之韡」之「⿰士攴」字釋讀爲「枚」爲據，但此文「從『⿰士攴』字所處的位置看，應是表顔色的詞」（張崇禮《廢疾》），釋「枚」於形、義皆不合。單育辰《研究》（第57頁）從《叢考》説，解釋謂「『僂者』因駝背而身體前俯，正適合低頭用算籌計數」，按以「事數」即「從事於計數」之釋，此解釋亦正合。

〔九〕《上博二》：⿸疒妟者，即「癭」者，指患有大脖子病的人。按：「⿸疒妟」所从聲符「妟」與「晏」有別，

「妥」即「瘻」字之表意初文，「像女人的脖頸處長有腫瘤的樣子」，説詳馮勝君《「嬰」字》。蘇建洲《譯釋》（第113頁）引陳美蘭説以此「尼」字爲衍文，研究者多從之。白於藍疑係涉上文「啎尼」之「尼」字而衍（見牛新房《研究》引），亦有理。張崇禮《廢疾》：大脖子病主要是由缺碘引發的。讓瘻者煮鹽，有利於其病症的痊愈。

〔一〇〕周鳳五《零釋》分析「亶」爲从「百」得聲，讀爲「禿」，解釋文意謂「禿者所司爲『漁澤』，蓋古人『身體髮膚受之父母，不敢毀傷』，入水則散髮濡濕，必須『晞髮陽阿』巾櫛整飭；禿者無此困擾，使之入水漁澤，可以逐浪隨波，浮沈自在也」。郭永秉《「穗、秀」》以爲《零釋》説有理，並將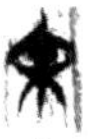亦釋讀爲「禿」（參前簡三十七校記）；謂「禿者何以適應漁澤的差事，我想可能是漁夫爲了遮陽蔽雨一般都要戴斗笠，這就避免了禿者頭上無髮的短處和因此可能引致的旱災問題」。按以「禿」解釋簡文之意甚爲有理。古書所記吳越之人爲便於水上勞作而「祝髮」「劗髮」等之俗，亦可與此説爲「禿」相印證。但所謂「古文澮」一系字現已知多應釋讀爲「沐」（詳前簡三十七校記）；如「亶」確表「禿」一類義，按説其形也應以本係「从百虫聲」的分析最爲自然直接；又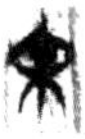與「亶」以説爲同一殘疾與簡文前後關係最合，但據「沐」的「定點」，亦不知如何溝通其關係。凡此皆只能存疑待考。

〔一一〕「槳」「輿」兩字《上博二》釋讀均有誤，諸家説詳見單育辰《研究》（57—65頁）所舉（後王寧

《「癃」》釋讀「⿱⿸疒旡水」爲「癃」，亦不可信），其中以蘇建洲《一則》（又《校釋》50—54頁）最有道理。其説認爲，「⿱⿸疒旡水」字應以「旡」爲聲符；「棄」即廢棄之棄；「舉」字亦見於包山簡202及中山王方壺，後者用爲「舉賢使能」之「舉」，簡文亦應同，「『不舉』即不予任用」。此皆可信。但讀「⿱⿸疒旡水」爲「癘」説爲「惡疾」，謂「雖然患癩也是殘廢的一種，但是擔心互相傳染，所以不予任用」，此則不可從。

張崇禮《廢疾》將「⿱⿸疒旡水」看作「雙聲字」，「旡、出皆聲」，讀爲「迄」。按所謂「出」形，從後來發表的更多楚簡文字資料看，應係「旡」形下所加飾筆的變化（楚簡文字「旡」旁、「欠」旁、「次」旁常無別）。如下對比圖：

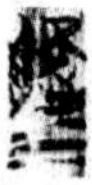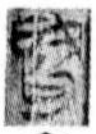《上博（七）·凡物流形》乙本簡十一下段（原綴合有誤）「既」字　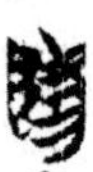《上博（六）·莊王既成》簡一「既」字　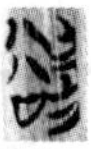《上博（七）·鄭子家喪》乙本簡一「欲」字

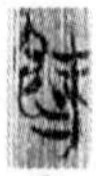《上博（八）·命》簡二「既」字　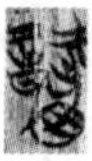《上博（八）·命》簡六「⿱⿰韋旡囟（黔）」字

「⿱⿸疒旡水」以「⿸疒旡」爲聲符（「疒」旁作「爿」旁楚文字習見），就應逕讀爲「⿸疒旡」。《集韻·未韻》：「⿸疒旡，癡也。或作疙。」字亦作「⿸疒气」，《廣雅·釋詁三》：「⿸疒气、騃，癡也。」王念孫《疏證》：「⿸疒气者，《衆經音義》卷十六引《通俗文》云：『小癡曰疙。』《説文》：『忥，癡皃。』忥與疙聲近義同。馬融注《秦誓》云『訖訖，無所省錄之貌』，義與『疙』亦相近也。」《疏證補正》又云：「相如賦：『訖

以治儗。』(引按：謂司馬相如《大人賦》，當作「仡以佁儗」。)仡、疙義相近。」可見此詞並不生僻。進而言之，後世更通行的「獃」，其字應以「豈」爲聲符，與「气／乞」聲極近，亦應本與「疙」等字爲表同一詞者。《廣韻》等所載其通行讀音「五來切」，顯應係同訓「癡」之「騃」(字亦作「⿸疒矣」)之音「同義換讀」的結果。總之，「疙棄不舉」謂「疙者」即癡呆之人則廢棄不舉用，因其無所能或者説無法因其材而任之也。前舉《國語·晉語四》講「八疾」一段，謂「童昏(韋昭注：『童，無智。昏，闇亂。』)、嚚瘖、僬僥，官師之所不材也，以實裔土」，「童昏」者「不材」，與此謂「疙」者棄而「不舉」亦近。

〔一三〕「俾(罷)敂(弊、憋)」之釋從白於藍《俾敂考》之説。「俾」讀爲「罷」，「典籍記載，對民之無行乏德者可稱之爲『罷』或『罷士』。如《國語·齊語》：『罷士無伍，罷女無家。』韋昭《注》：『罷，病也。無行曰罷。』」這種『罷』或『罷士』，在《周禮》中被稱作『罷民』」，《周禮·秋官·司圜》：「掌收教罷民。」鄭玄注引鄭司農曰：「罷民謂惡人不從化、爲百姓所患苦而未入五刑者也。」《周禮·秋官·大司寇》：「以圜土聚教罷民。」鄭玄注：「民不湣作勞，有似於罷。」「敂」字則有兩種可能，「第一種可能是『罷敝』與『罷』同義。《周禮·秋官·大司寇》賈公彦疏『罷謂困極罷弊』(中略)第二種可能是『敝』在此或可讀爲『憋』。《廣雅·釋詁三》：『憋，惡也。』……所謂『罷民』也就是『衺惡』之民。」若此，則簡文『凡民俾(罷)敝(憋)者』也可以理解爲民之罷惡者」。

「𢼸」字又於後刊《清華簡（壹）·程寤》簡二四見，裘錫圭《説「𢼸」》指出皆用爲「蔽志」之「蔽」，並對「𢼸」字字形有詳細説明。一方面，「𢼸」可能如《俾𢼸考》之説直接釋爲「敹（敝）」字異體，並可能是從甲骨文已省作「𢼸」形的那類「敝」字簡省之形變來的；另一方面，「在《程寤》篇簡文中，『𢼸』『敹（敝）』二字同見，而用法不同」，「這樣看來，也許『敝』『𢼸』本爲一字異體，但二者的用法後來已經有所分化。也有可能『𢼸』是一個比較晚出的从『攴』『市』聲之字，其本義不一定與『敝』有關」。

〔一三〕研究者引以下文獻與此段簡文對讀。《詩經·小雅·緜蠻》：「飲之食之，教之誨之。」（李承律《譯注》舉）馬王堆三號漢墓《十問》：「舜曰：『必愛而喜之，教而謀（誨）之，飮（飲）而食之，使其題禎堅強而緩事之。』」（陳劍舉，見沈培《「囟」或「思」》引）《荀子·王制》：「故姦言、姦説、姦事、姦能、遁逃反側之民，職而教之，須而待之，勉之以慶賞，懲之以刑罰。安職則畜，不安職則棄。五疾，上收而養之，材而事之，官施而衣食之，兼覆無遺。」（單育辰《對讀》第308頁又《研究》第301頁）

「𤯍（青）」《上博二》讀爲「請」，但解釋謂「月月請謁之」不確。孫飛燕《「月青之」》又《考釋二則》（又見《研究》146—150頁）讀爲「省」，引《禮記·中庸》「日省月試，既稟稱事，所以勸百工也」等爲説，頗得研究者贊同。單育辰《研究》（第65頁）進一步認爲「省」非「視察」而是「省恤」義。按：楚文字未見以「啨（青）」爲「省」之用字習慣（後刊《清華簡（柒）·越公其事》三見以「睛」爲省視之「省」，也是有「視」旁作意符者），此字還是以讀爲「請」最爲直接。《嶽麓書院藏秦簡（壹）·爲吏治官及黔首》簡78/1589「寒者毋衣弗請」、簡77/1587「貣穜（種）食弗請」，二「請」字用法相同。孫飛燕《「月青之」》等指出從上下文看「月青之」之「之」只能是「俾敂者」，此可從；此「請之」是古漢語所謂「爲動賓語」結構，即「爲之請」之義。裘錫圭《二則》認爲此句似應指讓「役百官」的民之「俾敂者」按月向官府請求工作或請求廩食，即《周禮》所謂「稍食」，似是理解爲「使之（「俾敂者」）請」，但所謂「工作或廩食」則可取，正因官吏每月爲「俾敂者」所「請」的對象並不單純，難以或不必確指，故簡文省略未説出。

〔一四〕此將簡四十二與簡三連讀，從子居《再編連》説（夏世華《復議》《集釋》説同）。中間只殘去簡四十二上端一小段約九字。《上博二》原將「惻（賊）逃（盜）夫」三字連讀，下標句號。此從陳劍《小議》斷讀標點。

湯王天下卅＝［三十］又一偞（世）而受（紂）复（作）。〔一〕受（紂）不述亓（其）先王之道，自爲芑（改）爲。〔二〕於四十二是虖（乎）复（作）爲九城（成）之臺（臺），〔三〕見（視—寘）盂庎（炭）亓（其）下，加圜（圜、圓）木於亓（其）上，思（使）民道之。能述（遂）者述

(遂)，不能述(遂)者▪內(墜)而死。不從命者，從而桎孳(梏)之。〔四〕於是四十四䖒(乎)复(作)爲金桎三千。既爲金桎，或(又)爲酉(酒)沱(池)。〔五〕𧫷(厚)樂於酉(酒)，〔六〕専(博、簙)亦(弈)㠯(以)爲槿(熙、嬉)，〔七〕不聖(聽)亓(其)邦之正(政)。

〔一〕《上博二》：據《史記·殷本紀》和殷墟卜辭，商朝凡三十一王。「受」即「紂」，古書或作「紂」，或作「受」，簡文作「受」。于凱《九則》引《國語·晉語四》：「商之饗國三十一王。」《大戴禮記·少閒》：「成湯卒崩，殷德小破，二十有二世，乃有武丁即位……武丁卒崩，殷德大破，九世，乃有末孫紂即位。」皆與簡文相合。

〔二〕「芑」讀爲「改」從陳劍《小議》說。單育辰《研究》(第245頁)：「改爲」指「改變先王舊法，任意而爲」。

〔三〕《上博二》：九城之坮：即「九成之臺」。案：《郭店楚墓竹簡·老子甲》第二十六簡「九城之坮」同此，馬王堆帛書本和傅奕本亦作「九成之臺」。嚴遵本作「九重之臺」。王弼本作「九層之臺」。《吕氏春秋·音初》：「有娀氏有二佚女，爲之九成之臺，飲食必以鼓。」似古本多作「九成之臺」。

〔四〕《上博二》：以上是講紂爲「炮格之刑」。古書言此多以銅柱爲格(如《六韜》佚文、《荀子·議兵》《韓非子·喻老》《吕氏春秋·過理》)，與此不同。「格」或作「烙」。

「道」字《上博二》讀爲「蹈」，不必。陳偉《零識》已指出，「『道』有經由、取道義，似如字讀即可」。「内」《上博二》讀爲「入」，此從陳劍《小議》改讀爲「墜」。《左傳・閔公二年》「虢公敗犬戎於渭汭」，服虔本作「渭隊」，注曰：「隊即汭也。」（見《水經注・渭水》引）越者汈編鐘銘「女（汝）亦虔秉不⿰氵⿱内土（墜）悳（德）」（參看董珊《越者汈鐘銘新論》，《東南文化》2008年第2期），皆其證。僞古文《尚書・泰誓》「焚炙忠良」孔穎達《正義》：「《殷本紀》云：紂爲長夜之飲。時諸侯或叛，妲己以爲罰輕，紂欲重刑，乃爲熨斗，以火燒之然[按「然」疑爲「熱」字之誤，下舉《太平御覽》卷八十三（又卷七百一十二同）引《帝王世紀》作「以火爇之」]，使人舉，輒爛其手，不能勝。紂怒，乃更爲銅柱，以膏塗之，亦加於炭火之上，使有罪者緣之，足滑跌墜入中。紂與妲己以爲大樂，名曰炮烙之刑。是紂焚炙之事也。……皇甫謐作《帝王世紀》亦云然。」正用「墜」字。徐宗元《帝王世紀輯存》（第76頁，中華書局1964年6月）謂「見行本《殷本紀》與此文不同，則《正義》所引《殷本紀》，疑是《帝王世紀》文也。」《太平御覽》卷八十三引《帝王世紀》，有與上舉略同之文，作「足滑跌墮火中」；其餘古書、舊注如《列女傳・孽嬖傳・殷紂妲己》「輒墮炭中」云云，《文選》卷五十六陸佐公（倕）《石闕銘》「刑酷然炭，暴踰膏柱」李善注引《六韜》（即上引《上博二》所言「《六韜》佚文」）「滑跌墮火中」云云，《呂氏春秋・順民》「（文王）曰『願爲民請炮烙之刑』」高誘注「人墮火而死」云云，《漢書・谷永傳》「炮格」顏師古注「輒墮炭中」云云，《淮南子・俶真》「爲炮烙，鑄金柱」高誘注「人墮陊火中」云云，所用「墮」

「墮陊」字亦可與此「内(墜)」字互證。

關於「炮格之刑」，可參看趙平安《補釋》又《「炮烙之刑」》。此兩文指出，根據新刊《清華簡(柒)・子犯子餘》簡一二記紂「爲爠(炮)爲烙」，可知古書記載、前人説法紛繁的「炮格之刑」或「炮烙之刑」，應以作「烙」者爲其原貌；「炮烙」爲兩名詞並列結構而非偏正結構；其字變作「格」遂導致漢代以後人已多有誤解。按：「炮」「烙」二者各自所當，似仍可研究。疑前舉「紂欲重刑，乃爲熨斗，以火燒之然〈熱〉，使人舉，輒爛其手，不能勝」云云，即「烙」，其爲刑名，係取其事與「烙」相近(如戰國時多見的以印烙木、烙馬之類)；簡文以及古書所記使人行走於下有炭火之木或銅柱上，即「炮」，其爲刑名，係取其事與「燒烤」義之「炮」相類。《淮南子・齊俗》「故糟丘生乎象楮(箸)，炮烙生乎熱斗」，《太平御覽》卷七百一十二引(下「生」字作「始」)許慎注：「熱斗，熨斗也。爛人手，遂作炮烙之刑也。」前引《吕氏春秋・順民》高誘注全文爲「紂常熨爛人手，因作銅烙，布火其下，令人走其上，人墮火而死，觀之以爲娛樂，故名爲炮烙之刑」，《太平御覽》卷八十四引作「紂見熨斗爛人手，因作銅柱，布火其下，令人走其上，墮火而死，以之爲樂，方之⿰月乇炮，故名爲炮烙也」，雖皆將「熨斗」看作「炮烙」之起而非實有之刑，此點應不確(《齊俗》文「象箸」「糟丘」皆紂曾所爲之事，「熱斗」與「炮烙」之關係亦不應例外)，但謂「方之⿰月乇炮，故名爲炮烙也」，對其得名之由聯繫「炮」本身爲説(「⿰月乇」疑爲「炙」字俗體「⿰月炙」改换聲符爲「乇」而成之異體，與字書「胍⿰月乇」連言訓「腹大貌」之「⿰月乇」字無闕），尚可參。

〔五〕《上博二》：金桎：銅製的足械。酉池：即「酒池」。紂爲酒池，見《六韜》佚文、《史記·殷本紀》等書。

紂爲酒池古書記載甚多，研究者多已舉出（詳見單育辰《研究》321—322頁），此不贅。陳劍《傳説》：賈誼《新書·道術》云：「紂作梏數千，睨諸侯之不諂己者，杖而梏之。」「作梏數千」當即簡文之「作爲金桎三千」，桎、梏爲同類的刑具。《吕氏春秋·過理》：「糟丘酒池，肉圃爲格，雕柱而桔諸侯，不適也。」前人已指出「桔」係「梏」之誤字。按後刊《清華簡（柒）·子犯子餘》簡一二謂紂（原字亦作「受」）「爲桊桎（梏）三百」，亦可相印證。

〔六〕《上博二》：「厚樂於酒」，指沉湎於酒。研究者或將「誜」字右半所从與「徵」所从「㞷」相聯繫認同，讀爲「沈」或「酖」等（參看單育辰《研究》249—252頁），不必。新蔡楚簡甲三：143姓氏用字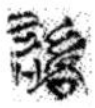，其聲符「夋」下增从「口」旁，應即此「誜」字繁體。

〔七〕此句《上博二》讀爲「溥夜以爲淫」。郭永秉《兩篇》改讀爲「博弈以爲欣（或「忻」「訢」）」，謂「是已不見於傳世先秦秦漢古書記載的紂之惡跡」，並將「誜（厚）樂於酉（酒）」下原所施句號改爲逗號，指出古人常將「博弈」或「博」跟「飲酒」放在一起講，此「厚樂於酒」與「博弈以爲欣」其實是有關聯的兩件事。其説多可從。陳劍主張「槿」改讀爲「嬉戲義」之「熙/嬉」（見

《兩篇》「補記」引)。

於是唇(乎)九邦畓(畔、叛)之，豐、禞(鎬)、郮、䢼、于(邘)、鹿、四十五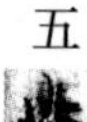、宗(崇)、畬(密)須是(氏)。〔一〕文王餌(聞)之，曰：「售(唯—雖)君亡(無)道，臣敔(敢)勿事虖(乎)？ 售(唯—雖)父亡(無)道，子敔(敢)勿事虖(乎)？ 管(孰)天子而可反？」〔二〕受(紂)餌(聞)之，乃出文王於四十六㬚(夏)臺(臺)之下而餌(問)女(安—焉)，〔三〕曰：「九邦者，亓(其)可逯(陵、凌)虖(乎)？」〔四〕文王曰：「可。」文王於是唇(乎)素(素)耑(端)𩰪裳，〔五〕㠯(以)行九邦。七邦逯(陵、凌)備(服)，豐、喬(鎬)不備(服)。文王乃记(起)帀(師)㠯(以)卿(鄉—嚮)四十七豐、喬(鎬)。三鼓(鼓)而進之，三鼓(鼓)而退(退)之，曰：「虐(吾)所智(知)多廌(存)，一人爲亡(無)道，百眚(姓)亓(其)可(何)辠(罪)？」〔六〕豐、喬(鎬)之民餌(聞)之，乃隆(降)文=王=。

〔一〕《上博二》：九邦：即下述豐、鎬等國。文王平九邦之叛，於史無考，唯《禮記·文王世子》露其端緒。《文王世子》曰：「文王謂武王曰：『女何夢矣？』武王對曰：『夢帝與我九齡。』文王曰：『女以爲何也？』武王曰：『西方有九國焉，君王其終撫諸？』文王曰：『非也。古者謂年齡，齒亦齡也。我百，爾九十，吾與爾三焉。』文王九十七乃終，武王九十三而終。」文中所説文王平撫的西方「九國」即簡文「九邦」，其説久湮，舊注失解，孔穎達疏：「今云西方有九國於時未賓，則未有二分諸侯也。或以爲庸、蜀、羌、髳、微、盧、彭、濮之徒，未知定是何國也。」純屬推測。今得簡文，方知歷史真相。

陳劍《傳説》：按《左傳・襄公四年》云：「文王帥殷之叛國以事紂。」《詩經・小雅・四牡》「四牡騑騑，周道倭遲」毛傳：「文王率諸侯，撫叛國，而朝聘乎紂。」《後漢書・西羌列傳》：「（文王）乃率西戎，征殷之叛國以事紂。」簡文記文王征服叛殷的九邦，與此類傳説相近，很可能跟《禮記・文王世子》所記之事並無關係。

「豐」，《上博二》：《説文・邑部》：「酆，周文王所都，在京兆杜陵西南。」西周銅器銘文常記周王在豐邑活動，字作「豐」，不作「酆」。據考，今陝西長安灃河以西的西周遺址即其所在。《詩・大雅・文王有聲》：「既伐于崇，作邑于豐。」《史記・周本紀》正義以爲西周豐邑是因滅崇而建，並因而猜測崇國故地在豐、鎬之間，現在從簡文看，西周豐邑是滅豐所建，與崇無關。

「橋」，《上博二》：即「鎬」，《説文・金部》：「鎬……武王所都，在長安西上林苑中。」武王都鎬又見《世本・居篇》。據考，今陝西長安灃河以東的西周遺址即其所在。其地應與「豐」鄰近。案：西周金文無鎬京之名，德方鼎的「蒿」字作「郊」用，「葊京」是「方京」，與鎬無關。

「郮」，《上博二》釋爲「郙」，謂即《國語・鄭語》「禿姓舟人」之「舟」，研究者多無異辭。單育辰

《研究》(第24、252頁)、郭永秉《「麦」字》皆指出其字从「肉」不从「舟」，可從。《「麦」字》謂「⿰肉阝」「與後世『阩』字的譌體『陏/⿰肉阝』無關，其地當待考」，《研究》亦謂「但不知何地」。

「⿱石邑」，《上博二》：或即戰國時期的石邑，在今河北獲鹿東南。單育辰《研究》(第252頁)：但戰國時的石邑與殷末的「⿱石邑」時代相距過遠，且典籍中殷、西周時代也沒有「石」這個古國名，李零的推測可能是有問題的。

「于」，《上博二》：《尚書大傳》作「于」，《史記・周本紀》作「邘」，在今河南沁陽西北邘台鎮，亦文王所伐。《史記・殷本紀》記紂「脯鄂侯」，集解引徐廣說，謂「鄂」一作「邘」。

「鹿」，《上博二》：《逸周書・度邑》：「王至于周，自□至于丘中，具明不寢。」所闕字，盧文弨據《文選》卷四十六王融《三月三日曲水詩序一首》李善注補「鹿」，各家從。學者推測，此「鹿」即《左傳・昭公十七年》之「甘鹿」，在今河南嵩縣東北。疑簡文之「鹿」即《度邑》之「鹿」。

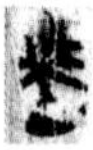，《上博二》釋爲「耆」讀爲「黎」，謂即《書・西伯戡黎》的「黎」，「《尚書大傳》《史記・周本紀》作『耆』。黎在今山西長治市西南」。蘇建洲《柬釋(四)》認爲此字係「从來从止」，「下部『止』旁可能筆畫重疊，是以看起來較粗」；陳劍《傳説》從其説而改讀爲后稷始封地之「邰」，古書或作「台」「駘」「釐」「漦」「斄」等(作「斄」者最多見)。單育辰《研究》(第255頁)認爲「此字下不從『止』，是從『來』從『匕』(即「老」的下部)的」。由於字形下部不清晰，其地亦

難確指，茲改爲保留原形存疑待考。

「宗」，《上博二》：讀「崇」，即《文王有聲》之「崇」。《史記・周本紀》也提到文王伐崇侯虎，正義説「崇國蓋在豐、鎬之閒」，當是因爲《文王有聲》敘「作邑于豐」於「既伐于崇」之後。今得簡文，可知崇自崇，豐自豐，絕非一地。《中國歷史大辭典》定其地望在今河南嵩縣北（頁2709）。

「審須是」，《上博二》：即「密須氏」。密須是姞姓國，在今甘肅靈臺西。《詩・大雅・皇矣》《史記・周本紀》都提到文王伐密須。「審」與史牆盤中「叡」字的左半相合，得此可知是从密聲。案：《周本紀》記文王受命後曾先後伐犬戎（二年）、密須（三年）、耆國（四年）、邘（五年）、崇侯虎（六年）。《尚書大傳》有類似記載，但伐邘（作「于」）在二年，伐犬戎（作「畎戎」）在四年，敗耆在五年，順序不同。按：「審」釋讀爲「密」沒有問題，但將史牆盤「叡」字左半與此牽合則不可信。徐在國《雜考》認爲其字「應分析爲從宀、甘，米聲，釋爲『蜜』」，可從。

〔二〕劉樂賢《小札》指出，《吕氏春秋・行論》：「昔者紂爲無道，殺梅伯而醢之，殺鬼侯而脯之，以禮諸侯于廟。文王流涕而咨之。紂恐其畔，欲殺文王而滅周。文王曰：『父雖無道，子敢不事父乎？君雖不惠，臣敢不事君乎？孰王而可畔也？』紂乃赦之。」其所載文王之語，與此處簡文較爲一致。

〔三〕《上博二》：《史記》説桀囚湯於夏臺（《夏本紀》），紂囚文王於羑里（《周本紀》），其他古書同。

簡文説紂囚文王於夏臺，恐誤。子居《再編連》：各家多以「夏臺」爲「羑里」之誤，查《藝文類聚》卷七十二及《太平御覽》卷九二〇引《太公六韜》曰：「武王登夏臺，以臨殷民。」則或本即有此另説。

〔四〕此及下文兩「逘（陵、凌）」字研究者一般從《上博二》釋讀爲「逨（來）」，理解爲「招來（徠）」之義，此從郭永秉《「夌」字》改釋。《「夌」字》解釋謂：「從上下文看，紂的意思只能是問文王，九邦可不可以進犯（也就是可不可以征討）」；引《越絶書・越絶外傳本事第一》「威凌諸侯，服強楚」，「『凌』『服』對文，與簡文『七邦凌服』可參看。『凌服』的『凌』用作被動義，即被侵陵（與前文『九邦者其可凌乎』照應），『凌服』意即因受侵陵畏懼而降服，義近於古書的『鎮服』」。

〔五〕《上博二》指出，「素端」見《周禮・春官・司服》等，是凶事所服，兵事爲凶事，故文王服之。「嬰」字構形奇詭，尚難確識。單育辰《「端」和「屨」》據其頭部从「目」形，以爲係聲符，釋讀爲「屨」；《兩考》又補充後刊《上博（七）・凡物流形》甲本簡七、乙本簡六兩「坙」形，認爲除掉「土」旁部分者即簡文此形下部所从（《兩考》已引郭永秉最早指出此點）；此形係以「目」和「交」兩旁皆表音。待考。三形對比如下。

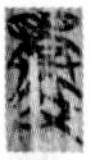

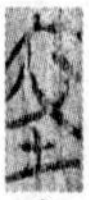

《凡物流形》甲本簡七

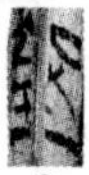

《凡物流形》乙本簡六

〔六〕「鳶」《上博二》讀爲「盡」。諸家説（參看單育辰《研究》259—261頁）中以林素清《劄記》改讀爲「存」較爲有據，「廌」古文字中常音「薦」，上博竹書中用「廌」爲「存」之例多見；《劄記》引《禮記・檀弓上》「朋友，吾哭諸寢門之外；所知，吾哭諸野」爲説，謂豐鎬是文王家鄉，「親朋故舊俱存，因而文王三進三退，不忍心攻打」云云，亦較可通。不過，説爲文王不攻豐鎬之原因係其地多有故舊，既覺尚不够體現出文王之「仁」，又嫌與下句扣合不緊。體會文意，文王之語似近於「一人（指商紂）爲無道而罪百姓」（即現在攻打豐鎬之舉）此「非吾所知」一類意，故而體現在行動上即「三進三退」而反覆猶豫。據此似讀「盡」頗合，但楚竹書文字習用「𦘕」或「𦘕」聲字表「盡」［如本篇下文簡四十九即有「高下肥毳（磽/墝）之利𦘕（盡）智（知）之」］，以「廌」爲「盡」之用字習慣似未見。釋文仍暫從林素清説括注「存」。

［文王］時故時而孛（教）民四十八時，高下肥毳（磽/墝）之利𦘕（盡）智（知）之。〔一〕智（知）天之道，智（知）埅（地）之利，思（使）民不疾。昔者文王之着（差—佐）受（紂）也，女（如）是𤵸（狀）也。

〔一〕「時故時」《上博二》解釋謂「指遵循老的曆法以授民時」。陳劍《傳説》謂「疑所謂『故時』『老的曆法』即是指『夏時』『夏曆』。夏曆合於農事」，又讀「時」爲「持」，兩説均得到不少研究者的贊同。後陳劍《説「時」》改認爲，前一「時」字即時間之「時」作動詞用法者，不必破讀。「時故時」並非「秉持故時」，而就是「以故時爲時」之意，即以舊的曆法爲（當時所用）曆法、爲文王授民時之根據。

「毳」，《上博二》：「從文義看，似應讀爲『磽』。案『毳』有二音，一同『脆』，爲月部字；一同『橇』，爲宵部字。這裏可能是用後一種讀法。」參看本書《子羔》篇簡六「貞（史－使）亡（無）又（有）少（小）大忌（肥）毳（磽／墝）」句校注。「磽」亦作「墝」，《荀子・王制》：「相高下，視肥墝，序五種，省農功，謹蓄臧，以時順脩。」《淮南子・脩務》：「於是神農乃始教民播種五穀，相土地之宜，燥濕肥墝高下，嘗百草之滋味、水泉之甘苦，令民知所避就。」（蘇建洲《譯釋》第177頁、《校釋》第251頁所舉）

文王塱（堋－崩），武王即立（位）。武王四十九曰：「成悳（德）者，虘（吾）敓（說？）而弋（代）之。亓（其）即（次），虘（吾）伐而弋（代）之。〔一〕含（今）受（紂）爲無道，䎽（昏）者（屠）百眚（姓），至（桎）約者（諸）厌（矦／侯），天牆（將）戜（誅）女（安－焉）。〔二〕虘（吾）𢿏（勴）天畏（威）之。」〔三〕

〔一〕《上博二》讀爲「成悳（德）者，吾敓（悅）而弋（代）之；其即（次），虘（吾）伐而弋（代）之」；研究者或讀「敓」爲「說」，據此理解爲「修成聖德者，我以言語說服來取代他；次一等者，我以兵力來討伐取代他」[蘇建洲《譯釋》第178頁又《校釋》第252—253頁；其說引《呂氏春秋・禁塞》「凡救守者，太上以『說』，其次以『兵』」，高誘注：「說，說言也。」謂其論述順序（先說後兵）與簡文相似，則簡文「説」亦游説之意。按此説的疑問是，就「救守」問題而言「遊説説服他人（使罷兵）」，其成立尚無問題；但言遊説説服人而取代之（成爲天下共主之類），恐於情理上甚難理解」，或謂「武王首要目的，是説服殷紂王將天子之位禪讓給有德之人；若紂王不聽勸説，再使用武力逼迫紂王退位，將王位強制禪讓給有德者」云云（淺野裕一説，見上蘇建洲《譯釋》第178頁及《校釋》第253頁引）；單育辰《三則》又《研究》（第267頁）讀「成」爲「盛」，解釋謂：「『成（盛）德者，吾敓（説）而代之』意思是説『周之能成盛德者，是我勸説紂就能取代紂而爲王』；『其次，吾伐而代之』指『盛德之次，是我祇能攻伐紂而爲王』。」皆嫌有難通之處。范常喜《「誓詞」》因此將「弋」改讀爲「式」，由「楷模、榜樣」義引申而爲「效法」義，作動詞；讀「敓」爲「悦」，「伐」理解爲「誇美、贊許」義（用於他人），解釋大意謂「修成聖德者，我愛慕他並且效法他；次於成德者，我讚美他並且效法他」。説亦多難信。待考。

〔二〕「䎽（昏）」《上博二》謂「疑同《書·牧誓》的『昏棄』」，蘇建洲《譯釋》（178—179頁）及《校釋》（第253頁）進一步引王引之説「昏，蔑也，讀若泯。昏棄，即泯棄也」；趙建偉《七則》又《校記》讀「者」爲「屠」（《上博二》原讀爲「捨」），「『泯屠』，謂棄絶屠戮百姓」；單育辰《研究》（第267頁）引《逸周書·商誓解》：「今在商紂，昏憂天下，弗顯上帝，昏虐百姓，奉天之命。」謂「其中之『昏虐百姓』與此『昏屠百姓』文例頗近」。「至約」蘇建洲《譯釋》（第179頁）又《校釋》(第254頁)引季旭昇説讀爲「桎約」(《上博二》原讀爲「制約」),單育辰《三則》又《研究》(第268頁)補充解釋謂「『桎、約』二字爲同義連用」,「泛指拘囚諸侯而言」,説皆可從。單育辰《對讀》(第312頁)、《研究》(第323頁)舉出以下兩例可與此處簡文對讀者。《北堂書鈔》卷一一四引《六韜》:「太公曰:『夫紂無道,流毒諸侯,欺侮群臣,失百姓之心,秉明德以誅之。』」銀雀山漢簡《六韜》:「太公望曰:『夫受爲无道,忍☐百生(姓)。君方(秉)明德而誅之。』」與簡文邏輯甚近,據此亦可知上注所引范常喜《「誓詞」》將此「䎽者百眚,至約者矦」兩句讀爲「聞諸百姓,致約諸侯」不可信。

〔三〕《上博二》:𧆨:即「勴」,是贊助之義,《説文·力部》作「勴」,《爾雅·釋詁上》作「勴」。陳劍《傳説》:「威」即《周易·繫辭下》「弦木爲弧,剡木爲矢,弧矢之利,以威天下」之「威」。《國語·越語上》記句踐伐吳之前「乃致其衆而誓之曰:『……今夫差衣水犀之甲者三千,不患其志行之少恥也,而患其衆之不足也。今寡人將助天威之……』」(據明道本)「助天威之」顯即簡文之「勴天威之」。《吳越春秋·句踐伐吳外傳》敘此事,字亦作「威」。而《國語》公序本「威」字作「滅」,顯然是由「威」因形近而誤爲「威」後再變爲「滅」。徐元誥《國語集解》第572頁(中華書局,2002年6月)反以明道本作「威」者爲非,得簡文可正其誤。

武王於五十是虖(乎)复(作)爲革車千韲(輮—乘),縸(緕—帶)虖(甲)墓(萬)

人，〔一〕戊午耑=［之日］，涉於孟瀌（津），〔二〕至於共、𦁐（縢）之閲（閒—間、間），三匍（軍）大軛（犯）。〔三〕

〔一〕《上博二》：革車：戰車。《孫子·作戰》提到「革車千乘」。「帶甲」，指披帶鎧甲的戰士。《孫子·作戰》「帶甲十萬」是百人一乘的乘法，這裏則是十人一乘的乘法。

〔二〕《上博二》：「戊午之日」，《書·泰誓序》：「惟十有一年，武王伐殷，一月戊午，師渡孟津，作《泰誓》三篇。」《史記·周本紀》「一月」作「十二月」，可能是改殷正爲周正，但日期亦爲戊午。「涉於孟津」，《書·泰誓》説「惟十有三年春，大會于孟津」，「惟戊午，王次于河朔」。

〔三〕《上博二》：「共」，在今河南輝縣。「𦁐」，待考，應與共地鄰近。二地在孟津至殷都朝歌（在今河南淇縣）的路上。按：「𦁐」字从「糸」从「𢍏」（即「朕」字聲符）聲，陳劍《小議》直接釋寫爲「縢」，無説［「𦁐」又見於後刊《清華簡（叁）·芮良夫毖》簡二四，用爲「朕」］。裘錫圭（見陳劍《傳説》引）、陳偉《二地》、吴良寶《「滕」地》均指出應讀爲見於古書的與「共」並舉之「滕」。《左傳·閔公二年》：「衛之遺民，男女七百有三十人，益之以共、滕之民，爲五千人，立戴公以廬於曹。」杜預注：「共及滕，衛别邑。」《荀子·儒效》：「武王之誅紂也，行之日以兵忌，東面而迎太歲，至氾而汎，至懷而壞，至共頭而山隧。……遂選馬而進，朝食於戚，暮宿於百泉，厭旦於牧之野，鼓之而紂卒易鄉，遂乘殷人而誅紂。」楊倞注：「共，河内縣名。共頭，蓋共縣之山名。」《淮南子・兵略》：「武王伐紂，東面而迎歲，至汜而水，至共頭而墜，彗星出而授殷人其柄。」許慎注今本作：「共頭，山名，在河曲（唐鈔本作「在河内也」，與上引楊倞注合，前人已指出當從此）共山。」「竹書中的共，可能是指共城，也可能是指共城之北的共山」（陳偉《二地》）。

「軋」《上博二》讀爲「範」，研究者或解爲出行祭祀「範軷」之「範」，或讀爲「乏」。此從許全勝《補釋》又《釋地》讀爲侵犯之「犯」。此時武王軍隊尚並未有侵犯敵軍之舉，「三軍大犯」應理解爲「三軍大有犯敵之志」「三軍士氣大爲激發」之類義。《孫子兵法・九地》：「施無法之賞，懸無政之令，犯三軍之衆，若使一人。犯之以事，勿告以言；犯之以利，勿告以害；投之亡地然後存，陷之死地然後生。」「犯三軍之衆」即「使三軍之衆犯（敵）」義（曹操注：「犯，用也。」僅係隨文釋義），其結果即可説「三軍大犯」，與此簡文「犯」字用法最合。

武王乃出革車五百𨍏（輮—乘），繏（䌃—帶）虖（甲）三千，〔一〕五十一㠯（以）少（小）會者（諸）戻（矦/侯）之帀（師）於畱（畱—牧）之埜（野）。〔二〕受（紂）不智（知）亓（其）未又（有）成正（政），而旻（旻—得）逵（失）行於民之唇也，或（又）亦记（起）帀（師）㠯（以）逆之。〔三〕武王於是虖（乎）素（素）冕（冠）覍（弁），〔四〕㠯（以）昏五十二吝于天，〔五〕曰：「受（紂）爲亡（無）道，䎶（昏）者（屠）百眚（姓），至（桎）約者（諸）戻（矦/

侯），隘（隘—絕）穜（種）悉（悉—侮）眚（姓），土玉水酉（酒），天牆（將）戔（誅）女（安—焉）。〔六〕虘（吾）戱（勴）天畏（威）之。」武王素（素）虖（甲）目（以）申（陳）於殹（殷）蒿（郊），而殹（殷）〔七〕五十三正……

〔一〕《上博二》：「革車五百乘」，爲上「革車千乘」的一半。《書·牧誓序》作「戎車三百兩」，《逸周書·克殷解》作「周車三百五十乘」，《孟子·盡心下》作「革車三百兩」，《史記·周本紀》作「戎車三百乘」，俱與此不同。「帶甲三千」，此數比上「帶甲萬人」也少很多。《書·牧誓序》作「虎賁三百人」，《孟子·盡心下》作「虎賁三千人」，《史記·周本紀》作「虎賁三千人，甲士四萬五千人」。蘇建洲《校釋》（第258頁）舉《淮南子·主術》：「武王甲卒三千人，擒之於牧野。」單育辰《研究》（第324頁）舉《淮南子·本經》：「於是湯乃以革車三百乘伐桀于南巢，放之夏臺；武王甲卒三千破紂牧野，殺之于宣室。」「甲卒三千（人）」與簡文「帶甲三千」相合。

〔二〕《上博二》：「牧之野」，牧邑的野，古書亦稱「牧野」。牧在殷都朝歌的郊區（在今河南淇縣的東北），周圍的野叫「牧野」（古人以「國」以外爲「郊」，「郊」以外爲「野」，這裏的「野」是郊邑以外的「野」），周滅商的「牧野之戰」發生於此，古書屢言之。

「少」字從《上博二》讀爲「小」。陳偉《零釋》改讀爲「宵」，舉《國語·周語下》：「（周武）王以二月癸亥夜陳，未畢而雨。……王以黃鐘之下宮，布戎於牧之野，故謂之厲，所以厲六師也。」韋昭注：「二月，周二月。四日癸亥，至牧野之日。夜陳師，陳師未畢而雨。」《禮記・祭統》：「夫祭有三重焉：獻之屬莫重於祼，聲莫重於升歌，舞莫重於《武宿夜》，此周道也。」孔疏引皇侃所述《書傳》云：「武王伐紂，至於商郊，停止宿夜，士卒皆歡樂歌舞以待旦，因名焉。」此説頗爲有據，故得到不少研究者的贊同。蘇建洲《譯釋》（180—181頁）又《校釋》（258—259頁）主張仍讀爲「小」，舉《史記・匈奴列傳》「歲正月，諸長『小會』單于庭，祠」爲證，解釋謂：「這裏是説武王與各地來的諸侯作小規模集會，交換彼此所掌握的情報，並討論進攻前的諸項事情。」

按：從用字習慣看，讀爲「小」比讀爲「宵」直接［楚竹書「宵」尚少見，《清華簡（貳）・繫年》簡一一八以「肖」爲「宵」，亦非用「小」或「少」字］。仔細體會前後文意，亦以讀爲「小」爲好。據上文記述可知，武王所帶三軍已行至「共、縢之間」者，共有「革車千乘，帶甲萬人」；而進一步出會於牧野者，僅「革車五百乘，帶甲三千」即其一部分；「小會」之「小」即承此而言，如改讀爲「宵」，則武王之軍未全至牧野此舉，在文意上就没有承接，其意圖變得難以理解了；從下文敘紂「又亦起師以逆之」云云看，似簡文言外之意是謂，武王與諸侯於牧野之「小會」，本係意在向紂「施加軍事壓力」、希冀商紂自降「不戰而屈人之兵」之類；再至下文「武王於是乎素冠弁以昏吝于天」云云，才是進一步地最終決定正面迎戰。再者，如「會」而值「宵」，逕言武王出兵「宵會諸侯之師於牧之野」即可，「宵」前的「以」字實屬多餘。而如言武王出動部分軍隊「以小會諸侯之師於牧之野」，即無此問題。

〔三〕「而得失行於民之唇也」之「唇」字的釋讀，以及此句句意的理解，舊曾多有異説。現研究者多贊同就是「紂在施政方面的得失行於人民之唇吻」一類義（斷讀節奏爲「而/得失/行於民之唇也」），何有祖《偶得》謂「受不知道自己没有施行善政，（他的）得與失早就在民衆唇齒間言説了，即早有評論。用現代的話説，受在民衆中的口碑不好」，可從。王輝《劄記》、孫飛燕《研究》（129—130頁）、單育辰《研究》（第277頁）等理解亦略同。

〔四〕「⿱虍元（弁）」字《上博二》釋讀爲「冕」，此從黄德寬《補正》、趙平安《四篇》説改釋。楚文字用爲「弁」之字一般下从「又」旁或「人」旁，此變作「元」旁，《補正》解釋爲蒙其上「冕（冠）」字而類化訛變，《四篇》則以意符「人」和「元」可以通作爲説。按：因「冕」形僅此一見，兩説孰長尚難斷定，參看張峰《訛書》（66—67頁）。

〔五〕「舌吝」兩字尚無善解。《上博二》釋讀爲「告閔」，謂「閔」爲「哀憐之義，字亦作『慜』」。陳劍《傳説》指出「吝」上之字與「告」形不同，而應係「造」字所从聲符；謂兩字讀爲「造類」，「類」即古書中指軍隊出征之禮中的類祭之「類」，字亦或作「禷」。同樣曾指出「告」「舌」之别的大西克也《兩種「告」字》則認爲「吝」「類」兩字「通假範圍似有不同」，難以相通；「舌」也可能是「告」字之「偶然寫錯」（但謂因「告」「舌」「大概是一字之分化」則不確，詳見陳劍《釋造》），「簡文『造閔於天』大概是告閔而祭天的意思」。待考。

〔六〕《上博二》：「絕種」，指滅族。「土玉水酒」，意思是視玉如土，視酒如水。「姓」即「種姓」之「姓」，或讀爲「生」不確；「侮」即「攻弱兼昧，取亂侮亡」（《左傳・宣公十二年》「仲虺有言曰」云云）之「侮」，義與「滅」甚近，而較一般的「輕侮、侮慢」義程度深得多。「絕種侮姓」與所謂「興滅國、繼絕世」云云正相對。《左傳・襄公十年》：「偪陽，妘姓也。使周內史選其族嗣，納諸霍人，禮也。」杜預注：「霍，晉邑。內史，掌爵祿廢置者，使選偪陽宗族賢者，令居霍，奉妘姓之祀。善不滅姓，故曰『禮也』。使周史者，示有王命。」孔穎達《正義》：「禮：天子不滅國，諸侯不滅姓。其身有罪宜廢者，選其親而賢者，更紹立之。《論語》所云『興滅國、繼絕世』者，謂此也。」

〔七〕孫飛燕《研究》（第132頁）引《戰國策・秦策一》「張儀説秦王」章：「武王將素甲三千領，戰一日，破紂之國，禽其身，據其地，而有其民，天下莫不傷。」謂「素甲」即白甲（《國語・吳語》「皆白常白旗素甲白羽之矰」，韋昭注「素甲，白甲也」），可與此簡文參讀。按武王服素甲之意，亦以兵事爲凶事，與前文簡四十七「素端」云云同。

《上博二》：簡文未完，下有脱簡。《上博二》本篇「説明」：推測後面的脱簡大概只有一至二枚。全文當敘至武王伐商終克之。

訟（容）城（成）氏（氏）〔一〕五十三背

〔一〕《上博二》：訟城氏：即「容成氏」。這是原書的篇題，估計是在倒數第二、三簡的背面。趙平安《篇名》指出此三字與正面及全篇文字字跡明顯不同，甚是。但謂「篇題『訟城氏』應是脫簡之後補上去的」云云，則可不必。出土竹書篇題與正文非出自同一人之手者，其例多有。或謂此「氏」字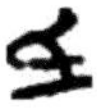「是『氏』字與篇題符號『』的連寫（孫偉龍、李守奎《符號》），恐不可信。

參考文獻

專書及簡稱

《上博二》：李零：《〈容成氏〉釋文考釋》，馬承源主編《上海博物館藏戰國楚竹書（二）》，上海古籍出版社，2002年12月。

陳斯鵬《研究》：《楚系簡帛中字形與音義關係研究》，中國社會科學出版社，2011年3月。

郭永秉《帝系》：《帝系新研——楚地出土戰國文獻中的傳説時代古帝王系統研究》，北京大學出版社，2008年9月。

李守奎等《文字編》：李守奎、曲冰、孫偉龍編著《上海博物館藏戰國楚竹書（一—五）文字編》，作家出版社，2007年12月。

劉信芳《通假》：《楚簡帛通假彙釋》，高等教育出版社，2011年2月。

單育辰《對讀》：《楚地戰國簡帛與傳世文獻對讀之研究》，中華書局，2014年5月。

單育辰《研究》：《新出楚簡〈容成氏〉研究》，中華書局，2016年3月。

石小力《合證》：《東周金文與楚簡合證》，上海古籍出版社，2017年7月。

蘇建洲《校釋》：《〈上海博物館藏戰國楚竹書（二）〉校釋》，花木蘭文化出版社，2006 年 11 月。
孫飛燕《研究》：《上博簡〈容成氏〉文本整理及研究》，中國社會科學出版社，2014 年 6 月。
張峰《訛書》，《楚文字訛書研究》，上海古籍出版社，2016 年 11 月。

論著及簡稱

A

安大《研讀記》：安徽大學古文字研究室《上海楚竹書（二）研讀記》，「簡帛研究」網 2003 年 1 月 13 日，http://www.jianbo.org/Wssf/2003/chengyan01.htm；上海大學古代文明研究中心、清華大學思想文化研究所編《上博館藏戰國楚竹書研究續編》，上海書店出版社，2004 年 7 月。

B

白於藍《補議》：《〈容成氏〉編連問題補議》，《第四屆國際中國古文字學研討會論文集——新世紀的古文字學與經典詮釋》，香港中文大學中國語言及文學系，2003 年 10 月。又載《華南師範大學學報（社會科學版）》2004 年第 4 期，題爲《〈上博簡（二）〉〈容成氏〉編連問題補議》。
白於藍《俾敂考》：《上海博物館藏竹簡〈容成氏〉「凡民俾敂者」考》，《文物》2005 年第 11 期。收入同作者《拾遺錄——出土文獻研究》，科學出版社，2017 年 6 月。
白於藍《補充》：《〈簡牘帛書通假字字典〉部分按語的補充説明》，吉林大學邊疆考古研究中心編《新果集：慶祝林澐先生七十華誕論文集》，科學出版社，2009 年 1 月。

白於藍《校釋》：《銀雀山漢簡校釋》，《考古》2010 年第12 期。收入同作者《拾遺錄——出土文獻研究》，科學出版社，2017 年6 月。

C

蔡偉《「鯩鰭」》：《釋「百丩旨身鯩鰭」》，復旦大學出土文獻與古文字研究中心網站2013 年1 月16 日，http://www.gwz.fudan.edu.cn/Web/Show/1993。

蔡偉《「丹宫」》：《據上博簡〈容成氏〉「丹宫」校正傳世古書一例》，見蔡偉《誤字、衍文與用字習慣——出土簡帛古書與傳世古書校勘的幾個專題研究》「附錄一」之（四），復旦大學博士學位論文，2015 年5 月。

曹方向《集釋》：《〈上海博物館藏戰國楚竹書（七）〉之〈吳命〉和〈凡物流形〉集釋》，武漢大學碩士學位論文（指導教師：劉國勝副教授），2009 年5 月。

陳秉新《補釋》：《〈上海博物館藏戰國楚竹書（二）〉補釋》，《江漢考古》2004 年第2 期。

陳劍《小議》：《上博簡〈容成氏〉的拼合與編連問題小議》，「簡帛研究」網2003 年1 月9 日，http://www.jianbo.org/Wssf/2003/chenjian02.htm。又《上博簡〈容成氏〉的竹簡拼合與編連問題小議》，上海大學古代文明研究中心、清華大學思想文化研究所編《上博館藏戰國楚竹書研究續編》，上海書店出版社，2004 年7 月。收入同作者《戰國竹書論集》，上海古籍出版社，2013 年12 月。

陳劍《傳説》：《上博楚簡〈容成氏〉與古史傳説》，中研院歷史語言研究所主辦「中國南方文明研討會」會議論文，2003 年12 月。又復旦大學出土文獻與古文字研究中心網站2008 年7 月31 日，http://www.gwz.fudan.edu.cn/SrcShow.asp?Src_ID=479。收入同作者《戰國竹書論集》，上海古籍出版社，2013 年12 月。

陳劍《釋造》：《釋造》，復旦大學出土文獻與古文字研究中心編《出土文獻與古文字研究》第一輯，復旦大學出版社，2006年12月。收入同作者《甲骨金文考釋論集》，綫裝書局，2007年4月。

陳劍《「羮」字》：《釋上博竹書和春秋金文的「羮」字異體》，臺灣大學中國文學系編印《2007中國簡帛學國際論壇論文集》，臺灣大學中國文學系，2011年12月。又復旦大學出土文獻與古文字研究中心網站2008年1月16日，http://www.gwz.fudan.edu.cn/SrcShow.asp?Src_ID=295。收入同作者《戰國竹書論集》，上海古籍出版社，2013年12月。

陳劍《「羿」字》：《楚簡「羿」字試解》，武漢大學簡帛研究中心主辦《簡帛》第四輯，上海古籍出版社，2009年10月。收入同作者《戰國竹書論集》，上海古籍出版社，2013年12月。

陳劍《「亢」字》：《試説戰國文字中寫法特殊的「亢」和从「亢」諸字》，復旦大學出土文獻與古文字研究中心編《出土文獻與古文字研究》第三輯，復旦大學出版社，2010年7月。又見復旦大學出土文獻與古文字研究中心網站2010年10月7日，http://www.gwz.fudan.edu.cn/SrcShow.asp?Src_ID=1276。收入同作者《戰國竹書論集》，上海古籍出版社，2013年12月。

陳劍《三則》：《〈容成氏〉補釋三則》，復旦大學出土文獻與古文字研究中心編《出土文獻與古文字研究》第六輯（復旦大學出土文獻與古文字研究中心成立十周年紀念文集），上海古籍出版社，2015年1月。

陳劍《説「時」》：《説「時」》，陳致主編《饒宗頤國學院院刊》第4期，中華書局（香港）有限公司，2017年5月。

陳麗桂《錯置》：《談〈容成氏〉的列簡錯置問題》，上海大學古代文明研究中心、清華大學思想文化研究所編《上博館藏戰國楚竹書研究續編》，上海書店出版社，2004年7月。

陳偉《零釋》：《〈上海博物館藏戰國楚竹書（二）〉零釋》，「簡帛研究」網2003年3月17日，http://www.jianbo.org/Wssf/2003/chenwei03.htm。又《武漢大學學報（哲學社會科學版）》2004年第4期。收入同作者《新出楚簡研讀》，武漢大學出版社，2010年10月。

陳偉《九州》：《竹書〈容成氏〉所見的九州》，《中國史研究》2003年第3期。收入同作者《新出楚簡研讀》，武漢大學出版社，2010年10月。

陳偉《零識》：《竹書〈容成氏〉零識》，《第四屆國際中國古文字學研討會論文集——新世紀的古文字學與經典詮釋》，香港中文大學中國語言及文學系，2003年10月。又武漢大學「簡帛」網2005年11月13日，http://www.bsm.org.cn/show_article.php?id=72。收入同作者《新出楚簡研讀》，武漢大學出版社，2010年10月。

陳偉《二地》：《竹書〈容成氏〉共、滕二地小考》，《文物》2003年第12期。收入同作者《新出楚簡研讀》，武漢大學出版社，2010年10月。

陳偉《條記》：《讀〈上博六〉條記》，武漢大學「簡帛」網2007年7月9日，http://www.bsm.org.cn/show_article.php?id=597。

陳偉武《合證》：《戰國竹簡與傳世子書字詞合證》，《第四屆國際中國古文字學研討會論文集——新世紀的古文字學與經典詮釋》，香港中文大學中國語言及文學系，2003年10月。收入同作者《愈愚齋磨牙集：古文字與漢語史研究叢稿》，中西書局，2014年9月。

程少軒《三末》：《小議上博九〈卜書〉的「三族」和「三末」》，復旦大學出土文獻與古文字研究中心網站2012年1月16日，http://www.gwz.fudan.edu.cn/SrcShow.asp?Src_ID=1995；《中國文字》新三十九期，藝文印書館，2013年12月。

程燕《説樊》：《説樊》，武漢大學「簡帛」網2011年1月6日，http://www.bsm.org.cn/show_article.php?id=1363。載《中國文字學報》第五輯，商務印書館，2014年7月。

D

大西克也《兩種「告」字》：《戰國楚系文字中的兩種「告」字——兼釋上博楚簡〈容成氏〉的「三倍」》，武漢大學簡帛研究中心主辦《簡帛》第一輯，上海古籍出版社，2006年10月。

鄧少平《研究》：《上博竹書〈容成氏〉研究》，福建師範大學碩士學位論文（指導教師：徐心希），2009年5月。

鄧少平《「戔」字》：《試説楚簡中讀爲「散」的「戔」字》，華東師範大學中國文字研究與應用中心編《中國文字研究》第十七輯，上海人民出版社，2013年3月。

董珊《陶壺和木壺》：《信陽楚墓遣策所記的陶壺和木壺》，武漢大學「簡帛」網2007年6月20日，http://www.bsm.org.cn/show_article.php?id=584。收入同作者《簡帛文獻考釋論叢》，上海古籍出版社，2014年1月。

董珊《辭讓》：《也説〈容成氏〉「強弱不辭讓」句》，武漢大學「簡帛」網2008年3月16日，http://www.bsm.org.cn/show_article.php?id=803。又復旦大學出土文獻與古文字研究中心網站2008年3月16日，http://www.gwz.fudan.edu.cn/SrcShow.asp?Src_ID=377。收入同作者《簡帛文獻考釋論叢》，上海古籍出版社，2014年1月。

F

范常喜《「誓詞」》：《〈上博二·容成氏〉武王伐紂「誓詞」新釋》，武漢大學「簡帛」網2007年6月10日，http://www.bsm.org.cn/show_article.php?id=579。載《中國歷史文物》2010年第6期，改題爲《上博簡〈容成氏〉武王伐紂「誓詞」新釋》。

范常喜《「鹿」字》：《上博簡〈容成氏〉和〈天子建州〉中「鹿」字合證》，武漢大學「簡帛」網2007年8月10日，http://www.bsm.org.cn/show_article.php?id=695。收入同作者《簡帛探微——簡帛字詞考證與文獻新證》，中西書局，2016年4月。

范常喜《「治亂不𠂔（患）」》：《上博二〈容成氏〉「治亂不𠂔（患）」補議》，清華大學出土文獻研究與保護中心編，李學勤主編《出土文獻》第七輯，中西書局，2015年10月。

范常喜《述議》：《楚簡「」及相關之字述議》，武漢大學簡帛研究中心主辦《簡帛》第十一輯，上海古籍出版社，2015年11月。收入同作者《簡帛探微——簡帛字詞考釋與文獻新證》，中西書局，2016年4月。

馮勝君《「渫」字》：《郭店〈緇衣〉「渫」字補釋——兼談戰國楚文字「枼」、「桀」、「集」之間的形體區別》，臺灣大學中國文學系編印《2007中國簡帛學國際論壇論文集》，臺灣大學中國文學系，2011年12月。

馮勝君《「嬰」字》：《試說東周文字中部分「嬰」及从「嬰」之字的聲符——兼釋甲骨文中的「瘿」和「頸」》，復旦大學出土文獻與古文字研究中心網站2009年7月30日，http://www.gwz.fudan.edu.cn/Web/Show/0860。載復旦大學出土文獻與古文字研究中心編《出土文獻與傳世典籍的詮釋——紀念譚樸森先生逝世兩週年國際學術研討會論文集》，上海古籍出版社，2010年10月。

馮勝君《賸義》：《〈容成氏〉賸義掇拾》，何志華、馮勝利主編《承繼與拓新——漢語語言文字學研究》，香港商務印書館，2014年11月。

G

高中正《時代》：《文本未定的時代——先秦兩漢「書」及〈尚書〉的文獻學研究》，復旦大學博士學位論文（指導教師：陳劍教授），2018年12月。

郭永秉《「有虞迥」》：《從上博楚簡〈容成氏〉的「有虞迥」説到唐虞史事的疑問》，「孔子2000」網2005年11月4日，http://www.confucius2000.com/admin/list.asp?id=2054。又，「簡帛研究」網2005年11月7日，http://www.jianbo.org/admin3/2005/guoyongbing001.htm。載復旦大學出土文獻與古文字研究中心編《出土文獻與古文字研究》第一輯，復旦大學出版社，2006年12月。改題爲《上博簡〈容成氏〉的「有虞迥」和虞代傳説的研究》載復旦大學中文系編《卿雲集三編：復旦大學中文學科發展八十五周年紀念論文集》，復旦大學出版社，2010年9月。收入同作者《古文字與古文獻論集》，上海古籍出版社，2011年6月。

郭永秉《三則》：《讀〈六德〉、〈子羔〉、〈容成氏〉劄記三則》，武漢大學「簡帛」網2006年5月26日，http://www.bsm.org.cn/show_article.php?id=353。改題爲《戰國竹書賸義（三則）》載復旦大學漢語言文字學科《語言研究集刊》編委會編《語言研究集刊》第五輯，上海辭書出版社，2008年9月。收入同作者《古文字與古文獻論集》，上海古籍出版社，2011年6月。

郭永秉《學派》：《從〈容成氏〉33號簡看〈容成氏〉的學派歸屬》，武漢大學「簡帛」網2006年11年7日，http://www.bsm.org.cn/show_article.php?id=455。載復旦大學出土文獻與古文字研究中心編《出土文獻與古文字研究》第二輯，復旦大學出版社，2008年8月。收入同作者《古文字與古文獻論集》，上海古籍出版社，2011年6月。

郭永秉《兩篇》：《上博簡〈容成氏〉所記桀紂故事考釋兩篇》，武漢大學簡帛研究中心主辦《簡帛》第五輯，上海古籍出版社，2010年10月。收入同作者《古文字與古文獻論集》，上海古籍出版社，2011年6月。

郭永秉《「倉」、「寒」字》：《從戰國文字所見的類「倉」形「寒」字論古文獻中表「寒」義的「滄/滄」是轉寫誤釋的產物》，復旦大學出土文獻與古文字研究中心編《出土文獻與古文字研究》第六輯，上海古籍出版社，2015年2月。收入同作者《古文字與古文獻論集續編》，上海古籍出版社，2015年8月。

郭永秉《「夌」字》：《續説戰國文字的「夌」和从「夌」之字》，《饒宗頤國學院院刊》第二期，2015年5月。收入同作者《古文字與古文獻論集續編》，上海古籍出版社，2015年8月。

郭永秉《「穗、秀」》：《關於「穗、秀」問題致白於藍教授》，復旦大學出土文獻與古文字研究中心「古文字微刊」公衆號，2016年4月8日。

郭永秉《估測》：《清華簡〈繫年〉抄寫時代之估測》，《文史》2016年第6期。

郭永秉《「世」字》：《説表示「死」義的「世」字——附《容成氏》「各得其世」解》，《第七屆出土文獻青年學者論壇會議論文集》，廣州，中山大學，2018年8月18—19日。

H

何琳儀《選釋》：《滬簡二册選釋》，「簡帛研究」網2003年1月14日，http://www.jianbo.org/Wssf/2003/helinyi01.htm。又《第二批滬簡選釋》，《學術界》2003年第1期。又載上海大學古代文明研究中心、清華大學思想文化研究所編《上博館藏戰國楚竹書研究續編》，上海書店出版社，2004年7月。收入黃德寬、何琳儀、徐在國《新出楚簡文字考》，安徽大學出版社，2007年9月。

何有祖《偶得》：《讀上博簡〈容成氏〉偶得》，「簡帛研究」網2003年7月11日，http://www.jianbo.org/Wssf/2003/heyouzhu01.htm。

侯乃峰《「朵」字》：《竹書〈周易〉「朵」字補釋》，《古文字研究》第二十六輯，中華書局，2006年11月。收入同作者《〈周易〉文字彙校集釋》，附錄三之(二)，臺灣古籍出版有限公司，2009年3月。

黃德寬《補正》：《〈戰國楚竹書〉(二)釋文補正》，「簡帛研究」網2003年1月21日，http://www.jianbo.org/Wssf/2003/huandekuan01.htm。上海大學古代文明研究中心、清華大學思想文化研究所編《上博館藏戰國楚竹書研究續編》，上海書店出版社，2004年7月。又《學術界》2003年第1期。收入黃德寬、何琳儀、徐在國《新出楚簡文字考》，安徽大學出版社，2007年9月。

黃德寬《「朵」字》：《楚簡〈周易〉「朵」字說》，華東師範大學中國文字研究與應用中心編《中國文字研究》第六輯，廣西教育出版社，2005年10月。收入黃德寬、何琳儀、徐在國《新出楚簡文字考》，安徽大學出版社，2007年9月。

黃人二《書後》：《讀上博藏簡容成氏書後》，「簡帛研究」網2003年1月15日，http://www.jianbo.org/Wssf/2003/huanrener01.htm。收入同作者《出土文獻論文集》，高文出版社，2005年8月。

黃人二《禪讓》：《〈孟子·萬章上〉篇諸章與上博藏簡〈容成氏〉涉及堯舜禪讓之竹簡》，郭齊勇主編《儒家文化研究》第一輯，生活·讀書·新知三聯書店，2007年6月。

黃錫全《五則》:《讀上博簡(二)劄記五則》,《第四屆國際中國古文字學研討會論文集——新世紀的古文字學與經典詮釋》,香港中文大學中國語言及文學系,2003年10月。

L

黎廣基《考》:《上博楚竹書(二)〈容成氏〉「弫(強)溺(弱)不紿諹,衆曓(寡)不聖訟」考》,武漢大學簡帛研究中心主辦《簡帛》第三輯,上海古籍出版社,2008年10月。

李承律《譯注》:《上海博物館藏戰國楚竹書〈容成氏〉譯注(上)》,收入曹峰、李承律《上海博物館藏戰國楚竹書〈昔者君老〉〈容成氏〉譯注(上)》,東京大學文學部東洋史學研究室,2005年11月。

李存山《反思》:《反思經史關係:從「啟攻益」説起》,「簡帛研究」網2003年1月20日,http://www.jianbo.org/Wssf/2003/lichunshan01.htm。載《中國社會科學》2003年第3期。

李家浩《仰天湖》:《仰天湖楚簡剩義》,武漢大學簡帛研究中心主辦《簡帛》第二輯,上海古籍出版社,2007年11月。收入《安徽大學漢語言文字研究叢書・李家浩卷》,安徽大學出版社,2013年5月。

李零《飤人》:《「邦無飤人」與「道無飤人」》,《文物》2012年第5期。

李鋭《初劄》:《上博館藏楚簡(二)初劄》,「簡帛研究」網2003年1月6日,http://www.jianbo.org/Wssf/2003/lirui01.htm。又《讀上博館藏楚簡(二)劄記》,上海大學古代文明研究中心、清華大學思想文化研究所編《上博館藏戰國楚竹書研究續編》,上海書店出版社,2004年7月。

李守奎《樊字》:《〈楚居〉中的樊字及出土楚文獻中與樊相關文例的釋讀》,《文物》2011年第3期。收入同作者《古文字與古史考——清華簡整理研究》,中西書局,2015年10月。

李守奎、張峰《「桀」與「傑」》：《説楚文字中的「桀」與「傑」》，武漢大學簡帛研究中心主辦《簡帛》第七輯，上海古籍出版社，2012年10月。

林素清《劄記》：《讀〈容成氏〉劄記》，武漢大學簡帛研究中心主辦《簡帛》第二輯，上海古籍出版社，2007年11月。

林素清《試解》：《〈容成氏〉簡十四「免笠植耨萎藉而坐」試解》，臺灣大學中國文學系編印《2007中國簡帛學國際論壇論文集》，臺灣大學中國文學系，2011年12月。

凌瑜、秦樺林《「𢦔」》：《釋楚竹書〈周易〉之「𢦔」》，《周易研究》2007年第5期。

劉剛《釋『縫』》：《釋戰國文字中的『縫』》，安徽大學漢字發展與應用研究中心編《安大簡〈詩經〉研究（未刊稿）》，2019年9月。

劉洪濤《重要性》：《論掌握形體特點對古文字考釋的重要性》，北京大學博士學位論文（指導教師：李家浩教授），2012年6月。

劉樂賢《小札》：《讀上博簡〈容成氏〉小札》，「簡帛研究」網2003年1月13日，http://www.jianbo.org/Wssf/2003/liulexian02.htm。又《讀上博簡〈容成氏〉小劄》，上海大學古代文明研究中心、清華大學思想文化研究所編《上博館藏戰國楚竹書研究續編》，上海書店出版社，2004年7月。收入同作者《戰國秦漢簡帛叢考》，文物出版社，2010年11月。

劉樂賢《補説》：《上博楚簡「褻」字補説》，《紀念清華簡入藏暨清華大學出土文獻研究與保護中心成立十週年國際學術研討會論文集》，清華大學，2018年11月。

劉信芳《試讀》:《上博藏竹書試讀》,「簡帛研究」網2003年1月9日,http://www.jianbo.org/Wssf/2003/liuxinfang01.htm。載《學術界》2003年第1期。

劉信芳《叢考》:《楚簡〈容成氏〉官廢疾者文字叢考》,中國古文字研究會、浙江省文物考古研究所編《古文字研究》第二十五輯,中華書局,2004年10月。

劉釗《一則(二)》:《容成氏釋讀一則(二)》,「簡帛研究」網2003年4月6日,http://www.jianbo.org/Wssf/2003/liuzhao02.htm。

羅新慧《后稷》:《從上博簡〈子羔〉和〈容成氏〉看古史傳説中的后稷》,《史學月刊》2005年第2期。

駱珍伊《小議》:《〈上博九·卜書〉「散于百邦」小議》,武漢大學「簡帛」網2013年2月26日,http://www.bsm.org.cn/show_article.php?id=1831。載季旭昇主編《孔壁遺文論集》,藝文印書館,2013年8月。

M

馬保春《地理問題》:《由楚簡〈容成氏〉看湯伐桀的幾個地理問題》,《中國歷史文物》2004年第5期。

馬驥、任平《吉語磚》:《山西洪洞新出的漢十六字吉語磚》,西安碑林博物館編《碑林集刊》第十二輯,陝西人民美術出版社,2006年12月。

孟繁璞《「九州」補説》:《上博簡〈容成氏〉「九州」補説》,復旦大學出土文獻與古文字研究中心網站2018年4月20日,http://www.gwz.fudan.edu.cn/Web/Show/4238。

孟蓬生《劄記》:《上博竹書(二)字詞劄記》,「簡帛研究」網2003年1月14日,http://www.jianbo.org/Wssf/2003/mengpengsheng01.htm。載上海大學古代文明研究中心、清華大學思想文化研究所編《上博館藏戰國楚竹書研究續編》，上海書店出版社，2004年7月。

N

牛淑娟《字編》：《上海博物館藏戰國楚竹書（二）研究概況及字編》，吉林大學碩士學位論文（指導教師：李守奎教授），2005年5月。

牛新房《研究》：《〈容成氏〉研究》，華南師範大學碩士學位論文（指導教師：白於藍教授），2007年6月。

牛新房《補議》：《楚竹書〈容成氏〉補議》，復旦大學出土文獻與古文字研究中心網站2008年2月23日，http://www.gwz.fudan.edu.cn/Web/Show/345。

Q

裘錫圭《傳説》：《新出土先秦文獻與古史傳説》，《李珍華紀念集》，北京大學出版社，2003年10月。收入《裘錫圭學術文集·古代歷史、思想、民俗卷》，復旦大學出版社，2012年6月。

裘錫圭《二則》：《讀上博簡〈容成氏〉札記二則》，中國古文字研究會、浙江省文物考古研究所編《古文字研究》第二十五輯，中華書局，2004年10月。收入《裘錫圭學術文集·簡牘帛書卷》，復旦大學出版社，2012年6月。

裘錫圭《説「㪔」》：《説清華簡〈程寤〉篇的「㪔」》，復旦大學出土文獻與古文字研究中心編《出土文獻與古文字研究》第四輯，上海古籍出版社，2011年12月。收入《裘錫圭學術文集·簡牘帛書卷》，復旦大學出版社，2012年6月。

R

饒宗頤《尊盧氏》：《由尊盧氏談到上海竹書（二）的〈容成氏〉——兼論其與墨家關係及其他問題》，《九州學林·2006 春季》(總第十一輯),復旦大學出版社,2006 年11 月。

S

單育辰《「端」和「屨」》:《〈容成氏〉中的「端」和「屨」》,《湖南省博物館館刊》第五輯,嶽麓書社,2009 年4 月。

單育辰《三則》:《〈容成氏〉雜談(三則)》,卜憲群、楊振紅主編《簡帛研究二〇〇七》,廣西師範大學出版社,2010 年4 月。

單育辰《兩考》:《楚文字兩考》,武漢大學簡帛研究中心主辦《簡帛》第六輯,上海古籍出版社,2011 年11 月。

單育辰《十一則》:《戰國簡帛文字雜識(十一則)》,武漢大學簡帛研究中心主辦《簡帛》第七輯,上海古籍出版社,2012 年10 月。

沈培《「囟」或「思」》:《周原甲骨文裏的「囟」和楚墓竹簡裏的「囟」或「思」》,中國文字學會、河北大學漢字研究中心編《漢字研究》第一輯,學苑出版社,2005 年6 月。又武漢大學「簡帛」網2005 年12 月23 日,http://www.bsm.org.cn/show_article.php?id=139、http://www.bsm.org.cn/show_article.php?id=140。

沈培《「脛不生之毛」》:《説上博簡〈容成氏〉中的「脛不生之毛」》,復旦大學出土文獻與古文字研究中心編《出土文獻與古文字研究》第一輯,復旦大學出版社,2006 年12 月。

沈培《試釋》:《試釋戰國時代从「之」从「首(或从『頁』)」之字》,武漢大學「簡帛」網2007 年7 月17 日,http://www.bsm.org.cn/show_article.php?id=630;臺灣大學中國文學系編印《2007 中國簡帛學國際論壇論文集》,臺灣大學中國文學系,2011 年12 月。

沈培《淺釋》:《〈上博(六)〉字詞淺釋(七則)》,武漢大學「簡帛」網2007 年7 月20 日,http://

www.bsm.org.cn/show_article.php?id=642。載《中國文字學報》第二輯，商務印書館，2008年12月。

史黨社《小記》：《讀上博簡〈容成氏〉小記》，「簡帛研究」網2006年3月6日，http://www.jianbo.org/admin3/list.asp?id=1473。

史傑鵬《二則》：《上博簡〈容成氏〉字詞考釋二則》，《江漢考古》2007年第1期。

史亞當《「啟終」》：《釋上博簡〈容成氏〉的「啟終」》，武漢大學簡帛研究中心主辦《簡帛》第十輯，上海古籍出版社，2015年5月。

蘇建洲《考釋四則》：《上博楚竹書〈容成氏〉、〈昔者君老〉考釋四則》，「簡帛研究」網2003年1月15日，http://www.jianbo.org/Wssf/2003/sujianzhou04.htm。

蘇建洲《柬釋（二）》：《〈容成氏〉柬釋（二）》，「簡帛研究」網2003年3月29日，http://www.jianbo.org/Wssf/2003/sujianzhou15.htm。

蘇建洲《柬釋（三）》：《〈容成氏〉柬釋（三）》，「簡帛研究」網2003年4月3日，http://www.jianbo.org/Wssf/2003/sujianzhou16.htm。

蘇建洲《柬釋（四）》：《〈容成氏〉柬釋（四）》，「簡帛研究」網2003年4月16日，http://www.jianbo.org/Wssf/2003/sujianzhou17.htm。

蘇建洲《柬釋（五）》：《〈容成氏〉柬釋（五）》，「簡帛研究」網2003年5月24日，http://www.jianbo.org/Wssf/2003/sujianzhou18.htm。

蘇建洲《譯釋》：《〈容成氏〉譯釋》，收入季旭昇主編，陳美蘭、蘇建洲、陳嘉凌合撰《〈上海博物館藏戰國楚竹書(二)〉讀本》,萬卷樓圖書股份有限公司,2003年7月。

蘇建洲《補釋一則》:《〈上博(二)・容成氏〉補釋一則》,「簡帛研究」網2003年7月11日,http://www.jianbo.org/Wssf/2003/sujianzhou23.htm。

蘇建洲《補釋三則》:《〈上博(二)・容成氏〉補釋三則》,「簡帛研究」網2003年9月5日,http://www.bamboosilk.org/Wssf/2003/sujianzhou24.htm。

蘇建洲《一則》:《〈容成氏〉補釋一則》,「簡帛研究」網2004年3月6日,http://www.jianbo.org/admin3/html/sujianzhou01.htm。

蘇建洲《三則》:《上博楚簡考釋三則》,《考古與文物2005增刊・古文字論集(三)》。

蘇建洲《「㹜」字》:《〈上博(五)競建內之〉「㹜」字小考》,武漢大學「簡帛」網2006年7月23日,http://www.bsm.org.cn/show_article.php?id=384。

蘇建洲《補充》:《對於〈試釋戰國時代從「之」從「首(或從『頁』)」之字〉一文的補充》,武漢大學「簡帛」網2007年7月18日,http://www.bsm.org.cn/show_article.php?id=635。

蘇建洲《從「戈」》:《試論楚簡從「戈」偏旁的幾個字》,收入同作者《〈上博楚竹書〉文字及相關問題研究》,萬卷樓圖書股份有限公司,2008年1月。

蘇建洲《四則》:《楚簡文字考釋四則》,武漢大學「簡帛」網2008年10月11日,http://www.bsm.org.cn/show_article.php?id=883。

蘇建洲《三題》:《上博竹書字詞考釋三題》,《簡帛研究二〇〇七》,廣西師範大學出版社,2010年4月。

蘇建洲《「內瓜之」》：《〈上博八・命〉簡9「必內瓜之於十友又三」釋讀》，卜憲群、楊振紅主編《簡帛研究二〇一一》，廣西師範大學出版社，2013年6月。收入同作者《楚文字論集》（題爲《〈命〉簡9「必內瓜之於十友又三」釋讀》），萬卷樓圖書股份有限公司，2011年12月。

蘇建洲《補證》：《〈上博二・容成氏〉簡19「近」字補證》，武漢大學「簡帛」網2015年4月21日，http://www.bsm.org.cn/show_article.php?id=2217。

蘇建洲《考釋》：《清華簡第五冊字詞考釋》，清華大學出土文獻研究與保護中心編，李學勤主編《出土文獻》第七輯，中西書局，2015年10月。

孫飛燕《試解》：《〈容成氏〉「執兵欽瀑，羕㝵于民」試解》，「孔子2000」網2007年8月4日，http://www.confucius2000.com/qhjb/rongchengshi.htm。載《湖北大學學報（哲學社會科學版）》2009年第1期。

孫飛燕《「滐」字》：《也談〈容成氏〉「滐」字》，武漢大學「簡帛」網2008年5月10日，http://www.bsm.org.cn/show_article.php?id=826。

孫飛燕《札記二則》：《讀〈容成氏〉札記二則》，復旦大學出土文獻與古文字研究中心網站2009年1月27日，http://www.guwenzi.com/Web/Show/666。

孫飛燕《「戔貤」》：《〈容成氏〉簡六「戔貤」試解》，復旦大學出土文獻與古文字研究中心網站2009年5月30日，http://www.gwz.fudan.edu.cn/Web/Show/801。

孫飛燕《「月青之」》：《〈容成氏〉「思役百官而月青之」試解》，復旦大學出土文獻與古文字研究中心網站2009年8月27日，http://www.gwz.fudan.edu.cn/Web/Show/881。

孫飛燕《劄記》：《讀〈容成氏〉劄記》，清華大學出土文獻研究與保護中心編，李學勤主編《出土文獻》第一輯，中西書局，2010年8月。

孫飛燕《考釋二則》：《〈容成氏〉字詞考釋二則》，《中國文字》新三十六期，藝文印書館，2011年1月。

孫偉龍《羨符》：《〈上海博物館藏戰國楚竹書〉文字羨符研究》，吉林大學博士學位論文（指導教師：李守奎教授），2009年5月。

孫偉龍、李守奎《符號》：《上博簡標識符號五題》，武漢大學簡帛研究中心主辦《簡帛》第三輯，上海古籍出版社，2008年10月。又見武漢大學「簡帛」網2008年10月14日，http://www.bsm.org.cn/show_article.php?id=884。

T

唐洪志《「民乃賽」》：《説〈容成氏〉「民乃賽」及相關問題》，《文物》2013年第8期。

W

王貴元《合證》：《説文古文與楚簡文字合證》，華東師範大學中國文字研究與應用中心編《中國文字研究》2008年第二輯（總第十一輯），大象出版社，2008年12月。收入同作者《漢字與出土文獻論集》，中國社會科學出版社，2016年10月。

王輝《劄記》：《讀上博楚竹書〈容成氏〉劄記（十則）》，中國古文字研究會、浙江省文物考古研究所編《古文字研究》第二十五輯，中華書局，2004年10月。

王輝《也談》：《也談清華簡〈繫年〉「降西戎」的釋讀——兼説「降」、「隆」訛混的條件及「升」、「𡷈」之别》，李守奎主編《清華簡〈繫年〉與古史新探》，中西書局，2016年12月。

王凱博《零識》：《楚簡字詞零識（三則）》，楊振紅、鄔文玲主編《簡帛研究二〇一四》，廣西師範大學出版社，2014年12月。

王凱博《小考》：《「錢器」小考》，武漢大學簡帛研究中心主辦《簡帛》第十一輯，上海古籍出版社，2015年11月。

王凱博《拾詁》：《上博簡拾詁二則》，楊振紅、鄔文玲主編《簡帛研究二〇一六春夏卷》，廣西師範大學出版社，2016年6月。

王凱博《探研》：《出土文獻資料疑義探研》，吉林大學博士學位論文（指導教師：林澐教授），2018年5月。

王寧《二則》：《上博二〈容成氏〉釋字二則》，復旦大學出土文獻與古文字研究中心網站2014年9月2日，http://www.gwz.fudan.edu.cn/SrcShow.asp?Src_ID=2322。

王寧《考》：《上博二〈容成氏〉戎遂、鬲山氏、鳴條考》，武漢大學「簡帛」網2015年2月27日，http://www.bsm.org.cn/show_article.php?id=2162。

王寧《湯伐桀》：《上博二〈容成氏〉湯伐桀記載辨析》，復旦大學出土文獻與古文字研究中心網站2015年3月11日，http://www.gwz.fudan.edu.cn/SrcShow.asp?Src_ID=2464。

王寧：《「癃」》：《釋上博簡二〈容成氏〉中的「癃」》，武漢大學「簡帛」網2016年11月25日，http://www.bsm.org.cn/show_article.php?id=2672。

王寧《考略》：《上博簡二〈容成氏〉「杭一氏」考略》，武漢大學「簡帛」網2017年8月21日，http://www.bsm.org.cn/show_article.php?id=2870。

王志平《劄記》：《上博簡（二）劄記》，上海大學古代文明研究中心、清華大學思想文化研究所編《上博館藏戰國楚竹書研究續編》，上海書店出版社，2004年7月。

王志平《「戴」字》：《「戴」字釋疑》，武漢大學簡帛研究中心主辦《簡帛》第三輯，上海古籍出版社，2008年10月。

王志平《試解》：《〈容成氏〉「叀爲正旻」與〈鮑叔牙與隰朋之諫〉「箸僕浮」試解》，《古文字研究》第三十一輯，中華書局，2016年10月。

魏宜輝《一例》：《利用戰國竹簡文字釋讀春秋金文一例》，《史林》2009年第4期。

鄔可晶《「逐」字》：《釋上博簡中的所謂「逐」字》，卜憲群、楊振紅主編《簡帛研究二〇一二》，廣西師範大學出版社，2013年10月。

鄔可晶《宜怨》：《説上博簡〈容成氏〉「民乃宜怨」的「宜」及古書中的相關字詞》，中國文化遺産研究院編《出土文獻研究》第十二輯，中西書局，2013年12月。

吳建偉《試解》：《「長者稹宅」試解》，華東師範大學中國文字研究與應用中心編《中國文字研究》第二十四輯，上海書店出版社，2016年12月。

吳良寶《「滕」地》：《説上博簡〈容成氏〉中的「滕」地》，《古籍研究2004·卷上》，安徽大學出版社，2004年7月。

吳夏郎《「甙」字考》：《〈容成氏〉「甙」字考——兼論「鼯」、「稽」二字關係》，《中國文字》新三十九期，臺北藝文印書館，2013年12月。

X

夏世華《復議》：《〈上博二·容成氏〉拼合與編連問題復議》，「中國簡帛學國際論壇2009」提交論文，武漢大學「簡帛」網2009年6月5日，http://www.bsm.org.cn/show_article.php?id=1064。

夏世華《集釋》：《上海博物館藏楚竹書〈容成氏〉集釋》，《楚地簡帛思想研究》第四輯，崇文書局，2010年12月。

蕭旭《臆解》：《上博簡（二）〈容成氏〉「酥尨」臆解》，復旦大學出土文獻與古文字研究中心網站2016年5月19日，http://www.gwz.fudan.edu.cn/SrcShow.asp?Src_ID=2797。

徐在國《雜考》：《上博竹書（二）文字雜考》，「簡帛研究」網2003年1月14日，http://www.jianbo.org/Wssf/2003/xuzaiguo02.htm。載《學術界》2003年第1期。收入黄德寬、何琳儀、徐在國著《新出楚簡文字考》，安徽大學出版社，2007年9月。

徐在國《補正》：《上博竹書（三）〈周易〉釋文補正》，「簡帛研究」網2004年4月24日。收入黄德寬、何琳儀、徐在國《新出楚簡文字考》，安徽大學出版社，2007年9月。

徐在國《説「叚」》：《説楚簡「叚」兼及相關字》，武漢大學「簡帛」網2009年7月15日，http://www.bsm.org.cn/show_article.php?id=1113。載張顯成主編《簡帛語言文字研究》第五輯，巴蜀書社，2010年6月。收入同作者《安徽大學漢語言文字研究叢書・徐在國卷》，安徽大學出版社，2013年5月。

徐在國《「矛」字》：《試説古文字中的「矛」及從「矛」的一些字》，武漢大學簡帛研究中心主辦：《簡帛》第十七輯，上海古籍出版社，2018年11月。

許全勝《補釋》：《〈容成氏〉補釋》，「簡帛研究」網站2003年1月14日，http://www.jianbo.org/Wssf/2003/xuquansheng01.htm。

許全勝《釋地》：《〈容成氏〉篇釋地》，上海大學古代文明研究中心、清華大學思想文化研究所編《上博館藏戰國楚竹書研究續編》，上海書店出版社，2004年7月。

禤健聰《小劄》又《零劄》：《上博簡(三)小劄》，「簡帛研究」網2004年5月12日。又《新出楚簡零劄》，中山大學古文字研究所編：《康樂集——曾憲通教授七十壽慶論文集》，中山大學出版社，2006年1月。

禤健聰《剩義》：《上博竹書剩義(二則)》，復旦大學出土文獻與古文字研究中心編《戰國文字研究的回顧與展望》，中西書局，2017年8月。

薛培武《縣度》：《〈容成氏〉「縣度」試釋》，武漢大學「簡帛」網2015年10月29日，http://www.bsm.org.cn/show_article.php?id=2332。

Y

顔世鉉《散論(四)》：《上博楚竹書散論(四)》，「簡帛研究」網2003年2月20日，http://www.jianbo.org/Wssf/2003/yuanshixuan02.htm。

顔世鉉《讀記》：《上博楚竹書(一)、(二)讀記》，《臺大中文學報》第十八期，2003年6月。

晏昌貴《九州》：《上博簡〈容成氏〉九州柬釋》，「簡帛研究」網2003年4月6日，http://www.jianbo.org/Wssf/2003/yanchanggui01.htm。又，晏昌貴：《〈上海博物館藏戰國楚竹書(二)〉中〈容成氏〉九州柬釋》，《武漢大學學報(哲學社會科學版)》2004年第4期。

晏昌貴《禹政》：《〈容成氏〉中的「禹政」》，上海大學古代文明研究中心、清華大學思想文化研究所編《上博館藏戰國楚竹書研究續編》，上海書店出版社，2004年7月。又《上博藏戰國楚竹書〈容成氏〉中的「禹政」》，楚文化研究會編《楚文化研究論集》第六集，湖北教育出版社，2005年6月。

楊鵬樺《商補》：《上博二釋義商補（三則）》，陳偉武主編《古文字論壇》第二輯（中山大學古文字學研究室成立六十周年紀念專號），中西書局，2016 年 11 月。

楊澤生《「欽」字》：《説〈上博六・競公瘧〉中的「欽」字》，武漢大學「簡帛」網 2007 年 7 月 20 日，http://www.bsm.org.cn/show_article.php?id=640。

葉玉英《「戴」字》，《「戴」字古音考》，《古文字研究》第二十八輯，中華書局，2010 年 10 月。

于凱《九則》：《上博楚簡〈容成氏〉疏劄九則》，「簡帛研究」網 2003 年 9 月 24 日，http://www.jianbo.org/admin3/list.asp?id=1010。載上海大學古代文明研究中心、清華大學思想文化研究所編《上博館藏戰國楚竹書研究續編》，上海書店出版社，2004 年 7 月。

Z

張伯元《札記》，《讀簡札記（二則）》，「簡帛研究」網 2011 年 1 月 19 日，http://www.jianbo.org/admin3/2011/zhangboyuan001.htm。又《説「道毋飢人」》，見同作者《出土法律文獻叢考》，上海人民出版社，2013 年 11 月。

張崇禮《廢疾》：《釋上博簡〈容成氏〉與廢疾者有關的一段簡文》，復旦大學出土文獻與古文字研究中心網站 2015 年 8 月 9 日，http://www.gwz.fudan.edu.cn/SrcShow.asp?Src_ID=2569。

張峰《散札》：《讀楚簡散札》，張顯成、胡波主編《簡帛語言文字研究》第九輯，巴蜀書社，2017 年 11 月。

張富海《五則》：《讀楚簡劄記五則》，中國古文字研究會、浙江省文物考古研究所編《古文字研究》第二十五輯，中華書局，2004 年 10 月。

張富海《説「⿱兔⿰兔兔」》：《説「⿱兔⿰兔兔」、「冤」》，中國古文字研究會、中華書局編輯部編《古文字研究》第二十八輯，中華書局，2010年10月。

張立東《「中庭」》：《〈容成氏〉夏都「中庭」釋論》，《華夏考古》2017年第1期。

張世超《札記》：《楚文字札記》，中國古文字研究會、復旦大學出土文獻與古文字研究中心編《古文字研究》第二十九輯，中華書局，2012年10月。

張世超《釋「溺」》：《釋「溺」及相關諸字》，張玉金主編《出土文獻語言研究》第二輯，暨南大學出版社，2015年3月。

張通海《集釋》：《〈上博簡〉（一、二）集釋》，安徽大學碩士學位論文（指導教師：徐在國教授），2004年4月。

張新俊《新詁》：《清華簡〈繫年〉「曾人乃降西戎」新詁》，《中國語文》2015年第5期。

趙平安《篇名》：《楚竹書〈容成氏〉的篇名及其性質》，饒宗頤主編《華學》第六輯，紫禁城出版社，2003年6月。收入同作者《新出簡帛與古文字古文獻研究》，商務印書館，2009年12月。又收入《文字·文獻·古史：趙平安自選集》，中西書局，2017年6月。

趙平安《四篇》：《上博簡釋字四篇》，武漢大學簡帛研究中心主辦《簡帛》第四輯，上海古籍出版社，2009年10月。收入同作者《新出簡帛與古文字古文獻研究續集》，商務印書館，2018年6月。

趙平安《「不骰」解》：《〈鄭太子之孫與兵壺〉「不骰」解》，《漢字教學與研究》第一輯，北京語言大學出版社，2011年12月。收入同作者《金文釋讀與文明探索》，上海古籍出版社，2011年10月。

趙平安《補釋》：《清華簡第七輯字詞補釋（五則）》，李學勤主編《出土文獻》第十輯，中西書局，2017年4月。

收入同作者《新出簡帛與古文字古文獻研究續集》，商務印書館，2018 年6 月。
趙平安《「炮烙之刑」》：《兩條新材料與一個老故事——「炮烙之刑」考》，收入同作者《新出簡帛與古文字古文獻研究續集》，商務印書館，2018 年6 月。
趙建偉《七則》：《讀上博竹簡（二）劄記七則》，「簡帛研究」網2003 年11 月9 日，http://www.jianbo.org/admin3/list.asp?id=1037。
趙建偉《校記》：《楚簡校記》，《楚地簡帛思想研究（三）——「新出楚簡國際學術研討會」論文集》，湖北教育出版社，2007 年6 月。
周波《二則》：《讀〈容成氏〉、〈君子爲禮〉劄記（二則）》，復旦大學出土文獻與古文字研究中心編《出土文獻與古文字研究》第一輯，復旦大學出版社，2006 年12 月。
周鳳五《零釋》：《楚簡文字零釋》，育達商業技術學院主辦「第一屆應用出土資料國際學術研討會」會議論文，苗栗，2003 年4 月23 日。收入同作者《朋齋學術文集（戰國竹書卷）》，臺北臺大出版中心，2016 年12 月。
周忠兵《「戴」字》：《説古文字中的「戴」字及相關問題》，復旦大學出土文獻與古文字研究中心編《出土文獻與古文字研究》第五輯，上海古籍出版社，2013 年9 月。
子居（網名）《再編連》：《上博二〈容成氏〉再編連》，復旦大學出土文獻與古文字研究中心網站2008 年6 月7 日，http://www.gwz.fudan.edu.cn/SrcShow.asp?Src_ID=452。

北京大學《儒藏》編纂與研究中心　編

《儒藏》精華編選刊

上海博物館藏楚竹書十九種校釋（下）

北京大學出版社
PEKING UNIVERSITY PRESS

中弓

陳劍 校釋

校釋説明

《中弓》爲《上博三》中的一篇，研究者或逕稱《仲弓》篇。其主要内容與竹簡形制，原整理者介紹説（《上博三》本篇「説明」部分）：

本篇第十六簡背有篇題「中弓」。「中弓」，即文獻中的仲弓（公元前五二二年—？），魯國人，冉氏，名雍，仲弓爲其字。孔子弟子，少孔子二十九歲，爲孔子所推崇，將之比喻爲「犁牛之子」，並認爲「雍也可使南面」（《論語·雍也》），被孔子定爲有「德行」的弟子之一（《論語·先進》：「德行：顔淵、閔子騫、冉伯牛、仲弓。」）。曾問政於孔子，語見《論語》《史記》及《孔子家語》。簡中所録，大多不見於今本文獻。全篇現存簡二十八支，整簡三支，分别爲三截和二截綴合而成，餘皆爲殘斷之簡。整簡全長四十七釐米左右，字數在三十四至三十七字之間。編繩爲上、中、下三編，第一編繩距簡上端約〇·八釐米；第三編繩距簡下端約一·六釐米；第一編繩距第二編繩約二十三釐米；第二編繩距第三編繩約二十一·七至二十三釐米之間。字數共五百二十字，其中合文十六，重文四。另有附簡二十四字。

本篇竹簡簡端修作弧形，上下留有空白。有句讀號，作一短横（僅簡六一處）。

研究者對全篇竹簡的拼合與編聯提出過很多意見，詳見較晚出的尉侯凱《集釋》。本釋文擇善而從，最終所採簡序方案如下［「＋」表示斷片拼合（包括遥綴），爲醒目起見，屬於同一簡之斷片號外加括號；「—」表示兩簡連續，既包括簡文本身即連讀的，也包括簡有殘斷其文句不能直接連讀者（但確定兩簡本身是連續的）；没有以上關係的竹簡號，其間用分號隔開，釋文中則以空行表示］：

(1＋4)—(26＋18)—2—(5＋28＋7)—8—(14＋9)—10—(19＋17)—(11＋13)；22；(27＋15＋20B)—(6＋23B)—(23A＋24)—25—12—21；20A；(16＋3)；附簡。

所據所從各家之説，詳見有關校記。最終形成共六組簡文。其中第一、三兩個編聯組是本文主體，本篇主要内容已由之可大致明瞭。本釋文即按以上編聯組順序釋寫，在各編聯組間空一行。爲清眉目，各編聯組内部亦略按文意層次分段。

校釋者　陳　劍

凡例

一、本書以《上海博物館藏戰國楚竹書（三）》的釋文爲校勘底本。

二、竹簡簡號一依《上海博物館藏戰國楚竹書（三）》，標在每簡最後一字的右下旁。原編一個簡號被分爲兩段的，分别加以「A」「B」表示。

三、竹簡上原有的標識一依其舊，以裨研究。重文號後補出重文及標點，合文號後寫出合文及標點，於其外加方括號「〔 〕」。釋文另加新式標點符號。

四、釋文儘量按簡文字形隸定，以裨研究。奇特者如「於」「者」從略，個别有省略筆畫者從略。

五、簡文殘缺或殘泐無法辨識的字，可據行文格式推定字數者，釋文以「□」號表示，一「□」代表一字；不能確定字數者，釋文以「……」號表示。

六、簡文殘缺之字，尚有殘留筆畫者，外加「□」號；原簡補字及據文意擬補者，外加方括號「〔 〕」。

七、簡文中的通假字、異體字隨文注出本字、正字，外加「（）」表示；訛字隨文注出正字，外加「〈〉」表示；脱文隨文補出，外加「【】」；衍文外加「｛｝」表示。

八、凡不能連讀的簡文，釋文中間空一行。連讀的簡文，根據内容層次酌情劃分段落。

季逗(桓)子叓(史—使)中(仲)弓爲宭(宰),〔一〕中(仲)弓㠯(以)告孔=[孔子],曰:「季是(氏)……一……叓(史—使)雝(雝/雍)也從於宭(宰)夫之遂(後)。〔二〕雝(雝/雍)也憧四愚,〔三〕𢗀(恐)怡(怠/怡—貽、詒)虐(吾)子𢝊(羞),〔四〕忨(願)因虐(吾)子而訇(辭)。」〔五〕

〔一〕《上博三》:「季逗子」,即文獻中的「季桓子」,春秋時魯國大夫,季孫氏,名斯,生年未詳,卒於公元前四九二年(一説爲前四九〇年),謚桓子。 「宭」,即宰。殺牲割肉曰宰,故字可从刀。(中略)《論語·子路》:「仲弓爲季氏宰。」春秋時,宰爲卿大夫的家臣。《論語·公冶長》「求也,千室之邑,百乘之家,可使爲之宰也」,何晏注:「宰,家臣。」研究者對仲弓年齡與任宰時間問題有很多討論,此不贅舉。連德榮《研究》(52—55頁)以傳世文獻爲基礎,評論諸家之説,其結論認爲廖名春之説可信,仲弓年齡與子路相近或較大一些,而仲弓任宰相的期間爲魯定公八年至十二年。可參考。

〔二〕李學勤《筆記》將簡一與簡四連讀。按二者當本爲同一支簡,可遥綴,中間相接部分有約六到七字的殘損。詳見趙炳清《講釋》、周鳳五《重探》。

〔三〕《上博三》:「宭夫」,《周禮·天官冢宰》中有「宰夫」一職,爲下大夫,「掌治朝之灋」。簡文中的「宭(宰)夫」,已非王官,爲春秋時卿大夫的家臣,掌管膳食,亦稱「膳宰」。按,研究者多已指出，此「宰」指家宰、家相。

「從於宰夫之後」，李學勤《筆記》引《論語·先進》「以吾從大夫之後」爲説。後來發表的《上博（五）·季庚子問於孔子》簡一又「肥從又（有）司之逡（後）」句，亦略同，研究者又多舉古書類似語，指出「從某某之後」係一種謙虚的説法。參看本書該篇校記。

〔三〕簡四後接簡二十六連讀，從李學勤《筆記》之説（又見於李鋭《綜述》引）。「憧」字《上博三》讀爲「惷」，解作「遲緩」義。李學勤《筆記》讀爲「童愚」。廖名春《讀記》、陳偉《三則》皆主張以字書訓爲「愚也」（《玉篇·心部》）、「騃昏也」（《類篇·心部》）之「憧」作解，引古書「憧愚」「愚憧」之例爲説。《大戴禮記·千乘》：「凡民之不刑，崩本以要閒，作起不敬以欺惑憧愚。」王聘珍《解詁》：「憧愚，無定識之民。」孔廣森《補注》：「造作不畏法之事，以惑愚民。」《史記·三王世家》：「臣青翟、臣湯等宜奉義遵職，愚憧而不逮事。」可從。但廖名春《讀記》將「憧」與「蠢」聯繫認同，尚有不準確之處。汪中文《「憧（惷）愚」》主張讀爲「惷」，引《禮記·哀公問》：「公曰：『寡人惷愚、冥煩，子志之心也。』」又《儀禮·士昏禮·記》「某之子惷愚」，謂「『惷愚』乃古人自謙之詞」，亦作「蠢愚」（《戰國策·魏策》「寡人蠢愚」）、「惛愚」等。劉樂賢《三則》進一步指出，古書和字書所謂「愚笨」義之「惷」字，本都是「惷」之訛寫［前此李鋭《札記》已曾謂「（「憧愚」之語）古書中作『惷愚』者也有，如《周禮·秋官・司刺》『三赦曰惷愚』，《淮南子・墬形》『黑色主腎，其人惷愚』」」，此正確可從（愚蠢之「蠢」字則又係由「惷」進一步變來，前人已論之。「蠢」本訓「動」，其音義亦皆與「惷」無關）。但他強調古書和《中弓》的「憧愚」就是「惷愚」的通假寫法，「憧」讀爲「惷」，卻又有不必要的一面。按：單看「惷」字，其語源不明，聲符「春」與其義無關。而「憧」之聲符「童」，則由「童蒙」義自可引申出「不慧」義，與「愚」義近。賈誼《新書・道術》：「亟見窃察謂之慧，反慧爲童。」即其證。簡文「憧」字即此義之「童」添加義符「心」而成，本很自然，不必讀爲「惷」。反是「惷」應視爲「愚」義之「憧」的改換聲符之異體。

〔四〕「恂愳」讀爲「貽羞」從陳劍《新編》等之説（《上博三》讀「愳」爲「憂」）。「愳」與「羞」音近可通，孟蓬生《考釋》有補充説明；《考釋》並指出「愳」即可看作「羞恥」之「羞」的本字，亦可信。以「頁」或「愳」爲「羞」，在現所見楚簡中已頗爲多見。《新編》引《禮記・内則》：「將爲不善，思貽父母羞辱。」《逸周書・序》：「穆王思保位惟難，恐貽世羞，欲自警悟，作《史記》。」按又《上博（五）・季庚子問於孔子》簡一「隹（唯）子之訇（貽、詒）頁（羞）」、《清華大學藏戰國竹簡（壹）・皇門》簡一三「母（毋）复（作）俎（祖）考頁（羞）才（哉）」，亦皆可爲證。另外，不少研究者據西周金文毛公鼎「俗（欲）我弗乍（作）先王憂」爲説，按其文所謂「憂」本乃「頁」字，亦應讀爲「羞」，王國維《殷卜辭中所見先公先王考（下）》早已指出。《左傳・哀公二年》有「無作三祖羞」，又《襄公十八年》有「無作神羞」，皆可相印證。

〔五〕「㠯」《上博三》原讀爲「治」，此改從陳偉《三則》讀爲辭讓之「辭」。《三則》指出，《上博（二）·容成氏》簡二十二「冬不敢以寒㠯（辭），夏不敢以暑㠯（辭）」之二「㠯」字，寫法與用法與《中弓》此字相同，又引《論語·雍也》「季氏使閔子騫爲費宰。閔子騫曰『善爲我辭焉。如有復我者，則吾必在汶上矣』」爲證，謂「願因吾子而辭」「即希望借助孔子、辭去季桓子的聘任」，皆可從。

孔=〔孔子〕曰：「睢（雝/雍），女（汝）二十六母（毋）自隓（惰）也。〔一〕昔三弋（代）之明王，又（有）四海（海）之内，猷（猶）逨（逨—來、徠）〔二〕十八……惥（與）昏（聞）之。〔三〕夫季是（氏），河東之城（成）豪（家）也，〔四〕亦二〖可〗㠯（以）行壴（喜—矣）。爲之，余悔（誨）女（汝）▬。」〔五〕

〔一〕「女」字《上博三》未釋，原尚存右上殘畫，從陳劍《新編》釋。簡二十六與簡十八綴合，從陳劍《賸義》之説。《賸義》引陳偉《三則》對「願因吾子而辭」之釋（見上校），謂：「在孔子看來，這就是屬於仲弓不勇於任事而『自惰』的行爲，所以孔子首先以『雍，汝毋自惰也』的回答對其意欲推辭的打算加以否定。下文簡二、簡五孔子説『亦可以行矣』『爲之』，也是針對仲弓欲『辭』而發的。」

〔二〕陳劍《賸義》：孔子答語中「汝毋自惰也」以下，當是講統治者、君王卿大夫招徠賢者輔佐自己的重要。「逨(來)」字後的簡文缺失，研究者多理解「逨(來)」爲「招徠民衆」（補按：《上博三》原讀爲「賚」訓作「賜」）。按將簡二十六與簡十八綴合後，從上下文意看更可能是講「招徠賢者」。《説苑・政理》記孔子與其弟子宓子賤就宓子賤治理單父的問答中，孔子説「昔者堯、舜清微其身，以聽觀天下，務來賢人」云云，與簡文可以相印證。在簡十八所記孔子講了以「有四海之內」的「三代之明王」猶且招徠賢者輔佐自己後，接下來當是説身爲卿大夫的季桓子當然更需要賢才，因而對其欲任命仲弓爲宰的行爲（此即招徠賢才輔佐自己）加以肯定，從而肯定仲弓應該出任季氏之宰。

〔三〕簡二與上文從文意看應前後相次，此下至「余誨汝」皆屬前文簡二十六「孔子曰」開頭的一段答語，簡二與其前簡（26＋18）之間還殘失長達一簡文字的可能性不大，故此將其釋文連寫，即認爲其間只有簡二上半段缺文。

《上博三》：「與聞」，謂參與其事並知曉內情。《左傳・隱公十一年》：「雖君有命，寡人弗敢與聞。」

〔四〕「河東」，陳偉《三則》指出，先秦、秦漢人習慣將黃河河道分爲「西河」「南河」「東河」三段；先秦、秦漢人所説的另一處「河東」，是指東河之東。此「河東」應係後者而非前者。且傳世文獻不見「東河」包含魯地的記載，竹書此文可補其闕。

《上博三》謂「城」借爲「成」，而「成」又通「盛」，「盛家」即顯赫之家（領有采邑的卿大夫稱家），猶如《左傳・昭公五年》所記「羊舌四族皆彊家也」。研究者多從之。史傑鵬《補正》、陳偉《三則》皆主張就讀爲「成家」，「成家」即「大家」，是卿大夫中最有勢力的家族。古書有用「成」作修飾詞來形容家邦的説法，如《左傳・襄公十四年》：「成國不過半天子之軍。」杜預注：「成國，大國。」又《昭公五年》：「箕襄、邢帶、叔禽、叔椒、子羽，皆大家也；韓賦七邑，皆成縣也；羊舌四族，皆彊家也。」「大家」與「成縣」「强家」對文，「成」字用法同。此從其説。

〔五〕簡二與簡五連讀，並於簡五之首補「可」字（原漏抄），從李鋭《補釋》《新編》之説。「佘」字《上博三》誤釋爲「宗」，並上與「爲之」連讀。此從禤健聰《小札》《零札》之説改釋和斷句。

中（仲）弓曰：「敔（敢）昏（問）爲正（政）可（何）先？」五

中（仲）尼二十八［曰］：「老＝［老］慈幼，〔一〕先又（有）司，罾（舉）臤（賢）才，惑（宥）怂（過）惥（赦）辠（罪），〔二〕七｛辠（罪）｝正（政）之訇（始）也。」〔三〕

〔一〕簡五、二十八、七拼合爲一支整簡，並在簡二十八下補「曰」字，並從李鋭《新編》之説。《上博三》：《孟子・梁惠王上》「老吾老以及人之老，幼吾幼以及人之幼」，趙岐注：「老，猶敬也；幼，猶愛也。敬吾之老，亦敬人之老；愛吾之幼，亦愛人之幼。」「老老，慈幼」與此義同。《管子·入國》：「行九惠之教，一曰老老，二曰慈幼……」《禮記·祭義》：「先王之所以治天下者五：貴有德、貴貴、貴老、敬長、慈幼。」按後來發表的《上博（八）·顏淵問於孔子》所記孔子之語亦兩見（簡12A、11）「老=（老老）而𢙇（慈）學（幼）」語。秦印有「敬老思（慈）少」，《嶽麓簡（壹）》53/1566有「敬長慈少」，皆相近。

〔二〕「惑忩愳辠」《上博三》釋讀爲「赦過與罪」。陳劍《新編》已釋讀爲「宥過赦罪」，「愳」讀爲「赦」，引郭店簡《成之聞之》簡三九引《康誥》「型（刑）丝（茲）亡愳（赦）」爲證。研究者或不贊同。楊懷源《四則》亦釋讀爲「宥過赦罪」，論述比較詳細，可參看。《周易·解卦》：「君子以赦過宥罪。」孔疏：「赦謂放免，過謂誤失，宥謂寬宥，罪謂故犯，過輕則赦，罪重則宥，皆解緩之義也。」

《上博三》：《論語·子路》：「仲弓爲季氏宰，問政。子曰：『先有司，赦小過，舉賢才。』」據簡文，《論語》缺記「老老慈幼」條。按：上舉《上博（八）·顏淵問於孔子》孔子語亦有「先又（有）司」條，正下與「老=（老老）而𢙇（慈）學（幼）」條相連。

〔三〕《上博三》疑簡七與簡八兩簡緊接，簡八首「辠」字或爲衍文。可從。因換行而生之衍文，於出土文獻中頗爲多見，上博簡中亦見於《上博（七）·凡物流形》甲篇簡二十與二十九連讀處（乙篇此文殘去）：「一言而有衆，【20】〔衆〕一言而萬民之利……【29】」。參見李鋭《新編

（稿）》、陳劍《雜談》。

中（仲）弓曰：「若夫老=〔老〕慈〔=〕㓜（幼），〔一〕既昏（聞）命壴（喜—矣）。夫先又（有）司，爲之女（如）可（何）？」

〔一〕「慈」字下誤衍重文號，《上博三》已指出。

中（仲）尼曰：「夫民女（安）舊而垩（重）⿱與止〈⿱䙴止（遷）〉，〔二〕八㬥（早—？）貞（史—使？／弁—變？）不行，妥𡰥十四又（有）城（成），〔三〕是古（故）又（有）司不可不先也。」

〔二〕「遷」原作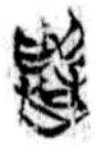形，《上博三》釋爲「舉（舉）」。陳劍《新編》：其字形近於郭店簡《五行》第三二簡「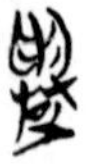（遷）於兄弟」之「遷」字，只是上半訛爲「與」形，但「與」形跟「止」之間有一圓圈形，仍跟《五行》「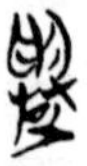」形相合。古書「安土重遷」多見，簡文「安舊而重遷」或與之義近。不過簡文討論的是「先有司」的問題，「遷」也可能是「變化」之意而非「遷徙（居處）」之意。周鳳五《重探》亦舉《五行》簡三二「遷」字並望山一號墓簡一三「遷」字爲說，謂：「簡文此字上部合於望山『遷』字，近似『與』；下部則與《五行》『遷』字形體相同。『安舊而重遷』指屬吏安於舊習陳規，不願意改變。」後李鋭《續釋》引《說苑·修文》「安故重遷，謂之衆庶」爲說，「故」「舊」義近，與簡文扣合更緊密。廖名春《劄記之二》亦引之，謂：「故」就是「舊」。《管子·立

政》：「勸勉百姓，使力作毋偷，懷樂家室，重去鄉里，鄉師之事也。」「懷樂家室」即「安舊」「安故」。「重去鄉里」即「重遷」。……孔子認爲老百姓是樂於守舊而不輕易贊成變革的，所以「仲弓爲季氏宰」，「爲政」要想革新，「有司不可不先也」，管事的不能不率先垂範。

〔三〕簡八下與簡十四連讀，從黄人二《書後》、楊芬《集釋》及《二則》之說。簡十四與簡九拼合（成爲一支完簡），從趙炳清《講釋》、周鳳五《重探》（又見黄人二《書後》引）之說。

「㬧叓不行，妥尾有成」兩小句的大意尚可把握，但「㬧叓」與「妥尾」的釋讀尚無定論。「㬧」即「早」本字，此無問題；「叓」從字形看，是「史」或相當於常用爲「弁」者，皆有可能。由此研究者或讀爲「早使」（《上博三》之說，研究者多從之），或讀爲「躁變」解釋爲「過於急躁的變化不可行」（《讀本》；高榮鴻《疏證》從之）。「妥」字《上博三》讀爲「綏」訓爲「安」，謂「尾」字不詳待考。諸家說中以史傑鵬《補正》、周鳳五《重探》讀爲「委蛇」說影響較大（如高榮鴻《疏證》從史說，解釋爲「從容行事才會成功」）。按史說原謂「簡文的上句是『早使不行』，意思大概是說起先行爲不那麼爽快，而是委蛇從容地行動的意思」，其實對簡文文意的理解有偏差）。按其說存在兩個問題。一是「妥」與「委」聲母相差頗大，其所引以爲據的「綏與緌」「餒作餧」的異文關係，研究者多看作形訛（「妥」訛爲「委」）而非音通；二是解作連綿詞「委蛇」，則又與對文的「早使」（史文贊同此說）或「躁變」結構不同，亦不自然。

「㞒」形僅此一見，其中「㞋」與「它」都有作聲符的資格。史傑鵬《補正》是以「它聲」作解，趙炳清《講釋》則以「㞋」聲作解，釋讀「㞒」爲「仁」，謂「妥(綏)仁」即「安仁」，解釋句意爲「過早使用民力行不通，以仁義安定民心就有收穫，這是不得不先設立有司的原因〔按此語對「先有司」的理解誤。「先有司」應爲「使有司先(於民)」之意，參看廖名春《劄記之二》〕」。按此說的問題是從用字習慣看尚缺乏證據，楚簡習以「𢗔」爲「仁」。「妥」之讀「綏」最爲自然，「綏」之「安」義亦可與上文講行事之「早」或「躁」構成對立，此「妥㞒」語還是最可能係「綏㞒」，「㞒」是一個動詞，「綏㞒」係「副詞＋動詞」的偏正結構。誌此備參。

中(仲)弓曰：「𨾊(雝/雍)也不𢘓(敏)，〔一〕售(唯—雖)又(有)臤(臤—賢)才，弗智(知)𦦗(舉)也。敔(敢)昏(問)𦦗(舉)才九女(如)之可(何)?」

〔一〕《上博三》：《論語·顔淵》有「仲弓曰『雍雖不敏』」句，簡文與之同。

中(仲)尼：「夫𦣞(臤—賢)才不可穽(穽/弇—揜/掩)也。𦦗(舉)而所智(知)。而所不智(知)，人丌(其)豫(豫—舍/捨)之者(諸)?」〔二〕

〔二〕《上博三》：《論語·子路》：「(仲弓)曰：『焉知賢才而舉之?』子曰：『舉爾所知。爾所不知，人其舍諸?』」簡文與之略同。本篇「中(仲)尼」後失一「曰」字。侯乃峰《研究》又《校理》

舉《論語・雍也》：「子謂仲弓曰：『犂牛之子騂且角，雖欲勿用，山川其舍諸？』」亦相近。「者」字《上博三》如字讀，末標句號。李零《源流》（298—299頁）説同，解釋謂「你應舉薦你熟悉的人，也舉薦你不熟悉的人，特別是被人忽略的人」。按此説於「其」字用法全然不合。此從陳劍《新編》改讀爲「諸」。李鋭《續釋》謂：「者」前有「之」字，《古書虚字集釋》指出「諸」在句末「猶哉也」。《詞詮》指出「者」用作語末助詞，有表疑問之意，似宜仍讀爲「者」。其意似謂雖仍讀「者」，但不理解爲「……的人」義。檢其所引《古書虚字集釋》和《詞詮》所舉諸例，其實都是一般用法的「諸」和「者」。如《古書虚字集釋》云：「諸，猶哉也。《法言・問明篇》：『雖隋和何以加諸!?』《史記・周勃世家贊》：『雖伊尹周公何以加哉!?』」（此二例文法同。）按此「諸」字顯係一般之「之乎」合音者，與「哉」之相近只跟其中的「乎」有關。另如兩書所舉「者」表疑問或所謂「猶哉」諸例，前面皆有「誰、孰、何、何以、安（有）」等疑問代詞呼應，實際仍是一般的「（有）某某（人、物）者」之「者」，其所謂表疑問之語氣是由疑問詞所決定的，研究者已辯之（解惠全等編著《古書虚詞通解》1122頁，中華書局2008年）。因此，「者」「諸」決無簡單等同嘆詞「哉」的用法，「者」表疑問有句法條件，「人其舍之者」亦不合。

此「舍之諸」的説法確實特別，故易致歧解。按「之乎」合音爲「諸」，《論語》「舍諸」即「舍之乎」，據此似「舍之諸」就成了「舍之之乎」難通。但古書中又常可説「……諸乎」，古書「有之乎」「有諸」「有諸乎」之語皆多見。又有説「之諸」的，如《孔子家語・曲禮子貢問》「所知吾哭之諸野」（《禮記・檀弓上》作「所知吾哭諸野」），《孔子家語・辯樂解》「而藏之諸府庫」（《史記・樂書》作「而藏之府庫」，《韓詩外傳》卷三作「藏之於府庫」），皆與「舍諸」簡文變而爲説「舍之諸」可相參證。

中（仲）弓曰：「惑（宥）怸（過）舉（赦）辠（罪），則民可（何）夋（㞷—懲）？」〔一〕十

〔一〕簡十上下端皆完整，簡十九上端完整，趙炳清《講釋》將兩簡直接連讀，可從（但趙炳清《分章》又於下簡十九開頭擬補「仲尼曰」，則與李鋭《新編》等同非）。簡十九開頭孔子的答語没有「曰」字，陳劍《賸義》引《古書疑義舉例》卷二第二十「兩人之辭而省曰字例」謂「類似兩人對答省去中間一『曰』或『某某曰』之例，古書中頗爲多見」。「夋」字《上博三》釋爲「幼（？）」，讀爲「要」。陳劍《新編》及其他研究者已多釋爲「夋」，但簡文難以講通。陳劍《賸義》：「㞷」字受「逡（後）」字中「夋」旁「頭部『幺形』與『三斜筆形』互作」之變化的影響，其上方所从的向右曲頭的三斜筆之形「逆向類化」作「幺」形，就變成前舉《仲弓》簡十末的形了。……簡文「可」讀爲「何」，「㞷」讀爲「懲」，意爲「儆戒」「鑒戒」。《説文》「懲」「㣻」互訓，「㣻」古書通作「艾」。《詩經・周頌・小毖》：「予其懲而毖後患。」鄭玄箋：「懲，艾也。」《尚書・吕刑》：「王曰：嗟！四方司政典獄，非爾惟作天牧，今爾何監？非時伯夷播刑之迪，其今爾何懲？」

與簡文「則民何懲」的説法很接近。仲弓的問話「宥過赦罪，則民何懲」意爲寬宥過失，寬赦、赦減罪行，則人民還有什麽作爲儆戒的呢？所謂「赦」並非完全赦免不加以追究，而是對其罪行所應施加的刑罰加以寬赦、赦減之意。

「山又（有）堲（堋—崩），川又（有）滐（竭），月＝［日月］星曆（辰）猷（猶）着（差），民亡（無）不又（有）怂（過）。〔一〕臤（臤—賢）者｛＝｝十九型（刑）正（政）不緩（緩），悳（德）季（教）不卷（倦）。」〔二〕

〔一〕《上博三》引《國語·周語上》有「山崩川竭」語，可與簡文説法相印證。

《上博三》解釋「差」謂「即『左』，佐也」，將「民」字屬上連「差（左）」爲讀，此從陳劍《新編》改屬下讀。《新編》謂：此處簡文跟上文所論「宥過赦罪」有關，係以山川日月星辰皆有過，來説明民亦必有過，故爲政者對民要「宥過赦罪」。今按：「民無不有過」跟古書「人情莫不有過」（《大戴禮記·盛德》）、「人情不能不有過差」（《漢書·王嘉傳》）一類説法相近。又參看楊懷源《四則》。

〔二〕簡十九與簡十七拼合爲一支整簡，從楊芬《集釋》及《二則》之説。趙炳清《分章》亦將兩簡文連讀，但在簡十七首擬補一「宜」字作「賢者［宜］刑政不緩」，此則不確。陳劍《賸義》解釋拼合後的此段簡文謂：簡19＋簡17的話，就是孔子針對「則民何懲」而發的。孔子没有直接回答「人民拿什麼作爲儆戒」的問題，而是用山川日月星辰來打比方，説明人民難以避免有過失，賢能的執政者應該刑政、德教「兩手都要抓，兩手都要硬」，其重點當是落在「德教不倦」上面的。

簡十九末字原作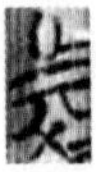形，陳劍《新編》：此「者」字下面還多出兩筆，且有合文或重文符號，或當釋讀爲「者□」。孫偉龍、李守奎《五題》認爲其中「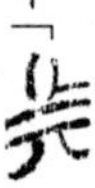」形即爲「者」字；「」應爲漏寫增補文字，即「又」字，在簡文中讀爲「有」；而「」則爲「增補符號」。他們是主張贊同簡十九與簡二十拼合的（按此説不可信），拼合處文句爲「賢者有其咎」云云。李松儒《字迹》（172—173頁）指出，本篇「每字間隔空間很大，約爲一個字，『者』字下有足够的空間可以書寫正常形體的『又』字，『者』與『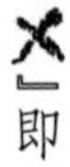』即便是合文，『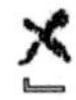』也不會寫的那麼小」，此有理。不過引郭店《緇衣》簡一六「者」字之形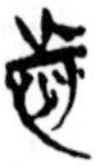，改説爲「『者』字的一種誤摹之體」，亦難信（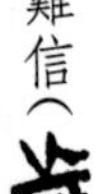本就是「者」字寫法中非常少見特殊的一類，本篇「者」字寫法相當固定，皆即作此形上方之「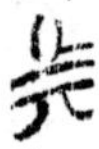」類形）。今據簡十九與簡十七拼合後之文句，此處只應就是一「者」字，則可推測，可能本係先誤衍了重文號，再添加作兩交叉斜筆的符號以表删除。

中（仲）弓曰：「若此三十七者，既昏（聞）命壴（喜—矣）。〔一〕敔（敢）昏（問）道民興

悳（德）女（如）可（何）？·」〔二〕

〔一〕以下簡17＋簡11＋13從陳劍《新編》拼合編聯：「簡十七簡尾與簡十一簡首連讀，簡十一下半加綴簡十三，剛好成爲一支整簡。」

「此」字《上博三》誤釋爲「出」，從陳劍《新編》等改正。「此三者」，李鋭《續釋》、黄人二、林志鵬《試探》、晁福林《疏證》、趙炳清《講釋》等皆認爲指上文所言「先有司」「舉賢才」「宥過赦罪」，可從。

〔二〕《上博三》：「道民」，引導民衆。《論語・學而》「道千乘之國」，陸德明《經典釋文》：「道音導，本或作導。」皇侃本「道」作「導」。《漢書・地理志下》：「道民之道，可不慎哉！」顔師古曰：「上道讀爲導。」又可通爲教導、勸導、誘導之「導」。《墨子・非儒下》「其學不可以導衆」，《晏子春秋・外篇下》作「不可以道衆」。「道民」與「道衆」同義。《郭店楚墓竹簡・尊德義》「民可使道之，而不可使知之；民可道也，而不可強也」之語，正是對「道民」的最好的注解。（中略）「興悳」，振興道德，如《禮記・王制》所記：「明七教，以興民德。」

孔＝［孔子］曰：「迪（陳）之十一備（服）之，〔一〕緩（緩）𢘽（施）而巻（遜）放（飭、敕）之。〔二〕售（雖）又（有）羿悳（德），〔三〕丌（其）十三

〔一〕「迪」字《上博三》釋讀爲「舉（舉）」，從陳劍《新編》改正。《新編》指出「迪」字見於郭店簡《緇

衣》簡一九、三九，用爲「《君陳》」之「陳」。但《新編》括注爲「申」，此從李鋭《續釋》等改讀爲「陳」。《續釋》舉《荀子・宥坐》「故先王既陳之以道，上先服之」與簡文對讀（《説苑・政理》作「上陳之教而先服之」），謂「《孔子家語・始誅》作『既陳道德以先服之』，義更明白，所陳所服者乃道德，與簡文孔子答『導民興德』極爲接近」。

〔二〕陳劍《新編》：「𢚔（遜）」字原釋爲「卷（惓）」。釋讀爲「遜」參看沈培：《上博簡〈緇衣〉篇「𢚔」字解》，《華學》第六輯，紫禁城出版社，2003年6月。「遜」與上「緩」爲對文，遜，順也。古書多作「孫」。《禮記・學記》：「大學之法，不陵節而施之謂孫。」「𢘹」《上博三》讀爲「弛」，陳劍《新編》作「𢘹（施？）」，李鋭《續釋》指出「緩施」語見於傳世文獻，如《大戴禮記・千乘》：「方春三月，緩施生育，動作百物，於時有事，享于皇祖皇考。」王聘珍《解詁》：「緩，和也。」簡文「緩施」即「和緩地施行」意。「攼」《上博三》讀爲「力」。「攼」字又見於郭店、上博《緇衣》簡一、《清華簡（叁）・芮良夫毖》（參看王輝《五則》），馮勝君《對比》（75頁）讀爲「飭」，訓爲「整治」，字亦通作「勑」「敕」。研究者多從此説。《對比》又連上字讀爲「申飭」，引《説苑・君道》（按當爲《修文》）爲説：「冠者，所以別成人也，修德束躬，以自申飭，所以檢其邪心，守其正意也。」又引裘錫圭先生之説，認爲此二字也可能讀爲「訓飭」。按其所舉「以自申飭」語，跟簡文「教民」尚嫌語境不合。

《國語・齊語》：「令夫工，群萃而州處……旦暮從事，施於四方，以飭其子弟，相語以事，相示以巧，相陳以功。」韋昭注：「飭，教也。」與簡文更合。「飭」又與「敕」音義皆相通，古注多謂「飭」「讀與敕同」，「敕」字多用爲「敕誡」義，後代更演變爲上對下所行訓令的專稱，似亦更合於簡文。

〔三〕「⿰辛孝」字《上博三》讀爲「孝」，引《周禮・地官・師氏》「以三德教國子……三曰孝德，以知逆惡」爲説，鄭玄注：「孝德，尊祖愛親，守其所以生者也。」其形原作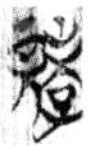，左半實與一般「辛」旁不同，而近於傳抄古文多見的「辡」旁省體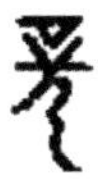〔如《古文四聲韻・禰韻》「辯」字古文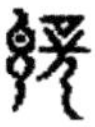、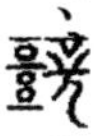、《清華簡（捌）・治邦之道》簡二「辡（辨）」字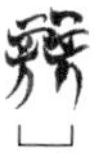〕。研究者有將左半看作「要」之變體，認爲「孝」之加注聲符而仍讀爲「孝」（楊澤生《零釋》），看作「辛」之變體，讀爲「侼德」即「大德」（黄錫全《數則》）或讀爲「愆德」（《讀本》）等説，皆於形不合。「辡」旁少見作意符而多作聲旁，此字不知是否亦應以「辡」聲作解。

以「孝」爲偏旁之字少見，《清華簡（叁）・芮良夫毖》簡四有一個从「孝」从「犬」之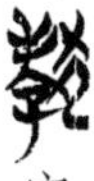字，王輝《五則》將二者聯繫起來研究，認爲其中「孝」旁皆係「孛」旁之訛寫，此讀爲「誖、悖」，「違背」義，簡文意思大概是説「即便有悖反道德的人，也能歸之於好」。由於簡文下殘，此「⿰辛孝德」之釋只能存疑。

……卡=［上下］相復（復—報）㠯（以）忠，〔一〕則民懽（歡）𢆞（承）𡥈（教），害□者不〔二〕……二十二

〔一〕陳劍《新編》：「上下」作合文，「下」字圖版上筆畫有殘缺。原釋爲「上人」。「復」與「報」音義皆近。「上下相報」見《大戴禮記・少閒》等。

〔二〕「民歡承教」，《上博三》引郭店楚簡《緇衣》簡二四「民又（有）懽（歡）心」，《戰國策・趙策二》「承教而動，循法無私，民之職也」，可與簡文對讀。

中（仲）弓曰：「敔（敢）二十七昏（問）民⿱矛心（⿱矛心—務）。」〔一〕

〔一〕陳劍《新編》：簡27＋15是我們新拼合的。此「問」字及下一「問」字本作「昏」，原讀爲「聞」。「⿱矛心」原讀爲「懋」。「⿱矛心」字又見於郭店簡《性自命出》簡四七、上博竹書《性情論》簡三十八、上博竹書《容成氏》簡五十三等，皆用爲「侮」。同時楚簡中同樣可用作「侮」的「⿱矛人」字（如郭店簡《老子》丙本簡一「其次⿱矛人之」，今本作「其次侮之」）又多用爲「務」，故疑此「⿱矛心」字當讀爲「務」。「民務」古書多見，謂民之所務。如《大戴禮記・文王官人》「內觀民務」兩見，《荀子・

非十二子》："故勞力而不當民務，謂之姦事。""不當民務"亦見於《晏子春秋・内篇諫上》"景公愛嬖妾隨其所欲晏子諫"章。

按：此"⿱矛心"字上所从本並非"矛"聲，而是由"⿱矛人"省變而來的，全字本即"⿱矛心"字而與《説文》"懋"字或體"⿱矛心"無關；"⿱矛人"即"務"字之聲符，在"務"本身中後亦省變爲"矛"。有關文字情況，可參看周波《侮字》。

孔=［孔子］曰："善才（哉），昏（問）⿱虍口（乎）！足㠯（以）𡥈（教）壴（喜—矣）。〔一〕君十五子所滐（竭）亓（其）青（青—情）、⿱聿心（盡）亓（其）訢（慎）者三，害（蓋）近敳（？）矣。〔二〕二十B⿰日隹（雝／雍），女（汝）智（知）者（諸）？"〔三〕

〔一〕《上博三》原讀"昏"爲"聞"，斷讀作"善哉！聞乎足以教矣"，此從陳劍《新編》改正。黄人二、林志鵬《試探》引《論語・顔淵》"富哉言乎"與簡文"善哉聞乎"比較爲説，可參。

〔二〕簡15與簡20B拼合、連讀從李鋭《新編》之説，禤健聰《小札》《零札》和王化平《研究》説同。原書小圖版中簡十五放置位置太靠下。

"⿱聿心亓訢"陳劍《新編》曾讀爲"盡其質"，誤。研究者多從《上博三》原釋文讀爲"盡其慎"（但《上博三》斷讀爲"盡其慎者三害，近與矣"，又以"三害"爲"三患"云云，則多不確），何有祖《小札》和《七則》、許子濵《"害近敳矣"》並引《禮記・禮器》"君子之於禮也，有所竭情盡慎，致其敬而誠若，有美而文而誠若」語爲證，正確可從。《「害近䜴矣」》並舉《孔子家語·哀公問政》：「上下用情，禮之至也。君子反古復始，不忘所由生，是以致其敬，發其情，竭力從事，不敢不自盡也，此之謂大教。」亦可參。黄人二、林志鵬《試探》指出，簡文應於「三」字處斷讀，「盡其慎者三」就是指下文「祭、喪、行」三者，亦可信。

「䜴」字原形作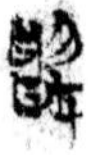，尚不能確識。《上博三》釋爲「與」，恐不可信。諸家説中以許子濱《「害近䜴矣」》釋讀爲「數（禮）」和蘇建洲《「數」字》釋讀爲「數」在字形上較爲有據，文意亦較合。但亦皆難以論定。

〔三〕簡20B下與簡六連讀，從李鋭《新編》、黄人二和林志鵬《試探》之説，禤健聰《小札》《零札》説同。

中（仲）弓倉（答）曰：「睢（雝/雍）也弗昏（聞）也。」

孔=［孔子］曰：「夫祭，至（致）敬之六杳（本）也，所㠯（以）立生也，不可不訢（慎）也；〔一〕夫䘮（喪），二十三B至（致）㤅（愛）之卒（卒）也，所㠯（以）城（成）死也，不可不訢（慎）也；〔二〕夫行，巽（旬）年𦥯（學）二十三A之，〔三〕百=［一日］㠯（以）善立，所𦥯（學）皆絡（終）；百=［一日］㠯（以）不善立，二十四所𦥯（學）皆塱（堋—崩），可不訢（慎）虖（乎）？」〔四〕

〔一〕《上博三》解釋簡六「致敬」説：「『至』，通『致』。『至敬』即致敬，極盡誠敬之心。《孟子・盡心上》：『故王公不致敬盡禮，則不得亟見之。』」這基本是正確的。但解釋簡二十三「至愛」之「至」爲「極點」，又不讀爲「致」，則不確。李鋭《新編》引《大戴禮記・盛德》「致愛故能致喪祭」等語指出「至愛」之「至」亦當讀爲「致」，可從。陳劍《賸義》：所謂「至（致）愛」即表達、致送對父母親戚君長等的愛，其手段、方式或途徑包括生時的奉養等，一直到人死去後完成喪禮，纔是表達、致送愛的終結，所以説喪禮是「致愛之卒」，是用以使死亡之事得以完成的，不可以不謹慎。同理，所謂「至（致）敬」即表達、致送誠敬，祭祀是其最根本、最重要的手段、方式或途徑，是用以使生者得以成立的，不可以不謹慎。

〔二〕「⿱𠷎死」字《上博三》釋爲「⿱日死」，陳劍《新編》指出應釋爲「⿱𠷎死（喪）」，指喪禮。

以下簡6＋簡23B＋23A從陳劍《新編》拼合編連：「簡二十三原由兩段殘簡拼合而成，我們將其拆分開，上段編爲23A，下段編爲23B。簡6＋簡23B正好拼合爲一支整簡，再與23A簡首連讀，句式整齊，文義通順。」

〔三〕禤健聰《小札》《零札》將簡23A與簡二十四拼合爲一支整簡，趙炳清《講釋》説同，可從。關於「巽（旬）年」的釋讀詳見陳劍《賸義》。「巽」字曾有讀爲「踐」「尊」「選」「循」等説；「年」字《上博三》釋爲「華」，不少研究者曾釋爲「年」，如李鋭《補釋》和《新編》、禤健聰《小札》和《零札》，趙炳清《講釋》等。但或是將其解釋爲「人成年」，或是讀爲「仁」。該字原作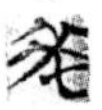，李鋭《補釋》引郭店《緇衣》簡一二「禹立三年」之「年」字作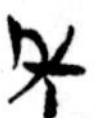，可以解釋其下半「人」旁少一斜筆的變化；《賸義》指出，據本篇「季」字作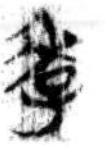、（簡一）、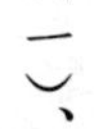（簡二），其上半「禾」旁的變化可以解釋其上端左右斜筆旁邊分别較「年」字所从的「禾」旁多出一垂筆的問題，「可見《仲弓》篇的抄手，習慣於將『禾』旁上方寫得跟『來』字頭等形相近，左右斜筆旁多出兩垂筆」，故此字没有問題，應釋爲「年」。「巽」與「旬」音近可通，「旬」古常訓爲「徧」，强調「周徧」，滿一个月稱爲「旬月」，滿一年稱爲「旬年」「旬歲」。簡文「巽（旬）年」與「一日」相對，「巽（旬）年」强調其時間之長，「一日」强調其時間之短。

〔四〕「埅（堋—崩）」字《上博三》釋爲「亞」，此從陳劍《新編》改正。

陳劍《賸義》：簡文「夫行，巽（旬）年學之，一日以善立，所學皆終」云云，意謂：「對於行爲來説，整年學習，只要有一天立身行事是善的，所學的東西就都落到實處了，在這一天就可以算學的過程最終完成了；而只要有一天立身行事不善，所學的東西就都崩壞了、學的過程也就半途而廢了。所以，行爲可以不謹慎嗎？」簡文强調以行爲實踐所學的東西對於「學」的重要性，是儒家典籍中所習見的。

中（仲）弓曰：「含（今）之君子，叓（史—使）人不聿（盡）丌（其）逸（？）□……二

十五……□定不及亓（其）城（成）。〔一〕𧮫=猒（厭）人，戁（難）爲從正（政）。」〔二〕

〔一〕簡二十五下段殘缺，簡十二上段殘缺。從文意看二者應前後相次。李鋭《新編》將其直接拼合，周鳳五《重探》、趙炳清《講釋》、楊芬《集釋》説同。按拼合後其長度將超過一簡，故此不從。

陳劍《新編》：（「定」上之字）殘存最下面一部分，原釋爲「也」，恐不可信。比較同篇「也」字下半即可知。

所謂「𨓚」字《上博三》讀爲「兑」，訓作「喜悦」。按其形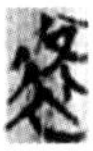，尚不能確釋。

許子濱《「害近戬矣」》指出，「在現存的篇文裏，『今之君子』出現過兩次……都是仲弓的話，也都帶有貶意。『今之君子』指的是當時的政治領袖，是有政治地位的人的通稱，而不是孔子及其弟子所稱許的有德行者的專稱。孔子及其弟子對『今之君子』多所批評，指出他們各種失德的行爲，這些評論常見於傳世文獻……足以證明，於孔子及其弟子心目中，『今之君子』在德行上都有不足之處，都是被貶抑的對象」。可爲理解簡文之參考。

〔二〕「𧮫=」《上博三》釋讀爲「獨獨」。陳劍《新編》：「𧮫=」疑可釋讀爲「𧮫（獨）蜀（主）」或「𧮫（獨）𧮫（主）」。「蜀」聲與「主」音近可通。「猒（厭）」字又見於簡十六，原皆釋讀爲「猒」。「獨主厭人」大意謂獨斷專行，不聽他人意見。又：此處簡文有韻，定（耕部）、成（耕部）、人（真部）、政（耕部）真耕合韻。

按「蜀=」讀法尚難定。諸家説如，黃人二、林志鵬《試探》讀爲「獨獨」，意謂「獨踽而行貌」；晁福林《疏證》亦讀爲「獨獨」，意謂「獨來獨往」；周鳳五《重探》讀爲「齪齪」，解釋爲「謹小慎微貌」；黃武智《研究》讀爲「獨言」，解爲「獨陳其言」；侯乃峰《研究》又《校理》疑讀爲「逐（悠）逐（悠）」，爲「欲利之貌」。

孔=［孔子］十二曰：〔一〕「唯（雝／雍），古=［古之］事君者㠯（以）忠與敬，售（雖？唯？）亓（其）戁（難）也，女（汝）隼（唯？雖？）㠯（以）□……二十一

〔一〕簡十二下與簡二十一連讀，從陳劍《新編》之説。

……亓（其）咎。」

中（仲）弓曰：「含（今）之君=［君子］，孚（愎）怂（過）戋（攼、捍）斦（析—責），戁（難）㠯（以）內（入）柬（諫）。」〔一〕

〔一〕《上博三》：孚怂戋斦，義不詳，待考。陳劍《新編》：「孚」聲字與「复」聲字常通，「孚」讀爲「愎」，「愎過」見《呂氏春秋·似順》又《誣徒》等，意爲堅持過失。《似順》云「世主之患，恥不

知而矜自用，好愎過而惡聽諫，以至於危」，與簡文尤相近。「析」字從原釋文，大概是以其形爲「斦」。「攼析」如何解釋待考。

「攼析」多有異説，不必備舉，詳見蘇建洲《「攼析」》。此從史傑鵬《補正》説，讀爲「捍責」，意謂「抵拒責備」。按《國語·楚語上》：「今子老楚國而欲自安也，以禦數者，王將何爲？」韋昭注：「禦，止也。數者，謂箴戒誹謗也。爲人臣尚如此，王將復何爲也。」「禦數者」與「捍責」亦可相印證。

《補正》又謂：「『過』也有『責備』的意思，《吕氏春秋·適威》：『煩爲教而過不識。』高誘注：『過，責。』」『愎過捍責』是一個聯合詞組，『愎過』和『捍責』兩者是並列關係，意思相同，陳劍先生説是『堅持過失』的意思，恐怕不太確切。」按此則不必。「責備」義之「過」恐難再作動詞「愎」的賓語，「愎過」之「過」還是解爲名詞「過失」最爲自然。「愎」的中心義是「很/佷」即執拗、堅持（「剛愎」之「愎」），本身並没有與「捍」相近之義。《逸周書·謚法解》「愎佷遂過曰刺」，「愎佷遂過」可以認爲即「愎過」的擴展説法。古書亦多見「愎諫」之語，看似與「捍責」相類，可解作「抵拒勸諫」，（如《謚法解》孔晁注謂「去諫曰愎」，《左傳·僖公十五年》「愎諫違卜」杜預注：「愎，戾也。」）但實應係「在對待『諫』的態度上『很/佷』」之義，亦即「堅持己見而不聽規勸」，其中心義仍在「很/佷」而非「捍拒」。「愎過」亦係「在對待（自己的）過失的態度上狠戾」義，即堅持不改過。

孔=[孔子]曰：「含(今)之君[子]……二十A

……宜。尖=[小人]之至者，季(教)而貞(史—使)之。〔一〕𡥈=[君子]亡(無)所猒(厭)人。〔二〕含(今)女(汝)相夫十六正子，〔三〕又(有)臣蔓(萬)人道女(汝)，思(使)老丌(其)豪(家)，〔四〕夫三

〔一〕「小人」原作「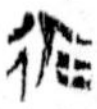」形，《上博三》摹原形未釋。此從程鵬萬《考釋》説，將其看作「小人」兩字寫作穿插合文並加有合文號。

〔二〕「猒(厭)」字《上博三》釋讀爲「狷」，此從陳劍《新編》改正。

〔三〕陳劍《新編》：簡十六與簡三有可能當拼合、連讀。相接處孔子所説「今汝相夫子」，可以解釋爲謂仲弓作季氏宰、相季桓子。本篇附簡「夫子唯有舉，汝獨正之」之「夫子」亦指季桓子。按：《論語·季氏》「今由與求也，相夫子」云云，可與簡文對讀。

〔四〕此句研究者曾有很多異説，可參看連德榮《研究》(86—87頁)所列舉繪製的表格。此從黄人二、林志鵬《試讀》説讀「思」爲「使」。楚簡「思」或「囟」字讀爲「使」，其例甚多，研究者論之

已詳。楊懷源《四則》解此句謂，「萬人」是泛數，不是實指，是説季氏的家臣很多；「道」爲「輔助」「引導」義，「其家」指季氏之家，作「老」的賓語；陳偉《三則》謂「老」訓作「室老」，爲名詞轉動詞用法，「老其家」即是仲弓擬擔任的季氏家相於其家之意。説皆可從。

中（仲）弓十六背

……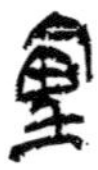。〔一〕孔=［孔子］曰：「雎（雖／雍），正（政）者，正也。〔二〕夫子售（唯）又（有）與（舉），女（汝）屬（獨）正之，幾（豈）不又（有）⿰忄圭（⿰忄壬—匡？）也？」〔三〕中（仲）；弓」……附簡

〔一〕此字《上博三》釋爲「飪」，於形不合。陳劍《新編》認爲「字似从『今』从『垔』」。按：從後來發表的清華簡資料看，此字下半所从也可能是「鬼」旁。楚簡文字「垔」旁頭部多作「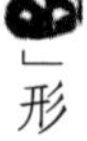」形，而「鬼」形頭部多作「囟」類形，二者尚有細微區别（參見殷南山《商榷》）。但其字分析爲下从「鬼」仍難確識，待考。

黄武智《研究》（135頁）已將此字隸定作「⿱宀垔」，讀爲「懷」。高榮鴻《疏證》補引《清華簡（壹）·金縢》簡一二「今皇天動鬼（威）」之「鬼」字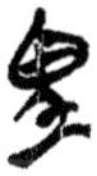爲説（其説已引及，此前高佑仁已據

此指出《中弓》此字下即从此類特殊寫法的「鬼」旁），與《上博（二）·子羔》簡十一之「𡨦」字認同爲一字，認爲其上「宀」旁多出的一短横畫，應爲飾筆。按：此形頭部與多一横筆之「宀」旁仍頗有距離。

〔二〕《上博三》：《大戴禮記·哀公問於孔子》：「公曰：『敢問何謂爲政？』孔子對曰：『政者，正也。君爲正，百姓從政矣。』」

「睢」字《上博三》釋爲「唯」，與下文連讀。按「政者正也」語又如《論語·顔淵》：「季康子問政於孔子。孔子對曰：『政者，正也。子帥以正，孰敢不正？』」其上皆無「唯」字。周鳳五《重探》將簡文斷讀爲：「孔子曰：『唯。政者，正也。……』」（亦見黄人二《書後》引；《書後》亦從此説），已經注意到了不能將所謂「唯」字下與「政」連讀。陳劍《賸義》指出，此字下方所从並不是「口」旁而是一個「圈形」，將其跟同簡「唯」字、本篇它簡「唯」字，以及本篇「雍」字和其他一些从「圈形」的字對比，可知其字當改釋爲「睢」；楚簡从兩個「圈形」之字常可省而只寫一個。「睢（雎/雍）」單作一句讀，係孔子答話時首先呼仲弓之名，本篇中多見。

〔三〕「性」字《上博三》原疑讀爲「不正」義之「枉」，全句意謂對賢哲不能求全責備。《讀本》以爲應讀爲「匡」，指匡正季桓子的疏失。按此説較勝。

參考文獻

專書及簡稱

《上博三》：李朝遠《中弓釋文考釋》，馬承源主編《上海博物館藏戰國楚竹書（三）》，上海古籍出版社，2003年12月。

《讀本》：連德榮撰寫、季旭昇訂改《〈仲弓〉譯釋》，收入季旭昇主編《〈上海博物館藏戰國楚竹書（三）〉讀本》，臺北萬卷樓圖書股份有限公司，2005年10月。

馮勝君《對比》：《郭店簡與上博簡對比研究》，綫裝書局，2007年4月。

侯乃峰《校理》：《上博楚簡儒學文獻校理》，上海古籍出版社，2018年6月。

李零《源流》：《簡帛古書與學術源流》，生活・讀書・新知三聯書店，2004年4月。

李松儒《字迹》：《戰國簡帛字迹研究：以上博簡爲中心》，上海古籍出版社，2015年7月。

論著及簡稱

C

晁福林《疏證》:《上博簡〈仲弓〉疏證》,《孔子研究》2005年第2期。

陳劍《新編》:《上博竹書〈仲弓〉篇新編釋文(稿)》,「簡帛研究」網2004年4月18日,http://www.jianbo.org/admin3/html/chenjian01.htm。收入同作者《戰國竹書論集》,上海古籍出版社,2013年12月。

陳劍《賸義》:《〈上博(三)·仲弓〉賸義》,武漢大學簡帛研究中心主辦《簡帛》第三輯,上海古籍出版社,2008年10月。收入同作者《戰國竹書論集》,上海古籍出版社,2013年12月。

陳劍《雜談》:《上博竹書的拼合與編聯問題雜談》,香港浸會大學孫少文伉儷人文中國研究所主辦《學燈》第一輯,上海古籍出版社,2016年4月。

陳偉《三則》:《竹書〈仲弓〉詞句試解(三則)》,武漢大學「簡帛」網2005年11月6日,http://www.bsm.org.cn/show_article.php?id=48。載中國古文字研究會、華南師範大學文學院編《古文字研究》第二十六輯,中華書局,2006年11月。收入同作者《新出楚簡研讀》,武漢大學出版社,2010年10月。

程鵬萬《考釋》:《〈仲弓〉的「[illegible]」字考釋》,「簡帛研究」網2005年6月6日,http://www.jianbo.org/admin3/2005/chengpengwan001.htm。改題爲《釋〈仲弓〉第16簡的「小人」》載中國古文字研究會、華南師範大學文學院編《古文字研究》第二十六輯,中華書局,2006年11月。

G

高榮鴻《疏證》：《上博楚簡論語類文獻疏證》，中興大學中國文學研究所博士學位論文（指導教授：林清源），2013年7月。

H

何有祖《小札》：《上博三〈仲弓〉小札》，「簡帛研究」網2004年4月26日，http://www.jianbo.org/admin3/html/heyouzhu03.htm。

何有祖《七則》：《楚簡釋讀七則》，《江漢考古》2006年第1期。

侯乃峰《研究》：《上博竹書（1—8）儒學文獻整理與研究》，復旦大學博士後研究工作報告，2012年5月。

黄人二、林志鵬《試探》：《上博藏簡第三册仲弓試探》，「簡帛研究」網2004年4月23日，http://www.jianbo.org/admin3/html/huangrener01.htm。改題爲《上海博物館藏楚簡〈仲弓〉試探》載《文物》2006年第1期。

黄人二《書後》：《讀上博簡仲弓書後》，收入同作者《上海博物館藏戰國楚竹書（三）研究》，高文出版社，2005年8月。

黄武智《研究》：《上博楚簡「禮記類」文獻研究》，臺灣中山大學中國文學系博士論文（指導教授：徐漢昌、鮑國順），2009年2月。

黄錫全《數則》：《讀上博〈戰國楚竹書（三）〉札記數則》，「簡帛研究」網2004年6月22日，http://www.jianbo.org/admin3/html/huangxiquan02.htm。

J

季旭昇《三則》：《〈上博三·仲弓〉篇零釋三則》，「簡帛研究」網2004年4月23日，http://www.jianbo.org/admin3/html/jixusheng02.htm。

L

李鋭《綜述》：《清華大學簡帛講讀班第三十二次研討會綜述》，「孔子2000」網2004年4月15日，http://www.confucius2000.com/qhjb/032.htm。

李鋭《補釋》：《〈仲弓〉補釋》，「孔子2000」網2004年4月18日，http://www.confucius2000.com/qhjb/zhonggongbushi.htm。

李鋭《新編》：《〈仲弓〉新編》，「孔子2000」網2004年4月22日，http://www.confucius2000.com/qhjb/zhonggongxinbian.htm。

李鋭《續釋》：《〈仲弓〉續釋》，「簡帛研究」網2004年4月24日，http://www.jianbo.org/admin3/html/lirui003.htm。

李鋭《札記》：《讀上博三札記》，「孔子2000」網2004年8月19日，http://www.confucius2000.com/admin/list.asp?id=1911。

李鋭《新編（稿）》：《〈凡物流形〉釋文新編（稿）》，「孔子2000」網2009年12月31日，http://www.confucius2000.com/qhjb/fwlx1.htm。

李學勤《筆記》：《讀〈周禮正義·天官〉筆記》，「孔子2000」網2004年4月29日，http://

www. confucius2000. com/qhjb/dzylztgbj. htm。載彭林編《清代經學與文化》，北京大學出版社，2005年。
連德榮《研究》：《〈上海博物館藏戰國楚竹書(三)·仲弓〉研究》，臺灣師範大學國文學系碩士論文(指導教師：季旭昇教授)，2008年。
廖名春《劄記之二》：《先有司——楚簡〈仲弓〉篇劄記之二》，「孔子2000」網2004年5月7日，http://www. confucius2000. com/qhjb/xyousicjzgzj1. htm。
廖名春《讀記》：《楚簡〈仲弓〉篇與〈論語·子路〉篇仲弓章對讀劄記》，「孔子2000」網2005年4月4日。載《淮陰師范學院學報(哲學社會科學版)》2005年第1期，題爲《楚簡〈仲弓〉與〈論語·子路〉仲弓章讀記》。
劉樂賢《三則》：《上博楚簡考釋三則》，丁四新主編《楚地簡帛思想研究(三)——「新出楚簡國際學術研討會」論文集》，湖北教育出版社，2007年6月。收入同作者《戰國秦漢簡帛叢考》，文物出版社，2010年11月。

M

孟蓬生《考釋》：《上博竹書(三)字詞考釋》，「簡帛研究」網2004年4月26日，http://www. jianbo. org/admin3/html/mengpengsheng01. htm。載饒宗頤主編《華學》第六輯，紫禁城出版社，2003年6月。

S

史傑鵬《補正》：《上博竹簡(三)注釋補正》，「簡帛研究」網2005年7月16日，http://www. jianbo. org/admin3/2005/shijiepeng001. htm。載《考古與文物》2005年增刊《古文字論集(三)》。
蘇建洲《「玫析」》：《〈上博三·中弓〉簡20「玫析」試論》，《簡帛研究2010》，廣西師範大學出版社，2012年3月。收入同作者《楚文字論集》，萬卷樓圖書股份有限公司，2011年12月。

蘇建洲《「數」字》：《〈上博三·仲弓〉簡20「數」字解兼論秦漢文字的「婁」》，復旦大學出土文獻與古文字研究中心、中華書局編《古文字研究》第二十九輯，中華書局，2012年9月。收入同作者《楚文字論集》，萬卷樓圖書股份有限公司，2011年12月。

孫偉龍、李守奎《五題》：《上博簡標識符號五題》，武漢大學「簡帛」網2008年10月14日，http://www.bsm.org.cn/show_article.php?id=884。載武漢大學簡帛研究中心主辦《簡帛》第三輯，上海古籍出版社，2008年10月。

W

汪中文《「憧(惷)愚」》：《〈仲弓〉「雍也憧(惷)愚」解》，「簡帛研究」網2005年12月17日，http://www.jianbo.org/admin3/2005/wangzhongwen001.htm。

王化平《研究》：《簡帛文獻中的孔子言論研究》，四川大學碩士學位論文(指導教師：彭裕商教授)，2006年4月。

王輝《五則》：《楚簡字詞釋讀瑣記五則》，陳偉武主編《古文字論壇》第一輯(曾憲通教授八十慶壽專號)，中山大學出版社，2015年1月。

尉侯凱《集釋》：《〈仲弓〉集釋》，武漢大學「簡帛」網2017年9月3日，http://www.bsm.org.cn/show_article.php?id=2877。

X

許子濱《「害近戠矣」解》：《上博簡〈仲弓〉「害近戠矣」解》，「簡帛研究」網2005年6月21日，http://www.jianbo.org/admin3/2005/xuzibin001.htm。

禤健聰《小札》：《上博簡（三）小札》，「簡帛研究」網2004年5月12日，http://www.jianbo.org/admin3/html/xuejiancong01.htm。以上兩篇又見同作者《戰國楚簡字詞研究》，中山大學博士學位論文（指導教師：陳偉武教授），2006年4月。

禤健聰《零札》：《新出楚簡零札》，《康樂集：曾憲通教授七十壽慶論文集》，中山大學出版社，2006年1月。

Y

楊芬《集釋》：《上博簡〈彭祖〉、〈亙先〉、〈中弓〉集釋》，武漢大學簡帛研究中心碩士學位論文（指導教師：劉國勝教授），2006年6月。

楊芬《二則》：《上博簡〈中弓〉編連札記二則》，丁四新主編《楚地簡帛思想研究（三）》，湖北教育出版社，2007年6月。

楊懷源《四則》：《讀上博簡〈中弓〉札記四則》，「簡帛研究」網2004年8月7日，http://www.jianbo.org/admin3/html/yanghuaiyuan01.htm。又楊懷源：《讀上博簡（三）〈中弓〉札記四則補》，「簡帛研究」網2004年9月20日，http://www.jianbo.org/admin3/html/yanghuaiyuan02.htm。以上兩文合爲《讀上博簡（三）〈中弓〉札記四則》，載《江漢考古》2008年第4期。又删去第一則題爲《讀上博簡〈中弓〉札記三則》，載《古漢語研究》2005年第2期。

楊澤生《零釋》：《上博竹書第三册零釋》，「簡帛研究」網2004年4月29日，http://www.jianbo.org/admin3/html/yangzesheng02.htm。

殷南山《商榷》：《〈談楚文字中的「亜」字〉商榷》，復旦大學出土文獻與古文字研究中心網站2017年11月27

日，http://www.gwz.fudan.edu.cn/SrcShow.asp?Src_ID=3176。

Z

趙炳清《講釋》：《上博簡三〈仲弓〉的編聯及講釋》，「簡帛研究」網2005年4月10日，http://www.jianbo.org/admin3/2005/zhaobinqing002.htm。

趙炳清《分章》：《上博簡三〈仲弓〉篇的分章和價值》，楚文化研究會編《楚文化研究論集》第十集，湖北美術出版社，2011年10月。

周波《侮字》：《「侮」字歸部及其相關問題考論》，復旦大學出土文獻與古文字研究中心網站2008年12月23日，http://www.gwz.fudan.edu.cn/Web/Show/572。載《古籍研究2008卷·下》，安徽大學出版社，2009年。

周鳳五《重探》：《上博三〈仲弓〉篇重探》，載周鳳五編《先秦文本及思想之形成、發展與轉化（下）》，臺大出版中心，2013年12月。收入同作者《朋齋學術文集（戰國竹書卷）》，臺大出版中心，2016年12月。

采風曲目

王志平　校釋

校釋說明

《采風曲目》收入《上海博物館藏戰國楚竹書（四）》，僅存六簡，殘缺過甚，最長的一支爲五十六・一釐米，上端仍有兩個字位置的斷缺長度，其他幾支簡所缺的部位都在上端，下端較爲完整。簡中多有短横或墨釘狀句讀符號「▬」。由於竹簡之間關係不明，各簡暫不編聯，依整理者簡序依次排列。

簡文記載的内容是五聲中宮、商、徵、羽各聲名所屬歌曲的篇目，没有發現角音的聲名。這些歌曲的篇目除《碩人》見於《詩・衛風》外，其餘皆查不到文獻記錄。聲名所附的前、後綴詞，也不見有先秦史料可資稽核。最後兩支簡只抄錄了幾個篇目，留下了長段白簡，又不能與其他簡綴合，所以還不知道原來是否有角音的聲名。

《采風曲目》可能是楚國歷史上某一時期流行的或有意編集的歌曲曲目，記載了用宮、商、徵、羽等聲名分類標目的這種音樂史料，是前所未見的。本篇表明楚樂官對采風各種曲目音調傳承的重視。

從曲目的一般内容而言，現存的至少有一部分爲下里巴人之類「屬而和者」甚衆的樂曲。傳説詩有三千篇，孔子只選了三百五篇，大約有十分之九是未被選中的。本篇的曲目除《碩人》外，可以看作是遭孔子選編後未傳的原名，即三百五篇之外的篇名。

校釋者　王志平

凡　例

一、竹簡簡號一依《上海博物館藏戰國楚竹書（四）》（上海古籍出版社，二〇〇四年十二月），標在每簡最後一字的右下旁。各簡暫不編聯，依整理者簡序依次排列。

二、竹簡上原有的標識一依《上海博物館藏戰國楚竹書（四）》，以裨研究。重文、合文號後補出重文、合文，外加方括號「[]」並另加新式標點符號。

三、簡文殘缺或殘泐無法辨識的字，可據行文格式推定字數者，釋文以「□」號表示，一「□」代表一字；不能確定字數者，釋文以「……」號表示。

四、簡文殘缺之字，尚有殘留筆畫者，外加「□」號；據文義補者，外加方括號「[]」。

五、簡文中的通假字、異體字隨文注出本字、正字，外加「（）」表示；訛字隨文注出正字，外加「〈〉」表示。

六、校釋以《上海博物館藏戰國楚竹書（四）·采風曲目》的釋文爲基礎，斟酌去取諸家意見。

七、校釋儘量按照簡文字形嚴格隸定，以裨研究。如確有疑問及隸定不一者，直接附以原簡字形。

又(有)⿰音攵▬；〔一〕《子奴(如)思我》▬。〔二〕宮穆：〔三〕《碩人》，〔四〕又(有)文又(有)⿰音攵▬。〔五〕宮⿰邑巿：〔六〕《喪之末》▬。〔七〕宮，〔八〕訐疋：〔九〕《坐月埜(野)又(有)葛》▬；〔一〇〕《出門㠯(以)東》▬。〔一一〕宮：《祝君壽》。〔一二〕一

〔一〕「又」，整理者讀如字。黃鳴(2005)：「又」，應該作「有」講。「⿰音攵」，整理者標點爲「又⿰音攵」：「又⿰音攵」，殘曲目名。《廣韻》：「⿰音攵，指聲。」《集韻》：「箹，《說文》：『手足指節鳴也。』或作⿰音攵、效，通作『箹』。」董珊(2005)釋爲「詨」，認爲不能理解爲曲名：「詨」，可讀爲「絞」，似指衆人和聲。《文選》馬融《長笛賦》李善注「絞灼激，聲相繞激也」。「絞」字義爲聲音相互繞激、切摩。《楚辭·大招》「勞商」王逸注「勞，絞也，以楚聲絞商音，爲之清越也」。簡文「又詨(絞)」的意思是此曲有衆人歌聲與歌詩曲調相和。黃鳴(2005)：疑「⿰音攵」爲「姣」的或體。《經典釋文》注《詩》曰：「《方言》云：『自關而東，河濟之間，凡好謂之姣。』」「姣」爲美貌之意。「姣」還有形體健美之意，《說文》段注「姣謂容體壯大之好也」。「姣」與「⿰音攵」分别以「女」「音」爲形旁取義，容貌與音聲之美，都是古人所稱揚的對象。「⿰音攵」字也可指稱「好」的意思。陳思婷(2007：5)：本簡的「又⿰音攵」可能表示以手足節聲之聲配合音樂發出節拍之意。季旭昇(2007：5)：「又⿰音攵」釋爲「有節奏樂器伴奏」，似乎是比較合理的解釋。按：「⿰音攵」字从音，疑讀爲「筊」，《爾雅·釋樂》：「大簫謂之言，小者謂之筊。」郭璞注：「十六管，長尺二寸。」宋邢

昺疏引李巡曰：「小者聲揚而小，故言筊。筊，小也。」《廣雅・釋樂》：「籟謂之簫，大者二十四管，無底；小者十六管，有底。」《藝文類聚》卷四四引蔡邕《月令章句》：「簫，編竹，有底，大者二十三管，小者十六管。」又引《三禮圖》：「雅簫長尺四寸，二十四彄；頌簫長尺二寸，十六彄。」「又」讀爲「有」，「有龡」或謂以筊(頌簫)伴奏。或以爲「龡」是「角」音專字，「龡」應讀爲「角」。李學勤(2003：79)指出滎陽上官皿與安邑下官鍾銘文中「觳」字从「角」聲，當讀爲《禮記・月令》「角斗甬」之「角」，朱駿聲《説文通訓定聲》謂「角」與「斠」通，也就是「校量」的「校」。是其證。

〔三〕「奴」，整理者讀如字，季旭昇(2005)：「奴」讀爲「如」。「子奴思我」，整理者釋爲曲目。季旭昇(2005)：疑「子奴(如)思我」和《毛詩・鄭風・褰裳》的「子惠思我」意思接近(甲骨文惠字爲語氣副詞，表示強調、必要和肯定的語氣)，即：「你如果真的想念我。」黃鳴(2005)：「奴」作「如」或作實詞當奴隸講，皆可通。陳思婷(2007：6)：由《上博(一)》楚簡中得知楚人稱《毛詩・褰裳》爲《涉秦(溱)》，這反映楚地《詩經》之篇名並不固定，或另有別稱的情形。《詩經》許多詩歌皆以首句字詞爲篇名，因此亦不排除楚人以《褰裳》首句「子惠(如)思我」作爲別稱的可能。當然，也不能排除「如」字用常義來解，「子如思我」是與《褰裳》不同的另一首詩歌。按：當從季説。

〔三〕「宮穆」，整理者：分類聲名。《曾侯乙編鐘》下二・二側鼓音銘：「商曾。」右鼓音銘：「姑洗之商曾，穆音之宮。穆音之才（在）楚爲穆鐘，其才（在）周爲剌音。」「宮穆」是否即是「穆宮」字位的轉换，尚未確知，但所標應是《碩人》詩曲的樂調類屬。董珊（2005）：「宮穆」與「徵和」應分别指「變宮」和「變徵」兩個音名，即較「宮」「徵」音位低半音（一律）的音名。《淮南子・天文》云：「宮生徵，徵生商，商生羽，羽生角，角生姑洗，姑洗生應鐘，不比於正音故爲『和』，應鐘生蕤賓，不比於正音故爲『繆』。」應鐘、蕤賓的律準，分别相當於黄鐘均的變宮、變徵。王念孫云：「《大雅・烝民》箋曰：『穆，和也。』『穆』『繆』古字通。」「和」「繆」（穆）都訓爲「和」，指調和於正音。《隋書》「宮、商、角、徵、羽爲正，變宮、變徵爲和」，以「和」統説二變之音，可爲「穆」亦即「和」之確證。吴洋（2010：24—25）：「宮穆」應該就是「穆音」或「穆鐘」爲宮的意思，它表明其後所附詩歌爲穆鐘（音）宮的宮調式。《采風曲目》之「宮穆」，恐怕就是「穆音（鐘）」爲宮的意思，如果按照董珊先生的解釋作「變宮」講，則純爲音階，無法標明所附詩歌的調高及調式。方建軍（2010：40）：簡文中的「宮穆」，顯然不是一個音，而是「宮」和「穆」兩個音。據曾侯乙編鐘銘文和實測音高，「穆」相當於新音階的降第七級音。按曾侯乙編鐘爲姑洗均，宮音高度爲C，「穆」即爲^{b}B。此處的「宮穆」，應相當於C和^{b}B二音，其間爲大二度音程關係。「宮穆」似可理解爲宮調式的樂曲，包含有「穆」音即^{b}B這個音級。按：黄翔鵬(1981)附《釋「穆」、「龢」》以爲「龢(和)」「穆」相當於七弦琴的「正調」(可以看作仲呂均)和「蕤賓調」(可以看作無射均),如下表所示:

五度關係	曾侯乙鐘銘中的有關階名、律名	《淮南子》冬、夏兩至	《淮南子》有關月律	七弦琴調弦法
徵	龢(和)F	冬至 音比林鐘	十一月 「黃鐘律」	「正調」 仲呂均F宮
宮	穆音♭B	夏至 音比黃鐘	五月 「蕤賓律」	「蕤賓調」 無射均♭B宮

則「宮穆」「徵和」恰爲純五度關係。

〔四〕「碩人」,整理者:曲目。《詩經·衛風》有《碩人》篇。另外《詩經》中提到「碩人」的詩歌有:《邶風·簡兮》《衛風·考槃》《小雅·甫田之什·白華》。簡文「碩人」應爲《詩經》的篇目。

〔五〕整理者標點爲「《又文又敨》」,季旭昇(2006)斷句爲「《碩人又(有)文》——又敨」。「文」,董珊(2005):「(又文)又詨」跟在歌詩曲目名稱之後,是對該曲目做補充説明的話,不能理解爲曲名。「文」可能指鼓樂節奏。《禮記·樂記》「始奏以文,復亂以武」鄭玄注:「文,謂鼓也；武，謂金也。」黃鳴（2005）：「《又文又畝》」，它被用來讚美詩歌主人公某一方面的美質。季旭昇（2006B）、（2007：7）：「又畝」爲對曲目的補充説明，則「又文」與「又畝」不應連讀。本簡以「碩人又文又畝」連讀，中間不加標點符號，則本曲目似應讀爲「《碩人又（有）文》——又畝」，謂「碩人有文彩」——本曲有節奏樂器伴奏。據此，本篇與《毛詩・衛風・碩人》未必有關。按：《禮記・樂記》：「故鐘鼓管磬、羽籥干戚，樂之器也；屈伸俯仰、綴兆舒疾，樂之文也。」鄭玄注：「綴，謂酇舞者之位也。兆，其外營域也。」孔穎達《正義》：「此一節申明禮樂器之與文並述作之體。『綴兆疾徐』者，綴，謂舞者行位相連綴也。兆，謂位外之營兆也。」如此，則「文」似指舞容之意。「畝」即「笅」，即頌籥，即舞容專用之籥。

〔六〕「⿰邑芇」，整理者釋爲「巷」，董珊（2005）：「巷」疑讀爲「弘」。「宮⿰邑芇（巷）」，整理者：分類聲名。董珊（2005）：似指宮音之弘大者，即低音區的宮音。陳思婷（2007：8）：「巷」從「共（匣東）」得聲，與「弘（匣蒸）」音近，可以通假。「弘」有「大」義，董説「宮弘」與曾侯乙編鐘「大宮」同義，當可從。按：「⿰邑芇」即「巷」，疑讀爲「降」。清華簡《繫年》九三號簡：「欒盈襲巷（絳）而不果。」「絳」簡文作「巷」。又「洚水」即「洪水」，「巷」「洪」同从「共」聲，「降」「絳」「洚」同从「夅」聲，可得通假。「宮巷（降）」即降一律的「宮」音，《國語・周語下》有「黃鐘之下宮」「太簇之下宮」等，疑「宮降」與此「下宮」義同，即濁宮。

〔七〕「喪之末」，整理者：曲目。陳思婷（2007：8）：「喪之末」可能即「喪歌之末曲」。

〔八〕此句整理者標點爲「宮許：《疋𡈼月》、《埜又菓》」，學者句讀多從之。

〔九〕「許」，整理者：「宮許」，分類聲名。董珊（2005）：「許」，既可以作後綴，如「宮許」；也可以作前綴，如「許商」「許徵」「許羽」。從構詞形式上説，「宮許」是「大名冠小名」，其餘三個則是「小名冠大名」，「許」無論做前綴還是後綴，其意義應該相同。從語音上看，「許」相當於曾侯乙編鐘銘表示低音區之音階名的前綴「遣」，兩個字都讀爲「衍」，訓爲「大」「廣」。在簡文中，「宮許（衍）」「許（衍）商」「許（衍）徵」「許（衍）羽」分别指低音區的宮、商、徵、羽，都較正音低一個八度。吴洋（2010：25—26）：以宮、商、徵、羽四正聲爲骨幹的十三個分類聲名中，唯有「宮」類聲名祇加尾碼。其中「許」字，於商、徵、羽均爲首碼，於「宮」則稱「宮許」，這顯然與古人對「宮」音的重視有關。將宮置於綴詞之前，當是爲了突出「宮」的地位。「許」字上古屬月部，聯繫曾侯乙鐘銘，曾律「割肆」（姑洗）相當於楚律「吕鐘」，割字上古屬月部，吕字上古屬魚部，裘錫圭、李家浩先生在《曾侯乙墓鐘磬銘文釋文説明》中指出，割字所屬聲旁「害」與魚部有密切關係，古音實相近似，因此將「割肆」釋讀爲「姑洗」（姑上古屬魚部）。據此，則「許」與「割」或「吕」音近，似可相通。「許」或許即是姑洗均的代稱。那麽「宮許」則是以姑洗爲宮，爲姑洗調；「許」商則是以姑洗爲商，爲穆音調（楚律穆鐘）；「許徵」「許羽」可類推。

「疋」，整理者連下讀爲「疋𡈼月」，曲目。楊澤生（2005）亦連下讀爲「糈供月」：「疋」字疑當讀爲「糈」。「糈」常被用作供品。如《楚辭》王逸注：「糈，精米，所以享神。」陳思婷（2007：9—11）亦讀爲「疋𡈼月」：「疋」字若指供品，可讀爲「糈」，也可讀爲「湑」。《說文》：「湑，莤酒也。」則「湑供月」即是以酒灌注茅束以祭月；或是將「湑」視爲名詞，乃以清酒祭月之意。此外，「疋」也可能讀爲「胥」，當作副詞使用，即「共同」之意，故「胥供月」亦可能意指「衆人一起來祭祀月神」。按：「宫許」與「許商」「許徵」「許羽」不同，恐不能視爲後綴。曾侯乙墓「遣」字或釋爲「逝」，「許」讀爲「遣」若「衍」可疑。疑「許」當讀爲「間」。《儀禮·聘禮》：「皮馬相間可也。」鄭注：「古文間作干。」《史記·貨殖列傳》：「間獻遺戎王。」《集解》引徐廣曰：「間一作奸。」《漢書·匈奴傳上》：「漢使馬邑人聶翁壹間闌出物，與匈奴交易。」《史記·匈奴列傳》作「奸蘭」，《集解》《索隱》並讀作「干蘭」。「許」「奸」同从「干」聲，可得與「間」通假。「疋」，《說文·疋部》：「疋，古文以爲《詩》『大疋』字。」承培元《說文引經證例》：「《詩》借『疋』爲『大雅』『小雅』之『雅』。《爾雅釋文》云：『雅本作疋。』又《晉書音義》中下兩云：『疋，古雅字。』可證。」《說文·疋部》有「𤴔」字：「从爻，从疋，疋亦聲。」段注以爲與「疏」音義皆同。李學勤（2009：90）認爲其字與「疋」古音皆爲心母魚部，而从「疋」聲。「𤴔」字亦可以「夏」爲聲。「疋」即「雅」字，「雅」爲疑母魚部，「夏」爲匣母魚部，金文「以夏以南」即《詩·鐘鼓》「以雅以南」。章炳麟《太炎文録》卷一《小疋大疋說上》以爲雅、胥、疏古本一字分化：「樂官亦有大胥、小胥，胥即疋也。……凡樂言疋者有二焉：一曰大小疋，再曰舂牘、應、雅。雅亦疋也。……鎦（劉）昫《唐書・樂志》説相爲舂牘，《曲禮》『舂不相』，後司農以爲送杵聲。雅之用亦在椎。漢官有執金吾，以齟牙、鉏吾同物，明吾借爲雅。金雅者，金椎也。要之相、雅同物，徒鞔革不鞔革及長短異，雖二名實以一語變轉。」「雅」爲伴奏樂器之一。《周禮・春官・笙師》：「掌教龡竽、笙、塤、籥、簫、篪、篴、管，舂牘、應、雅，以教祴樂。」鄭玄注引鄭司農云：「雅，狀如漆筩而弇口，大二圍，長五尺六寸，以羊韋鞔之，有兩紐疏畫。」《禮記・樂記》：「治亂以相，訊疾以雅。」鄭玄注：「雅，亦樂器名也。狀如漆筩，中有椎。」孔穎達疏：「訊疾以雅者，雅謂樂器名。舞者訊疾，奏此雅器以節之，故云訊疾以雅。」「雅」在考古發掘中已有實物出土，湖北省文物考古研究所等（2018：29）已指出木樂器「雅」係「整木挖成，彎角形，直端粗，彎端細，中空透穿，彎端斂口，內有多根長短不一的細竹竿」。樂器形如下二圖所示：

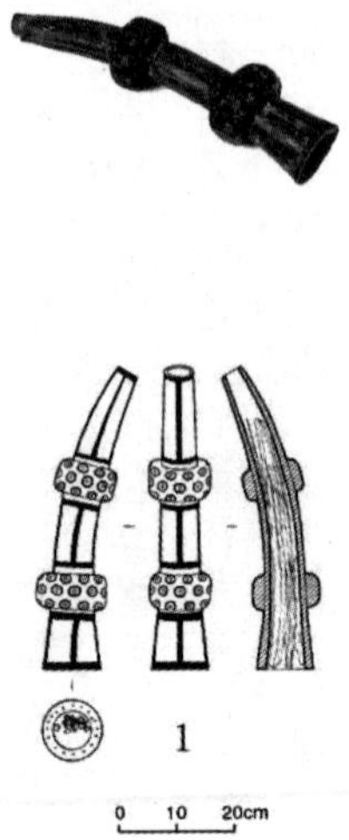

「許（間）疋（雅）」，謂間以雅器止節奏耳。

〔一〇〕此句多連上斷讀爲「《疋⿱亼土月》」，《埜又萊》」等，但「月」「埜」字間並無句讀符號「▪」以示分割，故不宜斷開。「⿱亼土」，整理者釋爲「疋⿱亼土月」，曲目。楊澤生（2005）連讀爲「糈供月」：「⿱亼土」字舊未見，不知是否與《集韻・東韻》訓爲「埭也」（即土壩）的「珙」字有關。簡文「⿱亼土」疑讀爲「供」，當祭祀、奉祀講。「月」當指月亮。古代有祭祀日月星之俗。《周禮・大宗伯》：「以實柴祀日月星辰。」「埜」，整理者：古文「野」。《説文・里部》：「壄，古文野。」段玉裁注：「壄，亦作埜。」「葛」，整理者釋爲「萊」，董珊（2005）隸定爲从「艸」「素（或索）」，釋爲「⿱艹素」，音近可讀爲「蔬」。陳劍（2006）釋爲「葛」。按：「《⿱亼土（供）月埜（野）又（有）葛》」，或謂供月之野長有葛蔓。

〔一一〕「出門吕（以）東」，整理者：曲目。陳思婷（2007：12）：《出門以東》或許和《詩經・鄭風・出其東門》一樣，都屬於情詩。

〔一二〕「祝」，整理者釋爲「⿰礻尤」：「宫⿰礻尤」，分類聲名。董珊（2005）釋爲「祝」。陳思婷（2007：12）：此字仍應隸定爲「⿰礻尤」，暫依原考釋將其視爲分類聲名中的後綴。整理者標點爲「宫⿰礻尤：《君壽》」：「君壽」，曲目。可能是宴壽之樂。《詩・小雅・谷風之什・楚茨》：「神嗜飲食，使君壽考。」董珊（2005）讀爲「《祝君壽》」：此「宫」字無綴加成分，指標準五音之宫。季旭昇（2006b）、（2007：13）：字當讀爲「居」，「⿰礻尤」从「尤（爲之）」聲，「居」从「右（爲之）」聲，二字聲韻畢同。曾侯乙編鐘C.65.中.3.3銘云「姑洗之宫居」，黃翔鵬先生《先秦音樂文化的光輝創造——曾侯乙墓的古樂器》以「居」爲「高一古代音差的後綴」，並云：「此鐘的古鼓音標音爲宫，而實測音高則比應有音高高出一個古代音差。按弦律來看，以三分損益律之爲空弦時，宫音的標準音位應在十二徽之左方，此鐘的實際音高恰在十二徽，其位置卻在宫音之右。不承認弦律，這條銘文也就無從解釋。」又：「君壽」下沒有代表曲目名結束的標點，第二簡上端又殘，所以不排除本曲目名也有可能是「君壽……」按：當從董珊（2005）説讀爲「《祝君壽》」，曲目名。

□▬。《⿰爿酉⿱山儿（美）人母（毋）⿺辶化（過）⿸虍壬（吾）門》▬；〔一〕《不要之娙》▬。〔二〕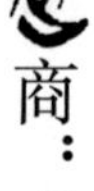商：〔三〕《婁丘》▬，〔四〕又（有）⿰言攵▬；〔五〕《奚言不從》▬；〔六〕《豊（禮）又（有）酉（酒）》▬。〔七〕⿺走婁商：〔八〕《高（喬）木》▬。〔九〕訐商：〔一〇〕《雉二

〔一〕此句標點、斷句或有不同。整理者標點爲「《⿰爿酉⿱山儿人》，《毋⿺辶化（過）⿸虍壬（吾）門》」。「⿱山儿」，整理者疑讀爲「媺」。「⿰爿酉⿱山儿人」，曲目。「母⿺辶化⿸虍壬門」，整理者讀爲「毋過吾門」，曲目。陳劍（2006）：簡二有曲目名「⿰爿酉⿱山儿人母⿺辶化（過）⿸虍壬（吾）門」，原考釋斷讀爲「⿰爿酉（將）⿱山儿（媺——美）人」和「母（毋）⿺辶化（過）⿸虍壬（吾）門」兩個曲目名。按當連讀爲一，「將美人毋過吾門」與《詩經·

鄭風・將仲子》每章首之「將仲子兮，無踰我里/牆/園」極爲接近，唯後者多一襯字「兮」。陳思婷（2007：14）：「⿰爿酉」，可讀爲將，可釋爲「願」「請」之意，如《鄭風・將仲子》「將仲子兮」、《衛風・氓》「將子無怒」。也可讀爲「送」，如《召南・鵲巢》「百兩將之」、《邶風・燕燕》「遠於將之」。亦可讀爲「莊」，如《郭店・尊德義》「教以樂，則民弔德清⿰爿酉」。按：陳劍（2006）説是。「人」「母」之間並無句讀符號「▪」以示分割，故不宜斷開。

〔二〕「要」，從郭永秉（2010：110）釋。整理者釋「寅」，《爾雅・釋詁》：「敬也。」蘇建洲（2005）釋「瞚」。「瞚」，《説文・目部》：「開闔目數搖也。」梁靜（2006）：或可讀爲「殥」，《淮南子・墬形》高誘注：「殥猶遠也。」「姪」，整理者釋爲「嫤」，梁靜（2006）引何有祖説釋爲「姪」。「不瞚之姪」，整理者釋爲「不寅之嫤」，曲目。「嫤」，女子。《集韻・上聲》：「嫤，女字。」説明其人爲女子。陳思婷（2007：14—15）：「不瞚之嫤」似可指一行爲不端正之女子，如《齊風・敝笱》所刺之文姜。「瞚」或可通假爲「孕」，《易・漸》：「婦三歲不孕。」漢帛書本「孕」即作「瞚」。則「不瞚之嫤」或指一位不孕之女子。郭永秉（2010：110）釋爲「不要之姪」。《管子・君臣下》「要淫佚」尹注「要謂遮止之也」，「不要之姪」就是不加遏止的淫佚。按：郭永秉（2010：110）説可從。

〔三〕整理者隸定爲「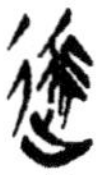商」：分類聲名。董珊（2005）：疑讀爲「率」。房振三（2005）：當隸作

「沠」。疑讀爲「派」。《説文・水部》：「派，别水也。」曾侯乙墓編鐘樂律銘有「變商」，是在「商」音基礎上産生的一個音名。「派」有「别流、分流」之義，故「沠（派）商」應當也是在「商」音的基礎上變化出的一個音名，其音階是高於還是低於「商」音，有待進一步研究。陳思婷（2007：15）：楚系「徙」字或作「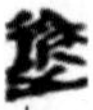」（包259），與本簡此字形相近，若是，則可釋爲「徙商」，可能意味此爲商音的鄰近音。季旭昇（2007：15—16）：字形與「徙」近，姑釋「徙」。「徙商」應可讀爲「少商」。李家浩先生説漢代「徙」字都寫作从「辵」「少」，「徙（心紐支部）」與「沙（疏紐歌部）」聲韻俱近。據此，戰國楚系「徙」字讀爲「少」，當可以成立。若是，「徙商」即見於曾侯乙編鐘之「少商」，「少商」即比「商」音高八度。按：《宋書》卷十一《律曆志上》：「宫生徵，徵生商，商生羽，羽生角，角生姑洗，姑洗生應鐘，不比於正音，故爲和。」沈約自注：「姑洗三月，應鐘十月，不與正音比效爲和。和，徙聲也。」而今本《淮南子・天文》高誘注：「應鐘十月，與正音比，故爲和。和，從聲也。」今人多據《淮南子》校勘《宋書》，以「徙」爲「從」之誤字。今以上博楚竹書證之，「徙」字或不誤。「徙商」猶「徙聲」之類，具體含義待考。

〔四〕「婁」，整理者釋「嬰」，即「要」之古文。此句斷爲「嬰（要）丘又誸」，曲目，義待考。陳思婷（2007：16）：「又誸」爲曲目演奏的補充説明，不應爲曲目名。季旭昇（2006a）已指出甲骨文「婁」「要（腰）」同字，戰國以後逐漸分化。是此曲目隸爲「要丘」「婁丘」均無不可。按：

「要」當釋爲「婁」，《婁丘》爲曲目名，「又（有）⿰音攵」爲補充説明，不宜連讀。

〔五〕「⿰音攵」，疑讀爲「笅」，謂以笅（頌簫）伴奏。

〔六〕「奚言不從」，整理者：曲目。陳思婷（2007：16）：古文「奚」多釋爲「何」，「奚言不從」即「何言不從」。

〔七〕「豊又酉」，整理者：曲目。《詩·小雅·鹿鳴之什·魚麗》：「魚麗於罶，魴鱧。君子有酒，多且旨。」讀爲「禮有酒」或「禮侑酒」亦可。

〔八〕「⿺走畟」，整理者釋爲「⿺走畟」，「⿺走畟商」，分類聲名。董珊（2005）釋爲「⿺走畟」：「⿺走畟」从「畟」聲，可讀爲「曾」。「畟」與「曾」古音同爲精母，韻屬職、蒸，可以構成入陽對轉。曾侯乙編鐘銘有後綴詞「曾」，構成「宫曾」「徵曾」「商曾」「羽曾」四個音名。實測表明，「曾」表示某音下方386音分的大三度。王志平（2017b）：字當從董珊所釋，疑當讀爲「側」。⿺走畟、側可以通假。馬王堆帛書《陰陽十一脈灸經》甲本四〇：「[不]可以反稷（側）。」乙本作「則」。整理者注：「《史記·秦本紀》索隱云秦昭王『名則，一名稷』，是稷讀爲側的旁證。」「⿺走畟」「稷」同从「畟」聲，可得與「側」通假。下「⿺走畟羽」同。「側」即「側調」。「側調」爲古樂三調中的一調，也是相和五調中的一調。宋沈括《夢溪筆談》卷五《樂律一》：「古樂有三調聲，謂清調、平調、側調也。王建詩云『側商調裏唱《伊州》』是也。」宋王灼《碧鷄漫志》：「蓋古樂取聲律高下合爲三，曰清調、平調、側調。此謂三調。明皇止令就擇上兩調，偶不樂側調故也。」郭茂倩《樂府詩集》卷二十六《相和歌辭一》：「《（舊）唐書·樂志》曰：『平調、清調、瑟調，皆周房中曲之遺聲，漢世謂之三調。』又有楚調、側調。楚調者，漢房中樂也。高帝樂楚聲，故房中樂皆楚聲也。側調者，生於楚調，與前三調總謂之相和調。」宋姜夔《琴曲》有《側商調》：「琴七弦，散聲具宮商角徵羽者爲正弄，慢角、清商、宮調、慢宮、黃鐘調是也；加變宮、變徵爲散聲者曰側弄，側楚、側蜀、側商是也。側商之調久亡。唐人詩云：『側商調裏唱《伊州》。』予以此語尋之：《伊州》大食調，黃鐘律法之商，乃以慢角轉弦，取變宮、變徵散聲，此調甚流美也。蓋慢角乃黃鐘之正，側商乃黃鐘之側，它言側者同此；然非三代之聲，乃漢燕樂爾。」簡文之「趨（側）商」是否即姜夔之「側商調」，不得而知。姜夔以爲「側商乃黃鐘之側，它言側者同此」，而黃翔鵬（1979）以爲「側商」是舊音階商調的「側煞」，「側楚」是新音階商調（楚調，即楚商調）的「側煞」，「側調」也就是「側楚調」；丁紀元（1997）則以爲「側調」以黃鐘爲角，即夷則均，是以「夷則之角調」爲弦法的代表弦法，「側調」是「代表了夷則均的五音調的總調名」，均與姜夔所説的「側商調」不同。

〔九〕「高木」，整理者：曲目。可讀爲「喬木」。《詩·周頌·般》「嶞山喬嶽」，《玉篇·山部》引「喬」作「高」。《詩》中詠木及與木有關之詞有《周南·樛木》《漢廣》「南有喬木」。

〔一〇〕「許商」，按：「許」疑讀爲「間」。曾侯乙墓編磬匣蓋刻銘有「割（姑）肄（洗）」「新鐘」「間音」三匣，「間音」十四石於「姑洗」十三石、「新鐘與少羽曾（增）之反」十四石外自成一匣。李純一（1983）認爲「間音」爲五正音之外的二變音。疑「許商」「許徵」「許羽」等爲樂懸「間音」之商、徵、羽音。

□》▬。許徵：〔一〕《牧人》▬；〔二〕《葛（蕩）人》▬；〔三〕《鼉亡》▬；〔四〕《䨚（毳）氏》▬；〔五〕《城上生之葦》▬；〔六〕《道之遠尔》▬；〔七〕《良人亡（無）不宜也》▬；〔八〕《弁也遺夬（玦）》▬。〔九〕徵和：〔一〇〕《壐（輾）剸（轉）之實》▬。〔一一〕三

〔一〕「許徵」，整理者隸定爲「許峉（徵）」，以爲樂調分類聲名。按：「許」疑讀爲「間」，「許徵」疑爲樂懸「間音」之「徵」音。

〔二〕「牧人」，整理者：曲目。《詩》中與「牧人」有關的詞有《小雅・鴻鴈之什・無羊》。《周禮・地官・司徒》鄭注「牧人，養牲於野田者」。此「牧人」也可能是當時的牧歌。陳思婷（2007：18）：「牧人」亦見於曾侯乙墓竹簡，其文例爲「牧人之駟」（曾181）、「牧人之兩黃」（曾184），簡文所云之「牧人」亦爲《周禮》之牧官。故本曲「牧人」可能指司牧之官，其內容可能和國家政事較有關聯。當然，也不能排除亦可能指一般飼養家畜之人，全曲刻畫牧人和田野生活。

〔三〕整理者標點爲「《葛人》、《蠶亡》」，並云：契口處疑有墨釘。如墨釘不計，則曲目當爲《葛人蠶亡》。季旭昇（2006b）、（2007：18—19）：本曲目上爲「牧人」，下爲「蠶亡」「⿱雨毴氏」，似皆與民生有關。以音求之，似可讀爲「場人」，《周禮·地官·場人》：「掌國之場圃而樹之果蓏珍異之物，以時斂而藏之。凡祭祀賓客共其果蓏，享亦如之。」當然，也不排除讀爲《陳風·宛丘》「子之湯兮，宛丘之上兮」之「湯人」，即「蕩人」。「葛人」下契口處之墨釘並不明顯，也不排除「葛人蠶亡」連讀爲一曲目。按：疑當讀爲「蕩人」。

〔四〕「蠶亡」，整理者：曲目。《説文·蚰部》：「蠶，任絲蟲也。从蚰，朁聲。」小篆「蠶」字與簡文同。古代有祭蠶神之儀，后妃享先蠶，爲蠶祈福。《禮記·祭統》：「（天子）王后蠶於北郊，以共純服……（諸侯）夫人蠶於北郊，以共冕服。」「蠶亡」疑是育蠶曲詞的首二字。陳思婷（2007：19）：「亡」有「死亡」「失去」「輕蔑」「無」等義，但皆不適合「育蠶曲」的主題。本曲目不排除與上篇連讀，若是，「葛人蠶亡」未必與蠶有關，場人所掌不得有蠶事。按：「蠶」疑讀爲「譖」，《玉篇·言部》：「譖，讒也。」《詩·小雅·巷伯》：「彼譖人者，亦已大甚！」

〔五〕「⿱雨毴氏」，整理者：曲目。「⿱雨毴」，从「雨」，「毴」聲，字書所無，疑讀爲「毳」。《通志·氏族略》引《姓苑》有「毳氏」。「毳氏」疑爲掌皮的百工。字亦見《包山楚簡》。季旭昇（2006b）、陳思婷（2007：19）：似應解爲「掌獸毛之官」，《周禮·春官·司服》：「祀四望山川，則毳冕。」鄭玄注引鄭司農云：「罽衣也。」以毛織衣也。按：「毳」，或以爲「雪」字異體，暫從整理者釋，字待考。

〔六〕「城上生之葦」，整理者：曲目。孟蓬生（2005）：「之」字無實義，但用法特殊，值得留意。《上博簡（二）·容成氏》簡二十四：「面乾皵，脛不生之毛。」其中的「之」字當與此用法相同。這種用法的「之」字在傳世文獻中好像不曾有過，應該是楚地方言所特有的一種語法現象。至於這種「之」字只能用於「生」字之後，還是也可以用在其他動詞之後，則有待於更多的材料方能得出結論。沈培（2006）：這裏的「之」是複指代詞，但指代的是處所而不是人物，相當於「動之名」這樣的雙賓語結構。陳思婷（2007：20）：「之」字不一定要視爲虛詞，《詩經·周南·桃夭》「之子于歸」，「之」字即「此」「這個」之意。故「城上生之葦」，即「城上生此葦」，但其詞義弱化。王志平（2017a）：「生之毛」「生之葦」當中的「之」字作爲弱化音節，「之」在這裏起到的僅僅是湊足音節的配音作用，語義上沒有實義，語法上已經虛化，語音上可能已經弱化。

〔七〕「道之遠尔」，整理者：曲目，不知所出。《詩》有與之相似之句，《邶風·雄雉》：「道之云遠，曷云能來。」董珊（2005）讀爲「道之遠邇」：「遠邇」似偏指「遠」。陳劍（2006）：「爾」當爲句末語氣詞。《論語·子罕》：「『唐棣之華，偏其反而。豈不爾思？室是遠而。』子曰：『未之思也，夫何遠之有？』」所引逸《詩》「室是遠而」之「而」與簡文「道之遠爾」之「爾」用法相同，兩句結構和意思亦相類。陳思婷（2007：20）：「爾」字亦可作句末語氣詞，表示肯定的意思，與「矣」「焉」同義。因此《道之遠爾》，讀爲「道之遠爾」即可，同樣在描寫道路之遠。

〔八〕「良人亡不宜也」，整理者：曲目。《詩》中詠良人的詩句有：《唐風・綢繆》、《秦風・小戎》《黃鳥》、《大雅・蕩之什・桑柔》等。婦人對丈夫稱謂亦呼「良人」，此曲目不知出於何處。

〔九〕「弁」，整理者作「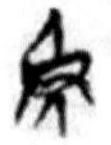」字待考。袁金平（2006）：字應釋作「弁」。此處的「弁」，讀爲「變」。《采風曲目》記有「五音」中除「角」音之外的四音。頗疑「弁（變）也遺夬」之「變」即「變音」之謂。曾侯乙編鐘銘文中有一個被李家浩先生釋爲从「音」从「弁」的字，讀爲「變」。李先生指出，除了宮、商、角、徵、羽五音外，還有變音，此字當爲變音的專字。「弁也遺夬」，整理者：曲目。「玦」即玉珮。「遺玦」見於楚辭《九歌・湘君》。陳思婷（2007：21）：從考古所顯示的情況來看，作爲裝飾的「夬」可能是似環而缺之「C形玦」，佩帶在頭骨兩側的耳部，有可能是以綫繫縛後由帽子垂至耳際，戰國時期漸漸少見；也有可能爲針形似錐有孔之「耳飾玦（瑱）」，大者自弁帽垂至耳際，小者或直接塞入耳孔。「遺」在古籍中常用義有「遺失」「遺留」「饋贈」等，「弁也遺夬」，可能釋爲「弁帽上的玦飾遺失了」「一個姓弁的男子送給我一個夬飾」。

〔一〇〕「徵和」，整理者隸定爲「峇和」：「峇和」之「和」，應與聲名有關。在《曾侯乙編鐘》三·四背面右鼓有一個單音詞階名「龢」，《曾侯乙墓》第三章③樂律關係中論單音詞聲名「龢」是「表示著宫音上方的純四度音」。簡文之「和」因首碼字有聲名「徵」，故而不大可能是五聲之外的單音詞聲名，比較之下應該是與音律有關之字，但《曾侯乙編鐘》銘文中記載楚國的八個律名中没有「龢」這個名稱。由於不能確認所録的分類標目的名稱是否爲楚制或從别國引入，或引入的樂目都已轉換成楚國通用樂調的稱謂，這些問題都缺乏相關的文物來加以驗證。董珊（2005）：《淮南子·天文》云：「宫生徵，徵生商，商生羽，羽生角，角生姑洗，姑洗生應鐘，不比於正音故爲『和』，應鐘生蕤賓，不比於正音故爲『繆』。」應鐘、蕤賓的律準，分别相當於黄鐘均的變宫、變徵。「不比於正音」即變宫、變徵分别爲宫、徵之變，不入於宫、商、角、徵、羽這五正音。《淮南子·天文》謂應鐘（黄鐘均之變宫）爲「和」，蕤賓（黄鐘均之變徵）爲「繆」；楚簡則稱「宫穆」「徵和」，與《淮南子》相反。吴洋（2010：25—26）：《采風曲目》中的「徵和」如果看作是徵音上方的純四度音，則這個音正是宫音，無須用「徵和」替代。這裏的「徵和」，恐怕仍然應該按照曾侯乙鐘銘解釋，由於其爲宫音上方的純四度音，比古七聲音階的第四級音變徵（升F）低半個音，是新出現的音階，或許因其與變徵相比在音列中更爲和諧因此而稱之爲「徵和」。不過在曾侯乙鐘銘中，「和」音多用「羽曾」代替，並無「徵和」之名。因此以「徵和」爲「和」，只能聊備一説而已。方建軍（2010：40）：簡文中的「徵和」，是「徵」與「和」兩個音。「和」也見於曾侯乙編鐘銘文，相當於新音階的第四級音，文獻也稱之爲清角，在曾侯乙編鐘的音階結構中處於F的位置。「徵和」似可理解爲徵調式的樂曲，包含有「和」即F這個音級。

〔二〕「壓（輾）剸（轉）之實」，整理者隸定爲「《硜剸之賓》」：曲目。董珊（2005）：釋爲「《壓（輾）剸（轉）之賓》」。「輾轉」爲古常語。陳斯鵬（2005）：原釋「賓」，實爲「實」字。按：董珊、陳斯鵬之説是。「實」疑讀爲「至」或「室」。《禮記·雜記》：「吾子之外私寡大夫某不祿，使某實。」鄭玄注：「實當爲至，此讀周秦之人聲之誤也。」「實」，古音船母質部；「至」，古音章母質部；「室」，古音書母質部；並可以通假。

□▬；《亓（其）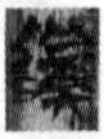也》▬；〔一〕《駱羽之白也》▬。〔二〕趨羽：《子之賤奴》▬。〔三〕訐羽：《北埜（野）人》▬；〔四〕《鳥虎》▬；〔五〕《咎（皋）比》▬；〔六〕《王音深浴（谷）》▬；〔七〕《羽詐嘉賓逌（陶）憙（喜）》。〔八〕四

〔一〕「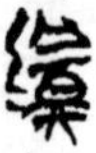」，字不識。「亓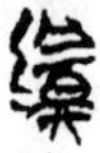也」，整理者：曲目。季旭昇（2006b）、（2007：22）：此字左旁疑从「鳥」而殘，右上部件作用待考，右旁下从「皋」，「皋」當可視爲聲符，則此字似可讀爲「翱」。

《其翱也》，具體含義待考。按：「亓」疑讀爲「翼」。《上博簡（二）·民之父母》簡九：「亓（其）才詨也」，趙彤（2005：14）注二引陳劍説讀爲「異哉語也」，甚是。「翼」从「異」聲，故可得與「亓」通假。

〔二〕此句句讀有分歧，茲從董珊（2005）斷句。整理者釋爲「鴗羽：《之白也》」，認爲「鴗羽」是樂調分類聲名；「之白也」，曲目。董珊（2005）：前四字釋爲「駱（鷺）羽之白」，應看作一個曲目名，「駱」不是後綴。「鷺羽」，詞見《小雅·宛丘》「值其鷺羽」。

〔三〕「賤」，整理者：「賤」，从貝，从三戈，讀爲「賤」。「子之賤奴」，曲目。陳斯鵬（2005）：左旁爲「見」，而非「貝」；右旁爲三「戈」，是否相當於「戔」也有疑問，原釋恐不可靠。季旭昇（2006b）、（2007：23）：「賤」：此字左旁實从「視」，但在偏旁中與「見」通用，此字直接隸定可作「賤」，右旁从三「戈」，恐與从「戔」同，當作聲符用，則此字仍當讀爲「賤」，其義或即爲「賤視」「鄙視」。《子之賤奴》或可釋爲「你所鄙視的奴才」。黃鳴（2005）：「奴」有兩種解釋。讀爲「如」，作形容詞尾，意爲「……的樣子」，則《子之賤奴》可解爲《子之賤如》。若作實詞解，其意爲奴隸，《子之賤奴》則爲實詞義，與《子奴思我》內容亦相近。兩種説法皆可通，姑且存疑。按：「賤」字从「見（視）」、从「戔」省，或以爲即「察」之異體，讀爲「察」。

〔四〕「北埜人」，整理者以爲曲目。「北」，疑爲地名，即「邶」。陳思婷（2007：23）：《上博一·孔子詩論》有「《北白（柏）舟》悶」，學者均釋爲「邶柏舟」，似與本曲目類似。但《毛詩》中《柏舟》有兩篇，一在《邶風》、一在《鄘風》，《孔子詩論》因此加以區別。本曲目似乎没有這樣的嫌疑，所以《北埜人》的「北」也可以讀爲本字，釋爲「北野之人」或是「北方之野人」。

〔五〕「鳥虎」，整理者釋爲「《㚖虎》」，曲目。楊澤生（2005）：第一個字應釋爲「鳥」，第二個字整理者釋「虎」可從。又此字隸定作「虗」的可能性也不能完全排除；「虗」从「虍」聲，而「虗」在楚文字中常用作「吾」，所以「鳥虎」或「鳥虗」又可讀作「鳥吾」。「鳥吾」是漢代西北一個部族的名稱，如《後漢書・西羌傳》：「鳥吾種復寇漢陽……」此「鳥虎」或「鳥虗」不知是否和《後漢書》的「鳥吾」有關。又「鳥虗」或可讀作「鳥語」。《後漢書・蔡邕列傳》：「昔伯翳綜聲於鳥語，葛盧辯音於鳴牛。」《後漢書・南蠻列傳》：「其母鳥語。」簡文「鳥虎」應該如字讀還是應該讀作「鳥吾」或「鳥語」，有待進一步研究。按：「㚖」爲「鳥」之誤釋。「虎」疑讀爲「號」。王志平（2018）指出，楚文字「唬」从「虎」聲，楚簡中可讀爲「號」。王逸《七諫・哀命》：「飛鳥號其羣兮，鹿鳴求其友。」傅玄《雜詩》：「蟬鳴高樹間，野鳥號東廂。」

〔六〕「咎比」，整理者：曲目。詞義爲虎皮。「咎」讀爲「皐」，同音通假。《左傳・莊公十年》：「蒙皐比而先犯之。」杜預注：「皐比，虎皮。」

〔七〕「王音深浴（谷）」，整理者以爲曲目。「深浴」讀爲「深谷」。季旭昇（2006b）、（2007：24）：

「王音深谷」也可能讀成「王意深裕」「王言深裕」。「音」可讀爲「意」，「深裕」謂深而寬容。

〔八〕「羽詐嘉賓遥憙」，此句整理者斷句爲「羽䜭：《嘉賓遥憙》」，以「羽䜭」爲樂調分類聲名，《嘉賓遥憙》爲曲目。學者多從之。「詐」，整理者隸定爲「䜭」，「羽䜭」，分類聲名。吴洋（2010：25）：馬承源先生的隸定應當是正確的。「業」與「角」上古同屬屋部，或可相通。曾侯乙鐘銘中有尾碼詞「顛」字，表示某音上方大三度的音，表音字一般作「角」字。則「羽䜭」似可解作「羽角」，表示羽音上方大三度的音。在曾侯乙鐘銘中，羽角又稱爲變商。楊澤生（2005）釋爲「詖」。何有祖（2005）：可釋爲「詐」。「羽詐」是樂調名，具體含義待考。季旭昇（2006b）、（2007：24—26）隸定爲「詐」：以「乍（床鐸）」聲求之，此字當讀爲「索（心鐸）」（「索」或隸作「素」，索素本一字，「素」在心紐魚部），曾侯乙編鐘下一・三「剌音之羽曾，附於索（素）宫之顛」、下二・四「犀則之徵曾，附於索（素）商之顛」，「索」爲音名前綴。曾憲通先生《曾侯乙編鐘標音銘與樂律銘綜析》以爲「索（素）宫之顛」與「索（素）商之顛」分別出現在標音銘「徵曾」和「羽曾」的背面樂律銘中，應是此二音的特別説明。素有大素、小素之分，鐘銘之素應指小素，此處的小素非指高八度的律名，而是指低一律的律名，亦就是與傳統周律相符而與曾律不合（曾國律音比傳統周律高一律），所以才有必要在樂律銘中特別指出「姑洗之徵曾」，「附（符）於素宫之顛」，「姑洗之羽曾」，「附於素商之顛」，大意是説：姑洗律之徵曾，符合於姑洗律之宮顫（角）；姑洗律之羽曾，符合於濁姑洗律之商顫（角）。馬承源先生主編之《商周青銅器銘文選》以爲：「素有本意，素宮之顫是指鐘的鼓中基本音響宮音的上行大三度，鼓旁音，即角音。」崔憲先生《曾侯乙編鐘鐘銘校釋及其律學研究》47頁釋云：「用弦律解釋，『素宮』當爲『弦宮』，即『宮弦』。『剌音之羽曾』的音高相當於琴的宮弦十二徽，靠近十一徽而接近宮弦上方的大三度。故稱『附於索宮之顫』。根據琴律的律學特性分析，姑存此一解。」以上諸説，都以爲是音名前綴，本篇「羽詐（素/索）」則爲音名後綴。「嘉賓逌惪」，整理者：曲目。董珊（2005）釋爲「《嘉賓逌（道）惪（喜）》」。譚步雲（2006：500）：「詐」讀爲「柷」，「羽詐」實際上標識「柷」屬於「羽」音。季旭昇（2006b）、（2007：26）：也有可能讀爲「嘉賓慆喜」，《説文》：「慆，説（悦）也。」季旭昇（2007：26）又引袁國華説：《郭店・性自命出》「憙斯慆」可以爲證。按：疑「羽詐」並非分類聲名。「詐」从「音」，「乍」聲，即作品之「作」，或爲「作樂」之「作」的專字。「逌」疑讀爲「陶」。郭店楚簡《性自命出》「鬱陶」之「陶」字作「舀」，「喜斯陶」之「陶」字作「慆」，「逌」「慆」皆從「舀」聲，可得通假。《廣雅・釋言》：「陶，喜也。」

居》▪；〔一〕《思之》▪；〔二〕《丝（茲）信然》▪；〔三〕《卭詐弋虎》▪。〔四〕五

〔一〕「居」，整理者：「居」，殘曲目尾字。

〔二〕「思之」，整理者：曲目。「思之」作爲篇名未見於《詩》，但《邶風·柏舟》中有「思之」的詞句。

〔三〕「丝信然」，整理者：曲目。讀爲「茲信然」。按：「茲」疑讀爲「子」。《公羊傳·桓公十六年》：「屬負茲。」《禮記·曲禮下》孔穎達疏引《白虎通》云：「諸侯曰負子。」蓋子、茲聲相近。」故可以通假。「子」爲尊稱，是第二人稱代詞，相當於現代漢語的「您」。

〔四〕「⿰只阝詐𢦏虎」，整理者釋爲「⿰只阝譔𢦏虎」，曲目。「⿰只阝」，从邑，只聲，亦見《包山楚簡》簡八二、九九、一七三。董珊（2005）：「⿰只阝」像是個特殊的音階名稱。楊澤生（2005）釋爲「⿰只阝詖𢦏虎」：字書無「⿰只阝」字，「只」「支」古通，「⿰只阝」或爲「郊」之異體。簡文「𢦏」从「才」聲，當讀作「豺」，「豺虎」古書習見。「⿰只阝詖」當讀爲古書常見的「寘彼」或「置彼」（「寘」「置」古音分屬章母錫部和端母職部，與屬章母支部的「只」相近），如《詩·周南·卷耳》：「嗟我懷人，寘彼周行。」《管子·弟子職》：「凡置彼食，鳥獸魚鱉，必先菜羹。」簡文「置彼豺虎」與《詩·小雅·巷伯》的「投畀豺虎」相當，此曲目或與《詩·小雅·巷伯》有關。何有祖（2005）隸定爲「詐」，讀爲「詐」。《說文》：「詐，欺也。」「⿰只阝」，以「只」爲聲，似可讀作「技」。郭店楚簡《尊德義》簡一四「只」，黃德寬、徐在國（1999）讀作「技」。《集韻·支韻》：「技，不端也。」第三字從楊澤生（2005）讀作「豺」。「技詐豺虎」，指如豺虎般欺詐，行爲不端。黃鳴（2005）：「𢦏」字見於金文，爲「挫傷、擊敗」之意，如《史牆盤》：「雩武王既戈殷。」「戈虎」可能是傷虎的意思。此四字篇題應爲一偏正詞組，「卭譔」二字共同構成主語。「卭譔」即可能是人名，以邑爲氏，「譔」爲名。這首歌曲可能是一首敘事歌，歌唱打虎英雄「卭譔」的故事。「卭譔」也可能是卭地或卭氏的善歌的奴僕。羅振玉指出，「菐」「僕」原爲一字。所謂「卭譔戈虎」講的就是這位奴僕的勇敢事跡。春秋戰國之交奴僕多有以勇力聞名者。譚步雲（2006：500）：「詐」「虎」讀爲「柷敔」，「卭詐戈虎」應讀爲「置柷載敔」。陳思婷（2007：26）：董説主「卭」很像是個特殊的音階名稱，但《采風曲目》此處爲「卭諺」，如釋爲音階名稱，本篇作爲變化音名的前綴詞或後綴詞，一律都是和五聲音階中的「宫」「商」「峉」「羽」綴合，因此董説恐難成立。

按：「戈虎」爲曲目，當從楊澤生説釋爲「豻虎」。

《狗（苟）虗（吾）君毋死》━。〔一〕六

〔一〕「狗（苟）虗（吾）君毋死」，整理者：曲目。「狗」讀爲「苟」。「虗」讀爲「吾」。本句辭意未詳。陳思婷（2005）：「狗虗」或可讀爲「句吴」。「吴」與「吾」古籍時見通假。《左傳・昭公三十年》「若好吴邊疆」，《釋文》「吴」作「吾」。吴國古書或稱「句吴」，例如《史記・吴太伯世家》：「太伯犇荊蠻，自號句吴。」他書或作「勾吴」。吴國與楚國關係密切，故楚地詩歌中可能出現

與吳國相關之內容。黃鳴（2005）：上博簡的時代，約在戰國中期，西元前三二〇年前後到楚都遷陳之前，楚懷王入秦被扣押，屈辱而死。揣測其詩之意，應爲懷王如果不死，則痛定思痛，當有以報秦，此亦輿論之常情。

參考文獻

陳劍《上博竹書「葛」字小考》，簡帛網2006年3月10日，http://www.bsm.org.cn/show_article.php?id=279（陳劍2006）

陳思婷《試釋〈上博（四）·采風曲目〉「狗虗君毋死」》，簡帛研究網2005年10月30日。（陳思婷2005）

陳思婷《〈采風曲目〉譯釋》，季旭昇主編《〈上海博物館藏戰國楚竹書（四）〉讀本》，萬卷樓圖書股份有限公司，2007年3月。（陳思婷2007）

陳思婷《〈上海博物館藏戰國楚竹書（四）·采風曲目、逸詩、內豊、相邦之道〉研究》（上下），花木蘭文化出版社2008年9月。（陳思婷2008）

陳斯鵬《初讀上博竹書（四）文字小記》，簡帛網2005年3月5日。（陳斯鵬2005）

陳文革《解讀戰國楚簡〈采風曲目〉》，《星海音樂學院學報》2006年第4期。（陳文革2006）

丁紀元《相和五調中的楚、側二調考辨》，《黃鐘（武漢音樂學院學報）》1997年第3期。（丁紀元1997）

董珊《讀上博藏戰國楚竹書（四）雜記》，簡帛研究網2005年2月20日。（董珊2005）

方建軍《楚簡〈采風曲目〉釋義》，《音樂藝術》2010年第2期。（方建軍2010）

房振三《上博館藏楚竹書（四）釋字二則》，簡帛研究網2005年4月3日。（房振三2005）

郭永秉《談古文字中的「要」字和从「要」之字》，《古文字研究》第28輯，中華書局2010年10月。（郭永秉2010）

何有祖《上博楚竹書（四）劄記》，簡帛研究網2005年4月15日。（何有祖2005）

湖北省文物考古研究所、襄陽市文物考古研究所《湖北棗陽九連墩M2樂器清理簡報》，《中原文物》2018年第2期。（湖北省文物考古研究所等2018）

黄德寬、徐在國《郭店楚簡文字續考》，《江漢考古》1999年第2期。（黄德寬、徐在國1999）

黄鳴《上博四〈采風曲目〉零拾》，簡帛研究網2005年12月30日。（黄鳴2005）

黄翔鵬《釋「楚商」——從曾侯鐘的調式研究管窺楚文化問題》，《文藝研究》1979年第2期。（黄翔鵬1979）

黄翔鵬《曾侯乙鐘、磬銘文樂學體系初探》，《音樂研究》1981年第1期。（黄翔鵬1981）

季旭昇《上博四零拾》，簡帛研究網2005年2月12日。（季旭昇2005）

季旭昇《説「婁」、「要」》，《古文字研究》第26輯，中華書局2006年11月。（季旭昇2006a）

季旭昇《〈采風曲目〉釋讀（摘要）》，簡帛網2006年12月5日，http://www.bsm.org.cn/show_article.php?id=477（季旭昇2006b）

季旭昇主編《〈上海博物館藏戰國楚竹書（四）〉讀本》，臺北萬卷樓圖書股份有限公司2007年3月。（季旭昇2007）

李純一《曾侯乙墓編磬銘文初研》，《音樂藝術》1983年第1期。（李純一1983）

李家浩《信陽楚簡中的「柿枳」》，《簡帛研究》第2輯，法律出版社1996年9月。（李家浩1996）

李學勤《滎陽上官皿與安邑下官鍾》，《文物》2003 年第10 期。（李學勤2003）

李學勤《釋「疏」》，《考古》2009 年第9 期。（李學勤2009）

梁靜《上博（四）〈采風曲目〉等六篇集釋》，武漢大學碩士學位論文2006 年6 月。（梁靜2006）

劉信芳《包山楚簡解詁》，臺北藝文印書館2003 年1 月。（劉信芳2003）

馬承源主編《上海博物館藏戰國楚竹書（四）》，上海古籍出版社2004 年12 月。（馬承源2004）

孟蓬生《上博竹書（四）閒詁（續）》，簡帛研究網2005 年3 月6 日。（孟蓬生2005）

沈培《説上博簡〈容成氏〉中的「脛不生之毛」》，《出土文獻與古文字研究》第1 輯，復旦大學出版社2006 年12 月。（沈培2006）

蘇建洲《楚文字考釋四則》，簡帛研究網2005 年3 月14 日。（蘇建洲2005）

譚步雲《釋「柷敔」》，《古文字研究》第26 輯，中華書局2006 年11 月。（譚步雲2006）

王德塤《「和」、「穆」再考——兼與吴釗先生商兑》，《星海音樂學院學報》1997 年第4 期。（王德塤1997）

王志平《楚簡中「之」字的幾例特殊用法》，《出土文獻》第10 輯，中西書局2017 年4 月。（王志平2017a）

王志平《上博楚簡〈采風曲目〉中的「趘商」與「趘羽」》，《華學》第12 輯，中山大學出版社，2017 年8 月。（王志平2017b）

王志平《「虐」字的音讀及其他》，「第十四屆全國古代漢語學術研討會」論文，陝西師範大學2018 年8 月。（王志平2018）

吳洋《上博簡（四）〈采風曲目〉「分類聲名」淺析》，《出土文獻研究》第9 輯，中華書局2010 年1 月。（吳

洋2010）

楊澤生《讀〈上博四〉劄記》，簡帛研究網2005年3月24日。（楊澤生2005）

袁金平《讀〈上博（五）〉札記三則》，簡帛網2006年2月26日，http://www.bsm.org.cn/show_article.php?id=2400（袁金平2006）

趙彤《以母的上古來源及相關問題》，《語言研究》2005年第4期。（趙彤2005）

逸詩·多薪

孫飛燕 校釋

校釋説明

《逸詩·多薪》是《上海博物館藏戰國楚竹書（四）》中的一篇，原無篇題，現在的篇題爲整理者馬承源所擬。該篇現存殘簡二枚。

關於該篇的内容，整理者認爲是歌詠兄弟二人之間親密無比的關係。

校釋者　孫飛燕

凡　例

一、本文以《上海博物館藏戰國楚竹書（四）·逸詩》（上海古籍出版社，二〇〇四年）的釋文爲校勘底本。

二、竹簡簡號標在每簡最後一字的右下旁。

三、竹簡上原有的標識符號隨文標出。重文號後補出重文及標點，合文號後寫出合文及標點。釋文另加新式標點符號。

四、簡文中殘缺的字，可推定字數的，釋文用「□」號表示，一個「□」代表一字。不能確定字數的，釋文用「……」號表示。

五、簡文殘缺之字，尚有殘留筆畫者，外加「▢」號。據文義補字，於字外加方括號「[]」。通假字、古今字、異體字隨文用「（）」括注，訛字用「〈〉」括注，衍文用「{}」括注。在不能確定兩簡是否連讀的情況下，釋文空一行。

……䫉（兄）及弟斯，〔一〕鮮我二人。〔二〕多＝新＝（多薪多薪），莫奴（如）藿葦。〔三〕多＝人＝（多人多人），莫奴（如）䫉（兄）二[弟。多＝新＝（多薪多薪），莫奴（如）□□。多＝人＝（多人多人），]〔四〕莫奴（如）同生。〔五〕多＝新＝（多薪多薪），莫奴（如）松杍（梓）▬。〔六〕多＝人＝（多人多人），莫奴（如）同父母▬。二

〔一〕「斯」，整理者釋爲「淇」。認爲「淇」從其、從水，字反書。董珊《雜記》、劉樂賢《一則》均認爲「淇」字是「斯」字的誤釋，「斯」是句尾助詞。

謹案：該字從字形上看是「斯」字無疑，董、劉之説可從。

〔二〕董珊《雜記》認爲「鮮」的意思是寡。「兄及弟斯，鮮我二人」，只有我們兄弟二人。季旭昇在陳思婷《譯釋》後加的按語認爲：「（『鮮』）此義應爲動詞，釋爲『缺少』，如《鄭風・揚之水》『終鮮兄弟，維予與女』；依此義，本詩『兄及弟斯，鮮我二人』就會解釋爲『在兄及弟中，缺少我二人』，放在本詩似不合適。……本詩用爲善、美，『鮮我二人』義爲『最要好的是我們兩人』，與後三章『莫如兄弟』『莫如同生』『莫如同父母』同義。」

謹案：簡文「鮮」與《鄭風・揚之水》的「鮮」含義相同，意思是寡、少，並不需要如季氏所説理解爲動詞「缺少」。

〔三〕「藿葦」，整理者注曰：「植物，根叢生，亦名『蒹葭』。……文獻『藿』亦作『萑』。」廖名春《補

釋》認爲：「《詩・豳風・七月》：『七月流火，八月萑葦。』孔穎達疏：『初生者爲菼，長大爲薍，成則名爲萑。』《説文・艸部》：『葦，大葭也。』《詩・豳風・七月》孔穎達疏：『初生爲葭，長大爲蘆，成則名爲葦。』由此可知，『萑』與『葦』性質雖近，但作爲植物還是有區别的。」

謹案：廖説可從。

〔四〕廖名春《補釋》將此處補爲「弟。多薪多薪，莫如蕭荓。多人多人」。侯乃峰《雜志》將「蕭荓」改作「楚荊」。

謹案：廖氏所補合乎前後文，但將「莫如」後二字補爲「蕭荓」與侯氏補爲「楚荊」皆屬推測，此處闕疑。

〔五〕「同生」，董珊《雜記》認爲指同姓。陳思婷《研究》認爲指「同父母所生的兄弟」，與第二章「莫如兄弟」「莫如同父母」同義。這樣的關係比「同姓」更加緊密。

謹案：陳氏認爲「同生」與「莫如兄弟」「莫如同父母」同義，並據此解釋爲「同父母所生的兄弟」，其説可從。

〔六〕「杍」，整理者釋爲「李」，又説可讀作「梓」。廖名春《補釋》釋爲「梓」。季旭昇《零拾》指出：「釋『梓』可能比較好；釋『李』不妥，『李』字楚系都從『木』、『來』聲。」

謹案：廖、季所釋可從。

參考文獻

專書及簡稱：

陳思婷：《〈逸詩〉譯釋》，季旭昇主編：《上海博物館藏戰國楚竹書（四）讀本》，萬卷樓圖書股份有限公司，2007 年。簡稱《譯釋》

陳思婷：《〈上海博物館藏戰國楚竹書（四）·采風曲目、逸詩、內豊、相邦之道〉研究》，花木蘭文化出版社，2008 年。簡稱《研究》

馬承源：《前言：戰國楚竹書的發現保護和整理》，馬承源主編：《上海博物館藏戰國楚竹書（一）》，上海古籍出版社，2001 年。簡稱《前言》

《馬承源先生談上博簡》，上海大學古代文明研究中心、清華大學思想文化研究所編：《上博館藏戰國楚竹書研究》，上海書店出版社，2002 年。

馬承源：《〈逸詩〉釋文考釋》，馬承源主編：《上海博物館藏戰國楚竹書（四）》，上海古籍出版社，2004 年。

論文及簡稱：

董珊：《讀〈上博藏戰國楚竹書（四）〉雜記》，簡帛研究網，2005 年 2 月 20 日，http://www.jianbo.org/admin3/2005/dongshan001. htm。簡稱《雜記》

侯乃峰：《讀上博楚竹書雜志》，《簡帛研究二〇一五》（春夏卷），廣西師範大學出版社，2015 年。簡稱《雜志》

季旭昇：《上博四零拾》，簡帛研究網，2005 年 2 月 15 日，http://www.jianbo.org/admin3/2005/jixusheng002. htm。簡稱《零拾》

廖名春：《楚簡〈逸詩・多薪〉補釋》，簡帛研究網，2005 年 2 月 12 日，http://www.jianbo.org/admin3/2005/liaominchun004. htm；《楚簡「逸詩」〈多薪〉補釋》，《文史哲》2006 年第2 期。簡稱《補釋》

劉樂賢：《楚簡〈逸詩・多薪〉補釋一則》，簡帛研究網，2005 年2 月20 日，http://www.jianbo.org/admin3/list. asp?id=1326。簡稱《一則》

逸詩·交交鳴烏

孫飛燕 校釋

校釋說明

《逸詩・交交鳴烏》是《上海博物館藏戰國楚竹書(四)》中的一篇,原無篇題,現在的篇題爲整理者馬承源所擬。該篇現存殘簡四枚,根據内容分爲三章,殘缺之處的很多文字可以據其他各章補出。

關於該篇的内容和性質,整理者認爲是歌詠「君子」「若玉若英」的品性和「若虎若豹」的威儀,以及彼此交好「偕華偕英」等譬喻,是「三百篇的編外詩音」。秦樺林《劄記》推測很可能並非删詩的孑遺,而是《詩經》定本形成之後,由戰國時誦習《詩經》的儒者所擬作。作者大概是一位楚國貴族。季旭昇《新詮》進而論定是楚國貴族讚美楚王的作品,可以歸爲《楚頌》。讚美的對象則以楚莊王的可能性最大。

校釋者　孫飛燕

凡　例

一、本文以《上海博物館藏戰國楚竹書（四）・逸詩》（上海古籍出版社，二〇〇四年）的釋文爲校勘底本。

二、竹簡簡號標在每簡最後一字的右下旁。其中第一簡上下端皆殘，第二簡的上端亦殘，無法確定第一簡「是好」後所補字數，因此只能暫時依原書，將簡號標在「是好」之後。

三、竹簡上原有的標識符號隨文標出。重文號後補出重文及標點，合文號後寫出合文及標點。釋文另加新式標點符號。

四、簡文中殘缺的字，可推定字數的，釋文用「□」號表示，一個「□」代表一字。不能確定字數的，釋文用「……」號表示。

五、簡文殘缺之字，尚有殘留筆畫者，外加「□」號。據文義補字，於字外加方括號「[]」。通假字、古今字、異體字隨文用「（）」括注，訛字用「〈〉」括注，衍文用「{}」括注。在不能確定兩簡是否連讀的情況下，釋文空一行。

第一章

「交交鳴鶩（烏），集于」中沙（梁）。〔一〕豈（愷）俤（悌）君子，〔二〕若玉若英。〔三〕君子相好，〔四〕㠯（以）自爲㞷（長）。〔五〕豈（豈）媺（美）是好，〔六〕一「隹（唯）心是□」。〔七〕「閒（間）卄（閼）𢘓（謀）詞（治）」，〔八〕皆芋（華）皆英▬。〔九〕

〔一〕整理者據第二、第三簡句「交交鳴鶩（烏），集於中渚」，「交交鳴鶩（烏），集於中澫」，將首句所缺之文補足爲「交交鳴鶩（烏），集于中梁」。

「交交」，整理者認爲是形容鶩飛翔往來。秦樺林《劄記》認爲：「『交交鳴烏』，在結構上與之最類似的當屬《邶風・匏有苦葉》：『雝雝鳴雁。』毛傳：『雝雝，雁聲和也。』故『交交』亦當與鳴叫聲有關。《秦風・黃鳥》：『交交黃鳥。』馬瑞辰《毛詩傳箋通釋》：『交交，通作咬咬，鳥聲也。』」

「鶩」，整理者認爲該字從鳥，於聲，即「烏」之古文。李銳《劄記（四則）》引《吴越春秋・句踐入臣外傳》的記載，指出在當時的南方，似有這樣的一種「烏」，以食江渚之蝦爲生，飛翔的姿態還很優美。古人也由烏之孝進而推重烏到了非常高的地步。尹灣漢簡《神烏傳》中說：「蠰（？）飛之類，烏最可貴。其性好仁，反哺於親。行義淑茂，頗得人道。」因此，對於烏之德的推崇，就有可能由烏來興賢人君子。秦樺林《劄記》有類似的看法，他認爲：「從詩中『集於中梁』『集於中渚』『集於中澫』句推斷，此處的『烏』並非常見的烏鴉，似乎是一種棲息在水濱且善於鳴叫的鳥類。」

「中」，梁靜《集釋》指出，同篇「中」字作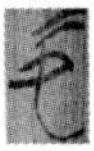（簡二）、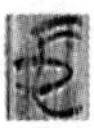（簡三），下端筆畫與此字殘筆不符。

「⿰氵刅」，整埋者隸定爲「⿰氵刃」，解釋爲：「《詩・邶風・谷風》『毋逝我梁』，《詩集傳》：『梁，堰石障水而空其中，以通魚之往來者也。』《衛風・有狐》：『有狐綏綏，在彼淇梁。』」劉洪濤《解釋》認爲是「橋梁」。王寧《箋釋》指出：「《說文》：『梁……从水、木，刅聲。』『刅』即『創』之本字，故知此字當是从水刅聲而非从刃。《說文》：『梁，水橋也。』然下兩章曰『渚』曰『澫』，皆水中自然之地，則此『梁』非水橋。」

謹案：對「交交」的理解，秦說可從。「鴦」，李、秦說可從。「中」，梁說正確，但從文義看當是「中」字無疑，此從整理者所補。對「⿰氵刅」的隸定，王說可從。「梁」即魚堰。

〔三〕，整理者隸作「⿰豈戈」，懷疑是「剴」之或體。孟蓬生《閒詁》在解釋下文該字（「⿰豈幾妧是好」之「⿰豈幾」）時指出：「此字當即『⿰豈幾』字省文。《說文・豈部》：『⿰豈幾，⿰幾气也。訖事之樂也。从豈，幾聲。』楚簡中『幾』字作『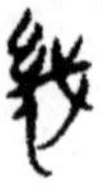』，（注：《老子》甲本簡二五，見《郭店楚墓竹簡》第5頁，文物出版社，1998年）左上部之『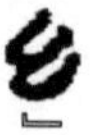』與『豈』（小篆作『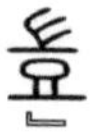』）字的上部『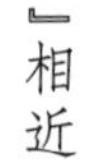』相近。本書《內豊》

簡八：『⿰⿱幺豆刂必又（有）益，君子㠯（以）成其孝道。』（226頁）李朝遠先生以爲『⿰⿱幺豆刂』即『剴』（227頁），其説可從。由此可見，楚簡的『豈』字確實可从『幺』作『⿱幺豆』。這樣，『幺』字就可以看作『豈』和『幾』字的共用部分，而『⿰⿱幺豆戈』字的結構就可以分析爲：从豈，从幾省聲。『豈』和『幾』古音相同或十分相近，所以⿰⿱幺豆戈（⿰豈幾）字實際上是個雙聲字。」魏宜輝《劄記》亦釋爲「⿰豈幾」：「《爾雅・釋詁》：『⿰豈幾，汽也。』郭璞注：『謂相摩近。』『⿰豈幾』是一個雙聲符字，其所从的『豈』和『幾』都是聲符。簡文中的乃是『⿰豈幾』字的省體。」他認爲該字是「豈」省去了上部的「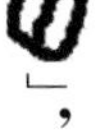」，「幾」省去了下部的「人」旁。在簡文中讀作「愷」。

謹案：孟蓬生、魏宜輝將該字釋爲「⿰豈幾」，可從。不過孟蓬生將左上部分的「幺」看作「豈」和「幾」字的共用部分，似不如魏宜輝將該字分析爲「豈」省去了上部的「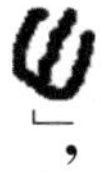」，「幾」省去了下部的「人」旁。

「俤」，整理者未言與「悌」通。此通假爲「悌」。簡二之「俤」與此同。

〔三〕「英」，整理者注曰：「《汾沮洳》：『彼汾一方，言采其桑。彼其之子，美如英；美如英，殊異乎公行。』《集解》引李樗注：『美如英，萬人爲英，言其美如萬人之英也。』」廖名春《補釋》認爲指鮮花。季旭昇《新詮》認爲當讀爲「瑛」，指美麗的玉石。《毛詩・齊風・著》「尚之以瓊英乎而」傳：「瓊英，美石似玉者。」陳奐《詩毛氏傳疏》：「英者，瑛之假借字。《説文》：『瑛，玉光也。』瑛本爲玉光，引申爲石之次玉。」

謹案：下文「皆華皆英」的「英」當指鮮花，此處的「英」當與「玉」性質類似，季説可從。

〔四〕「君子相好」，整理者注曰：「《詩・小雅・鴻鴈之什・斯干》：『兄及弟矣，式相好矣，無相猶矣。』『相好』言兄弟不相疑。」廖名春《補釋》認爲是交好、互相友好義。季旭昇《補釋》認爲「相好」指對我們很好。劉洪濤《解釋》認爲：「『相』在這裏是偏指的用法。『君子相好』，意爲『其他的君子喜歡他』。」王寧《箋釋》指出整理者所引的「相好」應當是互相欣賞的意思，「無相猶」才是不相疑的意思。

謹案：「相」理解爲「互相」更合適一些。「君子相好」指君子互相愛好、喜愛。

〔五〕「以自爲屒」，整理者讀「屒」爲「長」，認爲《廣雅・釋詁》云「長」有「善」「常」「老」「久」等義，此當取「善」義。廖名春《補釋》：「『以』，猶『使』或『令』。……『爲』，可訓爲『趨』或『求』。……『爲利』，趨利，求利。……而簡文『以自爲長』即『以自爲善』，使自己求善、趨於善。」季旭昇《補釋》認爲「長」的意思是領導。董珊《雜記》認爲：「長，正長。《左傳》昭公二十八年『教誨不倦曰長』。」秦樺林《劄記》認爲「以自爲長」即「自以之爲長」，自己以對方爲師長。林碧玲《考詮》認爲意思是各自都能(自我責求)成爲教誨不倦的師長。劉洪濤《解釋》認爲「以自爲長」即「以爲自長」，意爲「把他作爲自己的師長」。季旭昇《新詮》認爲：「『以』當釋爲『因而』……『自』則當釋爲『自然』……『以自爲長』當釋爲『因而自然成爲我們的君長』。」王寧《箋釋》：「『長』訓『善』唯見《廣雅·釋詁一》，此訓恐非古。疑此字當讀爲『臧』，《詩》中多以『臧』爲『善』義……『自以爲臧』即自以爲善也。」

謹案：「以自爲長」即「自以爲長」，自己以君子爲師長楷模。秦樺林的意見是合理的。

〔六〕「娧」，整理者隸定爲「紋」，讀爲「豫」：「『紋』，从糸、从女得聲，『女』『豫』疊韻通假。……『愷豫』，亦和樂之意。」董珊《雜記》認爲：「該字實當分析爲从『女』、『兊』聲，隸定爲『娧』，即『媺』字之省，讀爲『美』。『兊』字上半寫法跟常見『敚』所从小異，而近似『豈』字上半。《說文》分析『敚』字爲『从人、从支，豈省聲』，微、豈聲相近。據此，這可能是聲化的結果。」季旭昇《新詮》釋爲「娭」，讀爲「戲」。「豈戲是好」，哪裏敢喜好逸豫嬉遊呢？

謹案：董珊對字形的分析可從。「豈娧是好」讀爲「豈美是好」，意思是「難道好美嗎」。

〔七〕此據第二章、第三章補出「惟心是□」。□，廖名春《補釋》補「向」字，認爲「惟心是向」與《新語·思務》的「唯心之所向」義近。季旭昇《補釋》補「匡」字，認爲「惟匡是心」指君子時時匡正自己的內心。秦樺林《劄記》補「養」字，認爲「惟心是養」是說君子之間交好、相師，是爲了涵養心性。林碧玲《考詮》補「廣」字：「《詩經·魯頌·泮水》：『明明魯侯，克明其德。……濟濟多士，克廣德心。』……可將『唯心是廣』解釋爲『實在應該弘廣德性心志啊』！」

謹案：各家所補只是一種推測，此處闕疑不補。

〔八〕此據第二章、第三章補出「𨳿卝𢘽訇」。

「𨳿卝」，整理者讀爲「間關」，注曰：「《詩・小雅・甫田之什・車舝》『間關車之舝兮』，《詩經集傳》：『間關，設舝聲。』『間關』，車聲。《後漢書・鄧寇列傳》：『使者間關詣闕。』李賢注：『間關，猶崎嶇也。』唐人詩中以此形容鳥之飛鳴。白居易《琵琶行》：『間關鶯語花底滑。』」廖名春《補釋》認爲：「《説文・門部》：『𨳿，古文閒。』疑當訓爲安閒。『卝』，疑可讀爲『燕』。《詩・衛風・氓》：『總角之宴。』《釋文》：『宴，本或作卝者，非。』《周禮・夏官・序官》賈疏引『晏』作『卝』。而『燕』常與『宴』通，也有安閒義。因此，『𨳿卝』即『閒燕』，複辭同義，義皆爲安閒。」季旭昇《補釋》認爲，原考釋所舉《後漢書・鄧寇列傳》「使者間關詣闕」，李賢注：「間關，猶崎嶇也。」此義較合本詩。「間關」應該也是個聯綿詞，舊釋爲崎嶇，於本詩則可釋爲「不斷努力」。陳思婷《譯釋》認爲原考釋所隸「卝」，實當隸「卵」，讀爲「關」。董珊《雜記》認爲此以「間關」形容「悔（誨）辭（原从『台』『司』）」，是以轄制車輪的車轄譬喻君子的教誨。孟蓬生《閒詁》（網文）大致贊成季旭昇之説，並補充説：「『間關』一詞，古今多以爲象聲詞，其實不然。間關作爲一個聯綿詞，其基本意思是『輾轉曲折』。……『間關』用於描寫車聲（《詩・小雅・車舝》『間關車之鎋兮』）或鳥聲（白居易《瑟琶行》『間關鶯語花底滑』），亦言其聲之『婉轉有致』或『曲折有致』。本詩之『間關』當指曲盡其道、千方百計。」「⿱毋心⿹勹台」，整理者無說。廖名春《補釋》讀爲「愖怡」，認爲義爲和悅。季旭昇《補釋》讀爲「謀治」，認爲全句的意思是君子不斷地努力謀求把施政做好。孟蓬生《閒詁》（綱文）支持季說。他認爲，《禮記・中庸》：「哀公問政。子曰：『文武之政，布在方策。其人存則其政舉，其人亡則其政息。人道敏政，地道敏樹。』」鄭注：「敏猶勉也。樹謂殖草木也。人之無政，若地無草木矣。敏或爲謀。」《中庸》之「敏」，各家均從鄭注訓「勉」，其實改訓爲「謀」，其義亦十分順暢。《淮南子・氾論訓》：「周公繼文王之業，履天子之籍，聽天下之政。」高注：「政，治也。」是「謀政」即「謀治」也。秦樺林《劄記》讀爲「謀始」，《周易・訟卦》：「君子以作事謀始。」孔疏：「凡欲興作其事，先須謀慮其始。」董珊《雜記》讀爲「誨辭」，認爲說的是正長對詩人的教誨。《書・酒誥》「乃不用我教辭」，誨辭即教辭。劉洪濤《解釋》讀爲「謀思」，認爲「謀」「思」同義，都是「謀劃、思慮」之意。「間關謀思」，是「長遠的謀慮」的意思。下文「皆華皆英」「皆上皆下」「皆小皆大」都是形容「謀思」的。王寧認爲「司」疑是語詞，無義，相當于《詩・漢廣》中的「漢有游女，不可求思」的「思」。「閒關謀司（思）」就是「閒關謀」，也就是輾轉反復謀劃的意思。

謹案：季旭昇、孟蓬生對「間關」的解釋比較合理。「卝」，不當如季氏所言隸「卵」，讀爲「關」。該字從字形看原即「卝」字。「⿱毋心⿹勹台」的解釋，暫從季說。

〔九〕「皆芋皆英」，整理者讀爲「諧華諧英」，注曰：「首字從虍，皆聲，字書所無，讀爲『諧』。《説文・言部》：『諧，詥也。从言，皆聲。』『詥，諧也。从言，合聲。』是『諧』『詥』互訓。又《龠部》：『龤，樂和龤也。从龠，皆聲。』『諧』字也包涵這層意思。」廖名春《補釋》認爲「皆」要讀如本字，「虘」也要讀爲「皆」，其義當爲嘉、美。《廣雅・釋言》：「皆，嘉也。」「皆華皆英」又作「偕華偕英」，即「嘉華嘉英」。季旭昇《補釋》讀爲「諧華諧英」，意思是和社會的精英相處得很和諧。秦樺林《劄記》認爲「諧華諧英」爲使動用法，指使英才之間關係和諧。董珊《雜記》讀爲「皆華皆英」。王寧《箋釋》認爲：「英、華古代本來是指花的色彩，這裏是指玉的光彩，『英』後作『瑛』，《説文》：『瑛，玉光也。』……皆當讀爲偕，合也。『皆英皆華』也就是偕于英華，言其謀策完美高明，合于英、華之標準。」

謹案：此從董珊讀爲「皆華皆英」。

第二章

交=（交交）鳴𪀔（烏），集於中渚。〔一〕𧯷（愷）俤（悌）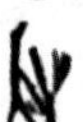（君）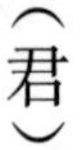（子），〔二〕若豹若虎。〔三〕君子=[相好，以自爲□]。〔四〕𧯷（豈）媺（美）是好，隹（唯）心是莫（與）。〔五〕閒（間）卝（關）㥁（謀）𠮨（治），皆上皆下。▃〔六〕

〔一〕「中渚」，整理者注曰：「《詩・召南・江有汜》『江有渚，之子歸，不我與』，《詩經集傳》：『渚，小洲也，水歧成渚。』……《小雅・鴻鴈之什・鴻鴈》：『鴻鴈于飛，集于中澤。』毛亨傳：『中澤，澤中也。』『中渚』亦爲『渚中』。」

〔二〕「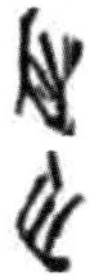」，整理者未作考釋。廖名春《補釋》懷疑是「君子」的異文。楊澤生《劄記》懷疑是「牙爪」二字，「牙爪」即「爪牙」。他認爲：「『牙』字原文不是很清晰，似乎與《説文》『牙』字的古文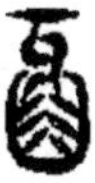相近，『爪』字反轉過來作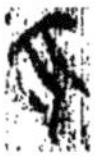，即與常見的『爪』形相同。」劉洪濤《解釋》認爲原寫得不成字，從文例看應是「君子」二字。季旭昇《新詮》認爲：「本詩首章同部位的句子剛好殘缺，而三章作『豈弟君子』，二章作『豈弟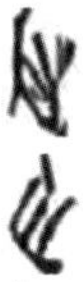』，因此並没有百分之百的證據説這兩個字一定是『君子』，只能説應該等同『君子』。」王寧《箋釋》認爲：「此二字似不成字，意者乃是抄手筆誤，在寫『君子』二字時寫錯了，之後就繼續接著寫下文，本來欲俟通篇寫竟後將此二字削去重寫，但被忘記，遂留此不可識之二字，實不成字也。故此處之文仍當補爲『君子』。」程鵬萬《反印文字》指出二字釋爲「君子」是正確的，祇因二字受到第一簡簡文「以自」的污染，在第二簡上形成反印文字，「君子」二字遂無法辨認。

謹案：程鵬萬的意見可從。關於楚簡中的反印文字，墨子涵、李松儒等學者均有討論。

〔三〕整理者注曰：「形容君子的勇武。《書・牧誓》：『如虎如貔，如熊如羆。』《藝文類聚》引郭璞

《貔贊》:『書稱猛士,如虎如貔,貔蓋豹屬。』『豹』『虎』君子稱美之辭。」

〔四〕整理者注曰:「簡文『君子』下缺字,對照第一簡可補六字:『[君子]相好,以自爲□。』末一字則未可知。」廖名春《補釋》補末字爲「雅」字。他認爲:「從『威儀』的角度而言,『君子相好,以自爲雅』,就是各自都要求自己遵禮而行,文質彬彬。也即《論語·雍也》篇『子曰』所謂『文質彬彬,然後君子』。」季旭昇《補釋》補「禦」字,認爲意爲防禦,在此當名詞用,意思是自然成爲我們的防禦者。秦樺林《劄記》補「武」字:「『以自爲武』之『武』,其用法、含義類似於《鄭風·叔于田》:『洵美且武。』王先謙《詩三家義集疏》:『武者,謂有武容也。』」

謹案:各家對末字的補充只是一種可能,此處不補。

〔五〕「藇」,整理者注曰:「《詩·小雅·鹿鳴之什·伐木》:『伐木許許,釃酒有藇。』《詩經集傳》:『藇,美貌。』此指心境。」廖名春《補釋》讀爲「與」,訓爲交:「《韓非子·奸劫弑臣》:『君臣之相與也,非有父子之親也。』《論衡·靁虛》:『且天地相與,夫婦也,其即民父母也。』『相與』就是相交。」季旭昇《補釋》認爲「藇」似可釋爲「修美」,意思是:君子努力地修美內心。劉洪濤《解釋》讀爲「與」,訓爲「聽從」。王寧《箋釋》讀爲《説文》中的「懙」字,取其適中安舒之意。又言《廣韻》訓「懙」爲「恭敬也」,備參。吴洋《略考》讀爲「與」,認爲「與」有跟隨、贊許、親善之義,「唯心是與」與《詩經·小雅·小明》「正直是與」以及《淮南子·詮言訓》「天道無親,唯德是與」類似。

謹案：此從吴説。

〔六〕「皆上皆下」，整理者讀爲「偕上偕下」。廖名春《補釋》認爲即「嘉上嘉下」，上、下都嘉。秦樺林《劄記》認爲，「上下」一般指君臣。這裏似特指卿大夫。季旭昇《新詮》認爲「上下」指「天上地下」。王寧《箋釋》讀爲「偕上偕下」，亦即偕于上下。疑「上」爲上天，「下」當爲下民，「偕上偕下」即言君子之謀上應天命、下順民心之意。

謹案：「上下」指各級官吏，「皆上皆下」如字讀，是説謀治於各級官吏。《左傳》襄公三十一年：「衛詩曰『威儀棣棣，不可選也』，言君臣、上下、父子、兄弟、内外、大小皆有威儀也。」

第三章

交=（交交）鳴鶩（烏），集於中濿（瀨）。〔一〕譏（愷）三［俤（悌）君子，若□若］貝。〔二〕君子相好，㠯（以）自爲戣（衛）。〔三〕譏（豈）媺（美）是好，隹（唯）心是萬（厲）。〔四〕閑（間）卄（關）毋（謀）訇（治），皆少（小）皆大。〔五〕四

〔一〕「濿」，李零《源流》讀爲「瀨」，整理者讀爲「漫」。廖名春《補釋》讀爲「隅」，字亦作「湡」。「湡」當爲水濱、水邊。孟蓬生《閒詁》讀爲「瀨」，義爲淺水：「《説文·水部》：『瀨，水流沙上也。

从水，賴聲。』《楚辭・九歌》：『石瀨兮淺淺，飛龍兮翩翩。』」秦樺林《劄記》讀爲「厲」：「《衛風・有狐》『在彼淇梁』『在彼淇厲』，《交交鳴鳥》『集于中梁』『集於中厲』，二者文例相同。《廣雅・釋詁》：『厲，方也。』王念孫疏證：『厲謂水厓也。』馬瑞辰《毛詩傳箋通釋》：『淇厲謂淇水之旁，正與河側同義耳。』」孟蓬生《閒詁》又進而指出，《衛風・有狐》的「厲」亦當以「淺水」爲解。古人行文之法往往互相照應，其法有反復，如《魏風・伐檀》之「河之干」「河之側」「河之漘」是也；亦有遞進，如《王風・采葛》之「三月」「三秋」「三歲」是也。清人胡承珙《毛詩後箋》讀「厲」爲「瀨」，他説：「是瀨爲水流砂石間，當在由深而淺之處。上章言石絶水曰梁，爲水深之所，次章言厲，爲水淺之所，三章言側，則在岸矣，立言次序如此。」陳偉武《零札》認爲「濿」應是「砅」字異構。「濿」作動詞用，指履石渡水；作名詞用，則指可以踐履渡水之石磴。

謹案：李零、孟蓬生的説法可從。

〔三〕此據第一章補出「俤(悌)君子，若□若」。

□，廖名春《補釋》補作「珠」。秦樺林《劄記》認爲：「『貝』似可釋爲『錦』……『如貝』謂君子文采斐然，恰與下文『以自爲慧』相應。則『若□若貝』所補之字或爲絲織品的名稱。」林碧玲《考詮》補「龜」字，意爲「龜貝」，即古代用龜甲所製成的貨幣。順此則此句作「若龜若貝」，意爲「如龜寶貝貨般珍貴」。

謹案：各家對該字的補充只是一種可能，此處不補。

〔三〕「戔」，整理者注曰：「《上海博物館藏戰國楚竹書(三)·周易·大竺(畜)》『曰班車戔』句中有此字，今本之對應字作『曰閑輿衛』。故此字當與『衛』音同，假借字讀作『慧』，『衛』『慧』乃雙聲疊韻字，敏、智之義。」季旭昇《補釋》讀「衛」，即保衛之意。秦樺林《劄記》亦讀「慧」，認爲「以自爲慧」是説自己以對方爲有才智之人。王寧《箋釋》認爲：「本詩的『以自爲』也應該解釋成以自己爲，但這個自己是指包括自己在内的諸多『相好』的君子們，即自己所在的這個群體。如『君子相好，以自爲歲(慧)』就應該解釋爲君子們互相欣賞，認爲大家都是有智慧的人。」

謹案：季旭昇讀爲「衛」於文意可通，不必再讀爲他字。

〔四〕「萬」，整理者讀爲「勱」，並引《書·立政》「其惟吉士，用勱相我國家」，孔安國傳：「立政之臣，惟其吉士，用勉治我國家。」廖名春《補釋》讀爲「勵」。秦樺林《劄記》讀爲「厲」，並注曰：「《説文·厂部》『厲』段注：『俗以義異異其形。凡砥厲字作礪，凡勉勵字作勵，惟嚴厲字作厲，而古引申假借之法隱矣。』『惟心是厲』，意即『厲心』。郭店楚簡《性自命出》：『厲性者，義也。』《左傳·僖公二十七年》：『詩書，義之府也。』《説苑·建本》：『詩書辟立，非我也，而可以厲心。』」陳斯鵬《小記》讀爲「賴」。

謹案：秦樺林讀爲「厲」和廖名春讀爲「勵」實際是一樣的，此處寫作「厲」。

〔五〕「皆少皆大」，整理者讀爲「偕小偕大」。廖名春《補釋》讀爲「嘉小嘉大」，認爲指小、大都嘉。

秦樺林《劄記》認爲：「《書·無逸》：『至於小大。』孔疏引鄭云：『小大，謂萬人，上及君臣。』《魯頌·泮水》：『無小無大，從公於邁。』鄭箋：『臣無尊卑，皆從君行而來。』是小大爲尊卑之臣。」林碧玲《考詮》認爲：「屈萬里注《魯頌·泮水》『無小無大』之『小大』爲『老少』，本文從之。」季旭昇《新詮》讀爲「諧小諧大」，認爲「小大」指小大友邦。意思是：和諧地和小大友邦相處。

謹案：秦樺林對「小大」的解釋可從。「皆小皆大」如字讀。

參考文獻

專書及簡稱：

陳思婷：《〈逸詩〉譯釋》，季旭昇主編：《上海博物館藏戰國楚竹書（四）讀本》，萬卷樓圖書股份有限公司，2007年。簡稱《譯釋》

陳思婷：《〈上海博物館藏戰國楚竹書（四）·采風曲目、逸詩、內豊、相邦之道〉研究》，花木蘭文化出版社，2008年。簡稱《研究》

李零：《簡帛古書與學術源流》，生活·讀書·新知三聯書店，2004年，第334頁。簡稱《源流》

馬承源：《前言：戰國楚竹書的發現保護和整理》，馬承源主編：《上海博物館藏戰國楚竹書（一）》，上海古籍出版社，2001年。簡稱《前言》

《馬承源先生談上博簡》，上海大學古代文明研究中心、清華大學思想文化研究所編：《上博館藏戰國楚竹書研究》，上海書店出版社，2002年。

馬承源：《〈逸詩〉釋文考釋》，馬承源主編：《上海博物館藏戰國楚竹書（四）》，上海古籍出版社，2004年。

論文及簡稱：

曹建國：《楚簡逸詩〈交交鳴鷖〉考論》，簡帛網，2006年11月26日，http://www.bsm.org.cn/show_article.php?id=469。《楚簡逸詩〈交交鳴鷖〉考論》，《考古與文物》，2010年第5期。簡稱《考論》

陳斯鵬：《初讀上博竹書(四)文字小記》，簡帛研究網，2005年3月6日，http://www.jianbo.org/admin3/2005/chensipeng001.htm。簡稱《小記》

陳偉武：《讀上博藏簡第四册零札》，中國古文字研究會、華南師範大學文學院編：《古文字研究》第二十六輯，中華書局，2006年。簡稱《零札》

程鵬萬：《〈交交鳴烏〉第二簡上的反印文字》，武漢大學簡帛研究中心主編：《簡帛》第十一輯，上海古籍出版社，2015年。簡稱《反印文字》

董珊：《讀〈上博藏戰國楚竹書(四)〉雜記》，簡帛研究網，2005年2月20日，http://www.jianbo.org/admin3/2005/dongshan001.htm。簡稱《雜記》

季旭昇：《〈上博四·逸詩·交交鳴烏〉補釋》，簡帛研究網，2005年2月15日，http://www.jianbo.org/admin3/2005/jixusheng003.htm。簡稱《補釋》

季旭昇：《〈交交鳴烏〉新詮》，陳昭容主編：《古文字與古代史》(第一輯)，中研院歷史語言研究所，2007年。簡稱《新詮》

李鋭：《讀上博四劄記(一)》，孔子2000網，2005年2月16日，http://www.confucius2000.com/admin/list.asp?id=1607。簡稱《劄記(一)》

李鋭：《上博簡〈子羔〉、〈交交鳴烏〉劄記二則》，孔子2000網，2006年10月2日，http://

www.confucius2000.com/admin/list.asp?id=2658；李鋭：《讀楚簡劄記(四則)》，中國古文字研究會、吉林大學古文字研究室編：《古文字研究》第二十七輯，中華書局，2008年。簡稱《劄記(四則)》

梁靜：《上博(四)〈采風曲目〉等六篇集釋》，武漢大學碩士學位論文(指導教師：李天虹)，2006年6月。簡稱《集釋》

廖名春：《楚簡〈逸詩·交交鳴烏〉補釋》，簡帛研究網，2005年2月12日，http://www.jianbo.org/admin3/2005/liaominchun005.htm；《中國文化研究》2005年春之卷。簡稱《補釋》

林碧玲：《上博楚簡〈交交鳴鶩〉考詮》，《漢學研究》第25卷第1期，2007年6月。簡稱《考詮》

劉洪濤：《上博竹書〈鳴烏〉解釋》，簡帛網，2007年4月24日，http://www.bsm.org.cn/show_article.php?id=553。簡稱《解釋》

孟蓬生：《上博竹書(四)閒詁》，簡帛研究網，2005年2月15日，http://www.jianbo.org/admin3/2005/mengpengsheng001.htm。簡稱《閒詁》

孟蓬生：《上博竹書(四)閒詁(續)》，簡帛研究網，2005年3月6日，http://www.jianbo.org/admin3/2005/mengpengsheng002.htm。簡稱《閒詁(續)》

孟蓬生：《〈上博竹書(四)〉閒詁》，卜憲群、楊振紅主編：《簡帛研究二〇〇四》，廣西師範大學出版社，2006年。簡稱《閒詁》

秦樺林：《楚簡佚詩〈交交鳴鶩〉劄記》，孔子2000網，2005年2月18日，http://www.confucius2000.com/admin/list.asp?id=1608。簡稱《劄記》

王寧：《逸詩〈交交鳴烏〉箋釋》，簡帛研究網，2008年1月28日，http://www.bamboosilk.org/admin3/2008/wang ning003.htm。簡稱《箋釋》

魏宜輝：《讀上博楚簡（四）劄記》，簡帛研究網，2005年3月10日，http://www.jianbo.org/admin3/2005/weiyihui001.htm。簡稱《劄記》

吳洋：《上博（四）〈逸詩·交交鳴鶩〉內容辨正及簡册制度略考》，《出土文獻研究》第十輯，中華書局，2011年版。簡稱《略考》

楊澤生：《讀〈上博四〉劄記》，簡帛研究網，2005年3月24日，http://www.jianbo.org/admin3/2005/yang-zesheng001.htm。中國古文字研究會、華南師範大學文學院編：《古文字研究》第二十六輯，中華書局，2006年。簡稱《劄記》

內豐

孫飛燕　校釋

校釋說明

《内豊》是《上海博物館藏戰國楚竹書（四）》中的一篇，篇題「内豊」在第一簡簡背。根據整理者李朝遠的介紹，全篇現存完殘簡共十支，其中完簡四支（簡一、二、三、十），全長四十四·二釐米；由二支斷簡接綴而成的整簡三支（簡四、六、八），全長亦爲四十四·二釐米；僅存上半段的殘簡一支（簡九）；僅存下半段的殘簡一支（簡五）；存上、下段但中段有缺失的一支（簡七）。整簡的編綫爲上、中、下三編，第一編綫距頭端一·二至一·四釐米，第三編綫距尾端〇·八至一·一釐米；第一編綫與第二編綫、第二編綫與第三編綫的間距均爲二十一釐米。另有附簡一支。

《内豊》與《大戴禮記》中的《曾子立孝》《曾子事父母》均有密切的關係，它的發現，對研究《大戴禮記》「曾子十篇」的編成時間、相關内容等情況有重要的意義。

關於本篇簡序的排列，學者的討論主要集中在三個問題上：

一是《内禮》附簡的歸屬。整理者認爲：「此簡字體與本篇相同。曾將之與第八簡綴接，但文義不洽，且編綫不整。存此備考。」福田哲之《問題》認爲附簡中「亡（無）」「母（毋）」

「而」「敬」「則」「民」「豊（禮）」「中」等字與《内禮》《昔者君老》中的相應字在字形方面間有許多不同。而這些字與《上博（五）·季康子問於孔子》的字形剛好吻合。因此《内禮》附簡應歸於《季康子問於孔子》。筆者贊成福田哲之的意見，理由有三：首先，從編繩來看，整理者已經指出與第八簡編綫不整。其次，《内禮》附簡中某些字的字形與其他簡中的字形有別，陳思婷《研究》已經列表進行了比較，可參看。再次，從内容上講，附簡中提到「民有禮，然後奉之以中庸」，這是講如何對「民」採取措施，與《内禮》其他各簡講君子自身應具備的内涵並不相同。因此，這裏將該簡移出，其詳細釋文參見《季康子問於孔子》篇。

第二個問題是《内禮》簡六後接簡七還是簡八。整理者認爲簡六後接簡七。董珊《雜記》、魏宜輝《劄記》都指出簡六後當與簡八連讀，魏宜輝認爲與《大戴禮記·曾子事父母》中的「父母之行，若中道則從，若不中道則諫，諫而不用，行之如由己」十分相近。簡文中的「如從己起」與「行之如由己」應是一致的。其説可從。

第三個問題是《内禮》與《昔者君老》的關係。林素清《重編》認爲《昔者君老》簡三可以編在《内禮》簡八之後，順序爲：《内禮》簡1＋2＋3＋4＋5＋6＋7＋8＋《昔者君老》簡3＋《内禮》簡9＋《内禮》附簡＋10。《重探》進而認爲將《昔者君老》第一、二、四簡一起編入《内禮》亦無不可。井上亘《問題》也認爲《内禮》與《昔者君老》可連綴成一篇。重排的簡序爲：《内禮》簡1+2+3+4+5+6+7，《昔者君老》簡3，《內禮》簡9+8+10，《昔者君老》簡1+2+4，《內禮》附簡。筆者認爲，《內禮》後面幾節主要是講孝和悌，而《昔者君老》簡三所説「內言不以出，外言不以入」，井上亘《問題》已經指出亦見於《禮記·內則》「內言不出，外言不入」。鄭玄注《內則》篇題云：「以其記男女居室事父母舅姑之法。」這與《內豊》所講的內容還是有所差別的。所以本釋文不將《內豊》與《昔者君老》編聯在一起。

校釋者　孫飛燕

凡　例

一、本文以《上海博物館藏戰國楚竹書（四）·內豊》（上海古籍出版社，二〇〇四年）的釋文爲校勘底本。

二、竹簡簡號標在每簡最後一字的右下旁。

三、竹簡上原有的標識符號隨文標出。重文號後補出重文及標點，合文號後寫出合文及標點。釋文另加新式標點符號。

四、簡文中殘缺的字，可推定字數的，釋文用「□」號表示，一個「□」代表一字。不能確定字數的，釋文用「……」號表示。

五、簡文殘缺之字，尚有殘留筆畫者，外加「□」號。據文義補字，於字外加方括號「［］」。通假字、古今字、異體字隨文用「（）」括注，訛字用「〈〉」括注，衍文用「｛｝」括注。在不能確定兩簡是否連讀的情況下，釋文空一行。

君子之立孝，悉（愛）是甬（用），豊（禮）是貴。〔一〕古（故）爲人君者言人之君之不能弁〈史（使）〉亓（其）臣者，〔二〕不與言人之臣之不能事一亓（其）君者。〔三〕∠古（故）爲人臣者言人之臣之不能事亓（其）君者，不與言人之君之不能弁〈史（使）〉亓（其）臣者。∠〔四〕古（故）爲人父者言人之二父之不能畜子者，不與言人之子之不孝者。∠〔五〕古（故）爲人子者言人之子之不孝者，不與言人之父之不能畜子者。∠〔六〕三古（故）爲人倪（兄）者言人之倪（兄）之不能慈（慈）俤（弟）者，不與言人之俤（弟）之不能承（承）倪（兄）者。∠〔七〕古（故）爲人俤（弟）者言人之俤（弟）之不能承（承）倪（兄）四［者，不與言人之倪（兄）之不能慈（慈）俤（弟）者。古（故）］曰：〔八〕與君言＝（言，言）弁〈史（使）〉臣。與臣言＝（言，言）事君。與父言＝（言，言）畜子。∠與子言＝（言，言）孝父。∠與倪（兄）言＝（言，言）慈（慈）俤（弟）。∠五與俤（弟）言＝（言，言）承（承）倪（兄）。〔九〕反此亂（亂）也。〔一〇〕∠

〔一〕「君子之立孝，愛是用，禮是貴」，整理者已經指出，《大戴禮記·曾子立孝》作：「曾子曰：『君子立孝，其忠之用，禮之貴。』」

「立」，季旭昇《譯釋》認爲：「《廣雅·釋詁》：『立，成也。』立孝，成孝道。」

「㤅」，整理者認爲竹書「㤅（愛）」和「忠」在字形上有近似處，「㤅」或誤摹爲「忠」。廖名春《劄記》認爲「愛」與「忠」是同義換讀。並舉《吕氏春秋・慎大覽・權勳》「故豎陽穀之進酒也，非以醉子反也，其心以忠也」的單音詞「忠」，《韓非子・十過》和《飾邪》皆作複音詞「忠愛」的例子，證明高誘注訓「忠」爲「愛」是正確的。

「是」，整理者認爲同於《大戴禮記・曾子立孝》「君子立孝，其忠之用，禮之貴」的「之」字。王巧生《集釋》認爲，之、是古常互用。王引之云：「之，是也。故《爾雅》曰『之子者，是子也』亦常語。」（王引之：《經傳釋詞》，南京：江蘇古籍出版社，2002年，卷九，5頁）楊樹達認爲「是」的一個用法是「語中助詞」，其云：「外動詞之賓語倒置于外動詞之前時，以是字居二者之中助之。」並舉「皇天無親，惟德是輔」，「唯余馬首是瞻」等例。（楊樹達：《詞詮》，上海：上海古籍出版社，2006年，200頁）簡文中「是」字當作此解。「君子之立孝，愛是用，豊是貴。」意即「君子之立孝，用愛，貴禮」。

謹案：雖然「㤅（愛）」和「忠」在字形上有近似處，但在楚文字中還是有明顯的差別。整理者的誤摹説不可信。廖名春認爲「愛」與「忠」是同義關係，説可從。對「是」字的解釋，王説可從。

〔三〕整理者在「者」與「言」之間斷句。廖名春《對比》認爲：「前一『言』字，可釋爲主張。後一

『言』字，可釋爲指責。『與』，可訓爲『得』。『不與……者』，相當于『不得……的』，等于説『沒有……的資格』。因此，簡文可意譯爲：作爲君主，主張君主可不以禮支使臣子的，就沒有指責臣子不以禮服事君主的資格。」王巧生《集釋》不同意整理者的看法，他認爲：「『爲人君者……』之『爲』讀去聲，作介詞，表所與，所向。（爲字的這個功能，參見楊伯峻《古漢語虛詞》第189頁，北京：中華書局，1981年）《莊子·知北游》：『夫道，窅然難言哉！將爲汝言其崖略。』兩分句句末的『者』當訓爲『也』。簡文後面説『與君言，言使臣』，此句正是從反面表述相同的意思。」

謹案：王説可從，但似乎沒有引起學者的重視。王説和其他學者的讀法最大的差別在於對主語的理解不同。一般的學者將這段話的主語是理解成「做人國君的人」「做人臣子的人」「做人父親的人」「做人兒子的人」「做人哥哥的人」「做人弟弟的人」，而王説的主語是首句的「君子」。正因爲這段話是對人君者言、對人臣者言、對人父者言、對人子者言、對人兄者言、對人弟者言，所以才有後文的「與君言」「與臣言」「與父言」「與子言」「與兄言」「與弟言」。

「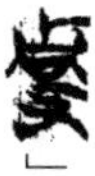」，整理者隸作「叓」，讀爲「使」。陳斯鵬《續辨》認爲從形體看應是「弁」，但在文中讀「使」。嚴格的釋寫最好作「弁〈史(使)〉」。

謹案：對於楚簡中「史」「弁」的分析，陳文在李家浩、張桂光的基礎上有深入的總結，可參看。

〔三〕整理者指出：「《大戴禮記·曾子立孝》中有類似的句式，但無此句，僅記『爲人子』『爲人弟』『爲人臣』者，簡文中的『爲人君』『爲人父』『爲人兄』句，文獻失載，且君臣、父子、兄弟的順序也不同於現存文獻。簡文更體現了儒家『君君、臣臣、父父、子子』以及『兄兄、弟弟』的思想。」

〔四〕整理者指出：「《大戴禮記·曾子立孝》：『爲人臣而不能事其君者，不敢言人君不能使其臣者也。』簡文與此略同，只是簡文的『人臣』所涵括的是所有的人臣，文獻中所指僅爲『不能事其君』的人臣。文獻所記著重於對未盡子、弟、臣之道者的戒告，簡文所論則是君臣、父子、兄弟之道的通則。簡文是一種規定，具有法則的意義，文獻中的『不敢』，仍屬於道德的範疇，而且僅限於人子、人弟和人臣，未涉及人君、人父和人兄，頗有『爲尊者諱』的意涵。」

〔五〕整理者指出，現存文獻中無此句。

〔六〕整理者指出：「《大戴禮記·曾子立孝》：『故爲人子而不能孝其父者，不敢言人父不能畜其子者。』簡文與此略同。『畜』，養也。」

〔七〕整理者指出現存文獻中無此句。

〔八〕整理者指出：「《大戴禮記・曾子立孝》：『爲人弟而不能承其兄者，不敢言人兄不能順其弟者。』」

簡五上半殘闕，整理者補出所闕簡文計十四字：「者，不與言之人伲（兄）之不能㤅（慈）俤（弟）者。古（故）。」黄人二《書後》指出整理者擬補的「之人」二字，應作「人之」才對，疑印刷校勘之誤。馮時《考釋》補十五字：「者，不與言人之伲（兄）之不能㤅（慈）俤（弟）者。君子。」

謹案：整理者所補依黄人二之説更正之後可從。最後一字整理者補爲「故」，馮時補爲「君子」，由於下文的「與君言……」是承接上文而言，所以補「故」更合適。

〔九〕整理者指出：「《大戴禮記・曾子立孝》：『故與父言言畜子，與子言言孝父；與兄言言順弟，與弟言言承兄；與君言言使臣，與臣言言事君。』簡文與此同。《儀禮・士相見禮》：『與君言言使臣，與大夫言言事君，與老言言使弟子，與幼言言孝父兄，與衆言言慈祥，與涖官者言言忠信。』簡文亦與之同義。」其所引的「與大夫言言事君」，梁靜《集釋》已經指出今本《儀禮・士相見禮》作「與大人言，言事君」。

〔一〇〕整理者指出：「《大戴禮記・曾子立孝》作：『君子之孝也，忠愛以敬，反是亂也。』」

君子事父母，亡（無）厶（私）樂，亡（無）厶（私）悳（憂）。父母所樂＝（樂樂）之，父母所悥=（憂憂）之。〔一〕善則从（從）之，不善則㞷=之=（止之。止之）而不可，〔二〕㥯（隱）而任六之，〔三〕如从（從）㠯（己）记（起）。〔四〕君子曰：考（孝）子，〔五〕父母又（有）疾，〔六〕昗（冠）不奐（綄），〔七〕行不頌（容），〔八〕不𧘝（卒）立，〔九〕不庶語，〔一〇〕旹（時）昧𥘿（攻）禜（禜），行祝於五祀，〔一一〕剴（豈）必又（有）益，〔一二〕君子㠯（以）城（成）亓（其）考（孝）。八

〔一〕整理者指出：「《大戴禮記·曾子事父母》：『孝子無私樂，父母所憂憂之，父母所樂樂之。』簡文意與此同。該簡在『君子事父母』下折斷，但未有闕。《禮記·內則》：『曾子曰：……父母之所愛亦愛之，父母之所敬亦敬之。』文意與簡文同。」

〔二〕「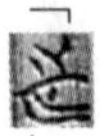」，整理者隸定爲「㞷」。梁靜《集釋》認爲从「之」、从「止」，應隸定爲「𨑒」，讀爲「止」。馮時《考釋》認爲：「此字上作『止』，下則从『辵』省，而非『止』字，其形可與同簡之『从』所从之『止』字對比，故爲『走』字，即『從』之省體。《論語·述而》『擇其善者而從之，其不善者而改之』。竹書『從之』則謂使之改，諫父母改其不善。」

謹案：此字上部所從爲「之」，梁靜說可從，此處隸定爲「㞷」。

〔三〕整理者已經指出：「《大戴禮記·曾子事父母》：『父母之行，若中道則從，若不中道則諫，諫而不用，行之如由己。』」

「⿱㗊心」，整理者讀爲「憐」。引《爾雅・釋詁下》「憐，愛也」解釋。「任」，整理者認爲意思是聽憑。「憐而任」與文獻「行之如由己」意相近。廖名春《劄記》認爲，《上海博物館藏戰國楚竹書（一）・孔子詩論》簡一「詩亡⿱㗊心志，樂亡⿱㗊心情，文亡⿱㗊心言」之「⿱㗊心」字，李學勤先生讀爲「隱」。現在看來，還是很有道理的。孔子有「子爲父隱」（《論語・子路》）説。簡文「止之而不可，⿱㗊心而任之」，即「止之而不可，隱而任之」，是説君子以諫言「止」父母之「不善」而不被父母所接受，就當隱忍而任憑父母所行。曹建墩《劄記》認爲「任」的意思是擔當：「《大戴禮記・曾子立孝》：『吾任其過。』任，王聘珍《大戴禮記解詁》謂：『當也。』此簡謂隱忍而當父母之過。」馮時《考釋》認爲「任」讀爲「仍」：「《廣雅・釋言》：『仍，再也。』是『憐而仍』乃幾諫復諫之辭。」

謹案：「⿱㗊心」，從廖名春讀爲「隱」，即「子爲父隱」之「隱」。「任」，從曹建墩理解爲擔當。

〔四〕「如從己起」，廖名春《劄記》認爲：「猶『如從己作』或『如從己出』。……《淮南子・主術》：『無爲者，非謂其凝滯而不動也，以其言莫從己出也。』《文子・上義》：『無爲者，非謂其不動也，言其[莫]從己出也。』『從己出』與簡文『從己起』同。」

〔五〕「考」，整理者直接隸作「孝」。陳斯鵬《小記》和孟蓬生《閒詁（續）》都指出簡八、九中的「孝」字當隸定爲「考」，讀爲「孝」。二説可從。

〔六〕整理者指出：「《禮記·曲禮上》：『父母有疾，冠者不櫛，行不翔，言不惰。』」

〔七〕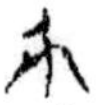，整理者讀爲「力」：「『冠不力』，文獻爲『冠者不櫛』。『櫛』，男子束髮用的梳篦；『不櫛』，即不束髮。『不力』，不得力，義應與之近。」曹建墩《劄記》採用張新俊的看法，認爲「力」當爲「介」字誤釋，讀爲「紒」：「《儀禮·士冠禮》『采衣，紒』，鄭玄注：『紒，結髮。古文紒通結。』簡文意思指孝子因憂父母之疾而顧不上結髮爲髻。」魏宜輝《劄記》讀作「飭」，認爲「冠不飭」猶言「冠不正」。黃人二《書後》讀爲「介」，認爲與見母脂部的「櫛」字音近互假。田煒《瑣記》認爲應該改釋爲「奐」，讀爲「綄」。《集韻·諫韻》：「綰，系也。或作綄。」他指出：「侯馬盟書『奐』字作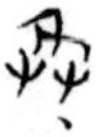、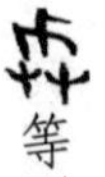等形，『換』字作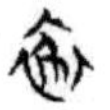、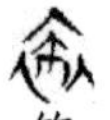等形，『寏』字作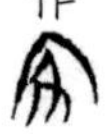，所从之『奐』與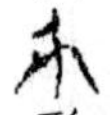形同。」韓英《研究》引李守奎的意見認爲可能是「師」字，在簡文中讀爲「櫛」。王巧生《集釋》認爲：「『冠不力』，冠爲動詞，似可直解爲戴冠不力，意指孝子擔憂父母之疾而無心容飾，故戴冠不力而顯髮冠鬆散之貌。」馮時《考釋》讀爲「力」，訓爲「勑」，意思是「理」。「不力」即言「不櫛」。

謹案：從字形來看，田煒的說法最爲可信，此從其說。

〔八〕「頌」，整理者提出兩種說法，一、「與『翔』通。『頌』爲邪紐東部字，『翔』爲邪紐陽部字，『頌』『翔』雙聲，東陽旁轉。鄭玄注《禮記·曲禮上》『室中不翔』曰：『行而張拱曰翔。』『行不翔』即謂行走時不可張開雙臂。」二、「『頌』，亦爲儀容。《說文·頁部》：『頌，皃也。』段玉裁注：

『古作頌皃，今作容皃，古今字之異也。』鄭玄注上引《禮記・曲禮上》句時曰：『不櫛、不翔，憂不爲容也。』」廖名春《劄記》認爲通「容」，而「容」義爲「飛揚貌」，故可與「翔」互用。曹建墩《劄記》認爲通「容」，而「容」，禮書多指禮容：「《儀禮・士冠禮》：『賓右手執項，左手執前，進容，乃祝。』鄭玄注：『進容者，行翔而前鶬。』按，鶬通蹌。《儀禮・聘禮》：『衆介北面蹌焉。』鄭玄注：『容貌有節。』蹌，指行步有節。簡文『行不頌』即指孝子因父母有疾，憂致使行無禮容，此容正可以按『進容』之『容』理解，不必另解爲和翔相通。」季旭昇《譯釋》支持整理者的第一種説法，並指出曹建墩所引《儀禮・士冠禮》「進容」鄭注「進容者，行翔而前鶬」來證釋「頌」爲「容」，賈疏云：「《曲禮》云『堂上不趨，室中不翔』，則堂下固得翔矣。」是鄭注、賈疏實證「容」爲「翔」。馮時《考釋》讀作「容」，認爲此用如動詞，言修飾容貌。《詩・衛風・伯兮》：「自伯之東，首如飛蓬。豈無膏沐，誰適爲容。」

謹案：此從曹建墩釋「頌」爲「容」，認爲指禮容的説法，但他所舉的《儀禮・士冠禮》「進容」的例子，的確如季旭昇所言不能證明其觀點。《儀禮・士相見禮》：「庶人見於君，不爲容，進退走。」「不爲容」即不講究儀容。

〔九〕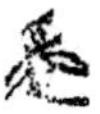，整理者隸定爲「⿱爫衣」，認爲是「依」的異體。《説文・人部》：「依，倚也。」「不倚立」即要有站相。廖名春《劄記》認爲簡文之「依立」即「扆立」，也就是文獻中的「負依（扆）南面」「而

立」。曹建墩《劄記》認爲「不卒立」當指不於人群而立。卒有衆意，或卒通萃，也表示聚集之意。古時有父母患疾及喪時子應守之禮。在父母染疾或者居喪期間，孝子因憂戚或內心悲痛而不願接近衆人。林素清《重編》釋爲「悴」，未説明理由。馮時《考釋》認爲「卒」有促遽之意，「不卒立」即言不局促不安而焦躁之狀。

謹案：李守奎在《上海博物館藏戰國楚竹書（一—五）文字編》「卒」字頭下注曰：「楚『衣』『卒』之别，在於是否有『爪』。」簡文該字有「爪」，當爲「卒」字。但在簡文中讀爲何字，待考。

〔一〇〕「不庶語」，整理者認爲指不多説話。林素清《重編》釋爲「不惰語」。梁静《集釋》認爲「庶」除「衆、多」之義外，還有「不正」之義，如古人有「庶出」「庶母」之語。頗疑「不庶語」與「言不惰」一致，是「不戲言、不多言」的意思。季旭昇解爲「不與衆庶語」，《禮記·雜記下》：「三年之喪，言而不語，對而不問。」

謹案：季旭昇之説有文獻佐證，可從。

〔一一〕整理者斷句並讀爲「時昧，𥘵（攻）、絭（禜）、行，祝於五祀」。他認爲，「時昧」，即「時在昧爽」之意。「𥘵」，通「攻」，爲祭名，《周禮·春官·大祝》：「掌六祈，以同鬼神示。……五曰攻。」賈公彦疏：「攻……日食伐鼓之屬。」「絭」，即「縈」字，音假爲「禜」。「禜」亦爲祭名，《周禮·春官·大祝》：「掌六祈……四曰禜。」鄭玄注：「禜，日月星辰山川之祭也。」「行」，祭主道路行作之神的祀名。「祝」，祭祀時司祭禮的工作。廖名春《劄記》認爲簡文當斷句爲：「時昧、攻、縈、行，祝於五祀。」「時」義當爲依時、按時。「昧」義疑爲割。「大割」是祭祀社神及城門、閭里時大殺群牲，可引申用來指代社祭，也可算是祭名。「五祀」當爲班固《白虎通》卷二《五祀》所説「門、户、井、竈、中霤」。董珊《雜記》認爲「縈」是「勞」的誤字，有關句子當句讀爲「時昧功〈縈〉(勞)，行祝於五祀」，意謂：父母有疾，則不時地隱没自己的功勞，且對五祀舉行祝禱祭祀。「時昧功勞」的用意乃是積陰德。曹建墩《劄記》認爲簡文可斷爲：「時昧攻縈，行祝於五祀。」行祝連讀，《儀禮・既夕》説人染疾之後，「乃行禱於五祀」，簡文和「行祝於五祀」相類。該簡文指以時早起舉行攻縈之祭，行祝於五祀。五祀所指，包山楚墓五祀木牌、湖北雲夢睡虎地《日書》乙種(簡三一貳—四○貳)皆有記録(湖北省荆沙鐵路考古隊包山墓地整理小組：《荆門市包山楚發掘簡報》，《文物》一九八八年第五期。睡虎地秦墓竹簡整理小組：《睡虎地秦墓竹簡》，文物出版社，一九九○年)，爲户、竈、中霤、門、行，和《曲禮》《月令》鄭玄所言若合符節。因此，東周時期的五祀當指門、户、中霤、竈、行。此處簡文的五祀也當爲門、户、中霤、竈、行。至於《白虎通》中的以井易行，乃東周以後之事。黄人二《書後》認爲，「禜」爲禱大旱之時發出吁嗟可憐的叫聲，以至哀之聲音感動上帝，使除灾得福；「攻」爲伐鼓以辭責讓神明，聲張其罪也。「行祝於五祀」，「行」，施行，非整理者所謂「祭主道路行作之神的祀名」，此已包含於「五祀」中，標點斷讀亦有誤，「行」字當從下讀。古人將行，則祭禱於「行」便可，不必五祀，簡文言「五祀」，乃寬泛通廣之論，以大名代小稱也。林素清《重編》釋爲「時（造）、昧（類）、功（攻）、縈（禜）」，行祝於五祀」。《禮記・王制》：「天子將出，類乎上帝，宜乎社，造乎禰。」鄭注：「類、宜、造，祭名。」馮時《考釋》認爲：「『昧』乃暗昧昏亂之意……『時昧』即言病勢不豫。……竹書『攻縈』實即《周禮・秋官・翦氏》所言之『攻禜』，也同《庶氏》之『攻説』，謂以辭告其神，又鳴鼓以攻之也，目的皆在爲父母之疾除蠱祈安。……『祝』，祝禱。……『五祀』，門、戶、中霤、竈、行之祭……此於攻禜之外更祭五祀小神以爲父母禳疾，以見其孝敬。」曲冰《釋讀》認爲，「攻」「禜」，整理者引《周禮・春官・大祝》賈公彥疏「攻……日食伐鼓之屬」，鄭玄注「禜，日月星辰山川之祭也」爲解，不符合簡文原義。典籍中「攻」「説」常連言。「攻」可用於除疾病求福方面。「攻」在包山楚簡中稱爲「攻解」或「攻除」。《左傳・昭公元年》「山川之神，則水旱癘疫之災，於是乎禜之」。《哀公六年》杜預注：「禜，禳祭。」《廣韻・陽韻》：「禳，除殃祭也。」可知「禜」亦可用於除疾祈福方面。

謹案：曹建墩對簡文的斷句可從。「時昧」，存疑待考。「攻」，鄭玄注：「以辭責之。」包山楚簡中稱爲「攻解」或「攻除」，曲冰之説可從。但她認爲鄭玄注「禜」爲「日月星辰山川之祭也」有誤，則不可從，鄭説並不誤，對日月星辰山川祭祀的目的即是禳除災害。「行祝」，曹建墩認爲與「行禱」相類，是正確的。關於「五祀」所指，曹建墩的意見可從，出土文獻材料已經證明了這一點。

〔一三〕「剴」，整理者認爲即「剴」。《詩》「愷悌君子」之「愷」，本册《逸詩》作「戱」。「剴」有規勸之義。孟蓬生《閒詁》讀爲「豈」，認爲是反詰副詞。馮時《考釋》認爲即「剴」之或體，讀爲「幾」，意思是庶幾。

謹案：孟説可從。

不可，唯（雖）至於死，從之。孝而不諫，不城（成）［孝；諫而不從，亦］不城（成）孝。∠〔一〕君子［曰］：〔二〕孝子不飤（食），若在腹中，攷（巧）弁（變），〔三〕古（故）父母安七

〔一〕「孝而不諫，不城」的「城」，整理者隸作「成」。梁靜《集釋》已經指出，該字圖版作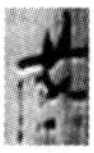，同簡「城」字作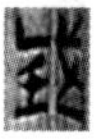。對比可知，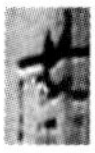字也當釋爲「城」，讀爲「成」。「孝而不諫，不成」後所缺之字，整理者補爲：「孝；諫而不從，亦。」

〔二〕黄人二《書後》指出「君子」二字之下，疑書手漏寫一「曰」字。

〔三〕整理者認爲，「不飤」即「不食」，拒食、不吃。「才」讀爲「災」。如父母固執己見，孝子採取不食的方式則如生命之災。本句講述君子孝子事父母的助化策略，反對採用消極的「不食」手段，主張採用積極靈活、得宜、有效的方法。「攷」通「考」，讀爲「巧」，善也。「叓」讀爲「變」，詳李家浩《釋「弁」》（《古文字研究》第一輯）。整句《大戴禮記・曾子事父母》作「孝子唯巧變，故父母安之」。董珊《雜記》斷句爲「君子孝子，不食若才（在）腹中；巧弁（辯）故父母安

[之]」。這是説君子作爲孝子，自己不吃飯，卻在父母面前裝作好像吃了一樣，並且善於用巧辯之語讓父母相信自己確實吃過飯了，從而讓父母安心。《曾子事父母》的那句話應是有所節略。黄人二《書後》將整理者釋爲「飤」之字改釋爲「良」，「不良若哉」謂孝子不會「從而不諫」「諫而不從」，不會若此「不良」。房振三《二則》認爲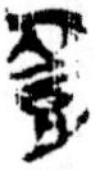當分析爲从「冂」从「負」，讀爲「負」。簡文「若」讀爲「匿」。簡文「君子孝子不負」是指君子孝子不違恩忘德，即使父母是「諫而不用」，也應做到「雖至于死，從之」。而簡文「若(匿)在腹中」則是指君子孝子應該把與父母不同的觀點埋藏在心裏，自始至終「從之」，所以下文説「巧變，故父母安」。然則，這是君子、孝子「成孝」的權宜之計。林素清《重編》認爲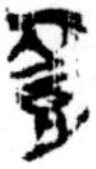字从匚。匚形内所从爲「貴」，與三晉系朱文吉語印「貴身(信)」印的「貴」近似。「孝子不匱」語出《詩經・大雅・既醉》：「孝子不匱，永錫爾類。」曾子以「不匱」爲孝道之極致，《禮記・祭義》：「曾子曰：『孝有三，小孝用力，中孝用勞，大孝不匱。』」簡文此句的大意爲：孝子的孝思永不匱乏竭盡。若能隨時順著父母之樂與憂，巧妙地善作變化與調整，那麼父母必能順心滿意而覺得安適了。馮時《考釋》引袁國華的觀點，認爲「⿷匚負」從「匚」，「負」聲，或即「府」之異體，三晉文字習見，於此當讀爲「倍」。「不倍」即言不違背父母之命。《大戴禮記・曾子事父母》：「孝子唯巧變，故父母安之。」王聘珍《解詁》：「巧，善也。變，猶化也。安，樂也。《孟子》曰：『舜盡事親之道，而瞽

瞍底豫也。』」所言與竹書同。

謹案：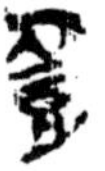，似宜看作「飤」之誤字。

是胃（謂）君=子=（君子。君子）曰：考（孝）子事父母㠯（以）飤（食），亞（惡）𡵂（美）下之……〔一〕九

〔一〕整理者斷句並讀爲：「孝子事父母，以食惡，媺下之。」意思是孝子事父母，自己要食以粗糧，不求美味。廖名春《劄記》斷句爲：「孝子事父母，以食惡美，下之。」意爲孝子事父母，飲食的好壞，是次要的。梁靜《集釋》斷句爲「考（孝）子事父毋（母）㠯（以）飤（食），亞（惡）𡵂（媺）下之」。意爲孝子侍奉父母，飲食方面的好壞是次要的。

謹案：梁靜的斷句可從。《儀禮·士相見禮》：「下大夫相見以鴈，飾之以布，維之以索，如執雉。上大夫相見以羔，飾之以布，四維之結于面，左頭如麛執之。」其中「相見以鴈」「相見以羔」與簡文「事父母以食」句式近似。

君子曰：俤（悌），民之經也。才（在）小不⿰青加（爭），才（在）大不⿱吅絽（亂）。〔一〕古（故）爲𡭔（少）必聖（聽）長之命，爲戔（賤）必聖（聽）貴之命，從人觀（歡）肰（然），則𡥈（免）於戾。〔二〕十

〔一〕「⿰青加」，整理者直接隸定爲「靜」。「⿱吅絽」，整理者原隸定爲「⿰目絽」。

〔三〕「觀」，整理者認爲通作「勸」。黄人二《書後》讀爲「歡」，《曲禮上》云：「君子不盡人之歡，不竭人之忠，以全交也。」意君子不竭盡他人待己之歡，乃能全交，然待他人時，則不妨從人之歡，故簡文下云「然則免于戾」。林素清《重編》將此句讀爲「從人歡然，則免於戾」。馮時《考釋》認爲，「從人」，從命也。「觀肰」，讀爲「歡然」。謂弟道從命之喜悦歡欣貌。

謹案：「從人」似乎即「順人」之意。「歡然」，從馮説。

内豊〔一〕

〔一〕整理者認爲：「『内禮』一詞，文獻中未見。《禮記》中有《内則》，篇題鄭玄注云：『以其記男女居室事父母舅姑之法。』《内禮》或與《内則》有關。」黄人二《書後》認爲：「簡文所述，多論三綱之原則，而少所謂『閨門之内』的『男女居室，事父母舅姑之法』，與《禮記·内則》僅篇名文字上類同，其實並無多大之干係。」梁濤《〈内豊〉與〈曾子〉》認爲：「從《内則》的内容來看，《内則》的『内』應是『門内之治』的『内』，指家族之内，『内則』即『男女居室事父母舅姑之法』，而『内豊』的『内』則似是指内心而言。……《曾子事父母》主張『君子内外養之也』，實際也是『内豊』一詞所要表達的含義。故『内豊』是説孝既要有内心的忠愛之情，還要有外在的禮節形式，它實際是對該篇首句『君子之立孝，愛是用，禮是貴』的概括和總結。」

謹案：梁説可從。

參考文獻

專書及簡稱：

陳思婷：《內豊譯釋》，季旭昇主編：《上海博物館藏戰國楚竹書（四）讀本》，萬卷樓圖書股份有限公司，2007年。簡稱《譯釋》

陳思婷：《〈上海博物館藏戰國楚竹書（四）・采風曲目、逸詩、內豊、相邦之道〉研究》，花木蘭文化出版社，2008年。簡稱《研究》

李朝遠：《〈內豊〉釋文考釋》，馬承源主編：《上海博物館藏戰國楚竹書（四）》，上海古籍出版社，2004年。

馬承源：《前言：戰國楚竹書的發現保護和整理》，馬承源主編：《上海博物館藏戰國楚竹書（一）》，上海古籍出版社，2001年。簡稱《前言》

《馬承源先生談上博簡》，上海大學古代文明研究中心、清華大學思想文化研究所編：《上博館藏戰國楚竹書研究》，上海書店出版社，2002年。

論文及簡稱：

曹建墩：《讀上博藏楚竹書〈內豊〉篇劄記》，簡帛研究網，2005年3月4日，http://www.jianbo.org/admin3/2005/caojiandun001.htm。簡稱《劄記》

陳斯鵬：《初讀上博竹書（四）文字小記》，簡帛研究網，2005年3月6日，http://www.jianbo.org/admin3/2005/chensipeng001.htm。簡稱《小記》

陳斯鵬：《楚簡「史」、「弁」續辨》，中國古文字研究會、吉林大學古文字研究室編：《古文字研究》第二十七輯，中華書局，2008年。簡稱《續辨》

董珊：《讀〈上博藏戰國楚竹書（四）〉雜記》，簡帛研究網，2005年2月20日，http://www.jianbo.org/admin3/2005/dongshan001.htm。簡稱《雜記》

房振三：《上博館藏楚竹書（四）釋字二則》，簡帛研究網，2005年4月3日，http://www.jianbo.org/admin3/2005/fangzhensan001.htm。簡稱《二則》

馮時：《戰國竹書〈內禮〉考釋》，劉釗主編：《出土文獻與古文字研究》第三輯，復旦大學出版社，2010年。簡稱《考釋》

福田哲之：《上博四〈內豊〉附簡、上博五〈季康子問於孔子〉第十六簡的歸屬問題》，武大簡帛網，2006年3月7日，http://www.bsm.org.cn/show_article.php?id=271。簡稱《問題》

韓英：《〈昔者君老〉與〈內豊〉集釋及相關問題研究》，吉林大學碩士學位論文，2008年4月。簡稱《研究》

黃人二：《上博藏簡第四冊內禮書後》，中國古文字研究會、華南師範大學文學院編：《古文字研究》第二十六輯，中華書局，2006年。簡稱《書後》

井上亘：《〈內豊〉篇與〈昔者君老〉篇的編連問題》，簡帛研究網，2005年10月16日，http://

www.jianbo.org/admin3/list.asp?id=1432。簡稱《問題》

李鋭：《讀上博四劄記（一）》，孔子2000網，2005年2月20日，http://www.confucius2000.com/admin/list.asp?id=1618。簡稱《劄記（一）》

梁靜：《上博（四）〈采風曲目〉等六篇集釋》，武漢大學碩士學位論文，2006年6月。簡稱《集釋》

梁濤：《上博簡〈內豊〉與〈大戴禮記・曾子〉》，簡帛研究網，2005年6月26日，http://www.jianbo.org/admin3/2005/liangtao001.htm。簡稱《〈內豊〉與〈曾子〉》

廖名春：《讀楚竹書〈內豊〉篇劄記》，孔子2000網，2005年2月19日，http://www.confucius2000.com/admin/list.asp?id=1617。廖名春：《讀〈上海博物館藏戰國楚竹書（四）〉劄記》，饒宗頤主編：《華學》第八輯，紫禁城出版社，2006年。簡稱《劄記》

廖名春：《楚竹書〈內豊〉、〈曾子立孝〉首章的對比研究》，孔子2000網，2005年4月4日，http://www.confucius2000.com/admin/list.asp?id=1695；又，葉國良、鄭吉雄、徐福昌編：《出土文獻研究方法論文集初集》，臺灣大學出版中心，2005年。簡稱《對比》

林素清：《上博四〈內禮〉篇重探》，「出土簡帛文獻與古代學術國際研討會」論文，臺北政治大學中文系，2005年12月2日至3日；武漢大學簡帛研究中心主辦：《簡帛》第一輯，上海古籍出版社，2006年。簡稱《重探》

林素清：《釋「匱」——兼及〈內禮〉新釋與重編》，《南山論學集——錢存訓先生九五生日紀念》，北京圖書館出版社，2006年5月。簡稱《重編》

孟蓬生：《上博竹書（四）閒詁（續）》，簡帛研究網，2005年3月6日，http://www.jianbo.org/admin3/2005/

mengpengsheng002. htm。

孟蓬生：《〈上博竹書(四)〉閒詁》，卜憲群、楊振紅主編：《簡帛研究二〇〇四》，廣西師範大學出版社，2006年。簡稱《閒詁》

曲冰：《試論上博四〈內禮〉中的「五祀」與簡文的釋讀》，《古籍整理研究學刊》，2009年第2期。簡稱《釋讀》

田煒：《讀上博竹書(四)瑣記》，簡帛研究網，2005年4月3日，http://www.jianbo.org/admin3/2005/tianwei001. htm。簡稱《瑣記》

王巧生：《上博藏戰國楚竹書(四)〈內豊〉篇集釋》，《平頂山學院學報》，2008年第6期。簡稱《集釋》

魏宜輝：《讀上博楚簡(四)劄記》，簡帛研究網，2005年3月10日，http://www.jianbo.org/admin3/2005/weiyihui001. htm。簡稱《劄記》

相邦之道

陳劍 校釋

校釋説明

《相邦之道》爲《上博四》中的一篇。有關情況，原整理者介紹説（《上博四》本篇「説明」部分）：本篇僅存殘簡四支，第四簡句末有終結符號，並留餘白，當爲全篇最後一簡，故置於篇末，餘三簡皆殘斷。現存共一百零七字，其中合文五，重文一。由於四簡字體相同，内容亦差相配合，故歸併爲一組。簡文原無篇題，今因末簡記孔子與子貢答問，涉及相邦之道，故以名篇。

梁靜《研究》從李零説將此篇改題爲《子貢》，理由是，「從上博簡有自題篇名的簡文來看，命名是有一定規律的。類似這種記録對話的簡文多是以簡文中與孔子對話的人物來命名的，如《子羔》《仲弓》。根據這一原則，筆者認爲將此篇改題爲『子貢』是比較合適的」。按：本篇與一般的孔門師弟對話不同，從現存内容看，其首簡更可能應爲「孔子見魯哀公」之類；「孔子退」後將兩人談話告訴子貢，纔引發兩人對答，故本文篇題爲「子貢」的可能性不大（以上意見承本釋文注釋匿名審稿人指出）。

關於本篇幾簡的關係，裘錫圭《考釋》指出：此篇共四簡，其文字皆不相連接。二、四兩號簡皆有「孔子」，內容也顯然有聯繫，自屬一篇。「相邦之道」一語見於四號簡。一、三兩號簡在內容上並無與它們屬於一篇的明顯證據。而且這兩枚簡雖然字體與二、四兩號簡接近，但其「事」字（兩簡均有此字）皆訛爲上部似「昏」之形，而二號簡「事」字則是正常寫法，二者似不大可能屬於一篇。一號簡「先其欲、服其強」和「靜以待時」等思想頗近於《管子》，與儒家也是有距離的。所以我認爲一、三兩號簡不應編入《相邦之道》篇。這兩枚簡能否與同出的其他簡編爲一篇，要等這批上博簡全部發表完畢才能弄清楚。

今從其説，將一、三兩簡列爲本篇附簡。顧史考《拾遺》仍認爲一篇，編爲二、一、三、四簡連讀，擬補缺文甚多，殊乏必然性，茲不取。

本篇有句讀號和專名提示號，作一短橫。有重文和合文號，作一短橫或兩短橫。末簡有篇號，作較粗大的墨鈎形。

校釋者　陳　劍

凡例

一、本書以《上海博物館藏戰國楚竹書（四）》的釋文爲校勘底本。

二、竹簡簡號一依《上海博物館藏戰國楚竹書（四）》，標在每簡最後一字的右下旁。

三、竹簡上原有的標識一依其舊，以裨研究。重文號後補出重文及標點，合文號後寫出合文及標點，於其外加方括號「[]」。釋文另加新式標點符號。

四、釋文儘量按簡文字形隸定，以裨研究。奇特者如「於」「者」從略，個別有省略筆畫者從略。

五、簡文殘缺或殘泐無法辨識的字，可據行文格式推定字數者，釋文以「□」號表示，一「□」代表一字；不能確定字數者，釋文以「……」號表示。

六、簡文殘缺之字，尚有殘留筆畫者，外加「□」號；原簡補字及據文意擬補者，外加方括號「[]」。

七、簡文中的通假字、異體字隨文注出本字、正字，外加「（）」表示；訛字隨文注出正字，外加「〈〉」表示；衍文外加「{}」表示。

八、凡不能連讀的簡文，釋文中間空一行。連讀的簡文，根據內容層次酌情劃分段落。

……□辶□辶□人，〔一〕可胃（謂）想（相）邦矣▬。」公╱曰：「敔（敢）昏（問）民事。」〔二〕

孔▬［孔子］……二

〔一〕此句《上博四》釋爲「□□□□人」。梁靜《集釋》：細看圖版，應有五字殘缺。首字作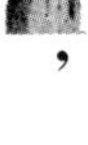，似爲「尹」字。第二字作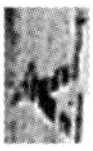，難以辨認。第三字作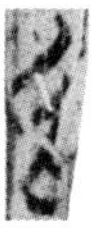，第五字作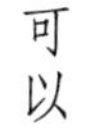，可以看出左邊似是「辵」字。第四字作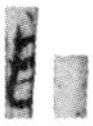，殘餘筆畫類「耳」。裘錫圭《注釋》也根據原簡圖版指出「第二個从『辵』的殘字與『人』字之間尚有一字地位」，補加了一個「□」號。今從其説。第四字從殘筆看也可能本是「毋」字，但難以肯定，今仍作缺文號。

〔二〕《上博四》：「民事」素爲明君所重視。《孟子·滕文公上》：「滕文公問爲國。孟子曰：『民事不可緩也。《詩》云：晝爾于茅，宵爾索綯。亟其乘屋，其始播百穀。』」今按：「公」字下有一小斜筆，似應理解爲專名提示號。

……才（哉）！」〔一〕孔〓［孔子］退（退），告子贛（貢）曰：「虗（吾）見於君，〔二〕不昏（問）又（有）邦之道，而昏（問）想（相）邦之道，不亦⿱訌土䖒（乎）？」〔三〕子贛（貢）乚（曰）：〔四〕「虗（吾）子之倉（答）也可（何）女（如）？」孔〓［孔子］乚（曰）：「女（如）迺（訊）▙。」〔五〕四

〔一〕《上博四》此字作「者」。裘錫圭《注釋》謂「此字筆劃有磨損處」，釋「者」「似有可疑，今暫缺釋」。今按：此殘形原作，結合其用法可定爲「才（哉）」。楚簡「才」字在中豎下方加一飾筆的寫法多見，與此最爲接近者如《上博（六）·天子建州》乙本簡九的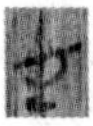；「才」常用爲「哉」，此位於一句話之末，以之作結也很自然。

〔二〕此簡「見」字下方作「立人」形，已誤與楚簡「視」字同形。

《上博四》：「君」雖未明指爲何君，然揆諸先秦文獻，多有魯哀公問於孔子之記載，且問答之間，孔子亦有逕稱「哀公」爲「君」者，如《荀子·哀公》：「魯哀公問於孔子曰：『寡人生於深宮之中，長於婦人之手，寡人未嘗知哀也，未嘗知憂也，未嘗知勞也，未嘗知懼也，未嘗知危也。』孔子曰：『君之所問，聖君之問也。』」因疑本篇所稱「公」「君」或當指魯哀公而言。

〔三〕《上博四》：「⿱歆土」，从「歆」得聲，可讀爲「欽」。「不亦欽乎？」文獻中相同語例多於「不亦」下綴以「可」「宜」「異」「善」等字。「不亦欽乎？」備見讚許之意。

孟蓬生《閒詁》：讀「不亦⿱歆土乎」爲「不亦可⿱歆土乎」，屬增字爲訓，不可取。且增「可」字後全句即含被動意義，兩句話意義可謂大相徑庭。疑「⿱歆土」字讀若「謙」。「歆」字古音在侵部，「謙」字古音在談部，且兩者皆爲喉牙音，故得相通。問話者爲一國之君，不問有國（統治國家）的道術，卻問幫助治理國家的道術，有降低身份的意思，故孔子稱之爲「謙」。

董珊《雜記》：「不亦」之下的字從整體結構來看，可相當於曾侯乙編鐘所見之「遣」字。我們認爲，孔子説「吾見於君，不問有邦之道，而問相邦之道」含有責備之意，據此，該字可讀爲「愆」，訓爲「失」，「不亦愆乎」的意思是説：哀公他不向我詢問有邦之君道，卻跟我問做相邦這種臣道，這不是失問了麼？　孔子實際是在跟子贛説魯哀公詢問不當。

裘錫圭《注釋》：（引《上博四》、孟蓬生《閒詁》説）今按：此字實从「言」，疑當分析爲从「言」「坎」聲。「謙」爲溪母談部字，「欠」「坎」也都是溪母談部字。將此字釋爲从「言」「坎」聲之字，對讀爲「謙」之説更有利。今從孟文讀此字爲「謙」，加「？」號表示尚不能完全肯定此字當分析爲从「言」「坎」聲並讀爲「謙」。……（引董珊《雜記》之説）似不可信。簡文「⿸虍口」字右下方有不成形的墨跡，不知原來是否有句讀號。

今按：此字及楚簡可聯繫對比諸字其形如下：

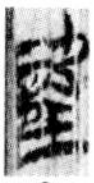《相邦之道》簡四　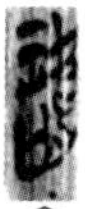《上博（二）·從政》乙簡四　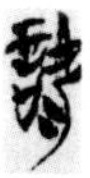郭店簡《性自命出》簡六二　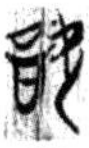《上博（三）·彭祖》簡二

結合後三形來看，簡文此「⿱⿰言欠土」形還是分析爲「从土从欿聲」爲好（楚文字「欠」旁與「次」旁的交替是習見的，即便各自本係作聲符時也可换用無别，故此諸形从「次」與从「欠」之别此點可暫忽略不計）。《性自命出》簡六二謂「身欲靜而毋欿」，陳劍《三篇》指出，《上博

(一)·性情論》簡二十七與「訢」對應之字作「𨑥」，楚文字中從之得聲之字常用爲「逝」或「噬」；「訢」形中的所謂「言」旁，實係「啇」形的訛變；據此，「身欲靜而毋訢」應讀爲「身欲靜而毋滯」。如果上舉《從政》《彭祖》之字也是此類情況，則其讀法亦應據「逝」或「噬」一類舌音月部的讀音考慮。《從政》簡文云「訢𢘓(敏)而共(恭)孫(遜)，豊(禮)之綸(倫)也」，「訢」可考慮讀爲「哲」(參看本書該篇校記)；《彭祖》簡文云「夫(大?)箸(圖?書?)之妻(數)，戁(難)易訢欲」，「訢」可讀爲「制」，「制欲」即克制、制約欲望。《禮記·樂書》(又見《荀子·樂論》等)：「樂者樂也。君子樂得其道，小人樂得其欲。以道制欲，則樂而不亂。以欲忘道，則惑而不樂。」又按「折」聲字或與質部字相通，如「哲明」或作「質明」，則「訢欲」亦可考慮讀爲「懲忿窒慾」(《周易》)之「窒慾」；此處簡文，孔子的回答似是不以爲然的口氣。「不亦埅乎」可考慮讀爲「不亦偵/顛乎」(《韓非子·難三》：「且此亡王之俗，取魯之民所以自美，而穆公獨貴之，不亦倒乎！」)但此說在讀音上也嫌迂曲，難以肯定。由於據舌音月部的讀音釋讀此字，其讀法仍不易確定，也不能排除其所从「訢」形與《性自命出》之「訢」無關，二者只是偶然同形的關係，亦即仍應從裘說分析爲从「言」「坎」聲。謹記此備考。

〔四〕用爲「曰」之字原作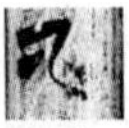形，楚簡中已多次出現。其字明顯爲「水」形之一半，諸家說中以

白於藍《字典》(第211頁；又《彙纂》第530頁、《大系》第814頁)、侯乃峰《六則》(又詳其《三題》《舉隅》)説爲「𡿧」之象形本字，較爲可信。《説文·水部》：「𡿧，水流也。从川、曰聲。」故可用爲「曰」。侯乃峰認爲：此字可以分析成是在「水」字形基礎上的「減體象形」字，即通過把古文字中「水」字形所从的四個點減省爲兩個點來表示一個與「水出」「水半見」義相關的「从水，曰聲」讀爲「曰」的「汩」字。又陳斯鵬曾將其釋爲「巜」[《説文·水部》：「巜，水流澮澮(段注以爲當作『活活』)也。」]，後《補説》認爲：釋「𡿧」或「汩」與釋「巜」諸説，「並没有實質性不同，祇是著眼的角度微異而已」，「巜、澮、𡿧、活」諸字「音義都是相通的」。亦可參。

(五)《上博四》：「訵」，从言、从鹵，鹵形與《説文》古文「西」近同，故字可隸作「訵」。「訵」，字書未見，字既從「言」，應與語辭相關。「女訵」，於此疑或讀爲「如斯」。「西」，古音屬心紐脂部，「斯」爲心紐支部，兩者音近可通。

孟蓬生《閒詁》：「訵」即「訊」字。《説文·言部》：「訊，問也。从言，卂聲。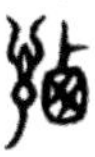，古文訊從鹵。」「西」與「卂」古音同屬心紐，而韻部真文相近，故得相通。《字彙》以後，《康熙字典》《漢語大字典》皆以「訵」爲「哂」的俗字，非古義也。「如訵(訊)」的意思是説，君問我以相邦之道，我即以相邦之道來回答他。

裘錫圭《注釋》認爲孟蓬生《閒詁》之説「較合理，今從之」。今按：「迺」字還見於後來公佈的《上博（五）·姑成家父》簡一，謂姑成家父「行政迺強」。沈培《調整》從孟蓬生《閒詁》之説亦釋讀爲「訊」字古文，認爲可以讀爲「迅」，並舉西周金文史牆盤「迅圉」與「迅強」合證，意指迅猛強圉。《論語·先進》：「孔子哂之。」又「夫子何哂由也」，兩「哂」字，平壤貞柏洞所出《論語》皆作「訊」（見李成市等《竹簡〈論語〉》第191頁）。皆可與此處簡文合參。

附簡

……先亓（其）欲，〔一〕備（服）丌（其）㢡（强），〔二〕牧亓（其）卷（倦？）。〔三〕害（靜）㠯（以）寺（待）時=。〔四〕[時]出古此〈古=（故）〉，[古（故）]出〉事=，[事]出政=。〔五〕[政]毋忘所㣛（始），〔六〕事〔七〕……一

〔一〕「欲」字原左下所从作兩個圈形，左半與楚簡「豫」字不少寫法形同，即係其受影響類化所致（右半「欠」變爲「次」則爲戰國文字習見者，已見前述）。

《上博四》：釋爲「先其欲，備其㢡（強），牧其惓（惓）」。本簡備言欲相邦者所需之個人修養及準備功夫。謀事首先要確知意欲所在，應有所爲而爲，故云「先其欲」也。

淺野裕一《結構》認爲此三句之「其」所指皆爲「民」，解釋此句作「巧妙地引導人民的欲望」。

裘錫圭《考釋》：「先其欲」以下三句，原整理者認爲是講「欲相邦者所需之個人修養及準備工夫」的（第234頁），我則認爲是講在上者用臣民之法的。「先其欲」意謂施政應先考慮到臣民之所欲。《管子・形勢解》：「人主之所以令則行、禁則止者，必令於民之所好而禁於民之所惡也。民之情莫不欲生而惡死，莫不欲利而惡害。故上令於生、利人則令行，禁於殺、害人則禁止。」這段話可以看作「先其欲」的注腳。

〔二〕《上博四》：「備」，《説文・用部》云：「具也。」「備其強」當言厚儲實力，或亦隱含「陰陽備，物化變乃生」（馬王堆漢墓帛書《十六經・果童》）之意，與「君子強行，以待名之至也」（《上博（二）・從政》乙篇簡五）意亦相若。

裘錫圭《考釋》指出：「『備』所从得聲的『葡』（萹），本是矢箙之『箙』的象形初文」，古文字資料和古書中「葡」及「葡」聲字與「服」及「服」聲字相通之例多見，「此簡『備』字也應讀爲『服』」；簡文「『服其強』意謂使臣民出其強力以服上事。『服』可視爲使動詞」，《管子・侈靡》有「不欲，強能（而）不服」的説法，可與簡文的「先其欲，服其強」對看。

〔三〕《上博四》：「牧」，於此固有引領、護牧之意，而《周易・謙卦》：「謙謙君子，卑以自牧也。」「自牧」，則又與修養攸關。「惓（惓）」字亦見《性情論》簡三十一「凡憂惓（惓）之事欲任」，《郭店楚墓竹簡・性自命出》簡六二則書作「凡憂患之事」。「憂患」猶言憂慮。《玉篇》：「惓，悶也。」《説文》：「悶，懣也。」又「懣」下云：「煩也。」段玉裁注：「煩者，熱頭痛也，引申之凡心悶皆爲煩。」由是得知「惓」當有「煩悶」義，與「患」義亦相當。「牧其𢚔（惓）」蓋指如有煩悶憂慮則宜加以疏導及調息抒解。

陳斯鵬《小記》：「𢚔」讀爲「患」。

裘錫圭《考釋》：「𢚔」字从「心」「𢍏」聲，（「𢍏」即「卷」「拳」等字聲旁），整理者釋爲「惓」，認爲有「煩悶」義（第234頁）。《上海博物館藏戰國楚竹書（一）·孔子詩論》四號簡「民之有感𢚔」、同書《性情論》三十一號簡「凡憂𢚔之事欲任」，皆以「𢚔」爲「患」（《性情論》之「憂𢚔」，郭店簡《性自命出》六二號簡作「憂患」）。而2000年荊門左塚三號楚墓所出漆梮上屬B圖「□」形的第二欄文字，則以「民𢚔」與「民患」並列，整理者讀「𢚔」爲「倦」，（原注：黃鳳春、劉國勝《記荊門左塚楚墓漆梮》，香港中文大學中國語言及文學系《第四屆國際中國古文字學研討會論文集》497頁。此條資料蒙陳劍指示。）當可信。此簡「𢚔」字似亦當讀爲「倦」。「牧」，《易·謙卦》初六《象傳》「卑以自牧也」鄭注、《莊子·天道》「使天下無失其牧乎」《釋文》引司馬注等，皆訓爲「養」。此簡「牧」字之義似應爲養撫。「牧其倦」意謂於臣民勞倦之時加以養撫。《管子·輕重甲》：「君出四十倍之粟，以振孤寡，牧貧病……」前人多以「牧」爲「收」之誤字。其實此「牧」字可視爲與「牧其倦」之「牧」同義，不必改字。

一説：此簡「𢚔」字當釋讀爲「患」。「牧」字當讀爲「謀」，二字皆明母字，韻部之、職陰入對轉，上古音相近可通（《管子・侈靡》「智者能牧」「智而不牧」之「牧」，或許也可讀爲「謀」）。「謀其患」意謂爲臣民憂患而謀慮。記此供參考。

〔四〕《上博四》：釋爲「青（靜）㠯（以）寺（待）」，寺=（待時）出」。「青」，讀爲「靜」，實爲上乘之修養功夫，「靜以待」，亦謀定而後動之前奏。「寺=」，疑爲「待時」之合文，「寺=出」當讀爲「待時出」。「時出」一辭，嘗見《管子・宙合》：「多內則富，時出則當。」「待時出」云者，蓋深明「窮達以時」之至理，並已清楚表達欲爲君相邦者之心聲。

陳斯鵬《小記》：其中下加合文符號的所謂「寺」字寫作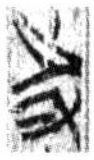，比較前一「寺」字之作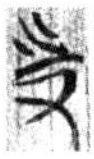，可知其下部並不僅是「又」，而很可能是包含了「日」和「又」兩個部件，只是墨蹟略損而已，然則當釋爲「時」。其寫法與郭店《性自命出》簡一五之作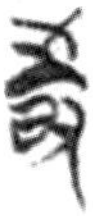者正同。「時=」仍當從張光裕先生讀作「待時」。

裘錫圭《考釋》：此文當讀爲：「靜以待時。時出故……」（詳下文），陳文謂「時=」仍當從整理者讀爲「待時」，則是不對的。

《管子・宙合》：「春采生，秋采蓏；夏處陰，冬處陽。此言聖人之動靜、開闔、詘信、浧儒、取與之必因于時也。時則動，不時則靜。」這段話是「靜以待時」的最好注腳。

〔五〕裘錫圭《考釋》：此簡有二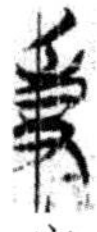字（未計重文），三號簡亦有此字，整理者釋爲「事」（一號

簡第二例見簡末，字較模糊，整理者未釋），從文義看是正確的。但此字上部被寫成與楚簡「事」字上部形近的「昏」，應視爲訛誤字。整理者以「時出」屬上讀，以「故此事使出政」作一句讀，文不成義。這主要是由於未察覺簡文抄寫有誤而造成的。

此簡現有二「出」字。「出」上一字（即「時」與「事」）皆有重文號，重文號位置貼近「出」字，其上一短橫幾與「出」字上端平齊。楚簡「此」「出」二字形近，此簡「古」字下的「此」應是「出」的誤字，其上「古」字原來也應有重文號。由於此重文號與「出」字貼近，抄寫者誤以二者爲同一字的筆畫，遂將「出」字誤寫作「此」。「古」字重文號的上一短橫成爲「此」字「匕」旁的一筆，此筆之下尚有正常的「此」字所不應有的，其形介於點、畫之間的一筆，顯然來自「古」字重文號的下一短橫。這一筆是這個「此」字誤合「出」字與「古」字重文號而成的確證。所以有關簡文應該釋讀爲：

　　時出故，故出事，事出政。

《大戴禮記·四代》：「陽德出禮，禮出刑，刑出慮。」《管子·樞言》：「法出於禮，禮出於治。」同書《心術上》：「故禮出乎義，義出乎理。」其文例與此相同或相近。

在古漢語中，「故」有成例、常規、事理之類意義。（原注：參看拙文《由郭店簡〈性自命出〉的「室性者故也」談到〈孟子〉的「天下之言性也」章》，拙著《中國出土古文獻十講》266頁、267—268頁，復旦大學出版社，2004年）《孟子·離婁下》：「天之高也，星辰之遠也，苟求其故，千歲之日至可坐而致也。」這裏所說的「其故」，指天體運行之理、天體運行之常規。《管子·四時》：「唯聖人知四時。不知四時，乃失國之基；不知五穀之故，國家乃路。」「五穀之故」指五穀的常規，亦即五穀生長之理，如春生夏長秋成熟之類。這種常規是由四時所決定的，所以《管子》先說「四時」，接著就說「五穀之故」。這正可用作簡文「時生故」的注腳。當然，古人認爲「四時生萬物」（《管子·輕重己》），一切事物都應服從四時的規律，「時生故」的「故」決不限於「五穀之故」。人們必須按照「時」所決定的「故」來行「事」。例如五穀春生秋熟，人們就必須春種秋收。而爲了安排好各種「事」，就需要有在上者來施「政」。所以簡文接著又說「故出事，事出政」。《管子·輕重己》在說了「四時生萬物」之後，接著就說「聖人因而理之」。這跟「故出事，事出政」其實是一個意思。

〔六〕《上博四》：釋爲「政毋忘所司（治），□（？）」。

裘錫圭《考釋》：「⿱厶司」是从「司」从「台」的一個兩聲字，整理者釋爲「司」，是可以的；但在「司」字後括注「治」則不妥。這個字應該讀爲「始」。《郭店楚墓竹簡·性自命出》三號簡「道⿱厶司於情」（亦見《上博（一）·性情論》二號簡）、一五號簡「詩、書、禮、樂，其⿱厶司出皆生於人」（亦見《性情論》八號簡），皆以「⿱厶司」爲「始」。上文說：「時出故，故出事，事出政。」推本溯源，政是出自時的。政與時的密切關係，古書中說得很多。如《禮記·月令》《呂氏春秋·十二紀》同）、《管子》的《四時》和《五行》以及《淮南子・時則》等，都是系統地講施政行事必須如何跟天時的運行相配合的。簡文説「政毋忘所始」，就是施政必須合乎天時的意思。

〔七〕裘錫圭《考釋》：此字有些模糊，原釋文用「□」表示，仔細辨認可知就是上文出現過的、上部寫作「昏」形的「事」字。「事……」跟「政毋忘所始」爲對文。上文説「事出政」，接著説政應如何，事應如何，是很合理的。可惜原簡下部殘缺，已無從知道講「事」之句的具體內容了。梁靜《集釋》《研究》亦指出此字與同簡的「事」字形相似，也應爲「事」字，但讀作「政毋忘所治事」，則非。

……［㠯（以）］實官蒼（倉）。百攻（工）憊（懽—勸）於事，〔一〕㠯（以）實寶（𢋹—府）庫。〔二〕泵（庶）人懽（勸）於四枳（肢）之褻（藝），㠯（以）備𠣍（軍）遊（旅）。〔三〕……三

〔一〕「憊」《上博四》隸定作「𡪢」，係將「雚」形頭部「卝」的簡體（此類變化楚簡文字習見）看作「宀」形，不够準確。下文「懽」字《上博四》隸定作「寋」，情況類同。

《上博四》：「百工」，《周禮・冬官・考工記》：「國有六職，百工與居一焉。……審曲面埶，以飭五材，以辨民器，謂之百工。」又云：「知者創物，巧者述之守之，世謂之工，百工之事，皆聖人之作也。」「𡪢」，當讀爲「勸」。「百工勸於事」，猶言百工勉力於事也。《論語・子張》：「子夏曰：『百工居肆以成其事，君子學以致其道。』」

〔二〕《上博四》：「㠯（以）實賓（府）庫」，《史記・孫子吴起列傳》：「起曰：治百官，親萬民，實府庫，子孰與起？」「府庫」乃國家財政所繫，故有關稅收皆存於兹。《周禮・天官冢宰・大府》：「凡萬民之貢，以充府庫。」倘有需要，天子乃布德行惠，「命有司發倉廩，賜貧窮，根乏絕，開府庫，出幣帛，周天下」（《禮記・月令》）。

〔三〕「彖（庶）」下之字大半已磨滅，《上博四》謂「或爲『民』字」。梁靜《集釋》「疑是『人』字。『庶人』文獻習見，此處『庶人』正與『百工』相對仗」（梁靜《研究》略同），與殘形較合，今從其說。「彖（庶）」字已見於殷墟甲骨文，又兩見於《上博（二）・魯邦大旱》（簡二、簡六），字从「三人」之「似／乑」爲意符，即「衆庶」之「庶」之專字。

范常喜《四則》：此簡最後一字殘損，整理者擬隸作「佉」，意不可解。此字實應爲「旅」字。包山楚簡中「旅」字上部同此殘字相同，試比較：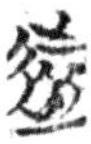（包山簡四）、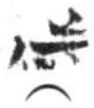（《相邦之道》簡三）。「軍旅」一詞見於先秦文獻，如《韓非子・顯學》：「徵賦錢粟以實倉庫，且以救饑饉備軍旅也，而以上爲貪。」從上引文獻來看，「四肢之藝」也可能是泛指農事而言。「藝」在先秦多指農業種植，如《尚書・禹貢》：「淮沂其乂，蒙羽其藝。」孔傳：「二水已治，二山已可種藝。」《詩經・唐風・鴇羽》：「王事靡盬，不能藝稷黍。」由此也可知，簡文中第二處「寋」字，可能也應讀爲「勸」，同前一處一樣都應是「勸勉」的意思。

《上博四》：「四枳」，讀爲「四肢」。「四肢之藝」，所指應爲強身健體之技藝，且與軍事攸關，故下文云：「以備軍……」

裘錫圭《注釋》認爲，「原整理者對『四肢之藝』的解釋可從」，范文之説則不可信。

參考文獻

專書及簡稱

《上博四》：張光裕《相邦之道釋文考釋》，馬承源主編《上海博物館藏戰國楚竹書（四）》，上海古籍出版社，2004年12月。

白於藍《字典》：《簡牘帛書通假字字典》，福建人民出版社，2008年1月。

白於藍《彙纂》：《戰國秦漢簡帛古書通假字彙纂》，福建人民出版社，2012年5月。

白於藍《大系》：《簡帛古書通假字大系》，福建人民出版社，2017年12月。

論著及簡稱

陳劍《三篇》：《郭店簡補釋三篇》，荊門郭店楚簡研究（國際）中心編《古墓新知——紀念郭店楚簡出土十周年論文專輯》，國際炎黃文化出版社，2003年11月。收入同作者《戰國竹書論集》，上海古籍出版社，2013年12月。

陳斯鵬《小記》：《初讀上博竹書（四）文字小記》，「簡帛研究」網2005年3月6日，http://www.jianbo.org/admin3/2005/chensipeng001.htm。

陳斯鵬《補説》：《楚簡中一個讀爲「曰」的奇字補説》，陳偉武主編《古文字論壇》第一輯（曾憲通教授八十慶壽專號），中山大學出版社，2015年1月。收入同作者《卓廬古文字學叢稿》，中西書局，2018年5月。

董珊《雜記》：《讀〈上博藏戰國楚竹書（四）〉雜記》，「簡帛研究」網2005年2月20日。收入同作者《簡帛文獻考釋論叢》，上海古籍出版社，2014年1月。

范常喜《四則》：《讀〈上博（四）〉劄記四則》，「簡帛研究」網2005年3月31日，http://www.jianbo.org/admin3/2005/fanchangxi002.htm。增補爲《上博楚竹書文字補釋八則》載中國古文字研究會、吉林大學古文字研究室編《古文字研究》第二十七輯，中華書局，2008年9月。

顧史考《拾遺》：《上博簡〈相邦之道〉拾遺》，華南師範大學出土文獻語言研究中心編《首屆古文字與出土文獻語言研究國際學術研討會論文集》，2016年12月。

侯乃峰《六則》：《上博（七）字詞雜記六則》，復旦大學出土文獻與古文字研究中心網站2009年1月16日，http://www.gwz.fudan.edu.cn/Web/Show/665。

侯乃峰《三題》：《楚簡文字研究三題》，收入《上博竹書（1—8）儒學文獻整理與研究》，復旦大學博士後出站報告，2012年5月。

侯乃峰《舉隅》：《楚簡文字「減體象形」現象舉隅——兼談楚簡「汩」字》，安徽大學漢字發展與應用研究中心編《漢語言文字研究》第一輯，上海古籍出版社，2015年2月。收入同作者《上博楚簡儒學文獻校理》，上海古籍出版社，2018年6月。

李成市等《竹簡〈論語〉》：李成市、尹龍九、金慶浩《平壤貞柏洞364號墓出土竹簡〈論語〉》，中國文化遺産研究院編《出土文獻研究》第十輯，中華書局，2011年7月。

梁靜《集釋》：《上博（四）〈采風曲目〉等六篇集釋》，武漢大學碩士學位論文（指導教師：李天虹教授），2006年6月。

梁靜《研究》：《上博楚簡〈子貢〉篇研究》，《考古與文物》2014年第4期。

孟蓬生《閒詁》：《上博竹書（四）閒詁》，「簡帛研究」網2005年2月15日，http://www.jianbo.org/admin3/2005/mengpengsheng001.htm。載卜憲群、楊振紅主編《簡帛研究2004》，廣西師範大學出版社，2006年10月。

淺野裕一《結構》：《上博楚簡〈相邦之道〉的整體結構》（王綉雯譯），臺灣《清華學報》新三十五卷第二期，2005年12月。又載李學勤、林慶彰等《新出土文獻與先秦思想重構》，臺灣書房出版有限公司，2007年8月。

裘錫圭《考釋》：《上博簡〈相邦之道〉1號簡考釋》，中國文字學會主編《中國文字學報》第一輯，商務印書館，2006年12月。收入《裘錫圭學術文集·簡牘帛書卷》，復旦大學出版社，2012年6月。

裘錫圭《注釋》：《上海博物館藏戰國楚竹書（四）·〈相邦之道〉釋文注釋》，載《裘錫圭學術文集·簡牘帛書卷》，復旦大學出版社，2012年6月。

沈培《調整》：《上博簡〈姑成家父〉一個編聯組位置的調整》，武漢大學「簡帛」網，2006年2月22日，http://www.bsm.org.cn/show_article.php?id=219。載耿振生、劉家豐主編《語苑擷英（二）慶祝唐作藩教授八十華誕學術論文集》，中國大百科全書出版社，2007年12月。

季庚子問於孔子

陳劍 校釋

校釋説明

《季庚子問於孔子》爲《上博五》中的一篇，研究者或逕稱《季康子問於孔子》。關於本篇竹簡情況，原整理者介紹如下（《上博五》本篇「説明」部分）：

本篇原無題，現取用全文首句爲篇題，命之爲《季庚子問於孔子》。

由於這部分竹簡在流傳過程中，泥方外圍曾被打開，中部受重力，以致有些竹簡在約二十餘釐米處斷損。本篇共二十三簡，竹簡兩端平齊，完簡長約三十九釐米，寬○・六釐米，厚○・一二釐米左右，三道編繩。上契口距頂端約一・三釐米，上契口與中契口間距約十八釐米，中契口與下契口間距約十八・二釐米，下契口距尾端約一・三釐米。契口位於竹簡右側。本篇第一、三、四、七、十四、十九、二十、二十三簡完整；第十、十五、十八、二十二簡分別爲兩斷簡綴合，經綴合簡完整；第十一簡亦爲兩斷簡綴合，但綴合後，簡下端尚缺一字；第二、六、八、九、十二、十三、十六、十七、二十一簡均殘上半段，下半段保存完好；第五簡殘存中段。

本篇竹簡留有天頭、地腳。文字書寫在第一編繩與第三編繩之間。完簡的書寫字數在三十四至三十九字不等。整篇有墨「乚」五個，分别見於第九、十一、十三、十四簡。竹青面留白，竹黄面書寫文字。書體工整，字距相近。

全文總六百六十九字，其中合文三十五，重文四。

本篇記載季庚子以幣迎孔子歸魯後的事跡。時間約在公元前四八四年至公元前四七九年間。

（下略）

此外略可補充者，所謂作墨「乚」形的符號實有六個，有的是句讀號，有的則應視爲專名號［簡十三「丘」字下、簡九「𡊣(丘)」字下］。另還有篇號，作較粗之墨鉤形（釋文作「乚」）。原由兩段綴合而成的簡十一（原「説明」漏此簡）、十五、十八、二十二，皆應拆分開重加拼合，詳下。

除《上博五》本篇所收二十三簡外，《香港中文大學文物館藏簡牘》中戰國簡第五、六、八號三簡（簡稱「港簡五」等），也應該從李松儒《歸屬》説歸入本篇。有關情況詳見各簡校記。

本篇簡十六，研究者已多從福田哲之《歸屬》説改入《昔者君老》篇，並可遥綴於該篇簡二之下。綴合後釋文爲：「（上略）大（太）子内（入）見，女（如）祭祀之事。【昔者君老二】……之必敬，女(如)賓客之事也。君曰：民(？廌？)豊(禮)【季庚子十六】。」其中「賓」字《上博五》隸定作「⿱宀則」讀爲「則」，此從陳偉《零識》說改釋。

本篇竹簡的拼合與編聯，先後有多位研究者提出過意見。在吸收諸家説的可靠部分基礎上，本釋文最終形成的方案如下[「＋」表示斷片拼合(包括遥綴)，爲醒目起見，屬於同一簡之斷片號外加括號；「—」表示兩簡連續，既包括簡文本身即連讀的，也包括簡有殘斷其文句不能直接連讀者(但確定兩簡本身是連續的)；没有以上關係的竹簡號，其間用分號隔開，釋文中則以空行表示]：

1—2—3—4—港簡6；(港簡5＋6)—7；17—5—(港簡8＋11B)—18A；22B—(11A＋18B)；12—15B—内豊附簡；8—21—(22A＋13)—14—(15A＋9)—10—19—20—23。

所從各家説列舉如下：

陳劍《問題》：8—21—(22A＋13)—14—(15A＋9)—10—19—20—23；[其中「21—22A」、「13—14—15A」、「9—10」、「19—20」四組簡，是整理者原來已經連讀的)

李鋭《札記》、陳偉《零識(續)》：12—15B；

李鋭《札記》《補札》：(11A＋18B)；

牛新房《瑣議》又《四則》：11B—18A；

許慜慧《研究》：22B—11A；

李松儒《歸屬》：4—港簡6；

陳劍《雜談》：（港簡8+11B）；

上舉拼合編聯結果共六組。其首尾兩組位置可定，但中間各編聯組的順序，實難以亦不必強定。另簡五、簡十七、《內豊》附簡等的具體位置（與其他簡的關係）實亦難定，現釋文的安排只是一種可能，參看有關注釋。本釋文即按各編聯組順序釋寫，在各編聯組間空一行。爲清眉目，各編聯組內部亦略按文義層次分段。

校釋者　陳　劍

凡例

一、本書以《上海博物館藏戰國楚竹書（五）》的釋文爲校勘底本。

二、竹簡簡號一依《上海博物館藏戰國楚竹書》，標在每簡最後一字的右下旁。原編一個簡號被分爲兩段的，分別加以「A」「B」表示。從《内豊》編入的，簡號前加篇名；從《香港中文大學文物館藏簡牘》編入的，簡號前加簡稱「港簡」。

三、竹簡上原有的標識一依其舊，以裨研究。重文號後補出重文及標點，合文號後寫出合文及標點，於其外加方括號「〔 〕」。釋文另加新式標點符號。

四、釋文儘量按簡文字形隸定，以裨研究。奇特者如「於」「者」從略，個別有省略筆畫者從略。

五、簡文殘缺或殘泐無法辨識的字，可據行文格式推定字數者，釋文以「□」表示，一「□」代表一字；不能確定字數者，釋文以「……」號表示。

六、簡文殘缺之字，尚有殘留筆畫者，外加「□」；原簡補字及據文義擬補者，外加方括號「〔 〕」。

七、簡文中的通假字、異體字隨文注出本字、正字，外加「（）」表示；訛字隨文注出正字，外加

「〈〉」表示；衍文外加「{}」表示。

八、凡不能連讀的簡文，釋文中間空一行。連讀的簡文，根據內容層次酌情劃分段落。

季庚（康）子䎽（問）於孔=「孔子」曰：〔一〕「肥從又（有）司之逡（後），〔二〕罷（一）不智（知）民矛（務）之女（安—焉）才（在），〔三〕售（唯）子之㕽（貽、詒）䫌（羞）。〔四〕青（青—請）昏（問）孯=「君子」之從事者，於民之一……

〔一〕《上博五》：「庚」，通「康」。《戰國策·韓策二》「司馬康」，《史記·韓世家》作「司馬庚」。「季庚子」，即「季康子」（？—前四七七），季桓子之子，名「肥」，謚「康子」，又名「季孫肥」，春秋時魯國大夫，魯上卿諸臣之帥。魯哀公三年（公元前四九二），季桓子卒，康子立。

〔二〕《上博五》：「肥」，季庚子自稱。（中略）「又司」，讀爲「有司」，通常指官吏。古代設官分職，事各有專司。（中略）或讀爲「有事」。「事」，指祭事、戰事、政事、民事等大事。（中略）「又（有）司（事）之逡（後）」，指「戰事」之後。「逡」，後。《說文》：「古文後从辵。」

按：「又司」讀「有司」可信，或説讀爲「有事」不必。研究者多已指出，「從有司之後」係一種謙虛的説法。如季旭昇《芻議（上）》、林素清《札記》引《上博三·中弓》「從於宰夫之後」，侯乃峰《補説》、林素清《札記》引《論語·先進》孔子之語「以吾從大夫之後」，唐洪志《校理》引《國語·魯語》「臣從有司」韋昭注：「從有司，言備位隨從有司後行也。」皆可從。

〔三〕《上博五》在「罷」字後括注「抑」，季旭昇《芻議（上）》認爲「罷」可以直接讀爲「一」，意思是「全」，解釋作「完全不知道民務何在」。王貴元《二則》説略同，解「一」爲「表示高程度」，「是

『極』『甚』的意思」。按兩説大同小異，此類用法的「一」「壹」古書多見，如《晏子春秋・內篇諫上》「寡人一樂之」、《禮記・檀弓下》「予壹不知夫喪之踊也」等，研究者亦多已指出。「务」字上所从本非「矛」旁，而是「務」字聲符「柔」形之省，參看後文簡四「喬（驕）則汲（侮）」注。

〔四〕「㕣脜」，《上博五》讀「㕣」爲「治」，以爲「脜」同「腯」。陳偉《零識》指出「㕣脜」當讀爲「貽羞」，引《上博三・中弓》簡二十六「恐怡（貽）吾子慐（羞）」爲説，謂「只是本句用了倒裝的修辭手法，利用『之』字把賓語『子』提前了」，可從。參看本書《中弓》校記。

「孔₌〔孔子〕曰：「㤅（仁）之㠯（以）」悳（德），此君子之大务（務）也。」〔一〕

〔一〕《上博五》：上端殘缺，根據上下文意，可補「上，君子之大（「大」或爲「民」亦通）務何？孔子曰：仁之以」等十三字。季旭昇《芻議（上）》指出其所補「共有十四字，但是本篇的『君子』『孔子』都作合文，所以十四字只佔十三字的空間，應屬合理」。按此恐除「孔子曰仁之以」諸字外餘皆難肯定「如「君子之從事者，於民之上，君子之大務何」，即有兩「君子」嫌重複的問題；「上」字係據後文孔子答語擬補，但彼係從強調君子之地位與其行事應相稱的角度立言，故謂「君子在民之上」云云，而據此處文意，季桓子之語中反不應謂「（君子）於民之上」」，故不皆逕補。「仁之以德」見下注。

庚（康）子曰：「青（青—請）昏（問）可（何）胃（謂）㤅（仁）之㠯（以）悳（德）？」〔一〕

〔一〕《上博五》：「㤅」，古「仁」字，楚簡習見。（中略）「㤅之以悳」句，傳世文獻中無，體現了儒家大務的宗旨，也是孔子核心思想的反映。（中略）孔子提出的「㤅之以悳」，就是要求君子守德以御己，節己以奉仁，克己復禮，持敬行恕，注重身教。（下略）

《上博五》之説大致可信，但研究者另有不少異説。廖名春《研究》隸定作「忎」，讀爲「任」。從字形看不可信。許敏慧《研究》雖已指出「廖名春對字形分析有問題」，但又謂「依文義來看，其訓讀可從」，亦以「㤅」字从「身」聲而讀爲「任」；李松儒《歸屬》讀「㤅」爲「信」；唐洪志《校理》讀爲「身」。諸説大概皆因如廖名春《研究》所謂「『仁之以德』即『以德仁之』，在文意上是説不通的」，故致疑。按「仁之以德」即「以德仁民」，並無不通。白海燕《劄記》舉出《孟子・盡心上》：「孟子曰：『君子之於物也，愛之而弗仁；於民也，仁之而弗親。親親而仁民，仁民而愛物。』」「仁之」「仁民」的説法可與簡文參讀。白海燕《集釋》又《劄記》又引《孟子・公孫丑上》「以德行仁者王」云云，「以德行仁」亦與「仁之（民）以德」相近。李丹丹《研究》亦已指出釋「忎（任）」之不可信，對「仁之以德」的思想有詳細論述，可參。

孔=［孔子］曰：「君=［君子］才（在）民二之上，執民之𠁩（𠁩—中），〔一〕紽（施）𡍮（教）於百眚（姓），〔二〕而民不備（服）安（焉），氏（是）君=［君子］之恥也。是古（故）君=

[君子]玉亓(其)言而廛(展)亓(其)行，〔三〕敬城(成)亓(其)三惪(德)𠂤(以)臨民=，[民]䁥(望)亓(其)道而備(服)女(安—焉)。此之胃(謂)息(仁)之𠂤(以)惪(德)。叡(且)筴(管)中(仲)又(有)言曰：〔四〕『𡸁=[君子]龏(恭)則述(遂)，〔五〕喬(驕)則洍(侮)。〔六〕滿(備)言多難，〔七〕四軓言則徫。舀民唯罣，不欲〔八〕……港簡六

〔二〕「執民之中」，《上博五》解「執」爲「實行，執行」；又謂：《尚書・大禹謨》：「惟精惟一，允執厥中。」（按此不如改引《論語・堯曰》「允執其中」）《管子・君臣》：「大夫執法。」「中」，正、恰當、適合，中庸之道，無過無不及。（中略）《孟子・離婁》：「湯執中，立賢無方。」（中略）君子執中而治，就是要專精守一，不偏不倚。按「執」應以講爲「執持」義更準確。古書中的「執中」，「中」一般解釋爲「中道」。此言「執民之中」，「中」義已有進一步引申，猶言「執持民衆（言行）的準則、規範」一類義。所謂「準則、規範」，即統治者所認爲的「符合中道」者。白海燕《集釋》又《劄記》引《鹽鐵論・論誹》：「丞相史曰：『堯任鯀、驩兜，得舜、禹而放殛之以其罪，而天下咸服，誅不仁也。……狄山起布衣，爲漢議臣，處舜、禹之位，執天下之中，不能以治，而反坐訕上。」謂與簡文十分相似，可參。但認爲「『執……之中』可理解爲『對……進行治理』，意即執政。『中』即『正(政)』」。亦嫌不確。

〔三〕《上博五》將「紽」隸定爲从「也」，引後世字書「絧」字或體「絁」爲説；但同時又已謂兩字「或

讀爲」「施教」。季旭昇《芻議（上）》指出「紀耆」當讀爲「施教」，可從。唐洪志《校理》引《新書・先醒》：「內領國政治，而外施教百姓。」許慜慧《研究》引《史記・循吏列傳》「施教導民」，皆可與簡文參讀。

〔三〕「是」字《上博五》誤釋爲「氏（是）」，研究者多已指出。「玉其言」，《上博五》謂意同「金玉其言」。「廛」原作如下第一形，《上博五》誤釋爲「昷（慎）」。禤健聰《零札（一）》指出此字「即楚簡讀爲『展』的字」，該字首見於郭店簡《緇衣》簡三六（見下第二形），對應於今本《緇衣》「允矣君子，展也大成」之「展」；《郭店楚墓竹簡》引裘錫圭先生按語已指出「似當釋『廛』，『廛』『展』音近可通」。《零札（一）》之説可信（但謂其字从「㞋」則不必）。後來發表的《上博（六）・用曰》簡十七「僉（斂）之不骨（肎），而廛（展）之亦不能」，「廛」與此形極近（見下第三形），與「斂」對文，亦用爲「展」。但「廛」字字形當如何分析尚無定論，諸家之説可參看許慜慧《研究》。

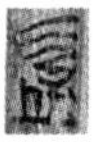
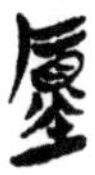
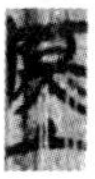

簡文「展」字義爲「誠」「信」。《零札（一）》謂：「《國語・楚語下》：『展而不信，愛而不仁。』韋昭注：『展，誠也。』『展』訓爲『誠』，與前後文之『玉』『敬』義近。」李丹丹《研究》：「『展』有表示『誠』和『信』的意思，《爾雅・釋詁》：『展，信也。』邢昺疏：『展，謂之誠實不欺也。』」王化平

《六則》進一步指出此類「誠信」義之「展」與「亶」通。皆可從。劉國勝《六則》則認爲「『展』，似當訓爲申，申展之義」，似與其對「玉」字之誤解有關。其説謂：「簡文『展』『玉』的意思恐怕不相近。《詩・大雅・民勞》『王欲玉女』，朱熹集傳：『玉，寶愛之意。』『玉其言』是珍貴其言，亦即不輕言的意思。」許慜慧《研究》解釋「展」爲「省視、省察」義，「『玉其言而展其行』，即不輕言而省察其行」。謂「玉言」即「不輕言」同。按「玉」用爲「美好」義古書常見，此作動詞，即「使其言美好」。

〔四〕《上博五》已指出「筦」字从竹、从「卷」字之聲符，與「管」音通，「筦中」即「管仲」。唐洪志《校理》指出「筦」字下半所从獨立成字者在郭店簡《窮達以時》簡六亦用爲「管夷吾」（即管仲）之「管」。按後來發表的《清華簡（陸）・管仲》亦通篇皆以「筦」爲「管」。

〔五〕《上博五》釋「述」爲「遵循」，又謂「或又讀爲『遂』」。按讀爲「遂」之説是，但《上博五》釋「遂」義爲「順」仍非。「遂」即古書常見訓爲「成」者，李丹丹《研究》已指出。

〔六〕《上博五》讀「喬」爲「驕」，意爲「矜肆、放縱」；讀「⿰氵⿱矛人」爲「侮」。皆可從。但隸定「⿰氵⿱矛人」作「⿰氵矛」不確。「⿰氵⿱矛人」字右半所从「⿱矛人」形非「矛」旁，而是「務」字聲符；「務」與「侮」相通多見（參看周波《「侮」字》），如《詩・小雅・常棣》「兄弟鬩于牆，外禦其務」，即用「務」爲「侮」。楚簡用「⿱矛人」或从「⿱矛人」之字爲「侮」亦多見。簡文「侮」應爲「被侮」義，郭店簡《性自命出》簡46—47（《上博一・性情論》簡三十八略同）「人之迯（悦）肰（然）可牙（与—與）和女（安）者，不又（有）夫奮（奮）犷（猛）之青（青—情）則𢘑（侮）」，「侮」字用法同。「驕則侮」猶《吳越春秋・夫差内傳》的「上驕則犯」。《上博五》謂「『侮』，輕慢、侮辱、欺淩。《尚書・大禹謨》：『侮慢自賢，反道敗德。』」從其所引文句看，似尚對此點不瞭。楊澤生《十二則》釋爲「洿」讀爲「繆」，許懃慧《研究》從之，實不可信。其説謂：「『驕』意爲驕傲、驕縱，也可以當怠慢、輕視講，如《吕氏春秋・貴生》：『世之人主多以富貴驕得道之人。』因此『驕』和『侮』的意思相差不大。上文説『恭』導致的結果是諸事順遂，而本句『驕』導致的後果呢？」其誤亦與不明於此有關。

〔七〕《上博五》讀「澫」爲「備」，可從。但認爲「備」是「防備、戒備」之意則不確。李天虹《札記》《零釋》認爲「備」是「盡」之意，謂：「『備言』猶古籍中的『盡言』。《漢書・五行志》：『立於淫亂之國，而好盡言以招人過，怨之本也。』」又引陳偉説謂「『備言』亦可理解爲詳説。《漢書・杜欽傳》：『此則衆庶咸説，繼嗣日廣，而海内長安。萬事之是非，何足備言。』晉杜預《春秋左傳序》：『身爲國史，躬覽載籍，必廣記而備言之。』」許懃慧《研究》從李天虹説，亦訓「備」爲「盡」，但引《禮記・中庸》：「庸德之行，庸言之謹，有所不足，不敢不勉，有餘不敢盡；言顧行，行顧言，君子胡不慥慥爾！」《論語・憲問》：「君子恥其言而過其行。」謂「『備言』，即竭盡其言。『備言多難』，是説得太滿，很難做到」，將簡文之意歸結爲「言行的相關關係」。其說對簡文意思的理解實與李天虹説大有不同。兩説皆可通，不知何者更合於簡文，因下句「軓言則律」尚難確解。

〔八〕「軓」字《中文》誤釋爲「䡄」，此從陳英傑《札記》二改釋。「律」字《中文》、《札記》二皆謂亦可釋爲「債」（《札記》二已指出其右所从爲「犢」字古文）。《中文》謂「律」讀爲「篤」，又「或可讀爲『黷』」；讀「舀」爲「慆」、「睪」爲「懌」。李松儒《歸屬》將「舀」字屬上句讀，下句讀爲「民唯（雖）睪（懌）」。按此皆難肯定，故不括注。

此簡歸入本篇，並次於簡四之後與之連讀，從李松儒《歸屬》說。《歸屬》指出兩簡「句式相類」，且「軓（《歸屬》釋爲「旃」）言」與「濡（《歸屬》釋爲「漾」）言」對文；本篇簡四簡尾完整，而香港中文大學藏簡六簡首完整，故二者可連讀。按，連讀後「軓言」與「備言」相對，疑可讀爲「罕言」。「律」如何解釋待考。

……面之𡰥（夷？）。」

孔=［孔子］𠳿（辭）㠯（以）豊（禮）孫（遜、愻）安（焉）。庚（康）［子曰：「］〔一〕……

港簡五……寍（寍—寧）㐌肥也。」〔二〕

〔一〕此簡歸入本篇從李松儒《歸屬》説（又見李松儒《字迹》328—332頁）。《歸屬》未言其在篇中具體位置，今主要據文意暫置於此處。考慮到下簡六殘去上半段，季康子之語僅存末幾字「寍(寍—寧)㫊肥也」；而此簡殘去下半段，季康子之語僅存開頭數字，則兩簡可能本即前後相次，中間殘去不到一簡的內容，皆爲季康子之語。又「孔子辭」與康子之語「寧㫊肥也」似亦有呼應關係，即康子所謂「寧㫊肥也」係針對孔子之推辭而發。又再上「面之巳(夷？)」語之前應有季康子之問話、請求，但現竹簡中似已無之，皆殘去。現所存上下文關係不明之內容，皆爲孔子之語，無屬於季康子者。

本簡首字其上略殘，《中文》原未釋。陳英傑《札記》二釋爲「面」，可信。「巳」字《中文》釋讀爲「仁」，《歸屬》從之。陳英傑《札記》二讀爲「夷」，更合於楚簡用字習慣，此從之。「訇(辭)」字從何有祖《札記》釋讀，《中文》原隸定作「忄司」、讀爲「司」。陳英傑《札記》二已指出其下从「言」，但讀作「治」不可從。「『孫(遜、愻)安(焉)』」《中文》原與上文斷讀，亦改從何有祖《札記》與上連讀。《歸屬》指出此句與本篇簡十八上「辭曰『子之言也已重。丘也聞君子』」「一句在用字上有些相近」。末「庚」字殘存頭部，《中文》未釋。李松儒《歸屬》將其與本篇「庚」字對照，釋讀爲「季庚(康)子」之「庚」，其下據本篇文例擬補「子曰」二字，皆可從。

〔二〕「㫊」字《上博五》釋爲「𥝩」讀爲「移」，解「寧」爲「寧願、寧可」。此從季旭昇《芻議(上)》改釋爲「㫊」。白海燕《集釋》又《劄記》指出，此字左半之形特殊，應係抄手原漏寫此字而直接先寫了下「肥」字，寫完左半「月（肉）」旁後發現其誤，遂刮削添寫作「力」旁。「月（肉）」旁尚有筆畫刮除未盡留有墨痕，故致整理者之誤釋。《芻議（上）》謂：「此字《包山》數見，皆作人名用。本簡原考釋讀爲『移』，不無可能。亦可能讀『施』。本簡上文殘缺，待考。」廖名春《研究》亦讀爲「施」，謂當指「賜教」。

孔=［孔子］曰：「丘昏（聞）之孟者昊（昃—側）曰：〔一〕『夫《箸=［箸（書）》者］，㠯（以）箸（著）[君/子]=［君子］之悳（德）也；六夫《時（詩）》也者，㠯（以）[竹+時]（等—志）[君/子]=［君子］志=［之志］；夫義（儀）者，㠯（以）斤（謹）[君/子]=［君子］之行也。〔二〕[君/子]=［君子］涉之，尖=［小人］雚（觀）之。〔三〕[君/子]=［君子］敬城（成）亓（其）悳（德），尖=［少（小）人］母寢（寐）〔四〕七

〔一〕「昊」字《上博五》釋爲「吴」，此從李銳《札記》《四則》改正。《上博五》讀所謂「孟者吴」爲「孟子餘」，即晉之趙衰，並謂與見於《左傳》哀公十一年等之「孟子側」「非同一人」。李銳《札記》讀「孟者昊」爲「孟子側」，謂「即孟子反，爲孔子所敬者。《論語·雍也》：『子曰：孟之反不伐，奔而殿。將入門，策其馬，曰：「非敢後也，馬不進也。」』簡文『丘聞之，孟子側曰』與『丘聞之，臧文仲有言曰』，或有聽聞與傳聞之別」。福田哲之《結構》亦謂：「李先生在分析字形的基礎上指出，在直接聽聞和間接傳聞之間存在表現上差異的可能性，與孔子同時代、在

《論語》中出現過的『孟子側』的可能性很高。」按其「直接聽聞和間接傳聞」之説有理，但如其説則簡文「丘聞之孟者側曰」應連讀。　陳劍認爲（見董珊《楚王族》引）：滕公量之人名「卲（昭）者果」與《上博五・季康子問於孔子》簡六人名「孟者吴（側）」，兩「者」字均爲虚詞，作用與「之」相類。「滕公卲（昭）者果」即「昭果」，與「孟者吴」即「孟之側」「孟之反」同。「某之某」意爲某族氏「的」某人，「某者某」意爲某族氏「的人」某人。

〔二〕「義」字《上博五》如字讀，解釋爲「宜」，不確。研究者多讀爲「儀」，但解釋略有不同。李天虹《札記》《零釋》認爲「儀」「指禮儀，或指記載禮儀的文字或文章」；福田哲之《結構》解釋爲「記載禮儀的文獻」；廖名春則更進而直接認爲「儀」「指《儀禮》」，范常喜《三則》亦根據傳世古書和出土文獻皆多見「《詩》《書》《禮》《樂》」並稱對舉的現象，認爲「簡文中的『書、詩、義（儀）』可能即孔子常談及的『詩、書、禮』，『儀』可能即當時『禮』之異名」。許懋慧《研究》的評斷可從：「傳世文獻中尚未以『儀』爲《儀禮》的異名。前文的『夫《書》者以著君子之德也』『夫《詩》也者，以誌君子之志』和『以斤君子之行也』與《荀子・儒效》：『《詩》言是其志也，《書》言是其事也，《禮》言是其行也，《樂》言是其和也，《春秋》言是其微也。』可對應。從前文和《荀子・儒效》的對照來看，以『儀』爲《儀禮》之異名並無不可能，但尚未見確實的證據，姑且解釋作『禮儀』。」

「斤」《上博五》謂有仁、明察、謹慎等意，又已謂「或讀爲『謹』」；廖名春《研究》取讀爲「斤」之説，訓「明察」，許慜慧《研究》從之。按此説實難通。訓「明」之「斤斤」乃重言形況詞，單獨之「斤」字並無動詞「察」義，與「著」「志」不能相提並論。李天虹《札記》讀爲「謹」，有恭敬義，又以爲從前面「以書」「以誌」的用語看，讀爲「謹」似有不妥，存疑待考。范常喜《三則》在此基礎上認爲「謹」可由「謹慎、慎重」義引申爲「約束、禁止」。按：此「謹」就是「使之謹」之義，簡文意謂禮儀以使君子之行「謹慎」「小心」。劉洪濤《「齋」字》又《訛字》以爲「所謂『斤』應該是規範、齊整一類的意思，其字應該就是『齊』字省體之訛」，恐不可信。

〔三〕「涉」字《上博五》以本義「步行渡水」作解，難通。但解釋大意又謂「君子在於行動，小人在於觀望」，則可從。李鋭《札記》疑此處「涉」字（古音禪紐葉部）讀爲「習」（邪紐葉部，或歸緝部），並引《詩經》文句「周道如砥，其直如矢；君子所履，小人所視」（《詩・小雅・大東》）印證簡文。按：所引《詩經》文句對理解文意很有幫助。這裏同樣是説，面對高尚的道德或美好的事物，君子則挺身而入，沉潛其中，小人只是臨淵羡魚，作壁上觀。此處的「涉」不煩改讀爲「習」，就可以理解爲常見的「入」義，如《左傳・僖公四年》「不虞君之涉吾地也」。參看李天虹《札記》《零釋》。此處「涉之」「觀之」的「之」，應指「書」「詩」和「儀」。

〔四〕「敬」字原作不从「口」旁之形。「寑」字《上博五》已指出即「寐」之異文。又謂「『小人毋寐』，孔子告誡之語」。李天虹《札記》《零釋》讀「母寑」爲「晦昧」，謂大概類似於今之「懵懂」。陳偉《零識（續）》亦讀爲「晦昧」，謂「猶愚昧」；單育辰《三則》謂「這裏的『母』也可能是『女』的錯字，通『如』，『如寐』猶言小人對德行的表現像睡了一樣無動於衷」。許敏慧《研究》讀爲「毋昧」，謂「昧」「有迷亂、惑亂之義」。按此簡下所接竹簡殘失，可能文句未完，各家所作推測均難以落實肯定。

十七

……者，因古册豊（禮）而章（彰）之毋逆，〔一〕百事皆靑（青—請？靜？）行之，〔二〕

〔一〕「册」字原作，《上博五》釋爲「𦱀」，認爲即古文「册」，讀爲「典」。按此形上部乃「册」字兩豎筆中加飾筆而成，並不从「艹」旁作（許敏慧《研究》已指出此點）。禤健聰《零札（一）》支持《上博五》的意見，但他並不認爲二者是通假關係，而把「𦱀」字看作「典」之省。按此蓋皆因「典禮」成詞習見而致。陳偉《零識（續）》指出册、典聲韻俱遠，恐難通假；懷疑應讀爲「因古（故）册（跡）豊（禮）」（「故」「指舊典、成例」，「跡」爲「遵循、仿效義」），其說較長。「章」字，《上博五》謂指「法規條款」，或讀爲「彰」，表示顯著。今取其後說。彰顯、弘揚義，其賓語「之」指上文的「故」和「禮」。

〔三〕「事」下之字原作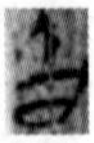形，《上博五》隸定作「旨」，讀爲「皆」。何有祖《試讀》認爲其寫法與「旨」判然有别，當爲「皆」字之殘。按：此字承「百事」而言，釋「皆」於文意最爲順暢（陳斯鵬《小記》釋爲「旨」，劉洪濤《「詩」字》釋讀爲「之」，許敏慧《研究》釋「旨」，恐皆難信）。但其形筆畫清晰完整，顯非「殘」，而應如房振三《釋諧》之説，以古文字常見的「删減同形」現象理解（但其文將此形與《上博（二）·民之父母》簡一用爲「詩」的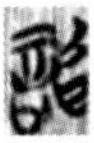字相牽合，則不可信）。白海燕《集釋》又《殘字》對此形有詳論，認爲其上「人」形左側還有墨跡，對此提出「筆畫殘留」（即另一「人」旁之殘）與「竹簡字跡相互沾染形成的痕跡」兩種可能。可參看。

《上博五》原在「章之」後斷句，「毋逆百事」「皆請行之」均單獨成句，並認爲「章」指「法規條款」或讀爲「彰」，表示顯著，「青」讀爲「請」。按「青」或疑可讀爲「靜」。

此簡位置難定，暫置於此，參下校記。《上博五》在本簡前所殘失内容中擬補「庚子曰」三字，無據。據現在編聯方案，此簡内容應屬孔子之語。

……面〈百？〉事皆㝵（㝵—得）亓（其）舊（藋—權）而弝（强）之，〔一〕則邦又（有）榦童，〔二〕百眚（姓）送之目（以）□［□］〔三〕五

〔一〕此簡暫置於港簡八之前，參後校記。

「舊」讀爲「權」，從唐洪志《校理》説（《上博五》讀爲「勸」）。「面」字《上博五》疑爲「舀」或

「恒」，讀「擾」，連下爲讀。何有祖《釋讀》改釋爲「面」，並斷屬上讀。許慜慧《研究》從李鋭《札記》説將簡18A與簡15拼合，並讀「面」爲「勉」，連讀爲「……丘也聞君子【18A】面（勉）事，皆得其勸而强之……【5】」；高榮鴻《疏證》從其説。按：18A＋15連讀文意實難通，此拼合不可信。釋「面」單就字形看可從，但「面事皆得……」難通；如何有祖《釋讀》的方案，「事皆得……」的説法又顯彆扭。結合簡十七的「百事皆責（青—請？靜？）行之」，頗疑此「面」字乃「百」之形近誤字（上博簡中形誤之例頗多）。故此將簡十七與簡五前後相次（兩簡殘斷情況亦相類），殘失文字僅簡五上半段。

〔二〕「榦童」《上博五》讀爲「姦動」，不可信（「榦」字原釋作「棹」亦不確。按楚簡文字多見的所謂「棹」應逕釋爲「榦」，學者論之已詳，參看蘇建洲《論集》541—543頁）。劉信芳《彙釋》讀爲「榦橦」，侯乃峰《研究》又《校理》亦疑可讀作「橦」或「幢」；單育辰《十一則》《佔畢十》讀爲「榦常」，引馬王堆帛書《十大經》「天有恆榦，地有恆常」、上博五《三德》簡五「邦失榦常」爲説。按「童」與「常」相通恐證據不足，但其所舉辭例頗能説明「榦」字用法。疑「童」讀爲「重」（許慜慧《研究》讀爲「安重」，理解爲「安適」），其意與「榦」爲一類。但後文「子之言也巳（已）至（重）」，以「至」爲「重」，是此亦難肯定。本釋文校記匿名審稿人提出可讀爲「棟」，似甚可能，誌此備參。

〔三〕「送」字研究者有讀爲「遜」（季旭昇《芻議（上）》）、「尊」（李鋭《札記》、福田哲之《結構》）、「遵」（單育辰《佔畢十》《十一則》）、「訓」（唐洪志《校理》）、「順」（許慜慧《研究》引季旭昇説）等諸説，從讀音和用字習慣看均有可能。但因簡文殘缺文義不明，亦皆難定論。

李鋭《札記》認爲此簡接於簡18A之後。按本簡位置實難定，據此句「百眚（姓）送之目（以）……」似與下「寺=[寺（恃）之]目（以）爲㠯（己）埶（勢）」句式相類，故暫置於此。研究者或將此簡放在簡十二之前（如福田哲之《結構》、許慜慧《研究》等），則本簡之「則邦又（有）軗童（重）」與簡十二之「則邦又（有）穫（穫）」似有呼應關係，故這種可能性也難以完全排除。謹誌此備考。

[□□□□]寺=[寺（恃）之]目（以）爲㠯（己）埶（勢）。子或（又）女（安—焉）昏（問）港簡八矣乚！」〔一〕

〔一〕「㠯（己）」字《中文》原釋爲「司」，此從陳英傑《札記》一、何有祖《札記》改正。「恃之」「勢」「或」《中文》原分別釋讀爲「持之」「藝」「國」，皆從陳英傑《札記》一改釋。李松儒《歸屬》讀「或」爲「又」，又釋末字爲「昏（問）」，亦皆可從。「昏（問）」字殘存頭部筆畫，《中文》釋「上」，陳英傑《札記》一、何有祖《札記》皆已指出不可信。

李松儒《歸屬》指出香港中文大學藏簡八應歸入此篇，本篇中「孔子稱季康子爲『子』，如簡11

下十18上有：『孔子【11下】辭曰：「子之言也已重。」』這裏的『子』指季康子。港簡八的話也應該是孔子之語」。其説正確可從。但未言其在篇中具體位置。陳劍《雜談》認爲應與簡11B相拼合，港簡八「昏」字下半殘缺，11B上「矣」字上尚有小段空白，即兩字間距離。拼合後簡首約還殘去三到四字（今暫定爲四字）。連讀處文句「子或（又）女（安—焉）昏（問）矣」文意通順，下文季康子之語「古（故）女（如）虗（吾）子之疋（疏）肥也」針對孔子此語而發。

庚（康）子曰：「母（毋）乃肥之昏（問）也是（寔）右（左）⿱虍示（虖—乎）？古（故）女（如）虗（吾）子之疋（疏）肥也。」〔一〕

〔一〕《上博五》於「昏也」下標逗號，「昏」如字讀，解釋爲「糊塗」，謂「左」通「佐」，意爲「輔佐」，皆非。陳斯鵬《小記》讀「昏」爲「問」，謂「是」字表強調，「左」解釋作「悖謬不合理」，引《左傳·昭公四年》：「南遺謂季孫曰：『叔孫未乘路，葬焉用之？且冢卿無路，介卿以葬，不亦左乎？』」全句「毋乃肥之問也是左乎」意思是：「難道我的問話真的很不妥嗎？」説皆可從。季旭昇《芻議（上）》「昏」字從《上博五》之釋，但讀「右」爲「差」，解釋爲「差失」，亦可從。「左」與「差」音義皆近，讀「右」爲「左」或「差」並無實質性區別。

「疋」字《上博五》釋爲「足」，同時又謂「『足』也同『疋』，或讀爲『疏』」。按其字形本爲「疋」沒有問題。季旭昇《芻議（上）》釋爲「疋」讀爲「疏」，可從；但解釋其意爲「疏通」，許慜慧《研究》、白海燕《集釋》、林碧玲《結構》、李丹丹《研究》等皆從之，此則不可信。按「疏」應爲「疏遠」義（參看陳劍《雜談》；林清源《通釋》亦已指出此點），「故如吾子之疏肥也」直譯可作「所以像（現在）您疏遠我」，即就上文孔子説「子又焉問矣」、不直接就季康子之問作答而言。如此，則所謂「如」字無著落問題（參看白海燕《集釋》又《劄記》）就不存在了。另「昏」字還有疑讀爲「聞」一説，如劉洪濤《「詩」字》、李守奎等《文字編》（907頁）、李丹丹《研究》等。按下文孔子之語「子之言也已重」，如係針對季康子説自己的問話不對而發則甚合，説爲季康子聽聞之語不對，則其程度不合。

孔＝［孔子］十一B𢘑（怠/怡—辭）曰：「子之言也巳（已）𡍮（重）。〔一〕丘也昏（聞）𡥈［＝］［君子］……十八A

〔一〕簡18A與簡11B連讀，從牛新房《瑣議》《四則》之説。但《上博五》根據契口位置認爲簡十一下殘掉一「曰」字，牛新房《瑣議》《四則》又據此認爲殘掉的當是一個虛詞，則不可信。福田哲之《結構》已指出從他簡位置看「孔子」下不必有缺字，可從。

〔二〕「𡍮」《上博五》隸定作「砫」，讀爲「主」（解爲「專行」），又謂「或讀爲『重』」；季旭昇《芻議（上）》從讀爲「重」之説。按「𡍮」字與字書「从石主聲」之「砫」字無關，而應分析爲「从厚省、主聲」，就是楚文字中「重」之本字。陳偉《零識》謂：「此處當以讀爲『重』爲是。『已重』是古人習語。《左傳》宣公十一年云：『牽牛以蹊者，信有罪矣。而奪之牛，罰已重矣。』《國語·吴語》『吴王夫差還自黄池』章云：『子爲我禮已重矣。』是其例。『子之言也已重』，是説你的話説得嚴重了。」但又謂：「在現存簡文中，孔子這句話較有可能是針對一號簡所記季康子之語而言的。其記云：『季康子問於孔子曰：「肥從有司之後，一不知民務之安在。唯子之貽羞。……」』康子過於客氣，所以孔子有此言。如果這一猜測不誤，則18A的位置應前移，與一號簡相近。由於二者不能直接連讀。其間可能還有一簡。」按今從陳劍《雜談》説將港簡八與簡11B拼合後，可知這一編聯設想不確。

……烕（滅）速。〔一〕母（毋）死（亙—恆？亟？）才（在）逡（後）=，[逡（後）]殜（世）比𦋺（亂），〔二〕邦相𡩋（壞？）毁，衆必亞（惡）善，〔三〕𦣞（臤—賢）人二十二B穼（深）佝。〔四〕氏（是）古（故）夫敀（撫？）邦甚難，民能多十一A□，〔五〕肥民則安，着（[月差]—瘠）民不鼓（尌—樹）。〔六〕氏（是）古（故）𦣞（臤—賢）人大於邦而又（有）咢（劬？）心，〔七〕能爲魂（鬼）〔八〕十八B

〔一〕「烕（滅）」字原作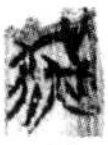形，《上博五》釋讀爲「[彳烕]（滅）」，細審其形左側並無「彳」旁。許慜慧

《研究》引楚簡文字「戌」之形指出此字就是「威」，可從。白海燕《集釋》復引後出《上博（七）·武王踐阼》簡十四「威（滅）」字作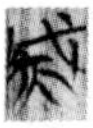補證，甚是。餘詳下校記。

〔二〕「死」字《上博五》釋讀爲「恆」。白海燕《集釋》讀爲「亟」，訓作「疾速」。按楚簡文字「死」與「亟」關係密切，同一字形往往用爲「恆」或用爲「亟」者皆有之，衆多研究者論之已詳。此處文意不明，到底哪種讀法符合事實（甚至可能皆非）尚難斷定。

「才」字《上博五》讀爲「災」。何有祖《零釋（二）》、黃武智《研究》改讀爲「哉」，連上爲讀。此從禤健聰《零札（二）》改讀爲「在」。「逡=」《上博五》釋讀爲「後之」，按「逡」只包含「止」旁而無「之」形，可知此釋法不確（高榮鴻《疏證》亦已指出此點）。研究者亦或多改釋爲「後後」兩字。

「比」字《上博五》如字讀，白海燕《集釋》提出兩種説法，一是如字讀，簡文「比亂」意謂「與禍亂爲鄰」；一是讀爲「必」，「後世必亂」見於《漢書·匈奴傳》。按從用字習慣考慮，此姑採如字讀的辦法。但「比」字亦常訓爲「頻」，此「比亂」也可能應爲「頻頻動亂」「連續動亂」一類義。自簡首「威（滅）」字至此，研究者有多種斷讀法，皆難稱能順利講通簡文，不再贅舉。此略從李守奎等《文字編》的斷讀。但此處文意仍難完全瞭解。

〔三〕「寡」《上博五》讀爲「懷」，季旭昇《芻議（上）》讀爲「威」，謂「相威毀」即「互相威脅毀滅」；林清源《通釋》讀爲「虧」(又見高榮鴻《疏證》引);張峰《散札》讀爲「危」(又讀「相」爲「將」),此斷不可信)。唐洪志《校理》引白於藍説讀爲「壞」,按此説似更合理。從「衆必亞(惡)善」句看,「邦相壞毀」似係就「邦人」而言,而非「邦國」與「邦國」之間。

〔四〕簡22B與簡11A連讀,從許慜慧《研究》之説。「穼(深)」字《上博五》疑爲「宗」字,此從李鋭《札記》、劉信芳《試解續》又《四則》等改正。「佝」字之讀法尚難確定。李鋭《札記》讀爲「劬」,黄武智《研究》讀爲「厚」,林清源《通釋》疑讀爲「怐」義爲「恐」,均嫌不甚合。按此「賢人深佝」承「衆必惡善」而言,應係賢人「不見用」一類義,與後文的「賢人大於邦」正相對。顧史考《新編》讀「穼佝」爲「深居」,其義近是,但「佝」通「居」仍有困難。疑「佝」可讀爲「拘」,待考。

〔五〕李鋭《札記》指出簡十一可於「一」字(按此字詳下)下分爲兩段,其上段應下接簡十八下半段,拼合編聯成「10+11A+18B+19」一組。此從其説將11A與18B拼合。但其前「10+11A」和後「18B+19」的編聯則皆不可信。

「敀」字《上博五》讀爲「迫」,在「甚」字下斷讀,作「夫敀(迫)邦甚,難民能多一矣」,所謂「矣」字係出於原簡11A與11B之誤綴。研究者或承其誤,如季旭昇《芻議(上)》斷讀作「夫迫邦甚,難民能多,一矣」,陳偉《零識》讀「敀」爲「伯」,「多」疑讀爲「移」,斷句作「是故夫伯邦甚難民能移一矣」。李鋭《札記》疑「能」讀爲「乃」，許懋慧《研究》從之，斷讀作「夫迫邦甚，難民乃多」。李守奎等《文字編》(907頁)、黄武智《研究》皆將「是故夫敀邦甚難」斷讀作一句，此從之。黄武智《研究》解釋所謂「迫邦」爲「治理國家」，於義較長，但「迫」字無從有「治理」義。疑此「敀」爲「撫有」義，「敀邦」即古書多見的「有國」。「敀」字與春秋秦公大墓石磬殘銘「竈(肇?)専蠻夏」、秦伯喪戈銘「竈(肇?)専東方」之「専」字，應即爲表同一詞。「白」聲字、「甫」聲字相通之例固習見。上舉兩秦器銘的「専」字，研究者一般即讀爲「撫有」之「撫」。但張富海《「匍有」》認爲，這兩個「専」字就是「有」的意思，即西周春秋金文數見的「匍有」之「匍」(與同樣可訓「有」之「方」字爲同源詞)，「匍有」係同義連文；而「撫有」之「撫」訓「有」，是「撫」字的握持、把持義之進一步引申。二者本非同一詞。不過古書中與此字對應者只有《尚書・金縢》「乃命于帝庭，敷佑(有)四方」之「敷」字，爲便理解，在古文字釋讀時「如果馬虎一點，以同義換讀之法括注『撫』以明其義也是可以接受的」。釋文即採此處理辦法。

簡11A「多」字下殘存一字之首長橫筆，《上博五》釋爲「一」；簡18B首字右上角亦有殘失，《上博五》釋爲「田」。研究者多從之。實則放大細審原圖，所謂「一」字右下還有殘點[李守奎等《文字編》「一」字下收此形，又已指出「此形可能是殘字筆畫」]；顧史考《新編》11AB兩段未作拆分，改釋此字爲「亞(惡)」]，「田」字亦於形不甚合(顧史考《新編》謂所謂「田」「或實乃其他字之下半部」)。今綜合全面考慮全篇竹簡之拼合編聯情況，認爲簡11A與簡18B應大致密合拼合爲一支整簡[簡長情況爲：14.4釐米（11A）+24.3釐米（18B）=38.7釐米，本篇完簡如簡一長38.6釐米，正合]，所謂「一」「田」兩字實爲同一字之殘形。此兩殘形拼合後如下圖：

似應係一外从「匚」之字。待考。又「民能多□」之「能」字疑可讀爲「態」。

〔六〕此句《上博五》原釋讀爲「邪民不鼓」，又謂末字「或讀爲『尌』」。季旭昇《芻議（上）》改釋末字爲「鼓」即「尌（樹）」，訓爲「立」，解釋作「站得住腳」，可從。「着」字與《上博五・君子爲禮》簡三「虗（吾）子可（何）亓（其）着（䐘—瘠）也」之「着」爲一字之繁簡體，从肉从「差」字異體得聲，皆應讀爲瘠，詳見陳劍《問題》、李鋭《補札》。後鄔可晶《「脊」》認爲，此三形應係西周金文引簋中用爲敗績之「績」的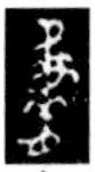字的變體，該字當釋爲「骴/呰」字初文，楚簡着等形「本不以『差』爲聲」。其説可參。

《國語・楚語上》伍舉對楚靈王：「夫美也者，上下、内外、小大、遠近皆無害焉，故曰美。若於目觀則美，縮於財用則匱，是聚民利以自封而瘠民也，胡美之爲？夫君國者，將民之與處；民實瘠矣，君安得肥？」許慜慧《研究》已引此「夫君國者」以下以説「瘠」爲「貧困」義。

〔七〕「人」原脱漏而補寫，《上博五》已指出。「⿱臼可」字古文字資料中僅於此一見，《上博五》讀爲劬勞之「劬」。

〔八〕「魂（鬼）」字《上博五》釋爲「視」，此從季旭昇《芻議（上）》改正。白海燕《集釋》：「簡文此處當是表達正面的意思，或許是『爲鬼神主』『爲鬼神所福饗』一類的殘文。」可參考。

……女（焉）=，「女（焉）」复（作）而輮（乘）之，則邦又（有）稄（穫）。〔一〕先=「先人」斎=「之所」」善亦善之，先=「先人」斎=「之所」貞（史—使）十二「亦貞（史—使）之。〔二〕先=「先人」斎=「之所」□勿□，先=「先人」斎=「之所」」亞（惡）勿貞（史—使），先=「先人」斎=「之所」灋（廢）勿记（起），〔三〕肰（然）則民这不善。〔四〕眯（敉）父兄子俤（弟）而叓（爯—？）賕〔五〕十五B

〔一〕《上博五》讀「女」字重文爲「安焉」，於其後斷句。「乘」字訓爲「繼承」義（顧史考《新編》等逕讀爲「承」）。以爲「穫」通「矱」，法度；又謂「穫」或作收成、收穫意。可參考。按「穫」字之釋當以後說爲長。「作而乘之」上文殘，難有定論。劉信芳《通假》讀「复」字爲征籍、籍斂之「籍」。林碧玲《新編》謂：「作，創作，指先人創作禮樂制度。乘，順應，指繼承、紹述先人所創作之禮樂制度。此句義謂先人創作的禮樂制度要順應它，表不敢自專之意。」按「作而乘之」最直接的解釋應該就是「起來乘它」義，「乘」即「乘機」之「乘」，「利用」一類義。

〔二〕「叓(史—使)」《上博五》釋讀「弁(變)」，此從李鋭《札記》等改釋。

〔三〕以上簡15B接在簡十二之後的編聯和有關缺文的擬補，從李鋭《札記》之説。所補字數與簡十五上端殘去部分所含字數相合。陳偉《零識(續)》亦認爲簡15B應接在簡十二後，但其釋讀理解多不可從。「灋」讀爲「廢」，從季旭昇《芻議(上)》之説。

〔四〕「迖」字原作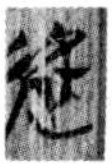，《上博五》隸定作「迼」讀爲「坐」，不確。諸家説中以釋「徃(进—陞)」和「迖(逄—路)」兩説，在字形上較爲有據。此兩種可能皆係陳偉《零識(續)》最早提出。其字除去「辵」旁後之形，與楚文字多見的「陞」所从同，「徃(进)」字見於曾侯乙墓竹簡；而「迖」則見於郭店簡《性自命出》簡六〇(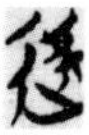)，係「逄(路)」字省形。陳偉《零識(續)》認爲，釋「进」可讀爲「懲」，義爲「克制」「制止」；釋「路」可讀爲「格」，訓「糾正」。按此兩説均頗有據，現似尚難確定，故不作括注。研究者或於字形從前説，而讀法不同，如楊澤生《十二則》讀爲「登」，義爲「進」；劉國勝《六則》讀爲「徵」，義爲「明審」；李守奎等《文字編》(907頁)讀爲「拯」。或於字形從後説，如劉信芳《試解續》讀爲「賂」。另有如何有祖《試讀》釋爲「降」之説(按與其形从「辵」此點不合)。皆不如《零識(續)》所提兩説。

〔五〕「賕」字陳偉《零識》讀爲「敉」訓爲「安」，於文義較順(《上博五》讀爲「迷」，李鋭《札記》讀爲「類」)。但「稱賕」義仍不明。《上博五》謂「爯」與「稱」義近而意爲「舉薦」，以「賕」之本義「物賄」或「貪污行賄」作解，於此文義難合。劉國勝《六則》讀爲「稱讎」，即「舉薦讎人」。顧史考《新編》讀爲「拯救」，其後擬補「之」字。待考。「賕」字前《上博五》標逗號，研究者多同。今改標句號，即認爲此「救父兄子弟而」云云，與下「毋忘姑姊妹而」云云，在文意上爲一組。

……□亡（無）憅（難）。〔一〕母（毋）忘姑姊妹而遠敬之，則民又（有）豊（禮）。〔二〕肰（然）句（後）弄（奉）之㠯（以）𠁩（𠁧—中）𦎫〔三〕《內豊》附簡

〔一〕《上博四·內豊》篇的附簡從福田哲之《歸屬》之説改入本篇。《歸屬》指出，《內豊》附簡「亡」「母（毋）」「而」「敬」「則」「民」「豊」「中」等字的寫法與《內豊》以及同一字跡的《昔者君老》中的相應字形皆有許多不同，而與本篇字形剛好吻合。李松儒《字迹》（327—328頁）引用贊同此説並有補充論證，但謂「不過，從文意上看，《內豊》附簡是否屬於《季庚子問於孔子》這篇簡文尚不能確定」。今將此簡暫置於此，是考慮到如下幾方面的因素。從文義上講，如前文注所云，此簡「母（毋）忘姑姊妹而」云云，與本篇簡15B「賕父兄子俤（弟）而」云云，可以認爲有聯繫，在文義上爲一組；此簡下文「則民又（有）豊（禮）」，則又與此處上文簡十二的「則邦又（有）穫（穫）」句式相似，可以認爲係同一段論述中相呼應的層次。從竹簡保存狀況來講，《內豊》附簡存下段，長二十四·五釐米，正與簡15B（長二十四·二釐米）殘斷情況極

近，也有助於説明它們原來位置相鄰。

〔二〕「姑姊妹」，《上博四》：即父親的姐姐，姑母。《左傳・襄公十二年》「無女而有姊妹及姑姊妹」，孔穎達疏：「若父之姊爲姑姊，父之妹爲姑妹。」研究者多分讀爲「姑、姊、妹」（如黄人二《書後》、林素清《釋「匱」》等），認爲是三種不同身份的親屬。

〔三〕「𦎫」《上博四》分析爲「敦」「錞」所从之聲符「𦎫」，讀爲「準」，謂「中準」意爲「符合水準」。侯乃峰《研究》又《校理》：「中𦎫」或可讀爲「忠敦」，忠厚之義。《吕氏春秋・審分》：「堅窮廉直忠敦之士，畢競勸騁騖矣。」研究者多將其字改釋爲城墉之「墉」字古文「𩫏」，連讀爲「中庸」，如李鋭《札記（二）》、許無咎《一則》、黄人二《書後》、林素清《釋「匱」》等。蘇建洲《雜識》（有關内容又見蘇建洲《研究》177—180頁）指出，戰國文字中「𦎫」「𩫏」兩形已頗多訛混，皆可寫作「𦎫」形，到底釋爲何者，需據文義而定。按此處文義實較抽象籠統，此字釋讀尚難定。進而言之，此字正當簡尾，其下簡文難明，古書有「奉之以仁」（《左傳・昭公六年》）、「奉之以禮」（《禮記・祭統》）一類説法，此處簡文是否應斷讀作「然後奉之以中（或「忠」），𦎫……」其可能性其實也難以完全排除。故此釋文不加標點。顧史考《新編》即在「中」字後逗開，下與本篇簡二十三連讀爲「肰（然）句（後）奉之𠂤（以）中，𦎫（純）堂（當）亓（其）曲𠂤（以）城（成）之」。按其連讀恐不可信。

……也。萦（葛）戱含（今）語肥也㠯（以）凥（處）邦豙（家）之述（術），〔一〕曰：孝＝「君子」不可㠯（以）不＝弜（强）＝，「不弜（强）」則不立。八……[不]＝悬（威）＝，「不悬（威）」則民虞（狎）之。〔二〕母（毋）訐（信）玄曾，〔三〕因邦斎＝「之所」臤（臤—賢）而舉（興）之。大辠（罪）殺二十一之，臧（臧—贓）辠（罪）型（刑）之，少（小）辠（罪）罰之。〔四〕句（苟）能㘣（固）戰（獸—守）二十二A而行之，〔五〕民必備（服）矣。古（故）子㠯（以）此言ㄴ爲系（奚）女（如）？」〔六〕

〔一〕「萦（葛）」字《上博五》釋讀爲「萦（縈）」，並連上「也」字爲讀，此從陳劍《小考》改釋。「萦（葛）」爲姓氏，「戱含（今）」乃其名，故下文簡十四僅稱其名曰「戱含（今）」。聯繫戰國文字的其他有關字形，可知「萦（葛）」應分析爲上从「艸」、下从「索」，但此結構爲何可表「葛」，《小考》尚未得其解。後郭永秉、鄔可晶《説「索」、「㓞」》指出，其字下所从「索」形乃「㓞」之省，「㓞」字見於商周金文，即「割」字表意字，有關諸形即从「㓞（割）省聲」。其説可信。

季旭昇《芻議（上）》把《上博五》括注爲「居」的「凥」改讀爲「處」，可從。

〔二〕簡八與簡二十一連讀，從廖名春《研究》、福田哲之《結構》之説。簡八簡尾完整，簡二十一上段殘失，黄武智《研究》根據殘簡長度容字情況，結合文義擬補爲「……不強則不立。【簡八】

【孚=「君子」不可㠯(以)不=□=。「不□」則□□。孚=「君子」不可㠯(以)不】威……」,可參。

簡首之字從季旭昇《芻議(上)》、陳劍《問題》改隸爲「愧」,讀爲「畏」或「威」。「虡」字《上博五》隸定作「𤼷」,注謂不見於字書,疑讀爲「然」。禤健聰《零札(二)》指出其形上部所从爲「虍」,唐洪志《校理》進一步認爲其字即見於郭店簡《語叢一》(簡三〇、六三、六七等)讀爲「然」的「虡」字。馮勝君《隨記》認爲,「虡」當分析爲从犬膚(胛)省聲,釋爲「狎」;或分析爲从肉獮(狎)省聲,釋爲「胛」;皆應讀爲「狎」。簡文意謂,君子(統治者)如果不威重,則老百姓就會輕忽、輕慢他。此從其說。

〔三〕「玄」字《上博五》釋爲「予」(讀爲「諛憎」或「舒譖」),此從陳劍《問題》改釋。「玄曾」義不明。研究者有釋讀爲「玄繒」(范常喜《三則》)、「眩曆」(王化平《六則》)、「姦讒」(許懋慧《研究》)、「眩譖」(林清源《通釋》)、「姦雄」(高榮鴻《疏證》)等諸説,恐皆難信。

〔四〕「臧」《上博五》讀爲「臧」,引下兩例古書「臧罪」爲説。《後漢書·袁安列傳》:「政號嚴明,然未曾以臧罪鞫人。」《後漢書·楊震列傳》:「累有臧罪,暴虐一州。」「臧罪」實即「贓罪」(王輝《讀記》引睡虎地秦簡等資料説爲「貪污盜竊之罪」,按其名即「據其贓值罪之」而得)。季旭昇《芻議(上)》謂「臧罪」乃指收受賄賂之罪,其罪責範圍無定,而簡文「臧罪」係介於「大罪」與「小罪」之間的罰則,故提出可以考慮改讀爲「常罪」,即「一般的罪」。楊澤生《十二則》以傳世文獻罕見「常罪」而常見「中罪」，且「中罪」亦常與「上罪」「下罪」並舉，故認爲簡文「臧罪」應讀爲「中罪」。按：「臧」讀爲「常」、讀爲「中」，從讀音和用字習慣看皆可疑。最直接的讀法還是「臧（贓）」。簡文大概可以理解爲，「贓罪」猶今語之所謂「經濟犯罪」，「大罪」係「刑事犯罪」如謀反、羣盜、殺人之類，「小罪」則謂危害甚小或無主觀故意之過如「公務過失」「誤傷人」之類。以此言之，「贓罪」介於其間，仍可説得過去，勝於破讀爲「常」或「中」之類。

〔五〕簡22A與簡十三可拼合爲一支完簡，從陳劍《問題》之説。「獸（獸—守）」《上博五》釋爲「戰」，從季旭昇《芻議（上）》改正。

此下至篇末竹簡的重新拼合與編聯，皆據陳劍《問題》之説，不再一一注明。

〔六〕「古」字用法略特別，《上博五》讀爲「故」，或不爲人所信。另有讀爲「吾」（李鋭《札記》）、讀爲「夫」（高榮鴻《疏證》引蘇建洲説）的異説。冀小軍《補説》指出，此「故」應訓爲「則」，《墨子・天志上》：「當（倘）若子之不事父，弟之不事兄，臣之不事君也，故天下之君子與（舉）謂之不祥者。」《莊子・齊物論》：「有成與虧，故昭氏之鼓琴也；無成與虧，故昭氏之不鼓琴也。」王引之《經傳釋詞》指出：「『故』字並與『則』字同義。」其説可從。

孔=［孔子］曰：「繇（由）丘ㄴ舊（雚—觀）之，則敳（媺、美）十三言也巳（已）。〔一〕叡（且）夫殹含（今）之先=［先人］，莃（世）三代之遄（傳）叓（史）ㄴ。〔二〕幾（豈）敔（敢）不

㠯（以）亓（其）先=［先人］之遷（傳）等（志）告ㄴ？」〔三〕

〔一〕「敚（媺、美）」《上博五》讀爲「微」，此從季旭昇《芻議（上）》改讀。

〔二〕「莣」《上博五》釋爲「㱮（喪）」，此從陳劍《問題》改釋，此句意謂「戱今」之先人「世世相繼爲三代遞傳之史官（「世」字用法參《國語·周語上》：「昔我先王世后稷，以服事虞、夏。」）」。

〔三〕「等」字《上博五》解釋爲「等同，一樣」，此從陳劍《問題》之説讀爲「志」。按「志」謂前代流傳下來的文字記載，《左傳》《國語》等古書中多見。

庚（康）子曰：「肰（然）。亓（其）宔（主）人亦曰：古之爲十四邦者必㠯（以）此。」〔一〕

〔一〕冀小軍《補説》指出，「其主人」指葛戱今，謂上文所述之「言」的「主人」。《公羊傳·定公元年》：「定哀多微辭，主人習其讀而問其傳，則未知己之有罪焉爾。」此「主人」則指「事」的主人，即「微辭」所涉及的人，二者用法可相印證。其説可從。

孔=［孔子］曰：「言則姯（媺、美）矣，然十五A異於丘𣂔=［之所］昏（聞）。〔一〕𡉣（丘）ㄴ昏（聞）之，牀（臧）𡕒（文）中（仲）又（有）言曰：『君=［君子］弜（强）則遻（遺）』，〔二〕愄（威）則民不九道，𡩜（嚴）則遾（失）衆，𥁰（盈—猛）則亡（無）新（新—親），好型（刑）則不羊（祥），好殺則𢎨（作）𤔔（亂）。』〔三〕是古（故）𣪠（臤—賢）人之居邦豪（家）也，殀（夙）畀（興）夜寐（寐），十降耑目（以）比，〔四〕民之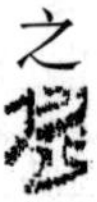散（媺、美）弃（棄）亞（惡）母〈女（如）〉逯（歸）。〔五〕訢（慎）少（小）目（以）酓（合）大，疋（疏）言而簹（密）獸（獸—守）之。〔六〕母（毋）欽遠，母（毋）詣（？）逐（邇）。〔七〕亞（惡）人勿歠（贛—陷），好十九人勿貴。〔八〕救民目（以）瞬（辟）。〔九〕大皋（罪）則夜（赦）之目（以）型（刑），〔一〇〕臧（壓—臓）皋（罪）則夜（赦）之目（以）罰，少（小）則訛（訾）之。〔一一〕弖（凡）欲勿嵩（常），〔一二〕凡遙（失）勿迊（坐），〔一三〕各二十坣（堂—當）亓（其）凸（曲）目（以）城（成）之，〔一四〕肰（然）則邦坪（平）而民顀（擾）矣。〔一五〕此羣＝「君子」從事者之所嗇（諦？）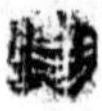也。∟〔一六〕二十三

〔一〕「異」字《上博五》釋爲「兾」，此從季旭昇《芻議（上）》改正。其頭部尚存於簡15A末，陳劍《問題》將簡15A與簡九拼合後，「異」字形可基本復原。

〔二〕《上博五》：「遺」，亡，缺失。《說文》：「遺，亡也。」強則民不與，失其正而災。唐洪志《校理》讀爲「憒」，謂簡文是說「爲政者強禦就會導致憒亂」。陳劍曾疑（見侯乃峰《研究》又《校理》引）「遺」當與前「立」意義相對，或當讀爲「蹪」，顛仆，跌倒。按皆可不必。《上博五》之說近是而未瞭。此與下簡文一段，講的多是統治者與「民」之關係問題，而非「君子」自身的道德

修養問題。行政過於強禦，會導致人民跟不上，君子也就爲人所「遺」了。「遺」本自可通，不必他求。

〔三〕以上數句，與《上博（二）·從政》甲八、甲九數句可相聯繫印證（禤健聰《零札（一）》）：「愄（威）則民不道■，滷（鹽—嚴）則逵（失）衆■，怲（怲—猛）則亡（無）新（新—親）■，罰則民逃■，好型（刑）」〔甲八〕「則不羊（祥），好」〔殺〕則民复（作）亂（亂）。……〔甲九〕。」參看本書《從政》篇校記。

「𡧃（嚴）」《上博五》釋作「俞」讀爲「婾」或「逾」，此從陳劍《三題》、楊澤生《十二則》改釋。二者皆以其字从「鹽」聲而讀爲「嚴」，但對字形的分析略有不同。《三題》以「𡧃」下半所从爲「鹵」之繁形（最下添加飾筆），全字「𡧃」係「从『𥂝（鹽）』或『滷（鹽）』省聲」；《十二則》則認爲「鹵」形下面的兩橫是「皿」之省，其字即爲从「𥂝（鹽）」聲。簡文「嚴則失衆」，與《論語》兩見的「寬則得衆」之語（《陽貨》《堯曰》）相反相成（陳劍《三題》）。

「𥁰（盟—猛）」《上博五》讀爲「磘」，此從陳劍《問題》《三題》、禤健聰《零札（一）》改釋。古書討論爲政之「猛」「寬」問題者多見，如《左傳·昭公二十年》：「大叔爲政，不忍猛而寬。……仲尼曰：『善哉！政寬則民慢，慢則糾之以猛。猛則民殘，殘則施之以寬。寬以濟猛，猛以濟寬，政是以和。』」

〔四〕此句義不明。「降」字係《上博五》原釋。其形所从「阜」旁略特殊，右側又有殘缺，故致研究者曾有異説。如季旭昇《芻議（上）》謂其字「左旁與楚系文字『阜』旁完全不同，疑爲『頣（左旁）』或『泉』旁」，王化平《六則》疑爲「陊」字，許愍慧《研究》從之。按「阜」旁作近於「臣」或「泉」形者於此前發表的楚文字資料中並非孤例，如許愍慧《研究》已舉新蔡葛陵楚簡中的「陵」（乙2:25、零205、乙3:48）字爲證，後來發表的上博簡、清華簡中其例更多，白海燕《集釋》又《殘字》又有補充舉證，並將此字右旁復原，指出與「多」形不合，釋「降」應無疑問。「比」字之形亦略特殊，王化平《六則》疑其右半所从爲「斤」旁，許愍慧《研究》、高榮鴻《疏證》略從其説。按所謂「从匕从斤」之形僅此一見，是否確爲一獨立之字實成疑問。白海燕《集釋》又《殘字》指出其形右側有殘缺，右下被認爲「斤」旁部分筆畫者，「似爲碳化痕跡或竹簡字跡相互沾染而形成的痕跡」，全字復原出後仍是「比」。總之，「降耑以比」之文字釋讀應無問題。但其義仍不明。《上博五》以爲「耑」，同「端」，「比」，比較，謂此句之意爲「從正、反兩個不同的方面分析問題、認識問題、處理問題、解決問題」。冀小軍《補説》認爲「比」似乎應該讀爲「庀」訓作「治」；林碧玲《新編》讀「耑」爲「專」，解爲「放下專權獨斷而易於親近」；高榮鴻《疏證》讀爲「隆制以庀」，謂「施政者要尊崇法令制度來治民」；白海燕《集釋》又《殘字》懷疑讀爲「降瑞以比」，「即天降祥瑞以佑助之」；王凱博《探研》（第144頁）解釋爲「在上者謙抑、端正而與下相比同，人民就會上行下效」。待考。

〔五〕「之」下一字，《上博五》隸定爲「僗」，讀爲「勸」。季旭昇《芻議（上）》認爲右上似从「釆（番字上半）」，疑讀爲「辨」。禤健聰《零札（二）》、許慜慧《研究》（改隸定作「迷」）、高榮鴻《疏證》亦皆以从「釆」聲而釋讀爲「播」。單育辰《三則》又《三題》認爲此字「似從毛從辵，這裏暫時寫作逆。不過無論什麽字，它都應與『棄惡』互文，有『迎』『向』的含義」。按此形筆畫磨滅頗甚，僅左上从「人」形可定。其右上所从説爲「釆」、爲「毛/屰」，細審於形皆嫌未盡密合。其右下定非「力」旁，説爲「止」形亦有不合。李守奎等《文字編》疑爲「從」，更難信。其下「敚」字《上博五》讀爲「微」，此從季旭昇《芻議（上）》改讀爲「美」。「逯（歸）」字《上博五》釋爲「適」，此從陳劍《問題》改正。其上「毋」字《上博五》讀爲「毋」。單育辰《三則》又《三題》認爲是「女」的錯字，讀爲「如」，古書「動詞結構十如歸」的説法多見。可從。

〔六〕「足（疏）」與「䆶（密）」相對，《上博五》釋爲「足」，此從陳劍《問題》等改正。

〔七〕「詣」字係《上博五》原釋。其形右半筆畫有殘泐，與「旨」形似不够密合，此暫存疑。「逐」字《上博五》釋爲「移」，此從陳劍《問題》、季旭昇《芻議（上）》改釋。但研究者後來才認識到，此「逐」形實與追逐之「逐」無關。楊澤生《十二則》將簡文此「逐」字看作从「辵」、「豕」聲，讀爲「邇」；後鄔可晶《「逐」字》加以補證，有關問題已可論定。楚文字習用「达」表追逐之「逐」；

作「逐」形者，則係从辵从「豕」聲之字「也可能係由从「辵」从「豩」聲之形或《清華簡（伍）·殷高宗問於三壽》簡一五等用爲「邇」之「邍」那類形（參看趙平安《來源》）省變而成；「豩」即西周金文中用爲「邇」的「犾」字之變體」，係遠邇之「邇」的異體。後來發表的清華簡資料中，以「逐」爲「邇」之例多見，如《清華簡（叁）·説命下》簡2—3「余眡（柔）遠能逐（邇）」，《清華簡（陸）·管仲》簡五「遠逐（邇）卡＝（上下）」，《清華簡（柒）·子犯子餘》簡五「無遠逐（邇）」等。以上又參看朱曉雪《補議》。

但「欽」與「詣」之讀法、此兩句之解釋，仍未有定論。諸家説如下。《上博五》「欽」如字讀，訓爲「恭敬」「謹慎」；或讀爲「咸」，理解爲「和睦同心」；將「詣」讀爲「倪」解作「傲慢」。季旭昇《芻議（上）》讀「欽」爲「歆」，解釋爲「不要去羨慕那些遠方的，不要去拜訪那些被放逐的」；楊澤生《十二則》讀爲「毋欽遠，毋指邇」，理解句意爲「不要欽敬遠的，不要斥責近的」；范常喜《三則》讀「欽」爲「禁」，讀「詣」爲「稽」，將「逐」字理解爲「遂（遯、遁）」字省寫，「毋禁遠，毋稽遯」意謂「不要禁止遠方的人民來歸附，不要追究已經從你身邊逃離的百姓」；鄔可晶《「逐」字》從讀「欽」爲「歆」、讀「詣」爲「指」之説，改訓「歆」爲「貪求」而不解作「羨慕」，解釋句意爲「不要貪求遠的，不要指斥近的」。李春桃《二題》釋讀爲「毋禁遠，毋嗜邇」，意謂「毋疏禁遠者，毋嗜近者」，謂「與《緇衣》篇所記孔子的治世思想正相一致」。待考。

〔八〕「⿰亶欠（饕）」《上博五》釋爲「⿰亶欠」讀爲「戕」，此從陳劍《問題》等改釋。楊澤生《十二則》、劉國勝《六則》相繼指出九店楚簡《日書》中常見此字，而睡虎地秦簡《日書》與之對應的字作「陷」，並據此認爲本簡中亦當讀爲「陷」，義爲「陷害」，可從（楊澤生《十二則》同時又謂「但也可讀作『嫌』，指避忌或厭惡」，則不必）。冀小軍《補説》指出「好」「惡」在此並當動詞用，「惡人」「好人」均爲動賓結構，此甚是；但又認爲「陷」應改訓爲「埋没」之「没」，得到後來大多數研究者的贊同，此則不可從。簡文意謂，厭惡人也不要（僅僅因此而）構陷他，喜愛人也不要（僅僅因此而）使之尊貴，本甚爲通順合理。

〔九〕「⿰貝辟」字原省去其中「卩/尸」形，致《上博五》誤釋爲「⿰貝亲（親）」。此從季旭昇《芻議（上）》改釋並讀爲「辟」，義爲「刑法」。

〔一〇〕「型」字右半所从「刀」旁原訛作「力」形。「夜」字《上博五》讀爲「處」，此從陳劍《問題》、何有祖《試讀》等改讀爲「赦」。「夜」字从「亦」聲，《説文》「赦」字或體亦从「亦」聲作「⿰亦攴」（秦文字中多見）。《試讀》謂：「按楚簡的文意當是減刑處理。《逸周書・大聚》：『赦刑以寬。』『赦』在簡文顯然不是指對犯罪盲目的全部免除，而是有度的寬刑。」可從。

〔一一〕「訿」《上博五》僅謂「亦作『呰』」。季旭昇《芻議（上）》讀爲「貲」，可從。《説文・貝部》：「貲，小罰以財自贖也。」古書以「呰」爲「貲」之例多見。「刑」指肉刑，降其一等爲「罰」，「罰」再降一等爲「貲」，蓋因「罰」與「貲（或贖）」係散言則通、對言則别的關係。古書和出土文獻所見之「罰」，除常見的罰金、甲盾等財物外，也包含罰爲公家作治、戍守等而言（對「刑」而言則係不包含對軀體的損傷）。《管子·中匡》：「於是死罪不殺，刑罪不罰，使以甲兵贖。」李天虹《小議》主張仍以「訾」本字作解，意爲「詆毁、指責」，恐不可信。

〔一二〕「祟」字《上博五》讀爲「狂」，不可信。季旭昇《芻議（上）》認爲可以直接讀爲「尚」，「凡欲勿尚，謂欲望不要一直推崇」，又謂「鑒於這樣講文意不是很適切，似乎可以改讀爲『凡欲勿長』，欲望不要讓它不斷增長」。或讀爲古書「當欲」之「當」，謂「『凡欲勿當』就是説不要放縱欲望」（見侯乃峰《研究》又《校理》引）。王輝《讀記》讀爲「常」，謂即「嗜欲常在不去」之意。劉信芳《通假》亦謂「疑讀爲『常』，謂不常存欲念，亦即對欲望有所節制」。按讀「常」從用字習慣看最爲自然。《墨子·耕柱》：「子墨子曰：『言足以復行者，常之；不足以舉行者，勿常。不足以舉行而常之，是蕩口也。』」《墨子·貴義》篇亦有此語，「復」字和兩「舉」字皆作「遷」。「常之」之「常」字用法略同。此句意謂統治者「對於（人民的）欲望，不要使之常存」。

〔一三〕「⿱卩疋」《上博五》隸定作「⿱危疋」，注謂「同『跪』，讀爲『危』」。陳劍《問題》懷疑應釋讀爲「坐」。研究者從此兩説的都有。按其形原作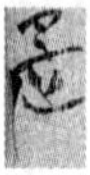，此類形在楚簡文字中既可以表「危」也可以表「坐」，前者如《上博（四）·曹沫之陳》簡六十三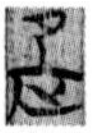，辭例爲「（國君）弗琗⿱卩疋（危）埅（地）」；

後者如包山簡263，辭例爲「一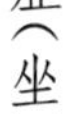(坐)席」(此形當釋讀爲「坐」，見李家浩《席》)。楚文字中與「坐」「危(跪)」有關之形關係複雜，詳參鄔可晶《「坐」、「跪」》文及其收入《出土文獻與古典學重建論集》中所加「編校追記」。陳劍《問題》疑釋「坐」之意，是解爲「坐某罪」之「坐」，「凡失毋坐」意謂「凡是(人民的)過失，不要判罪」。釋「危」之説的解釋則如，許慜慧《研究》説爲「不要讓失誤成爲危害」；曲冰《佚書詞語》(282—283頁)讀爲「僞」，理解作「遮掩」；侯乃峰《研究》又《校理》疑讀爲「詭」，謂「『凡失勿詭』似指凡有過失不要詭言欺詐以求遮掩」；蘇建洲讀爲「委」，訓作「推委」(見高榮鴻《疏證》引)；王凱博《探研》(103—105頁)讀爲「委/諉」，「凡失勿委/諉」意謂「不要推諉、推脱過失」。待考。

〔一四〕「」《上博五》直接釋爲「堂」讀爲「當」。按其形下半本从「立」形，不過研究者多已指出其中「立」形乃「土」形之變。「」即「古文曲」。《上博五》：「曲以成之」，義同「曲成」。《周易·繫辭上》「曲成萬物而不遺」，韓康伯注：「曲成者，乘變以應物，不係一方者也，則物宜得矣。」按其説近是。但「曲成」之「曲」是副詞，修飾動詞「成」構成偏正結構，簡文「各當其曲」(《上博五》「曲以成之」之斷讀亦係因簡文編聯有誤)之「曲」乃名詞，作「當」之賓語。陳劍《問題》：「曲」即「委曲」之「曲」，舊注訓爲「事」「小事」「小小之事」等，在此指各種詳細具體的情況。

〔一五〕「䐓」字《上博五》未括注、破讀，逕取其「柔」義解爲「安」。此從陳劍《問題》讀爲「擾」。《問題》謂：「擾，馴也，柔服也。九店M56簡四〇下用『䐓』字爲『六擾』之『擾』。」林碧玲《新編》：《尚書・周書・周官》：「司徒掌邦教，敷五典，擾兆民。」孔安國傳：「以安和天下衆民，使小大皆協睦。」筆者據此釋「擾」爲「安和」。侯乃峰《研究》又《校理》亦謂：「擾」亦可訓「安」。《周禮・地官・司徒》「以佐王安擾邦國」，鄭玄注：「擾亦安也。」

〔一六〕「啻」即「商」字，《上博五》引《集韻》「商，和也」、《廣韻》「商，本也」作解，又謂「或讀爲『適』」。侯乃峰《研究》又《校理》括注「諦」並加問號，無説。按此説似可考慮。諦，審也。劉向《説苑・權謀》：「聖王之舉事，必先諦之於謀慮，而後考之於著龜。」「啻」下之字尚難確識，《上博五》釋文摹原形，注謂「疑『趨』字，字待考」。按釋「趨」殆從文義推測，從字形看肯定不合。何有祖《試讀》疑當釋「廷」，引《廣雅・釋詁三》「廷，平也」、《廣韻・青韻》「廷，正也」爲解。按此説於字形較近，但也不够密合，而且文義亦難通。待考。

「也」下空一字位置後有篇號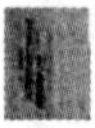，下爲大段空白，本篇至此結束。

參考文獻

專書及簡稱

《上博五》：濮茅左《季庚子問於孔子釋文考釋》，馬承源主編《上海博物館藏戰國楚竹書（五）》，上海古籍出版社，2005年12月。

《中文》：陳松長《香港中文大學文物館藏簡牘》（「香港中文大學文物館藏品專刊之七」），香港中文大學文物館，2001年1月。

《上博四》：李朝遠《內豊釋文考釋》，馬承源主編《上海博物館藏戰國楚竹書（四）》，上海古籍出版社，2004年12月。

侯乃峰《校理》：《上博楚簡儒學文獻校理》，上海古籍出版社，2018年6月。

李松儒《字迹》：《戰國簡帛字迹研究：以上博簡爲中心》，上海古籍出版社，2015年7月。

劉信芳《通假》：《楚簡帛通假彙釋》，高等教育出版社，2011年2月。

論著及簡稱

B

白海燕《集釋》：《〈季庚子問於孔子〉集釋》，吉林大學碩士學位論文（指導教師：馮勝君教授），2009年4月。

白海燕《劄記》：《〈上博五·季庚子問於孔子〉劄記》，《中國文字》新三十九期，藝文印書館，2013年12月。

白海燕《殘字》：《〈季庚子問於孔子〉殘字補證兩則》，《中國文字研究》第二十輯，上海書店出版社，2014年10月。

C

陳劍《問題》：《談談〈上博（五）〉的竹簡分篇、拼合與編聯問題》，武漢大學「簡帛」網2006年2月19日，http://www.bsm.org.cn/show_article.php?id=204。收入同作者《戰國竹書論集》，上海古籍出版社，2013年12月。

陳劍《小考》：《上博竹書「葛」字小考》，武漢大學「簡帛」網2006年3月10日，http://www.bsm.org.cn/show_article.php?id=279。載《中國文字研究》2007年第一輯（總第八輯），大象出版社，2007年9月。收入同作者《戰國竹書論集》，上海古籍出版社，2013年12月。

陳劍《三題》：《上海博物館藏戰國楚竹書〈從政〉篇研究（三題）》，《簡帛研究二〇〇五》，廣西師範大學出版社，2008年9月。又見復旦大學出土文獻與古文字研究中心網站2008年2月28日，http://www.gwz.fudan.edu.cn/Web/Show/360。收入同作者《戰國竹書論集》，上海古籍出版社，2013年12月。

陳劍《雜談》：《上博竹書的拼合與編聯問題雜談》，香港浸會大學孫少文伉儷人文中國研究所主辦《學燈》第一輯，上海古籍出版社，2016年4月。

陳斯鵬《小記》：《讀〈上博竹書（五）〉小記》，武漢大學「簡帛」網2006年4月1日，http://www.bsm.org.cn/show_article.php?id=310。

陳偉《零識》：《上博五〈季康子問於孔子〉零識》，武漢大學「簡帛」網2006年2月20日，http://www.bsm.org.cn/show_article.php?id=210。載中國文化遺產研究院編《出土文獻研究》第八輯，上海古籍出版社，2007年11月。收入同作者《新出楚簡研讀》，武漢大學出版社，2010年10月。

陳偉《零識（續）》：《〈季康子問於孔子〉零識（續）》，武漢大學「簡帛」網2006年3月2日，http://www.bsm.org.cn/show_article.php?id=255。收入同作者《新出楚簡研讀》，武漢大學出版社，2010年10月。

陳英傑《札記》一：《讀楚簡札記》，「簡帛研究」網2002年11月24日，http://www.jianbo.org/Wssf/2002/chenyingjie01.htm。收入同作者《文字與文獻研究叢稿》，社會科學文獻出版社，2011年6月。

陳英傑《札記》二：《讀〈香港中文大學文物館藏簡牘〉札記》，「簡帛研究」網2002年11月28日，http://www.jianbo.org/Wssf/2002/chenyingjie02.htm。收入同作者《文字與文獻研究叢稿》，社會科學文獻出版社，2011年6月。

D

董珊《楚王族》：《出土文獻所見「以謚爲族」的楚王族——附説〈左傳〉「諸侯以字爲謚因以爲族」的讀法》，復旦大學出土文獻與古文字研究中心網站2008年2月17日，http://www.gwz.fudan.edu.cn/Web/Show/341。載復旦大學出土文獻與古文字研究中心編《出土文獻與古文字研究》第三輯，復旦大學出版社，2010年7月。

F

范常喜《三則》：《〈弟子問〉〈季庚子問於孔子〉札記三則》，武漢大學「簡帛」網2006年8月2日，http：//www. bsm. org. cn/show_article. php ?id=391。改題爲《〈上博五〉字詞札記三則》載中國古文字研究會、復旦大學出土文獻與古文字研究中心編《古文字研究》第二十九輯，中華書局，2012年10月。「玄繒」條又見《上博楚竹書文字補釋八則》，載中國古文字研究會、吉林大學古文字研究室編《古文字研究》第二十七輯，中華書局，2008年9月。

房振三《釋諧》：《釋諧》，丁四新主編《楚地簡帛思想研究(三)——「新出楚簡國際學術研討會」論文集》，湖北教育出版社，2007年6月。

馮勝君《隨記》：《讀簡隨記(二題)》，中國古文字研究會、中山大學古文字研究所編《古文字研究》第三十輯，中華書局，2014年9月。

福田哲之《歸屬》：《上博四〈內禮〉附簡、上博五〈季康子問於孔子〉第十六簡的歸屬問題》，武漢大學「簡帛」網2006年3月7日，http：//www. bsm. org. cn/show_article. php ?id=271。

福田哲之《結構》：《上博五〈季康子問於孔子〉的編聯與結構》，丁四新主編《楚地簡帛思想研究(三)——「新出楚簡國際學術研討會」論文集》，湖北教育出版社，2007年6月。

G

高榮鴻《疏證》：《上博楚簡論語類文獻疏證》，中興大學中國文學研究所博士學位論文(指導教授：林清源)，2013年7月。

顧史考《新編》：《上博楚簡五〈季庚子問於孔子〉新編及概述（修訂）》，復旦大學出土文獻與古文字研究中心編《出土文獻與古文字研究》第七輯，上海古籍出版社，2018年5月。

郭永秉、鄔可晶《説「索」、「剌」》：《説「索」、「剌」》，清華大學出土文獻研究與保護中心編、李學勤主編《出土文獻》第三輯，中西書局，2013年3月。收入郭永秉《古文字與古文獻論集續編》，上海古籍出版社，2015年8月。

H

何有祖《試讀》：《〈季庚子問於孔子〉與〈姑成家父〉試讀》，武漢大學「簡帛」網2006年2月19日，http://www.bsm.org.cn/show_article.php?id=202。

何有祖《零釋（二）》：《上博五零釋（二）》，武漢大學「簡帛」網2006年2月24日，http://www.bsm.org.cn/show_article.php?id=227。

何有祖《札記》：《讀香港中文大學文物館藏簡札記》，《古籍整理研究學刊》2007年第2期。部分内容曾以《香港中文大學文物館藏簡獻疑四題》爲題發表於武漢大學「簡帛」網2005年11月21日，http://www.bsm.org.cn/show_article.php?id=106。

侯乃峰《補説》：《上博（五）幾個固定詞語和句式補説》，武漢大學「簡帛」網2006年3月20日，http://www.bsm.org.cn/show_article.php?id=295。載丁四新主編《楚地簡帛思想研究（三）——「新出楚簡國際學術研討會」論文集》，湖北教育出版社，2007年6月。

侯乃峰《散劄》：《讀簡帛散劄》，武漢大學「簡帛」網2006年11月26日，http://www.bsm.org.cn/show_article.php?id=468。

侯乃峰《研究》：《上博竹書(1—8)儒學文獻整理與研究》，復旦大學博士後研究工作報告，2012年5月。

黃人二《書後》：《讀上博藏簡第四冊内禮書後》，「新出戰國楚竹書研讀會」論文，臺灣楚文化研究會，2005年3月12日。收入同作者《出土文獻論文集》，高文出版社，2005年8月。

黃武智《研究》：《上博楚簡「禮記類」文獻研究》，臺灣中山大學中國文學系博士論文(指導教授：徐漢昌、鮑國順)，2009年2月。

J

冀小軍《補説》：《〈季康子問於孔子〉補説》，武漢大學「簡帛」網2006年6月26日，http://www.bsm.org.cn/show_article.php?id=372。

季旭昇《曶議(上)》：《上博五曶議(上)》，武漢大學「簡帛」網2006年2月18日，http://www.bsm.org.cn/show_article.php?id=195。

L

李春桃《二題》：《上博楚簡〈季庚子問於孔子〉研究二題》，卜憲群、楊振紅主編《簡帛研究2013》，廣西師範大學出版社，2014年7月。

李丹丹《研究》：《〈季康子問於孔子〉集釋及相關問題研究》，哈爾濱師範大學碩士學位論文(指導教師：李連元副教授、徐廣才講師)，2010年5月。

李家浩《席》：《談包山楚簡263號所記的席》，中國文化遺産研究院編《出土文獻研究》第九輯，中華書局，2010年1月。

李鋭《札記（二）》：《讀上博四札記（二）》，「孔子2000」網2005年2月20日，http://www.confucius2000.com/admin/list.asp?id=1618。

李鋭《札記》：《讀〈季康子問於孔子〉札記》，「孔子2000」網2006年2月26日，http://www.confucius2000.com/admin/list.asp?id=2272。又「簡帛研究」網2006年3月6日，http://www.jianbo.org/admin3/list.asp? id=1474。

李鋭《補札》：《讀上博（五）補札》，「孔子2000」網2006年2月28日，http://www.confucius2000.com/admin/list.asp?id=2275。

李鋭《四則》：《讀楚簡札記（四則）》，中國古文字研究會、吉林大學古文字研究室編《古文字研究》第二十七輯，中華書局，2008年9月。

李松儒《歸屬》：《香港中文大學藏戰國簡的歸屬（之一）》，復旦大學出土文獻與古文字研究中心網站2010年6月7日，http://www.gwz.fudan.edu.cn/Web/Show/1176。改題爲《香港中文大學藏三枚戰國簡的歸屬》載張德芳主編《甘肅省第二屆簡牘學國際學術研討會論文集》，上海古籍出版社，2012年12月。

李天虹《札記》：《讀〈季康子問於孔子〉札記》，武漢大學「簡帛」網2006年2月24日，http://www.bsm.org.cn/show_article.php?id=229。

李天虹《小議》：《〈季康子問於孔子〉「訛」字小議》，武漢大學「簡帛」網2007年8月21日，http://www.bsm.org.cn/show_article.php?id=701。

李天虹《零識》：《〈上博竹書（五）〉零識》，卜憲群、楊振紅主編《簡帛研究2006》，廣西師範大學出版社，2008

年11月。

廖名春《研究》：《楚簡〈季康子問於孔子〉研究》，《中國古中世史研究》第16輯，〔韓國〕中國古中世史學會，2006年8月。

林碧玲《新編》：《〈上博五·季康子問於孔子〉新編與結構分析》，「2010簡帛資料文哲研讀會成果發表暨簡帛資料研討會」論文，臺灣師範大學，2010年12月4日。

林清源《通釋》：《上博五〈季庚子問於孔子〉通釋》，《漢學研究》第34卷第1期，2016年3月。

林素清《釋「匱」》：《釋「匱」——兼及〈內禮〉新釋與重編（初稿）》，「中國古文字：理論與實踐國際研討會」論文，芝加哥大學東亞語言與文化學系，2005年5月28—30日。

林素清《札記》：《讀〈季康子問於孔子〉與〈弟子問〉札記》，丁四新主編《楚地簡帛思想研究（三）——「新出楚簡國際學術研討會」論文集》，湖北教育出版社，2007年6月。

劉國勝《六則》：《上博（五）零札（六則）》，武漢大學「簡帛」網2006年3月31日，http：//www.bsm.org.cn/show_article.php?id=307。改題爲《上博竹書（五）零札五則》載丁四新主編《楚地簡帛思想研究（三）——「新出楚簡國際學術研討會」論文集》，湖北教育出版社，2007年6月。

劉洪濤《「詩」字》：《説上海博物館藏戰國竹書〈民之父母〉中的「詩」字》，武漢大學「簡帛」網2006年9月6日，http：//www.bsm.org.cn/show_article.php?id=414。

劉洪濤《「齋」字》：《戰國竹簡〈武王踐阼〉「齋」字考釋》，張顯成主編《簡帛語言文字研究》第五輯，巴蜀書社，2010年6月。

劉洪濤《訛字》：《上博竹簡訛字考證二題》，《先秦兩漢訛字學術研討會論文集》，清華大學，2018年7月14—15日。

劉信芳《試解續》：《上博藏五試解續》，武漢大學「簡帛」網2006年3月26日，http：//www.bsm.org.cn/show_article.php?id=293。

劉信芳《四則》：《上博藏五試解四則》，丁四新主編《楚地簡帛思想研究（三）》，湖北教育出版社，2007年6月。

M

孟蓬生《考釋》：《上博竹簡（三）字詞考釋》，「簡帛研究」網2004年4月26日，http：//www.jianbo.org/admin3/html/mengpengsheng01.htm。

N

牛新房《瑣議》：《讀上博（五）〈季康子問於孔子〉瑣議》，武漢大學「簡帛」網2006年3月9日，http：//www.bsm.org.cn/show_article.php?id=277。

牛新房《四則》：《讀楚簡札記（四則）》，《出土文獻語言研究（第二輯）》，暨南大學出版社，2015年3月。

Q

曲冰《佚書詞語》：《〈上海博物館藏戰國楚竹書〉（1～5）佚書詞語研究》，吉林大學博士學位論文（指導教師：李守奎教授），2010年5月。

S

單育辰《三則》:《上博五短札(三則)》,武漢大學「簡帛」網2006年4月30日,http://www.bsm.org.cn/show_article.php?id=333。

單育辰《佔畢十》:《佔畢隨録之十》,武漢大學「簡帛」網2006年6月19日,http://www.bsm.org.cn/show_article.php?id=1095。

單育辰《三題》:《上博竹書研究三題》,卜憲群、楊振紅主編《簡帛研究二〇〇五》,廣西師範大學出版社,2008年9月。

單育辰《十一則》:《戰國簡帛文字雜識(十一則)》,武漢大學簡帛研究中心主辦《簡帛》第七輯,上海古籍出版社,2012年10月。

蘇建洲《雜識》:《楚文字雜識》,「簡帛研究」網站2005年10月30日,http://www.jianbo.org/admin3/2005/sujianzhou006.htm。

蘇建洲《研究》:《〈上博楚竹書〉文字及相關問題研究》,萬卷樓圖書股份有限公司,2008年1月。

蘇建洲《論集》:《楚文字論集》,萬卷樓圖書股份有限公司,2011年12月。

T

唐洪志《校理》:《上博簡(五)孔子文獻校理》,華南師範大學碩士學位論文(指導教師:白於藍教授),2007年6月。

W

王貴元《二則》：《上博五札記二則》，武漢大學「簡帛」網2006年3月3日，http://www.bsm.org.cn/show_article.php?id=257。收入同作者《漢字與出土文獻論集》，中國社會科學出版社，2016年10月。

王化平《六則》：《讀上博五〈季康子問於孔子〉札記六則》，武漢大學「簡帛」網2006年3月3日，http://www.bsm.org.cn/show_article.php?id=740。

王輝《讀記》：《〈上博楚竹書（五）〉讀記》，《中國文字》新三十二期，藝文印書館，2006年12月。

王凱博《探研》：《出土文獻資料疑義探研》，吉林大學博士學位論文（指導教師：林澐教授），2018年6月。

鄔可晶《「坐」、「跪」》：《説古文獻中以「坐」爲「跪（詭）」的現象》，武漢大學簡帛研究中心主辦《簡帛》第五輯，上海古籍出版社，2010年10月。收入復旦大學出土文獻與古文字研究中心編《出土文獻與古典學重建論集》（加有「編校追記」），中西書局，2018年4月。

鄔可晶《「逐」字》：《釋上博簡中的所謂「逐」字》，卜憲群、楊振紅主編《簡帛研究二〇一二》，廣西師範大學出版社，2013年10月。

鄔可晶《「脊」》：《説「脊」、「骴」》，清華大學出土文獻研究與保護中心編、李學勤主編《出土文獻》第十三輯，中西書局，2018年10月。

X

許慜慧《研究》：《〈上海博物館藏戰國楚竹書（五）·季庚子問於孔子〉研究》，臺灣師範大學國文研究所碩士論文（指導教師：季旭昇教授），2008年6月。

許無咎《一則》:《〈内禮〉札記一則》,「簡帛研究」網2005年3月1日。

禤健聰《零札(一)》:《上博楚簡(五)零札(一)》,武漢大學「簡帛」網2006年2月24日,http://www.bsm.org.cn/show_article.php?id=226。部分内容又題爲《楚簡釋讀瑣記(五則)》載《古文字研究》第二十七輯,中華書局,2008年9月。又見同作者《戰國楚簡字詞研究》,中山大學博士學位論文(指導教師:陳偉武教授),2006年4月。

禤健聰《零札(二)》:《上博楚簡(五)零札(二)》,武漢大學「簡帛」網2006年2月26日,http://www.bsm.org.cn/show_article.php?id=238。

Y

楊澤生《十二則》:《〈上博五〉零釋十二則》,武漢大學「簡帛」網2006年3月20日,http://www.bsm.org.cn/show_article.php?id=296。

Z

張峰《散札》:《讀楚簡散札》,張顯成、胡波主編《簡帛語言文字研究》第九輯,巴蜀書社,2017年11月。

張富海《「匍有」》:《金文「匍有」補説》,《中國文字研究》2007年第2輯(總第9輯),大象出版社,2007年12月。

趙平安《來源》:《試説「邇」的一種異體及其來源》,《安徽大學學報(哲學社會科學版)》2017年第5期。

周波《「侮」字》:《「侮」字歸部及其相關問題考論》,復旦大學出土文獻與古文字研究中心網站2008年12月23日,http://www.gwz.fudan.edu.cn/Web/Show/572。載《古籍研究2008卷·下》,安徽大學出版社,

2009年。
朱曉雪《補議》：《楚簡「逐（邇）」字補議》，《第一屆文史青年論壇論文集》，華東師範大學，2018年10月20—22日。

君子爲禮

陳劍 校釋

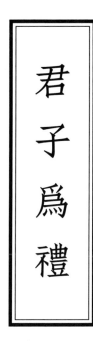

校釋說明

《君子爲禮》是《上博（五）》中的一篇，共收有十六個編號的竹簡，其中第一、三兩簡爲完簡，其餘皆殘。《上博（五）》介紹竹簡形制謂：

> 本篇完簡長五十四點一釐米至五十四點五釐米之間。根據完簡，第一契口距頂端爲十點五釐米，第一契口至第二契口爲十三點二釐米，第二契口至第三契口爲十九點五釐米，第三契口至尾端爲十點三釐米。

其簡端略修，簡首簡尾不留空白，每簡容字約四十字。有少數句讀號，作一短橫（釋文中作「▬」）。有章節號，作較粗短之墨塊（釋文中作「■」）。

本篇原無篇題，題目係整理者根據第一簡「君子爲禮，以依於息（仁）」句中四字命名。其主要内容，《上博（五）》謂記述顔淵侍於夫子之答問，討論禮與仁的關係，亦談及容禮應注意的事項。全篇可與《論語・顔淵》《孔子家語・禮運》《禮記・曲禮》及《禮記・玉藻》等傳世古書比觀。

本篇與《上博（五）・弟子問》關係密切。《上博五》介紹說：

本篇與下一篇《弟子問》簡文內容性質相類，多屬孔門弟子與夫子之間問答，兩篇共合四十一簡，然殘闕仍多，彼此之間實在難以依序編連。經仔細分辨，並從竹簡切口位置、文字書寫風格及特徵審視，大致可區分爲兩類，例如「而」「也」「子」「其」「韋」諸字，無論運筆或形體，皆有其獨特寫法。今乃依據上述標準，並結合部分簡文內容，分爲《君子爲禮》及《弟子問》兩篇。故以下所述，即有不少涉及《弟子問》篇竹簡者。

本篇的拼合與編聯，經過研究者的反覆討論，已經取得較爲一致的意見。茲簡述如下，注釋中不再一一說明。

陳劍《問題》首先指出，本篇中的「1—3 簡當與簡九連讀」（徐少華《結構》亦有相同看法）、「簡11＋15＋13＋16＋14＋12可拼合、連讀」（徐少華《結構》亦有相同看法）。陳偉《問題》又進一步把簡九分成A、B兩段，A段與簡三連讀，簡四插入A、B兩段之間。周波《補釋二則》又《劄記（二則）》進一步指出，簡九的B段實本由三部分組成，原整理者綴入前段「貴而能讓」與後段「斯人欲其長貴也，富而……」之間的一片殘簡實屬多餘應剔除，B段中前後兩部分可以連讀。由此形成兩個大的編聯組，即「1—2—3—（9A＋4）—9B（去掉中間無字殘簡）」五支簡，「11—（15＋13＋16＋14）—12」三支簡[以上「＋」表示斷片拼合（包括遙綴），爲醒目起見，屬於同一簡之斷片號外加括號；「—」表示兩簡連續，既包括簡文本身即連讀的，也包括簡有殘斷其文句不能直接連讀者（但確定兩簡本身是連續的）；没有以上關係的竹簡號，其間用分號隔開，釋文中則以空行表示」。

陳劍《問題》指出「簡七與簡八可拼合」（徐少華《結構》亦有相同看法），劉洪濤《拼合》將簡六與簡五拼合（徐少華《結構》亦有相同看法），李松儒《札記二則》（又《字迹》344—348頁）又進一步將《弟子問》篇的簡三拼合於本篇「簡7＋簡8」開頭，由此形成第三個大的編聯組，即「（君5＋君6）—（弟子問3＋君7＋君8）」兩支整簡。《弟子問》篇的簡三，黄武智《研究》已按文義歸入《君子爲禮》篇，蘇建洲《研究》亦同，並從文字書寫角度加以論證。但他們皆未言其在《君子爲禮》篇的位置。

本釋文即將全篇竹簡依上述三個編聯組順序編排（高榮鴻《疏證》將其分別稱爲「孔子、顔回答問」章、「子人、子羽、子貢論孔子之賢」章、「君子儀容」章，可參）。餘下只有簡十無法納入，但因此篇稱孔子爲「仲尼」者只有第二個編聯組，故將亦稱「仲尼」的此簡置於其下（高榮鴻《問題》又《疏證》）。有關拼合編聯情況，注釋中即不再一一交代説明。釋文在各編聯組間空一行。爲清眉目，各編聯組内部亦略按文意層次分段。

另外，陳劍《問題》曾將《弟子問》簡十八、二十二歸入本篇，後來研究者多已指出其問題。郭永秉《帝系》(21頁)、許學仁《形象》已指出《弟子問》簡二十二與《君子爲禮》字體差別較大，張昊《研究》、蘇建洲《研究》都較詳細地通過舉例對比字跡等認爲十八、二十二兩簡均應仍歸屬於《弟子問》，與《君子爲禮》無涉。李松儒《字迹》(343頁)也認爲《弟子問》簡二十二無論從竹簡形制還是字迹特徵看，都不能歸入《君子爲禮》篇。高榮鴻《問題》又《疏證》亦從字體、竹簡性質與有關文意等方面加以論證，認爲《弟子問》簡十八、二十二不能歸入《君子爲禮》篇。今從諸家説，將此兩簡仍歸《弟子問》篇。

最後，原整理者在《上博(一)·孔子詩論》的注釋中公佈過兩支竹簡的原大黑白照片，並附有釋文及解釋，現尚未收入已刊上博簡九册的篇目中。李松儒將其分別稱作「上博一129頁簡」與「上博一135頁簡」，認爲兩簡均「與《君子爲禮》字跡完全一致，應爲同一抄手所寫」。「上博一129頁簡」「與《君子爲禮》的竹簡形制、字跡特徵均較爲一致，這枚簡或許應該歸入《君子爲禮》中」，該簡內容「是談《詩》的《大雅》《小雅》的，其在《君子爲禮》中的拼合編聯位置以及是否屬於《君子爲禮》尚不能確定」[釋文爲：「者。《小顕(雅)》，亦悳(德)之少(小)者也。繇(由)事槩(俎)□，見又(有)道而悁(怨)郲(刺)者也。周□肰(然)句(後)复(作)，孔觀(?)《大顕(雅)》之□□」；圖版不够清晰，釋文可能有誤]。「上博一135頁簡」「也有能够歸入《君子爲禮》中的可能」，其文爲「□不曰生民未之又(有)(引者按：「又」

字《上博一》原誤釋爲「也」)」，但從契口和文義看，這枚簡也不能確定其拼合編聯位置。詳見李松儒《字迹二則》又《字迹》一書(350—353頁)。梁靜《「生民未有」》則認爲，「上博一135頁簡」「很可能屬於《君子爲禮》的最後一段行人子羽與子貢關於孔子與子產、禹、舜『孰賢』的討論中」，應接在本篇簡十二之後，「□不曰生民未之又(有)」「應該是子貢對第三問的回答，即孔子是『生民未有』的賢人」。謹誌此備參。

校釋者　陳　劍

凡　例

一、本書以《上海博物館藏戰國楚竹書（五）》的釋文爲校勘底本。

二、竹簡簡號一依《上海博物館藏戰國楚竹書（五）》，標在每簡最後一字的右下旁。原編一個簡號被分爲兩段的，分别加以「A」「B」表示。從《弟子問》編入的，簡號前加篇名。

三、竹簡上原有的標識一依其舊，以裨研究。重文號後補出重文及標點，合文號後寫出合文及標點，於其外加方括號「[ ]」。釋文另加新式標點符號。

四、釋文儘量按簡文字形隸定，以裨研究。奇特者如「於」「者」從略，個别有省略筆畫者從略。

五、簡文殘缺或殘泐無法辨識的字，可據行文格式推定字數者，釋文以「□」號表示，一「□」代表一字；不能確定字數者，釋文以「……」號表示。

六、簡文殘缺之字，尚有殘留筆畫者，外加「□」號；原簡補字及據文義擬補者，外加方括號「[ ]」。

七、簡文中的通假字、異體字隨文注出本字、正字，外加「（）」表示；訛字隨文注出正字，外加「〈〉」表示；脱文隨文補出，外加「【】」；衍文外加「{}」表示。

八、凡不能連讀的簡文，釋文中間空一行。連讀的簡文，根據内容層次酌情劃分段落。

產(顏)囦(淵)時(侍)於夫=子=。

[夫子]曰：「韋(回)！ 君子爲豊(禮)，㠯(以)依於悬(仁)。」〔一〕

〔一〕《上博五》：「依於悬(仁)」，見《論語・述而》：「志於道，據於德，依於仁，遊於藝。」又由本簡「產(顏)囦(淵)侍於夫子」至下簡「身毋違(動)焉」之對話，與《論語》顏淵問仁章所論大意相同。(下略)

產(顏)囦(淵)复(作)而倉(答)曰：「韋(回)不思(敏)，弗能少居也。」〔一〕

〔一〕「少居」《上博五》未注。廖名春《劄記》認爲「少居」本形容時間短，此指短時間領會。此説不確。侯乃峰《雜志》又《研究》《校理》引《論語・顏淵》「居之無倦」朱熹《集注》云「居，謂存諸心」爲説，「『居』或可解釋爲『存諸心』，亦即經過透徹理解之後而記在、存貯在心裏」，「顏淵意謂自己對老師的話不能有稍稍的理解(因此也就不能記在、存貯在心裏，自然也就無法以之審度、斷決事理)，言外之意是請老師把話説得更明白一些」。按：「居」似可就應以一般之「居處」義解之，指顏回謂自己不能少居於孔子所説「君子爲禮以依於仁」之境。

夫子曰：〔一〕「逘(坐)，虗(吾)語女(汝)。〔二〕言之而不義，口勿言也；見(視)之而不義，目勿見(視)也；聖(聽)之而不義，耳勿聖(聽)也=；違(動)而不義，身毋違(動)女(安—焉)。」〔三〕

〔一〕「曰」字原漏抄，以小字補於「子」與「迷」中間右側。

〔二〕《上博五》已指出，古書中類似説法多見，如《韓詩外傳》卷九：「孔子曰：『……坐，吾語汝。』」《説苑・雜言》：「曰：『坐，吾語女……』」《孝經・開宗明義章》：「子曰：『……復坐，吾語汝。』」《論語・陽貨》：「居，吾語女。」《禮記・樂記》：「子曰：『居，吾語汝。』」《荀子・宥坐》：「孔子曰：『居，吾語汝。』」《逸周書・度邑》：「安，予告汝。」

〔三〕《上博五》指出以上一段與《論語・顔淵》如下一章大意相同：顔淵問仁。子曰：「克己復禮爲仁。一日克己復禮，天下歸仁焉。爲仁由己，而由人乎哉？」顔淵曰：「請問其目。」子曰：「非禮勿視，非禮勿聽，非禮勿言，非禮勿動。」顔淵曰：「回雖不敏，請事斯語矣。」

産（顔）囦（淵）退（退），譽（數）日不出。[□□䎽（問）]二之曰：〔一〕「虐（吾）子可（何）亓（其）着（膳—瘠）也？」〔二〕

〔一〕簡二末殘去三字，《上博五》釋文作殘斷號未補，將「問」字補於下第三簡之首。陳劍《問題》在此簡「末尾據文意補出『問』字」，謂「上殘去的兩字當是『門人』或『弟子』」，此蓋據下文「吾子」而推知。侯乃峰《研究》又《校理》據《上博（八）・子道餓》中稱言遊弟子爲「門人」，主張此亦當補爲「門人」。另外，「出」字下在竹簡中部存有一筆道，似長斜筆頭部的一部分，與「弟」或「門」均難合。按其上距「出」字較本簡一般兩字間距離遠小，應非下字之殘筆。其位置又與符號亦不類，應係誤畫墨道，如《上博（五）・季庚子問於孔子》簡七「㠯」字作之類。

〔二〕「着（䐭）」字《上博五》釋讀爲「惰」，此從陳劍《問題》改讀爲「瘠」，瘦也。《説文》作「膌」。其字从「差」之異體得聲，亦見於《上博（五）・季康子問於孔子》簡十八，與「肥」相對，當讀爲「瘠」更爲明顯。

後鄔可晶《「脊」》認爲，此三形應係西周金文引簋中用爲敗績之「績」的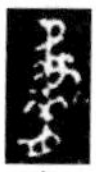字的變體，該字當釋爲「骴/胔」字初文，楚簡着等形「本不以『差』爲聲」。其説可參。

廖名春《劄記》從陳劍《問題》釋，補引如下古書與此段簡文對讀爲説。《韓非子・喻老》：「子夏見曾子，曾子曰：『何肥也？』對曰：『戰勝，故肥也。』曾子曰：『何謂也？』子夏曰：『吾入見先王之義則榮之，出見富貴之樂又榮之，兩者戰於胸中，未知勝負，故臞。今先王之義勝，故肥。』」《尸子》佚文：閔子騫肥，子貢曰：「何肥也？」子騫曰：「吾出見其美車馬，則欲之；入聞先王之言，則又思欲之。兩心相與戰，今先王之言勝，故肥。」子夏之所謂「臞」，正與簡文顔淵所謂「瘠」同。侯乃峰《研究》又《校理》復舉出《淮南子・精神》：故子夏見曾子，一臞一肥，曾子問其故，曰：「出見富貴之樂而欲之，入見先王之道又説之，兩者心戰，故臞。先王之道勝，故肥。」《韓詩外傳》卷二：閔子騫始見於夫子，有菜色，後有芻豢之色。子貢問曰：「子始有菜色，今有芻豢之色，何也？」閔子曰：「吾出蒹葭之中，入夫子之門。夫子內切瑳以孝，外爲之陳王法，心竊樂之。出見羽蓋龍旂，裘旃相隨，心又樂之。二者相攻胸中而不能任，是以有菜色也。今被夫子之教寖深，又賴二三子切瑳而進之，內明於去就之義，出見羽蓋龍旂，旃裘相隨，視之如壇土矣，是以有芻豢之色。」亦相類。

曰：「肰（然）。虗（吾）新（新）䎽（聞）言於夫子，〔二〕欲行之不能，欲迲（去）之而不可，虗（吾）是㠯（以）着（䐡—瘠）也▌。」

〔二〕「新」即「新」字異體，《上博五》讀爲「親」，唐洪志《校理》改讀爲「新」（李守奎等《文字編》918頁寬式釋文亦逕作「新」而不作「親」），可從。唐說謂：「新，先秦常訓爲『初』……簡文『新聞言於夫子』即『最近聽夫子講（君子爲禮，以依於仁）』，『新』與上簡『數日不出』相照應。《史記·仲尼弟子列傳》：『子路有聞，未之能行，唯恐有聞。』（引者按：原始出處見《論語·公冶長》）似可佐證。」

彥（顏）囦（淵）時（侍）於夫=子=。

〔夫子〕曰：三「韋（回），蜀（獨）智，人所亞（惡）也；蜀（獨）貴，人所亞（惡）也；蜀（獨）𧶠（富），人所亞（惡）九A〔也。〕」〔一〕

〔一〕周波《補釋二則》又《劄記（二則）》指出，《大戴禮記·衛將軍文子》：「獨貴獨富，君子恥之，夫也中之矣。」沈培於李松儒《一則》文下的評論引《商君書・更法》：「且夫有高人之行者，固見負於世；有獨知之慮者，必見訾於民。」皆可與以上簡文對讀。又參看後文注。

彥（顏）」囦（淵）记（起），迲（去）笞（席），曰：〔一〕「敔（敢）䎽（問）可（何）胃（謂）也？」

〔一〕「迲（去）」《上博五》釋爲「逾」，此從周波《三則》改正。張新俊《一例》對字形有補充論證，可參考。「去席」即離席，與古書的「越席」「避席」義近。

夫子〖曰〗：〔一〕「智而𢗽（比）訁□，〔二〕斯人欲亓（其）四[□智]也；貴而罷（抑？）毀（讓），〔三〕斯人欲亓（其）長貴[也]；〔四〕貢（富）而〔五〕……九B

〔二〕「夫子」後應係漏寫一個「曰」字，從周波《補釋二則》又《劄記（二則）》説。

〔三〕此下一段簡文，《上博五》引郭店楚簡《成之聞之》簡17－18一段爲説，甚是。今補足其文重引如下：「古（故）君子不貴𢕏（庶？）勿（物）而貴與【一六】民又（有）同也。智（知）而比即，則民谷（欲）丌（其）智之述（遂）也。福（富）而貧〖＝〗（分貧）〈賤〉，則民谷（欲）丌（其）【一七】福（富）之大也。貴而罷（抑？）纕（讓），則民谷（欲）丌（其）貴之上也。反此道也，民必因此至（重）也【一八】㠯（以）𨑓（復）之，可不新（慎）虐（乎）？……【一九】」

「𢗽」字原作如下第一形，《上博五》未釋。李守奎《殘字》（又《文字編》）釋爲「比」，摹作如下第二形，解釋説係「混合『匕』旁兩種寫法而成」。禤健聰《零札(二)》釋爲「⿱比心」，謂「可讀爲『比』，或即『比』字異體。……『比信』與《成之聞之》篇『比即』可對讀。李松儒《一則》從字跡角度對「⿱比心」之説加以補充論證，將其形復原爲如下第三形，其説可從。「⿱比心」字亦兩見於馬王堆帛書《戰國縱横家書》214行，與今本「賓」字對應(見《一則》文下郭永秉評論指出)。

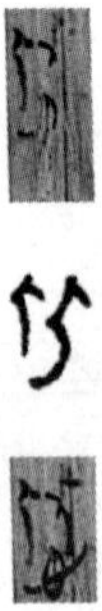

「⿱比心」下之字《上博五》釋爲「信」，研究者多無異辭。沈培指出「其實難以確定」(見《一則》文下評論)。按其形左半从「言」可定，右半則很不清楚，殘存墨跡輪廓與「人」旁也很難相合，釋爲「信」文意亦難通。故此改從其説隸定爲「訁□」。沈培認爲，《成之聞之》簡一七「智而比即」之「即」應讀爲「咨」(王輝補充指出顔世鉉《散論(四)》已有讀「諮」之説)，「『比』本有『次』義，表示依次，又引申爲頻比之『比』，簡文的『⿱比心』理解爲『次』義的『比』是可以的，也可以理解爲『頻比』之『比』，『比諮』表示經常諮詢。按照後一種理解，也可讀爲『頻』。回頭再看《君子爲禮》簡四的所謂『信』字，可以推測它不是『諮』的異體，就是『詢』一類的同義詞，應該不是『信』字。」張新俊《一例》引此説而以爲其右半即「次」，全字即「諮」字異體。細審字形，恐與「次」不合。

〔三〕「罷」字《上博五》逕釋「能」。細審其形，「能」形右上角明顯還有筆畫，此從李守奎《殘字》改釋爲「罷」。此類用法之「罷」字，其讀法尚未有定論。上引郭店簡文之「裘按」讀「罷讓」爲「能讓」，研究者或讀爲「揖讓」（如李天虹《雜釋》、范常喜《「罷禱」》）。此暫從何琳儀《選釋》、裘錫圭《太一》等説讀爲「抑讓」，並括注問號表不肯定。

〔四〕「長」字《上博五》作摹殘形，此從何有祖《試讀》釋。張新俊《一例》釋爲「比」讀爲「彌」，恐難信。「貴」字《上博五》作缺文號未釋，此從蘇建洲《淺説》釋。「而」字從陳劍《問題》釋（《上博五》作缺文號）。

〔五〕「⿱畐貝（富）而」兩字，《上博五》作「貴□」，此從蘇建洲《淺説》、何有祖《試讀》釋。

以上一段簡文，郭店簡研究者已多指出古書中的類似文句段落。如《韓詩外傳》卷八：「魏文侯問李克曰：『人有惡乎？』李克曰：『有。夫貴者則賤者惡之，富者則貧者惡之，智者則愚者惡之。』文侯曰：『善。行此三者，使人勿惡，亦可乎？』李克曰：『可。臣聞貴而下賤，則衆弗惡也。富而分貧，則窮士弗惡也。智而教愚，則童蒙者弗惡也。』」《説苑·雜言》：「孔子曰：『夫富而能富人者，欲貧而不可得也；貴而能貴人者，欲賤而不可得也；達而能達人者，欲窮而不可得也。』」《孔子家語·六本》：「孔子曰：『與富貴而下人，何人不尊？以富貴而愛人，何人不親？發言不逆，可謂知言矣；言而衆嚮之，可謂知時矣。是故以富而能富人者，欲貧不可得也；以貴而能貴人者，欲賤不可得也；以達而能達人者，欲窮不可得也。』」以上爲劉樂賢《雜考》所指出。又如，《説苑・善説》：「衛將軍文子問子貢曰：『季文子三窮而三通，何也？』子貢曰：『其窮事賢，其通舉窮，其富分貧，其貴禮賤。窮而事賢則不悔，通而舉窮則忠於朋友，富而分貧則宗族親之，貴而禮賤則百姓戴之。其得之，固道也；失之，命也。』曰：『失而不得者，何也？』曰：『其窮不事賢，其通不舉窮，其富不分貧，其貴不禮賤，其得之，命也；其失之，固道也。』」以上爲廖名春《新劄》《校釋劄記》所指出。又張昊《研究》謂：宋胡宏《皇王大紀》載：「（李）克曰：『貴者，賤之惡也；富者，貧之惡也；智者，愚之惡也。』（魏）斯曰：『若何而可？』對曰：『貴而能下，富而能分，智而能教，則無患矣。』斯曰：『善。』」此與郭店簡《成之聞之》及本簡意義大略相同。亦頗可參。

行子人子羽𦖞（問）於子贛（貢）曰：〔一〕「中（仲）尼與虐（吾）子產篙（孰）𦣞（臤—賢）？」〔二〕

〔一〕「行」字《上博五》釋「非」，此從陳劍《問題》改正。

陳劍《問題》謂：原考釋以爲「子羽」爲孔子弟子澹臺滅明（字子羽）。按簡文「子羽」上爲「行子人」三字，春秋晚期鄭國有「行人子羽」（公孫揮），與鄭子產同時共事。簡文子羽稱子產爲「吾子產」，也與鄭子羽的身份相合。「行子人」三字中的「子」字，有可能是涉下文「子羽」之

「子」字而誤衍。但子羽和子產的年代皆早於孔子和子貢不少，是其不合之處。而上面所説的情況，又不像僅是出於巧合。猜想簡文確是説鄭之「行人子羽」，其職官爲「行人」，主管外交，有機會接觸四方賓客，所以被孔門後學編排與子貢問答，而其時代不合的問題則被忽略了。研究者或從此説，或不同意。

何有祖《三則》認爲，竹簡「人」下實有一短横，應係起標示專名符號的功能，因此疑「行」當屬上讀，「子人」構成一詞，與「子羽」身份角色相似，因爲「子人」也是曾到過魯國的鄭人，《左傳・桓公十四年》「夏，鄭子人來尋盟，且脩曹之會」，杜預注：「子人即弟語也，其後爲子人氏。」《左傳・僖公七年》有子人氏，《左傳・僖公二十八年》有「子人九」。「簡文中子人、子羽、子產，同時曾被孔門弟子賦予某種角色，至於忽略時代的因素，則是可以理解的。」唐洪志《校理》、高榮鴻《問題》又《疏證》皆從其説，將簡文釋作「子人、子羽」兩人。

按所謂「人」字下的短横，其顏色甚淡（高榮鴻《問題》又《疏證》已指出此點），恐怕只應是污痕。侯乃峰《研究》又《校理》指出：其説似亦可通，而實爲不妥。因爲先秦類似的儒學文獻在模擬人物對話時，似乎没有出現過兩個人同時與一個人問答的情況。即便是孔門師弟問答，弟子有多人，也大都是一人一句，截然分開的。此處簡文恐亦無此必要安排兩個人物與子貢對話。

張昊《研究》謂：「子羽」的身份爲鄭人之説可從陳劍，但是否爲公孫揮則不能驟下結論。原因有二：其一，如陳氏所言，公孫揮與孔子師徒活動年代具有一定差距，不應有對話的可能；其二，「子羽」爲古人字，《左傳》及後世稱「子羽」者不止一人。又：如《左傳》所言，子人弟語之後而世有子人氏，則疑本簡所謂「子人子羽」即爲子人氏之後，與孔子師徒並世之鄭人。一如子人九被後世史家誤爲「雜人」，「子人子羽」亦有可能是因史籍闕佚而失傳於世的歷史人物。

如上所論，則簡文斷讀作「行。子人子羽䎽(問)於子贛(貢)曰」，似也很有可能。

〔三〕「尼」字原作从「尸」从「■」之形，《上博五》隸定作「𡰥」(後簡十同)，不確。參看本書《從政》篇簡甲十三校記。

《上博五》：「子產」，即公孫僑，子產其字也。鄭穆公之孫，乃春秋鄭國賢相，嘗於鄭簡公及鄭定公二朝掌政達二十二年，以其政治及外交長才周旋於晉、楚兩大強國之間。「仲尼與吾子產孰賢」類似問句形式，文獻多見。如《論語・先進》：子貢問：「師與商也，孰賢？」

(下略)

子贛(貢)曰：「夫子綯(治)十室之邑亦樂，〔一〕綯(治)蘲(萬)室之邦亦樂，〔二〕肰(然)則「臤(臤—賢)十一於子產」壴(喜—矣)。」〔三〕

〔一〕「十室之邑」，《上博五》：「十室」與「萬室」對言，極言其地範圍之小。《論語・公冶長》：子曰：「十室之邑，必有忠信如丘者焉，不如丘之好學也。」《大戴禮記・曾子制言》：「禹見耕者五耦而式，過十室之邑則下，爲秉德之士存焉。」

〔二〕《上博五》：「萬室之邦」猶言「萬戶之邦」，文獻則稱「萬室之國」「萬室之邑」。《孟子・告子下》：「孟子曰：子之道，貉道也。萬室之國，一人陶，則可乎？」《商君書・兵守》：「四戰之國，不能以萬室之邑舍鉅萬之軍者，其國危。」

〔三〕「壴」字《上博五》摹原形而未釋，此從陳劍《問題》釋讀並擬補缺文。

「與壐（禹）箮（孰）臤（臤—賢）？」〔一〕

〔一〕此「與」字與後簡十四之「與」字《上博五》皆釋爲「契」，此從何有祖《試讀》、陳劍《問題》改正。

子贛（貢）曰：「壐（禹）紿（治）天下之川，〔一〕十五乃㠯（以）爲异（己）名。〔二〕夫十三子紿（治）時（詩）箸（書），十六亦㠯（以）〖爲〗异（己）名，〔三〕肰（然）則臤（臤—賢）於壐（禹）也。」〔四〕

〔一〕《上博五》指出「禹」作从「土」作之「壐」，亦見於郭店楚簡。又謂：大禹治水事跡屢見《尚書》《詩經》及《史記》等文獻記述。前引西周《豳公盨》之記載，更提供了有關傳說在文物中最早之例證。郭店楚簡《唐虞之道》第十簡亦云：「禹治水，益治火，后稷治土，足民養。」

〔二〕「乃」字《上博五》釋「非」，於形、義均不合。據殘形結合文意可定爲「乃」字，與下文「亦」字相對而言。何有祖《釋讀》指出「㫒」字原形下部當从「火」，其説確有理，但「己下加火旁」之形另未見過獨立成字者，此恐還是應視爲偶見之「㫒」字訛寫之形。唐洪志《校理》引《國語·周語下》：「用巧變以崇天災，勤百姓以爲己名，其殃大矣。」可與簡文參讀。

〔三〕《上博五》：「子治詩書」，或指孔子自衛反魯，删《詩》《書》，修《春秋》事也。《莊子·天運》：「孔子謂老聃曰：『丘治《詩》《書》《禮》《樂》《易》《春秋》六經，自以爲久矣，孰知其固矣……』」或可用爲參證。惜簡文僅殘存四字，未能遽爾論斷耳！

簡十四之首存一字殘筆，《上博五》釋文作缺文號，陳劍《問題》已指出應即簡十六「箸」字的末筆。「亦」字《上博五》釋「非」，此從何有祖《試讀》、陳劍《問題》改正。「以己名」，上文作「以爲己名」，此應係漏寫一「爲」字。

〔四〕「也」字係補寫。

「與⿱夋土（⿱⿱厶夋土—舜）十四簹（孰）臤（臤—賢）？」〔一〕

〔一〕《上博五》：「⿱夋土」，即「舜」。字形又見郭店楚簡《窮達以時》第二簡：「舜耕於鬲山，陶拍於河浦。」

子贛曰：「⿱夋土（⿱⿱厶夋土—舜）君天下，〔二〕……十二

〔一〕以上一段極言孔子之聖，勝於（「賢」）子產、禹、舜等，淺野裕一《素王説》以爲是後來孔子「素王」之説的萌芽；徐少華《結構》認爲，類似簡文這樣吹捧孔子的文獻，可能是戰國中晚期各家流派針鋒相對，論辯言辭多顯極端的政治、學術背景下的産物。

昔者中（仲）尼⿱竹殺（箴？）徒三人，〔一〕⿱宀弟徒五人，芫賛之【徒】〔二〕……十

〔一〕「⿱竹殺」字《上博五》僅作此隸定，無説。蘇建洲《淺説》謂「似乎與《包山》157 商承祚先生、陳煒湛先生等學者釋爲『⿱竹纖』字形相近」。按有關字形楚文字多見，詳細討論可參宋華強《「箴尹」之「箴」》。

〔二〕《上博五》：《孔子家語・辯政》：「曰：『不齊所父事者三人，所兄事者五人，所友事者十一人。』孔子曰：『父事三人，可以教孝矣；兄事五人，可以教悌矣；友事十一人，可以舉善矣。』」又《韓詩外傳》卷八：「對曰：『所父事者三人，所兄事者五人，所友事者十有二人，所師者一人。』孔子曰：『所父事者三人，「足以教孝矣」。所兄事者五人，足以教弟矣。所友事者十有二人，足以祛壅蔽矣。所師事者一人，足以慮無失策，舉無敗功矣……』」所述可與本簡互相發明。「⿱竹殺（箴？）」「⿱宀弟」與「芫賛」之義，尚難確解。何有祖《二則》讀爲「昔者仲尼箴徒三人，悌徒五

人，玩嬉之徒[X人]（X表示數量，據文獻或爲十一，或十二，此不確定）」，謂「箴徒」「悌徒」「玩嬉之徒」分別與「父事者」「兄事者」「友事者」相對應。「玩嬉之徒」，此當指有徒學於孔子，師徒間亦師亦友，常玩味學問。張昊《研究》疑「芫贅」讀爲「緩愁」，《説文·心部》：「楚潁之間謂憂曰愁，从心，秋聲。」引《晏子春秋集釋卷第三·内篇問上第三》：「仲尼居處惰倦，廉隅不正，則季次、原憲侍；氣鬱而疾，志意不通，則仲由、卜商侍；德不盛，行不厚，則顔回、騫、雍侍。」謂「孔子『氣鬱而疾，志意不通』，則仲由、卜商侍而舒緩其憂思」。曲冰《佚書詞語》（72—73頁）讀「芫贅」爲「玩釐」，爲「研習治學」之義。録此備參。唐洪志《校理》亦舉上引《晏子》文與簡文參讀。侯乃峰《研究》又《校理》復舉出《尸子·卷下》：「仲尼志意不立，子路侍；儀服不修，公西華侍；禮不習，子貢侍；辭不辨，宰我侍；亡忽古今，顔回侍；節小物，冉伯牛侍。曰：『吾以夫六子自厲也。』」

惄（怒）。〔一〕凡色毋悥（憂）、毋佻，〔二〕毋隻（作）、毋䍃（搖）。〔三〕毋五孚（挽—俛）旻（視），毋昊（側）貾（睼、睇）。〔四〕凡目毋遊，定旻（視）是求。〔五〕毋欽（唫、噤）毋去（呿），〔六〕聖（聲）之僭（疾）徐（徐），爯（爯—稱）丌（其）衆募（寡）。〔七〕六毋又（有）柔孚（教），毋又（有）首猷，植（直）《弟子問》三脛（頸）而秀。〔八〕脊（肩）毋發（發—廢）、毋同

（傾），〔九〕身毋𨉖（偃）、毋倩（婧）■，〔一〇〕行毋𣥚（蹶）、〔一一〕毋𣪠（搖），〔一二〕足毋支（蹁）、毋高。〔一三〕亓（其）才（在）七廷（庭）則欲齊=［齊齊］，〔一四〕亓（其）才（在）堂則［欲］〔一五〕八

〔一〕此字《上博五》釋爲「好」。其形上部有殘失，且竹簡開裂、筆畫模糊，但據圖版仍可斷定「好」形不合。李松儒《札記二則》又《字迹》（346頁）釋作「㚢（怒）」，於字形及下文文意皆似更合，此從之。

〔二〕陳斯鵬《四則》指出：「細察簡影，『佻』右上側似尚有一寫得很小的『之』字，原釋文漏釋，其性質如何，還需研究。」

此「佻」字和下「耤」字後《上博五》釋文皆標頓號，此根據押韻情況劃分意羣，兩處皆改標逗號。研究者多已指出，此組簡文皆有韻，於此一併列舉：「佻、搖」（宵部）、「視、眱/睇」（脂部）、「遊、求」（幽部）、「呿、徐、寡」（魚部）、「教、猷、秀」（幽部）、「傾、倩」（耕部）、「搖、高」（宵部）。

《上博五》：「佻」，《爾雅·釋言》：「佻，偷也。」按「佻」即「輕佻」之「佻」。張昊《研究》：《詩·小雅·大東》「佻佻公子」，朱熹集傳：「佻，輕薄不奈勞苦之貌。」《說文·人部》徐鍇繫傳：「佻，輕佻苟且也。」此皆對容色的形容，較「偷」訓爲宜。

〔三〕「偬」《上博五》讀爲「怍」，引《禮記·曲禮上》：「將即席，容勿怍。」按此文鄭玄注：「怍，顏色

變也。」又唐洪志《校理》引《管子・弟子職》：「危坐鄉師，顏色毋怍。」尹知章注：「怍，謂變其容貌。」此皆非一般訓爲「慚」「愧怍」「慚怍」之「怍」（唐洪志《校理》即取「慚」訓），就是「作色」之「作」。楚文字「复」本即「動作」之「作」之本字，爲免誤解，改括注爲「作」。范麗梅《零釋》亦讀爲「作」，引《禮記・哀公問》「孔子愀然作色而對曰」，鄭玄注：「作，猶變也。」但解釋爲「忿怒」，則不確。高榮鴻《疏證》已針對此指出「怍色」僅是「改變顏色」，並無「忿怒」之義。「籍」字《上博五》隸定作「誎」。其形左半从「条」，右从「音」或「言」（此暫定爲「音」）。《上博五》釋爲「毋謠」即「毋歌謠」，又謂：或以爲「謠」可讀爲「搖」，言容色宜注意穩重，然本簡第八（按當爲「七」）簡別有「敹」字，讀爲「搖」，故本簡仍以「謠」爲訓。唐洪志《校理》、張昊《研究》均指出解爲歌謠之「謠」與此言「色」不合。研究者或主張讀爲訓「憂無告也」（《爾雅・釋訓》）、「悸也」（《廣韻》）、「愮」（張昊《研究》，唐洪志《校理》引白於藍説）。按：據上「作」字，仍以《上博五》原後説讀爲「搖」爲長。「作」謂「（臉色）突然猛烈改變」，「搖」謂「（臉色在短時間內）變換不定」。

〔四〕此句《上博五》釋讀作「正見昊（側）毋睍（視）」，此「𡥈（娩）」字從陳斯鵬《小記》《四則》改正，「見（視）」「貶」字讀法從何有祖《試讀》改正。

何有祖《試讀》：「睍」字當以「㞑」爲聲，讀作「眱」。《玉篇》「眱，目小視也」。《説文》有「睇」

字，段注曰：「按眣亦睇。」《禮記・内則》「不敢……睇視」，鄭曰：「睇，傾視也。」

陳斯鵬《小記》《四則》謂「孪」字「其實應即楚簡中寫得很像『字』的分娩的『娩』之本字，於此可讀爲『俛』，『俛視』即低頭而視」；又謂「另外一種可能是讀爲『眄』。《説文・目部》：『眄，目偏合也。一曰：衺視也，秦語。从目丏聲。』義亦可通。但考慮到與『側』的相配，似仍以讀『俛』較勝」。

按：此取讀「孪」爲「俛」之説。但「俛視」並非「低頭而視」，而應解爲「嚮下看」，謂視綫朝下但頭保持不動。「側睇」即「斜視」，謂斜向的「左右」而視，「俛視」則爲視綫斜向「下方」而視，皆不合於「目容端」的要求。簡文謂，在需要往下看或往左右看時，要整個頭部一起動而不是只動視綫（轉動眼珠、耷下眼皮之類）。

〔五〕「見（視）」字《上博五》釋爲「見」，此從季旭昇《芻議（下）》改正。季説謂「定視，視線穩定」，秦樺林《一則》讀爲「正視」，不必。《上博五》引《禮記・曲禮上》：「毋淫視。」鄭玄注：「淫視，睇眄也。」孔穎達疏：「淫，謂流移也。目當直瞻視，不得流動邪眄也。」可與簡文參讀。張昊《研究》謂：「定視」，意指目光當常視某一固定的位置。《儀禮・士相見禮》「凡與大人言，始視面，中視抱，卒視面，毋改，衆皆若是」，又「若不言，立則視足，坐則視膝」，這些都是「定視」的要求。故「定視」未必指目光端正，而有可能是指在不同情況中，目光都要有一定的相對位置，以符合禮的要求，與「遊視」相對。

〔六〕「毋欽毋去」《上博五》未注。季旭昇《芻議（下）》認爲可讀爲「毋欠毋呿」，不要打呵欠，也不要没事把嘴巴張得大大的；或讀爲「毋吟毋噱」，不要歎氣，也不要大笑。范常喜《三則》讀爲「毋噤毋嗑」，意謂「不要閉口一言不發，也不要説很多話」。

按，與此爲同一韻段的下兩句講談話的聲音問題，此句亦應有關。季説之讀「去」爲「呿」、范説之讀「欽」爲「噤」［字亦作「唫」「吟」］，范文已指出：張昊《研究》亦謂：「『欽』，從季氏讀作『吟』，但意義不同。吟通作『噤』，有閉口不言之意。」又後季旭昇《「毋欽毋去」》改讀爲「毋今（吟、噤）毋呿」，對「吟、噤」字看法亦略同」，分别可從。《吕氏春秋・重言》：「君呿而不唫，所言者莒也。」高誘注：「唫，閉。」《淮南子・泰族》：「高宗諒闇，三年不言，四海之内，寂然無聲，一言聲然，大動天下，是以天心呿吟者也。」即皆在講到談話的場合言「呿」「唫」「吟」。簡文似謂，講話時嘴巴不要張得太大，也不要（近於）閉上。

〔七〕「聖」《上博五》讀爲「聽」，「僖徐」讀法原未注。此皆從季旭昇《芻議（下）》讀。季説又謂「講話聲音的快慢，要和聽衆人數的多少相稱」，按後半意思可從，但「疾徐」解爲「快慢」不確。侯乃峰《補説》謂：二字又可讀爲「疾舒」。《春秋穀梁傳》桓公十四年：「孔子曰：聽遠音者，聞其疾而不聞其舒。」《集解》：「疾謂激揚之聲，舒謂徐緩。」「聲之疾舒」應指説話聲音的高低。其説甚是。「疾」謂聲之激揚、宏大。《荀子・勸學》：「順風而呼，聲非加疾也，而聞者彰。」顯亦謂「聲音非更加宏亮」。古漢語中此類用法之「疾」字頗爲多見，參看張永言《讀王力主編〈古代漢語〉札記》（收入同作者《語文學論集（增訂本）》，復旦大學出版社，2015年1月，第99頁）、楊寶忠《釋「疾」》（收入同作者《古代漢語詞語考證》，河北大學出版社，1997年12月，146—148頁）。

〔八〕「⿰百巠（頸）」字《上博五》隸定作「⿰百⿸虍土」，此從何有祖《試讀》改釋。「柔教」與「首猷」之義尚難確解（「首」字或應聯繫下「頸」字作解）。「秀」字多用於植物，有與「挺出」相近之義，「直頸而秀」大概謂頸項應伸直挺立。

〔九〕「脊」字《上博五》釋讀爲「肯綮」之「綮」，此非；但已引葛陵簡乙四第六十一簡「以其脊怀（背）疾」之字，與此爲一。季旭昇《芻議（下）》指出葛陵簡之字宋華強已釋讀爲「肩」，此「肩毋廢」謂「肩膀不要向下垮」。秦樺林《一則》指出簡文與《新書・容經》關係密切，「廢」當訓爲低下、垂下，與《容經》「廢首低肘」之「廢」字同；《容經》又有「固頤正視，平肩正背」「肩不上下」云云，簡文「肩毋廢」正「平肩」之義。

「⿸厂同」字《上博五》隸釋作「⿸厂同」，謂可讀爲「痌」或「痛」。季旭昇《芻議（下）》提出四種可能，其中有釋爲从「同」聲而讀爲「竦（高聳）」一説。蘇建洲《柬釋（二）》亦謂應隸作「⿸厂同」，疑讀作

「擎」。陳劍贊同釋爲从「冋」聲之説，認爲應讀爲「傾」，謂「肩一高一低曰傾……正與論者已引之《新書・行容》『肩不上下』相近」，並比照亦从「厂」旁的「仄」字推測「厂+同」就是楚文字中爲「傾仄」意之「傾」所造的本字（見蘇建洲《二則》引）。按後來發表的清華簡《繫年》簡六七、七〇、七二所見「齊同（頃）公」之「同（頃）」字寫作「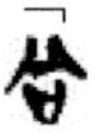」，研究者多已據此認同此簡「厂+同（傾）」之釋讀。

〔一〇〕《上博五》：「身+安」，从身、从安。「安」，簡文多用爲「焉」。因讀「身+安」爲「偃」。身宜正直，故云「毋偃毋靜」。按「倩」讀爲「靜」恐不可信。或讀爲「傾」（范麗梅《零釋》、蘇建洲《簡七二則》），恐亦難信。高榮鴻《疏證》認爲「倩」或可讀爲「跂」，訓作「傾斜」。劉信芳《通假》讀爲「婧」，引《説文・女部》「婧，竦立也」爲説（第580頁脚注[3]）。王凱博《探研》（第124頁）補充指出，《説文・女部》「婧」前「女+監」字亦訓「竦身也」；「婧」字「此義相沿於後世字書，但古文獻中從不見這一意義」，對此《探研》從繫聯同源詞角度加以補證，謂：「從構形推測，『靖』應爲此訓本字，但典籍中『靖』也未檢到用例。《淮南子・繆稱》：『城峭者必崩，岸崝者必陀。』《説苑・政理》：『城峭則必崩，岸竦則必阤。』『崝』『竦』近義換用，『崝』亦竦也，『崝』爲山之高竦的專字，《説文》『婧，竦立也』便不難理解了」；簡文意謂「是説站立時身體不要高聳到使足離地，即抬離後脚跟」。其説可從。

〔一一〕「⿱氐止」《上博五》疑讀爲「眂」，訓爲「視貌」，不可信。范麗梅《零釋》指出，戰國文字中「氒」形常混寫作「氏」形，此「⿱氐止」形應分析爲从止，「氒」聲，讀爲「蹶」，既爲「行走快速」之義，又因行走快速則容易跌倒，而有「顛躓傾倒」之義。《禮記・曲禮上》「將即席，容毋怍，兩手摳衣，去齊尺，衣毋撥，足毋蹶」，鄭玄注：「蹶，行遽貌。」《孟子・公孫丑上》：「今夫蹶者、趨者，是氣也，而反動其心。」朱熹《集注》：「如人顛躓趨走，則氣專在是而反動其心焉。」簡文「行毋蹶」乃指行走時應注意速度，不要過快而跌倒。蘇建洲《簡七二則》(引上舉《曲禮上》文孫希旦《集解》：「足毋蹶者，謂勿得行遽，恐有蹶磒之貌也。……趨走則衣易撥開，行易卒遽，毋撥毋蹶，皆爲其失容也。」)、徐在國《「蹶」字》說略同。可從。

〔一二〕「殺(搖)」從《上博五》之說：讀爲「搖」。行容應端莊，不宜顧盼搖晃。《禮記・玉藻》：「凡行容惕惕，廟中齊齊。」張昊《研究》引《新書・行容》：「行以微磬之容，臂不搖掉，肩不上下。」

〔一三〕「攴」字《上博五》釋爲「豙」讀爲「墜」，此從禤健聰《零劄(二)》改釋。「攴」即「鞭」字古文「⿱人攴」之變，楚簡文字多見，更多字形的對比論證可參范麗梅《零釋》。禤健聰《零劄(二)》讀「攴」爲「偏」。唐洪志《校理》讀爲「蹁」，《說文・足部》：「蹁，足不正也。」按兩說差別不大，「蹁」可視爲即「足偏」義之專字。

「高」，舉高、抬高。「足毋高」指脚不要舉太高。《上博五》引《禮記・曲禮下》「行不舉足」，又《玉藻》「不舉足」，《國語・周語下》「今晉侯視遠而足高」云云以説，范麗梅《零釋》引《左傳・襄公三十年》「視躁而足高」、《呂氏春秋・精諭》「足高氣彊」云云以説，皆可參。

〔一四〕《上博五》：「齊齊」，整肅貌。郭店楚簡《性自命出》第六十六簡：「夫柬柬之信，賓客之禮，必有夫齊齊之頌（引者按：讀爲「容」）；祭祀之禮，必有夫齊齊之敬。」《禮記・玉藻》：「凡行容惕惕，廟中齊齊，朝廷濟濟翔翔。」今簡云「廷則欲齊齊」，簡文「廷」字上文無可考，倘爲「朝」字，則《禮記・玉藻》「朝廷濟濟翔翔」，當可作爲最佳佐證。何有祖《釋讀》指出原釋「廷」之字从「宀」，當改釋爲「庭」。張昊《研究》：「庭」與「廷」本可相通，兩無不可。但後文言及「堂」，則知此當爲與其對言之「庭」。庭者，堂下之地。

〔一五〕「欲」字劉洪濤《拼合》等據文例補出，可從。其字在下簡之首，已殘失。

參考文獻

專書及簡稱

《上博五》：張光裕《君子爲禮釋文考釋》，馬承源主編《上海博物館藏戰國楚竹書（五）》，上海古籍出版社，2005年12月。

侯乃峰《校理》：《上博楚簡儒學文獻校理》，上海古籍出版社，2018年6月。

李守奎等《文字編》：李守奎、曲冰、孫偉龍編著《上海博物館藏戰國楚竹書（一—五）文字編》，作家出版社，2007年12月。

李松儒《字迹》：《戰國簡帛字迹研究：以上博簡爲中心》，上海古籍出版社，2015年7月。

劉信芳《通假》：《楚簡帛通假彙釋》，高等教育出版社，2011年2月。

論著及簡稱

C

陳劍《問題》：《談談〈上博（五）〉的竹簡分篇、拼合與編聯問題》，武漢大學「簡帛」網2006年2月19日，http：//

www. bsm. org. cn/show_article. php ?id=204。收入同作者《戰國竹書論集》，上海古籍出版社，2013年12月。

陳斯鵬《小記》：《讀〈上博竹書（五）〉小記》，武漢大學「簡帛」網2006年4月1日，http://www. bsm. org. cn/show_article. php ?id=310。

陳斯鵬《四則》：《上博館藏楚簡文字考釋四則》，《江漢考古》2008年第2期。

陳偉《問題》：《〈君子爲禮〉9號簡的綴合問題》，武漢大學「簡帛」網2006年3月6日，http://www. bsm. org. cn/show_article. php ?id=266。收入同作者《新出楚簡研讀》，武漢大學出版社，2010年10月。

F

范常喜《「𦋸禱」》：《新蔡楚簡「咠禱」即「𦋸禱」説》，武漢大學「簡帛」網2006年10月14日，http://www. bsm. org. cn/show_article. php ?id=440。

范常喜《三則》：《〈上博五〉字詞札記三則》，中國古文字研究會、復旦大學出土文獻與古文字研究中心編《古文字研究》第二十九輯，中華書局，2012年10月。有關内容又見同作者《簡帛探微——簡帛字詞考釋與文獻新證》，中西書局，2016年5月。

范麗梅《零釋》：《楚簡文字零釋》，《臺大中文學報》第二十六期，臺灣大學中國文學系，2007年6月。又見復旦大學出土文獻與古文字研究中心網站2010年7月21日，http://www. gwz. fudan. edu. cn/Web/Show/1221。

G

高榮鴻《疏證》：《上博楚簡論語類文獻疏證》，中興大學中國文學研究所博士學位論文（指導教授：林清源），2013年7月。

高榮鴻《問題》：《〈上博五·君子爲禮〉文字考釋及相關問題》，《興大中文學報》第29期，2016年1月。
郭永秉《帝系》：《帝系新研——楚地出土戰國文獻中的傳説時代古帝王系統研究》，北京大學出版社，2008年9月。

H

何琳儀《選釋》：《郭店竹簡選釋》，《文物研究》第十二輯，2000年1月。又載李學勤、謝桂華主編《簡帛研究二〇〇一》，廣西師範大學出版社，2001年9月。
何有祖《試讀》：《上博五〈君子爲禮〉試讀》，武漢大學「簡帛」網2006年2月19日，http://www.bsm.org.cn/show_article.php?id=205。
何有祖《零釋（二）》：《上博（五）零釋（二）》，武漢大學「簡帛」網2006年2月24日，http://www.bsm.org.cn/show_article.php?id=227。
何有祖《二則》：《上博五零釋二則》，武漢大學「簡帛」網2006年3月3日，http://www.bsm.org.cn/show_article.php?id=256。
何有祖《三則》：《上博五試讀三則》，武漢大學「簡帛」網2006年3月9日，http://www.bsm.org.cn/show_article.php?id=276。
侯乃峰《補説》：《上博（五）幾個固定詞語和句式補説》，武漢大學「簡帛」網2006年3月20日，http://www.bsm.org.cn/show_article.php?id=295。載丁四新主編《楚地簡帛思想研究（三）——「新出楚簡國際學術研討會」論文集》，湖北教育出版社，2007年6月。

侯乃峰《研究》：《上博竹書(1—8)儒學文獻整理與研究》，復旦大學博士後研究工作報告，2012年5月。

侯乃峰《雜志》：《讀上博楚竹書雜志》，楊振紅、鄔文玲主編《簡帛研究二〇一五春夏卷》，廣西師範大學出版社，2015年6月。

黄武智《研究》：《上博楚簡「禮記類」文獻研究》，臺灣中山大學中國文學系博士論文（指導教授：徐漢昌、鮑國順），2009年2月。

J

季旭昇《芻議(下)》：《上博五芻議(下)》，武漢大學「簡帛」網2006年2月18日，http://www.bsm.org.cn/show_article.php?id=196。

季旭昇《「毋欽毋去」》：《上博五〈君子爲禮〉「毋欽毋去」解》，中國文化遺産研究院編《出土文獻研究》第十六輯，中西書局，2017年9月。

L

李守奎《殘字》：《上博簡殘字叢考》，中國古文字研究會、吉林大學古文字研究室編《古文字研究》第二十七輯，中華書局，2008年9月。收入同作者《漢字學論稿》，人民美術出版社，2016年6月。

李松儒《一則》：《上博五〈君子爲禮〉考釋一則》，復旦大學出土文獻與古文字研究中心網站2011年12月10日，http://www.gwz.fudan.edu.cn/Web/Show/1730。

李松儒《字迹二則》：《上博簡字迹研究札記二則》，《中國文字學報》第五輯，商務印書館，2014年7月。

李松儒《札記二則》：《〈君子爲禮〉、〈弟子問〉札記二則》，吉林大學古籍研究所編《吉林大學古籍研究所建所三十周年紀念論文集》，上海古籍出版社，2014年11月。

李天虹《雜釋》：《郭店楚簡文字雜釋》，武漢大學中國文化研究院編《郭店楚簡國際學術研討會論文集》，湖北人民出版社，2000年5月。

梁靜《「生民未有」》：《〈君子爲禮〉的「生民未有」》，武漢大學「簡帛」網2018年3月23日，http://www.bsm.org.cn/show_article.php?id=3034。

廖名春《新劄》：《郭店簡〈六德〉、〈成之聞之〉新劄》，「簡帛研究」網2000年11月28日，http://www.jianbo.org/Wssf/Liaominchun.htm。

廖名春《校釋劄記》：《郭店簡〈成之聞之〉篇校釋劄記》，《古籍整理研究學刊》2001年第5期。

廖名春《劄記》：《〈上博五・君子爲禮〉篇校釋劄記》，「簡帛研究」網2006年3月6日，http://www.jianbo.org/showarticle.asp?articleid=1207。

劉洪濤《拼合》：《談上海博物館藏戰國竹書〈君子爲禮〉的拼合問題》，武漢大學「簡帛」網2006年9月6日，http://www.bsm.org.cn/show_article.php?id=415。

劉樂賢《雜考》：《郭店楚簡雜考（五則）》，《古文字研究》第二十二輯，中華書局，2000年7月。收入同作者《戰國秦漢簡帛叢考》，文物出版社，2010年11月。

N

牛新房《札記》：《讀上博（五）札記》，武漢大學「簡帛」網2006年9月17日，http://www.bsm.org.cn/show_article.php?id=422。

Q

淺野裕一《素王説》：《上博楚簡〈君子爲禮〉與孔子素王説》，武漢大學簡帛研究中心主辦《簡帛》第二輯，上海古籍出版社，2007年11月。

秦樺林《一則》：《楚簡〈君子爲禮〉劄記一則》，武漢大學「簡帛」網2006年2月22日，http://www.bsm.org.cn/show_article.php?id=220。

裘錫圭《太一》：《「東皇太一」與「大𦊨伏羲」》，陳致主編《簡帛·經典·古史》，上海古籍出版社，2013年8月。收入《裘錫圭學術文集·簡牘帛書卷》，復旦大學出版社，2012年6月。

曲冰《佚書詞語》：《〈上海博物館藏戰國楚竹書〉(1～5)佚書詞語研究》，吉林大學博士學位論文(指導教師：李守奎教授)，2010年5月。

S

宋華強《「箴尹」之「箴」》：《楚文字資料中所謂「箴尹」之「箴」的文字學考察》，中國古文字研究會、復旦大學出土文獻與古文字研究中心編《古文字研究》第二十九輯，中華書局，2012年10月。

蘇建洲《淺説》：《初讀〈上博五〉淺説》，武漢大學「簡帛」網2006年2月18日，http://www.bsm.org.cn/show_article.php?id=199。

蘇建洲《補説》：《〈上博(五)楚竹書〉補説》，武漢大學「簡帛」網2006年2月23日，http://www.bsm.org.cn/show_article.php?id=222。

蘇建洲《柬釋(二)》：《上博(五)柬釋(二)》，武漢大學「簡帛」網2006年2月28日，http://www.

bsm. org. cn/show_article. php ?id＝250。

蘇建洲《二則》：《〈上博楚簡（五）〉考釋二則》，武漢大學「簡帛」網2006年12月1日，http：// www. bsm. org. cn/show_article. php ?id＝475。載《中國文字》新三十二期，藝文印書館，2006年12月。收入同作者《楚文字論集》，萬卷樓圖書股份有限公司，2011年12月。

蘇建洲《簡七二則》：《〈君子爲禮〉簡七字詞考釋二則》，復旦大學出土文獻與古文字研究中心網站2009年11月26日，http：// www. gwz. fudan. edu. cn/Web/Show/998。

蘇建洲《研究》：《〈上博五・弟子問〉研究》，《中研院歷史語言研究所集刊》第八十三本第二分，2012年6月。

T

唐洪志《校理》：《上博簡（五）孔子文獻校理》，華南師範大學碩士學位論文（指導教師：白於藍教授），2007年5月。

W

王凱博《探研》：《出土文獻資料疑義探研》，吉林大學博士學位論文（指導教師：林澐教授），2018年6月。

鄔可晶《「脊」》：《説「脊」、「骴」》，清華大學出土文獻研究與保護中心編、李學勤主編《出土文獻》第十三輯，中西書局，2018年10月。

X

徐少華《結構》：《論〈上博五・君子爲禮〉的編聯與文本結構》，丁四新主編《楚地簡帛思想研究（三）——「新出楚簡國際學術研討會」論文集》，湖北教育出版社，2007年6月。

徐在國《拾遺》：《上博五文字考釋拾遺》，武漢大學「簡帛」網2006年2月27日，http://www.bsm.org.cn/show_article.php?id=246。收入同作者《安徽大學漢語言文字研究叢書·徐在國卷》，安徽大學出版社，2013年5月。

徐在國《「蹶」字》：《談上博五中的「蹶」字》，《出土文獻與中國古代文明——李學勤先生八十壽誕紀念論文集》，中西書局，2016年12月。

許學仁《形象》：《出土文獻中之孔門弟子形象瑣記》，國際儒學聯合會主辦《國際儒學研究》第17輯。又見「國際儒學網」2011年1月8日，http://www.ica.org.cn/kanwu.php?ac=view&bvid=48&bid=80。

禤健聰《零劄（一）》：《上博楚簡（五）零劄（一）》，武漢大學「簡帛」網2006年2月24日，http://www.bsm.org.cn/show_article.php?id=226。其中部分内容又題爲《楚簡釋讀瑣記（五則）》，載《古文字研究》第二十七輯，中華書局，2008年9月。

禤健聰《零劄（二）》：《上博楚簡（五）零劄（二）》，武漢大學「簡帛」網2006年2月26日，http://www.bsm.org.cn/show_article.php?id=238。以上兩篇又見同作者《戰國楚簡字詞研究》，中山大學博士學位論文（指導教師：陳偉武教授），2006年4月。

Y

顔世鉉《散論（四）》：《上博楚竹書散論（四）》，「簡帛研究」網2003年2月20日，http://www.bamboosilk.org/Wssf/2003/yuanshixuan02.htm。

楊澤生《十二則》：《〈上博五〉零釋十二則》，武漢大學「簡帛」網2006年3月20日，http://www.bsm.

org. cn/show_article. php ?id=296。

Z

張昊《研究》:《上博(五)〈君子爲禮〉與〈弟子問〉研究》,武漢大學碩士學位論文(指導教師:楊華教授),2007年5月。

張新俊《一例》:《上博簡〈君子爲禮〉補釋一例》,張德芳主編《甘肅省第三届簡牘學國際學術研討會論文集》,上海辭書出版社,2017年12月。

張振謙《二則》:《上博(五)札記二則》,武漢大學「簡帛」網2006年2月27日,http://www.bsm.org.cn/show_article. php ?id=244。載《古籍研究》2006年第2期。

周波《三則》:《上博五札記(三則)》,武漢大學「簡帛」網2006年2月26日,http://www.bsm.org.cn/show_article. php ?id=237。

周波《補釋二則》:《上博五補釋二則》,武漢大學「簡帛」網2006年4月5日,http://www.bsm.org.cn/show_article. php ?id=317。

弟子問

陳劍 校釋

校釋說明

《弟子問》是《上博五》中的一篇，原共收有二十五個編號的竹簡，無一完簡。原簡本無篇題，整理者「惟其內容多與孔門弟子與夫子之應對答問有關」，故名。因殘闕太甚，《上博五》對本篇竹簡的形制未作專門介紹。研究者或據圖版測量，對此有補充說明。如馮勝君《對比》(39—40頁)謂：

本篇無完簡，只能依據契口（本篇竹簡編綸痕跡不明顯，不能作爲判斷的依據）與簡首尾端以及契口之間的距離來大致估算簡長。根據圖版與整理者的介紹，本篇二號簡簡首端完整，第一契口距簡首端的長度是九・三釐米；四、五、六、八、十、十四、十五等號簡簡尾端完整，最後一個契口距簡尾端九・四釐米；從本篇最長的一支簡即四號簡的情況來看，三個契口之間的距離約爲十八釐米。如此則本篇簡長大約爲五十四・七釐米(9.3＋18＋18＋9.4＝54.7)，約合戰國尺二尺四寸。根據行款推算，每簡容四十四字左右。

張昊《研究》謂：

根據學者研究結果，將第二簡與第一簡連綴，成爲本篇最接近完簡者，可勉強作爲本篇的參照簡。兩簡連綴後約長53.6cm，採用三道編連法，第一契口距頂端爲9.4cm，第一契口至第二契口爲18.5cm，第二契口至第三契口爲18.3cm，第三契口至尾端約爲7.8cm。其結論大致相同，僅略有出入。另本篇多有章節號，作較粗之長方墨釘形，釋文中作「■」。

不少研究者對本篇竹簡的拼合與編聯發表過看法，其中比較可靠且已取得一致認同者，有「(2＋1)」「(7＋8)」「(12＋15)」三組拼合和「(17＋20)－4」一組拼合與連讀(以上陳劍《問題》説)，以及「6－9」一組連讀(李鋭《札記(二)》)。陳劍《問題》還提出「(11＋24)」的拼合，研究者或有不同看法，參見注釋。

本篇所包竹簡的範圍，亦即其中是否有部分竹簡不屬於此篇的問題，研究者也有討論，有的已有較一致看法。

簡二十二與簡十八，陳劍《問題》認爲應歸到《君子爲禮》篇中，後來研究者多已指出其問題，參看《君子爲禮》篇的「校點説明」部分。今仍歸入此篇。

簡三應改歸入《君子爲禮》篇，且可與「(君7＋君8)」簡綴合，亦參看該篇的「校釋説明」部分及有關簡文注釋。

張昊《研究》認爲，本篇的第三、十三、十九、二十一四簡，與其他典型的可確定屬於此篇竹簡者，在字體、契口等方面都有明顯不同，「可確定不屬於本篇竹簡」。按簡三已見上述，其餘三簡，其説如下：

簡十三簡長23.9cm，上端平齊，下端殘，現存二十字。第一契口位于「亡」與「所」字之間，距竹簡上端15.3cm，不合。

第十九簡長24.6cm，上端平齊，下端殘，現存二十四字，其中重文二。本簡第一契口位于「虐」與「子」字之間，距竹簡上端7.5cm，亦與本篇規制不符，故剔出。

第二十一簡長22.2cm，上端平齊，下端殘，現存十八字。本簡在13.2—15.7cm處右側邊緣殘缺，無法斷定是否爲契口位置，簡尾「殜」字下方殘斷處較爲整齊，疑爲契口斷裂處，則距竹簡上端21.4cm，與本篇規制不符。另，本簡字跡雖已模糊不清，但仍可見首字與竹簡頂端尚有一段距離，屬於空出天頭的寫法，這與《君》《弟》兩篇上端平齊者不同，故剔出。

按簡十九説略有誤。此簡有兩處「虐」與「子」連文者，契口實位於後一處兩字之間，張昊《研究》誤以前一處當之。不過，改以後一處「虐」與「子」之間位置測量，距竹簡上端十七·八釐米，亦確與本篇第一道契口位置大爲不合（且與簡十三也不同）。而且，簡十九的內容既不像孔子師弟問答，也不像僅作「子曰」那樣的孔子語錄，即其內容亦與本篇內容有不合之處。另外，以上三簡與《君子爲禮》（第一契口距頂端十·五釐米）形制亦不合。本釋文將此三簡附在正文之後。

何有祖《歸屬》將《香港中文大學文物館藏簡牘》中戰國簡第七號歸入本篇（下面稱作「港簡七」），主張次於簡十一之後（按此點根據不足）。李松儒《札記二則》（又《字迹》348—350頁）則從字跡角度分析，認爲《弟子問》簡二十四不屬該篇，它與港簡七的字跡風格十分相似（兩簡「也」字寫法同），很有可能屬同一篇文獻，兩簡皆應自《弟子問》篇中剔除。按有關問題均嫌材料太少，難以論定（《弟子問》簡二十四的問題參看注釋）。今仍將港簡七附在此篇（梁靜《研究》亦歸入此篇，放在附簡之後）。

本釋文將《上博五》原「附簡」與簡十三、十九、二十一以及港簡七皆附在正文之後單作一部分。

研究者多已指出，因原簡多殘闕不全，彼此之間本就難以依序編連，再加上本篇係語錄體，各單元間在文義上也缺乏内在聯繫，故全篇實已難以復原。除首簡、末簡所在位置外，其餘各簡或編聯組之間的順序往往無從確定。本釋文將可綴合或可編聯的五組簡放在前面，其餘單簡依簡號順序排列於後。各組間釋文空一行，每組内略依文意層次分段。

校釋者　陳　劍

凡例

一、本書以《上海博物館藏戰國楚竹書（五）》的釋文爲校勘底本。

二、竹簡簡號一依《上海博物館藏戰國楚竹書（五）》，標在每簡最後一字的右下旁。從《香港中文大學文物館藏簡牘》編入的，簡號前加簡稱「港簡」。

三、竹簡上原有的標識一依其舊，以裨研究。重文號後補出重文及標點，合文號後寫出合文及標點，於其外加方括號「［ ］」。釋文另加新式標點符號。

四、釋文儘量按簡文字形隸定，以裨研究。奇特者如「於」「者」從略，個別有省略筆畫者從略。

五、簡文殘缺或殘泐無法辨識的字，可據行文格式推定字數者，釋文以「□」號表示，一「□」代表一字；不能確定字數者，釋文以「……」號表示。

六、簡文殘缺之字，尚有殘留筆畫者，外加「□」號；原簡補字及據文義擬補者，外加方括號「［ ］」。

七、簡文中的通假字、異體字隨文注出本字、正字，外加「（）」表示；訛字隨文注出正字，外加「〈〉」表示；衍文外加「｛｝」表示。

八、凡不能連讀的簡文，釋文中間空一行。連讀的簡文，根據內容層次酌情劃分段落。

子曰：「脠(脠—延)陵季子，〔一〕亓(其)天民也虖(乎)！〔二〕生而不因亓(其)浴(俗)。吳人生，七□二而斅(?)戠(散?)，俑(?)虖(乎)亓(其)雁(膺)，〔三〕脠(脠—延)陵季=「季子」僑(矯)而弗受。〔四〕脠(脠—延)陵季子，亓(其)天民也虖(乎)▬！」

〔一〕「脠」字原形作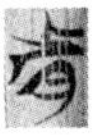，《上博五》釋「前」，此從小蟲(劉洪濤)《「延」字》說改釋。有關楚簡文字的字形分析及與「𦍒」之辨析，詳參蘇建洲《研究》。侯乃峰《研究》又《校理》：《清華大學藏戰國竹簡(壹)·楚居》簡六對應傳世典籍「熊延」的「延」之字寫作「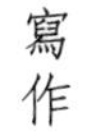(繕)」，可以與此簡字形比較。

劉洪濤《重要性》(142—148頁)首先指出，其右半之形係西周金文以來古文字「麦」形之「省變」，本與「來」字無關。郭永秉《「麦」字》在其說基礎上，又對有關字形的自然演變關係有進一步詳細論述。今從此說改爲遚釋作「陵」。

《上博五》：延陵季子，即季札，春秋末期吳國公子，受封於延陵(今江蘇武進)，故名。《禮記·檀弓下》：「延陵季子適齊……孔子曰：延陵季子，吳之習於禮者也。」延陵季子亦嘗被稱頌爲古之賢人(見《穀梁傳·襄公二十九年》)。

〔二〕《上博五》：「天民」，《莊子·庚桑楚》：「人有脩者，乃今有恆；有恆者，人舍之，天助之。人之所舍，謂之天民；天之所助，謂之天子。」《孟子·萬章下》孟子引伊尹曰：「天之生斯民也，使先知覺後知，使先覺覺後覺。予，天民之先覺者也，予將以此道覺此民也。」《禮記・王制》：「少而無父者謂之孤，老而無子者謂之獨，老而無妻者謂之矜，老而無夫者謂之寡。此四者，天民之窮而無告者也，皆有常餼。」

〔三〕簡二與簡一拼合，從陳劍《問題》説。「七」字、「雁（膺）」字《上博五》原分别釋作「十」「所」，此皆從陳劍《問題》改正。

「七」下一字《上博五》作缺文號未釋。陳劍《問題》疑爲「年」字，或疑爲「歲」字，皆與殘形難合。范常喜《殘字》疑爲楚簡从「人」从「心」的那類「仁」字之殘，讀爲「年」。李守奎等《文字編》（第919頁）隸定出上半「身」旁，以爲「㥢」字之殘。按此似頗可信。有關字形可對比如下。

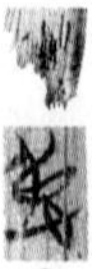《弟子問》簡十一「㥢」字　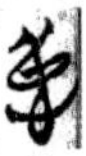《君子爲禮》簡一「㥢」字　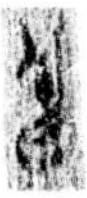本篇附簡「身」字

「毄」字《上博五》原釋「動」，陳劍《問題》疑爲「墼」字，此改爲「毄」。關於楚簡「毄」或「墼」之釋讀，參看裘錫圭《二則》。

「𢧐」《上博五》隸定作「鼓」，陳劍《問題》疑爲「散」字。其字即包山簡六〇之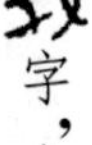字，亦即《上博（四）・曹沫之陳》簡四十三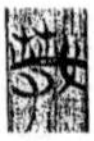之簡體（偏旁單複無别）。《曹沫之陳》之字簡四十二作

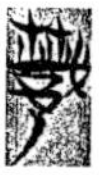，據《清華簡（壹）·祭公》用爲「祭」字之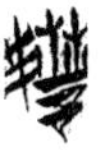，已可知其音確近於「祭」，「祭」「散」音亦近（參看蘇建洲《研究》）。蘇建洲《淺説》、范常喜《殘字》均已引有關字形，但仍以字从「攴」、與「戈」可以相通爲説。按細審其形，右半本就是「戈」旁（原作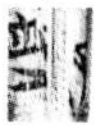，可對比本篇簡十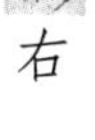右所从）。李守奎等《文字編》（第362、919頁）已隸定作「𢦹」，此從之。

所謂「俑」字右半不清，《上博五》僅隸定出左側「人」旁。何有祖《三則》隸作「伭」，讀作「文」，范常喜《殘字》懷疑是「倗」。

此句尚未能確解。陳劍《問題》謂：簡文有幾個字詞未能準確釋讀，據「浴（俗）」和「雁（膺）」猜想，當與吳人「斷髮文身」「祝髮文身」之俗有關。蘇建洲《研究》讀「𣪕散」爲「裼袒」，對應吳越之俗「贏（裸）以爲飾」（見《左傳·哀公七年》）。侯乃峰《研究》又《校理》懷疑此句簡文或可讀作「吳人生七年而畫（？）契（？）用（？）乎其膺，延陵季子僑（矯）而弗受」，大意似是説吳人長到七歲的時候都要文身於其胸部，延陵季子卻在七歲的時候找藉口推託而不接受文身，也就是説他生來就不願意以蠻夷自處。此句緊承上句「生而不因其俗（生來就不願意因襲固有的蠻夷習俗）」，故孔子稱讚其爲「天民」。按諸説均不同程度地存在問題，待考。

〔四〕「僑」字《上博五》無説，此讀爲「矯」從陳劍《問題》説。蘇建洲《研究》指出「矯」應訓爲「拂逆」，可從。亦可解爲「矯正」「匡正」，即古書多見的「矯俗」之「矯」。《漢書·王莽傳上》：

「（王莽）拂世矯俗，確然特立。」顏師古注：「拂，違也。矯，正也。」

子贛（貢）[□]一

……女（汝）弗智（知）也虐（乎）？繇（由）！〔一〕夫吕（以）衆軛（犯）難（難—難），吕（以）新（新—親）受（授）彔（祿）；〔二〕袋（勞）吕（以）城（成）事，色吕（以）层（？屬？）官；〔三〕士戠（治）吕（以）力則俎（沮），吕（以）〔四〕十……弗王，善歆（歆—矣）！夫女（安—焉）能王人？繇（由）▬！」〔五〕

〔一〕此及下簡十七之「繇（由）」皆即孔子呼子路之名（仲由），見牛新房《一則》又《劄記》（又見《方法》169—170頁）。《上博五》説爲虚詞或通由從之「由」，不確。

〔二〕「彔」字《上博五》釋讀爲「備（服）」，此從何有祖《三則》改釋爲「彔」讀爲「祿」。其形作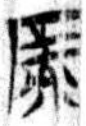，何有祖舉《上博（一）·孔子詩論》簡九號簡「彔」字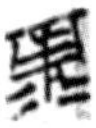爲證，高榮鴻《疏證》補充指出，「彔」字中的「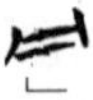」形部件，若左右兩豎筆延長，則會與上部横畫結合，形成「冂」形；楚簡文字「冂」形部件又往往會省去右邊豎筆，從而造成這種特殊寫法的「彔」字。其説可從。

〔三〕「受」字《上博五》如字讀，李守奎等《文字編》（第925頁）寬式釋文逕作「授」，可從。按《管子・大匡》：「公不聽，乃令四封之内修兵，關市之政侈之，公乃遂以勇授祿。」「以勇授祿」與簡文「以親授祿」可對比。此處「犯難」與下文言「勞」，《上博五》已引《周易・兑卦・彖傳》文爲説：「説以先民，民忘其勞；説以犯難，民忘其死。」按《商君書・修權》：「不以爵祿便近親，則勞臣不怨。」其意亦可與簡文參證。

〔三〕「⿸尸旦」字原作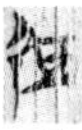形，《上博五》釋文摹原形，注謂與楚簡「強」字稍異，疑或讀爲「擅」。蘇建洲《研究》指出，楚簡「弫（強）」字所从「=」形符號或位於「口」旁之上或位於其下，未見如此形作拆分開者。何有祖《三則》分析爲从尸从「旦」聲，讀爲「擅」。陳偉《零釋》認爲實从「人」从「豆」，爲「侸」字，疑讀爲「屬」，委託、任用之義。曹建國《疏釋》、周鳳五《新釋》皆贊同从「豆」聲之説，前者讀爲「樹」，後者讀爲「處」。按：此字右下所从與「豆」形亦有距離，但諸説相較，仍以説爲从「豆」聲而讀爲「屬」在形、義兩方面皆較好，今暫取此説。

「色」，《上博五》釋「見」，此從陳偉《零釋》改釋。何有祖《三則》釋爲「印」。按楚文字「印」「色」共用一形，「色」字即自「印」字分化而來，研究者多已指出；故此字單從字形看確實釋「印」或「色」皆有可能。此據文意定爲「色」。陳偉《零釋》讀「色」爲「嗇」，謂即吝嗇之義。王輝《札記》指出：「色」字無需破讀，即容色、容貌。《説文・色部》：「色，顔气也。」「色以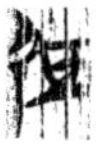官」，即以容貌爲標準授官。《上博（五）・鮑叔牙與隰朋之諫》簡一有「有夏氏觀其容以使」

的説法。《墨子・尚賢中》：「夫無故富貴、面目佼好則使之。」又：「且夫王公大人有所愛其色而使之。」《大戴禮記・用兵》：「疏遠國老，幼色是與，而暴慢是親。」這和「以親受禄」一樣，與「有功者受重禄，有能者處大官」（《韓非子・人主》）、「因能而授禄，錄功而與官」（《韓非子・外儲説左下》）相違背，不利於治國。《商君書・修權》：「故授官予爵不以其勞，則忠臣不進。」按：此説可從。此「色」應即「美色」之意，與上文「親」屬同類。「色以屬（？）官」即以美色授官。嬖御小人多以美色受寵，如《逸周書・武稱》謂「美男破老」，《祭公》謂「汝無以嬖御疾莊士大夫卿士」云云。上舉《札記》所引《墨子・尚賢中》上下文更全者爲：「親戚則使之，無故富貴、面目佼好則使之。夫無故富貴、面目佼好則使之，豈必智且有慧哉」，又「且夫王公大人有所愛其色而使之，其心不察其知而與其愛。……若處官者，爵高而禄厚，故愛其色而使之焉」，又「故古者聖王甚尊尚賢而任使能，不黨父兄，不偏貴富，不嬖顔色」。《墨子・尚賢下》：「當王公大人之於此也，雖有骨肉之親、無故富貴、面目美好者，實知其不能也，不使之也。」「親戚」「骨肉之親」（《尚賢下》下尚多有此類語）、「面目佼好」「面目美好」語皆可與此文「親」「色」相印證。《戰國策・燕策二》「昌國君樂毅爲燕昭王合五國之兵而攻齊」章：「臣聞賢聖之君，不以禄私其親，功多者授之；不以官隨其愛，能當之（鮑本無『之』字）者處之。故察能而授官者，成功之君也；論行而結交者，立名之士也。」與簡文之意正相反，亦可參讀。

〔四〕「戠」字《上博五》釋「钺」，何有祖《三則》認爲字从「司」从「戈」，讀作「治」，「此指士治事以力。『力』與上文『勞』相呼應」。其説可從，唯其字左半當爲从「刣/訇」（高榮鴻《疏證》亦已指出）。張振謙《二則》補充指出其形見於《郭店楚簡·語叢三》，裘錫圭先生疑讀爲「治」，學者多從之。「俎」字原作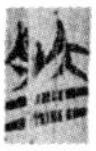，《上博五》隸定作「㚒」。張振謙《二則》引望山二號墓楚簡四五「四皇俎」之「俎」字作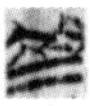，釋爲「俎」，讀爲「沮」，訓爲「敗，壞」。蘇建洲《研究》補充指出，相近字形亦見於《清華簡（壹）·皇門》一三「俎」作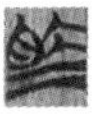，差別在於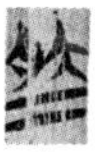的「且」旁作近於「肉」形，此點亦可比對望山二號墓楚簡一〇作（）的「且」字。可見釋爲「俎」没有問題。按：其字讀爲「沮」亦可從，但不應訓爲「敗、壞」，而就是「沮喪、灰心失望」義，與「勸」相對，即《莊子·逍遥遊》「且舉世而譽之而不加勸，舉世而非之而不加沮」之「沮」。簡文謂以親授祿、以色屬官，而不以功勞、勞苦等爲標準，則出力做事之士人就會沮喪灰心。末一「以」字下殘去的估計是「謀」一類詞，與「力」相對。

〔五〕簡十七與簡十連讀，從牛新房《一則》之説。《上博五》將「繇」字連上爲一句讀，此斷讀並説爲係對話中孔子呼子路之名，亦從牛新房説。

《上博五》：「王人」，辭見《六韜·上賢》：「文王問太公曰：『王人者，何上何下，何取何去，何禁何止？』太公曰：『上賢，下不肖。取誠信，去詐僞。禁暴亂，止奢侈。故王人者有六賊七害。』」《史記・周本紀》所言則異：「夫王人者，將導利而布之上下者也。」

子逃（過）曺（曹），詹（顔）十七囦（淵）駿（馭）。〔一〕至老丘，又（有）戎（農）植丌（其）槈（槈）而訶（歌）女（安—焉）。〔二〕子虘（據）虐（乎）軾（軾）而〔三〕……二十……☐風也，〔四〕嗣（亂）節而惊（哀）聖（聲）。曹之喪（喪），丌（其）必此虐（乎）！韋（回）！」〔五〕子㥿（嘆）曰：「烏（於）！莫我智（知）也夫！」〔六〕子遊曰：「又（有）埅（地）之胃（謂）也虐（乎）？」〔七〕子曰：「侒（偃），〔八〕四

〔一〕簡十七下與簡二十拼合及「詹（顔）」字釋讀，從陳劍《問題》説。拼合處的文句「子過曹，顔淵馭」，猶《論語・子路》之「子適衛，冉有僕」。「詹」字下端存於簡二十之首，其最末筆畫似與「言」旁難合，於「口」旁中多出一小斜筆（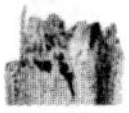），但恐只能看作誤畫墨道（參看本書《君子爲禮》簡二注）。或主張釋此形爲「子」，原文本是「詹（顔）子囦（淵）」三字（張昊《研究》），恐亦難信。

〔二〕《上博五》：「老丘」，地名。《左傳・定公十五年》「鄭罕達敗宋師于老丘」，《春秋大事表》開封府條下云：「陳留縣東北四十里有老邱城，爲宋老邱地，定十五年鄭敗宋師于老邱，即此。」又：「訶」即「歌」字，金文中屢見。「植其槈而訶」，蓋言將槈器直立於地上而歌也。

「植」上之字陳劍《問題》釋爲「戎」讀爲「農」，謂「『戎』字原形略有訛變，原釋文和注釋未釋出。農夫之『農』用『戎』字表示，見於郭店《成之聞之》簡一三、馬王堆帛書《易傳・昭力》等」。按其形原作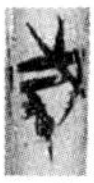，《上博五》注謂：「字不識，或疑讀爲『一人』。」後來研究者多有從此説者（參見蘇建洲《研究》所引）。按此形確與一般「戎」字不同，但楚簡文字亦未另見有與此形全同者；楚簡「弌」字多从「戈」作，此形除去「人」旁後之形與「弌」亦不能完全相合。再者，如「弌（一）人」之釋，則下「其」字無著落。僅言「有一人」，與「槈」無必然聯繫，應該説「有一人植槈而歌焉」才對。故此釋文仍暫作「戎（農）」。

〔三〕「虡」「軒（軾）」從陳劍《問題》釋讀。《上博五》原分别釋讀爲「乘」和「軒」。《上博（六）・景公瘧》簡一人名「梁丘虡（據）」之「虡（據）」作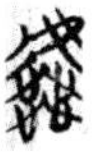，與本簡「虡」字形同，其字皆从「丵（舉）」得聲。有關字形的分析説解，可參見徐在國《二則》。「而」下殘去的當是「聽之」一類話。

〔四〕「風」上之字殘形下从「止」尚可辨，按疑爲「是」字（「止」旁上爲一曲筆，亦合），指代上所聞曹人之歌。「風」即「國風」之「風」。

〔五〕《上博五》：《禮記・樂記》：「桑間、濮上之音，亡國之音也，其政散，其民流，誣上行私而不可止也。」「亂節而哀聲」云者，蓋亦指此乎？

「嵒」或主張讀爲「亡」，恐不可信。其字本篇又見於後簡四，即「喪」字省變之體；「喪」字殷墟甲骨文已見，本从數口（表喪亡、喪禮哭泣）从「桑」聲（「嵒」形中頭部「中」形即「桑」之頭部），西周金文中「桑」形下端已變爲「亡」。此類形頭部再省略，即變爲《上博（七）·武王踐阼》簡一等之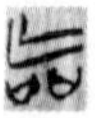類只从「亡」作之「喪」形。

〔六〕《上博五》：「莫我知也夫」，相同語例亦見《論語·憲問》：「子曰：『莫我知也夫！』子貢曰：『何爲其莫知子也？』子曰：『不怨天，不尤人。下學而上達。知我者，其天乎？』」

〔七〕「埅（地）」《上博五》讀爲「施」，此從陳劍《問題》等釋。孟蓬生認爲「有地」疑與「有土」略同，此處作名詞用，意即「有地者」或「有土者」。蓋孔子感慨不被有土之君所知。「有地之謂也乎」意思是說，你指的是（不被）那些有土之君（所知）嗎？（引自蘇建洲《研究》）可從。唐洪志《校理》引《儀禮·喪服》：「君，謂有地者也。」《銀雀山漢墓竹簡·守法守令》：「天下莫之能害，故可以有地君國。」亦可參。

〔八〕「侒（偃）」字《上博五》摹原形未釋，季旭昇《芻議（下）》認爲左旁爲「亻」，右旁爲「安」，讀爲何字則待考。陳劍《兩則》指出子游即言偃，故此字當以「安」聲而讀爲「偃」，「偃」係孔子回答子游問題而先呼其名。但謂其字「左上部分字形近於『我』字的左面部分或豎寫的『爪』形」，則不確。其形原作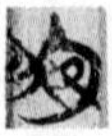，張昊《研究》、劉雲《異體》皆指出，其字應分析爲从「人」，因「宀」旁左斜筆跟左側「人」旁筆畫有穿插關係，故致乍視難解。

……□▬曰：〔一〕「虐（吾）䎽（聞）父毋（母）之喿（喪），七飤（食）肉女（如）飯土，酓（㱃/飲）酉（酒）女（如）泾［啜水］，〔二〕訐（信）虐（乎）？」

〔一〕「曰」上之字《上博五》原未釋。或釋「子」，從殘形結合文義看恐不可信。其右下有一小横，應係專名號［參看沈培《更正》、陳偉《初探》（第27頁）］，此字可能屬於向子貢提問的某人之名。

〔二〕簡七與簡八連讀拼合，從陳劍《問題》之説。陳文引《論語・陽貨》：「夫君子之居喪，食旨不甘，聞樂不樂，居處不安。」可以説明簡文之意。

「泾」字原作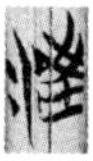形，《上博五》以字从「爻」聲而疑讀爲「淆」。陳斯鵬《小記》亦以「爻」聲而讀爲「澆」，均難講通簡文。陳劍《問題》括注作「（啜？水）」，其意係以全字爲未加或脱漏合文號（或部分重文號）而讀爲「啜水」兩字，因其字中既包含有「水」形、又與上文「飯土」係對文。與「啜」聯繫，則是懷疑字中「爻」形爲「叕」旁之訛形或變體。侯乃峰《研究》又《校理》折中兩説，謂：「泾」字或當如原整理者所説，釋爲「淆」，而同時可採用陳劍先生的意見，將「淆」看作「肴水」合文。《説文》：「肴，啖也。从肉、爻聲。」「肴水」猶言吃水、喝水，與「飯土」對文。按此説的問題是「肴水」的搭配恐難成立。

禤健聰《字詞研究》（95—98頁）認爲「泾」右上形體爲「叕」形的訛變，對字形關係有論證，蘇建洲《研究》對此又有補充説明。但從他們的論述看，仍難以確證「叕」旁能變爲就寫作「㕚」形。後金宇祥《「啜水」》舉曾侯乙墓竹簡六五「歠」字作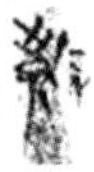的關鍵字形，指出其左上「叕」旁確已完全訛作「㕚」形；又舉《清華簡（陸）·子儀》簡一一用爲「啜」的「歠」字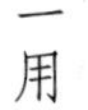爲證，認爲簡文「泾」所从「圣」即「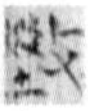」字左半「翌」形之訛；故「泾」確應釋讀爲「啜水」。其論證較爲有力，簡文「啜水」之釋應可定。不過，考慮到古文字中本有獨立成字的「圣」，如《殷周金文集成》2302號褱公鼎用爲人名的「圣」字（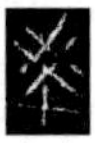），楚璽文字「黄圣之鉨（璽）」「白圣」（湖南省博物館編《湖南省博物館藏古璽印集》第5、6頁，上海書店1991年）等，加上前舉「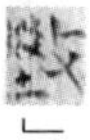」字尚从「翌」而非真正作从「圣」形，則當時文字系統中可能存在从「水」从「圣」聲而本與「叕」完全無關之字的可能性仍難以完全排除。如果此假設符合事實，則此處簡文就應看作係「溼」字「誤寫」爲「泾」，猶如《上博四·曹沫之陳》簡二「㰴（歠/啜）」字之誤寫爲「欲」（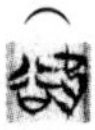）。

子贛（貢）工（曰）：〔一〕「莫新（新—親）虖（乎）父毋（母），死，不賜（顧）生。可言虖（乎）！丌（其）訐（信）也。」〔二〕子〔三〕八

〔一〕用爲「曰」之字原作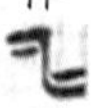形，楚簡中已多次出現。詳見本書《相邦之道》簡四注。

〔二〕此句斷讀標點及理解頗有分歧。諸家方案如下（釋文改用寬式）：

莫親乎父母，死不顧生。可言乎其信也。　《上博五》

莫親乎父母。死不顧，生何言乎？其信也。　陳偉《零識（續）》

莫親乎父母，死不顧生，何言乎？其信也。　王三峽《試解》

莫親乎父母，死不顧生，可言乎其信也。　唐洪志《校理》

《上博五》未串講句義。陳偉《零識（續）》認爲此句意思是說：「父母至親。如果父母去世没有哀悼之心的話，父母在世時哪裏談得上親情呢？大概可信吧。」蘇建洲《研究》從其説，又謂：所謂「死不顧，生何言乎」，就是對父母喪祭之禮的重視，如果連這都做不到，遑論父母活著的時候會孝敬他們。王三峽《試解》説謂：其中的「顧」字當解爲「反」「復」「還」。「死不顧生」就是「死不復生」。子貢答辭是説，父母至親，至親去世不能復生，子女當然是食不甘味，還用得著説嗎？當然是真的。侯乃峰《研究》又《校理》認爲其説可信。高榮鴻《疏證》指出，王三峽《試解》所引古書中，舊注訓「顧」爲「反」乃是「相反」義，係副詞用法，相當於「而」「卻」，不能如王文那樣理解爲動詞「復生」；從而認爲還是陳偉對簡文文義的理解大致可信。

唐洪志《校理》謂：

《論衡·薄葬篇》：「儒家不從，以爲死人無知，不能爲鬼，然而賻祭備物者，示不負死以觀生也。」又：「是以世俗輕愚信禍福者，畏鬼不懼義，重死不顧生，竭財以事神，空家以送終。」簡文「食肉如飯土」也可以説是「不負死以觀生」，準此，子貢答辭是説，父母至親，（兒子爲）父母之喪而忽略生涯樂趣，「食肉如飯土」這樣的事情可以説是真的。相較之下，唐洪志《校理》對「不顧生」的解釋，與簡文之意扣合最爲緊密，亦合於「不顧生」的一般用法。檢古書「不顧生」辭例，又如《楚辭・九辯》「竊不自聊而願忠兮」王逸注：「意欲竭死，不顧生也。」《三國志・魏書・公孫度傳》注引《魏書》：「近郊農民，釋其耨鎛，伐薪制梃，改案爲櫓，奔馳赴難，軍旅行成，雖蹈湯火，死不顧生。」「顧」皆即「顧念」「顧惜」一類義，居喪無心飲食而致「毁瘠」，即「不顧生」。

唐洪志《校理》又謂「簡文『死不顧生』可能是『重死不顧生』的省稱，也可能是書手漏抄了『重』字」。今改在「死」前逗開，「死」承上而言，即「父母死」，本亦可通。

唐洪志《校理》又謂：

> 「可言」如字讀，不必改讀。句式可參《周易・繫辭上》：「吉凶者，言乎其失得也。悔吝者，言乎其小疵也。」《禮記・緇衣》：「可言也，不可行，君子弗言也。」簡文「可言乎其信也」，直譯就是：可以説它是真的，「其」指上文「食肉如飯土」這種情況。這裏「乎」起舒緩語氣的作用，而不是問句的標誌。因爲上面的句子顯然可以説成「言其失得也」「言其小疵也」「可言其信也」，如此，「也」字作爲肯定判斷的標誌作用就突顯出來了。相反，若讀「何言……」，古書句式有《春秋公羊傳・隱公元年》：「何言乎王正月？大

一統也。」《春秋公羊傳・桓公三年》：「何言乎相命？近正也。」《春秋公羊傳・莊公八年》：「何言乎祠兵？爲久也。」似多用作自問自答句，而不是反詰句。綜上，筆者以爲「可言」當如字讀。

按此説亦有得有失。對「可言」的理解可從，但説「乎」字仍嫌不確。我們改爲斷讀標點作「可言乎！其信也」，理解爲，前文問者引「父母之喪，食肉如飯土，飲酒如啜水」這樣的話而覺有疑，大概認爲其語太誇張；子貢舉出理由後結以「可言乎！其信也」，意謂：「（這樣的話也）可以説吧！確實是那樣的。」

〔三〕「子」字《上博五》作缺文號未釋。其殘形結合文義尚可定，此從陳劍《問題》逕釋。此下很可能是以「子曰」開頭的另一章。

……女（安—焉）。」

子曰：「貧戔（賤）而不約者，虗（吾）見之壴（喜—矣）；𧶠（富）貴而不喬（驕）者，虗（吾）䎽（聞）而六［未之見也。□□□□之］士，虗（吾）見之壴（喜—矣）；〔一〕事而弗受者，虗（吾）䎽（聞）而未之見也。」〔二〕

〔一〕《上博五》：《韓詩外傳》卷四：「夫君子恭而不難，敬而不鞏，貧窮而不約，富貴而不驕，應變

而不窮，審之禮也。」（中略）皆言「富貴而不驕」之道，以及與「禮」「德」之關係。（下略）

《上博五》已在簡六末據簡九（原謂「第八簡」，應係誤植）文意，補「未之見也」四（原誤植爲「五」）字。李鋭《札記（二）》謂「疑《弟子問》簡六、九可補字相接」，兩簡相連處擬補爲「吾聞而[六]［未之見也。□而弗□之］士，吾見之矣」，此略從其說。唯「之士」字所在小句補爲「□而弗□」嫌根據不足，其他可能性尚多。現改作四個缺文號。簡九上殘斷處正當第一道編繩（本篇竹簡多如此），其上缺字據簡二正是九字。

〔三〕「事而弗受者」之「事」字義不明。《上博五》：《管子・大匡》：「夷吾之事君無二心，雖知死，必不受也。」又《管子・霸形》：「於是楚國之賢士皆抱其重寶幣帛以事齊，桓公之左右，無不受重寶幣帛者。」可見「事而弗受」誠非易事。按此注義不瞭。似是解「事」爲「事奉」之義，恐難通。疑「事」即「與之事」之義，始可與「受」字相呼應。

子曰：「人而下臨，猷（猶）上臨也。〔一〕……九

〔一〕按此句意不明。唐洪志《校理》：《論語・憲問》：「君子上達，小人下達。」又：「不怨天，不尤人，下學而上達。」疑與簡文相關。

……［又（有）夫行］也，求爲之言。〔一〕又（有）夫言也，求爲之行。言行相惩

（謹？），肰（然）句（後）君子▬。」〔二〕

〔一〕「又夫行」三字從陳偉《零釋》據文義擬補。

〔二〕「悊」字《上博五》讀爲「近」，注謂：「能言則需以行動表示，故強調『言行』應『相近』，始符合君子之道。『然後君子』，語又見《論語・雍也》：『子曰：「質勝文則野，文勝質則史。文質彬彬，然後君子。」』」按：言與行應當「符合」，古書多有「言行相副」或「相合」「相會」「相稱」「相應」「相覆」等説法，僅言「相近」似尚不合。何有祖《零釋（二）》謂言行間關係「並非簡單的接近可以形容」，讀「悊」爲「謹」，引《上博五・季康子問於孔子》簡七「斤」讀爲「謹」爲證，其説有理。不過古書亦未見「相謹」的説法，《零釋（二）》謂「楚簡言及言行時多用『謹』字」，所舉「如郭店《緇衣》三三號簡『愼於言而慬（謹）於行』，《季康子問於孔子》七號簡『夫義者，以斤（謹）君子之行也』」，意義亦與「相謹」有距離。顔世鉉《釋讀》贊同讀「謹」之説，謂「謹」「表示『不違背』『符合』的意思」，在訓詁上也缺乏確證。故此於「謹」後加一問號表示不肯定。

子十二曰：「韋（回）逨（來），虗（吾）告女（汝）亓（其）緄（緄／組—？）者虐（乎）！〔一〕隹（雖）多䎽（聞）而不眘（友）臤（臤—賢），〔二〕亓（其）十五

〔一〕簡十二與簡十五上下拼合，從陳劍《問題》説。「緄」即「組」字繁體，此讀爲何字不明。《上博

五》讀爲「阻」。「者」字《上博五》釋爲「繼（絕）」，其形與簡二十一兩「者」字極近，陳偉《零釋》已指出皆當釋爲「者」。有關字形分析説解詳參蘇建洲《研究》。句末《上博五》原標問號，此改爲嘆號。《論語・爲政》：「子曰：由！誨女知之乎！知之爲知之，不知爲不知，是知也。」「誨女知之乎」與簡文「吾告汝其組者乎」皆非疑問語氣。

〔二〕「䎽」《上博五》讀爲「問」，唐洪志《校理》以爲恐當爲「多聞」，與十六簡「寡聞」相對。可從。

……□者，可逹（略）而告也。」〔一〕子曰：「少（小）子壵（來），〔二〕聖（聽）余言。〔三〕登年不死（亙—恆）至，耇老不復（復）壯。〔四〕臤（臤—賢）者急五

〔一〕「逹（略）」《上博五》釋讀爲「逹（奉）」。禤健聰《零札（一）》指出此字已見於郭店《緇衣》簡三八，對應今本的「格」，所从聲符乃「丯」而非「丰」。陳斯鵬《小記》在禤説的基礎上指出，此字在《緇衣》和此簡皆應讀爲「略」，有「要約」之義。《禮記・緇衣》「精知，格而行之」，陳澔《禮記集説》引吕大臨云：「雖由多聞多知而得之，又當精思以求其至約而行之。略者，約也。」謂「略而告」意猶「要約告之」。可從。

〔三〕此「來」與簡十五「來」字，《上博五》皆斷作一小句爲讀，是看作動詞來往之「來」，實不確。在此師弟當面討論，尤其是呼謂「二三子」的語境下，是難以説成「來至我前」一類義的。此兩

「來」字皆應與前連讀，看作語助詞。

〔三〕「余」前一字《上博五》釋「取」，李天虹《三則》又《零識》指出其誤並改釋讀爲「聽」，謂「聽余言」和「吾語汝」語意相當，此可從。但李文釋其字爲「耴」，認爲从「耳」从「口」，但「口」旁下還有筆畫，疑爲「羨筆」。按：此字應係書手最初寫作「取」，後書手或讀者發覺字誤，遂在原字基礎上有所添改，將就「又」字筆畫而改爲「呈」字，全字實係「聖」而非「耴」，其最右下橫筆亦並非羨筆（參看蘇建洲《研究》《牘義》）。可對比如下。

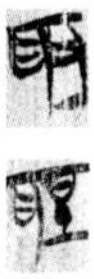
簡十九「聖」字

〔四〕「年」字從陳偉《零釋》釋（《上博五》原釋「秋」）。「登」字從田煒《「登年」》又《零札》釋（《上博五》原釋「春」）。田煒指出，「登」字原作「荳」形，戰國文字中「癶」形與「艸」形交替之例多見。「登年」指高壽。《國語・周語中》：「若皆蚤世猶可，若登年以載其毒，必亡。」韋昭注：「登年，多歷年也。」《國語・晉語九》：「君子……哀名之不令，不哀年之不登。」韋昭注：「登，高也。」簡文意謂「高壽不是一般人可以達到，年老了也無法回到壯年，孔子說這句話就是告誡弟子要珍惜光陰」。按下文言「急」顯然正與此密切相關。

……從，虛（吾）子皆能又（有）時（待）虖（乎）？君子道朝，肰（然）則夫二厶

(三)子者,(一)十四

(一)「君子道朝」義不明。楊澤生《十二則》認爲「『君子道』與『小人道』相對,『朝』應讀作『昭』」,而古書也有「道昭」這種説法,如《莊子・齊物論》:「道昭而不道。」「君子道」見於《論語・憲問》、《周易・雜卦》、馬王堆漢墓帛書《五行》等。

《上博五》:「二三子」,《禮記》《論語》稱「二三子」多指孔門弟子,而《左傳》亦多見「二三子」,則是泛稱。《禮記・檀弓》:「孔子之喪,二三子皆經而出。」《論語・述而》:「子曰:『二三子以我爲隱乎?吾無隱乎爾。吾無行而不與二三子者,是丘也。』」馬王堆出土帛書亦有《二三子問》篇,又《左傳・僖公十五年》:「秦伯使辭焉,曰:『二三子何其慼也。』」梁靜《研究》認爲「時」當讀爲「時」,其形从「口」,「《從政》簡甲十五『命無時』的『時』也是从口」。又謂「以往都把這兩句話看作是一個人説的。但這裏其實更像是兩個人的對話。第一句話大概是弟子問孔子……第二句話是孔子的回答」,按其意蓋因言「二三子」者多出於孔子稱弟子,與上句「吾子」係弟子稱孔子相對。按此原作「夫二三子者」,「夫」意爲「彼」「那些」,跟孔子與弟子當面對話而稱仍不合,而完全可能係弟子在談話中言及其他孔門弟子。

……□女(安—焉)夂(終)。」

子曰：「⿱頁分(寡)䎽(聞)則沽(固)，⿱頁分(寡)見則絺(肆？泥？)。多䎽(聞)則賊(惑)，多見則[殆]。〔一〕……十六

〔一〕《上博五》：「沽」，讀爲「孤」。《禮記・學記》：「獨學而無友，則孤陋而寡聞。」義與此同。「多聞」「多見」語見《論語・爲政》：「子張學干祿。子曰：『多聞闕疑，慎言其餘，則寡尤。多見闕殆，慎行其餘，則寡悔。言寡尤，行寡悔，祿在其中矣。』」又《述而》：「子曰：『蓋有不知而作之者，我無是也。多聞擇其善者而從之，多見而識之。知之次也。』」簡文「多聞則惑」，義與「多聞闕疑」相若。

陳偉《零釋》認爲「沽」似當讀爲「固」，蔽塞義。李學勤《「絺」字》説同。唐洪志《校理》引《韓詩外傳》卷三：「翟黄逡巡再拜曰：『鄙人固陋，失對於夫子。』」此從其説。

「絺」字原作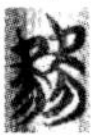，《上博五》摹原形未作隸定，逕讀爲「肆」；陳偉《零釋》解釋「肆」字謂「不受拘束；縱恣」。唐洪志《校理》釋爲「絺」，讀爲「隘」；李學勤《「絺」字》亦釋爲「絺」，但讀爲「肆」。按：其字釋爲「絺」從字形看可信。後來發表的《清華簡(壹)・皇門》簡一「絺」字作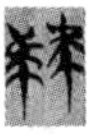，二者相近。其字形下半變化可參楚簡文字「鳶」旁的不同寫法，頗有與此平行之例。但讀爲「肆」意義仍嫌不够密合。唐洪志《校理》已謂：「簡文中『肆』如字讀頗覺費解。《荀子・修身》：『多聞曰博，少聞曰淺；多見曰閑，少見曰陋。』『少見』即『寡見』，準此，『絺』字當

與『陋』字義近。」（但他讀爲「隘」亦嫌音、義皆不夠密合）其字與「固」對文、義近，疑應讀爲「泥」。二者讀音亦近。泥，拘泥、拘執而不知變通。

「多見則」下蘇建洲《研究》擬補「殆」字（並謂「李銳亦有相同的意見」），引王念孫説謂「多見闕殆」之「殆」應訓爲「疑」，此從其説。

……□者，皆可㠯（以）爲者（諸）𥎦（矦/侯）㮊（相）歖（歖—矣）。東西南北，不埼□〔一〕……十八

〔一〕《上博五》：「東西南北」，文獻屢見使用該語表達地理方位等間距概念。《禮記·檀弓上》：「今丘也，東西南北之人也，不可以弗識也。」《淮南子·泰族訓》：「孔子欲行王道，東西南北，七十説而無所偶。」（下略）

「埼」字《上博五》僅隸定出右部「奇」旁。李守奎等《文字編》（第698頁）疑可釋「綺」。按其形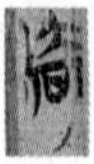可對比包山楚簡102「埼」字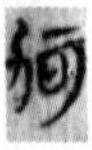。

……子䎽（聞）之，曰：「賜■不虘（吾）智（知）也。〔一〕𣦼（夙）興夜眛（寐），㠯（以）

求䎽（聞）〔二〕二十二

〔一〕《上博五》：「賜」，即端木賜，字子貢，衛人，少孔子三十歲。「賜」字右下角符號係提示其字表專名的符號［參看沈培《更正》、陳偉《初探》（第27頁）］，非句讀號。「賜」（即子貢之名）係下「不吾知也」之主語，應連讀。《上博五》於「賜」字下標逗號，非是。

〔二〕上博五：「□與夜牀」，首字雖殘泐，揆諸文意應讀爲「夙與夜寐」，早起晚睡，猶言夙夜匪懈也。（下略）按其字尚存殘形，可辨認斷定就是楚文字常見的右下作「女」形（由「丮」旁下所加「橫止」之形變來）的「𡖊（夙）」字，今從何有祖《札記》逕釋。

……□□之又（有）▬。」〔一〕

〔一〕「之」上兩字皆尚存殘形，《上博五》皆作缺文號未釋。其中下字何有祖《札記》疑即从身从心之「𢗃」字，似可信。其上半「身」旁與附簡「身」字之形頗近，對比如下。

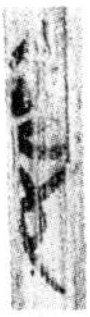

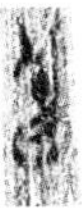

子曰：「剌（蘱）虐（乎）丌（其）下，不𣃔（折）丌（其）枳（枝）。飤（食）丌（其）實，［不毀其器］。〔一〕……二十三

〔二〕「剌」字《上博五》釋文作「剌」括注「列」，蘇建洲《淺説》改釋爲「剌」，劉洪濤《兩則》指出據其讀法看作「剌」者應僅係誤植。白於藍《字典》(第206頁；又《彙纂》第509頁、《大系》第780頁)、陳劍(見周波《戰國時代各系文字間的用字差異現象研究》第78頁161條「賴」字下引)皆讀「剌」爲「賴」，訓爲「利」。按：所謂「賴乎其下」語，「乎」字仍嫌有不合。今改讀爲「藾」。先來看古書和出土文獻中類似講法(除最末一例係唐洪志《校理》所舉外，餘皆劉洪濤《兩則》舉出)：

《韓詩外傳》卷二：田饒曰：「臣聞食其食者，不毀其器。陰其樹者，不折其枝。有臣不用，何書其言？」

《新序》卷五：田饒曰：「臣聞食其食者，不毀其器。蔭其樹者，不折其枝。有士不用，何書其言？」

《淮南子·説林》：「食其食者不毀其器，食其實者不折其枝，塞其源者竭，背其本者枯。」

郭店楚簡《語叢四》16—17：「利木陰者，不折其枝；利其渚(瀦)者，不賽(塞)其溪。」

《吳越春秋·越王無餘外傳》：「吾聞食其實者，不傷其枝，飲其水者，不濁其流。」

《莊子·人間世》：「南伯子綦遊乎商之丘，見大木焉有異，結駟千乘，隱將芘其所藾。」陸德明《釋文》：「所蘱，音賴。崔本作賴。向云：『（蘱，）蔭也。可以蔭芘千乘也。』」「蘱乎其（木／樹）下」猶「陰（蔭）其樹」。

劉洪濤《兩則》據上引古書讀簡文「實」爲「食」。沈培指出「實」當如字讀，指「器實」即器物中所實，可從。諸家釋文又多據上引古書文句將下句擬補爲「飤（食）亓（其）實【者，不毀其器】」。按簡文上句並無「者」字（上引相關文句則皆有之），可知此處簡文下句亦應以並無「者」字的可能性更大。

……□也，〔一〕此之胃（謂）悬（仁）▬。」

〔一〕首字僅存殘形，筆畫亦不清晰，何有祖《札記》釋爲「欸（矣）」，於形、義均不合。此仍從《上博五》作缺文號。

窃（宰）我昏（問）君子▪。［子］曰：〔一〕「余（予），女（汝）能訢（慎）訇（始）與夂（終），斯善欸（欸—矣）。〔二〕爲君子虐（乎）？十一女（汝）女（安—焉）能也▬。」〔三〕二

十四

〔一〕「子」下原有點狀標識，李天虹《三則》又《零識》疑爲表示重文的符號，舉楚簡中重文號亦可作「▪」形之例，和「按照《論語》的文例，同一段文字內，凡孔子答弟子問，第一次的答語『曰』

前都有『子』字」（如《論語・憲問》：「子路問君子，子曰：脩己以敬。」等等），讀簡文爲「宰我問君子，子曰……」此從其説。李守奎、孫偉龍《五題》大致贊同李天虹説，又「懷疑這個重文符號之所以寫得與其他重文符號不同，可能就是爲了兼表提示」。

〔二〕《上博五》：「余」，讀爲「予」，宰我名予，字子我，此直呼其名也。「慎始與終」，猶言慎始而敬終。《左傳・襄公二十五年》：「君子之行，思其終也，思其復也。《書》曰：慎始而敬終，終以不困。」簡文記宰我問君子，夫子以「慎始與終」作答，固亦有所據也。（下略）

〔三〕簡二十四文末章節號下有大段空白，當爲本篇的末簡。陳劍《問題》將簡十一與簡二十四拼合，引《論語・公冶長》：「子貢曰：『我不欲人之加諸我也，吾亦欲無加諸人。』子曰：『賜也，非爾所及也。』」謂簡文相連處之「爲君子乎？汝焉能也」，「文意與上引簡文有近似之處」。研究者或從之。李松儒《札記二則》（又李松儒《字迹》348—350頁）認爲，此簡「運筆特徵與《弟子問》其他簡是有差異的」，尤其是其中「也」字的寫法難合，「建議把簡二十四從《弟子問》中剔除」；曾被何有祖《歸屬》歸入《弟子問》中並遥綴於本簡十一之後的港簡七，與本簡字跡相近，皆非屬於《弟子問》者，而「很有可能是屬於同一篇的竹簡」。蘇建洲《研究》認爲：「李松儒……認爲簡二十四應剔除《弟子問》之外則證據尚屬不足。蓋如李氏所説簡二十四字數偏少，而且字跡比較模糊，在先天條件不利的因素下，如果簡文文義銜接可以的話，我們傾向於暫從整理者的意見，仍將簡二十四歸於《弟子問》下。」此暫仍從舊説，將兩簡拼合置於文末，以俟上博竹書資料全部公佈後檢驗論定。

另外，高佑仁認爲，簡11＋24即使拼合，中間也還有一小段殘掉了，約缺5－6字（見高榮鴻《疏證》引）。按此説建立在「簡二十四則是一支下半平齊的尾簡」基礎上，從圖版看，此簡最下實非典型的簡末平齊狀。圖版又甚爲模糊，在其上也觀察不到契口。簡二十四完全可能並非最下段，而可上提與簡十一密接拼合。

附

……曰：考（巧）言⿱穴𦤶（令）色，〔一〕未可胃（謂）身（仁）也。□者亓（其）言□而不可〔二〕附簡

〔一〕《上博五》指出，「考」「巧」同音通假，「巧言」語古書多見；簡文「巧言⿱穴𦤶色，未可謂仁也」，與《論語·學而》「巧言令色，鮮矣仁」義同。「⿱穴𦤶」字所从聲符「𦤶」，見於郭店簡《緇衣》二六引《呂刑》，上博簡《緇衣》簡十四作「靁」，今本《禮記·緇衣》作「命」，皆音近通假。

〔二〕「身」字《上博五》釋爲「⿱身心」，李守奎等《文字編》（第390頁）「仁」字下隸釋作「忎」，皆與其形不合。原作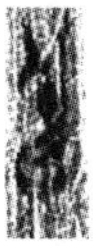，應就是「身」字，下方並無「心」旁。

「言」後一字原作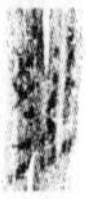，《上博五》摹寫作。何有祖《札記》釋作「勳」，疑讀爲「勝」。蘇建洲《研究》認爲其説「字形上半近是，下半則不甚清楚，此暫闕疑」。按或謂此與《上博（六）・景公瘧》簡九用爲人名「梁丘據」之「據」的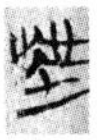形爲同一字。

⿺辶亯（就）人，不𠃊（曲）方（防）㠯（以）迲（去）人▬。」〔一〕

〔一〕《上博五》：「曲方」，宜讀爲「曲防」。《孟子・告子下》：「五命曰：無曲防，無遏糴，無有封而不告。」「迲」，讀爲「去」。「去人」猶言「拒人」。梁静《研究》解「曲」爲「遍」意，謂簡文大意爲「不要處處提防、疏遠別人」。蘇建洲《研究》亦解「曲」爲「無不」「遍」義，謂：「不曲防以去人」是説不到處設防使賢人離去，唐洪志《校理》理解爲與「來人」相對的概念亦可通。而「就人」即「就賢」之義，《禮記・學記》：「就賢體遠，足以動衆。」

我們在爲《上博簡字詞全編》項目所作釋文工作本中，曾提出簡五與簡十三連讀的方案，蘇建洲《研究》加以引用並贊同此説（高榮鴻《疏證》亦從之）。按：現在看來此編聯實不可信。簡十三形制與本篇不符，詳見「校點説明」。李鋭《札記（二）》曾指出，「察小圖版，簡十三似擺放錯誤，其可見之編繩痕跡在亡、所二字之間，此當爲第二道編繩痕跡，13＋12疑非」。按其説已注意到「亡、所二字之間」的編繩痕跡與同篇第一道編繩痕跡不合的問題，但該簡簡首平齊的特徵很明顯，其位置是難以移動的。再有，簡五如與簡十三連讀，從文義來看，「賢者……不曲防以去人」云云，其實也跟上文「登年不恆至，耇老不復壯」所強調的「時不我待」之類意並不密合。

子曰：「君子亡（無）所不足，無所又（有）余（餘），割（蓋）……〔一〕十三

〔一〕「割」字《上博五》僅隸定出右半「刀」旁，此從蘇建洲《淺説》、何有祖《試讀》釋。後者並讀爲「蓋」，此亦從其説。唐洪志《校理》認爲，簡文「君子亡所不足」意即「知足」，《莊子・山木》：「少君之費，寡君之欲，雖無糧而乃足。」郭象注：「所謂知足則無所不足也。」可參考。侯乃峰《研究》又《校理》引《禮記・中庸》與此文對讀：「庸德之行，庸言之謹。有所不足，不敢不勉；有餘，不敢盡（『有所』至此，大致相同之語亦見於《上博（二）・從政》甲十四）。言顧行，行顧言。」似更爲切合。簡文完全可以擬補爲「君子無所不足，無所有餘，蓋有所不足，不敢不勉；有餘，不敢盡」，殆謂勉之即無不足，不盡之即無有餘。

……之女（如）妟（晏）嬰也，此之胃（謂）君〔子〕。〔一〕……港簡七

〔一〕何有祖《歸屬》謂「香港中大簡七接在《弟子問》十一號簡後面的可能性很大」，按其文氣難合，此不從。

「旻」字《中文》原釋「則」，此從陳英傑《札記》釋。「嬰」字《中文》原釋「婁」，禤健聰《零識》認爲：「此字上从三貝，下从女，即嬰字之繁構。二字連讀爲『旻嬰』，當爲人名，即春秋時期齊景公之相。」陳英傑《第七簡》認爲「此字上部當是『譻』字，下从女。『言』旁下部的『口』與『女』很可能構成『旻』字，做此字的聲符，旻與譻共用部分筆畫」。按細審其形，並無所謂「言」旁，而應係在上「贔」（最上「貝」旁省作「目」形）形與下「女」旁之間，多出一「口」旁。但全字讀爲「嬰」應無問題。「君」下補「子」字，從何有祖《歸屬》之説。

長。巨（蘧）白（伯）玉𠈇（侍）䖒（乎）子，䐝（𦛜—惇/諄）＝〔䐝（𦛜—惇/諄）〕女（如）也。丌（其）聖（聽）。子逄（路）迬（往）䖒（乎）子▬，噩（咢、愕、諤）＝〔噩（咢、愕、諤）〕女（如）也女（如）戜（誅）▬。〔一〕……十九

〔一〕此段《上博五》斷句標點作：「長，巨（蘧）白（伯）玉𠈇（止）䖒（乎）？子䐝＝（惇惇）女（如）也，其聖（聽）子逄（路）迬（往）䖒（乎）？子噩＝（愕愕）女（如）也，女（如）戜（誅）。」研究者有不少異説，此釋文的斷讀標點大致從陳斯鵬《小記》之説。

陳斯鵬改讀「𠈇」爲「侍」，説解謂：「往乎子」，即到孔子那里去的意思，實與「侍乎子」相類。可能因爲子路態度不够恭敬，所以這裏作者有意地用「往」，而不用「侍」。「咢」，原作「噩」，

二字音同可通。《説文・吅部》：「咢，譁訟也。从吅，屰聲。」《漢書・韋賢傳》：「睮睮諂夫，咢咢黄髮。」顔師古注曰：「咢咢，直言也。」「咢」孳乳爲「諤」。《集韻・鐸韻》：「諤，諤諤，直言。」「諤諤」或作「愕愕」。《史記・商君列傳》：「千人之諾諾，不如一士之諤諤。」《文選・袁宏〈三國名臣序贊〉》李善注引作「愕愕」。所以簡文「噩」讀「愕」讀「諤」均無不可，不過當以「咢」爲其本字。子路性魯直，經常敢於與孔子直言論難，故簡文謂其「咢咢如也如誅」。「誅」者，以言語誅責攻討也。

按「膞」字右从「𦎫」形，研究者亦有看作城墉之「墉」字古文「𩫏」與看作「敦」「錞」所从之聲符「𦎫」之别，持前一看法者讀爲「庸庸」或「慵慵」「雍雍」「融融」等。研究者多已指出，戰國文字中「𩫏」「𦎫」兩形已頗多訛混，皆可寫作「𦎫」形，到底釋爲何者，需據文意而定。此處「膞膞」兩字意思較爲抽象籠統，此暫從讀「惇、諄」之説。

陳斯鵬《小記》説的斷句、説蘧伯玉之「侍」與「聽」的關係，皆最爲自然順暢；對子路「愕愕如也如誅」的解釋，尤爲愜當。不過問題在於，不少研究者提出，蘧伯玉年紀大於孔子，《論語》載孔子稱蘧伯玉爲「夫子」（《子路》）、稱許「君子哉蘧伯玉」（《衛靈公》），《史記・仲尼弟子列傳》云蘧伯玉是孔子所「嚴事」者（林素清《札記》、曹建國《疏釋》、梁靜《研究》等），「以孔子這麼重視倫理、名分的人，難以想像會接受蘧伯玉的服侍」（蘇建洲《研究》），故致産生多種歧解。蘇建洲《研究》有較詳細的羅列分析，此不再詳舉。然如陳斯鵬《小記》所論：「據《孔子世家》，孔子自蒲反衛，曾『主蘧伯玉家』，則蘧伯玉之得侍孔子，或當在此時。『惇惇如也其聽』，是説蘧伯玉聆聽教言時態度誠篤。然則蘧伯玉曾執弟子禮於孔子，此似可補載籍之闕。」亦未必不可。蘇建洲《研究》亦提出《孔子家語・曲禮子貢問》記「孔子在衛……蘧伯玉請曰……孔子許之」云云。

另外，「往」字似亦就可以一般義作解，而不必説爲與「侍乎子」相類云云。陳文已舉出的《論語・衛靈公》：「在陳絶糧，從者病，莫能興。子路愠見曰：『君子亦有窮乎？』」「見」孔子而責之，自先有一「往乎」的過程。又《説苑・臣術》：「子路爲蒲令，備水災，與民春脩溝瀆。爲人煩苦，故與人一簞食、一壺漿。孔子聞之，使子貢復（覆）之。子路忿然不悦，往見夫子曰：『……夫子以仁教而禁其行仁也，由也不受。』」此與簡文之用「往」字，正可見子路之諤諤爭辯誅責，多係事出有因，故去至孔子處而責之。

虗（吾）未見芋（華）而信者，未見善事人而㥷（貞）者。〔一〕含（今）之殜（世），□〔二〕……二十一

〔一〕「芋」字《上博五》釋爲「邦（封）」，此從何有祖《札記》改正。楚文字「芋」多用爲「華」，應即「華」之本字，研究者多已指出。《札記》又指出郭店簡《語叢二》簡四五、四六「未有善事人而

不返者，未有嘩（華）而忠者」與此簡文相近（《上博五》已引「未有善事人而不返者」爲說）。可從。兩「者」字寫法特殊（有關字形分析詳參蘇建洲《研究》），原誤釋爲「繼（絕）」，此從陳偉《零釋》改正。「悳（貞）」之釋讀從蘇建洲《研究》說，《上博五》釋讀爲「悳（憂）」。《研究》謂：「悳」，爲貞節、貞操的專用字，在簡文中讀爲「貞」，「未見善事人而貞者」可理解爲「没有看到善於奉承人，卻是貞潔的人」。又謂《語叢二》「未有善事人而不返者」之「不返」與此「貞」對應，「則『不返』顯然應讀爲『不反』或『不叛』」。

〔三〕此字殘存頭部，《上博五》及其他研究者皆未釋。疑爲「不」字。其形可與本篇簡十八「不」字對比如下。

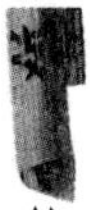

簡二十一

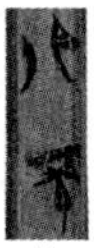

簡十八

參考文獻

專書及簡稱：

《上博五》：張光裕《弟子問釋文考釋》，馬承源主編《上海博物館藏戰國楚竹書（五）》，上海古籍出版社，2005年12月。

《中文》：陳松長《香港中文大學文物館藏簡牘》（「香港中文大學文物館藏品專刊之七」），香港中文大學文物館，2001年1月。

白於藍《字典》：《簡牘帛書通假字字典》，福建人民出版社，2008年1月。

白於藍《彙纂》：《戰國秦漢簡帛古書通假字彙纂》，福建人民出版社，2012年5月。

白於藍《大系》：《簡帛古書通假字大系》，福建人民出版社，2017年12月。

陳偉《初探》：《包山楚簡初探》，武漢大學出版社，1996年8月。

馮勝君《對比》：《郭店簡與上博簡對比研究》，綫裝書局，2007年4月。

侯乃峰《校理》：《上博楚簡儒學文獻校理》，上海古籍出版社，2018年6月。

李松儒《字迹》：《戰國簡帛字迹研究：以上博簡爲中心》，上海古籍出版社，2015年7月。

牛新房《方法》：《戰國竹書研究方法探析》，花木蘭文化出版社，2014年3月。

論著及簡稱：

C

曹建國《疏釋》：《上博竹書〈弟子問〉關於子路的幾條簡文疏釋》，丁四新主編《楚地簡帛思想研究（三）——「新出楚簡國際學術研討會」論文集》，湖北教育出版社，2007年6月。

陳劍《問題》：《談談〈上博（五）〉的竹簡分篇、拼合與編聯問題》，武漢大學「簡帛」網2006年2月19日，http://www.bsm.org.cn/show_article.php?id=204。收入同作者《戰國竹書論集》，上海古籍出版社，2013年12月。

陳劍《兩則》：《〈上博（五）〉零札兩則》，武漢大學「簡帛」網2006年2月21日，http://www.bsm.org.cn/show_article.php?id=216。收入同作者《戰國竹書論集》，上海古籍出版社，2013年12月。

陳斯鵬《小記》：《讀〈上博竹書（五）〉小記》，武漢大學「簡帛」網2006年4月1日，http:www.bsm.org.cn/show_article.php?id=310。

陳斯鵬《補説》，《楚簡中一個讀爲「曰」的奇字補説》，陳偉武主編《古文字論壇》第一輯（曾憲通教授八十慶壽專號），中山大學出版社，2015年1月。

陳偉《零釋》：《上博五〈弟子問〉零釋》，武漢大學「簡帛」網2006年2月21日，http:www.bsm.org.cn/show_article.php?id=215。收入同作者《新出楚簡研讀》，武漢大學出版社，2010年10月。

陳偉《零識（續）》：《〈弟子問〉零識（續）》，武漢大學「簡帛」網2006年3月7日。收入同作者《新出楚簡研讀》，武漢大學出版社，2010年10月。

陳英傑《札記》：《讀〈香港中文大學文物館藏簡牘〉札記》，「簡帛研究」網2002年11月28日，http：//www. jianbo. org/Wssf/2002/chenyingjie02. htm。收入同作者《文字與文獻研究叢稿》，社會科學文獻出版社，2011年6月。

陳英傑《第七簡》：《〈香港中文大學文物館藏簡牘·戰國楚簡〉第七簡補説》，「簡帛研究」網2005年1月15日，http：//www. jianbo. org/show_article. asp ?articleid＝1033。收入同作者《文字與文獻研究叢稿》，社會科學文獻出版社，2011年6月。

F

范常喜《殘字》：《〈上博五·弟子問〉1、2號簡殘字補説》，武漢大學「簡帛」網2006年5月21日，http：//www. bsm. org. cn/show_article. php ?id＝349。

范常喜《三則》：《〈弟子問〉、〈季庚子問於孔子〉札記三則》，武漢大學「簡帛」網2006年8月2日，http：//www. bsm. org. cn/show_article. php ?id＝391。

G

高榮鴻《疏證》：《上博楚簡論語類文獻疏證》，中興大學中國文學研究所博士學位論文（指導教授：林清源），2013年7月。

郭永秉《「夌」字》：《續説戰國文字的「夌」和从「夌」之字》，《饒宗頤國學院院刊》第二期，2015年5月。收入同作者《古文字與古文獻論集續編》，上海古籍出版社，2015年8月。

H

何有祖《三則》：《上博五〈弟子問〉試讀三則》，武漢大學「簡帛」網2006年2月20日，http://www.bsm.org.cn/show_article.php?id=209。

何有祖《零釋(二)》：《上博五零釋(二)》，武漢大學「簡帛」網2006年2月24日，http://www.bsm.org.cn/show_article.php?id=227。

何有祖《札記》：《上博五〈弟子問〉校讀札記》，武漢大學「簡帛」網2008年4月5日，http://www.bsm.org.cn/show_article.php?id=814。

何有祖《歸屬》：《試論香港中文大學藏戰國簡第7號簡的歸屬》，武漢大學「簡帛」網2010年6月18日，http://www.bsm.org.cn/show_article.php?id=1266。

侯乃峰《六則》：《上博(七)字詞雜記六則》，復旦大學出土文獻與古文字研究中心網站2009年1月16日，http://www.gwz.fudan.edu.cn/Web/Show/665。

侯乃峰《三題》：《楚簡文字研究三題》，收入同作者《上博竹書(1—8)儒學文獻整理與研究》，復旦大學博士後出站報告，2012年5月。

侯乃峰《研究》：《上博竹書(1—8)儒學文獻整理與研究》，復旦大學博士後研究工作報告，2012年5月。

侯乃峰《舉隅》：《楚簡文字「減體象形」現象舉隅——兼談楚簡「汨」字》，安徽大學漢字發展與應用研究中心編《漢語言文字研究》第一輯，上海古籍出版社，2015年2月。收入同作者《校理》。

黃武智《研究》：《上博楚簡「禮記類」文獻研究》，臺灣中山大學中國文學系博士論文(指導教授：徐漢昌、鮑國順)，2009年2月。

J

季旭昇《芻議(下)》：《上博五芻議(下)》，武漢大學「簡帛」網2006年2月18日，http://www.bsm.org.cn/show_article.php?id=196。

金宇祥《「啜水」》：《談〈上博五·弟子問〉「飲酒如啜水」及其相關問題》，《臺灣第29屆中國文字學國際學術研討會論文集》，「中央大學」中國文學系、中國文字學會主辦，2018年5月18—19日。

L

李銳《札記(二)》：《讀上博五札記(二)》，「孔子2000」網2006年2月27日，http://www.confucius2000.com/admin/list.asp?id=2273。

李守奎、孫偉龍《五題》：《上博簡標識符號五題》，武漢大學「簡帛」網2008年10月14日，http://www.bsm.org.cn/show_article.php?id=884。載武漢大學簡帛研究中心主辦《簡帛》第三輯，上海古籍出版社，2008年10月。

李松儒《札記二則》：《〈君子爲禮〉、〈弟子問〉札記二則》，吉林大學古籍研究所編《吉林大學古籍研究所建所三十周年紀念論文集》，上海古籍出版社，2014年11月。

李天虹《三則》：《〈上博(五)〉零識三則》，武漢大學「簡帛」網2006年2月26日，http://www.bsm.org.cn/show_article.php?id=236。

李天虹《零識》：《〈上博竹書(五)〉零識》，卜憲群、楊振紅主編《簡帛研究二〇〇六》，廣西師範大學出版社，

2008年11月。

李學勤《「䜌」字》：《楚簡〈弟子問〉與「䜌」字》，中國文化遺産研究院編《出土文獻研究》第八輯，上海古籍出版社，2007年11月。收入同作者《文物中的古文明》，商務印書館，2008年10月。

梁靜《研究》：《上博簡〈弟子問〉文本研究》，中國文化遺産研究院編《出土文獻研究》第十輯，中華書局，2011年7月。

林素清《札記》：《讀〈季康子問於孔子〉與〈弟子問〉札記》，丁四新主編《楚地簡帛思想研究(三)——「新出楚簡國際學術研討會」論文集》，湖北教育出版社，2007年6月。

劉洪濤《兩則》：《〈上博五·弟子問〉小考兩則》，武漢大學「簡帛」網2006年5月31日，http://www.bsm.org.cn/show_article.php?id=354。又劉洪濤：《上博五〈弟子問〉小考兩則(修訂稿)》，武漢大學「簡帛」網2006年7月5日，http://www.bsm.org.cn/show_article.php?id=375。

劉洪濤《重要性》：《論掌握形體特點對古文字考釋的重要性》，北京大學博士學位論文(指導教師：李家浩教授)，2012年6月。

劉雲《異體》：《釋〈弟子問〉中「偃」字的一種異體》，復旦大學出土文獻與古文字研究中心網站2009年7月13日，http://www.gwz.fudan.edu.cn/Web/Show/847。

N

牛新房《一則》：《讀上博(五)〈弟子問〉札記一則》，武漢大學「簡帛」網2006年3月4日，http://www.bsm.org.cn/show_article.php?id=259。

牛新房《劄記》：《讀楚簡劄記（四則）》，張玉金主編《出土文獻語言研究》第二輯，暨南大學出版社，2015年3月。

Q

裘錫圭《二則》：《讀上博簡〈容成氏〉札記二則》，中國古文字研究會、浙江省文物考古研究所編《古文字研究》第二十五輯，中華書局，2004年10月。收入《裘錫圭學術文集·簡牘帛書卷》，復旦大學出版社，2012年6月。

S

沈培《更正》：《關于「抄寫者誤加『句讀符號』」的更正意見》，武漢大學「簡帛」網2006年2月25日，http://www.bsm.org.cn/show_article.php?id=233。

蘇建洲《淺説》：《初讀〈上博五〉淺説》，武漢大學「簡帛」網2006年2月18日，http://www.bsm.org.cn/show_article.php?id=199。

蘇建洲《研究》：《〈上博五·弟子問〉研究》，《中研院歷史語言研究所集刊》第八十三本第二分，2012年6月。

蘇建洲《賸義》：《〈上博五·鮑叔牙與隰朋之諫（競建内之）〉賸義掇拾》，武漢大學簡帛研究中心主辦《簡帛》第九輯，上海古籍出版社，2014年10月。

T

唐洪志《校理》：《上博簡（五）孔子文獻校理》，華南師範大學碩士學位論文（指導教師：白於藍教授），2007年6月。

田煒《「登年」》：《上博五〈弟子問〉「登年」小考》，武漢大學「簡帛」網2006年3月22日，http://www.bsm.org.cn/show_article.php?id=297。又見田煒《零札》：《讀〈上海博物館藏戰國楚竹書〉零札》，《江漢考古》2008年第2期。

W

王輝《札記》：《讀楚系簡帛札記（五則）》，《中國語文研究》2011年第1、2期合刊（總第31期）。又見復旦大學出土文獻與古文字研究中心網站2018年10月25日，http://www.gwz.fudan.edu.cn/Web/Show/4313。

王三峽《試解》：《「死不顧生」句試解》，武漢大學「簡帛」網2006年3月8日，http://www.bsm.org.cn/show_article.php?id=274。

X

小蟲（劉洪濤）《「延」字》：《説〈上博五·弟子問〉「延陵季子」的「延」字》，武漢大學「簡帛」網2006年5月22日，http://www.bsm.org.cn/show_article.php?id=351。

徐在國《二則》：《上博（六）文字考釋二則》，武漢大學「簡帛」網2007年7月23日，http://www.bsm.org.cn/show_article.php?id=655。

禤健聰《零識》：《讀楚簡零識》，「簡帛研究」網2003年1月3日，http://www.jianbo.org/Wssf/2003/xuanjianchong01.htm。

禤健聰《零札（一）》：《上博楚簡（五）零札（一）》，武漢大學「簡帛」網2006年2月24日，http://www.bsm.org.cn/show_article.php?id=226。部分内容又題爲《楚簡釋讀瑣記（五則）》載《古文字研究》第二十七輯，中華書局，2008 年9 月。以上兩篇又見同作者《戰國楚簡字詞研究》。

禤健聰《字詞研究》：《戰國楚簡字詞研究》，中山大學博士學位論文（指導教師：陳偉武教授），2006 年4 月。

Y

顔世鉉《釋讀》：《説古文獻中三則從「斤」聲之字的釋讀》，《楚文化與長江流域早期開發國際學術研討會論文集》下册，武漢大學，2018 年9 月15—16 日。

楊澤生《十二則》：《〈上博五〉零釋十二則》，武漢大學「簡帛」網 2006 年 3 月 20 日，http：//www. bsm. org. cn/show_article. php ?id=296 。

Z

張昊《研究》：《上博（五）〈君子爲禮〉與〈弟子問〉研究》，武漢大學碩士學位論文（指導教師：楊華教授），2007 年5 月。

張振謙《二則》：《上博（五）劄記二則》，武漢大學「簡帛」網2006 年2 月27 日，http：// www. bsm. org. cn/show_article. php ?id=244 。

周鳳五《新釋》：《上博五〈姑成家父〉重編新釋》，中國簡帛學國際論壇（2006）論文，武漢大學簡帛研究中心，2006 年11 月8 —10 日。收入同作者《朋齋學術文集（戰國竹書卷）》，臺大出版中心，2016 年12 月。

孔子見季桓子

陳劍 校釋

校釋説明

《孔子見季桓子》是《上博六》中的一篇。關於本篇竹簡情況和主要内容，原整理者介紹説（《上博六》本篇「説明」部分）：

本篇竹簡較長，在流傳過程中折損嚴重，存簡也無完整者。經上海博物館實驗室專家處理後，簡最長爲五十・二釐米，即本篇的第五簡，最短僅九・五釐米，即本篇的第二十三簡。簡寬〇・六釐米，厚〇・一二釐米左右。根據竹簡的現狀可知：原完簡兩端平齊，不作弧狀，或梯形狀。長約五十四・六釐米，三道編繩。第一契口距頂端一・一釐米，第一契口與第二契口間距約二十五・五釐米，第二契口與第三契口間距約二十六・五釐米，第三契口距尾端一・五釐米，契口位于竹簡右側。竹黄面書寫文字，竹青面留白。竹簡留有天頭、地腳。文字書寫在第一編繩與第三編繩之間，估計完簡的書寫字數在四十一字左右。書體工整，整篇字距基本一致。書寫有從簡從俗之傾向，體現出書家隨意附和的個性。全文只有一個墨「L」和一個墨鉤，墨鉤下不書文字，以示文章結束。

（中略）

本篇爲儒家的重要佚文。全文以對話形式記載了孔子與季趄（桓）子有關二道、興魯的討論。時間約在魯定公五年（前五〇五年）至定公十四年（前四九六年）的十年間。

（下略）

整理者又謂，「本篇原無標題，現取用全文首句命題」。按全篇首句並無「孔」字（詳見校記），篇中亦皆稱「夫子」而不稱「孔子」，是「孔子見季趄子」的篇名有不妥之處。陳劍《重編》謂：「篇題本應改稱《子見季桓子》，猶我們稱説《論語·雍也》之倒數第三章爲『子見南子』章。不過考慮到約定俗成的問題，本篇篇名似亦不必改作，以免給研究者稱引帶來不必要的麻煩。」今暫仍其舊題。

本篇竹簡的拼合與編聯，先後有多位研究者提出過意見。陳劍《重編》在吸收諸家説的可靠部分基礎上，又有新的拼合連讀，最終形成的方案如下［「＋」表示斷片拼合（包括遙綴），爲醒目起見，屬於同一簡之斷片號外加括號；「—」表示兩簡連續，既包括簡文本身即連讀的，也包括簡有殘斷其文句不能直接連讀者（但確定兩簡本身是連續的）；「、」表示有可能連讀；没有以上關係的竹簡號，其間用分號隔開，釋文中則以空行表示］：

第一組：(1＋4)－(20＋3)－24；

第二組：(16＋6)－(10＋8)；

第三組：12－(2＋7)－(26＋14)－(11＋22)－(19＋17)－(18＋13)；

第四組：15、5、27；

其他零簡：9；21；23；25。

吸收的諸家研究成果爲：李鋭《新編（稿）》之「3－24」、「4－20」、「6－10」、「(2＋7)」、「22－19」、「(26＋14)」；福田哲之《綴合》之「(1＋4)」；李鋭《重編》之「3－24」、「6－10－8」、「(2＋7)」、「4－20」、「22－19」、「(26＋14)」；梁靜《校讀》之「(11＋22)」。《重編》提出的新見爲：簡「(20＋3)」、「(16＋6)(遥綴)」、「(19＋17)」、「(18＋13)」四組拼合，各自使之成爲整簡或接近整簡；「12－2」、「7－26」、「14－11」、「17－18」四組不同竹簡間的連讀。最終全篇共得十二支完簡和近似完簡(上面以括號表示的拼合所得的九支，加簡五、十五，再加末簡二十七)，剩下的六支半段和接近半段的殘簡，簡十二爲下半段；簡九和簡二十一上下皆頗殘，簡二十三和簡二十五亦上下皆頗殘，且應不屬於此篇(詳下)。幾組之間的關係，《重編》謂：

其中第一組必在篇首，第二組很可能當接於其後；第三組是最大一個編聯組，包括五支整簡和一支斷簡，共兩百多字，據之可以了解本篇的主要內容。第四組包含末簡即第二十七號，但此組三支簡的連讀不太能肯定。其他零簡則是無法編入或甚至可能本來不屬於此篇的。

關於「其他零簡」，陳劍《重編》認爲簡九、二十一、二十三、二十五無法編入或者不屬於此篇（簡二十三可能不屬於本篇，蘇建洲《筆記》已指出）。《上博（九）·史蒥問於夫子》發表後，研究者很快指出二者應係同一抄手所寫，兩篇竹簡且有可以綴合者。李松儒《字迹》（369—370頁）認爲本篇簡九、二十一從契口位置看與《季桓子》竹簡形制不符，應從此篇剔除，且應歸入《史蒥》篇。李松儒並主張「史蒥2＋季桓21」兩簡拼合，不少研究者並不贊同。今仍將本篇簡二十三、簡二十一作爲附簡放在釋文最末。本篇簡九與簡二十五，則可以肯定當綴合入《史蒥》篇。綴合後有關釋文如下。

　死（亙—恆）取（取）同，古（故）𤕫（教）於訇（詞/詒—始）虖（乎）才（哉）！訇（詞/詒—始）旻（旻—得）可人而与（與）之，史蒥四 息（仁）爰（援）息（仁）而進之，不息（仁）人弗旻（旻—得）進矣。訇（詞/詒—始）旻（旻—得）不可人而与（與）[之]，……季桓子九

此兩簡的拼合詳張峰《初讀》。《季桓子》簡九部分簡文的釋讀，參看陳劍《重編》。此兩簡「与（與）」字原整理者和研究者多讀爲「舉」，實不必。《國語·晉語六》：「趙文子（趙武）

冠……見韓獻子，獻子曰：『戒之，此謂成人。成人在始與善。始與善，善進善，不善蔑由至矣；始與不善，不善進不善，善亦蔑由至矣。……』」可與簡文參讀。

民嚚（泯）不可思（侮）。衆之所植，莫之能瀍（廢）也；衆之〖所〗瀍（廢），季桓子二十五莫之能⿱臣豆（豎）也。子吕（以）氏（是）旯（視）之，不亓（其）難与（與）言也？叡（且）夫

□……史䈞五

此兩簡的拼合詳王凱博《綴合》。《季桓子》簡二十五《上博六》以爲上殘，研究者多已指出其頂端平齊，應係簡首，與《史䈞》簡五拼合後其形制亦合。關於《季桓子》簡二十五部分簡文的釋讀，參看陳劍《重編》；《季桓子》簡二十五末字尚存頭部，應釋爲「瀍（廢）」，其上漏寫「所」字，詳參季旭昇《釋讀》。

陳劍《重編》文之後，李鋭《札記》、梁靜《校釋》（《研究》同）、葉芃《集釋》、顧史考《追補》等又提出了個别不同的簡序編排意見。本釋文除剔除兩簡外（見上），其餘主體部分仍一依陳劍《重編》。爲清眉目，釋文略按文義層次分段。

校釋者　陳　劍

凡例

一、本書以《上海博物館藏戰國楚竹書（六）》的釋文爲校勘底本。

二、竹簡簡號一依《上海博物館藏戰國楚竹書（六）》，標在每簡最後一字的右下旁。

三、竹簡上原有的標識一依其舊，以裨研究。重文號後補出重文及標點，合文號後寫出合文及標點，於其外加方括號「[]」。釋文另加新式標點符號。

四、釋文儘量按簡文字形隸定，以裨研究。奇特者如「於」「者」從略，個别有省略筆畫者從略。

五、簡文殘缺或殘泐無法辨識的字，可據行文格式推定字數者，釋文以「□」號表示，一「□」代表一字；不能確定字數者，釋文以「……」號表示。

六、簡文殘缺之字，尚有殘留筆畫者，外加「□」號；原簡補字及據文義擬補者，外加方括號「[]」。

七、簡文中的通假字、異體字隨文注出本字、正字，外加「（）」表示；訛字隨文注出正字，外加「〈〉」表示；脱文隨文補出，外加「【】」；衍文外加「{}」表示。

八、凡不能連讀的簡文，釋文中間空一行。連讀的簡文，根據内容層次酌情劃分段落。

子𥃩(見)季趄=(桓)〖子=〗。〔桓〖子〗〕曰：〔一〕「屖(斯)䎽(聞)之，〔二〕害(蓋)𣪠(臤—賢)者是能辠〈𣌨(親)〉〔=〕𢘑(仁)=，〔辠〈𣌨(親)〉𢘑(仁)〕者是能行䎛(聖)人之道。〔三〕女(如)子〈夫〉辠〈𣌨(親)〉𢘑(仁)、行䎛(聖)人之道，則屖(斯)四不足，𢼊〈剴(豈)〉𢻔(敢)𧥛(望)之？〔四〕女(如)夫𥃩(見)人不猒(厭)，䎽(問)豊(禮)不券(倦)，則二十屖(斯)忠=〔忠(中)心〕樂之。」〔五〕

〔一〕此上《上博六》釋作「孔(孔子)見季趄(桓)子」，注謂：「孔」，原書似漏合文符，當讀爲「孔子」。陳劍《重編》釋文作「子𥃩(見)季趄(桓)子。〔趄(桓)子〕曰」，謂：(所謂「孔」字)圖版所見只作「子」形。(中略)「子」字的上方或右上方都很清楚，並没有其他筆畫。其右下似有墨痕……恐只是墨色漫漶的痕跡而並非筆畫。再加上其下並無合文號，可以斷定其當釋爲「子」字無疑。此篇首稱「子見季桓子」，後文屢稱「夫子曰」，皆未出現「孔子」。這種僅稱「子」或「夫子」就是指孔子的情況，在儒家文獻中是習見的。(中略)「曰」字圖版上(中略)其筆畫尚相當完整明顯。圖版上「桓子」兩字已全不可見，但從「曰」字所在位置看其上正有兩字的空白。整理者原漏釋「曰」字(或誤以其形當「子」字？)(中略)釋出「曰」字後，還可以知道，磨滅的「桓子」兩字之下應本來是有重文號的。

後來《重編》的「看校補記」引讀書會《雜志(三)》認爲,「子旲(見)」和「曰」之間應只有「季𧺆(桓)」兩字,「𧺆」字所从的「止」旁在圖版上尚略可辨;「𧺆(桓)」字之下應係漏寫了「子」字(《雜志(三)》已引李鋭《札記》謂原可能漏寫「季桓子」三字之一)。「𧺆(桓)」字及漏寫的「子」字皆本應作重文。今據此重作釋文。

關於「旲(見)」字,陳劍《重編》謂:「見」字原作下从「立人」之形,此類字形楚簡文字多用爲「視」字,但偶爾也有用爲「見」的例子。本篇没有下作「跪人」形的「見」字,「旲」到底應該釋爲「視」還是「見」需據文意而定。整理者原皆釋爲「見」,完全不考慮楚簡文字中「見」與「視」的區别,固然不妥。但後來研究者將本篇此例之外的「旲」皆釋爲「視」,也是有問題的。下文簡二十「旲人不厭」之「旲」、後文簡十三「旲於君子」之「旲」,皆應據文意釋爲「見」。

「季𧺆子」,《上博六》:即「季桓子」,名斯,謚桓子,自魯定公五年至魯哀公三年時的執政上卿。

〔二〕「屖」字本篇中數見,《上博六》隸定作「虡」,讀爲「余」「予」或「吾」。陳偉《條記》指出此字在本篇中皆用爲季桓子之名,應與「斯」對應,此甚是。但解釋字形謂「此字上部或是『虍』,是从虍得聲的字」,尚不確。陳劍《重編》分析其形爲从「尾」實即从「屖(徙)」省聲,與「斯」音近相通。研究者多從此説。

〔三〕「害」讀爲「蓋」從梁靜《校讀》説。「臤（賢）」字從福田哲之《綴合》説（《上博六》作缺文號未釋）。陳劍《重編》指出：但福田哲之以此字可能與簡三中陳偉《條記》釋爲「臤」之字相同爲説則不確，簡三中所謂「臤」實係「専」字。不過，此形在圖版上雖左半殘去，但其「又」旁還很清楚，將全字形態與文意結合考慮，應只能是「臤（賢）」字。

簡一「能」字從何有祖《札記》釋（《上博六》釋「矣」）。簡一末的「臯」字大半已殘失，釋爲「臯」從福田哲之《綴合》説；此簡四及下簡三的兩「臯」字皆係「皐（親）」之誤字，從陳偉《條記》説，並據此將簡一末的「臯」字亦看作「皐（親）」之誤字。「𢗑=」《上博六》釋爲「仁心」合文，陳偉《條記》指出應爲重文，其中前一個「仁」字當屬上讀；「『親仁』習見於先秦古書，《論語・學而》引孔子語即云：『泛愛衆而親仁。』」

簡四「是」字《上博六》釋爲「昷」，於其後斷讀。此從陳偉《條記》、何有祖《札記》改正。梁靜《校讀》指出簡文「是」字係起強調語氣作用，可從。又參看讀書會《雜志（三）》的補充論述。

陳劍《重編》：（簡一末的）「臯（皐—親）」字下當和其後的「𢗑」字下一樣本亦有重文號，已跟「臯」字大半一起殘去。補出下一「臯（皐—親）」字後，「親仁」和「行聖人之道」就都是「賢者」所做之事，文意纔能通順。否則「行聖人之道」就變成了「仁人」之事，其與下句「如夫親仁、行聖人之道」云云的關係就講不清楚了。

〔四〕陳劍《重編》：簡四「女子」福田哲之《綴合》疑讀爲「吾子」。按簡4＋20的「則斯不足」與簡20＋3的「則斯中心樂之」呼應，簡文此處的「如子親仁」云云應與下文的「如夫見人不厭」云云相呼應，以此知簡四「子」字之必爲「夫」字之誤。如以「子」字讀之，「親仁、行聖人之道」的主語變爲孔子，文意實難通。

「不」字、「⿰豆勺〈剴(豈)〉」「⿰言亡(望)」之釋皆從陳劍《重編》說，「望」即冀望、企望之「望」。《上博六》原分別釋讀爲「未」「⿰豆勺(孰)」「⿰言亡(譕、謨)」。「⿰豆勺」形係「剴」字不同偏旁間筆畫有粘連、形成重新組合關係的訛變結構，參看《重編》的分析。

〔五〕「猒(猒—厭)」字《上博六》釋作「⿰口肴(狡)」，「䎽(問)」《上博六》讀爲「聞」，此皆從陳偉《條記》說。「猒」之右旁寫得近似「女」形（參看蘇建洲《二則》），《條記》謂「疑是『犬』形之訛」，可從。「劵」《上博六》釋作「券」，不確。蘇建洲《二則》指出其左旁从「力」。按「倦怠」與「力氣」義有關，此字應即「倦」之本字。

陳劍《重編》：「見」既可用於下對上的謁見、覲見或會見，也可用於上對下的「接見」。如《史記·廉頗藺相如列傳》：「秦王坐章臺，見相如。」桓子說自己「見人不厭」，說這話時就是在接見孔子，正可爲其注腳。

夫子曰：「上不皐〈皐(親)〉⿱身心(仁)，而絭(敷、布)〔尃〕䎽(聞)亓(其)⿱台司(詞/辭)

於𠊩（逹—佚、逸）人㞢（乎）？〔一〕夫士，品勿（物）三不窮（窮），君子流亓（其）觀女（安—焉）。品勿（物）備矣，而亡（無）城（成）悳（德）〔二〕……二十四

〔一〕「㞢（乎）」《上博六》釋作「君」，並於其上斷讀，此從陳偉《條記之二》改正。「𠊩」《上博六》讀爲「失」，陳偉《條記之二》改讀爲「逸」，並指出「逸人」即「孔子自謂」，可從。

此句研究者的釋讀多有分歧。陳劍《重編》從張崇禮《「榜専」》讀「専」爲「敷」，凡國棟、何有祖《一則》讀「㠯」爲「辭」之説，並認爲讀音近同的「𥿻」「専」兩字中，必有一字係衍文；謂：「𥿻」或「専」應讀爲「敷」「布」等字。《尚書·文侯之命》：「丕顯文武，克慎明德。昭升于上，敷聞在下。」《史記·晉世家》作「布聞在下」。或作「傅聞在下」，見《後漢書·東平憲王傳》。或作「鋪聞」，班固《典引篇》（《後漢書·班彪（附班固）傳》、《文選》卷四十八）：「故夫顯定三才昭登之績，匪堯不興；鋪聞遺策在下之訓，匪漢不弘厥道。」在「鋪聞」後加賓語「遺策」，與簡文「敷聞其辭」結構更近。敷、布、鋪、傅等字音義皆近，並訓爲「陳」，「聞」即「使人聽到」。「敷聞」「布聞」即敷陳、布陳而使人聽聞。所謂「上不親仁，而敷聞其辭於逸人乎」，「上不親仁」就上文季桓子所云而言，「敷聞其辭於逸人」即指季桓子將自己「不親仁」的這番話陳述給自稱「逸人」的孔子聽，對此孔子持不以爲然的態度，故以反詰語氣出之。

〔二〕簡二十四的「品物」之「品」字從凡國棟、何有祖《一則》釋（《上博六》作缺文號未釋）。「品物」

一語古書多見。陳劍《重編》以爲簡文「夫士，品物不窮，君子流其觀焉」云云，似是講君子觀察士人而加以選擇培養。讀書會《雜志（三）》指出，「流觀」就是「遍觀」的意思，「流其觀」猶言「遍其觀」。簡文意謂士如同品物一樣無窮無盡，君子對他們能周覽遍觀。「成德」是一個名詞，即「已成之德」之意，簡文是説，雖然士如品物齊備，但考察選拔他們的君子卻缺乏成德。從上下文看，此「成德」當指「仁」而言。《中論・治學》的一段話可爲參證：「昔之君子成德立行，身没而名不朽，其故何哉？學也。學也者，所以疏神達思，怡情理性，聖人之上務也。民之初載，其蒙未知。譬如寶在於玄室，有所求而不見，白日照焉，則群物斯辯矣。學者，心之白日也。故先王立教官，掌教國子，教以六德，曰：智、仁、聖、義、中、和。」「仁」是學以成德的重要内容之一。孔子這段話應該是針對季桓子「如夫親仁、行聖人之道，則斯不足，豈敢望之」的「不親仁」態度而發的。其説可信。

者也。女（如）此者，女（安—焉）异（與）之居（凥—處）而訔（詧—察）䎽（問）亓（其）所學。〔一〕先十六［□□□□□□］繇（由）⿱身心（仁）异（與—歟）？⿱害心（蓋）君子⿰耳見（聖—聽）之。」〔二〕

〔一〕「訔（詧—察）」又見於簡六、十八、二十七，《上博六》皆釋讀爲「訔（對）」，此從陳偉《條記之二》説改正。後文不再一一出注。「學」《上博六》摹原形未釋，陳偉《條記之二》釋爲「教」，陳劍《重編》釋爲「學」。

「居(凥—處)」又見於簡十，《上博六》以爲是《説文》古文「期」字，與「倛」「欺」同。李鋭《新編(稿)》《重編》釋爲「凥」讀爲「處」。陳劍《重編》從其説，嚴格隸定爲「居」。季旭昇《譯釋》(又見洪淑玲《研究》引)主張釋爲「𣅀」，謂：簡十、簡十六此二字皆當分析爲从「日」「凥」聲，讀爲「處」。學者或分析爲从「口」，細審照片，實作「囗(圍)」形，而非「口」形，故當分析爲「日」旁之簡化，而非「口」旁。洪淑玲《研究》舉戰國文字「日」旁省簡祗作一「圈形」之例爲説，加以補證。按有關字形對比如下：

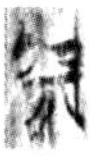 簡十六　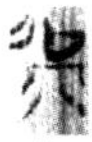 簡十　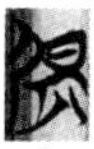《上博(一)·緇衣》簡六「𣅀(暑)」字

簡十六之形尚可如其説，但簡十之形明顯是作从「口」的。再考慮到釋爲「暑」再讀爲「處」實繞了一道彎，故現仍從《重編》釋。

陳劍《重編》：上一組簡文末説「夫士，品物不窮，君子流其觀焉」云云，似是講君子觀察士人而加以選擇培養；此簡「焉與之處而察問其所學」的「之」「其」可能就是指上文的「士」，「處」和「察問」的動作的發出者則可能就是上文的「君子」，故將第二組簡文接於第一組之後。兩組中間當有缺簡，或第四組中的簡十五、簡五，以及最後所附四支零簡中的簡九、簡二十一，

其中有當插入此兩組之間者。按：最後一句所作推測，現在看來不可信。

〔三〕「憲（蓋）」字《上博六》釋讀作「害（曷）」，此隸定從蘇建洲《研究》（209—210頁）説，讀爲「蓋」從李鋭《新編（稿）》《重編》説。

陳劍《重編》：簡十六的「察問」與簡六的「聽之」相呼應，是將其遥綴、連讀之證（其間難有一簡以上的缺文，故不分别視爲殘去下段與上段的兩簡）。簡16（21.5釐米）+6（24.1釐米）=45.6釐米，中間有約七字的缺文。整理者原將簡六上端殘斷處視爲中間一道契口，小圖版按此位置放置後，下端距簡末約還有兩字缺文。按從竹簡殘斷形態觀察，也完全可能末端殘斷處即最下一道契口，其後只殘去竹簡空白部分，並無缺文。

趄（桓）子曰：「女（如）夫㤅（仁）人之末訔（詧—察），亓（其）[行]六居（凥—處）可名而智（知）与（與、歟）」？」〔一〕

〔一〕「行」《上博六》作缺文號未釋，李鋭《新編（稿）》疑爲「行」字，可信。「名」字《上博六》釋爲「明」，此從何有祖《札記（三）》改正。《札記（三）》引《論語・泰伯》：「大哉，堯之爲君也！巍巍乎，唯天爲大，唯堯則之！蕩蕩乎，民無能名焉！」朱熹《集注》：「言物之高大，莫有過於天者，而獨堯之德能與之準。故其德之廣遠，亦如天之不可以言語形容也。」解釋「名」爲「以言語形容」，可從。

陳劍《重編》：李鋭《新編（稿）》《重編》標點斷句作「桓子曰：女（若）夫𢗂（仁），人之未察亓（其）行（？）尻（處），可明而智（知）与（歟）？」梁靜《校讀》僅簡六、簡十連讀，標點斷句作「桓子曰：『若夫仁人之未察其行處，可名而知歟？』」按「仁人之未察」下當逗開，意爲仁人之未被他人所認識到。其下接著問：「那麼其行爲舉止，可以形容出來而使人知道嗎？」「行處」大概與「行止」相近，當本指「行動與停留」，又可籠統指「行爲動作舉止」。

夫子曰：「𡊣（丘）𦖞（聞）之〔一〕，售（唯）𢗂（仁）人□□……十……也。□又（有）此佫（貌）也，而亡（無）㠯（以）合者（諸）此矣（矣）。〔二〕售（唯）非𢗂（仁）人也，乃……八

〔一〕「𡊣」字原作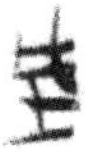形，《上博六》釋爲「虗（吾）」，研究者多承其誤。按其形與本篇多見的「虗」字，以及其上半與本篇文字的「虍」旁，皆大有不同，此從王磊《「丘」字》説改釋。「丘」，孔子自稱。

〔二〕簡十所謂「售（唯）」字，陳劍《重編》將其形與本篇其他「售（唯）」字之形對比，指出其筆畫實難以比照其他幾形復原爲「唯」形，但似也很難改釋爲在字形和文意兩方面都要合適的別的字。按此句與下文「售（唯）非𢗂（仁）人也」相對（此「售」作一般形），再考慮到本篇字形訛寫情況嚴重，今仍逕定爲「售（唯）」。

「又」上用缺文號代替之字圖版不清楚，《上博六》隸釋爲「⿰亲攵(親)」，陳偉《條記》據郭店《語叢四》簡八中兩個用爲「竊」之字釋讀爲「竊」。形、義皆有不合，待考。此及後文簡二、簡十五「𠤕(矣)」字《上博六》皆直接釋作「矣」，此從蘇建洲《筆記之二》又《研究》(111—112頁)說改釋爲「𠤕」讀爲「矣」。「矣」本由「𠤕(疑)」字分化而來，參看張富海《說「矣」》。「佫(貌)」《上博六》以从「爻」聲而釋讀爲「佼」。大致相同的字形又見於後文簡七(參看該處注)，何有祖《札記》釋讀爲「貌」。陳劍《重編》據此亦釋此字爲「貌」。楚簡文字以「爻」聲字爲「貌」之例多見。

簡八「合」字《上博六》釋爲「言」，陳劍《重編》認爲：「其下所从爲『甘』形(即「口」形中多一筆)而非『日』形，與『言』字之形不盡合。疑當釋爲『合』。待考。」今按：同樣從本篇字形訛寫情況嚴重的角度考慮，根據文意，今逕將其字定爲「合」。

此處兩「此」字，《上博六》分別釋爲「易」和「⿱爻勿」。陳劍《重編》對有關問題有集中討論。指出「本篇有幾個『此』字寫法較爲特殊，往往被誤釋爲『易』。在整理者原釋爲『此』的字中，又包含有其他字的誤釋」；除已爲研究者已糾正者外，又將簡十三、簡六之兩原釋「此」之字分別改釋爲「出」「朼(必)」；將原誤釋的「此」字諸形集中列舉加以比較，有簡十三(兩見)、簡十一、簡十五、簡八(兩見)諸例。此後不再一一出注。後來研究者唯對此處簡八後一作「⿱爻勿」形的「此」字之釋有異議。如季旭昇《譯釋》(又洪淑玲《研究》引)認爲「⿱爻勿」字應以从「爻」聲釋讀爲「貌」，譯作「有那樣的形貌，而没有合乎形貌的才德」。賈連翔《「貌」》亦主張釋讀爲「貌」，謂「『⿱爻勿』很可能是『⿱爻人』（引按：此形見於《清華簡（捌）·邦家處位》簡三，用爲『貌』）的訛形」。按《重編》謂：簡八後一「此」字（按原作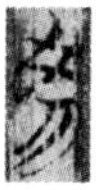形），顯然就是將簡十三後一「此」字（按原作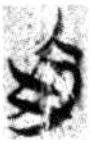形）中的「爻」形挪到上方，同時其左下部分還保留「此」字的兩筆（按如簡十三「此」形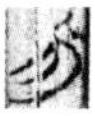；又《上博（九）·史蒥問於夫子》簡七「此」字作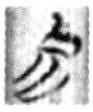，亦同）而成的。按：現在看來，此語不如改説爲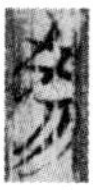形係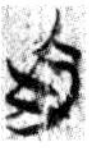、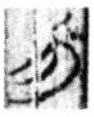兩類形的「糅合」，更爲準確。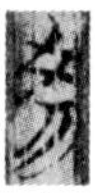中雖包含有「爻」形，但拆分出「爻」形後餘下偏旁無法分析（與楚文字「勿」形並不密合），全字亦不知相當於何字；其形與本篇另兩見的用爲「貌」之「佫」形相差亦頗遠。此句前文言「有此貌」，後文覆上而言「而無以合諸某」，言「合諸貌」固可，言「合諸此」也本是通順的。故現釋文仍定爲「此」。

陳劍《重編》：簡十與簡八「仁人」跟「非仁人」相對，其間似亦難容有一簡以上的缺文，故將其遙綴，而不分别視爲殘去下段與上段的兩簡。遙綴後中間缺文難以準確估計，兹用省略號表示。

……亓（其）勿（物）。與（邪）蝺（僞）之民，亦㠯（以）亓（其）勿（物）。〔一〕審二逃（道）者㠯（以）觀於民，售（唯—雖）又（有）謂（過）弗𢓊（遠）十二矣。」〔二〕

〔一〕本篇簡文數見的「與蝺之民」和「與民」，二者應是一事。它們的正確理解對於第三組簡文的釋讀和編聯很關鍵。但整理者和研究者多將「與」如字讀，「蝺」字又未正確釋出（諸家異説不再具引，參看陳劍《重編》）。其形寫法訛變頗甚，主要特點在於存在筆畫分解粘連、重新組合書寫的變化。陳劍《重編》對此有專門詳細討論，此不贅。下文亦不再一一出校。

「邪民」指姦邪的百姓。《國語・晉語八》：「今吾子嗣位，於朝無姦行，於國無邪民，於是無四方之患。」《荀子・宥坐》（又《孔子家語・始誅》略同）：「邪民不從，然後俟之以刑，則民知罪矣。」「邪僞」近義連用，「邪」意義重點在「（立身行事）不正」，「僞」意義重點在「人爲修飾、誇飾」。「邪僞」一詞古書多見，用以修飾人的如《論衡・累害篇》：「邪僞之人，治身以巧俗，脩詐以偶衆。」

前一「勿（物）」字《上博六》釋讀爲「易（賜）」，簡文斷句亦多誤，此從陳劍《重編》説改正。《重編》又謂：前一「亓（其）勿（物）」上殘去之字當是「㠯（以）」，其主語當爲「𢟪（仁）人」，觀下文自明。仁人「以其物」和邪僞之民「亦以其物」正相對言。

〔二〕「逃」《上博六》如字讀，陳劍《重編》從李鋭《新編（稿）》《重編》讀爲「道」，謂：「簡十二與簡二的『二道者』相呼應，一爲孔子的陳述，一爲季桓子緊接著的發問，是將這兩簡連讀之證。」「⿰言骨」字《上博六》隸定作左半从「言」，右半殘缺。陳劍《重編》謂「細審其右半下方殘存筆畫似是『肉』形，頗疑此字右半所从聲符本是『骨』字，全字讀爲『過』」。當時不敢肯定有一層原因，即从「言」从「骨」之字在楚文字中似尚未見過。洪淑玲《研究》引《上博（五）·三德》簡十四「爲不善⿰言骨（禍）乃有之」作爲補證，按其形仍係左从「示」旁者。後「⿰言骨（禍）」字在《上博（九）·史蒥問於夫子》簡十中出現了：「立於⿱阤土（地）之上；鼠（一）或不免又（有）⿰言骨（禍）」，據此此「⿰言骨（過）」字之釋可定。兩形對比如下。

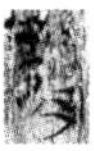

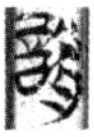

趄（桓）子曰：「二道者，可旻（旻—得）䎽（聞）舁（與—歟）？」〔一〕

〔一〕「二道」，《上博六》以爲同「道二」，引《孟子·離婁上》孔子語「道二：仁與不仁而已矣」爲說，謂「二道」就是孔子所説的「仁與不仁」。李鋭《新編（稿）》進一步認爲，「從簡文上下文來看，所指爲仁人之道與不仁人之道」。陳偉《條記》認爲「二道」當指「聖人之道」與「仁人之道」。陳劍《重編》指出：從重新拼合編聯後的簡文，已經可以清楚地看出，「二道」即「仁人之道」與「邪民之行」，「道」與「行」義本相通。「邪民」也就是「不仁人」「非仁人」，所以整理者與李鋭《新編（稿）》之説也不能説完全不對。我們想要強調的一點是，簡文的「二道」不是像「治國之道」那樣的統治者應該去「行」的道，而是要「審之」以「觀於民」的，即憑藉對這兩種道的準確認識去考察分辨人民中的「仁人」與「邪民」。「二道」本身，只是仁人與邪民的不同表現而已。

夫子曰：「言即至矣（矣），售（唯—雖）=虐（吾）子勿䎽（問），古（固）牆（將）㠯（以）告。〔一〕

〔一〕「即」字原作左从「見」形，有訛誤，參看程燕《札記》。《上博六》謂「『即』，則」，此説是；又謂「『至』，言極，至微至細」，此則非。「至」即「到」義，季旭昇《譯釋》譯作「我快要説到了」，仍嫌未盡是。「言即至矣」猶今語謂「話都説到這了」。孔子意謂，前面自己已經講到了「審二道者以觀於民」云云，就算季桓子不追問什麼是「二道」，自己本來也是要告訴他的。「古（固）」《上博六》讀爲「故」，此從陳劍《重編》改讀。

息（仁）人之道，衣備（服）北（必）中（申—中），頌（頌—容）佫（貌）不求異於人，不□七也。〔一〕孚（孜—好）睘（睘—？）隹（？）聚，〔二〕卬（仰）天而歎（歎），曰：役（役）不弄（奉）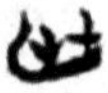，〔三〕不沓（味）西（酒）肉，二十六不飤（食）五穀（穀），〔四〕睪（擇？）凥（處）𡰥（？）杆（？），〔五〕剴（豈）不難虐（乎）？〔六〕

〔一〕「覬(頌—容)佁(貌)」《上博六》釋爲「觀侍」，此從何有祖《札記》釋。「扎(必)」《上博六》釋爲「此」，此從陳劍《重編》釋。「異於」《上博六》釋爲「赢收」，且於其上斷句，此從何有祖《札記(三)》釋。陳劍《重編》：「頌(容)」字右半的「頁」訛爲「見」旁，左半似係將「公」旁重複書寫而成。此簡「佁」字與前文簡八「佁」字比較，其下還多出部分筆畫。何有祖《札記》以爲下从「心」，劉信芳《試解之三》疑「從『毛』而筆畫有省減」。

簡七「不」字下用缺文號代替之字和後文簡十七「葦戔」前用缺文號代替之字分別作如下之形：

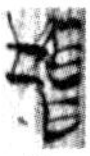
簡七

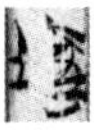
簡十七

前者《上博六》釋爲「增(？)」，後者釋讀爲「墽(閑)」。梁靜《校讀》指出兩形當爲一字，可信。此處說「仁人」「不□也」，後文簡十七說「邪僞之民」「□葦戔(衛—？)」，二者應正相對而言。其形左从「土」，右下从「甘」形(「口」旁中多一筆)，右上所从不明。待考。劉信芳《試解之三》引《禮記・儒行》：「儒有衣冠中，動作慎……其容貌有如此者。」《春秋繁露》卷十：「衣服中而容貌恭。」與簡文對讀，可參。

〔二〕此句義不明。《上博六》讀「佳」爲「唯」，謂「罛」同「睘」「還」，引《方言》「還，積也」爲說，解簡文意爲「好積則聚」。陳劍《重編》指出，本篇虛詞「唯」皆作「唯」字(釋文中隸定作「售」形)不作「隹」，此字原作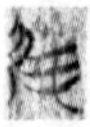形，其寫法與本篇「售(唯)」以及簡九兩「進」字、簡十四「難」字所从「隹」旁寫法都不同。此形左上所从疑是多寫一筆的「尸」旁或「人」旁(本篇此類形多見，參看《重編》所舉)。包山簡五、六七等有「倠」字，此形不知是否與「倠」有關。

陳劍《重編》：以下簡二十六之文「好䍐隹聚」云云意多不明，本來難以決定其位置。但簡二十六與簡十四必當拼合，拼合後成爲一支近似完簡。而簡十四的「抑邪民之行也」，「抑」表轉接，正上與簡七的「仁人之道」相呼應，由此可以斷定簡七與簡二十六的連讀關係。

〔三〕 此句義不明。「役(役)」字原作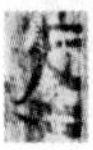形，《上博六》作缺文號未釋。讀書會《雜志(三)》釋爲「大夫」合文，何有祖《札記(四)》(又見《研讀》)、劉洪濤《「役」字》皆釋爲「役(役)」，從字形看較爲有據，研究者多從之。何有祖解釋爲「僕役」，劉洪濤讀爲「謦」，字亦作「譩」，句首語氣詞，單作一句讀，後標嘆號。

「丯(奉)」《上博六》釋爲「奉(捧)荒」。何有祖《札記(四)》(又見《研讀》)釋爲「芻」，連上讀爲「役不奉芻」；讀書會《雜志(三)》釋爲「𡵆(芒)」，連上讀爲「大夫不奉亡」。待考。

〔四〕 「香(味)」《上博六》釋爲「昧(味)」，此從陳劍《重編》改正。《重編》指出其字也見於《上博(二)·容成氏》簡二十一，皆下从「甘」形，與下从「日」的「昧」不同。郭店《老子丙》簡五「味」字將「口」旁寫在「未」旁之下，「香」即在其「口」旁中再加一飾筆而來。「味」意爲「喫」「進食」，古書多見。按後來發表的《清華簡（壹）·程寤》簡五、《清華簡（伍）·湯在啻門》簡六「味」字，亦皆作「口」旁寫在「未」旁下方之形；《清華簡（伍）·湯處於湯丘》簡十五、《清華簡（陸）·管仲》簡十「味」字，則亦皆作「⿱未日」形，後者且原同誤釋作「昧」。「肉」字《上博六》釋爲「匀」並屬下讀，此從侯乃峰《賸義》改正。侯乃峰《校理》引《淮南子·説林》云：「視書，上有酒者，下必有肉；上有年者，下必有月；以類而取之。」可爲此處簡文之注腳。

〔五〕此句義不明。《上博六》釋作「鳴仉（居）危枘」。前兩字何有祖《札記（三）》釋讀爲「擇處」（李鋭《新編（稿）》亦釋下字爲「處」），指出首字「上部从目，下部从矢」，較爲可信。「圭（?）」係陳劍《重編》提出的懷疑，季旭昇贊同此説並進一步讀爲「重」，訓作「重疊」（見洪淑玲《研究》引）。「杆」從何有祖《札記》釋，陳偉《條記之二》疑讀爲「岸」。皆待考。

〔六〕「剴（豈）」《上博六》釋作「則」，此從何有祖《札記（四）》改正。

⿰医戈（殹—抑）舁（與—邪）民之行也，〔一〕⿱丑子（孜—好）⿰石刂（叚—假）⿱山兀（美）目（以）爲芇［□］，〔二〕十四此与（與）息（仁）［人］𨑢（弍/貳/二）者也。〔三〕夫與（邪）蟡（僞）之民，亓（其）述（術）多方。〔四〕女（如）十一迷〈悉〉言之，則忈（恐）舊（久）虗（吾）子。」〔五〕

〔一〕「⿰医戈」《上博六》釋作「⿰医戈」，此從陳劍《重編》改釋爲「⿰医戈」看作「殹」字異體，讀爲「抑」（按楚簡中以「殹」及其異體表「抑」之例現已極爲多見）；「豈不難乎」覆上文「仁人之道」而言。

「抑……」則表轉接引出下文。

〔二〕「刓」，此形楚簡多見，舊衆說紛紜，皆未確。《清華簡（壹）·保訓》簡八出現此字，因有明確的辭例限制，始知應釋爲「叚」（整理者已正確釋出）。徐在國《說「叚」》分析其形，指出就是「叚」之訛體的省略，即西周金文中「叚」字作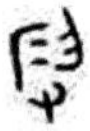類形者，其左上部變爲「石」旁，右上「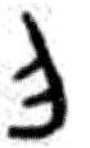（ヨ）」形訛作「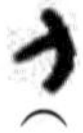（刀）」形（如《上博（三）·周易》簡五十四「叚」字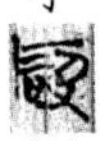），又再省略下方「又」形而來。其說可信。又謂簡文中的「叚」「均讀爲『假』，訓借」，亦可從。

〔三〕「弍」《上博六》摹原形未釋。此從陳劍《重編》釋。「二」意爲「兩樣」「不同」「相反」。《荀子·儒效》（又《王制》有略同之語）：「言道德之求，不二後王。道過三代謂之蕩，法二後王謂之不雅。」

《重編》：「此與仁人二者也」承上收束總結「邪民之行」。此處對「邪民之行」不可能有很多論述，因爲下文孔子說「邪僞之民，其術多方」，因而難以「悉言之」，經過季桓子請求後纔加以詳細列舉，故知此處「抑邪民之行也」與「此與仁人二者也」之間當僅爲對「邪民之行」的籠統敘述，不可能有長達一簡的文字。以此知簡十一之必當緊接在簡十四之後連讀。

《重編》又謂：「與（邪）民」和「與（邪）蝺（僞）之民」之未被讀出，影響了文意的正確理解；「此」字多被誤釋爲「易」，「戝（抑）」「弍（二）」之被誤釋或未釋出，失去了在句子結構、文意層次方面對竹簡編聯的重要綫索。這些均是導致有關竹簡未被正確拼合編聯起來的重要原因。

〔四〕此句《上博六》釋讀爲「夫民虐之，求亓(其)述(術)多方安(焉)」，何有祖《札記(三)》釋讀爲「夫與罷之民，亓(其)述(遂)多方安(焉)」」，「與」「民」二字之釋及將「民」斷上讀可從。「與(邪)蝺(僞)」之釋詳陳劍《重編》，「述」讀爲「術」亦從《重編》。按「術」義近於「道」「法」。讀書會《雜志(三)》指出「多方」猶言「多端」，古書多見。末所謂「安(焉)」字見下注。

〔五〕「虐(吾)」及本簡下一「虐(吾)」字從陳偉《條記》釋(《上博六》釋爲「巠」)。陳劍《重編》：簡十一與二十二密合拼接爲一支完簡。簡十一末字整理者原釋爲「安」，研究者一般直接釋寫爲「焉」與上連讀。圖版上此字的右下方完全看不到筆畫，其實應改釋爲「女(如)」屬下讀。「迷」按其本字作解難通。陳劍《重編》指出：簡二十二「如迷言之」的上文，孔子說「邪僞之民，其術多方」，大意謂邪僞之民的表現形式多種多樣，故孔子覺得難以言之。「迷言之」應該是「具言之」「詳言之」「悉言之」一類意思；「迷」跟「多」相呼應，應是「詳盡」「全部」一類的意思。(中略)《説文》分析「悉」爲从「采」，其字形結構還不清楚。而在目前所見秦漢文字資料中，「悉」字大多是寫作上从「米」的「悉」形的，(中略)有意思的是，在漢初文字資料中，「悉」形同時又可用爲「迷」字。(中略)從上述情況我們可以推想，在戰國文字中，可能已有「迷」

字異體「𢘓」的存在。《古璽彙編》2290所收一方楚璽有「𢘓」字，一般釋爲「悉」。其實它係「迷」字異體的可能，是難以完全排除的。那麼，在當時人筆下，「𢘓」形既可以表示「悉」，又可以表示「迷」，就很容易發生誤解了。簡文「迷言之」之「迷」字，當本是作「𢘓」表示「悉」的，但在傳抄中被誤認爲表示「迷」的「𢘓」字，其字也隨之被改爲更通行的「迷」字了。

「舊」陳劍《重編》讀爲「久」，同時對「久吾子」的説法能否成立有所保留。讀書會《雜志（三）》指出，「久」作動詞接賓語表示使某人久留、耽擱某人的意思，古書自有其例，如《左傳・昭公二十四年》：「晉士彌牟逆叔孫于箕。叔孫使梁其踁待于門內，曰：『余左顧而欬，乃殺之。右顧而笑，乃止。』叔孫見士伯。士伯曰：『寡君以爲盟主之故，是以久子。不腆敝邑之禮，將致諸從者，使彌牟逆吾子。』叔孫受禮而歸。」「久子」和簡文「舊（久）虗（吾）子」的語例完全相同。其説甚是。

𧻚（桓）子曰：「屖（斯）不辻（敏？），〔一〕虗（吾）子迷〈悉〉言之，猷（猶）𢗬（恐）弗智（知），皇（況）亓（其）女（如）二十二𡵂（微）言之虖（乎）？」〔二〕

〔一〕「辻」字原作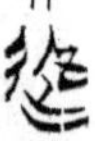形，《上博六》釋讀爲「赴（報）」，解爲「急速」義。陳劍《重編》以爲其所从係「秊（年）」字下半之省變，隸定作「迁」看作「逄/迕」字省體而讀爲「佞」。文意雖好，但説解字形關係終覺嫌迂曲而缺乏直接證據。《重編》曾引及包山簡265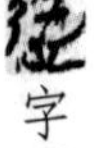字，辭例爲「一～缶」，研

究者多將其釋爲「𨑒」或「赴」。廣瀨薰雄《「卜缶」》指出應讀爲沐浴之「沐」，銅器銘文還有「（沐）鼎」（參廣瀨薰雄《卜鼎》）、「（沐）斗」（參馬智忠《「沐斗」》），是「卜」聲字與明母字確有相通之例。蘇建洲《「𨑒」字》據《上博（八）·王居》簡七「𨑒（卜）尹」之「𨑒」字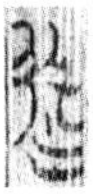，認爲簡文此字仍應釋爲从「卜」聲而讀爲「敏」（此前李銳《二則》亦主張讀簡文此字爲「敏」），但其以字从「毛」聲爲說，難信）。現綜合衡量，還是以此說更爲有據。但「『卜』聲與『敏』聲畢竟未見直接通假之例」（侯乃峰《研究》又《校理》語），故今仍標以問號。

〔二〕「皇」讀爲「況」從李銳《新編（稿）》《重編》說（《上博六》讀爲「恍」）。「虖（乎）」從陳偉《條記》說［《上博六》釋讀爲「罟（情）」］。

「微言」，陳偉《22 號簡》謂「指精深微妙的言辭」，楊澤生《三則》謂「指精深微妙或隱微委婉之言」，皆可從。《上博六》解「微言」爲「詳言」，義正相反。

夫子曰：「與（邪）蟡（僞）之民，衣備（服）孚（玫—好）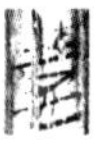□□十九□皆求異於人；〔一〕□輩戔（衛—？），〔二〕興道𡥈（學）𡈼（淫）；言不堂（當）亓（其）所，虞（皆）同亓（其）□；此与（邪）民也。〔三〕十七

〔一〕「皆」字《上博六》釋「旨」，此從何有祖《札記》改正。

「⿱⺕子」下之字《上博六》釋爲「豊(禮)」，何有祖《札記(三)》釋爲「⿱者心(圖)」。陳劍《重編》謂：此字下从「心」旁、「心」旁之上爲「口」旁均可定，再上面部分圖版上可辨者似爲兩横筆和兩竪筆交叉的「井」字形。待考。洪淑玲《研究》舉郭店簡《性自命出》簡二二、二三兩「豊(禮)」字補證《上博六》之説。按其形仍不密合，謂邪民「衣服好禮」文意亦不通，今仍作存疑待考。《重編》：簡十九與簡十七拼合成爲一支完簡。簡十九以「邪僞之民」引起下文，以下簡十七、簡十三分别有三個「此邪民也」，皆分别爲對其前所敍述「邪僞之民」之表現的總結。此下一段簡文，郭永秉《二題》引《禮記・王制》如下一段話來作比較：「析言破律，亂名改作，執左道以亂政，殺。作淫聲、異服、奇技、奇器以疑衆，殺。行僞而堅，言僞而辯，學非而博，順非而澤以疑衆，殺。假於鬼神、時日、卜筮以疑衆，殺。此四誅者，不以聽。凡執禁以齊衆，不赦過。」指出：「執左道」「言僞而辯，學非而博，順非而澤」與簡文「興道學淫」「言不當其所」「出言不忌」大致相當，「作淫聲、異服……」則可與簡文「衣服好□□□□(容貌？)皆求異於人」對應。

〔三〕「莗」前作缺文號之字參看前簡七注。《上博六》疑「莗」爲「車」之或體，或讀爲「輿」。「𢦏」字原形下還有一長横筆。但應該係「𢦏」字没有問題。「𢦏」又見於《上博(三)・周易》簡二十二、《上博(四)・逸詩・交交鳴烏》簡四、《上博(六)・用曰》簡六等，皆用爲「衛」。此不知是同樣用爲「衛」還是應讀爲別的詞。《上博六》引《上博（三）·周易》爲説，釋讀爲「墿（閑）車衛」，恐不可信。

〔三〕「⿱尚立（當）」字從何有祖《三則》釋［《上博六》釋讀爲「𠭙（振）」］。「與」字從何有祖《札記（四）》釋、從陳劍《重編》讀爲「邪」。《上博六》斷句標點亦多誤，此多從陳劍《重編》。「垩（淫）」字《上博六》釋讀爲「爯（稱）」。其形原作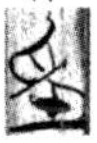，何有祖《三則》釋爲「禁」，舉《古文四聲韻》引《古老子》「禁」字作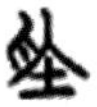爲證。按其所引來對比的字形極是，但其字本身顯然並非「禁」。陳劍《重編》引徐在國、黃德寬説《古老子》之形「即『垩』字」，以音近假借爲「禁」，釋簡文此字爲「垩（淫）」。

行年民（彌）舊（久），䎽（聞）學（教）不訔（詧—察）不㐆（依？）；亓（其）行板（？）恭（？）哀（？）與（？豊？）十八兼（？）；〔一〕此與（邪）民也。

〔一〕「䎽（聞）」《上博六》讀爲「問」，此從李銳《新編（稿）》改讀。「學（教）」《上博六》摹原形未釋，李銳《新編（稿）》釋爲「學」，陳偉《條記之二》直接釋爲「教」。「㐆」《上博六》如字讀，陳劍《重編》疑讀爲「依」。《上博六》：「亓行」之後四字不清，疑爲「板□哀與」。何有祖《札記》釋所謂「板」下之字爲「恭」，陳劍《重編》謂：圖版上僅可辨「心」與「廾」旁，其上是否還有筆畫則難以斷定。

所謂「兼」字《上博六》釋文作缺文號未釋，注謂「似『录』非『录』」。何有祖《札記(三)》指出即後文簡十五兩見的整理者原釋爲「拜」之字，可從。但「拜」字之釋恐不可信，此暫釋作「兼(？)」。待考。《上博六》在「行年」兩字下標逗號，注謂：「行」，經歷。《國語・晉語四》：「郤縠可，行年五十矣，守學彌惇。」此句讀爲：「行年，民久問教。」陳劍《重編》謂：此句多斷讀爲「行年，民久聞教……」如此則「行年」上當有缺文，那麼簡十八與十七的連讀似就成問題了。但古書「行年」多見，絕大多數説「行年若干」，從來不見「……行年」即「行年」下可單讀逗開的説法。再考慮到後文歸結爲「此邪民也」，此處再説「民久聞教」，「民」字也嫌語涉重複(另外兩個「此邪民也」其前皆無「民」字)。故此「民」字恐不能如字讀。由此可知「行年」與下「民久」連讀是完全可以成立的，亦即其上没有缺文，可緊接在簡十七之後。(中略)因此考慮「民」可讀爲「彌」。「彌」常訓爲「長」，「彌久」近義連用意爲「長久」，古書多見。漢人筆下多見「歷載彌久」的説法，「歷載」與「行年」都是「經歷的年歲」之意，可相印證。又疑此可能當斷讀爲「行年民，久聞教」，「民」字如何解釋待考。按：今仍取「行年彌久」之讀，但「彌」不應訓爲「長」。此「彌」應是動詞，「緜延」義，「彌久」係動賓結構(與「行年」「歷載」同)而非近義連用。又讀書會《雜志(三)》認爲，在「聞教」後面斷開，要比「䎽(聞)學(教)不訾(察)不偯(依？)」連讀語意清楚，「不察不依(？)」這樣的結構單獨成句也很合適。「行年民，舊餌學」仍當讀爲「行年彌，久聞教」。「彌」訓作「久長」之「長」。這幾句話大概是説，邪民雖然行年長大，久受教育，卻不察問、不依順，行爲出格云云。説亦可參。

邑（色）不僕，出言不忎（忌）；〔一〕貝（見）於孚=［君子］，大爲毋槩（懾、攝）；〔二〕此與（邪）民［也。□□］〔三〕十三

〔一〕「邑（色）」從李鋭《新編（稿）》《重編》釋（《上博六》釋「昴不僕」）。「忎」字之釋從陳偉《條記之二》説［《上博六》釋讀作「忨（願）」］，讀爲「忌」從李鋭《新編（稿）》《重編》説（陳偉《條記之二》讀爲「欺」）。

「僕」字原作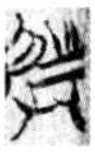形，《上博六》釋爲「僕」，李鋭《新編（稿）》《重編》讀爲「樸」，陳劍《重編》從其説。蘇建洲《「色不察」》指出，從字形來看，楚簡中與此字右旁所从之「丵」相類者，如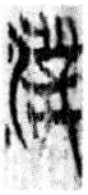（《上博（六）・用曰》簡二十）、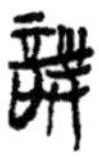（郭店簡《語叢一》簡六八）等，多可確定係「淺、察、竊」等字聲旁那一類。從文意看，「『樸』或『質樸』似未見比喻人的顔色容貌，而多用來形容人之性情」。其説是有道理的。不過他主張釋讀爲「察」，也不是全無問題。簡文「色不察」跟「出言不忌」對文，只能講成「邪民之色不如何如何」才最爲自然［季旭昇《譯釋》（又洪淑玲《研究》引）釋其字爲从「弁」聲而讀爲「遜」，與「色不樸」的釋讀一樣，都是以此類思路作解。但其説於文意雖好，字形根據卻嫌太不足］；《「色不察」》所引爲證的古書「察言觀色」

「察色」「察顏色」「觀察顏色」之類説法，應係謂察他人之色，則簡文「色不察」就只能理解爲「邪民對於他人之色不察」，也不够自然（且本篇已數見用可看作「詧」字異體之「訔」爲「察」）。今將字形改從其説隸定作「僕」，不作括注。

〔二〕「槼」《上博六》讀爲「聑」，訓爲「安」。陳劍《重編》：「見於君子」之「見」意爲謁見、拜見。「槼」李鋭《重編》疑讀爲「慴」。按《論語·季氏》：「孔子曰：君子有三畏：畏天命，畏大人，畏聖人之言。小人不知天命而不畏也，狎大人，侮聖人之言。」小人「狎大人」與君子「畏大人」相對，即「不畏大人」。讀爲「慴」的好處是可與此引「畏」相印證，但感覺「慴」之常訓「懼也」之「恐懼」「慴服」義似嫌程度過重。又疑「槼」可讀爲「攝」。「攝」常訓爲「整」，亦訓爲「收」「斂」，有自我整飭、收斂、約束一類意思。《左傳·襄公十四年》：「不書，惰也。……書于伐秦，攝也。」杜預注：「能自攝整。」

〔三〕「此」字從李鋭《新編（稿）》釋（《上博六》釋爲「易」）。據辭例擬補「也」字，從陳劍《重編》。

孳「君子」死（亙—恆？亟？）目（以）衆福，〔一〕句拜（？）四方之立（位）目（以）童（動）。〔二〕孳「君子」畏之目（以）亓（其）所畏，䞨（窺—規）之目（以）亓（其）所谷（欲），智不行矣（矣）。〔三〕不僭（？）兼（？），㡭（繼—絕）目（以）爲启（己）兼（？），〔四〕此民

□〔□□〕，十五

〔一〕以下一組簡文的關係，陳劍《重編》謂：本組的三支簡，簡二十七即全篇末簡，簡五和簡十五均接近完簡，僅末端殘去兩字左右。三支簡有可能皆應連讀。簡十五的「知不行矣」與簡五的「知無不亂矣」似結構相同，前後呼應；簡十五與簡五相連處的文句「此（與「此以」義近）民□□□，爲信（？）以事其上」，簡五與簡二十七連讀處的文句「□□是察，求之於中」，似皆可能爲能够成立的句子。但由於簡五和簡十五句意多不明，又存在缺字，以上推測實難以肯定。今暫分開釋寫不連讀。

〔二〕以上兩句義不明。「句」《上博六》讀爲「後」。劉信芳《通假》（第588頁）讀爲「叩」，可參。所謂「拜」字係《上博六》原釋，陳劍《重編》：此字右半从「手」可以肯定，左半所从不甚清晰，似與「㨨（拜）」或「拜（拜）」所从皆不類。

〔三〕兩「畏」字《上博六》隸定作「䀝」，簡文斷讀爲「君子䀝之，㠯（以）亓（其）所䀝規（眭）之，㠯（以）亓（其）所谷（欲）智（知）不行矣」。陳偉《條記》指出，「規」字亦見於《上博（二）·容成氏》簡十，用爲「窺」；簡文此句宜斷讀作「君子䀝之以其所䀝，窺之以其所欲，知不行矣」。郭永秉《二題》指出，所謂「䀝」字應改釋爲「畏」，其形原作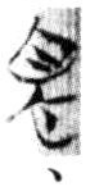、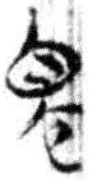，上从「㒨」（即「鬼」，已訛與立人形的「見」旁混同）下从「卜」形（「杖」形之變）。按改釋後可以看出，所謂「䀝」或

「昰」的隸定，實源於偏旁拆分之誤。《二題》謂，「『君子畏之以其所畏』乃是説在位者要以老百姓所害怕的東西（如刑罰）讓他們畏懼」；「䙠」應當讀爲「規」。對於老百姓進行規勸，也可以用「規」字，這種「規」包含了「規正」「規勸」的意味。有關説法古書皆多見。《上博六》讀「智」爲「知」亦不必。此「智」應即「智識」之「智」。在位者以這樣的方式對付百姓，百姓俯首帖耳接受在位者的治理，他們的智識聰明自然就行不通了。其説皆可信。

〔四〕此句中文字多有難確釋者，義不明。「僵（？）」《上博六》摹原形未釋，陳劍《重編》疑當隸定爲「僵」。《上博六》前一「兼（？）」字作缺文號，後一「兼（？）」字釋爲「拜」並屬下句讀，何有祖《札記》指出兩字應爲同一字（但他將前一字改釋爲「拜」），陳劍《重編》從之，疑兩字皆是「兼」。

爲詅（？）㠯（以）事亓（其）上，𢚧（仁）亓（其）女（如）此也。〔一〕上售（唯—雖）逃，智亡（無）不𤔔（亂）矣。〔二〕是古（故）魚〈備（服）〉道之𡥈＝「君子」，行昰（冠），弗貝（見）也；吾（語）䜴（僉—險），弗貝（見）也；魚〈備（服）〉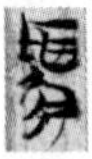（屘—鮮），弗貝（見）也。〔三〕［□□］五

〔一〕「詅（？）」《上博六》釋爲「信」，陳劍《重編》謂其右半與「信」所从「人」旁或「千」旁皆不類，似爲从「今」。待考。

高榮鴻《疏證》指出，此簡「𢖳」作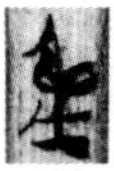形，與本篇其他「𢖳(仁)」字對比，「下部與『心』旁寫法不同，兩者應該不會是同一字。不過，此篇字形訛寫情況所在多有，加上『偏旁制約』的觀點考慮，隸『𢖳』恐怕也無法完全排除」，可參(其説又從上下文意考慮，主張字从「身」聲而讀爲「佞」，則恐不可信)。今仍逕釋寫作「𢖳(仁)」。

〔二〕《上博六》斷爲「上唯逃智」，解「逃」爲「亡、避、去」，注謂「『智』，亦通『知』」。何有祖《札記(三)》讀「唯」爲「雖」。李鋭《新編》讀「逃」爲「陶」，訓作「喜」，斷讀作「上唯陶，知無不亂矣」。高榮鴻《疏證》讀「逃」爲「照」，斷讀作「上雖照知，無不亂矣」。恐皆難信。郭永秉《二題》：我懷疑該句的「智」也是智識之「智」，但這是指爲上者之「智」而言的(「智亂」之語古書多見，如《韓非子·解老》：「智識亂則不能審得失之地。」)。全句大概是説，在上者一味逃避，其智識聰明就没有不混亂的了。簡文是否確實應如此理解，待考。按本篇簡十二、二十一(現歸爲附簡)「逃」字皆用爲「道」，此「逃」字似亦以讀爲「道」字的可能性最大。待考。

〔三〕以上自「是古(故)」至此，釋讀多從郭永秉《二題》《補正》之説。「昆(冠)」《上博六》釋爲「君子」合文，此從何有祖《札記》改正。兩「備」字《上博六》釋爲「魚」，郭永秉《二題》改釋爲「備」字、讀爲「服」。其説謂：其實這兩個「魚」字都是「備」字之譌形。簡文的這兩個所謂「魚」字本寫作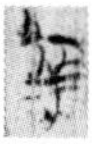和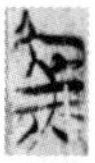形，頭部和本篇寫作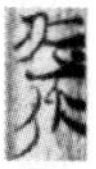（七號簡）、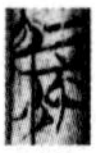（十九號簡）的兩個「備」字寫法相似，中間部分則和本篇二十四號簡寫作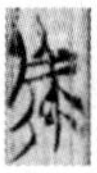的「備」字一致，其足部的譌變寫法則與上博簡《曹沫之陣》五十二號簡寫作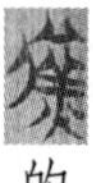的「備」字完全相同。《孔子見季桓子》中同一個字有多種譌寫的現象多見，此處將「備」字寫成類似「魚」形毫不足怪（此字甚至直接釋「備」亦無不可）。五號簡的兩個「備」字當用作「服」。「備（服）道」即行道，類似説法古書常見。

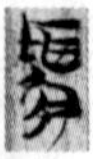字《上博六》未釋，陳劍《重編》指出下从「尾」，季旭昇《譯釋》、郭永秉《二題》皆援本篇季桓子之名、讀爲「斯」之字从「尾」但實應分析爲从「屖（徙）」省聲之例，認爲此字也从「屖」省聲；季旭昇《譯釋》（又見洪淑玲《研究》引）認爲其上部从「土」从「西」，全字可隸定作「[illegible]」，讀爲「馳」。郭永秉《二題》主張釋讀爲「屣」，《補正》又引吳振武説謂此字上即从「舄」。「僉」讀爲「險」、「屣」讀爲「鮮」從裘錫圭説。裘錫圭認爲（皆見郭永秉《補正》引），「行，昪（冠）弗旻（見）也」應斷讀作「行昪（冠），弗旻（見）也」（餘兩句類推）；「所謂『行冠』，就是一邊走路一邊戴冠，即儀容不整（連帽子都没戴好）就匆忙行路；『語險』，是言説險惡之事；『服鮮』是衣著鮮美（按顧史考《追補》謂「然依著此種釋讀與思路，筆者疑或不如讀爲『麗』，亦即華麗義」，亦可參）。對具有上述行爲的人，服道之君子是不看的」（按「不看」係據釋

「旻」爲「視」作解）。郭永秉《補正》又引《荀子・非相》「小人辯言險，而君子辯言仁也」相印證，謂「『言險』，就是簡文的『語險』。『言險』『言仁』是小人和君子的差别，正和簡文可以比較」。

郭永秉《補正》進一步認爲此三個下作立人形的「旻」字「應該視爲『見』字的訛混之形」（季旭昇《譯釋》已將此數句翻譯作「所以衛道的君子，不見……的人」，郭永秉《補正》亦已引及指出），它們「和本篇『見人不厭』的『見』字用法相同，也應是接見的意思。孔子的意思是，君子對儀容不整匆忙覲見、言談險惡和衣著華美的下屬，不應該接見。這些人其實基本上也就是簡文中孔子所反對的『邪民』」。同時，郭永秉《補正》還指出，「這正好也和季桓子在本篇簡文開頭自稱『如夫見人不厭，問禮不倦……斯中心樂之』呼應，頗疑就是孔子對季桓子這些話的回應之辭」。説亦頗有理。

是訔（詧—察），求之於𠁩（𠁩—中）。此㠯（以）不惑，而民道之∠。〔一〕二十七

〔一〕「道」字《上博六》讀爲「導」，實不辭。此從李鋭《新編（稿）》作「道」不破讀。「道之」猶言「行走在那路上」，亦即遵循統治者給人民規定的正道。

《上博六》：本簡末有篇結束符墨鉤。

附

……君子又（有）道，至（？）民之蟡（？——化？）〔一〕……二十三

〔一〕「君」字《上博六》作缺文號未釋，此從李鋭《新編（稿）》《重編》補釋。「至」字《上博六》釋爲「生」。按其形頭部筆畫作分叉形，與「生」形不合而更近於「至」。「蟡」字《上博六》釋爲「賐」，此從陳劍《重編》説。

……者，[君/子]=［君子］[亻悳]吕（己）而立帀（師）保，新（慎）亓（其）豊（禮）樂，逃（道）亓（其）〔一〕……二十一

〔一〕「帀（師）」字《上博六》釋爲「仔」（且於其後斷句），此從何有祖《札記》改正（句讀從李鋭《新編（稿）》、何有祖《札記（四）》）。「師保」謂「師」與「保」，負責君王及貴族子弟的教育，古書多見。

「[亻悳]吕」何有祖《札記（四）》讀爲「直己」，「謂自身守正不阿」，引《禮記·樂記》「夫歌者，直己而陳德也」，及《孔子家語·弟子行》「直己而不直人」爲説。按此義與下文「立師保」云云難

合。范常喜《六則》讀爲「德己」，謂「德己」即「使自己有德」，與後文所云「立師保」的舉措正好相照應。此説得到較多贊同。如讀書會《雜志（三）》補引《左傳・襄公十三年》：「楚子疾，告大夫曰：『不穀不德，少主社稷，生十年而喪先君，未及習師保之教訓，而應受多福。是以不德，而亡師于鄢，以辱社稷，爲大夫憂，其弘多矣。』」謂「楚王感歎自己没有遵守師保的教訓而導致失德亡軍，這從反面説明了古人立師保是爲了使自己有德」。按一則楚文字習見以「悳」表「德」（尚未見「德」字），此「⿰亻悳」字較爲特別；二則古書「德己」的説法，與此實不合。如讀書會《雜志（三）》舉出兩例，《戰國策・中山策》「與不期衆少，其於當厄」姚宏本作：「人之施與，不期多少，當其厄之時而惠及之，必厚德己也。」《關尹子・九藥》：「不可非世是己，不可卑人尊己，不可以輕忽道己，不可以訕謗德己，不可以鄙猥才己。」謂「這些『德己』都是指『使自己有德』」，顯係誤解。兩者皆係「認爲自己有德」義，前者猶言「感恩、感念其德」，後者是「自以爲有德」（宋元之際道士牛道淳注謂：「學道之人，不可專一訕謗他人，以爲無德，自專己有德也，故云不可以訕謗德己也。」）。是「⿰亻悳」字之讀法仍有疑問。待考。

參考文獻

專書及簡稱

《上博六》：濮茅左《〈孔子見季趄子〉釋文考釋》，馬承源主編《上海博物館藏戰國楚竹書（六）》，上海古籍出版社，2007年7月。

侯乃峰《校理》：《上博楚簡儒學文獻校理》，上海古籍出版社，2018年6月。

李松儒《字迹》：《戰國簡帛字迹研究：以上博簡爲中心》，上海古籍出版社，2015年7月。

劉信芳《通假》：《楚簡帛通假彙釋》，高等教育出版社，2011年2月。

論著及簡稱

C

陳劍《新釋》：《〈上博（六）·孔子見季桓子〉重編新釋》，復旦大學出土文獻與古文字研究中心網站2008年3月22日，http://www.gwz.fudan.edu.cn/Web/Show/383。載復旦大學出土文獻與古文字研究中心編《出土文獻與古文字研究》第二輯，復旦大學出版社，2008年8月。收入同作者《戰國竹書論集》，上海古籍出版社，

2013年12月。

陳偉《條記》:《讀〈上博六〉條記》,武漢大學「簡帛」網2007年7月9日,http://www.bsm.org.cn/show_article.php?id=597。

陳偉《條記之二》:《讀〈上博六〉條記之二》,武漢大學「簡帛」網2007年7月10日,http://www.bsm.org.cn/show_article.php?id=602。

陳偉《22號簡》:《〈孔子見季桓子〉22號簡試讀》,武漢大學「簡帛」網2007年7月24日,http://www.bsm.org.cn/show_article.php?id=657。

陳偉《初讀》:《竹書〈孔子見季桓子〉初讀》,武漢大學簡帛研究中心主辦《簡帛》第三輯,上海古籍出版社,2008年10月。收入同作者《新出楚簡研讀》,武漢大學出版社,2010年10月。

程燕《札記》:《讀上博六札記》,武漢大學「簡帛」網2007年7月24日,http://www.bsm.org.cn/show_article.php?id=663。

D

讀書會《雜志(三)》:復旦大學出土文獻與古文字研究中心學生讀書會《攻研雜志(三)——讀〈上博(六)·孔子見季桓子〉札記(四則)》,復旦大學出土文獻與古文字研究中心網站2008年5月23日,http://www.gwz.fudan.edu.cn/Web/Show/439。

F

凡國棟、何有祖《一則》:《〈孔子見季桓子〉札記一則》,武漢大學「簡帛」網2007年7月15日,http://www.

bsm. org. cn/show_article. php ?id=622。

范常喜《六則》：《讀〈上博六〉札記六則》，武漢大學「簡帛」網2007年7月25日，http：//www. bsm. org. cn/show_article. php ?id=667。部分內容題爲《讀〈上博六〉劄記三則》，載陳偉武主編《古文字論壇》第一輯（曾憲通教授八十慶壽專號），中山大學出版社，2015年1月。

福田哲之《綴合》：《〈孔子見季桓子〉1號簡的釋讀與綴合》，武漢大學「簡帛」網2007年8月6日，http：//www. bsm. org. cn/show_article. php ?id=689。

G

高榮鴻《疏證》：《上博楚簡論語類文獻疏證》，中興大學中國文學研究所博士學位論文（指導教師：林清源教授），2013年7月。

顧史考《追補》：《上博六〈孔子見季桓子〉簡序追補》，復旦大學出土文獻與古文字研究中心編《出土文獻與古文字研究》第六輯（復旦大學出土文獻與古文字研究中心成立十周年紀念文集），上海古籍出版社，2015年1月。

廣瀨薰雄《釋「卜缶」》：《釋「卜缶」》，中國古文字研究會、中華書局編輯部編《古文字研究》第二十八輯，中華書局，2010年10月。

廣瀨薰雄《卜鼎》：《釋卜鼎——〈釋卜缶〉補説》，中國古文字研究會、復旦大學出土文獻與古文字研究中心編《古文字研究》第二十九輯，中華書局，2012年10月。

郭永秉《二題》：《上博竹書〈孔子見季桓子〉考釋二題》，《文史》2011年第4輯。收入同作者《古文字與古文獻論集續編》，上海古籍出版社，2015年8月。

郭永秉《補正》：《〈孔子見季桓子〉5號簡釋讀補正》，《中國文字》新三十七期，藝文印書館，2011年12月。收入同作者《古文字與古文獻論集續編》，上海古籍出版社，2015年8月。

H

何有祖《札記》：《讀〈上博六〉札記》，武漢大學「簡帛」網2007年7月9日，http://www.bsm.org.cn/show_article.php?id=596。

何有祖《札記(三)》：《上博六札記(三)》，武漢大學「簡帛」網2007年7月13日，http://www.bsm.org.cn/show_article.php?id=613。

何有祖《札記（四）》：《讀〈上博六〉札記（四）》，武漢大學「簡帛」網2007年7月14日，http://www.bsm.org.cn/show_article.php?id=621。

何有祖《三則》：《讀〈上博六〉札記三則》，武漢大學「簡帛」網2007年7月17日，http://www.bsm.org.cn/show_article.php?id=633。

何有祖《研讀》：《上博六〈孔子見季桓子〉研讀》，《中國文字學報》第四輯，商務印書館，2012年8月。又題爲《上博楚簡〈孔子見季桓子〉字詞考釋》載《中國文字研究》第十六輯，上海人民出版社，2012年8月。

洪淑玲《研究》：《〈上海博物館藏戰國楚竹書（六）·孔子見季趄子〉研究》，臺灣師範大學國文學系教學碩士班碩士論文（指導教師：季旭昇教授），2009年6月。

侯乃峰《賸義》：《上博六賸義贅言》，武漢大學「簡帛」網2007年10月30日，http://www.bsm.org.cn/

show_article. php ?id=742。

侯乃峰《研究》:《上博竹書(1—8)儒學文獻整理與研究》,復旦大學博士後研究工作報告,2012 年5月。

J

季旭昇《譯釋》:《〈上博六·孔子見季桓子〉譯釋》,國際儒學聯合會主辦《國際儒學研究》第17 輯。又見「國際儒學網」2011 年1 月8 日,http://www.ica.org.cn/gjrl.php ?ac=vview&bvid=36&bid=80。

季旭昇《釋讀》:《〈上博九·史蒥問於夫子〉釋讀及相關問題》,《吉林大學社會科學學報》2015 年第4 期。

賈連翔《「貌」》:《試析戰國竹書中的「貌」》,《2018「簡帛文字與書法」會議論文集》,2018 年9 月26—27 日,山東濟南。

L

李鋭《新編(稿)》:《〈孔子見季桓子〉新編(稿)》,武漢大學「簡帛」網2007 年7 月11 日,http://www.bsm.org.cn/show_article. php ?id=606。

李鋭《二則》:《上博六札記二則》,武漢大學「簡帛」網2007 年7 月24 日,http://www.bsm.org.cn/show_article. php ?id=661。

李鋭《重編》:《〈孔子見季桓子〉重編》,武漢大學「簡帛」網2007 年8 月22 日,http://www.bsm.org.cn/show_article. php ?id=703。

李鋭《札記》:《讀〈孔子見季桓子〉札記》,復旦大學出土文獻與古文字研究中心網站2008 年3 月27 日,http://www.gwz.fudan.edu.cn/Web/Show/387。

梁靜《校讀》：《〈孔子見季桓子〉校讀》，武漢大學「簡帛」網2008年3月4日，http：// www.bsm.org.cn/show_article.php?id=798。

梁靜《校釋》：《上博簡〈孔子見季桓子〉校釋》，武漢大學「簡帛」網2010年9月17日，http：// www.bsm.org.cn/show_article.php?id=1303。

梁靜《研究》：《上博簡〈孔子見季桓子〉研究——兼論孔子仕魯的背景與周遊列國的原因》，《中國文字》新三十六期，藝文印書館，2011年1月。

劉洪濤《「役」字》：《釋上官登銘文的「役」字》，復旦大學出土文獻與古文字研究中心網站2011年2月16日，http：// www.gwz.fudan.edu.cn/Web/Show/1409。又《戰國文字考釋兩篇》(其「一、晉系文字中的『役』」)，中國文化遺産研究院編《出土文獻研究》第十二輯，中西書局，2013年12月。

劉信芳《試解之三》：《〈上博藏六〉試解之三》，武漢大學「簡帛」網2007年8月9日，http：// www.bsm.org.cn/show_article.php?id=694。

M

馬智忠《「沐斗」》：《釋「沐斗」——隨州義地崗曾國銅器銘文補説》，《江漢考古》2014年第1期。

S

蘇建洲《二則》：《〈上博六・孔子見季桓子〉小札二則》，武漢大學「簡帛」網2007年7月23日，http：// www.bsm.org.cn/show_article.php?id=653。

蘇建洲《筆記》：《讀〈上博六・孔子見季桓子〉筆記》，武漢大學「簡帛」網2007年7月24日，http：// www.

bsm. org. cn/show_article. php ?id＝659。

蘇建洲《筆記之二》：《讀〈上博（六）·孔子見季桓子〉筆記之二》，武漢大學「簡帛」網2007年8月28日，http://www. bsm. org. cn/show_article. php ?id＝706。

蘇建洲《研究》：《〈上博楚竹書〉文字及相關問題研究》，萬卷樓圖書股份有限公司，2008年1月。

蘇建洲《「色不察」》：《釋〈孔子見季桓子〉簡13「色不察」》，復旦大學出土文獻與古文字研究中心網站2009年4月14日，http://www. gwz. fudan. edu. cn/Web/Show/750。又見於蘇建洲《〈孔子見季桓子〉、〈吳命〉字詞考釋二則》，《中國文字學報》第三輯，商務印書館，2010年11月。收入同作者《楚文字論集》，萬卷樓圖書股份有限公司，2011年12月。

蘇建洲《「辶」字》：《由〈王居〉簡7的「辶」字重新分析相關字形》，收入同作者《楚文字論集》，萬卷樓圖書股份有限公司，2011年12月。

W

王凱博《綴合》：《〈史蒥問於夫子〉綴合三例》，武漢大學「簡帛」網2013年1月10日，http://www. bsm. org. cn/show_article. php ?id＝1803。

王磊《「丘」字》：《釋上博簡六〈孔子見季桓子〉的「丘」字》，武漢大學「簡帛」網2019年5月15日，http://www. bsm. org. cn/show_article. php ?id＝3366。

X

徐在國《說「叚」》：《說楚簡「叚」兼及相關字》，武漢大學「簡帛」網2009年7月15日，http://www. bsm. org. cn/show_article. php ?id＝1113。載張顯成主編《簡帛語言文字研究》第五輯，巴蜀書社，2010

年6月。收入同作者《安徽大學漢語言文字研究叢書・徐在國卷》，安徽大學出版社，2013年5月。

Y

楊澤生《三則》：《讀〈上博六〉劄記（三則）》，武漢大學「簡帛」網2007年7月24日，http：//www. bsm. org. cn/show_article. php ?id=658。

葉芃《集釋》：《上博（六）之〈景公瘧〉、〈孔子見季桓子〉、〈莊王既成 申公臣靈王〉、〈慎子曰恭儉〉四篇竹書集釋》，武漢大學碩士學位論文（指導教師：劉國勝副教授），2008年5月。

Z

張崇禮《「榜専」》：《釋〈孔子見季桓子〉中的「榜専」》，「簡帛研究」網2007年7月31日，http：//jian-bo. sdu. edu. cn/admin3/2007/zhangchongli006. htm。

張峰《初讀》：《〈上博九・史蒥問於夫子〉初讀》，武漢大學「簡帛」網2013年1月6日，http：//www. bsm. org. cn/show_article. php ?id=1773。

張富海《說「矣」》：《說「矣」》，中國古文字研究會、華南師範大學文學院編《古文字研究》第二十六輯，中華書局，2006年11月。

天子建州

曹峰 校釋

校釋説明

《天子建州》收入《上海博物館藏戰國楚竹書》第六册，篇題是整理者據簡文擬加。有甲乙兩個本子，甲本比較完整，共十三枚簡，竹簡兩端爲平頭，完簡長約四十六釐米，編綫三道，書寫字數在三十二字左右。其中九枚簡簡首有殘損，殘缺一到二字，但據乙本可以補足。全篇文字共四〇七字（含合文）。簡十三有篇號在篇尾，作鈎形「乚」。乙本内容相同，爲另一書手所抄，字跡不及甲本工整，僅存十一枚，完簡長約四十三・五釐米，書寫字數在三十五字左右。篇尾部分殘缺。故本釋文雖同時列出甲乙兩個本子，但以甲本爲底本。甲本簡八、簡九有墨塊，作「▬」，當爲分章符號；甲本簡六、乙本簡五有墨塊，作鈎形「乚」，當爲上下兩編分割符號；甲本簡一、二、五、七、八、九均見合文號，乙本簡一、二、五、七、八均見合文號，作「＝」。

由於《天子建州》有兩個文本，保障了内容的完整性，在編聯上也没有歧義，研究得以比較順利地進行。

《天子建州》具有禮制彙編的性質，涉及封建制度、廟制、兵陰陽、朝聘之禮、祭禮，以及立、視、旋、言等各種禮容。既有具體禮儀制度描述，也有一般禮儀精神的闡述。這是一篇極有價值的禮學出土文獻。簡文所載，很多內容可與傳世禮書進行對證，其中有的可以和《禮記》《大戴禮記》《儀禮》《賈誼新書》等禮書相對照，有的可以和上博簡《昔者君老》《三德》等相關聯，引起了學者們高度的重視。《荀子・禮論》説：「禮有三本：天地者，生之本也；先祖者，類之本也；君師者，治之本也。」這幾個層次，在本篇中均有反映。整理者認爲這是一部儒家文獻，但先秦禮學並不僅僅爲儒家所佔有，《天子建州》中「文陰而武陽」帶有濃烈的陰陽家色彩，這種思想成分既被儒家吸收，也被黄老道家接受。上博簡《三德》將許多歸結爲「善勿滅，不祥勿爲」的禁忌稱爲「天禮」，這對理解《天子建州》所見「禮」的觀念與特徵有幫助（有關討論可參「曹峰二〇〇八二」）。值得注意的是，《天子建州》討論的「禮」內容駁雜，刑獄之事也被放在禮書之中，這拓展了我們對於古代「禮」之範圍的認識。

《天子建州》的文字具有齊文字的特色，有關討論可參「復旦學生讀書會」。

整理者將簡文分爲兩章，我們參考各位學者的意見，分爲上下兩編，上編四章，下編九章，共十三章。

校釋者　曹　峰

凡例

一、本書以馬承源主編《上海博物館藏戰國楚竹書(六)·天子建州》(上海古籍出版社，二〇〇七年七月)的曹錦炎釋文爲校勘底本。

二、竹簡簡號標在每簡最後一字旁。

三、竹簡上原有的標識一依其舊。合文號後寫出合文及標點，並以括號「()」表示。

四、簡文殘缺或殘泐無法辨識的字，可據行文格式推定字數者，釋文以「□」表示，一「□」代表一字。

五、簡文殘缺之字，尚有殘留筆畫者，外加「□」；原簡補字及據文義擬補者，外加方括號「[ ]」。

六、簡文中的通假字、異體字隨文注出本字、正字，外加「()」表示。

七、本文所引各家之説，均以簡稱標記，詳見文後參考文獻。

上編

第一章

【甲】[凡]天子𦘔(建)之以州,邦君𦘔(建)之以⿰土厇(都),夫=(大夫)𦘔(建)之以里,士𦘔(建)之以室。[一]凡天子七殜(世),邦君五【簡一】[殜(世),夫=(大夫)]三殜(世),士二殜(世)。[二]士象夫=(大夫)之立(位),身不字(免);夫=(大夫)象邦君之立(位),身不字(免);邦君象天子之【簡二】[立(位)],身不字(免)。[三]

[一]「凡」字,甲本缺損,據乙本補。「建」如曹錦炎釋文所言,意爲建立、設置,《周易·比卦》有「比,先王以建萬國,親諸侯」。「⿰土厇」如曹錦炎釋文所言,即「垞」字異體字,讀爲「都」。關於《天子建州》所見「室、里、都、州」行政區劃,何有祖四指出《管子·度地》爲「家、里、術、州、都」;《周禮·地官·大司徒》爲「家、比、閭(與「里」相當)、族、黨、州、鄉」;《鶡冠子·王鈇》爲「家、伍、里、扁、鄉、縣、郡」;銀雀山漢簡《田法》簡937—938爲「家、里、州、鄉」。《管子·度地》同時存在「家」「里」「都」「州」,雖然州的位置次於都,但比較而言,與《天子建州》的記載更接近一些。這段話關鍵在於「建」的對象是什麼,曹錦炎釋文認爲「天下之州都是天子

所建」。楊華認爲本句指封建制度，「封邦建國」，貴族等級之制（天子、邦君、大夫、士）與居民行政體系（州、都、里、室），二者配合，實行分封。楊華譯此句爲「封建制度，天子按州來分封，諸侯按都來分封，大夫按里來分封，士下面再管轄若干家」。而墨子涵結合下文關於廟制的内容，認爲「第一行是説各個級别在居民行政單位上建廟的相對權利，而第二行接下來説在牌位、建築規模上建廟的相對權利」。何有祖四也認爲此處説的是封建制度，但天子也是封建的對象，因爲「之」在這裏指代「前述對象」，而表示大地域的「州」超出了「邦君之境」，因此「簡文是説建天子以州，建邦君以都，建大夫以里，建士以室。總的來説，天子、邦君、大夫、士，分别與州、都、里、室相對應，體現了封邦建國之制的等級性，也是簡文此後所述廟數以及各種禮儀制度的基礎」。我們認爲這一句和下一句都以「凡」起首，故内容未必相關，墨子涵説難從，這裏説的應該是封建之等級制度。如《禮記·禮運》：「天子有田以處其子孫，諸侯有國以處其子孫，大夫有采以處其子孫，是謂制度。」《左傳》桓公二年「天子建國，諸侯立家，卿置側室，大夫有貳宗，士有隸子弟，庶人、工商，各有分親，皆有等衰」所示，天子基本上處於分封頂點，建的對象應低其一個等級，以下類推，故這裏從楊華之説。

〔三〕「邦君五」後面兩個缺字及一个重文符號據乙本補。從「天子七世」到「士二世」如曹錦炎釋文説的是祭禮之廟制。「天子七世」指天子有七代祖先可以祭祀，以下類推。《大戴禮記·

禮三本》云：「故有天下者事七世，有國者事五世，有五乘之地者事三世，有三乘之地者事二世，待年而食者不得立宗廟。」(《荀子·禮論》《史記·禮書》有相似内容)《禮記·王制》指出：「天子七廟，三昭三穆，與太祖之廟而七。諸侯五廟，二昭二穆，與太祖之廟而五。大夫三廟，一昭一穆，與太祖之廟而三。士一廟。庶人祭於寢。」《禮記·禮器》篇有「天子七廟、諸侯五、大夫三、士一」。《史記·秦始皇本紀》有「古者天子七廟、諸侯五、大夫三」。值得注意的是《春秋穀梁傳》僖公十五年有「天子七廟、諸侯五、大夫三、士二」，與《天子建州》最爲接近。關於「士二」，何休《春秋公羊傳解詁》在成公六年條下有「(天子)元士二廟，諸侯之卿大夫比元士二廟，諸侯之士一廟」。因此《天子建州》的「士」可能指天子之「元士」，非諸侯之士。楊華認爲指諸侯之「上士」，並引《禮記·王制》鄭玄注「謂諸侯之中士、下士名曰官師者。上士二廟」爲證。

〔三〕「天子之」後面一個缺字據乙本補。象，曹錦炎釋文作「爲」，但此字不从「爪」，當從陳偉二釋爲「象」，意爲仿效。「立」，曹錦炎釋文與下文連讀爲「立身」，劉洪濤屬上讀作「位」，指宗廟的昭穆之位，劉洪濤之説合理。「免」，曹錦炎釋文作「字」，劉洪濤改釋爲「免」，可從。何有祖四指出「身不免」與《國語·晉語》「趙文子稱賢隨武子」章之「不免其身」義同。「身不免」即不免於誅討。整個這一段的文義，如楊華所言，「象」在這裏引申爲僭越，「如果某級貴族僭越禮制，祭以高一等級的貴族之禮，便會不免於誅討」。林文華一説整句意爲「士效法大夫之地位，設置宗廟廟數三（本應二）；大夫效法邦君之地位，設置宗廟廟數五（本應三）；邦君效法大夫之地位，設置宗廟廟數七（本應五），如此都是僭越了本身應有的地位，違犯禮法，將遭致『身不免』的禍害」。這裏無疑指如果有違反禮制的僭越行爲，身將不免於誅討。但是否一定指違反了廟制上的禮制，不能確定。何有祖四認爲這裏的「位」不單與廟制有關，也和天子等階層本身的位序有關。

【乙】凡天子𦘗（建）之以州，邦君𦘗（建）之以坁（都），夫＝（大夫）𦘗（建）之以里，士𦘗（建）之以室。凡天子七殜（世），邦君五殜（世），夫＝（大夫）三殜（世），士二殜（世）。【簡一】士象夫＝（大夫）之立（位），身不字（免）；夫＝（大夫）象邦君之立（位），身不字（免）；邦君象天子之立（位），身不字（免）。

第二章

【甲】豊（禮）者，義（儀）之㸤（兄）也。〔一〕豊（禮）之於𡰥（宗）𡨦（廟）也，不腈（精）爲腈（精），不娧（美）爲娧（美）。義（儀）反之，腈（精）爲不【簡三】腈（精），娧（美）爲不娧（美）。〔二〕古（故）亡（無）豊（禮）大灋（廢），亡（無）義（儀）大諧（孽）。〔三〕

〔一〕關於「禮」和「義」的關係，曹錦炎釋文認爲，「義」體現的是「理」，既是道德規範，也是「禮」所要達到的目的。所以，「禮」是「義」之兄。裘錫圭認爲不合理，他指出：「簡文『義』字皆應讀爲『儀』。『義』者『宜』也，禮應以義爲根據，不得言禮爲仁義之義之兄。儀出於禮，故可言『禮者，儀之兄也』。」楊華指出：「簡文下段主要講禮之儀節，可證之。」「以禮爲兄，便意味著在禮與儀二者的關係中，禮的重要性大於儀，正如孔子所謂『禮云禮云，玉帛云乎哉』。」故此從裘錫圭，讀「義」爲「儀」。

〔二〕「⿱尸示廟」，曹錦炎釋文讀爲「尸廟」，意爲「陳列」。何有祖四指出，「尸廟」不見於典籍，當爲宗廟。但「尸」「宗」聲韻相隔，不大可能是通假字，「⿱尸示」在此處可能是用作「宗」的異體字。何有祖觀點可從。「腈」，曹錦炎釋文讀爲「精」，意爲「純淨、精細」。裘錫圭指出：「禮、儀二者，禮爲根本，儀爲形式，故有『不精爲精，不美爲美』及『精爲不精，美爲不美』之不同。禮重玄酒大羹，即以不精爲精，不美爲美。儀者斤斤計較於形式，故與禮反。」裘說可從。即「精」重的是內在的質，「美」重的是外在的美。《論語・八佾》：「林放問禮之本。子曰：『大哉問！禮，與其奢也，寧儉；喪，與其易也，寧戚。』」《禮記・禮器》：「有以素爲貴者，至敬無文，父黨無容。大圭不琢，大羹不和，大路素而越席，犧尊疏布鼏，樿杓，此以素爲貴也。」

〔三〕「誚」字，曹錦炎釋文隸定爲「誚」，解釋爲「責備」。劉洪濤將該字改釋爲「孽」，已爲學界接受。「廢」指徹底敗壞，「孽」指給事物造成危害。所以，雖然「無禮」和「無儀」都會造成損失，但程度有輕重之別。

【乙】豊(禮)者，義(儀)之兓(兄)也。【簡二】豊(禮)之於尿(宗)畱(廟)也，不腈(精)爲腈(精)，不媺(美)爲媺(美)。義(儀)反之，腈(精)爲不腈(精)，媺(美)爲不媺(美)。古(故)亡(無)豊(禮)大灋(廢)，亡(無)義(儀)大謉(孽)。

第三章

【甲】型(刑)，屯用青(情)，邦喪；屯用勿(物)，邦喪；〔一〕必中青(情)以𦊅(罹)於【簡四】勿(物)，幾(僟)殺而邦正。〔二〕

〔一〕「型」，從曹錦炎釋文讀爲「刑」。「屯」，曹錦炎釋文訓爲「皆」。從下文「屯用情」「屯用物」相對而言、相互排斥看，「屯」當讀爲「純」，意爲「純粹」「單純」。「青」，從曹錦炎釋文讀爲「情」。「勿」，從曹錦炎釋文讀爲「物」。「情」，曹錦炎釋文認爲指「感情、情緒」。「物」，曹錦炎釋文認爲指「物資、財物」。曹錦炎釋文讀「型，屯用情，邦喪；屯用物，邦喪」爲「刑若皆用感情處置，或皆以財物代罰，都會遭致國家喪亡」。何有祖四認爲「情」字「應該與情感無關，而是指案件訴訟雙方所反映的情實」。楊華讀「情」爲「情感」，認爲從刑獄之事純任「情」就會導致國喪來看，不可能是「情實」，即真實情況，而只能是「人情」「情感」。「物」字，楊華訓爲「事」，

「泛指刑獄之事」。何有祖四認爲「物」意爲「法」，並引《詩經・大雅・烝民》「天生烝民，有物有則」、《國語・周語下》「比之地物，則非義也；類之民則，則非仁也」爲例，很有説服力。我們支持楊華及何有祖的見解，把「物」解釋爲「法」。《老子》第五十七章，王弼本「法令滋章」，郭店本、漢簡本、河上公本均作「法物滋章」也可以爲證。此句意爲：刑罰純用感情或純用法律處置，都會導致亡國。

〔二〕「罷」，曹錦炎釋文讀爲「羅」，意爲「包羅、囊括」。陳偉、何有祖四也讀爲「羅」，但訓爲「約束」。劉洪濤認爲此字即「離」「罹」「羅」的異體，讀爲「麗」，訓爲「附」。「必中情以罷於物」，這裏可能漏一「於」字，應作「必中［於］情以罷於物」，「中［於］情」和「罷於物」是相對而言的，結合上文「純用情」和「純用物」都會導致「邦喪」看，既不能純任「感情」，也不能純任「法令」，而必須兩者兼顧，折中處理。因此，如果把「中」讀爲符合的話，那麽與之相應的「罷」，如劉洪濤所言，作「罹」的異體，讀爲「麗」，訓爲「附」，就比較合適。《周禮・秋官・小司寇》「以五刑聽萬民之獄訟，附于刑，用情訊之」，正是把「情」與「法」相結合的例子。關於此句，鄭注云：「用情理言之，冀有可以出之者。」賈疏云：「以因所犯罪附於五刑，恐有枉濫，故用情實問之，使得真實。」這個「情」正是一種同情、憐憫的人情。「幾」字，曹錦炎釋文訓爲「察」；「殺」字，曹錦炎釋文訓爲「減省、裁削」。陳偉讀「幾」爲「僟」，訓爲精謹。僟殺，是説對死刑的判處要精確、謹慎，陳偉説更爲合理。「僟殺而邦正」，如楊華所言：「謹慎判處，這樣國家才會立於不敗。」

【乙】型（刑）【簡三】，屯用青（情），邦喪；屯用勿（物），邦喪；必中青（情）以翟（翟）於勿（物），幾（僟）殺而邦正。

第四章

【甲】文侌（陰）而武昜（陽）。信文㝵（得）事，信武㝵（得）田。文悳（德）絧（治），武悳（德）伐，文生武殺。〔一〕冐＝（日月）㝵（得）亓（其）【簡五】甫（輔），埜（相）之以玉枓（斗），戕（仇）戩（讎）戔（殘）亡。〔二〕洛尹行身和二，一憙（喜）一怒（怒）。ㄥ〔三〕

〔一〕「文陰而武陽」，先秦儒家談「陰陽」並不少見，然而將「陰陽」和「文武」「生殺」相結合，在先秦禮書中卻没有看到過。這裏的文武之道，就是對內統治安定、對外開拓疆土的、文治而武功的政治理想，這種政治理想的實現必須和天地間陰陽生殺之原理相配合，這也是下文會講「日月得其輔」的原因。「信」字，曹錦炎釋文理解爲「用」，可從。「事」字，曹錦炎釋文認爲是乙本「吏」字之訛寫，應該正好相反，乙本「吏」字是甲本「事」之訛寫。「信文得事，信武得田」，張崇禮等學者把「信文」「信武」理解爲任用文官、武官，恐不合理。曹峰一指出因爲這一章「文武」頻出，和「陰陽」「生殺」相配合，有著更爲廣泛的含義，不應特指文官、武官。「得事」有把握事物，取得成功之意，如《戰國策·魏策》有「犀首曰：『衍不肖，不能得事焉。何敢惡事。』」馬王堆漢墓帛書《道原》有「得道之本，握少以知多。得事之要，操正以正奇」。在《天子建州》中，顯然「得事」指的是文治上的成功，「得田」指的是武功上的建樹。「文德治，武德伐，文生武殺。」與之最爲相似的表述見於《黃帝四經·經法·君正》「天有死生之時，國有死生之政。因天之生也以養生，謂之文；因天之殺也以伐死，謂之武。[文]武並行，則天下從矣」。「審於行文武之道，則天下賓。」以及《黃帝四經·經法·論約》：「始於文而卒於武，天地之道也。四時有度，天地之理也。日月星辰有數，天地之紀也。三時成功，一時刑殺，天地之道也。」就是說，天地四時已經向人展示了生殺予奪的自然法則，因此人的政治行動（文武、動靜、賞罰）必須與之合拍。

〔二〕「甫」字，曹錦炎釋文作「央」，蘇建洲一作「甫」，釋讀爲「輔」，可從。「眦」字，曹錦炎釋文作「根」，范常喜認爲此字乃「相」繁構，可從。「輔」「相」二字正好構成意義的對應。「戕戥戔亡」，曹錦炎釋文隸定爲「戕戟戔亡」，讀爲「格陳踐亡」，不通。陳偉讀爲「仇讎殘亡」。「戕」字，陳偉指出此字从求从戈，當讀爲「仇」，「戥」字，陳偉指出此字所从疑是「壽」字聲符，可讀爲「讎」。可從。關於這段話的意思，范常喜認爲「日月得其輔，相之以玉斗」指的是以日月爲輔，以玉斗爲相。楊華譯作「若以日月爲輔，再以玉斗爲相，則仇敵必然殘亡」。林文華一以「日月」比擬文王，至於「玉斗」則是輔佐日月者。因此他譯此句爲「日月（天子）得到玉斗（輔相）的佐助」。沈培二在林文華觀點基礎上，把此句釋爲「日月得到了文武之德的輔助，又用玉斗作工具而運行（於天）」。何有祖四讀「輔」爲「布」，釋此句爲「日月布列，玉斗相助，則仇敵必然殘亡」。我們認爲，范常喜、楊華的釋文比較合理，「日月得其輔」可能是爲了突出賓語而將其前置，「其」指代的就是「日月」，「相之以玉斗」則更容易理解，即得到玉斗之相。這段話應該譯爲「統治者如果得到日月和玉斗輔助指引，將無往而不勝」。這是站在天地人相呼應的立場，用天象來引導比喻政事。玉斗即北斗，北斗主殺伐，如《淮南子·天文訓》有「北斗所擊，不可與敵」。《漢書·藝文志》説兵陰陽家「順時而發，推刑德，隨斗擊，因五勝，假鬼神而爲助者也」。因此，這段話所反映的禮制滲入了兵陰陽家的思維。

〔三〕曹錦炎釋文讀「洛」爲「樂」，訓「尹」爲「治」，把「行身」理解爲「人之性情所行」，認爲此句説的是「樂主管人之性情所行，合喜怒二氣之和」。楊華由此作出解釋，説這種和諧是「身體」和「行容」之和。淺野裕一説是太陽和月亮位置的調和。張崇禮疑「洛尹」即洛伯，爲洛水之神。林文華三推測「洛尹」就是「伊尹」，因伊、洛地理相近，「伊尹」又稱爲「洛尹」，他引《吕氏春秋·本味》所記伊尹曾作庖廚之人爲例，説他懂得「調和之事」。何有祖四則斷讀此句爲

「格尹行，身和二：一喜一怒」，「格尹行」指人的行爲要有規範約束，「尹」通「君」，「格尹行」也可能就是匡正君主之行。「身和二：一喜一怒」，則指人身能和合喜怒二氣。沈培視「洛尹」爲地名，並和上一句聯讀爲「仇讎殘亡洛、伊」，意即「仇讎殘亡於洛、伊」。我們認爲，這一章中，「喜怒」應該和前面的文武、陰陽、生殺、日月配合起來考慮，表現爲對立統一，「和」當指「喜怒」之和。因此，把「洛尹」視爲類似伊尹的精通天道與和合之道的聖人比較合適，「行身」，指「立身行事」，如《莊子・天下》：「其行身也，徐而不費，無爲也而笑巧。」「行身和二」，不走極端，善於調和陰陽，協調喜怒之氣，實行中和之道。如楊華所言：「喜怒不適，屬於失禮。」此章結尾有「乚」符。表示上半部分到此結束。

【乙】文侌（陰）而武昜（陽）。信文𣈅（得）吏（事），信武𣈅（得）田。文直（德）【簡四】紿（治），武直（德）伐，文生武殺。冒=（日月）直（得）亓（其）甫（輔），𨑳（相）之以玉㪷（斗），戕（仇）戠（讎）戔（殘）亡。洛尹行身和二，一憙（喜）一惌（怒）。乚

下編

第一章

【甲】天子坐以巨（矩），飤（食）以義（儀），立以縣（懸），行以【簡六】興（繩），視

矦(侯)量，募(顧)還身。〔一〕者(諸)矦(侯)飤(食)同瘄(狀)，視百正，募(顧)還胥(肩)，與卿夫=(大夫)同恥(止)乇(度)。〔二〕士視目亙(恆正)，募(顧)還【簡七】〔面〕。〔三〕不可以不聒(問)恥(止)乇(度)，民之義(儀)也■。〔四〕

〔一〕「坐以巨」，「巨」字，曹錦炎釋文讀爲「矩」，意爲「曲尺」。這句話説的是坐的禮容，如楊華所言：「指坐如規矩之狀，上身與下身成九十度。《新書・容經》載，坐容的基本姿勢是『坐以經立之容，胻不差而足不跌』。在此基礎上，又分經坐(『視平衡』)、共坐(『微俯視尊者之膝』)、肅坐(『俯首視不出尋常之內』)、卑坐(『廢首低肘』)四種。簡文之『坐以矩』，當指經坐。」何有祖四指出商代已經採用這種「雙膝著地，與身成矩形」的坐姿。「食以義」，「義」字，曹錦炎釋文讀爲「宜」，陳偉二讀爲「儀」，可從。這句話説的是進食的禮容，楊華引《新書》和《大戴禮記》之《保傅篇》：「(天子)食以禮，徹以樂。失度，則史書之。」認爲此句「指天子根據日晷之影而按時進食」。古人每日的進食節律皆與日影測時有關。楊華並引《論語・鄉黨》「不時不食」，集解引鄭注「不時，非朝、夕、日中時」爲證。何有祖四認爲「儀」就是指儀態，未必與進食時間有關。我們認爲，這裏談論的是禮儀制度，必然具體而嚴格，故楊華的解釋可從。「立以縣」，「縣」即「懸」的假借字，曹錦炎釋文云：「『縣』，懸掛，引申爲懸掛的垂直線。《墨子・法儀》：『直以繩，正以縣。』『立以縣』，指天子的站立姿勢，如同懸線一般垂直。」楊華指出：「《容經》載，立容的基本姿勢，是『固頤正視，平肩正背，臂如抱鼓，足間二寸，端面攝纓，端股整足』。在此基礎上，又分經立（『體不搖肘』）、共立（『因以微磬』）、肅立（『因以磬折』）、卑立（『因以垂佩』）四種。按照天子的等級，當取經立之容，即固頤、平肩、正視，身體如樂器垂懸一樣。簡文用『懸』字，與古人常用懸物來表示立容有關，如懸磬、垂佩之類。」「行以興」，「行」，曹錦炎釋文説指「出行」，陳偉二以爲指行走，可從。「興」，甲本殘，曹錦炎釋文據乙本補，釋爲「鬬」，讀爲「璧」，解釋此句爲「指天子出行時持（佩）璧」。劉洪濤先生釋爲「興」，從字形看，當作「興」。單育辰認爲「興」可讀爲「繩」，「古書多『矩』『繩』連言」，並以《大戴禮記・哀公問五義》「行中矩繩」、《孔子家語・五儀解》「行中規繩」，爲「行以繩」之佐證。何有祖四支持單説，但他認爲這裏的行不是廣義的行爲，而是本義的行走，「簡文『行以繩』中的『繩』也應用爲本義，大意是天子行走要像繩子一樣成直線」。楊華認爲「行」主要指在堂上的走路。「行以興」指行容必須合樂。興，指作樂起舞。他舉以下文獻爲證：《孔子家語・論禮》「入門而懸興」王肅注：「興，作樂。」《詩經・小雅・伐木》「蹲蹲舞我」鄭箋：「爲我興舞蹲蹲然。」《周禮・地官・鄉大夫》：「退而以鄉射之禮五物詢眾庶……五曰興舞。」天子急趨慢行，皆要合乎樂節。《保傅》：「行中鸞和，步中采茨，趨中肆夏，所以明有度也。」《周禮・春官・樂師》《禮記・玉藻》也有：「行以《肆夏》，趨以《采薺》。」楊華所言更有古禮依據，可從。「視侯量，顧還身」，曹錦炎釋文作「視，侯量顧還身」。陳偉二認爲兩者對言，是一句話，可從。「視」，甲本殘，曹錦炎釋文據乙本補。此句楊華認爲説的是「視容」。侯，讀作「惟」。「視惟量」，楊華認爲「指按照天子自己願意看到的量度、距離來行視禮，即隨其所視」。「簡文『視惟量』的『量』，也提示了下文諸侯、卿大夫和士所行視禮之高低距離。」「顧還身」，楊華認爲説的是「顧容，即旋容」。並舉《廣韻・暮韻》：「顧，迴視也。」《詩經・小雅・蓼莪》「顧我復我」鄭箋「旋視也」，疏謂「旋視，謂去之而反顧也」爲例。楊華認爲「還」與「旋」通假，並舉《禮記・祭義》「周還出戶」、《玉藻》「周還中規」，陸德明《釋文》均作「旋」爲例。他指出：「古代貴族講求『周還中規，折還中矩』，據鄭注，所謂『周還』，指『反行』，宜圜；所謂『折還』，是『曲行』，宜方。君子轉身分爲圓形轉身和方形轉身兩種，本篇簡文之『顧還身』或許屬於『周還』（圓形轉身）的一種。」何有祖四認爲「侯可指君王，量指限度，容量。」「侯量即侯度，爲君之法度。」「視侯度，當指天子所視有其法度。」並舉《詩・大雅・抑》「質爾人民，謹爾侯度，用戒不虞」，《禮記・曲禮下》「天子視，不上於袷，不下於帶」爲例。楊華所言更有古禮依據，可從。總之，本段描述了天子坐、食、立、行、視、顧的禮容。

〔三〕「諸侯食同狀」，指的是比天子低一級的諸侯（即上文「邦君」），其飲食禮節和天子一樣。這裏顯然省略了「諸侯」在「坐」「立」「行」上的規定。「百正」，曹錦炎釋文理解爲「百官」。楊華認爲「百」在此通作「迫」，意爲「近」。「迫正，即接近於正視。與後文士之『目恆正』，可互相觀照。」「脣」字，曹錦炎釋文認爲是「脊」字異構，理解爲「腿」。劉洪濤讀爲「肩」。何有祖四讚同，並做了進一步論證，指出「簡文記載了『顧還身』『顧還脣』『顧還面』這樣一組禮容」。「簡文書寫者所提及的人體部位如『身、脣、面』，大致上是按照由下往上的規律排列的。」「《君子爲禮》七號簡……也是一組禮容規範。對應的人體部位爲：頸、脊（肩）、身，其中『頸』所在位置其實與《天子建州》的『面』很相近。從這個意義上説，所提及人體部位排列描述順序與《天子建州》6—8號簡恰好相反。作爲中間部分的『脣』，其位置相當于『脊（肩）』。」可從。「恥度」，曹錦炎釋文云：「恥辱之標準尺度。」侯乃峰二讀「恥」爲「止」，訓爲「容止」「禮節」，可從。楊華指出：「君子升降揖讓、趨行顧還皆有度，僅《保傅》一篇便多次講到天子的禮儀之度，如『所以明有度也』『明度量以道之義』『御器在側不以度』『失度，則史書之』，等等。」「與卿大夫同止度」當指「卿大夫」的禮儀度數和諸侯是一樣的。

〔三〕「士視目⿱亙止，顧還面。」「面」字甲本無，曹錦炎釋文據乙本補。此句講士一級的禮數，但只舉了「視」和「顧」，其他均省略。「⿱亙止」字，字形從「亙」從「止」。楊華認爲是一個合文，所以這裏應該讀爲「目恆正」，與諸侯的「視百（迫）正」形成對比，即視容要求端正。可從。他並舉《禮記·玉藻》「目容端」鄭注「不睇視也」，《賈誼新書·容經》「朝廷之見，端流平衡」等等爲例，認爲這些都是指「目毋游」「毋改」之類。「上古視容有多種，有一般之視，有應答之視，有對君父之視等，其所在場合不同，又有軍旅之視、朝廷之視、祭祀之視、喪紀之容等等。本篇簡文所言，可能是泛指。」本章至此爲止，分别規範了自天子到士的身體動作。以「視」「顧」爲例，如楊華所言，「從天子之視『惟量』，到諸侯、卿大夫之視『迫正』，到士之視『恆正』，要求視綫越來越端正，爲什麽？這與視容之講求等級性有關，地位越低，其視容越拘謹」。「從天子之『顧旋身』，到諸侯、卿大夫之『顧旋肩』，再到士之『顧旋面』，地位越低其幅度越小，地位越高反而幅度越大，爲什麽？因爲顧旋之禮在於展示貴族的儀態，不能太急促，須緩而有形，天子周旋的幅度大，其效果是身體姿勢顯得更端正，以符合『君子必正』的原則，所以《新書・傅職》將『亟顧還面』作爲天子居處燕私時失禮的行爲，認爲是少保的失職。」

〔四〕「不可以不聕恥厇」，曹錦炎釋文作「不可以不聞恥度」。楊華作「不可以不聞。恥度……」，何有祖四作「不可以不問恥度」。我們讀爲「不可以不問止度」。如上所示，讀「恥」爲「止」，從侯乃峰。讀「聕」爲「問」，從何有祖四。如何有祖四所言，《禮記・曲禮》有「入竟而問禁，入國而問俗，入門而問諱」。「問耻度」與「問禁」「問俗」「問諱」用例相近。「民之儀也」，「儀」指表率、準則。楊華所舉《管子・形勢解》「儀者，萬物之程式也。法度者，萬民之儀表也；禮義者，尊卑之儀表也。故動有儀則令行，無儀則令不行。故曰：進退無儀則政令不行」，何有祖四所舉《禮記・緇衣》「子曰：『下之事上也，不從其所令，從其所行。上好是物，下必有甚者矣。故上之所好惡，不可不慎也，是民之表也。』」都是很好的例子。整個句子表示貴族統治者不可以不了解行爲儀表，因爲那是萬民的準則。

【乙】天子坐【簡五】以巨（矩），飤（食）以義（儀），立以縣（懸），行以興（繩），視矦（侯）量，㝢（顧）還身。者（諸）矦（侯）飤（食）同脜（狀），視百正，㝢（顧）還肩（肩），與【簡六】卿夫＝（大夫）同耻（止）乇（度）。士視目亙（恆正），㝢（顧）還面。不可以不䎽（問）耻（止）乇（度），民之義（儀）也。

第二章

【甲】凡天子欽（歆）㲼（氣），邦君飤（食）蜀（濁），夫＝（大夫）氶（承）廌（薦），士受余（餘）▃。〔一〕

〔一〕「凡天子欽㲼」，曹錦炎釋文作「凡天子鵭（禽）㲼（氣）」。裘錫圭認爲整理者隸作從金從鳥的那個字，應從「金」聲，似可讀爲「歆」，「金」見母侵部，「歆」曉母侵部，古音相近。「歆氣」與「食濁」形成比對，「歆氣」指的是攝取食物之精華，「食濁」則正好相反。何有祖四認爲該字右部從「次」，字當隸作「欽」，讀爲「歆」。此從何有祖四。「㲼」字，曹錦炎釋文作「氣」或「餼」，意爲贈送。楊華讀爲「餼」，指殺牲。楊華認爲「天子欽㲼」與《禮記·禮器》所載「天子適諸侯，諸侯膳以犢。諸侯相朝，灌用鬱鬯，無籩豆之薦。大夫聘禮以脯醢」有關，「同一種禮典，貴族之等級越低，其待遇反而越複雜，此種以少爲貴的禮義原則上古常見」。何有祖四認爲：「從上下文看，簡文『天子歆氣』當就是天子進食之禮。從文意看，『餼』似與贈送無涉。『餼』指生牲，似與簡文講食禮的情形不合。」我們認爲，這一段簡文朝著祭祀之後分食祭品的思路去理解更合適，故讚同裘錫圭與何有祖四的解釋。「邦君飤盟」，曹錦炎釋文作「邦君食濁」，「濁」引申爲髒、不乾淨。裘錫圭讀爲「邦君事濁」。他認爲第二章内容是天子與諸侯大夫等共食之禮的記載，故越往後食物越粗糙簡單。楊華認爲「濁」指鬱鬯，「將鬱金香草搗碎後和以黍酒，與泲去滓之後的『清酒』相比，自然稱爲『濁酒』」。何有祖四認爲「盟」或當讀作「豕或椓」，指「去勢之豕」。「『諸侯食豕』用肥豬，與少牢接近。如果『天子欽餼』與太牢有關的話，那么正好低出一等。」這裏從裘錫圭的觀點。「大夫丞廌」，如曹錦炎釋文所言，「丞」即「承」之初文，「廌」讀爲「薦」。「薦」，曹錦炎釋文認爲指宴席上呈放的食物。裘錫圭訓爲「餕」，與「餘」義近。從「大夫」和「士」都只能接受上對下的賜食來看，裘錫圭的觀點更合理。「士受余」，「余」通「餘」，指剩下的食物。至於進食之禮的具體場景，裘錫圭認爲「簡文此章所述當即藉田禮畢後的用饗之禮」。楊華認爲是天子、邦君、大夫「招待相食之禮」。

【乙】凡天子欽（歆）燹（氣），邦君飤（食）𧖴（濁），夫=（大夫）【簡七】承（承）廌（薦），士受余（餘）。

第　三　章

【甲】天子四辟【簡八】〔延（筵）〕䇲（席），邦君三辟，夫=（大夫）二辟，士一辟▃。〔一〕

【乙】天子四辟延（筵）䇲（席），邦君三辟，夫=（大夫）二辟▃，士一辟。

〔一〕「天子四辟延䇲」，「延」字甲本無，曹錦炎釋文據乙本補。「辟」字，曹錦炎釋文指出義爲「疊」，「四辟」猶言「四疊」「四重」。楊華指出：「筵席之辟，指其層數。」何有祖四認爲，「辟」通「襞」，指重複，「這裏指重疊的筵席數」。這一章的大意，曹錦炎釋文認爲近似於《禮記・禮器》「天子之席五重，諸侯之席三重，大夫再重」。何有祖四指出還與《儀禮・鄉飲酒禮》「公三重，大夫再重」所列席制對應，説明《天子建州》關於席制的記載基本上與傳世禮書相符。

第　四　章

【甲】事䰟（鬼）則行敬，褱（懷）民則以悳（德），剸（斷）型（刑）則以𧘂（哀）。〔一〕

〔一〕「事䰟則行敬」，「䰟」讀爲「鬼」，以恭敬事奉鬼神，這是先秦時代超出學派的共同認識。如上博簡《三德》有「䰟(鬼)神𡨦(禋)祀，上帝乃訇(怡)」。清華簡《殷高宗問于三壽》有「恭神以敬……是名曰聖」。「褱民則以悳」，「褱」，讀爲「懷」。曹錦炎釋文認爲「懷」意爲安撫。楊華認爲意爲「歸附」，並舉《詩經・皇矣》「予懷明德」等爲例，指出本句意思是「用仁德使民人歸附」，可從。「剸型則以宎」，陳偉一讀「剸」爲「斷」，「斷刑」即判刑，並引《呂氏春秋・孟秋》「戮有罪，嚴斷刑」爲證，可從。「宎」，曹錦炎釋文讀作「哀」，可從。此句意爲對於犯罪之人，判刑時也要有愛憐之心，寬大爲懷。上博簡《三德》有「出欲殺人，不歓(飲)、不飤(食)。秉之不固，弛之不𢧵(威)，至(致)刑以哀」。《老子》三十一章有「殺人之衆，以哀悲泣之」。《大戴禮記・曾子立事》有「殺人而不戚焉，賊也」。文意近似。尤其是《禮記・檀弓下》記載楚國工尹商陽在戰場上不忍追殺敗兵，孔子聞知此事後説「殺人之中，又有禮焉」。直接點出刑殺與禮的關係，與本句最近。

【乙】事䰟(鬼)則行敬，褱(懷)民則以悳(德)，剸(斷)型(刑)則以宎(哀)。

【簡八】

第五章

【甲】朝不語(語)內，𢻱(攻)【簡九】〔不語(語)〕戰(戰)。才(在)道不語(語)匿，凥（居）正（政）不詀（語）樂。畚（尊）且（俎）不折（誓）事，聚衆不詀（語）⿰忄兔（逸），男女不詀（語）鹿（麗），堲（朋）眘（友）不【簡十】〔詀（語）分〕，臨飤（食）不詀（語）亞（惡）。〔一〕

〔一〕「朝不詀內，⿰礻工不詀戰」，「不詀」二字，甲本缺，整理者釋文據後文補。「詀」，整理者釋文讀爲「語」「朝不語內」，整理者釋文認爲即《禮記・曲禮下》「在朝言朝」之另一種説法，可從。楊華指出：「一般外朝議政，內朝主宗族和婦孺之事，所以《內則》説：『男不言內，女不言外。……內言不出，外言不入。』」我們發現，上博簡《三德》云：「齊齊節節，外內有辨，男女有節，是謂天禮。」也是很好例證。「⿰礻工」，整理者釋文讀「貢」，楊華讀爲「敘攻解」之「攻」，是一種祭禱巫術，常見於楚地卜筮祭禱簡中。《論語・述而》：「子之所慎：齋、戰、疾。」齋指祭禱，攻解巫術是其中之一。祭祀時應當「心不苟慮，必依於道」。「攻不語戰」意爲祭禱時不言戰鬥的事。楊華此説可從。「才道不詀匿，凥正不詀樂」，整理者釋文讀「才」爲「在」，讀「凥」爲「居」，讀「正」爲「政」，可從。匿，整理者釋文認爲指隱藏，躲避。楊華讀爲慝，訓爲惡，並引《周禮・地官・誦訓》「掌道方慝，以詔辟忌」鄭注：「方慝，四方言語所惡也。」《禮記・王制》：「大史典禮，執簡記，奉諱惡。」指出「各地都有很多忌諱、鄙惡之語，在路上不宜語之」。「在道不語匿」大意是各地忌諱、鄙惡之語，在路上不宜語之。此從楊華。「居政不語樂」，楊華指出「此句是説爲政者不能耽於聲歌樂舞，否則將荒廢政事」，可從。以上均爲言語方面的禮儀。「畚且不折事」，從整理者釋文讀爲「尊俎不折事」。整理者釋文指出：尊俎是古代盛酒肉的器皿，尊爲酒器，俎爲載肉之具。《禮記・樂記》云：「鋪筵席，陳尊俎。」古書中常以「尊俎」作爲宴席的代稱，《晏子春秋・雜上》：「夫不出於尊俎之間，而折衝千里之外，其晏子之謂也。」折，讀爲「誓」，「誓事」指發誓之事。簡文是説宴會的時候不行發誓之事。整理者釋文可從。楊華指出：《禮記・禮器》有：「聚衆而誓之。」《禮記・郊特牲》有「君親誓社」「王立於澤，親聽誓命」。軍事、社祭、射禮、田獵等各類禮儀，都要用到誓戒，均可謂之「誓事」。「凡誓都是主誓者前有專人對誓衆宣讀誓辭，顯然當在室外而不可能處於尊俎之間。」這個補充也很有説服力。「聚衆不語惛」，整理者釋文讀「惛」爲「逸」，理解爲過失，恐不可從。陳劍指出，「聚衆常爲舉事，將有勞苦，故在此場合不言安逸、逸樂」。「逸」當理解爲安逸。「男女不語鹿」，整理者釋文釋「鹿」爲「獨」，單獨之義。范常希讀「鹿」爲「麗」，可從，但訓爲分離，不合適。陳偉一也讀爲「麗」，訓爲偶，楊華支持，「男女分別，不輕言耦合之事，比較合乎儒家禮制」。何有祖四讚同，認爲「古書言及男女，較多談的是男女之防的問題」。並舉《禮記・曲禮上》《禮記・内則》《禮記・大傳》等爲例，此從陳偉、楊華、何有祖之説。「堋替不語分」，「語分」，甲本缺，整理者釋文據乙本補。與「男女不語麗」強調男女分別形成對照，朋友之間恰恰重視的是親密關係，因此會説「朋友不語分」。「臨飤不語惡」，整理者釋文訓「臨」爲「面對」，讀「飤」爲「食」，意爲「食物」，讀「亞」爲「惡」，可從。劉釗認爲「惡」意爲「汙穢」，此句意爲吃飯時不要語及「汙穢」之物，楊華理解此句爲「吃飯時不要談論影響食欲的髒話」，均可從。可能考慮到與下句「臨兆不言亂」句式相同，楊華把此句放到下一章，但下一章的主題都是占卜之事，故不可從。

【乙】〔朝〕不語內，社(功？)不語戰(戰)。才(在)道不訢(語)匿，凥(居)正(政)不訢(語)樂。畬(尊)且(俎)不折(誓)事，聚衆不訢(語)憰(逸)，男【簡九】女不訢(語)鹿(麗)，埅(朋)督(友)不訢(語)分，臨飤(食)不訢(語)亞(惡)。

第六章

【甲】臨𠦬(兆)不言𤔔(亂)，不言帰(侵)，不言威(滅)，不言犮(拔)，不言耑(短)。古(故)黽(龜)又(有)五畀(忌)。〔一〕

〔一〕「臨𠦬不言𤔔」，整理者釋文讀爲「臨兆不言亂」，可從。「臨」，整理者釋文訓爲「查看」，楊華解釋「臨兆」爲「占卜之前」，何有祖四解釋爲「指正要占卜的時候」，從後文「龜有五忌」看，這裏指占卜之際的各種禁忌，所以楊華、何有祖的見解更合理。楊華指出「不言」和上文「不語」不同，並舉《說文・言部》「直言曰言，論難曰語」爲例。結合前後文，楊華指出，「臨兆」

「臨城」「觀邦」時不能主動説出與之相關的忌諱内容。「𤔔」，整理者釋文認爲字同「亂」，意指雜亂，無條理。楊澤生一認爲「亂」表示「動亂、暴亂、淫亂」之類的意思。結合前後文，楊澤生觀點更合理。「不言帰」，「帰」字，整理者釋文讀作「寑」，訓爲「伏，隱藏」，楊澤生一讀爲「侵」，指出古書「侵」「亂」連言，如《潛夫論·思賢》：「國以侵亂，不自知爲下所欺也。」此從楊澤生。「不言威」，「威」，整理者釋文讀作「滅」，意爲「消除」。何有祖四訓爲「滅亡」，從與前文「侵」「亂」並言看，解爲「滅亡」更合理。「不言犮」，「犮」，整理者釋文讀作「拔」，意爲挑選、選取。楊澤生一訓爲攻伐、攻取。楊華訓爲「魃」，意爲「旱鬼」。這裏暫從楊澤生觀點。「不言耑」，「耑」字，整理者釋文讀爲「短」，楊華以爲就是《尚書·洪範》所見「凶短折」中表示夭殤的的「短」。指夭殤之災。何有祖四訓爲「誅」，意爲攻伐。這裏暫從楊華。「古黽又五畀」，整理者釋文讀爲「故龜有五忌」。楊澤生二認爲從字形上看，「黽」是「龜」之誤字。這一章講述的是占卜之際所要注意的五種忌諱，其内容是動亂、侵害、滅亡、攻伐、夭殤等不吉利的事。何有祖四認爲這段話可能與古代占卜時不讓説會帶來噩運的話這種「蔽志」習俗有關。

【乙】臨𠧞（兆）不言𤔔（亂），不言帰（侵），不言威（滅），【簡十】不言犮（拔），不言耑（短）。古（故）黽（龜）又（有）五畀（忌）。

第七章

【甲】臨城不【簡十一】〔言〕毀，觀邦不言喪，古（故）見傷（禓？）而爲之晢（祈），見窔而爲之內（入）。〔一〕

〔一〕「臨城不〔言〕毀」，「言」字，甲本缺，整理者釋文據後文補。「城」，整理者釋文認爲指「城垣」，「毀」即「壞」，並舉《禮記・曲禮上》「登城不指，城上不呼」爲例。「觀邦不言喪」，整理者釋文訓「觀」爲「觀察」。楊華指出喪邦見於《尚書・多士》（「凡四方小大邦喪」）、《論語・子路》（「一言而喪邦」）等文獻，解釋此句爲「觀國不能説與喪國有關的話」，可從。和前文「故龜有五忌」一樣，這兩句也是指莊重場合的忌諱吧。「古見傷而爲之晢」，整理者釋文讀「傷」爲「禓」，意爲《説文》所謂「道上之祭」。認爲「晢」爲「祈」之繁構。楊華認爲「傷」字从「昜」，不从「易」，不能釋爲「禓」。「傷」即「禓」之訛寫，「禓」爲強鬼之意。《禮記・郊特牲》和《論語・鄉黨》記載了孔子看到鄉人驅逐強鬼，便趕緊穿上祭服（朝服）立於廟之阼階，準備祭禱自己的家廟神主。楊華指出簡文「見禓而爲之祈」與此處完全相合。這一見解有合理之處，這裏暫從楊華。「見窔而爲之內」，整理者釋文作「見窔而爲之納」，釋「窔」爲指室之東南角。楊華讀此舉爲「見窔而爲之入」，指出「窔」是平時收集、暫存垃圾的地方。楊華引《儀禮・既夕禮・記》所載「比奠，舉席，埽室，聚諸突，布席如初」，指出「人死後居殯期間，每月要對之舉行朔月奠（士在月初，大夫以上還包括半月奠）」。《儀禮》這段話「意思是説，先撤去舊奠祭品，卷起舊奠祭席，打掃全室，將雜物暫聚到室東南突處，新奠緊接著入室」。由此證明「見突而爲之入」的意思「是指當看到舊奠撤到突處時，便立即把新奠端進去。之所以如此，是因爲從始死至入葬期間，奠品爲鬼神之所依，不可須臾或缺」。因此這一句話與上句「見裼而爲之祈」意思相當，「都是強調要讓先人鬼魂時時得到安寧」。這一論證有説服力，這裏從楊華之説。

【乙】臨城不言毀，觀邦不言喪，古（故）見傷（裼？）而爲之皙（祈）。【簡十一】

第八章

【甲】時言而殜（世）行，因悳（德）而爲之折（制），是胃（謂）【簡十二】中不韋（違）。〔一〕

〔一〕「時言而殜行」，「殜」字，整理者釋文讀爲「世」，釋「時」爲「有時，偶爾」。陳偉二讀「時」爲「持」，意爲「守持」。楊華釋讀「時言而世行」爲「一時之言要用一世來踐諾」。因爲「時」與「世」相對而言，指不同的時間長度，結合下文「因德而爲之制」，顯然楊華之説更合理。「因悳而爲之折」，陳偉二讀「折」爲「制」，楊華從之，解釋其爲「禮樂制度」。何有祖四亦從之，但認爲這裏作動詞用，「與上文言、行相對應，制有決斷之義」，並引《大戴禮記·五帝德》「依鬼神以制義」之王聘珍《解詁》「制，斷也」爲證。何有祖四還指出「因德而爲之制」文例近似《性自命出》一九號簡「當事因方而制之」，也即人的言行要合乎「德」，用「德」來決斷人的言行。何有祖之説比較合理。「是胃中不韋」，整理者釋文把「中不韋」分開讀，訓「中」爲「正」，「不偏不倚，無過不及」。讀「韋」爲諱，「隱瞞」之意。陳偉二連讀，釋「不韋」爲「不違」，指不遠。「中不違」意爲「不過多偏離正確的標準」。楊華認爲「不韋」未必與「中」相關。何有祖四讀「中」作「終」，「違」在簡文中疑指不正當的行爲，即邪行或不正之行。並引《左傳·桓公二年》：「君人者，將昭德塞違，以臨照百官，猶懼或失之。」「終不違」指行爲終身端正不邪。我們認爲陳偉觀點更合理，整句意爲：一時之言用一世來踐諾，用德來決斷人的言行，這叫作中正而不會太過偏離。

【乙】缺

第九章

【甲】所不孚（學）於帀（師）者三：弜（強）行、忠𢘽（謀）、信言，此所不孚（教）於不帀（師）也ㄴ【簡十三】〔一〕

〔二〕「所不孝於帀者三」，整理者讀「孝」爲「教」，當從陳偉二讀爲「學」，因爲此句意爲有三種品德是不能從老師學得的。「弜行」，整理者釋文指出「弜」即「強」字。「強行」即「勉力而行」。林文華二從之，並引《老子》「強行者有志」、上博簡《從政》「君子強行以待名之至」，指出《孟子》《禮記》均有「力行」、《莊子》中有「勤行」，認爲「強行」亦可通「力行」「勤行」，都是勉力、努力實行之意。劉釗指出戰國文字中「剛」字常常借「強」字爲之，故「強行」即「剛行」，意爲「行爲果斷剛正」。我們認爲整理者和林文華的觀點更爲可信。關於「忠謀」「信言」，楊華指出《論語·學而》記載曾子有三省，即：「爲人謀而不忠乎？與朋友交而不信乎？傳不習乎？」「忠謀」「信言」與《天子建州》類似，惟「傳習」一項與「強行」不同。但「強行」又確是曾子的理念，見於《大戴禮記·曾子立事》：「君子攻其惡，求其過，強其所不能。」所以，楊華頗疑簡文此句就是曾子所言，《論語》中的「傳不習乎」可能有誤，因爲以邏輯言之，「強行」不必受教於師，而「傳習」非受教於師則不可。這是非常有價值的學術發現。

【乙】缺

參考文獻

論著及簡稱：

《上博簡（六）》：馬承源主編：《上海博物館藏戰國楚竹書（六）》，上海古籍出版社，2007年。

曹錦炎釋文：《天子建州（甲本、乙本）釋文考釋》，收入《上海博物館藏戰國楚竹書（六）》。

何有祖一：《讀〈上博六〉札記》，簡帛網，2007年7月9日。http://www.bsm.org.cn/?chujian/4809.html。

陳偉一：《讀〈上博六〉條記》，簡帛網，2007年7月9日。http://www.bsm.org.cn/?chujian/4810.html。

劉洪濤：《讀上博竹書〈天子建州〉劄記》，簡帛網，2007年7月12日。http://www.bsm.org.cn/?chujian/4825.html。

陳偉二：《〈天子建州〉校讀》，簡帛網，2007年7月13日。http://www.bsm.org.cn/?chujian/4829.html。

裘錫圭：《〈天子建州〉（甲本）小札》，簡帛網，2007年7月16日，http://www.bsm.org.cn/?chujian/4839.html。後刊於武漢大學簡帛研究中心主辦：《簡帛》第三輯，第105—106頁，上海古籍出版社，2008年10月。

何有祖二：《讀〈上博六〉札記三則》，簡帛網，2007年7月17日。http://www.bsm.org.cn/?chujian/

4845. html。

沈培一：《〈上博（六）〉字詞淺釋（七則）》，簡帛網，2007 年7 月20 日。http://www. bsm. org. cn/?chujian/4854. html。

楊澤生一：《讀〈上博六〉小劄》，簡帛網，2007 年 7 月 21 日。http://www. bsm. org. cn/? chujian/4859. html。

蘇建洲一：《讀〈上博（六）·天子建州〉筆記》，簡帛網，2007 年7 月22 日。http://www. bsm. org. cn/?chujian/4864. html。

范常喜一：《讀〈上博六〉札記六則》，簡帛網，2007 年 7 月 25 日。http://www. bsm. org. cn/? chujian/4878. html。

單育辰：《佔畢隨錄之二》，簡帛網，2007 年7 月28 日。http://www. bsm. org. cn/?chujian/4887. html。

何有祖三：《〈天子建州〉札記 一則》，簡帛網，2007 年 8 月 1 日。http://www. bsm. org. cn/? chujian/4894. html。

劉信芳：《〈上博藏六〉試解之三》，簡帛網，2007 年 8 月 9 日。http://www. bsm. org. cn/? chujian/4904. html。

范常喜二：《上博簡〈容成氏〉和〈天子建州〉中「鹿」字合證》，簡帛網，2007 年 8 月 10 日。http://www. bsm. org. cn/?chujian/4905. html。

張崇禮：《讀〈天子建州〉札記》，簡帛研究網，2007 年10 月9 日。

林文華一：《〈天子建州〉零釋》，簡帛網，2007 年 10 月 10 日。http：// www. bsm. org. cn/? chujian/4940. html。

侯乃峰一：《上博六賸義贅言》，簡帛網，2007 年 10 月 30 日。http：// www. bsm. org. cn/? chujian/4952. html。

墨子涵：《〈天子建州〉中所見反印文、未釋字及幾點臆斷》，簡帛網，2007 年 12 月 25 日。http：// www. bsm. org. cn/?chujian/4973. html。

楊華：《〈天子建州〉禮疏》，「中國簡帛學國際論壇2007」論文集，臺灣大學2007 年11 月。又見《學鑒》第三輯，武漢大學出版社，2010 年1 月。

淺野裕一：《上博楚簡『天子建州』における北斗と日月》，「中國簡帛學國際論壇2007」論文集，臺灣大學，2007 年11 月。後收入《中國研究集刊》第45 號（特集號《戰國楚簡研究2007》），大阪大學中國學會發行，2007 年。淺野裕一編：『竹簡が語る古代中國思想（二）—上博楚簡研究』，汲古書院，2008 年9 月。中文版見淺野裕一著：《上博楚簡與先秦思想》，萬卷樓圖書股份有限公司，2008 年9 月。

劉釗：《讀〈上博六〉詞語札記三則》，「中國簡帛學國際論壇2007」論文集，臺灣大學2007 年11 月。

陳劍：《甲骨金文舊釋「鬻」之字及相關諸字新釋》，復旦大學出土文獻與古文字研究中心網，2007 年12 月29 日。http：// www. fdgwz. org. cn/Web/Show/280。

復旦學生讀書會：《攻研雜志（一）——復旦大學出土文獻與古文字研究中心學生讀書會札記》，復旦大學出土文獻與古文字研究中心網，2008 年1 月9 日。

侯乃峰二：《〈天子建州〉「恥度」解》，簡帛網，2008 年 2 月 16 日。http：//www.bsm.org.cn/?chujian/5000.html。

林文華二：《〈天子建州〉「強行」考》，簡帛網，2008 年 2 月 23 日。http：//www.bsm.org.cn/?chujian/5003.html。

侯乃峰三：《〈天子建州〉釋文》，中華孔子網，2008 年 2 月 27 日。

胡瓊：《〈上博六〉零札》，簡帛網，2008 年 7 月 1 日。http：//www.bsm.org.cn/?chujian/5053.html。

林文華三：《〈天子建州〉釋讀五則》，簡帛網，2008 年 7 月 15 日。http：//www.bsm.org.cn/?chujian/5057.html。

蘇建洲二：《楚簡文字考釋四則》，簡帛網，2008 年 10 月 11 日。http：//www.bsm.org.cn/?chujian/5087.html。

蘇建洲三：《釋〈語叢〉、〈天子建州〉幾個從「乇」形的字——兼説〈説文〉古文「垂」》，簡帛網，2008 年 11 月 18 日。http：//www.bsm.org.cn/?chujian/5100.html。

楊澤生二：《上博藏簡〈天子建州〉中有關言語的禁忌禮俗》，中山大學非物質文化遺產研究中心主辦：《文化遺産》2008 年第 4 期。

何有祖四：《上博簡〈天子建州〉初步研究》，武漢大學博士學位論文，2009 年 5 月。

李佳興：《〈天子建州〉試釋二則》，復旦大學出土文獻與古文字研究中心網，2009 年 11 月 26 日。http：//www.fdgwz.org.cn/Web/Show/997。

清水浩子：《『天子建州』の一考察》，中國出土資料學會平成21年度第1回例會，2009年7月11日，成城大學。

蕭聖中：《上博竹書（六）補釋二則》，簡帛網，2010年1月11日。http：//www.bsm.org.cn/?chujian/5402.html。

平勢隆朗：《上博楚簡〈天子建州〉と「封建」論》，出土資料と漢字文化研究會編：《出土文獻と秦楚文化》第5號，2010年3月。

陳偉三：《上博楚簡〈天子建州〉試讀》，《出土文獻與古文字研究》第三輯，復旦大學出版社，2010年7月。

曹建墩：《上博簡〈天子建州〉「天子歆氣」章的釋讀及相關問題》，復旦大學出土文獻與古文字研究中心網，2011年9月30日。http：//www.fdgwz.org.cn/Web/Show/1672。後改題爲《上博簡〈天子建州〉與周代的饗禮》，發表於《孔子研究》2012年第3期。

蘇建洲四：《〈天子建州〉「臨城不言毀」章試解》，《簡帛》第六輯，上海古籍出版社，2011年。

曹峰一：《上博簡〈天子建州〉「文陰而武陽」章新詮》，《中華文史論叢》2013年第3期。

沈培二：《釋上博簡〈天子建州〉講述「文」「武」的一段文字》，《古文字研究》第三十輯，中華書局，2014年。

曹峰二：《上博楚簡所見陰陽家思想的影響——以《三德》、《天子建州》爲中心》，臺灣《哲學與文化》2015年第10期。

武王踐阼

劉洪濤　校釋

校釋說明

《武王踐阼》是上博簡第七分册亦即《上海博物館藏戰國楚竹書(七)》中的一篇,共計十五枚竹簡。整簡長約四十六釐米,上下留有各約二釐米長的天頭、地脚,每簡書寫二十九到三十六字不等。竹簡狀態良好,各簡下部皆完整,僅自上契口以上皆殘,殘損二・二—三・六釐米,只有八號簡殘損四・三釐米,程度稍重。竹簡原無篇題,現在之篇題爲整理者陳佩芬所擬。按照古書通例,似乎擬爲「武王問於師尚父」更合適。

《武王踐阼》的内容是周武王向師尚父請教古聖王之道,其内容見於今傳《大戴禮記・武王踐阼》。

校釋者 劉洪濤

凡　例

一、本文以《上海博物館藏戰國楚竹書(七)・武王踐阼》(上海古籍出版社,二〇〇八年)的釋文爲校勘底本。

二、竹簡簡序和編號依整理者,簡號標在每簡最後一字的右下旁。

三、竹簡上原有的標識符號隨文標出。重文號後補出重文及標點,合文號後寫出合文及標點。釋文根據内容自然分段,另加新式標點符號。

四、簡文不能釋出的字,用「□」號代表。根據文義補出的字,以及殘缺之字尚有殘留筆畫者,外皆加「□」號。隨文注釋的字,外加「( )」括注。訛字用「〈 〉」括注,衍文用「{ }」括注,奪文用「[ ]」括注。

五、引用文獻,其版本、出版單位、出版時間等有關信息,見本文文末所附「參考文獻」,正文中一般不予交代。所引用文獻,除傳世古籍外,一般使用簡稱。簡稱由作者名或編者名加上文獻發表年份構成。

六、《武王踐阼》内容見於《大戴禮記・武王踐阼》,可以互相比勘。注釋中分別稱爲「簡本」「今本」。今本用的是宋王應麟《玉海》附刻《踐阼篇集解》本。

第一章

武王䎽(問)於帀(師)上(尚)父,曰:〔一〕「不智(知)黃帝、耑(顓)琂(頊)、堯、⿱夋土(舜)之道才(存)⿸虍口(乎)?〔二〕啻(意)幾⿱亡品(喪)不可㝵(得)而⿰言土(睹)⿸虍口(乎)?」〔三〕帀(師)上(尚)父曰:一「於丹箸(書)。〔四〕王女(如)谷(欲)觀之,盍⿱祈豆(齊)⿸虍口(乎)?〔五〕⿰爿酉(將)目(以)箸(書)視(示)。」〔六〕武王⿱祈豆(齊)三日,〔七〕耑(端)備(服)曼(冕),〔八〕⿱俞豆(逾),⿱尚豆(當)敳(楣)南面而立。〔九〕帀(師)上(尚)父二曰:「夫先王之箸(書)不舁(與)北面。」〔一〇〕武王西面而行,柜(矩)折而南,東面而立。〔一一〕帀(師)上(尚)父奉箸(書),道箸(書)之言,曰:〔一二〕「急(怠)三⿰乘力(勝)義則⿱亡品(喪),義⿰乘力(勝)急(怠)則長。義⿰乘力(勝)谷(欲)則從,谷(欲)⿰乘力(勝)義則兇(凶)。〔一三〕⿱身心(仁)目(以)㝵(得)之,⿱身心(仁)目(以)獸(守)之,亓(其)⿱竹軍(運)百四殜(世);不⿱身心(仁)目(以)㝵(得)之,⿱身心(仁)目(以)獸(守)之,亓(其)⿱竹軍(運)十殜(世);不⿱身心(仁)目(以)㝵(得)之,不⿱身心(仁)目(以)獸(守)之,及於身。」〔一四〕

〔一〕◎今本作「武王踐阼三日，召大夫士而問焉。曰：『惡有藏之約行之行萬世，可以爲子孫恆者乎？』諸大夫對曰：『未得聞也。』然後召師尚父而問焉。曰」。謹按：召大夫士而問一段內容爲簡本第一章所無，但與簡本第二章「武王問於太公望曰：『亦有不盈於十言，而百世不失之道，有之乎？』」相近。應當是今本整合類似簡本第一、二章兩章內容使之成爲一個完整的故事所致（參劉洪濤2010a，2011a）。◎一號簡首字原缺，陳佩芬（2008）據文意補爲「武」。釋文從之。根據出土文獻和古書通例，「武王問於師尚父」爲全文首句，其前不存在缺文。◎「武王」，即周武王，姓姬，名發，周代開國君主。其事跡詳《史記・周本紀》。◎「䎽」，陳佩芬（2008）隸定爲「⿱宀䎽」，廖名春（2001）、讀書會（2010）隸定爲「䎽」。謹按：應從廖及讀書會之說。◎「帀上父」，即「師尚父」，姓姜，氏呂，名望，字尚，官太師，西周齊國開國君主，謚號太公。故下章又稱「太公望」。其事跡詳《史記・齊太公世家》。

〔二〕◎今本作「黄帝、顓頊之道存乎」，無「不知」「堯、舜」四字。◎「耑⿰王吉」，陳佩芬（2008）讀爲「顓頊」。「顓」從「耑」聲，「⿰王吉」「頊」皆從「玉」聲，故可通用。◎「⿱夋土」，《說文》「舜」字古文「𡕥」之異體。謹按：黄帝、顓頊、堯、舜皆爲上古帝王，其事跡詳《史記・五帝本紀》。◎「才」，陳佩芬（2008）讀爲「在」，廖名春（2001）、讀書會（2010）據今本讀爲「存」。謹按：劉洪濤（2011a）指出，《說文》認爲「存」從「才」得聲；郭店竹簡《成之聞之》三五號簡用作「津梁爭舟」之「津」的字作從「才」從「廌」，「才」「廌」二旁皆聲；皆可證「才」「存」音近可通。◎「⿸虍口」，陳佩芬（2008）隸定作「店」，讀爲「乎」。謹按：讀書會（2011）隸定作「⿸虍口」，可從。其字既可能是「虎」字異體，也可能是「嘑」字異體，以音近用作「乎」。

〔三〕◎今本作「意亦忽不可得見與」。◎「啻」，陳佩芬（2008）讀爲「意」，認爲是推測之義。讀書會（2010）認爲是或者之義。引《墨子・明鬼下》「豈女爲之與，意鮑爲之與」，孫詒讓《閒詁》引王引之曰：「意，與抑同。」謹按：「意」是表示選擇關係的連詞，可以翻譯爲或者。◎「幾⿱亡吅」，陳佩芬（2008）釋爲「敚喪」，讀爲「微喪」；陳偉（2010：300）讀爲「微茫」；高佑仁（2009）讀爲「微亡」。廖名春（2001）釋爲「幾喪」；讀書會（2010）釋同，但把「幾」讀爲「豈」，謂「意豈」連言。謹按：讀書會（2010）指出前字左旁與本篇七號簡「機」字所從形近，可從，此字當釋爲「幾」字異體。《墨子・非攻下》「苗師大亂，後乃遂幾」，孫詒讓《閒詁》引《説文》曰：「幾，微也。」後字應分析爲從「亡」「桑」省聲，「喪」字異體。「幾喪」爲並列結構，義爲衰微、喪失。今本作「忽」。俞樾《群經平議》曰：「《爾雅・釋詁》：『忽、滅，盡也。』是『忽』與『滅』同義，故《詩・皇矣》篇『是絕是忽』毛傳曰：『忽，滅也。』『忽不可得見』，言滅没不可得見，非忽然之謂。」衰微、喪失與滅没義近。◎「詘」，陳佩芬（2008）讀爲「睹」。謹按：今本作「見」，與「睹」同義。

〔四〕◎今本作「師尚父曰：在丹書」。◎二號簡「於」「丹」二字皆殘，陳佩芬（2008）據今本及用字習慣釋爲「才」「丹」二字。江秋貞（2011）指出，第一殘字從殘畫上看更可能是「於」，釋文從之。◎「箸」，從「竹」、「者」聲，爲「書」字異體。

〔五〕◎今本作「王欲聞之，則齊矣」。◎「覲」，陳佩芬（2008）隸定作「寉」，讀書會（2010）隸定作「寉」。劉雲（2012:187—188）指出，戰國文字「雚」字上部所從「丫」字形經常省作「∧」，與「六」形近，因此所謂「六」其實是「丫」的省變；所從之「吅」省掉一個，又受左旁「見」上部之「目」的影響而類化作「目」；因此，其字應直接釋寫作「覲」。謹按：其説可從。但「吅」旁也可以看作不是直接省掉，而是借用左旁「見」上部之「目」字形爲之。◎「哲」，又見於十二號簡，作「祈」字形，陳佩芬（2008）疑爲「祈」字異體，皆讀爲「齋」。讀書會（2010）都讀爲「祈」。劉洪濤（2010a）指出，十二號簡所謂「祈」所從之「斤」實爲「亼」之變體，而「亼」又爲「齊」之省，因此所謂「祈」實爲「齋」之省體；二號簡「哲」所從之「斤」「口」和另一偏旁皆爲「亼」之變，因此此字也是「齋」字異體。謹按：西漢劉向在《戰國策敘錄》中説，《戰國策》「本字多誤脱爲半字，以『趙』爲『肖』，以『齊』爲『立』，如此字者多（《晏子敘錄》作『如此類者多』，『字』疑爲『類』之誤）」。劉向對戰國文字的特點不是很熟悉，他所説的「誤脱」相當於是我們現在所説的省寫。「齊」省作「立」中的所謂「立」應該是「亼」的變體。清華簡《筮法》十五、十六號有

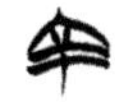，程薇（2014）釋爲「齊」字之省，讀爲「齋」。按實際上就是省作「亽」，與劉向所説相符。此二例可證劉説可從。

〔六〕◎今本無此句。◎「視」，陳佩芬（2008）釋爲「見」。讀書會（2010）釋爲「視」，讀爲「示」。可從。

〔七〕◎今本作「三日」。戴震校：「案各本脱『王齊』二字。《學記》注引此文作『王齊三日』，《疏》不言有異同，則唐時本亦未脱也。」謹按：簡本作「武王齋三日」，可證戴校可從。

〔八〕◎今本作「王端冕。師尚父亦端冕，奉書而入，負屏而立」。◎「耑」，陳佩芬（2008）讀爲「端」，引《爾雅·釋詁》：「端，正也。」◎「備」，陳佩芬（2008）讀爲「服」。◎「曼」，陳佩芬（2008）釋爲「眊」，讀爲「冕」。趙平安（2009）釋爲「曼」，也讀爲「冕」。謹按：趙説可從。

〔九〕◎今本作「王下堂，南面而立」。◎「⿱俞止」，陳佩芬（2008）讀爲「踰」。何有祖（2007，2008）、讀書會（2010）讀爲「逾」，訓降。劉釗（讀書會2010引）直接讀爲「降」。◎「堂𢼸」，陳佩芬（2008）讀爲「堂微」，認爲「堂」指高大的建築物，「微」與「階」義略同；何有祖（2008）讀爲「當楣」，「楣」指房屋的次梁，把這段話斷句爲「逾，當楣南面而立」，引《儀禮·鄉飲酒禮》「賓西階上，當楣北面答拜」；楊華（2012）亦讀爲「當楣」，但把這段話斷句爲「逾當楣，南面而立」，認爲是指從堂上當楣之位降至庭中，面朝南而立。廖名春（2001）、讀書會（2010）釋爲

「堂幾」，讀爲「堂階」。謹按：何說可從。「逾」指降至堂下，「當楣」「南面」都是「立」的狀語，前者指明武王站立的方位，後者指明武王站立的朝嚮。從下文「武王西面而行，矩折而南，東面而立」等描述來看，簡文對武王在堂下的方位和朝嚮都描述得很細緻，此處也應當如是。如果只描寫朝嚮，不描寫方位，下文對武王方位變化的描寫就會無所承接，顯然不合理。武王是天子，本應在堂上南面而坐。爲表達對先王之書的恭敬，所以才從堂上降到堂下。但是也僅是降到離堂上最近的堂下當楣處即止，仍南面，以天子、主人自居。這顯然是不合禮制的，所以師尚父才說「先王之書不與北面」。

〔一〇〕◎今本作「師尚父曰：先王之道不北面」，簡本「道」作「書」，「不」「北面」中間有「與」字。◎三號簡簡首缺一字，陳佩芬（2008）據今本補爲「曰」。釋文從之。◎「与廾」，陳佩芬（2008）指出爲「與」之古字，認爲意思是爲。謹按：「與」爲介詞，猶「以」，謂先王之書不以之北面。《禮記・玉藻》：「大夫有所往，必與公士爲賓也。」

〔一一〕◎今本作「王行西，折而南，東面而立」。◎「柜」，陳佩芬（2008）釋爲「柚」，讀爲「曲」。張崇禮（2009）釋爲「柜」，讀爲「矩」。謹按：張釋可從。但他對字形的分析不可信。古文字「矩」作「夫」持「巨」之形，此字右旁可以分析出「人」和「匚」兩個偏旁，其中「人」對應「夫」，「匚」對應「巨」，可見是古文字「矩」之異體，應釋爲「矩」。其字從「木」從「矩」，大概是「柜」字的繁體。

〔一二〕◎今本作「師尚父西面，道書之言曰」。謹按：簡本「西面」作「奉書」，描寫重點不同。

〔一三〕◎今本作「敬勝怠者吉，怠勝敬者滅。義勝欲者從，欲勝義者凶」，《學記》孔疏引作「敬勝怠者強，怠勝敬者亡」，與簡本文字更近。謹按：簡本十三、十四號簡有相似内容，作「志勝欲則昌，欲勝志則喪。志勝欲則從，欲勝志則凶。敬勝怠則吉，怠勝敬則滅」。《荀子・議兵》：「敬勝怠則吉，怠勝敬則滅。計勝欲則從，欲勝計則凶。」《六韜・文韜・明傳》：「義勝欲則昌，欲勝義則亡。敬勝怠則吉，怠勝敬則滅。」《後漢書・光武帝紀上》李賢注引《太公金匱》：「敬勝怠則吉，義勝欲則昌。」文句皆類似。◎「怠」，陳佩芬（2008）釋爲「怠」，訓爲怠慢、懈怠。許文獻（2009）指出上部所從實爲「台」字，釋爲「怠」，讀爲「辭」。謹按：許釋可從。但其字應爲「怠」字異體，應從陳說訓爲怠慢、懈怠。◎「𠡦」，從「力」、「乘」聲，陳佩芬（2008）指出是「勝」字異體。◎「義」，讀書會（2010）疑爲「敬」字之訛。謹按：《武王踐阼》早期的各種版本中，應該收録了很多這類警語。我們曾指出，簡本一—十號爲一章，内容與傳本大致相同；十一—十五號爲另一章，内容與傳本前半部分相近，傳本應是把類似這二章内容刪併糅合在一起的結果。《學記》孔疏所引的兩句，可能見於未刪併前的《武王踐阼》的某一版本中，在形成今傳本的過程中被淘汰掉了；也可能是傳本原來也繼承了這兩句，只是在傳抄的過程中脱去了。其説雖有理，但未必是。

〔一四〕◎今本作「以仁得之，以仁守之，其量百世。以不仁得之，以仁守之，其量十世。以不仁得之，以不仁守之，必及其世」，其上尚有「凡事不強則枉……此言之謂也」等四十一字，部分文字見於簡本第二章。◎四號簡首字殘，陳佩芬（2008）據今本及用字習慣補爲「殜」。◎「𢚧」，陳佩芬（2008）指出是「仁」字異體。◎「獸」，陳佩芬（2008）讀爲「守」。◎「篳」，陳佩芬（2008）讀爲「運」。今本對應之字作「量」，讀書會（2010）指出是訛字。劉洪濤（2011a）進一步指出可能是「暈」字之訛。

武王䎽（聞）之𢗙（恐）𥌣（懼）。〔一〕爲五戒名（銘）於𥬠（席）之四耑（端）。曰：「安樂必戒。」〔二〕右耑（端）曰：「毋行可𢘓（悔）。」〔三〕𥬠（席）𨑥（後）左耑（端）曰：「民之反宎（側），亦不可[不]志。」〔四〕𨑥（後）右耑（端）曰：六「所諫（監）不遠，視而所弋（代）。」〔五〕□機[名（銘）]曰：「皇＝（皇皇）隹（惟）堇（謹）口＝（口，口）生敬，口生㕭（殆），𧫦（慎）之口＝。」〔六〕檻（鑑）名（銘）曰：「見亓（其）前，必慮亓（其）𨑥（後）。」〔七〕七□鎑（盥）名（銘）曰：「與亓（其）溺於人，寍（寧）溺＝於＝囦＝（溺於淵。溺於淵）猶可游，溺於人不可求（救）。」〔八〕桯名（銘）隹（惟）[曰]：「毋曰可（何）愓（傷），祡（禍）牆

（將）長；八 毋曰 亞（惡）害，祟（禍）⿰爿酉（將）大；毋曰可（何）戔（殘），祟（禍）⿰爿酉（將）言（延）。」〔九〕枳名（銘）隹（惟）曰：「亞（惡）⿱卩土＝（危？危）於忿連（戾）。亞（惡）遊＝道〔＝〕（失道？失道）於脂（嗜）谷（欲）。亞（惡）九 忘＝（忘？忘）於貴富。」〔一〇〕〈卣〉（戶）名（銘）隹（惟）曰：「立（位）難㝵（得）而惕（易）遊（失），士難㝵（得）而惕（易）䡾（逸）。毋堇（勤）弗志，曰⿱余又（余）智（知）之。毋十……」〔一一〕

〔一〕◎今本作「王聞書之言，惕若恐懼，退而爲戒書」，下尚有「於席之四端爲銘焉……於矛爲銘焉」等七十六字。◎「䚕」，陳佩芬（2008）釋爲「悓」字或「俔」字異體，讀爲「懼」。讀書會（2010）指出，此字有兩種分析方法，一種是從「人」、「䀠」聲，一種是從「見（視）」、「䀠」聲，皆爲「懼」字異體，並認爲後一種分析方法於義爲長。

〔二〕◎今本作：「於席之四端爲銘焉……席前左端之銘曰：『安樂必敬。』」謹按：兩相對照，可知今本「敬」字應爲「戒」字之訛（清人汪中已指出），簡本「四端」下似奪「前左端」三字（讀書會2010）。◎六號簡首字作「名」，陳佩芬（2008）認爲其上無缺字。福田哲之（2009）根據竹簡長度，指出應缺一字，補爲「書」。楊華（2012）補爲「戒」，今從之。◎「名」，陳佩芬（2008）讀爲「銘」。◎「笞」，從「竹」、「石」聲，爲楚文字「席」之異體。

〔三〕◎今本作：「前右端之銘曰：『無行可悔。』」◎「𢘅」，「悔」字古文。陳佩芬（2008）讀爲「誨」，訓爲教導；又以「行可」爲一詞，謂是「其道之可行也」之意。謹按：「毋行可悔」，意思是不要做可後悔的事。陳説非。

〔四〕◎今本作：「後左端之銘曰：『一反一側，亦不可以忘。』」一本作「不可不志」。謹按：根據簡本和押韻，可知一本作「不可不志」是（清人孔廣森已指出），簡本「不可」與「志」之間奪一「不」字。◎「宊」，陳佩芬（2008）認爲與「昃」同，讀爲「側」。蘇建洲（2008）釋爲「𡨄」，讀爲「側」。程燕（2008）釋爲「宨」，讀爲「側」。劉信芳（2009a）釋爲「昃」，認爲書寫有訛誤。楊宋鋒（2011:30）從程燕（2008）釋，但讀爲「覆」。謹按：讀書會（2010）指出此字由「宀」「人」「匕」三個偏旁構成。劉雲認爲「匕」爲「矣」省聲。按古文字「矣」或作「匕」字形下加「人」形，見於郭店竹簡《語叢二》三六、三七號，則此字應釋爲「宊」，分析爲從「宀」、「矣」聲，讀爲「側」。◎「民之反側」，讀書會（2010）指出是指民的疾苦。

〔五〕◎今本作：「後右端之銘曰：『所監不遠，視爾所代。』」一本「爾」作「邇」。◎七號簡首字原殘，陳佩芬（2008）據今本補爲「所」字，劉信芳（2009b）從之。讀書會（2010）認爲今本「所」爲「殷」字之訛。楊宋鋒（2011:33—34）釋爲「𢍁」。謹按：「所監不遠，視爾所代」，意思是周所要借鑑的並不遠，看看你們所取代的殷吧。「爾所代」所指正是「殷」，如果「所」原作「殷」，意思就是殷所要借鑑的並不遠，看看你們所取代的殷吧。顯然不合情理，不可從。◎「諫」，陳佩芬（2008）訓爲諫正，又讀爲「鑑」。讀書會（2010）從今本讀爲「監」。謹按：應從今本讀爲「監」。◎「視」，陳佩芬（2008）釋爲「見」，今從讀書會（2010）釋。◎「而」，陳佩芬（2008）據一本讀爲「邇」。讀書會（2010）指出，「而」是第二人稱代詞，與「爾」同義。◎「弋」，陳佩芬（2008）據今本讀爲「代」。

〔六〕◎今本作：「几之銘曰：『皇皇惟敬口，口生敬，口生㖃，口戕口。』」通行本無「口口生敬」三字。謹按：楊宋鋒（2011:37）認爲「機」字下奪「銘」字。其説是，依用字習慣補爲「名」。◎「機」上一字，陳佩芬（2008）釋爲「爲」，楊宋鋒（2011:35—36）從之。劉剛（2009）釋爲「堋」，讀爲「憑」。何有祖（2009b）釋爲「厞」，訓爲隱。程燕（2009）釋爲「戶」。謹按：從文意來看，應是「機」的形容詞。諸説皆無據，待考。◎「機」，劉洪濤（2010b）通過考察出土文獻和傳世文獻，指出作「機」意思是弩機、樞機，作「几」「机」意思是憑几，二者用字習慣固定，不能通用。根據銘文慎言的主題，「機」應指弩機。謹按：其説可從。◎「皇皇」，陳佩芬（2008）訓爲美。讀書會（2010）讀爲「惶惶」，訓爲惶恐。謹按：後説可從。◎「堇」，陳佩芬（2008）讀爲「謹」，訓慎。◎「口生敬」之「口」，陳佩芬（2008）釋爲「𠮛」，讀爲「怠」。讀書會（2010）改釋爲「口」，指出其下當有重文符號。可從。◎「𠣔」，陳佩芬（2008）釋爲「㖃」，讀爲「詬」。

讀書會（2010）改釋爲「訇」，認爲是「呴」字之訛。劉洪濤（2010b）從之，但讀爲「殆」。謹按：劉説可從。◎「⿱斤⿰言糸」，陳佩芬（2008）隸定爲「訢」，讀爲「慎」。今從讀書會（2010）隸定。◎「慎之口」之「口」下有重文符號，陳佩芬（2008）、楊宋鋒（2011:38）讀爲「口口」。讀書會（2010）、劉洪濤（2010b）釋文無重文號。謹按：今本末句作「口戕口」，無「慎之口」一句，劉洪濤（2010b）認爲「『口戕口』可能是『慎之口』的訛誤，也可能是其他文字的訛衍」。如果情況是前者，則重文號爲衍文。如果情況是後者，則簡本當有重文號，其下奪「戕口」或類似的文字。

〔七〕◎今本作：「鑑之銘曰：『見爾前，慮爾後。』」◎「檻」，陳佩芬（2008）讀爲「鑑」。

〔八〕◎今本作：「盥槃之銘曰：『與其溺於人也，寧溺於淵。溺於淵猶可游也，溺於人不可救也。』」◎八號簡首字作「鎰」，陳佩芬（2008）認爲其上無缺字。福田哲之（2009）根據竹簡長度，指出應缺一字，補爲「盥」。謹按：「鎰」即是「盥」字異體，則所缺之字不應是「盥」。◎「鎰」，陳佩芬（2008）釋爲「鎜」，讀爲「盤」。讀書會（2010）釋爲「鎣」，讀爲「盥」。何有祖（2009a）釋爲「鎰」，讀爲「盥」。謹按：何説可從。◎「囦」，陳佩芬（2008）隸定作「⿱宀水」。謹按：此字即《説文》「淵」字古文，上部「宀」旁爲淵形之變，當從《説文》隸定作「囦」。

〔九〕◎今本作：「楹之銘曰：『毋曰胡殘，其禍將然；毋曰胡害，其禍將大；毋曰胡傷，其禍將長。』」◎九號簡首字原缺，陳佩芬（2008）據今本補爲「毋」。釋文從之。「毋」下「曰」字僅存一半，但仍能辨識出。◎「桯」，陳佩芬（2008）讀爲「楹」。讀書會（2010）指出也可以讀如本字。《方言》卷五：「榻前几，江沔之間曰桯。」◎「隹」，陳佩芬（2008）釋爲「毋」，讀爲「誨」。讀書會（2010）釋爲「隹」，讀爲「唯」。謹按：其説可從。根據陳佩芬（2008）把「皇皇隹謹口」之「隹」讀爲「惟」，釋文也寫作「惟」。◎「隹」下「曰」字，讀書會（2010）指出簡本奪去，據補。◎「惕」，陳佩芬（2008）讀爲「傷」。◎「柴」，陳佩芬（2008）釋爲「桀」，讀爲「懲」。讀書會（2010）釋爲「柴」，讀爲「禍」。劉洪濤（2011b）進一步指出，此字上部兩横畫是羨筆，下部「止」字形是「匕」旁之訛，並舉大量相同的例子。謹按：其説可從。◎「亞」，陳佩芬（2008）讀爲「胡」。讀書會（2010）讀爲「惡」。謹按：根據下文「亞」用作「惡」，讀書會（2010）説可從。◎「戔」，陳佩芬（2008）讀爲「殘」。◎「言」，陳佩芬（2008）讀爲「延」，訓長。讀書會（2010）從今本讀爲「然」，訓成。劉雲（2009）指出，「言」與「長」「大」相對，三字意思應該相近。因此，把「言」讀爲「延」在文意上更優，今本「然」也應讀爲「延」。謹按：劉説可從。

〔一〇〕◎今本作：「杖之銘曰：『惡乎危？於忿疐。惡乎失道？於嗜欲。惡乎相忘？於富貴。』」◎十號簡首字原缺，陳佩芬（2008）據今本補爲「忘=」。有學者據今本補爲「相=忘=」二字。謹按：根據相關竹簡的情況，竹簡上端最多只殘缺一字，陳説可從。◎「枳」，陳佩芬（2008）

隸定作「柅」，據今本讀爲「杖」。讀書會（2010）直接隸定作「枳」，認爲「枳」與「枝」音近可通，「枝」與「杖」的關係，或是一字之分化，或是字形訛混，無論哪種情況都可以用作「杖」。劉洪濤（2009，2011a）指出，「枳」與「枝」的關係是音近通用；「枝」與「杖」的關係，既不是一字之分化，也不是音近通用，而是形近互訛。因此，今本「杖」應是「枝」字之訛。根據枳銘內容是告誡不要自滿，認爲可以讀爲「巵」。劉信芳（2009b）聯繫包山楚簡259號「櫝枳」、260號「桃枳」，認爲「枳」指杖。劉雲（2009）同意劉信芳（2009b）的看法，把「枳」讀爲「策」。李家浩（2013）從之，但讀爲「鼓」。謹按：枳銘主題是告誡人們要懲忿窒欲。「枳」與「窒」音近，疑「枳」諧音「窒」，用以警告自己要克制。包山簡中「枳」以木制，疑應讀爲「跂（屐）」。◎「隹」及「戶銘」下「隹」字，陳佩芬（2008）釋爲「毋」，讀爲「誨」。讀書會（2010）釋爲「隹」。謹按：其説可從。◎「卫」，陳佩芬（2008）指出是古「跪」字，讀爲「危」。◎「連」，陳佩芬（2008）讀爲「縺」。讀書會（2010）讀爲「戾」。謹按：其説可從。今本對應之字作「疐」，似亦應讀爲「戾」。◎「逘」，陳佩芬（2008）認爲是《玉篇》辵部訓進退皃之「逘」，十一號簡「遊」爲其繁構，讀爲「失」。侯乃峰（2012:335—336）指出，十一號簡同樣作「逘」，所謂「遊」於楚簡爲常見字形，實當隸定爲「逹」，「逘」爲「逹」字之省形。謹按：侯説可從。◎「道」下重文符號原奪，今據讀書會（2010）説補。◎「脂谷」，陳佩芬（2008）讀爲「嗜慾」。謹按：「慾」爲

「欲」之分化字，今本又作「欲」，所以釋文改作「欲」。

〔一一〕◎今本作：「戶之銘曰：『夫名難得而易失。毋懃弗志，而曰我知之乎！毋懃弗及，而曰我杖之乎！』」一本「杖」作「枝」、「懃」作「勤」。其上尚有「帶之銘」「履屨之銘」「觴豆之銘」等內容，其下尚有「牖之銘」「劍之銘」「弓之銘」「矛之銘」。◎「卣」，陳佩芬（2008）讀爲「牖」。劉洪濤（2009）改釋爲「戶」。謹按：銘文主題是告誡人們要守護好人才和名位，重點在「護」字。《説文》戶部：「戶，護也。」這是聲訓，認爲「戶」得名來源於「護」。因此，這樣主題的銘文刻鑄在戶上，是再合適不過的。古文字「戶」「卣」字形存在相似之處，因此，這個字即使不是「戶」字，也應該是「戶」字之訛。這裏暫釋爲「卣」，看作是「戶」的訛字。◎「⿱夕韋」，陳佩芬（2008）讀爲「外」，又讀爲「抈」，訓折。陳偉（2010:302）、何有祖（2009b）讀爲「間」。劉洪濤（2010b）引李家浩説讀爲「逸」。謹按：從文義來看，戶是用來守護賢士、以防逸失的，把「⿱夕韋」讀爲「逸」最符合文意，讀爲「間」等都不合適。◎「堇」，陳佩芬（2008）讀爲「勤」。◎簡尾「毋」字下有缺簡，陳佩芬（2008）據今本及簡本用字習慣補「堇弗及，曰余柅之……」。何有祖（2011）把「毋」改釋爲「安」，讀爲「焉」，認爲其下没有缺簡。謹按：本簡兩個「毋」字寫法不同，原因是由兩個書手抄寫而成。此字仍以釋「毋」爲是。「毋」下陳佩芬（2008）所補亦是，其中「柅」即「枳」字，根據文意疑應讀爲「跂（企）」。

第二章

武王䎽(問)於大(太)公䀢(望)曰：〔一〕「亦又(有)不浧(盈)於十言，而百殜(世)不逹(失)之道，又(有)之䖒(乎)？」〔二〕大(太)公䀢(望)畣(答)曰：「又(有)。」武王曰：「亓(其)道可㝵(得)十一[目(以)]䎽(聞)䖒(乎)？」大(太)公䀢(望)畣(答)曰：「身則君之臣，道則聖人之道。君齋，牆(將)道之；君不祈(齋)，則弗道。」〔三〕武王齋七日。大(太)十二[公]䀢(望)奉丹箸(書)目(以)朝▬。〔四〕大(太)公南面，武王北面而復(復)䎽(問)。大(太)公畣(答)曰：「丹箸(書)之言又(有)之曰：『志㔅(勝)欲則十三[昌]，欲㔅(勝)志▬則喪▬。志㔅(勝)欲則從，欲㔅(勝)志則兇(凶)。敬㔅(勝)怠(怠)則吉▬，怠(怠)㔅(勝)敬▬則烕(滅)▬。〔五〕不敬則不定▬，弗十四[彊(强)]則栍=(枉。枉)者敗▬，而敬者萬殜(世)。〔六〕吏(使)民不逆而訓(順)城(成)，百眚(姓)之爲經(聽)。』〔七〕丹箸(書)之言又(有)之∟。」十五

〔一〕◎今本作「武王踐阼三日，召士大夫而問焉。曰」，所問對象不同。◎「⿰耳昏」，陳佩芬（2008）讀爲「聞」。讀書會（2010）讀爲「問」。謹按：後説可從。◎「⿰貝呈」，陳佩芬（2008）隸定作「⿰其見」，讀爲「望」。讀書會（2010）隸定作「⿰貝呈」，認爲是「⿰貝望」字異體，也讀爲「望」。謹按：其説可從。

〔二〕◎今本作「惡有藏之約行之行萬世，可以爲子孫恆者乎」。◎「浧」，陳佩芬（2008）讀爲「盈」。◎「⿺辶羊」，陳佩芬（2008）隸定作「遊」，讀爲「失」。楊宋鋒（2011：52）、侯乃峰（2012：335—337）隸定作「⿺辶羊」。謹按：其説可從。

〔三〕◎「祈」，陳佩芬（2008）認爲是從「斤」聲之「祈」，以音近讀爲「齋」。讀書會（2010）從之，但訓爲祈禱。劉洪濤（2010a）指出，從上下文意來看，此「祈」一定是用作「齋」。「齊」所從之「⿱亼丨」與「斤」形體相近，此「祈」所從所謂「斤」實是「⿱亼丨」之變，其字爲「齋」之省體。謹按：劉説可從。

〔四〕◎十三號簡首字原殘，陳佩芬（2008）補爲「公」字。可從。

〔五〕◎今本作「敬勝怠者吉，怠勝敬者滅。義勝欲者從，欲勝義者凶」，《學記》孔疏引作「敬勝怠者強，怠勝敬者亡」。簡本第一章作「怠勝義則喪，義勝怠則長。義勝欲則從，欲勝義則凶」。◎十四號簡首字原殘，陳佩芬（2008）釋爲「利」。沈培（2009）釋爲「昌」。謹按：沈説可從。

◎「⿰亻怠」，陳佩芬（2008）隸定作「⿰亻怠」，讀爲「怠」。侯乃峰（2012:337）隸定作「⿰亻怠」。今從之。

◎「烕」，陳佩芬（2008）讀爲「滅」。

〔六〕◎今本作「凡事不強則枉，弗敬則不正。枉者滅廢，敬者萬世」。◎十五號簡首字原殘，陳佩芬（2008）釋爲「力」。讀書會（2010）釋爲「弜」，讀爲「強」。謹按：其説可從。

〔七〕◎「訓城」，陳佩芬（2008）讀爲「順成」。◎「綎」，陳佩芬（2008）讀爲「聽」。讀書會（2010）疑讀爲「經」。謹按：暫從陳説。

參考文獻

陳佩芬（2008），《〈武王踐阼〉釋文考釋》，《上海博物館藏戰國楚竹書（七）》，上海古籍出版社，2008年12月。

陳偉（2010），《新出楚簡研讀》，武漢大學出版社，2010年3月。

程薇（2014），《試釋清華簡〈筮法〉中的「□」字》，《深圳大學學報（人文社會科學版）》2014年第3期。

程燕（2008），《上博七讀後記》，復旦大學出土文獻與古文字研究中心網：http://www.gwz.fudan.edu.cn/Web/Show/586，2008年12月31日。

程燕（2009），《〈武王踐阼〉戶機考》，復旦大學出土文獻與古文字研究中心網：http://www.gwz.fudan.edu.cn/Web/Show/632，2009年1月6日。

讀書會（2010），復旦大學出土文獻與古文字研究中心研究生讀書會《〈上博七·武王踐阼〉校讀》，《出土文獻與古文字研究》第三輯，復旦大學出版社，2010年12月。

福田哲之（2009），《〈上博七·武王踐阼〉簡6、簡8簡首缺字說》，簡帛網：http://www.bsm.org.cn/show_article.php?id=1007，2009年3月24日。

高佑仁（2009），《也談〈武王踐阼〉簡1之「微喪」》，復旦大學出土文獻與古文字研究中心網：http://www.gwz.fudan.edu.cn/Web/Show/652，2009年1月13日。

何有祖（2007）：《上博簡〈武王踐阼〉初讀》，簡帛網：http://www.bsm.org.cn/show_article.php?id=756，2007年12月4日。

何有祖（2008）：《釋「當楣」》，簡帛網：http://www.bsm.org.cn/show_article.php?id=915，2008年12月30日。

何有祖（2009a）：《上博七〈武王踐阼〉「盥」字補釋》，簡帛網：http://www.bsm.org.cn/show_article.php?id=935，2009年1月2日。

何有祖（2009b）：《〈武王踐阼〉小札》，簡帛網：http://www.bsm.org.cn/show_article.php?id=945，2009年1月4日。

何有祖（2011）：《釋〈武王踐阼〉「安」字》，簡帛網：http://www.bsm.org.cn/show_article.php?id=1492，2011年6月10日。

侯乃峰（2012）：《上博竹書（1—8）儒學文獻整理與研究》，復旦大學博士後出站報告（指導教師：裘錫圭教授），2012年6月。

江秋貞（2011）：《〈上博七·武王踐阼〉零釋三則》，《中國文字》新三十六期，藝文印書館，2011年1月。

李家浩（2013）：《樻枳、竹枳、枳銘》，《出土文獻研究》第十二輯，中西書局，2013年12月。

廖名春（2001）：《上海博物館〈武王踐阼〉楚簡管窺》，《新出楚簡試論》，臺灣古籍出版有限公司，2001年5月。

劉剛（2009）：《讀簡雜記·上博七》，復旦大學出土文獻與古文字研究中心網：http://www.

gwz. fudan. edu. cn/Web/Show/624，2009年1月5日。

劉洪濤（2009），《上博竹書〈武王踐阼〉所謂「卣」字應釋爲「戶」》，簡帛網：http：//www. bsm. org. cn/show_article. php ?id=1003，2009年3月14日。

劉洪濤（2010a），《戰國竹簡〈武王踐阼〉「齋」字考釋》，《簡帛語言文字研究》第五輯，巴蜀書社，2010年6月。

劉洪濤（2010b），《試説〈武王踐阼〉的機銘》，《簡帛》第五輯，上海古籍出版社，2010年10月。

劉洪濤（2011a），《〈武王踐阼〉校讀舉例》，《中國典籍與文化》2011年第1期。

劉洪濤（2011b），《上博竹簡〈凡物流形〉釋字二則》，《簡帛》第六輯，上海古籍出版社，2011年10月。

劉信芳（2009a），《竹書〈武王踐阼〉「反昃」試説》，復旦大學出土文獻與古文字研究中心網：http：//www. gwz. fudan. edu. cn/Web/Show/589，2009年1月1日。

劉信芳（2009b），《〈上博藏（七）〉試説（之三）》，復旦大學出土文獻與古文字研究中心網：http：//www. gwz. fudan. edu. cn/Web/Show/669，2009年1月18日。

劉雲（2009），《上博七詞義五札》，簡帛網：http：//www. bsm. org. cn/show_article. php ?id=1004，2009年3月17日。

劉雲（2012），《戰國文字異體字研究——以東方六國爲中心》，北京大學博士學位論文（指導教師：李家浩教授），2012年6月。

沈培（2009），《〈上博（七）〉殘字辨識兩則》，復旦大學出土文獻與古文字研究中心網：http：//www. gwz. fudan. edu. cn/Web/Show/598，2009年1月2日。

蘇建洲（2008），《〈上博七·武王踐阼〉簡6「宦」字説》，復旦大學出土文獻與古文字研究中心網：http://www.gwz.fudan.edu.cn/Web/Show/579，2008年12月31日。

許文獻（2009），《上博七〈武王踐阼〉校讀札記二則》，復旦大學出土文獻與古文字研究中心網：http://www.gwz.fudan.edu.cn/Web/Show/737，2009年3月31日。

楊華（2012），《上博簡〈武王踐阼〉集釋》，《古禮新研》，商務印書館，2012年3月。

楊宋鋒（2011），《楚簡〈上博七·武王踐阼〉字詞研究》，安徽大學碩士學位論文（指導教師：徐在國教授），2011年5月。

張崇禮（2009），《釋〈武王踐阼〉的「矩折」》，復旦大學出土文獻與古文字研究中心網：http://www.gwz.fudan.edu.cn/Web/Show/620，2009年1月5日。

趙平安（2009），《上博簡釋字四篇》，《簡帛》第四輯，上海古籍出版社，2009年10月。

《儒藏》精華編選刊

已出書目

上海博物館藏楚竹書十九種校釋
尚書集注音疏
尚書全解
詩本義
詩經世本古義
詩毛氏傳疏
詩三家義集疏
書疑　東坡書傳　尚書表注
書傳大全
四書集編
四書蒙引
四書纂疏
宋名臣言行録
孫明復先生小集　春秋尊王發微
文定集

五峰集　胡子知言
小學集註
孝經注解　温公易説　司馬氏書儀　家範
覃經室集
伊川擊壤集
儀禮圖
儀禮章句
易漢學
游定夫先生集
御選明臣奏議
周易口義　洪範口義
周易姚氏學